Th. Heidenreich & Joh. Michalak (Hrsg.)

Achtsamkeit und Akzeptanz in der Psychotherapie

dgvt Verlag

Thomas Heidenreich
& Johannes Michalak (Hrsg.)

Achtsamkeit und Akzeptanz in der Psychotherapie

Ein Handbuch

dgvt Verlag
Tübingen
3., überarbeitete und erweiterte Auflage 2009

Anschriften der Herausgeber:

Prof. Dr. Thomas Heidenreich
Hochschule Esslingen
Fakultät Soziale Arbeit, Gesundheit und Pflege
Flandernstraße 101
73732 Esslingen

E-Mail: thheiden@hs-esslingen.de

PD Dr. Johannes Michalak
Klinik und Poliklinik für Psychosomatische Medizin und Psychotherapie
Untere Zahlbacher Str. 8
55131 Mainz

E-Mail: michal@psychosomatik.klinik.uni-mainz.de

Für Nicole (T. H.)
Für Yvonne, Immanuel und Tara (J. M.)

Bibliografische Information der Deutschen Nationalbibliothek
Die Deutsche Nationalbibliothek verzeichnet diese Publikation in der Deutschen Nationalbibliografie; detaillierte bibliografische Daten sind im Internet über http://dnb.d-nb.de abrufbar.

3., überarbeitete und erweiterte Auflage 2009

Im Sudhaus
Hechinger Straße 203
72072 Tübingen

E-Mail: dgvt-Verlag@dgvt.de
Internet: www.dgvt-Verlag.de

Umschlagbild: Ulrike Rögner, Bochum
Umschlaggestaltung: Winkler_Design, Wolfgang Winkler, Kusterdingen
Layout: VMR, Monika Rohde, Leipzig
Belichtung: KOPP – desktopmedia, Nürtingen
Druck: Druckerei Deile GmbH, Tübingen
Bindung: Karl Dieringer GmbH, Gerlingen

ISBN 978-3-87159-090-0

Inhaltsverzeichnis

Teil 2: Achtsamkeits- und akzeptanzbasierte Ansätze: Praxisorientierter Überblick

Teil 3: Achtsamkeit und Akzeptanz als Interpretationsrahmen klassischer psychotherapeutischer Ansätze

Teil 4: Weitere Anwendungsperspektiven

Teil 5: Empirische Fundierung und Resümee

Anhang

Vorwort zur 3. Auflage

Liebe Leserin, lieber Leser,

es freut uns sehr, dass die Themen Achtsamkeit und Akzeptanz auf so großes Interesse gestoßen sind, dass wir nun die dritte Auflage unseres Buches vorlegen können. Wir haben die Struktur des Bandes beibehalten - allerdings sind in den letzten Jahren eine Reihe neuerer Forschungsarbeiten erschienen, so dass eine Überarbeitung und Aktualisierung vieler Kapitel sinnvoll war. Wir danken den Autorinnen und Autoren für ihre Bereitschaft, die Änderungen an den einzelnen Kapiteln vorzunehmen. Unser Dank geht auch in besonderer Weise an Corinna Baum für ihre engagierte Unterstützung bei der Erarbeitung dieser dritten Auflage. Wir wünschen Ihnen, liebe Leserin und lieber Leser, viel Freude und Bereicherung bei der Lektüre dieses Buches.

Esslingen und Bochum, im Frühjahr 2009
Thomas Heidenreich & Johannes Michalak

Kapitel 1

Achtsamkeit und Akzeptanz in der Psychotherapie – Eine Einführung

Thomas Heidenreich & Johannes Michalak

Zusammenfassung: *Das vorliegende Einführungskapitel in das Themengebiet „Achtsamkeit und Akzeptanz in der Psychotherapie" vermittelt zunächst einen Überblick zu den zentralen Begrifflichkeiten „Akzeptanz" und „Achtsamkeit". Anschließend werden die in diesem Band versammelten Beiträge vorgestellt.*

Achtsamkeit und Akzeptanz: Ein Annäherungsversuch

> Achtsamkeit ist zentraler Bestandteil des buddhistischen Erlösungsweges und darf deshalb ausschließlich in diesem Rahmen gesehen und vermittelt werden, jede andere ‚Anwendung' stellt eine unzulässige Verkürzung und damit ein Ding der Unmöglichkeit dar.
>
> Spirituelle Ansätze sind ein wissenschaftlich nicht objektivierbarer Gegenstand und müssen deshalb aus der empirischen Forschung herausgehalten werden. Versuche der Integration stellen eine Verletzung grundsätzlicher wissenschaftlicher Prinzipien dar.
> *(fiktive Äußerungen „spirituell" bzw. „empirisch" ausgerichteter Leser)*

Dieses Buch wird manche Leser möglicherweise verärgern: Empirisch orientierte Leser könnten sich durch die spirituellen Anklänge und das schwer (Er-)Fassbare des Themas Achtsamkeit abgeschreckt fühlen; spirituell orientierte Leser werden möglicherweise die empirische Ausrich-

Korrespondenzadresse: thheiden@hs-esslingen.de
Heidenreich, T. & Michalak, J. (2009). *Achtsamkeit und Akzeptanz in der Psychotherapie – Ein Handbuch* (3., überarbeitete und erweiterte Auflage). Tübingen: dgvt-Verlag.

tung und die damit einhergehende Gefahr der Reduzierung des Themas Achtsamkeit auf klinische Effektivität beklagen. Wir sind uns dieses Spannungsfeldes bewusst und weder die Herausgeber noch die Autorinnen und Autoren dieses Bandes werden mit einer einfachen „Aufhebung" dieses dialektischen Gegensatzes aufwarten können. Bekanntlich kann jedoch die Aufhebung von Gegensätzen und Dualitäten zu genuin Neuem und Überraschendem führen: Unsere Hoffnung ist, mit diesem Buch das Potential von Prinzipien, die ursprünglich spirituellen Traditionen entstammen, für klinisch-psychologische Ansätze deutlich zu machen und damit möglicherweise ein Stück weit zur Entstehung von Neuem in der Behandlung von Patienten beitragen zu können.

Weshalb ein Buch zu Achtsamkeit und Akzeptanz, beides zweifellos Jahrtausende alte Konzepte, gerade zu diesem Zeitpunkt? Ein Grund ist augenscheinlich, dass die Zeit reif scheint für eine Auseinandersetzung mit und gegenseitiger Befruchtung von Achtsamkeit/Akzeptanz und aktueller Psychotherapie(-forschung). Ein äußerliches Anzeichen dafür ist, dass in den letzten Jahren – sicherlich angeregt durch die Pionierarbeiten von Kabat-Zinn, Linehan und Hayes – das Interesse an Prinzipien wie Achtsamkeit und Akzeptanz innerhalb der Psychotherapie zunehmend stärker wurde. Dies ist nicht zuletzt daran festzumachen, dass die Anzahl internationaler Veröffentlichungen zum Thema sprunghaft gestiegenen ist. Beispielhaft sei Armin Kuhr, damals Vorstandsmitglied der „Deutschen Gesellschaft für Verhaltenstherapie", zitiert: In seinem Bericht über die Tagung der „Association for the Advancement of Behavior Therapy", die im November 2003 in Boston stattgefunden hat, resümiert er:

> Mindfulness (war) *das* Thema: Sehr gut besuchte Veranstaltungen (ein Schlüssel-Vortrag, Forschungs-Symposia und Workshops) zeigten, dass der dahinterstehende Grundgedanke Konjunktur hat. Sehr verkürzt geht es um die zunehmende Relativierung der verhaltenstherapeutischen Veränderungsideologie, die vor ca. 25 Jahren einzusetzen begann. (Kuhr, 2004, S. 23)

Die von Armin Kuhr geschilderte Entwicklung setzte sich in den Jahren seit Erscheinen der ersten Auflage dieses Buches fort: Sowohl im englisch- als auch im deutschsprachigen Raum sind eine Vielzahl von Artikeln und Büchern zum Thema erschienen. Dabei beschäftigen sich einige Beiträge mit der Replikation einzelner Befunde (z.B. Ma & Teasdale, 2004), während in anderen Arbeiten das Anwendungsspektrum achtsamkeitsbasierter Ansätze erweitert wird – z.B. auf den Bereich akuter Depression (Kenny & Williams, 2007; Finuncane & Mercer, 2006). Andere Arbeiten beschäftigen sich mit der psychometrischen Erfassung von Achtsamkeit (z.B. Michalak, Heidenreich, Ströhle & Nachtigall, 2008) und neurobiologischen Korrelaten (z.B. Barnhofer et al., 2007). Eine aktualisierte Übersicht zum Stand der Forschung findet sich bei Michalak, Heidenreich und Bohus (2006). Die Versuche, Achtsamkeit und Akzeptanz in die klinische Behandlung psychischer Störungen zu integrieren, hat somit – zumindest im Bereich der kognitiven Verhaltenstherapie, der sich die beiden Herausgeber dieses Bandes verpflichtet fühlen – an Bedeutung zugenommen. Zweifellos sind jedoch „Modeströmungen" (wenn wir dieses verkürzende Label einmal für die aktuelle Beschäftigung mit Achtsamkeit und Akzeptanz zulassen wollen) nicht Grund reiner Freude: bleibt doch häufig zu viel des ursprünglich Gemeinten „auf der Strecke", sind doch Lippenbekenntnisse zu diesen Prinzipien kein Garant dafür, dass wesentliche Elemente auch erhalten bleiben. Dieses Buch will somit über Entwicklungen informieren, die aktuell stattfinden und die die Behandlung psychischer Störungen mit hoher Wahrscheinlichkeit befruchten werden. Es will gleichzeitig vor Entwicklungen warnen, die schwer vereinbare Haltungen und Weltbilder einfach „übernehmen" oder „vereinnahmen" wollen, ohne die inhärenten Prinzipien eines Ansatzes in ihrer Tiefe ausreichend zu verstehen und zu respektieren.

Die Annäherung an die Prinzipien Achtsamkeit und Akzeptanz aus klinischer Perspektive ist nicht einfach: Die meisten Autoren scheinen sich darin einig zu sein, dass „Achtsamkeit" in einem nicht näher definierten Sinne eine heilsame Qualität darstellt, während es ebenfalls als „gesund" betrachtet wird, bestimmte Dinge zu „akzeptieren", andere jedoch zu „ändern". Wir werden uns zunächst an einer Definition der Achtsamkeit orientieren, die Jon Kabat-Zinn (1990) vor buddhistischem

Hintergrund formuliert hat. Aus seiner Sicht stellt Achtsamkeit eine besondere Form der Aufmerksamkeitslenkung dar, wobei die Aufmerksamkeit (1) *absichtsvoll* und (2) *nicht-wertend* (3) *auf das bewusste Erleben des aktuellen Augenblicks* gerichtet sei. Um etwas klarer zu verdeutlichen, was darunter zu verstehen ist, lohnt es sich, die jeweiligen Gegensätze zu betrachten: Die „alltägliche" Aufmerksamkeit ist häufig nicht im gegenwärtigen Augenblick; Menschen verwenden ihre herausragenden kognitiven Fähigkeiten stattdessen dazu, in Erinnerungen zu schwelgen oder Zukunftspläne zu schmieden – in der Regel nicht gefühlsmäßig neutral, sondern häufig durch die aktuelle Stimmung „getönt", bis hin zu düsteren Grübeleien über eine ungewisse Zukunft. Das Lebendige der Hier-und-Jetzt-Erfahrung verblasst vor dieser mentalen Aktivität. Das Leben vollzieht sich halbbewusst, man lebt wie im „Autopiloten"-Modus. Achtsamkeit bedeutet in diesem Zusammenhang, sich dem zuzuwenden, was im Hier-und-Jetzt gegeben ist („Wenn ich esse, dann esse ich"; „Wenn ich gehe, dann gehe ich") und somit Körper und Geist in Übereinstimmung zu bringen (d.h., der Geist eilt dem Körper nicht voraus und hinkt ihm auch nicht hinterher). Unter *absichtsvoller* Aufmerksamkeitslenkung wird verstanden, sich immer wieder daran zu „erinnern", eine achtsame Haltung einzunehmen. Jeder, der dies auch nur für kurze Momente versucht hat, wird nachvollziehen können, dass es wirklich einer Menge an Absicht bedarf, diese Haltung wieder und wieder einzunehmen: Das innere „Kino" von Erinnerungen, Zukunftsplänen und Konzepten bricht immer wieder in die achtsame Wahrnehmung des Augenblicks ein. Das Einnehmen einer *nicht-wertenden* Haltung bedeutet, dass die auftretenden Bewusstseinsinhalte so wahrgenommen werden „wie sie sind", ohne sie vorschnell in Kategorien wie angenehm/unangenehm, erwünscht/unerwünscht etc. einzuordnen (sehr häufig ist stattdessen zu beobachten, dass Menschen mit einer wertenden Haltung reagieren, etwa: „Dieses ängstliche Gefühl soll weggehen", „Wenn diese Situation doch nie vergehen würde" oder „Person X mag ich nicht"). Eine achtsame Haltung ist dabei keineswegs die eines „kalten" und distanzierten Blickes, sondern ist durch „liebevolle Güte" geprägt (Salzberg, 2002).

Die einzelnen Kapitel dieses Bandes werden detailliert herausarbeiten, in welchen Kontexten eine solche achtsame Haltung vonnöten ist: Als therapeutische Qualität unterstützt sie die Fähigkeit, Menschen mit ihren Problemen in mitfühlender Weise ernst zu nehmen und nicht primär in die Raster vorgefertigter Systeme zu zwängen (siehe Safran & Muran, 2000); Patienten ermöglicht sie den Ausstieg aus ungünstigen Gedankenroutinen, die eine Aufrechterhaltung problematischer Zustände wie Angst und Depression bewirken.

Im Gegensatz zur „Achtsamkeit", die zumindest in der vorliegenden Definition historisch einen klaren Bezug zum buddhistischen Hintergrund hat (vgl. allerdings den Beitrag von Rose & Walach, in diesem Band), ist die Bedeutung des Begriffes „Akzeptanz" variabler. Hayes, Strosahl und Wilson (1999) definieren Akzeptanz primär als Gegensatz zur Vermeidung: Sie verweisen darauf, dass sich die Etymologie des Wortes „Akzeptanz" vom lateinischen „accipere" ableitet. „Accipere" bezeichnet, das zu nehmen oder zu bekommen, was angeboten wird. Auf psychologischer Ebene ist darunter eine Haltung zu verstehen, die Ereignisse oder Situationen aktiv und offen aufnimmt, im Gegensatz dazu, diese vermeiden zu wollen.

Achtsamkeit und Akzeptanz in der Psychotherapie

Bei der Annäherung an die Bedeutung, die Achtsamkeit und Akzeptanz im Rahmen psychotherapeutischer Ansätze zukommt, ist es zunächst sinnvoll, zwischen solchen Ansätzen zu unterscheiden, die sich nahezu ausschließlich auf die Verwendung dieser Prinzipien als therapeutisches Agens berufen (Achtsamkeitsbasierte Stressreduktion nach Kabat-Zinn [1990], Achtsamkeitsbasierte Kognitive Therapie [MBCT] von Segal, Williams & Teasdale [2002/2008] sowie die Acceptance and Commitment Therapy [ACT] von Hayes, Strosahl und Wilson [1999]) und Ansätzen, deren therapeutische Haltung von Achtsamkeits- und Akzeptanzprinzipien geprägt sind, die aber auf den Einsatz ausgedehnter formaler Achtsamkeitsübungen verzichten (beispielsweise

Marsha Linehan [1996] in ihrer „dialektischen Verhaltenstherapie"). Darüber hinaus lassen sich in vielen klassischen Therapieansätzen Prinzipien finden, die dem Achtsamkeits- und Akzeptanzprinzip ähneln. Beispielsweise spricht Freud von der Bedeutung der „gleichschwebenden Aufmerksamkeit" (vgl. den Beitrag von Michal, in diesem Band), während Fritz Perls in seinem gestalttherapeutischen Ansatz die Notwendigkeit betont, psychotherapeutisch im Hier und Jetzt zu arbeiten.

Wesentliche Inhalte des vorliegenden Buches

Teil 1: Grundlagen

Im ersten Teil („Grundlagen") geht es zunächst darum, die historischen Wurzeln und die Entwicklungsgeschichte des Achtsamkeitsprinzips nachzuzeichnen: *Nina Rose & Harald Walach* stellen die Bedeutung dieses Prinzips im buddhistischen Lehrgebäude dar und zeigen gleichzeitig auf, dass auch in christlich-mystischen Traditionen mit Achtsamkeit verwandte Elemente von großer Bedeutung sind. In den beiden folgenden Kapiteln wird der Tatsache Rechnung getragen, dass Achtsamkeit primär ein Prinzip ist, das sich aus einer religiös-spirituellen Tradition herleitet: Mit *Thich Nhat Hanh* und *Dagyab Rinpoche* kommen zwei bedeutsame buddhistische Lehrer zu Wort, die sowohl tief in ihren jeweiligen spirituellen Traditionen verankert sind als auch wichtige Beiträge zu einer Verbreitung der Essenz der buddhistischen Lehre im Westen geleistet haben. Thich Nhat Hanh gibt im Kapitel „Kern der Achtsamkeitsübung" einen sehr lebendigen und inspirierenden Geschmack dessen, was mit Achtsamkeit angesprochen ist. Dieses Kapitel ist damit gut als genereller Einstieg in die Thematik geeignet. Dagyab Rinpoche beschäftigt sich in seinem Beitrag „Achtsamkeit in Bezug auf die eigenen Konzepte als wichtiger Teil des spirituellen Weges im tibetischen Buddhismus" mit den drei „Geistesgiften" Anhaftung, Aversion und Unwissenheit sowie mit Ansätzen zu ihrer

Überwindung. Mit beiden Kapiteln erhoffen wir uns, die grundlegende Bedeutung des spirituellen Hintergrundes des Achtsamkeitsprinzips deutlich zu machen. Eine Überleitung zum zentralen Thema des Buches - Achtsamkeit und Akzeptanz in der Psychotherapie - stellen die Beiträge von *Paul Grossman* und *Jon Kabat-Zinn* dar. Paul Grossman kontrastiert in seinem Kapitel „Achtsamkeit: Eine einzigartige Intervention in den Verhaltenswissenschaften" „westlich-wissenschaftliche" Vorstellungen mit einer buddhistischen Perspektive und arbeitet deren Gemeinsamkeiten, aber auch besonders deren Unterschiede heraus. Jon Kabat-Zinn hat mit seinem mutigen Versuch, Achtsamkeit im klinischen Kontext einzusetzen, wesentliche Pionierarbeit geleistet, ohne die die Entwicklung der letzten Jahre und damit auch das vorliegende Buch sicherlich nicht möglich gewesen wäre. In seinem Beitrag zu „Achtsamkeitsbasierten Interventionen im Kontext: Vergangenheit, Gegenwart und Zukunft" diskutiert er zentrale Voraussetzungen für einen angemessenen Umgang mit dem Achtsamkeitsprinzip. Gelungene Forschung und Behandlung in diesem Bereich muss sowohl der Forderung nach validen und überprüfbaren „wissenschaftlichen" Aussagen gerecht werden als auch die genuin einzigartige Innen-Erfahrung der Meditation als ebenso bedeutsame Perspektive respektieren. Nur so können die Stärken beider Ansätze sich gegenseitig befruchten. Diese beiden letzten Kapitel des ersten Teils sollen somit aus unserer Sicht zu einem achtsamen Umgang mit der Achtsamkeit „ermahnen", insbesondere angesichts der Gefahr einer verkürzten Vereinnahmung dieses Prinzips in die klinisch-therapeutische Arbeit.

Teil 2: Achtsamkeits- und akzeptanzbasierte Ansätze: Praxisorientierter Überblick

Der zweite Teil des vorliegenden Buches liefert einen praxisorientierten Überblick zu einzelnen achtsamkeits- und akzeptanzbasierten Ansätzen. *Petra Meibert, Johannes Michalak & Thomas Heidenreich* stellen ausführlich die achtsamkeitsbasierte Stressreduktion nach Kabat-Zinn vor, ein Behandlungsprogramm, in dessen Kern die Vermittlung von Achtsamkeit im Rahmen formeller und informeller Übungen steht. Besonders interessant an diesem seit Ende der 70er Jahre entwickelten Behandlungsprogramm ist sein breites Einsatzgebiet: Neben Patientinnen und Patienten mit körperlichen Erkrankungen wie z.B. Krebs und Hauterkrankungen wurden auch Patienten mit Angststörungen und anderen psychischen Störungen behandelt. Das Behandlungskonzept von Kabat-Zinn wird dabei sehr detailliert, „von Sitzung zu Sitzung" vorgestellt. *Johannes Michalak & Thomas Heidenreich* stellen anschließend ein Programm vor, das zum großen Teil Elemente und Prinzipien des Ansatzes von Kabat-Zinn übernommen hat, darüber hinaus jedoch Behandlungselemente aus dem Bereich der Kognitiven Therapie integriert und dadurch eine störungsspezifische Ausrichtung erhalten hat: Die Achtsamkeitsbasierte Kognitive Therapie der Depression von Segal, Williams und Teasdale wurde ab den 90er Jahren des letzten Jahrhunderts spezifisch entwickelt, um Patienten zu helfen, mit ihrer Rückfallgefährdung in erneute depressive Episoden umzugehen. Auch dieses acht Gruppensitzungen umfassende Behandlungsprogramm wird ausführlich dargestellt.

Claas-Hinrich Lammers & Christian Stiglmayr beschreiben die Rolle von Achtsamkeit und Akzeptanz in der dialektischen Therapie der Borderline-Störung von Marsha Linehan. In ihrem Beitrag wird deutlich, welche zentrale Rolle diesen Prinzipien gerade im Umgang mit schwer beeinträchtigten selbstverletzenden und suizidalen Patientinnen und Patienten zukommen kann. Die Autoren beschreiben dabei eine reiche Fülle an achtsamkeitsbasierten Interventionen, die im Gruppenprogramm für Borderline-Patientinnen eingesetzt werden – aber gleichzeitig auch eine Inspiration für die Behandlung anderer Störungen darstellen können.

Der letzte Beitrag dieses Abschnittes stammt von *Rainer Sonntag*: Die „Acceptance and Commitment Therapy" von Hayes, Strosahl und Wilson stellt eine auf verhaltenstherapeutischer Basis entwickelte Behandlung dar, bei der dem Prinzip „Akzeptanz" eine sehr zentrale Rolle zukommt. In praktischen Darstellungen und Hinweisen macht Rainer

Sonntag deutlich, wie sich die beiden Prinzipien Akzeptanz und Engagement in einer integrierten Behandlung auf höchst kreative Weise zusammenführen lassen.

Teil 3: Achtsamkeit und Akzeptanz als Interpretationsrahmen klassischer psychotherapeutischer Ansätze

Bei der Benennung dieses dritten Teiles mit „Achtsamkeit und Akzeptanz als Interpretationsrahmen klassischer psychotherapeutischer Ansätze" haben wir uns ein wenig schwer getan: Gemeint sind psychotherapeutische Ansätze, die Prinzipien entwickelt haben, die eine mehr oder weniger große Nähe zu Achtsamkeits- und Akzeptanzprinzipien aufweisen, ohne mit ihnen allerdings deckungsgleich zu sein. Die hier versammelten Kapitel sollen den Blick des Lesers dafür schärfen, wo verwandte Prinzipien in unterschiedlichen Therapierichtungen zum Tragen kommen (Gemeinsamkeiten mit verhaltenstherapeutischen Prinzipien finden sich in Heidenreich & Michalak, 2003).

Matthias Michal beschäftigt sich im ersten Beitrag dieses Abschnitts mit der Bedeutung von Akzeptanz und mit Achtsamkeit verwandten Prinzipien in der Psychoanalyse. Er zeichnet ausführlich nach, welche zentrale Rolle Sigmund Freud einer aufmerksamen Haltung des Therapeuten zugemessen hat. Das Kapitel wird durch neuere Ansätze wie z.B. von Mark Epstein ergänzt, der konkrete Bezüge zwischen psychoanalytischem Denken und buddhistischen Prinzipien herstellt. *Alexander Noyon* stellt die Rolle, die Akzeptanz und mit Achtsamkeit verwandten Prinzipien in der existenziellen Psychotherapie zukommen, dar. Er zeigt dabei auf, dass sich breite Aspekte existenzieller Therapie unter achtsamkeits- und akzeptanzbasierter Perspektive betrachten lassen. In ihrem Beitrag zu „Achtsamkeit und Akzeptanz in der Personzentrierten und Experientiellen Psychotherapie" zeigt *Karin Bundschuh-Müller* auf, welche Bedeutung Akzeptanz und mit Achtsamkeit verwandten Prinzipien in der personzentrierten, insbesondere Gesprächspsychotherapie sowie experientiellen Ansätzen zukommt:

Weisen schon die drei therapeutischen Basisvariablen von Rogers starke Parallelen zu achtsamkeits- und akzeptanzbasierten Formulierungen auf, so wird dies in neueren Formulierungen zum Thema „Präsenz“ noch deutlicher. Von besonderem Interesse sind die ebenfalls in diesem Kapitel dargestellten neueren Ansätze aus östlichen Ländern, die explizit Zusammenhänge zwischen gesprächspsychotherapeutischen Konzepten und klassischen achtsamkeitsbasierten Ansätzen herstellen. Im letzten Kapitel dieses Teils beschäftigt sich *Emma Smith* mit der potentiellen Rolle von Aufmerksamkeitslenkung und Akzeptanz als psychotherapeutische Wirkfaktoren. Sie integriert dabei das Prinzip der Aufmerksamkeitslenkung in das Theoriegebäude der Konsistenztheorie von Grawe (1998) und stellt wesentliche Gemeinsamkeiten und Unterschiede der verschiedenen Ansätze dar, die achtsamkeitsbasierte Prinzipien verwenden.

Teil 4: Weitere Anwendungsperspektiven

Im vierten Teil werden weitere Anwendungsperspektiven des Achtsamkeit- und Akzeptanzprinzips vorgestellt. Im Gegensatz zu den im zweiten Teil vorgestellten Programmen handelt es sich dabei um bisher noch nicht hinreichend empirisch überprüfte bzw. herausgearbeitete Anwendungsbereiche, denen wir jedoch ein großes Potential zur Befruchtung bisher bestehender Ansätze zumessen. Darüber hinaus werden Erfahrungen aus verschiedenen Praxisfeldern vorgestellt.

Jürgen Hoyer & Katja Beesdo beschäftigen sich mit der potentiellen Rolle von Achtsamkeit in der Behandlung der generalisierten Angststörung. Von besonderem Interesse ist dabei, dass das zentrale Merkmal dieser Störung (permanentes Grübeln) als unwillkürliche „unachtsame“ Haltung verstanden werden kann. Die Autoren setzen sich zudem mit der grundsätzlichen Frage auseinander, inwiefern die Ergänzung existierender Ansätze mit achtsamkeitsbasierten Elementen eine weitere Verbesserung der Behandlung ermöglicht – oder aber auch „verzichtbar“ erscheint. Mit Anwendungsperspektiven von

Achtsamkeit und Akzeptanz im Suchtbereich beschäftigen sich *Thomas Heidenreich, Johannes Michalak & Ralf Schneider*: Dem Akzeptanzgedanken wurde vor allem im Bereich der Anonymen Alkoholiker traditionell eine große Bedeutung zugemessen. Erst in jüngerer Zeit beschäftigt sich jedoch die empirisch orientierte Suchtforschung mit diesen Prinzipien. Als besonders vielversprechend dürfen dabei Ansätze gelten, die Verbindungen zwischen modernen expositionsorientierten Interventionen und Achtsamkeit herstellen. In diesem Sinne werden die Arbeiten von Marlatt (1994) sowie Breslin, Zack und McMain (2002) ausführlich vorgestellt. Speziell mit dem Bereich der Reduktion des Tabakkonsums beschäftigt sich der Beitrag von *Nils Altner, Andreas Michalsen, Britta Richarz, Helmut Reichardt & Gustav Dobos*. Sie stellen eine empirische Studie vor, in der der Effekt eines achtsamkeitsbasierten Stressbewältigungsprogramms auf das Rauchverhalten von Krankenhauspersonal untersucht wurde. Deren Ergebnisse weisen darauf hin, dass eine entsprechende Intervention dazu beitragen kann, rauchfreie Umgebungen zu fördern. In seinem Beitrag zur Achtsamkeitspraxis als Weg zu einer integralen Salutogenese nimmt *Nils Altner* anschließend eine wichtige Erweiterung der Perspektive vor: Während in nahezu allen Beiträgen des vorliegenden Bandes Interventionen beschrieben werden, die sich mit der Behandlung von bereits erkrankten Menschen beschäftigen, wird hier der Blick auf den präventiven Bereich gelenkt. Sein Kapitel behandelt die Frage, inwiefern achtsamkeits- und akzeptanzbasierte Prinzipien dazu beitragen können, präventiv das Auftreten von Störungen zu vermindern. *Johannes Lerch & Jürgen Stepien* beschäftigen sich mit der Rolle von Achtsamkeit und Akzeptanz in der Behandlung von Patienten mit Krebserkrankungen. Es wird deutlich, dass an verschiedenen Stellen des Behandlungsprozesses achtsamkeits- und akzeptanzbasierte Prinzipien von großer Bedeutung sein können, insbesondere in der Konfrontation mit lebensbedrohlichen Diagnosen und/oder Tumorrezidiven. *Eckhard Roediger* stellt im letzten Beitrag dieses Abschnitts schließlich konkrete Erfahrungen mit der Umsetzung achtsamkeits- und akzeptanzbasierter Prinzipien in einer psychosomatischen Akutstation vor. Er stellt dabei zum einen theoretische Überlegungen an, inwiefern sich die genannten Therapieprinzipien im Sinne der Modifikation tiefgreifender dysfunktionaler Muster verstehen lassen. Darüber hinaus liefert er konkrete Einblicke in die Verankerung achtsamkeitsbasierter Prinzipien auf einer Akutstation.

Teil 5: Empirische Fundierung und Resümee

Der fünfte und letzte Teil des Buches beschäftigt sich mit empirischen Aspekten sowie einem Resümee: *Paul Grossman* stellt in einer aktuellen Metaanalyse den empirischen Stand zur achtsamkeitsbasierten Stressreduktion nach Kabat-Zinn vor. Dabei wird deutlich, dass eine ganze Reihe von ermutigenden Ergebnissen vorliegt und dennoch weiterhin Forschungsbedarf besteht. Als Hauptproblem muss aktuell gelten, dass die eingesetzten Designs häufig nicht dazu geeignet waren, eindeutige Rückschlüsse über die Wirksamkeit der Behandlung zu liefern. Bislang liegen international nur sehr wenige Instrumente vor, die eine Erfassung des Achtsamkeitskonstruktes ermöglichen sollen. *Harald Walach, Nina Rose, Valentin Buttenmüller, Norman Kleinknecht & Stefan Schmidt* geben einen Überblick zu solchen Instrumenten, diskutieren aber auch prinzipielle Probleme bei der empirischen Erfassung von Achtsamkeit. Schwerpunktmäßig werden in ihrem Kapitel die Konstruktion und Ergebnisse zu dem von ihnen entwickelten „Freiburger Achtsamkeitsfragebogen" vorgestellt. Den Abschluss dieses Abschnittes und damit des gesamten Bandes stellt das Resümee von *Johannes Michalak & Thomas Heidenreich* dar. Wir greifen darin einige aus unserer Sicht zentrale Themen des gesamten Bandes noch einmal auf und diskutieren wichtige und möglicherweise kontroverse Aspekte, die sich aus dem Spannungsfeld Achtsamkeits-/Akzeptanzprinzipien und Wissenschaft ergeben. Abschließend werden für interessierte Leser Fortbildungsmöglichkeiten im Bereich Achtsamkeits- und Akzeptanzbasierter Ansätze vorgestellt.

Wir wünschen den Leserinnen und Lesern bei der Lektüre ebensoviel Freude, wie es uns gemacht hat, dieses Buch zusammenzustellen.

Ein herzliches Dankeschön an dieser Stelle an alle Autorinnen und Autoren, die mit bewundernswürdigem Engagement ihre Manuskripte rechtzeitig abliefert und überarbeitet haben. Einen herzlichen Dank auch an *Otmar Koschar*, der die Anregung gab, das jetzt vorliegende Herausgeberwerk in diesem Umfang zu wagen und der uns im gesamten Entstehungsprozess kompetent begleitete. Dank auch an *Kathrin Stürzekarn*, die das umfangreiche Manuskript in der ersten Auflage lektorierte. Bei *Petra Meibert, Elke Hessel* und *Nina Rose* möchten wir uns für die Unterstützung bei der Suche nach geeigneten buddhistischen Vertretern für die Kapitel im ersten Teil des Buches bedanken.

Literatur

Barnhofer, T., Duggan, D., Crane, C., Hepburn, S., Fennell, M.J.V. & Williams, M. (2007). Effects of meditation on frontal α-asymmetry in previously suicidal individuals. *Neuro Report, 18,* 709–712.

Breslin, F.C., Zack, M. & McMain, S. (2002). An information-processing analysis of mindfulness: Implications for relapse prevention in the treatment of substance abuse. *Clinical Psychology: Science and Practice, 9,* 275–299.

Finucane, A. & Mercer, S. (2006). An exploratory mixed methods study of the acceptability and effectiveness of mindfulness-based cognitive therapy for patients with active depression and anxiety primary care. *BMC Psychiatry, 6,* 1–14.

Grawe, K. (1998). *Psychologische Therapie.* Göttingen: Hogrefe.

Hayes, S.C., Strosahl, K.D. & Wilson, K.G. (1999). *Acceptance and Commitment Therapy: An experiential approach to behavior change.* New York: Guilford.

Heidenreich, T. & Michalak, J. (2003). Achtsamkeit („Mindfulness") als Therapieprinzip in Verhaltenstherapie und Verhaltensmedizin. *Verhaltenstherapie, 13,* 264–274.

Kabat-Zinn, J. (1990). *Full catastrophe living: the program of the Stress Reduction Clinic at the University of Massachusetts Medical Center.* New York: Delta.

Kenny, M. & Williams, M. (2007). Treatment-resistant depressed patients show a good response to mindfulness-based cognitive therapy. *Behaviour Research and Therapy, 45,* 617–625.

Kuhr, A. (2004). Bericht über die 37. Jahrestagung der AABT (Association for Advancement of Behavior Therapy) vom 20.11. bis 23.11.2003 in Boston. *Verhaltenstherapie & psychosoziale Praxis, 36*(1), Supplement „Rosa Beilage", 22–23.

Linehan, M. (1996). *Dialektisch-Behaviorale Therapie der Borderline-Persönlichkeitsstörung*. München: CIP-Medien.

Ma, S.H. & Teasdale, J.D. (2004). Mindfulness-based cognitive therapy for depression: Replication and exploration of differential relapse prevention effects. *Journal of Consulting and Clinical Psychology, 72*, 31–40.

Marlatt, G.A. (1994). Addiction, mindfulness, and acceptance. In S.C. Hayes, N.S. Jacobson, V.M. Follette & M.J. Dougher (Eds.), *Acceptance and change – content and context in psychotherapy* (pp. 175 - 197). Reno, NV: Context Press.

Michalak, J., Heidenreich, T. & Bohus, M. (2006). Achtsamkeit und Akzeptanz in der Psychotherapie. Gegenwärtiger Forschungsstand und Forschungsentwicklung. *Zeitschrift für Psychiatrie, Psychologie und Psychotherapie, 54*, 241–253.

Michalak, J., Heidenreich, T., Ströhle, G. & Nachtigall, C. (2008). Die deutsche Fassung der „Mindful Attention and Awareness Scale" (MAAS) - Psychometrische Befunde zu einem Achtsamkeitsfragebogen. *Zeitschrift für klinische Psychologie und Psychotherapie, 37*(3), 200–208.

Salzberg, S. (2002). *Ein Herz so weit wie die Welt*. München: Deutscher Taschenbuch Verlag.

Safran, J.D. & Muran, J.C. (2000). *Negotiating the therapeutic alliance*. New York: Guilford.

Segal, Z.V., Williams, J.M.G. & Teasdale, J.D. (2002). *Mindfulness-based cognitive therapy for depression: a new approach to preventing relapse*. New York: Guilford. (Deutsch erschienen 2008: *Die Achtsamkeitsbasierte Kognitive Therapie der Depression – Ein neuer Ansatz zur Rückfallprävention*. Tübingen: dgvt-Verlag.)

Teil 1

Grundlagen

Kapitel 2

Die historischen Wurzeln der Achtsamkeitsmeditation – Ein Exkurs in Buddhismus und christliche Mystik

Nina Rose & Harald Walach

Ich schließe meine Augen, um zu sehen.
Paul Gauguin

Zusammenfassung: *Vor dem Hintergrund der buddhistischen Psychologie und der abendländisch christlichen Mystik werden die ursprüngliche Bedeutung und die Ziele von Achtsamkeit dargelegt. Nach einer kurzen Betrachtung der Achtsamkeit in den unterschiedlichen buddhistischen Strömungen erfolgt eine Darstellung des Lebens und der Lehre des historischen Buddha Siddharta Gautama. Im Anschluss werden zwei seiner Lehrreden näher ausgeführt: die Rede von den Vier Edlen Wahrheiten und die Rede von den Grundlagen der Achtsamkeit (Satipatthana Sutta). Anhand des Begriffs der Erfahrung werden Parallelen zwischen Buddhismus und christlicher Mystik aufgezeigt. Der mittelalterliche Mystiker Hugo de Balma illustriert beispielhaft den westlichen Erkenntnisweg. In diesem Zusammenhang wird auch das damalige Verständnis des Affektes, in dem sich die Vereinigung mit Gott vollzieht, erläutert.*

Korrespondenzadresse: nina.rose@gmx.de
Heidenreich, T. & Michalak, J. (2009). *Achtsamkeit und Akzeptanz in der Psychotherapie – Ein Handbuch* (3., überarbeitete und erweiterte Auflage). Tübingen: dgvt-Verlag.

Einleitung

Achtsamkeit im spirituellen Sinne bedeutet mehr als das, was im herkömmlichen Sprachgebrauch unter Achtsamkeit verstanden wird. Im Duden wird das Adjektiv „achtsam" als „aufmerksam, wachsam" oder auch „vorsichtig, sorgfältig" definiert. Achtsamkeit ist demnach das „Achtsamsein" oder das „achtsame Wesen, Verhalten" (Duden, 1999).

Der Buddhismus bezeichnet mit Achtsamkeit eine *bestimmte* Art von Aufmerksamkeit - bezogen auf die Erfahrungen des gegenwärtigen Moments, ohne zu bewerten oder sich mit ihnen zu identifizieren. Achtsamkeit ist weiterhin „das aufmerksame, unvoreingenommene Beobachten aller Phänomene, um sie wahrzunehmen und zu erfahren, wie sie in Wirklichkeit sind, ohne sie emotional oder intellektuell zu verzerren" (Solé-Leris, 1994, S. 26). Sie bezieht sich auf die bloße Wahrnehmung der Erfahrungen des Bewusstseins, ihres Entstehens und Vergehens - ohne weitere Ausarbeitung oder Reaktionen wie Urteile, Zensur, Auswahl oder Interpretation.

Diese Art von Achtsamkeit findet nicht ausschließlich in der buddhistischen Philosophie große Beachtung. In vielen verschiedenen spirituellen Lehren und Traditionen spielt Achtsamkeit eine zentrale Rolle wie z.B. auch in den *Yoga-Sutren* des *Patanjali*. Dennoch hat die Praxis der Achtsamkeit im Buddhismus eine 2.500 Jahre alte Tradition.

In einer Zeit, in der einerseits östliche Weisheitslehren und eine Rück- bzw. Wiederbesinnung auf christliche Werte und Spiritualität zunehmend „in Mode" sind, und in der auf der anderen Seite der Wunsch nach schnellen Heilungseffekten und effektiven Therapiemethoden steht, erscheint es um so wichtiger, ein umfassendes Verständnis dieses Begriffs zu bewahren. Es besteht die Gefahr, dass die Bedeutung der Achtsamkeit ohne spirituellen Hintergrund verwässert. Unsere moderne Mentalität der schnellen Behebung aller Störungen und Probleme birgt das Risiko, das Konzept der Achtsamkeit für ihre Zwecke zu instrumentalisieren, zu manipulieren - mit der möglichen Folge, dass so dessen eigentliche Kraft verloren geht. Damit wäre das

Veränderungspotenzial, welches in der Achtsamkeit liegt, verbraucht, noch bevor es wirklich verstanden ist.

Der grundlegende Unterschied liegt dabei in der Motivation und in den Zielen, welche durch eine rein therapeutische oder eine spirituelle Achtsamkeitspraxis verfolgt werden: Neben psychischem und physischem Wohlbefinden, Entspannung und Lebensqualität auf der einen Seite steht auf der anderen Seite die Entwicklung einer auf Weisheit und echtem Mitgefühl (sich selbst eingeschlossen) begründeten altruistischen Haltung.

Um einen authentischen Eingang von östlichen Weisheitslehren, basierend auf Jahrtausende alten Erkenntnissen und Erfahrungen, in die westliche Welt zu ermöglichen – im Sinne einer echten Synthese und gegenseitiger Befruchtung – dürfen daher die Wurzeln auf Kosten einer zu großen Anpassung nicht außer Acht gelassen werden. In diesem Kapitel soll das Verständnis von Achtsamkeit durch die buddhistische Psychologie und die abendländisch christliche Mystik bereichert und erleichtert werden.

Leben und Lehre des Buddha

Die verschiedenen Strömungen und Schulen des Buddhismus sind komplex – teilweise haben sie sich regional weiterentwickelt, teilweise wurden die Lehren des Buddha mit unterschiedlichen Schwerpunkten interpretiert und ausgelegt: So hat sich der *Theravada* („Lehre der Ältesten“) in Südostasien und Sri Lanka ausgebreitet; der *Zen* oder auch *Chan* ist hauptsächlich in Japan und China vertreten; es gibt verschiedene Schulen des tibetischen Buddhismus: von *Mahayana* bis zum tantrischen *Vayrayana*.

Die verschiedenen buddhistischen Traditionen betrachten Achtsamkeit auf unterschiedliche Weise: als eine Eigenschaft, die es zu kultivieren und zu entwickeln gilt oder als ein Aspekt der uns innewohnenden Natur des Geistes. Im *Dzogchen*, der tibetischen Lehre der „Großen Vollendung“, werden diese beiden Arten „bedingte“ und

„unbedingte Achtsamkeit“ genannt. Bei der bedingten Achtsamkeit bemüht sich der im dualen Denken gebundene Geist, immer wieder aufmerksam zu bleiben, wohingegen die unbedingte Achtsamkeit eine Qualität ist, die als ursprüngliche Wachheit des Geistes bezeichnet wird: „Dieses unbedingte Gewahrsein ist wie ein Spiegel, der die naturgegebene Eigenschaft besitzt, alles zu reflektieren, was vor ihm steht“ (Goldstein, 2004, S. 132).

Durch die quasi unbegrenzten Möglichkeiten im Westen, von unterschiedlichen buddhistischen Lehrern zu lernen und mehrere Übungswege und Methoden zu praktizieren, kristallisiert sich auch ein zunehmend „westlicher Buddhismus“ heraus. Dieser ist gekennzeichnet durch Achtsamkeit als seine Methode, Mitgefühl als sein Ausdruck und Weisheit als seine Essenz (Goldstein, 2004). Der Fokus soll in diesem Artikel auf der gemeinsamen Wurzel aller Schulen liegen: dem Leben und der Lehre (*dhamma*[1]) des Buddha.

Siddharta Gautama, der historische Buddha, ist Legende und Inspiration zugleich. Er zeigte uns vor 2.500 Jahren die Möglichkeit auf, als Mensch und in diesem Leben die vollkommene Freiheit von Leiden zu erlangen. Das Leben des Buddha lässt sich in drei Abschnitte gliedern: die Entdeckung des Leidens als inhärentes Wesensmerkmal menschlicher Existenz, die Suche nach und das Erlangen von vollständiger Befreiung von diesem Leiden und die Weitergabe seiner Erfahrungen und Erkenntnisse an alle, die diesen Weg beschreiten möchten.

Siddharta Gautama wurde in der Nähe der heutigen Grenze zwischen Indien und Nepal im fünften Jahrhundert vor Christi geboren. Sein Vater Suddhodana war ein mächtiger und wohlhabender Fürst eines kleinen Stammes. Seine Mutter, Maya, starb kurz nach der Geburt. Anerkannte religiöse Oberhäupter prophezeiten zu Siddhartas Geburt, dass er eine wichtige Rolle in der Welt spielen würde – entweder als gerechter Herrscher oder als erwachter spiritueller Führer. Suddhodana –

[1] Grundlegende buddhistische Begriffe werden in Pali aufgeführt. Sie kommt der Sprache, die zu Zeiten des historischen Buddha gesprochen wurde, am nächsten und ist ebenfalls dem Sanskrit eng verwandt.

gewillt, seinen Sohn als einen mächtigen Nachfolger zu erziehen – schützte ihn daraufhin vor jeglicher Berührung mit den „unangenehmen Tatsachen" des Lebens, um in ihm nicht den Wunsch erwachen zu lassen, den spirituellen Weg zu gehen. Er ließ ihn in Pracht und Glanz aufziehen und dem Brauche gemäß früh heiraten. Der Anblick von Alter, Krankheit und Tod wurde ihm absichtlich vorenthalten. So wuchs der Prinz Siddharta im Genuss aller Freuden des Lebens heran. Die Geschichte von den *Vier Ausfahrten* beschreibt seine ersten Kontakte mit dem menschlichen Leiden. Als er den Palast verließ, begegnete Siddharta einem alten, gebeugten Mann, der an einem Stock ging; bei seiner zweiten Ausfahrt traf er auf einen schwer kranken Mann und das folgende Mal sah er eine Leiche während einer Begräbnis-Prozession. Siddharta erkannte, dass Alter, Krankheit und Tod Tatsachen eines jeden menschlichen Lebens darstellten. Dies stürzte ihn in tiefe Scham und Verzweiflung. Er begann sich zu fragen: Was ist der Sinn des Leidens? Was sind seine Ursachen und wie kann es überwunden werden? Bei seiner vierten Ausfahrt begegnete Siddharta einem Mönch mit kahl geschorenem Kopf und gelber Robe. Dieser sollte zu seinem ersten Vorbild werden. Mit 29 Jahren verließ er seine Frau und seinen Sohn Rahula und schloss sich einer Gruppe von *samanas*, Bettelmönchen, an (Gowans, 2003). Die Legende besagt, dass er sich einem Leben strenger Askese unterzog und sich von nur einem Reiskorn pro Tag ernährte. Nach sechs Jahren strikter Enthaltsamkeit und Meditationsregime erkannte er, dass weder Entsagung noch Überfluss zu Weisheit führen. Er nahm von einem Mädchen Nahrung an und stärkte seinen ausgemergelten Körper. Von da an verfolgte er den „mittleren Weg", wie er ihn nannte, und mied sowohl die eine als auch die andere extreme Lebensweise. Entschlossen, nicht eher aufzustehen, bis er aus sich selbst heraus die Verwirklichung erlangen würde, setzte er sich unter dem später nach ihm benannten Bodhibaum und realisierte *nibbana*[2]. Er wurde zum

2 „Nibbana" ist das Pali-Wort für das Ungeborene, Unbedingte; gemeint ist hiermit die Erleuchtung, d.h. die vollkommene Freiheit vom Leiden und seinen Ursachen – den täuschenden und quälenden Geistes- und Herzenszuständen.

Buddha – zum Erwachten. Seine erste Lehrrede, die er in Sarnath vor fünf *samanas* hielt, handelte von den *Vier Edlen Wahrheiten*. Mit dieser Rede setzte er das Rad des *dhamma* in Gang und fuhr fort zu lehren bis zu seinem Tod mit 80 Jahren.

Die *Erste Edle Wahrheit* ist die Wahrheit vom Leiden *(dukkha). Dukkha* umfasst nicht nur offensichtliches menschliches Leiden wie Geburt, Alter, Krankheit, Tod, Kummer, Klagen, Schmerz und Verzweiflung, sondern auch das Leiden und die Frustration, nicht zu bekommen, was man begehrt oder zu erhalten, was man nicht möchte. Es beinhaltet also die Trennung von Angenehmem[3] und das In-Kontakt-Sein mit Unangenehmem im Allgemeinen. Die *Zweite Edle Wahrheit* handelt von den Ursachen des Leidens. Gemeint ist damit hauptsächlich das Anhaften an und Verlangen nach vergnüglichen Sinneseindrücken und -erfahrungen. Die *Dritte Edle Wahrheit* besagt, dass das Loslassen von Verlangen, das Aufhören des Begehrens möglich ist. Es gibt einen Weg aus der Misere. Die Lehre des Buddha erschöpft sich also nicht in der Erkenntnis, dass alles Dasein leidvoll ist, wie oft irrtümlich behauptet wird. Die *Vierte Edle Wahrheit* beschreibt den Weg, der zur Aufhebung des Leidens führt: den *Edlen Achtfachen Pfad*.

Der *Edle Achtfache Pfad* bietet einen ganzheitlichen, umfassenden Weg zur Befreiung, der sich in drei voneinander abhängige Bereiche gliedert: (1) Weisheit *(panna)*: Rechtes Verstehen und Rechtes Denken; (2) ethische Integrität *(sila)*: Rechte Rede, Rechtes Handeln und Rechter Lebenserwerb und (3) Meditation *(samadhi)*: Rechte Achtsamkeit, Rechte Sammlung und Rechtes Bemühen (Allmen, 1997).

Die explizite handlungsweisende Bedeutung der *Vier Edlen Wahrheiten* wird häufig durch eine Parallele zur Medizin veranschaulicht: Die *Erste Edle Wahrheit* beschreibt die Krankheit und ihre Symptome, im Anschluss erfolgt die richtige Diagnosestellung (die *Zweite Edle Wahrheit*); die *Dritte Edle Wahrheit* zeigt auf, dass vollständige Heilung

[3] Dies bezieht sich auf das gesamte Spektrum menschlicher Erfahrung (angenehme bzw. unangenehme Gedanken, Gefühle, Körperempfindungen, Geisteszustände etc.).

von der Erkrankung bzw. eine „Komplettremission" möglich ist, wenn dem Behandlungsplan Folge geleistet bzw. die verordnete Medizin (die *Vierte Edle Wahrheit*) eingenommen wird (vgl. Buddhaghosa, 1999; Allmen, 1997).

Das *Satipatthana Sutta*: „Die Rede von den Grundlagen der Achtsamkeit"

In den buddhistischen Schriften stellt Achtsamkeit eine Übersetzung des Pali-Wortes *sati* dar. *Sati* hat außerdem die Bedeutung „Besinnung", „Gedächtnis" und „Erinnerung". Achtsamkeit ist demnach auch eine Handlung des sich Erinnerns, achtsam zu sein; des sich Gewahrwerdens, was gerade in diesem Moment stattfindet (Conze, 1993; Gruber, 1999). *Sati* ist - wie bereits oben beschrieben - eine Art von Aufmerksamkeit, die bewusst im gegenwärtigen Moment verweilt und nicht urteilt. Rechte Achtsamkeit (*samma-sati*) ist die konsequent praktizierte Achtsamkeit gegenüber allen Erfahrungen (Gruber, 1999).

Das Leben des Buddha ist Teil seiner Lehre. Ähnlich wie Jesus wirkte er durch seine Handlungen. Er selbst hat nichts schriftlich verfasst; seine Reden und Taten wurden erst viel später von seinen Jüngern niedergeschrieben. So entstand auch der *Tipitaka* oder die „Drei Körbe". Die Lehren des Buddha wurden damals in drei Körben geordnet: dem *Vinaya Pitaka* („Korb der Ordensdisziplin"), dem *Sutta Pitaka* („Korb der Lehrreden") und dem *Abidhamma Pitaka* („Korb der höheren Lehre"). Der *Sutta Pitaka* ist in verschiedene Sammlungen unterteilt, die *Nikaya* (Gruppen) genannt werden. Die „Rede von den Grundlagen der Achtsamkeit" *(Satipatthana Sutta)* wird in der Mittleren Sammlung der Lehrreden des Buddha *(Majjhima Nikaya)* dargestellt. Viele buddhistische Übungswege berufen sich auf diese bedeutende Rede des Buddha und betrachten sie als Grundlage ihrer meditativen Praxis.

Achtsamkeit wird hier anhand von vier Trainings- und Beobachtungsbereichen gelehrt: Körper *(kaya)*, Empfindungen *(vedana)*, Geist *(citta)* und Geistesobjekte *(dhamma*[4]*)*. Jeder dieser Bereiche umfasst verschiedene vertiefende Betrachtungen, deren Praxis systematisch und eigenständig zum Ziel – der Erlöschung des Leidens durch die Erkenntnis der Wesensmerkmale aller Erfahrungen – führt: ihrer Vergänglichkeit, ihrer daraus folgenden Unfähigkeit, bleibende Zufriedenheit zu schaffen und der Abwesenheit eines unabhängigen, konstanten Selbst.

Aufgrund der zentralen Bedeutung dieser Rede für das Verständnis von Achtsamkeit werden die *Vier Grundlagen der Achtsamkeit* hier etwas ausführlicher dargestellt:

> Ihr Bikkhus[5], dies ist der Pfad, der ausschließlich zur Läuterung der Wesen führt, zur Überwindung von Kummer und Klagen, zum Verschwinden von Schmerz und Trauer, zum Erlangen des wahren Weges, zur Verwirklichung von Nibbana – nämlich die vier Grundlagen der Achtsamkeit.
> Was sind die vier? Ihr Bikkhus, da verweilt ein Bikkhu, indem er den Körper als einen Körper[6] betrachtet, eifrig, wissensklar und achtsam, nachdem er Habgier und Trauer gegenüber der Welt beseitigt hat. Er verweilt, indem er Gefühle als Gefühle betrachtet, eifrig, wissensklar und achtsam, nachdem er Habgier und Trauer gegenüber der Welt beseitigt hat. Er verweilt, indem er Geist als Geist betrachtet, eifrig, wissensklar und achtsam, nachdem er Habgier und Trauer gegenüber der Welt beseitigt hat. Er verweilt, indem er Geistesobjekte als Geistesobjekte betrachtet, eifrig, wissensklar und achtsam, nachdem er Habgier und Trauer gegenüber der Welt beseitigt hat. (Zumwinkel, 2001, S. 155)

Die *erste Grundlage der Achtsamkeit* bildet der Körper *(kaya)*. Für die Achtsamkeitspraxis werden insbesondere die diesem Bereich zuzuordnenden Methoden des bewussten Ein- und Ausatmens *(anapanna*

---

4 Das Pali-Wort „dhamma" hat verschiedene Bedeutungen: Hier ist es ein „Ausdruck für die Wahrheit, die jenseits der Einschränkungen durch subjektive Sicht und Wirklichkeit liegt" (Zumwinkel, 2001, S. 12); weiter oben wurde es unter dem Begriff „Lehre" verwendet – im Sinne des Weges, der zur Verwirklichung der Wahrheit führt.

5 Mönche

6 Das heißt, man betrachtet den Körper als das, was er ist, ohne ihn mit „Ich" zu identifizieren. Also: „Da ist ein Körper" und nicht: „Das bin ich". Analog verhält es sich mit den drei anderen Grundlagen.

sati) und der Aufmerksamkeit auf Körperhaltungen und Körpertätigkeiten gelehrt. Sowohl die Betrachtung des Atems als auch des Körpers bzw. der Körperempfindungen dienen als Anker der Bewusstheit. Sie bilden die Basis für die weiterführende, auf die Empfindungen und die Geisteszustände gerichtete Achtsamkeit, welche weitaus schwieriger zu beobachten sind, ohne sich in ihnen zu verlieren.

Die auf die Atmung gerichtete Achtsamkeit *(anapanna sati)* hat einen besonders hohen Stellenwert und wird bevorzugt zur Einführung, aber auch durchgehend als Achtsamkeitsmeditationspraxis gelehrt. Die Aufmerksamkeit auf die Körperhaltungen und die Körpertätigkeiten sind für die Kontinuität der Achtsamkeit und für die Alltagspraxis von Relevanz. In der Rede werden außerdem noch weitere Betrachtungen und Kontemplationen des Körpers dargestellt, die der Nicht-Identifikation mit allem Körperlichen dienen.

Vedana stellt die *zweite Grundlage der Achtsamkeit* dar. Im Westen gibt es kein Wort für *vedana*, wie es in der buddhistischen Psychologie verstanden wird. Manche Autoren übersetzen es mit Gefühl oder Emotion. *Vedana* bezeichnet jedoch die Gefühls*qualität* oder *-färbung* bzw. unsere automatisch stattfindende Kategorisierung von Wahrnehmungen in angenehm, unangenehm oder neutral. Hiermit sind also die „angenehmen, unangenehmen und neutralen Empfindungen körperlichen oder geistigen Ursprungs" gemeint (Nyanaponika, 1993, S. 65). Auf diese gefühlsmäßige Bewertung von Sinneseindrücken folgt meist automatisch eine Kette leidvoller Kognitionen und Reaktionen, wie Aversion gegenüber Unangenehmem, Verlangen nach Angenehmem und Gleichgültigkeit gegenüber Neutralem. Die achtsame und damit auch urteilsfreie Betrachtung dieser Gefühlsqualitäten eröffnet die Möglichkeit, sich nicht mit diesen Zuständen zu identifizieren und dadurch auch nicht auf sie zu reagieren, sondern sie zu erkennen und wahrzunehmen, als das was sie sind – vorübergehende angenehme, unangenehme oder neutrale Erscheinungen.

Die dritte Grundlage der Achtsamkeit bezieht sich auf den Geist *(citta)*. *Citta* ist ein Begriff, für den es ebenfalls keine wörtliche deutsche Übersetzung gibt. Es wird zum Teil als Herz/Geist bezeichnet. Mit *citta* sind nicht nur rein kognitive und geistig-intellektuelle Zustände gemeint, sondern der Begriff umfasst auch Emotionen und Gefühle (wie Freude, Liebe, Wut, Langeweile) sowie Stimmungen.

Citta beschreibt also die momentane psychische und „geistige" Verfassung einer Person (Nyanaponika, 1979). Auch hier geht es um das urteilsfreie, bloße Wahrnehmen des momentanen Geisteszustands und seines Wandels.

Die Geistesobjekte *(dhamma)* sind in der *vierten Grundlage der Achtsamkeit* beinhaltet. Dies ist ein sehr komplexer Bereich, da er auch grundlegende Inhalte der Lehre mit einschließt, wie z.B. die auf die Vier Edlen Wahrheiten gerichtete Achtsamkeit.

Meditationswege, die auf die Entwicklung dieser vier Grundlagen der Achtsamkeit abzielen, werden *Vipassana* („Einsicht") genannt. *Vipassana* – die Einsicht in die Natur aller Daseinserscheinungen und die daraus resultierende unbedingte Freiheit – ist das höchste Ziel.

In der einen oder anderen Form – teilweise auch unter verschiedener Bezeichnung – werden die Grundlagen der Achtsamkeit in allen großen buddhistischen Traditionen gelehrt und praktiziert (Goldstein, 2004).

Bei allen Reden des Buddha handelt es sich nicht um metaphysisch-philosophische Theorien oder Annahmen, sondern um Äußerungen erfahrbarer, fundamentaler Tatsachen und Merkmale der menschlichen Existenz (Gruber, 1999). Die Lehrreden sind also nicht theoretisch zu verstehen: ihre Bedeutung entsteht durch den Bezug zur Praxis. Sie müssen an einem gewissen Punkt mit unseren eigenen Erfahrungen verknüpft werden und sich in ihnen widerspiegeln. Ihr Sinn und ihre Essenz sind die relevante und hilfreiche Analyse unserer Realität und die damit verbundenen heilsamen und befreienden Auswirkungen auf unser Leben und das unserer Mitmenschen.

Insofern stellt die Lehre des Buddha einen konkreten *Weg* zur Befreiung dar.

Welche Schlüsse lassen sich aus dem Leben und der Lehre des Buddha für unsere heutige Zeit ziehen? Welche Relevanz hat demnach die Achtsamkeitspraxis für den „modernen Menschen"? Der Buddha besaß in seiner ersten Lebensphase als Prinz Siddharta alles, was im herkömmlichen Sinne Befriedigung und Zufriedenheit verschafft: Reichtum, gutes Aussehen, Macht, Ansehen, Prestige, eine schöne Frau und ein Kind. Er erkannte jedoch, dass alle Menschen - unabhängig von äußeren Bedingungen - Alter, Krankheit und Tod unterworfen sind. Außerdem sah er, dass die Früchte, nach denen Menschen streben, vergänglich sind und insofern auch nicht in der Lage, dauerhafte Befriedigung zu ermöglichen.

In der buddhistischen Psychologie und Philosophie gilt es, die befreiende Erkenntnis der *Drei Daseinsmerkmale* zu erlangen: Vergänglichkeit *(anicca)*, Leidhaftigkeit *(dukkha)* - die Unmöglichkeit, in unseren Erfahrungen dauerhafte Befriedigung zu finden - und Nicht-Selbstheit *(anatta)* aller Dinge. Das Konzept von *Anatta* - der Abwesenheit eines unabhängigen, konstanten Selbst - ist für westliche Menschen oft schwer nachzuvollziehen.

Es bedeutet, dass im gesamten Spektrum unseres menschlichen Seins nichts Konstantes zu finden ist, das eine in sich unabhängige Eigenexistenz bildet. Laut buddhistischer Psychologie zeichnet sich unsere ganze menschliche Existenz und Erfahrung in den „Fünf Daseinsgruppen" *(khanda)* ab: Form; angenehme, unangenehme und neutrale Gefühlsqualitäten; Wahrnehmung; mentale und emotionale Aktivitäten; Bewusstsein.

Diese sind ständiger Veränderung unterworfen und bedingen sich gegenseitig. Unsere Identifikation mit diesen fünf Bereichen und unsere daraus folgende Anhaftung an Zuständen und Dingen, die vergänglich und nicht von uns kontrollier- oder beeinflussbar sind, stellt den größten Teil unseres menschlichen Leidens dar.

Die Wurzelursachen des Leidens werden auch als die *Drei Inneren Zwänge (kleshas)* bezeichnet: die Ignoranz, d.h. die unbewusste oder bewusste Leugnung der *Drei Daseinsmerkmale*, das daraus entstehende Anhaften an Vergänglichem und Aversion gegen Dinge, die außerhalb unserer direkten Kontrolle liegen (Allmen, 1997). Unser einziges wahres Leiden besteht demnach in dem Widerspruch zwischen der Vorstellung eines „getrennten, verlässlich-konstanten, konkret-stabilen und dinghaften Selbst" (Gruber, 1999, S. 21) und dem „Dasein, das auf allen sechs Sinnesebenen (von Auge, Ohr, Nase, Zunge, Körper, Herz/Geist[7]) aus ständig vergehenden, von Moment zu Moment sich wandelnden oder substanzlosen Eindrücken besteht" (ebd.).

Die Praxis der Achtsamkeit hat die Funktion, diese Wirklichkeit immer wieder direkt zu erfahren, um sich allmählich von leidbringenden, unheilsamen Vorstellungen und Reaktionen zu lösen. Durch das achtsame In-Kontakt-Sein mit unseren Gedanken, Gefühlen, Körperempfindungen und Geisteszuständen - unabhängig davon, ob sie angenehm, unangenehm oder neutral sind - erschließt sich Einsicht in die Natur unseres Geistes. Achtsamkeit mit dem, was gerade ist, zeigt uns, dass Bewusstheit, Akzeptanz und innerer Friede jederzeit für uns verfügbar sind - fern von den Mechanismen des Verdrängens, des sich Verlierens und des Manipulierens.

Der Buddha suchte das unbedingte Glück. Er erfuhr, dass wahre Freiheit und echte Freude genau da zu finden sind, wo es vermeintlich am wenigsten vermutet wird: in der Freiheit von Verlangen und Anhaftung, in der freudigen Wertschätzung eines jeden Moments - unabhängig davon, was uns gerade widerfährt (innerlich oder äußerlich) - und im bedingungslosen Mitgefühl für sich selbst und andere.

Die Essenz der Lehre des Buddha ist simpel und radikal, gleichzeitig schwierig zu verwirklichen. Die Achtsamkeit ist sowohl Weg als auch Ziel.

Buddha warnte vor blindem Glauben und der Übernahme von Theorien ohne konsequente Prüfung anhand der eigenen Erfahrung. Der Buddhismus liegt demnach - ähnlich wie die Tradition christlicher Mystiker - fern von Dogmen und Glaubensüberzeugungen. Im Vordergrund steht die Erfahrung und Erkenntnis der Wirklichkeit, so wie sie sich jeden Moment neu präsentiert - und die daraus entstehende Freiheit und das Mitgefühl.

---

7 In der buddhistischen Psychologie stellt *citta* ebenfalls einen Sinn dar.

Brücke zur westlichen Tradition: die christliche Mystik

Unsere heutige Wissenschaft ist eine Frucht der Hauptströmung westlicher Kultur, die über viele Jahrhunderte von der christlichen Religion und ihren Kulturinstitutionen - Klöster, Kathedralschulen, Universitäten - geprägt war. Zwar haben die meisten antiken Schriften von Platon, Aristoteles und der antiken Gelehrsamkeit im arabischen Kulturkreis überlebt, aber es waren die Autoren der Scholastik, die diese Texte übersetzt, kommentiert und in den Schulbetrieb der Universitäten integriert hatten. Aus diesem frühen Universitätsbetrieb sind unsere modernen Hochschulen entstanden und mit ihnen die moderne Wissenschaftskultur. Deshalb ist es nützlich, auch in dieser Kultur nach möglichen Brücken und Verbindungsgliedern zu suchen. Wir finden sie in der christlichen Mystik.

Die moderne Wissenschaft, vor allem die Naturwissenschaft, ist ein Kind der Aufklärung. Daher hat sie auch den impliziten Kampfruf der Aufklärung gegen die Bevormundung von staatlichen oder kirchlichen Stellen übernommen und ist mehr oder weniger explizit ziemlich a-religiös - um nicht zu sagen feindlich - gegenüber Spiritualität und religiösen Themen eingestellt. Durch die ganz explizite Trennung von Wissenschaft und Metaphysik bzw. Philosophie, wie sie zuletzt vom Neopositivismus des Wiener Kreises formuliert wurde, erschienen vor allem in den empirischen Wissenschaften religiöse und spirituelle Thematiken für wissenschaftliche Fragestellungen nicht geeignet. Dazu hat auch Wittgensteins (1980) explizite Trennung der Welt in faktische Dinge und in das Mystische beigetragen. In seinem „Tractatus logico-philosophicus“ spricht er im Wesentlichen von der Welt als der Summe aller Dinge, die erfahrbar sind und die „der Fall sind“. Diese ist Gegenstand der Wissenschaft. Das Mystische, so zeigt sich, kann aber nicht im Kontext der Wissenschaft formuliert werden. Von ihm muss man, da man nicht von ihm sprechen kann, schweigen. Interessanterweise zitiert er mit dem vorletzten Satz des „Tractatus“ wörtlich - und vermutlich auch wissentlich und absichtlich - den berühmtesten Mystiker deutscher Sprache, Meister Eckhart: „(Er muss sozusagen die Leiter wegwerfen, nachdem er auf ihr hinaufgestiegen ist.) Er muss diese Sätze überwinden, dann sieht er die Welt richtig" (zitiert nach Wittgenstein, 1980, S. 73).

Damit stellt Wittgenstein selbst sein Unterfangen - und damit implizit auch das der von ihm mit inspirierten Wissenschaftsphilosophie - in einen Kontext der Relativität und eröffnet den Diskurs neu: Erst die Überwindung der sprachlich vorgegebenen Eingrenzung eröffnet neue Möglichkeiten des Weltverständnisses. Damit sind wir an einer Schnittstelle angelangt, an der sich die moderne Wissenschaftstheorie mit den Bemühungen der Mystik trifft und an der sich die alt-neuen Entwicklungen der Achtsamkeitstradition aus dem Buddhismus nahtlos in dieses Bemühen fügen lassen. Sie verbünden sich darin mit dem Anliegen aller klinisch Tätigen, die immer wieder nach Möglichkeiten suchen, ihren Klienten neue Welterfahrungsmöglichkeiten jenseits der bekannten und oft dysfunktionalen Muster zu eröffnen. Es sei uns daher an dieser Stelle erlaubt, diesen Traditionsstrang der Mystik aufzugreifen. Dies wird ein äußerst fragmentarisches Unterfangen bleiben müssen, das Interessierten dennoch ein paar Einblicke eröffnen möchte.

Mystik und Orthodoxie: ein gespanntes Verhältnis

Wir wollen im Folgenden den Begriff „Mystik" als das Streben verstehen, direkte, erfahrungsmäßige Erkenntnis von Gott und wesensmäßige Vereinigung mit ihm zu erlangen, so wie dies für die christliche und platonisch mystische Tradition kennzeichnend war. Man sollte sich dabei hüten, den Begriff „Gott" in einem simplen Sinne als außerhalb der Welt stehenden Übervater zu sehen. Vielmehr sollte er philosophisch als Inbegriff des Seins schlechthin verstanden werden, wodurch er sachlich in erstaunliche Nähe zur buddhistischen Konzeption gerückt wird. Dass der Begriff „Gott" in der jüdisch-christlichen Tradition immer persönlich gedacht wurde, grenzt ihn von einem buddhistischen Seinsverständnis selbstverständlich ab. Gleichzeitig stellt die

Behauptung christlicher und nicht-christlicher westlicher Mystiker, es wäre möglich, sich mit diesem vollkommenen Sein wesensmäßig und erfahrungsmäßig zu verbinden, eine klare Brücke und Parallelität zum buddhistischen Kulturkreis dar. Diese Tradition haben wir im Folgenden vor Augen, wenn wir von Mystik sprechen.

Die Orthodoxie jeder Religion, der christlichen zumal, hat immer und notwendig ein gespanntes Verhältnis zu ihren Mystikern. Denn wo es Anliegen der Orthodoxie ist, Glaubensinhalte zu formulieren - und zwar notwendig in der Begrifflichkeit einer Sprache, die der Logik und ihrer Zweiwertigkeit von wahr oder falsch genügt -, dort weist der Mystiker auf die Unzulänglichkeit, ja auf die Unmöglichkeit dieses Unterfangens hin. Wo die Orthodoxie auf Regelvollzug und korrektes Ritual besteht, sprengt die Erfahrung des Mystikers alle Grenzen und veranlasst ihn oder sie dazu, die Begrenztheit aller Regelungen aufzuzeigen. Dies ging den christlichen Mystikern fast ausnahmslos so. Es gab kaum einen, der nicht irgendwann einmal unter den Verdacht der Häresie oder der Glaubensverfälschung gefallen wäre. Gleichwohl waren es die Mystiker, die immer neu das Grundanliegen der Religion belebten und wieder verfügbar machten. Der Schlüsselbegriff dazu ist der der Erfahrung. Während die Orthodoxie auf bestimmte Inhalte pochte, versuchte der Mystiker, Erfahrung und lebendigen Vollzug dieser Inhalte zu vermitteln.

Erfahrung: der Vermittlungsbegriff

Die buddhistische Tradition ist eine Erfahrungstradition par excellence. Zwar werden auch hier, wie oben dargestellt, bestimmte Inhalte als Essenz der Erfahrung formuliert. Aber die spirituelle Praxis besteht darin, diese Essenz der Erfahrung, immer wieder neu und persönlich, zugänglich zu machen. Die grundlegende Vermutung, von der wir hier ausgehen - und darin treffen wir uns mit keinem geringeren als dem Altvater der Psychologie, William James (1979) - ist die, dass die *Essenz* der Erfahrung kulturübergreifend identisch ist. Ihre Auslegung und ihre Formulierung jedoch finden in einem kulturell-sprachlichen Kontext statt, der zur Interpretation dieser Erfahrung je andere Theologeme und Philosopheme zur Verfügung stellt (Walach, 2001, 2003). Die christliche Mystik ist der Ort, an dem im Westen eine Erfahrung tradiert und ausgedrückt wurde, die am ehesten dem ähnelt, was wir im Osten als Achtsamkeits- und Meditationstradition vorfinden. Wir wollen uns hier nicht auf die inhaltliche Diskussion einlassen, ob und inwiefern der Gegenstand dieser Erfahrung – im Buddhismus die Erleuchtungserfahrung oder die Realisierung der Buddhanatur, im christlichen Westen die Vereinigung mit Gott – der gleiche oder verschieden ist (vgl. Sudbrack, 1988; Enomiya-Lassalle, 1987). Tatsache ist, dass auch der Westen, seit den Anfängen, einen solchen Weg der inneren Erfahrung kennt, der phänomenologisch verblüffend viel Ähnlichkeit mit dem Weg der Achtsamkeit aufweist. Ja, man kann sogar ein sehr wohlbegründetes Argument aufbauen, dass der jüdische Rabbi Jeschua (griechisch und lateinisch „Jesus"), der unwillentlich zum Begründer der christlichen Tradition wurde, selbst einen solchen Erfahrungsweg gegangen ist und vermitteln wollte (vgl. z.B. Douglas-Klotz, 2001).

Ein Beispiel aus der mittelalterlichen Mystik: Hugo de Balma

Wir verwenden ein Beispiel, um das grundlegende Argument zu illustrieren, dass der Weg der christlichen Mystik das westliche Pendant zum Achtsamkeitsweg darstellt: den mittelalterlichen Mystiker Hugo de Balma (schrieb um 1260; Lebensdaten unbekannt). Die Auswahl ist pragmatisch, weil wir ihn gut kennen und er sich eignet; sie ist aber auch systematisch, weil alle späteren mystischen Schriftsteller mehr oder weniger deutlich von seiner Vermittlung und Synthese inspiriert wurden (zu den entsprechenden historischen Analysen und seinen Texte siehe Walach, 1994, 1996).

Hugo de Balma war ein Schriftsteller, der gegen die gesamte damalige Mehrheitsmeinung eine einfache These vertreten hat: Erfahrungserkenntnis Gottes ist möglich, ohne dass man vorher klassisch oder theologisch geschult wurde, ohne dass man vorher irgendwelche theoretisch-mentalen Übungen oder Aufstiegswege vollziehen muss,[8] ja sogar ohne vorheriges Denken oder Imaginieren. Der Weg der Erfahrungserkenntnis führt direkt, in der Seele selbst, zu einer Vereinigung mit Gott. Denken, Vorstellungen und Bilder sind auf diesem Weg nur hinderlich. Das Einzige, was dazu nötig ist, ist Bereitschaft und Liebe. Oft spricht er auch davon, dass glühende Sehnsucht notwendig sei. Der Terminus technicus für all diese Begriffe lautet: im *Affekt* vollzieht sich diese Vereinigung.

Schon der Begriff der „Erfahrungserkenntnis Gottes“ ist, philosophisch gesehen, ein Kampfbegriff. Denn Gott, das absolute Wesen schlechthin, das Sein selbst, wie Eckhart später formulieren wird,[9] ist kein kontingentes Ding wie beispielsweise ein Tisch, ein Stuhl oder ein Stück Wurst und kann damit nach gängiger philosophischer Lehrmeinung nicht Gegenstand der Erfahrung werden. Diese – das wissen wir seit Aristoteles' Analysen aus dessen „Metaphysik“ – bezieht sich immer auf Kontingentes. Kontingentes Sein ist alles, was so ist, aber auch anders sein könnte. Erfahrung meint also immer Einzeldinge und entsteht durch deren wiederholtes Darbieten und Auftreten in den Sinnen. Wie aber soll es dann eine Erfahrungserkenntnis Gottes geben? Hugo de Balma hat dies nie systematisch ausgeführt. Aufgrund verschiedener Textäußerungen kann man vermuten, dass er hierfür einen Innensinn verantwortlich sah. Dieser war in der Tradition als „Sensus interior – Innensinn“ oder auch als „Synderesis – Seelenfunke“ bekannt. Unter diesem Namen wird Eckhart später diese psychische Instanz wieder aufgreifen, die der mittelalterlichen Psychologie als mög-

8 Damit ist nicht die praktische Meditationsübung gemeint, die sehr wohl notwendig ist, sondern mehr die mentale Übung, etwa des Lesens und Meditierens über bestimmte Texte, imaginatives Beten etc.

9 „Esse est deus – Das Sein ist Gott“ ist der Eröffnungssatz von Eckharts „Opus Tripartitum“, seiner großen, unvollendet gebliebenen Summe, die mit der Auslegung des Johannes-Evangeliums beginnt. Dieser Satz ist bewusst als Tautologie im philosophischen Sinne konzipiert und kann selbstverständlich auch umgekehrt gelesen werden: „Deus est esse – Gott ist das Sein (schlechthin)“.

liches „Organ" einer solchen erfahrungsmäßigen Gotteserkenntnis zur Verfügung stand.

Dieser Innensinn also war in der mystischen Tradition das Vermögen, vermittels dessen die Seele Gott selbst, als die unmittelbar auf sie bezogene Wirklichkeit selbst, erfahren konnte. Irgendwie muss es Hugo geschafft haben, diesen Gedanken – trotz der weitgehend anders ausgerichteten Theologie seiner Zeit – zu transportieren. Denn am Ende des riesigen Werkes des Thomas von Aquin, den man ja nun wahrlich nicht zum Gewährsmann einer irrationalen Mystik machen kann, taucht genau dieser Gedanke in den allerletzten Zeilen auf, die Thomas geschrieben hat: im zweiten Teil des zweiten Buches seiner „Theologischen Summe". Thomas beendete sein schriftliches Wirken kurz nachdem er diesen Teil verfasst hatte, am 6. Dezember 1273, als er eine tiefe Erleuchtungserfahrung gemacht haben muss, wie uns seine Biographen schildern. Somit weigerte er sich, anschließend weiterzuschreiben, da alles, was er geschrieben habe, angesichts dessen, was er geschaut habe, wie Stroh sei. In diesem letzten Teil seiner „Theologischen Summe" formulierte also sogar Thomas, dass es eine Erfahrungserkenntnis gebe, die aus Gnade geschehe und die unmittelbare Erkenntnis Gottes selbst sei.

Diese – so hatte schon Hugo gelehrt – findet im Affekt statt.

Der Affekt ist in der mittelalterlichen Terminologie allerdings komplett anders als heute zu verstehen. Er meint jenes Vermögen der aristotelischen Psychologie, mit dem wir „affiziert" werden, also unsere Fähigkeit, aufzunehmen, uns beeindrucken zu lassen, sinnlich und mit unserem Geist bei dem zu sein, was uns widerfährt. Aristoteles definiert ihn nämlich als „Erleiden" und meint damit, dass es in der Seele etwas geben muss, was einfach rezeptiv ist: So ähnlich wie Wachs auf einer Schreibtafel aufnehmend und empfangend ist und dadurch das Geschriebene sichtbar macht, so ist auch der Affekt passiv-aufnehmend.

In einer anderen philosophischen Tradition erhält der Begriff des Affekts eine andere Nuancierung: Affekt ist, weil er passiv ist, die Quelle der Leidenschaft, des Erleidens von Emotionen. Weil nun aber – vor allem von der platonischen und stoischen Philosophie beeinflusst – der

Mensch die Aufgabe hat, seine Leidenschaften und Emotionen zu beherrschen, wird der Affekt paradoxerweise - wie es uns heute vorkommt - in der philosophischen Tradition, die von Augustinus gebündelt wurde, gleichzeitig zum Sitz des Willens.

Die mittelalterliche Psychologie setzte also den Affekt mit der von Augustinus und seiner Psychologie stammenden Willensfunktion gleich. Während der Intellekt auf das „Richtige" aus ist, auf die Unterscheidung zwischen wahr und falsch, ist der Affekt auf die Unterscheidung zwischen gut und schlecht aus. Auf einer sehr körperlichen Ebene sind dies diejenigen Dinge, die mir gut tun: etwa Speisen oder gern ausgeführte körperliche Aktivitäten. Auf einer moralischen Ebene sind dies diejenigen Handlungen, die moralisch gut sind. Und auf einer höheren spirituellen Ebene sind es die geistlichen Dinge, nach denen die Seele strebt, also Gott selbst. So wird also dem Affekt sehr häufig das Streben nach dem einzig Guten, Gott, zugeordnet. Verbunden mit der aristotelischen Begriffstradition, in der der Affekt das Vermögen der Rezeptivität ist, entsteht so eine neue Vorstellung: Im höchsten Affekt, in der höchsten Seelenspitze, geschieht das Paradox des vollkommenen Strebens nach dem Höchsten, also Gott, der gleichzeitig nur in reiner Rezeptivität erfahrbar ist, durch das Empfangen in Gnade, ohne dass Denken, Begriffe und Bilder - also der Intellekt in mittelalterlicher Terminologie - eine Rolle spielen.[10] In der Terminologie der mystischen Psychologie des Hugo de Balma ist dadurch Gott,

---

10 Es ist für das Verständnis dieses Gedankengangs wichtig, dass wir unsere modernen Konzepte dessen, was „kognitiv", „mental" und „intellektuell" bzw. „affektiv" ist, beiseite legen. Es gibt keine Möglichkeit, die Begrifflichkeit der mittelalterlichen Psychologie direkt in moderne Sprache und Begriffe zu übersetzen, ohne die sehr komplexe und verwickelte Begriffsgeschichte nachzuzeichnen, was natürlich im Rahmen dieses kurzen Abschnitts nicht gut möglich ist. Für die mittelalterliche Psychologie ist der „Affekt" genauso Teil der vernünftigen Verfasstheit der Seele wie der „Intellekt", also Teil des menschlichen Verstandes. Anders als heute wurde der Wille stärker mit der Moralität, also der Frage nach Gut und Böse, verquickt und daher dem Affekt zugeordnet, was unserem modernen Sprachgebrauch völlig zuwiderläuft.

das höchste Gut, unmittelbar auf den Affekt bezogen. Der Affekt allein ist nämlich reine Rezeptivität, reines Erfahren oder Erleiden des je für sie oder ihn Guten. Und was mehr und anders als Gott kann dieses Gute für einen mittelalterlichen Mystiker sein? Daher kann Hugo auch sagen: Wer das einmal verstanden hat, der kann diese erfahrungsmäßige Vereinigung immer, hundertmal, ja tausendmal am Tag erleben und damit die Freuden des Himmels genießen – schon jetzt auf dieser Erde, jederzeit und immer. Dass diese Formulierungen von einer Institution, die zunächst einmal die Alleinvermittlungsrechte für sich und die Glückseligkeit für den Himmel reserviert sehen wollte, nicht gerade jubelnd aufgegriffen worden sind, kann man sich lebhaft vorstellen. Das ändert nichts an der Tatsache, dass diese Gedanken um das Jahr 1260 herum formuliert worden sind, dass sie, teilweise wörtlich, von Meister Eckhart aufgegriffen und in seinen „Deutschen Predigten" weitergegeben worden sind und eine mächtige Tradition beeinflusst haben, die bis in unsere Tage wirksam blieb. Heute erscheint uns die Zeit reif, diese Gedanken aus dem historischen Vergessen und aus verstaubten Büchern freizulegen und sie mit der Tradition zu verbinden, die offenbar getrennt und in einem ganz anderen Kulturkreis zu vielleicht ähnlichen Einsichten gelangte.

Denn wenn man die Aussagen Hugo de Balmas von ihrer historischen Relativität befreit und ihren Kern freilegt, dann lesen sie sich folgendermaßen:

Denken, d.h. intellektuelle Aktivität – dazu gehört im Mittelalter auch Imagination – ist nicht nötig, wenn man zum eigentlichen Wesensgrund vordringen will. Was man benötigt, ist eine klare Ausgerichtetheit auf dieses Ziel – reine Rezeptivität. Diese Rezeptivität ist zunächst völlig inhaltsleer und auf nichts Bestimmtes gerichtet. Daher ist sie auch nicht als mentales Konzept in unserem heutigen Sinne zu verstehen. Für den mittelalterlichen Mystiker ist sie begrifflich ein Ausdruck für den Willen, also des reinen Gerichtetseins, das im Affekt als Gegenpol zum Intellekt stattfindet. Wenn man diese Rezeptivität, dieses reine Offensein, verwirklicht, dann stellt sich die Verbindung mit dieser Ganzen Wirklichkeit – die die christliche Mystik eben Gott, Jesus, Bräutigam etc. nannte - von selbst ein. Diese Erfahrung geschieht in der Liebe und durch die Liebe, und Liebe selbst ist wiederum Resultat dieser Erfahrung. Dies ist eine Erfahrung, in der Beglückung, Glückseligkeit liegt, ja der Himmel auf Erden. Diese Erfahrung steht allen und immer offen und man kann sie sozusagen laufend machen: hundertmal, tausendmal am Tag - vorausgesetzt, man realisiert eine Haltung: die der gerichteten Offenheit, der reinen, willentlichen Rezeptivität. Letzteres wäre also unsere Lesart für den mittelalterlichen Begriff des „Affekts".

Und damit wäre die Brücke zu dem geschlagen, was im buddhistischen Kontext als Achtsamkeit gemeint ist. Somit wäre auch geklärt, dass sich eine „Technisierung" oder „Instrumentalisierung" von Achtsamkeit selbst verbietet und diese geradezu pervertiert. Denn es ist genau die *Haltung* der Offenheit, die *Haltung* des wohlwollend Liebenden bei den Dingen und Menschen, die Achtsamkeit verkörpert, ermöglicht und gleichermaßen voraussetzt. Eine solche Haltung will geübt sein und ändert dann, wenn sie immer mehr zur Haltung wird, auch die Art, mit der alles andere getan wird - egal, ob es sich um therapeutische Techniken oder das Gießen einer Blume handelt.

Literatur

Allmen, F. von (1997). *Mit Buddhas Augen sehen: Buddhistische Meditation und Praxis.* Berlin: Theseus.

Buddhaghosa, B. (1999). *The path of purification* (übersetzt von Bhikku Nanamoli). Seattle, WA: Buddhist Publication Society Pariyatti Editions.

Conze, E. (1993). *The way of wisdom: the five spiritual faculties.* Kandy, Sri Lanka: Buddhist Publication Society.

Douglas-Klotz, N. (2001). *Der Prophet aus der Wüste: Die verborgenen Botschaften des aramäischen Jesus.* München: Kösel.

Duden (1999). *Der Duden in 10 Bänden. Das Standardwerk zur deutschen Sprache.* Mannheim/Leipzig/Wien/Zürich: Dudenverlag.

Enomiya-Lassalle, H.M. (1987). *Zen und christliche Spiritualität.* München: Kösel.

Epstein, M. (1996). *Gedanken ohne den Denker: Das Wechselspiel von Buddhismus und Psychotherapie.* Frankfurt a. M.: Wolfgang Krüger.

Goldstein, J. (2004). *Ein Dharma: Buddhismus im Alltag.* München: Wilhelm Goldmann.

Goldstein, J. & Kornfield, J. (1996). *Einsicht durch Meditation: Die Achtsamkeit des Herzens – Buddhistische Einsichts-Meditation für westliche Menschen.* München: Barth.

Goleman, D. (1975). Mental health in classical Buddhist psychology. *Journal of Transpersonal Psychology, 7,* 176–181.

Gowans, C.W. (2003). *Philosophy of the Buddha.* London: Routledge.

Gruber, H. (1999). *Kursbuch Vipassana – Wege und Lehrer der Einsichtsmeditation.* Frankfurt a. M.: Fischer.

James, W. (1979). *Die Vielfalt religiöser Erfahrung – Eine Studie über die menschliche Natur.* Freiburg im Breisgau: Walter Olten.

Kabat-Zinn, J. (1998). *Im Alltag Ruhe finden – Das umfassende praktische Meditationsprogramm für alle Lebenslagen.* Freiburg im Breisgau: Herder.

Nhat Hanh, T. (1999). *Das Herz von Buddhas Lehre: Leiden verwandeln – die Praxis des glücklichen Lebens.* Freiburg im Breisgau: Herder.

Nyanaponika, T. (1979). *Geistestraining durch Achtsamkeit.* Konstanz: Christiani.

Nyanaponika, T. (1993). *Geistestraining durch Achtsamkeit* (2. Aufl.). Konstanz: Christiani.

Solé-Leris, A. (1994). *Die Meditation, die der Buddha selber lehrte: Wie man Ruhe und Klarblick gewinnen kann.* Freiburg im Breisgau: Herder.

Sudbrack, J. (1988). *Die vergessene Mystik und die Herausforderung des Christentums durch New Age.* Würzburg: Echter.

Walach, H. (1994). *Notitia experimentalis Dei – Erfahrungserkenntnis Gottes* (Studien zu Hugo de Balmas Text „Viae Sion lugent" und deutsche Übersetzung). Salzburg: Institut für Anglistik und Amerikanistik der Universität Salzburg. Analecta Cartusiana 98:1.

Walach, H. (1996). Notitia experimentalis Dei – Was heißt das? Hugo de Balmas Begriff der Erfahrungserkenntnis Gottes – Versuch einer Rekonstruktion. In J. Hogg (Hrsg.), *The mystical tradition and the Carthusians, 5* (S. 45–66). Salzburg: Institut für Anglistik und Amerikanistik der Universität Salzburg. Analecta Cartusian, 130:5.

Walach, H. (2001). Bausteine für ein spirituelles Welt- und Menschenbild. *Transpersonale Psychologie und Psychotherapie, 7*(2), 63–77.

Walach, H. (2003). Spiritualität und Wissenschaft: Zum Verständnis (und zur Überwindung) eines Tabus. *Erfahrungsheilkunde, 52,* 650–659.

Wittgenstein, L. (1980) *Tractatus logico-philosophicus – Logisch-philosophische Abhandlung.* Frankfurt a. M.: Suhrkamp.

Zumwinkel, K. (2001). *Die Lehrreden des Buddha aus der Mittleren Sammlung. Majjhima Nikaya* (Band 1). Uttenbühl: Jhana.

Kapitel 3

Vom Alltagsbewusstsein zum Kern der Übung*

Thich Nhat Hanh

Zusammenfassung: *Bei diesem Kapitel handelt es sich um einen Auszug aus dem Buch „Das Wunder der Achtsamkeit". Achtsamkeit wird als eine Haltung begreifbar, die sich im Alltagsleben manifestiert („Abwaschen, um abzuwaschen") und die einer zielorientierten Haltung („Abwaschen, um hinterher sauberes Geschirr zu haben") gegenübergestellt werden kann. Das Kapitel schließt mit Anmerkungen zu den wesentlichsten Aspekten einer achtsamen Haltung.*

Gestern bekamen wir Besuch: Allen schaute mit seinem Sohn Joey bei uns vorbei. Groß ist Joey geworden! Mit seinen sieben Jahren spricht er bereits fließend Französisch und Englisch - und etwas Slang von der Straße.

Der Unterschied zwischen dem Erziehungsstil hier im Westen und dem bei uns zu Hause in Vietnam ist beträchtlich: „Ein Kind braucht Freiheit in seiner Entwicklung" - dies ist hier die vorherrschende Einstellung der Eltern. In den zwei Stunden, die ich mich mit Allen unterhielt, musste er Joey ständig im Auge behalten. Joey spielte und redete ununterbrochen, störte uns dauernd, sodass es kaum möglich war, ein normales Gespräch zu führen. Ich gab ihm ein paar Bilderbücher, aber er schaute sie nur flüchtig an und warf sie gleich wieder beiseite. Wieder unterbrach er unser Gespräch, forderte ständig unsere Aufmerksamkeit.

---

* Aus: Thich Nhat Hanh (1988). *Das Wunder der Achtsamkeit.* Theseus Verlag, Berlin-Stuttgart, S. 13–20.
Korrespondenzadresse: www.plumvillage.org
Heidenreich, T. & Michalak, J. (2009). *Achtsamkeit und Akzeptanz in der Psychotherapie – Ein Handbuch* (3., überarbeitete und erweiterte Auflage). Tübingen: dgvt-Verlag.

Später ging er dann nach draußen, um mit einem Nachbarkind zu spielen. Ich fragte Allen: „Ist es einfach, mit einer Familie zu leben?" Allen antwortete nicht direkt. Seit der Geburt von Ana vor einigen Wochen, sagte er, habe er kaum richtig schlafen können. Nachts wecke ihn Sue auf und bitte ihn – da sie selbst zu müde zum Aufstehen ist – nachzusehen, ob Ana noch atmet. „Ich stehe also auf, schaue nach der Kleinen, gehe wieder ins Bett und schlafe weiter. So geht das manchmal zwei- bis dreimal in einer Nacht."

„Findest du das Leben als Familienvater einfacher als das eines Junggesellen?", fragte ich ihn. Er schwieg. Aber ich verstand. So stellte ich ihm eine weitere Frage: „Viele Leute behaupten ja, dass man mit einer Familie weniger einsam ist und mehr Sicherheit genießt. Siehst du das auch so?" Allen nickte und murmelte etwas vor sich hin.

Schließlich sagte Allen: „Weißt du, ich glaube, ich habe eine Möglichkeit gefunden, wie ich jetzt viel mehr Zeit für mich haben kann. Früher habe ich meine Zeit ganz anders betrachtet: Sie schien mir aus lauter verschiedenen Abschnitten zu bestehen. Einen Teil hatte ich für Joey reserviert, einen anderen für Sue, dann gab es den, wenn ich mich mit ihr gemeinsam um Ana kümmerte, und schließlich noch den Anteil für die Hausarbeit. Die Zeit, die dann noch übrig blieb, gehörte mir. Da konnte ich lesen, schreiben, meine Forschungsarbeit betreiben und spazieren gehen. Neuerdings versuche ich, mir meine Zeit überhaupt nicht mehr in einzelne Abschnitte einzuteilen. Die Zeit mit Joey und Sue betrachte ich jetzt genauso als meine eigene Zeit. Wenn ich Joey bei den Hausaufgaben helfe, schaue ich, wie ich auch diese Zeit genauso zu meiner eigenen machen kann. Ich gehe also mit ihm seine Hausaufgaben durch, bin ganz bewusst mit ihm zusammen und entwickle so auch wirkliches Interesse an unseren gemeinsamen Aktivitäten. Die Zeit, die ich scheinbar nur ihm widme, wird dadurch plötzlich zu meiner eigenen Zeit. Genauso mache ich es jetzt auch mit der Zeit, die ich mit Sue verbringe. Und das Verblüffende daran ist, dass ich auf einmal unbegrenzt Zeit für mich selbst habe!" Allen lächelte, als er mir das erzählte. Ich war überrascht. Das hatte Allen nicht aus Büchern, sondern in seinem Alltag für sich allein herausgefunden.

Abwaschen, um abzuwaschen

Als junger Novize lebte ich vor einigen Jahrzehnten in der Tu-Hieu-Pagode. Das Abwaschen war damals eine wenig angenehme Aufgabe. In der Zeit der Exerzitien, wenn alle Mönche wieder im Kloster versammelt waren, mussten zwei Novizen für zeitweise mehr als hundert Mönche kochen und abwaschen. So etwas wie Spülmittel kannten wir nicht! Wir hatten nur Asche, Reisspelze und Schalen von Kokosnüssen. Das war alles. Eine schwere Aufgabe, so einen Riesenstapel von Schüsseln zu säubern, besonders im Winter, wenn das Wasser eiskalt war! Zunächst hieß es, einen großen Topf Wasser heiß zu machen, bevor wir mit dem Putzen und Schrubben anfangen konnten. Heute gibt es in den modernen Küchen flüssige Seife, spezielle Spülbürsten und selbstverständlich fließend heißes Wasser, was die Arbeit natürlich sehr viel angenehmer macht. Da fällt es nicht mehr schwer, mit Freude abzuwaschen. Ohne große Vorbereitungen kann man das Geschirr abwaschen und sich danach gemütlich hinsetzen, um in Ruhe eine Tasse Tee zu genießen. Nun halte ich die Anschaffung einer Waschmaschine für die Wäsche ja durchaus für sinnvoll (obwohl ich selbst meine Kleidung von Hand wasche), aber eine Geschirrspülmaschine finde ich dann doch übertrieben.

Wenn man abwäscht, sollte man *nur abwaschen,* das heißt, man sollte sich während des Abwaschens dessen ganz bewusst sein, dass man abwäscht. Das kommt einem auf den ersten Blick vielleicht etwas albern vor. Warum einer so banalen Sache wie Abwaschen derart viel Aufmerksamkeit widmen? Doch das ist der springende Punkt: Die Tatsache, dass ich hier stehe und diese Schale abwasche, *ist* die wunderbare Wirklichkeit. Ich bin ganz ich selbst, folge meinem Atem und bin mir meiner Präsenz, meiner Gedanken und Handlungen völlig bewusst. Diese Bewusstheit verleiht mir eine innere Festigkeit und verhindert, dass mein Geist wie eine Flasche in den Wellen des Ozeans hin und her geworfen wird.

Die Tasse in der Hand

Als mein lieber Freund Jim Forest und ich uns vor acht Jahren zum ersten Mal begegneten, arbeitete er bei der katholischen Friedensgesellschaft. Im letzten Winter kam mich Jim besuchen. Nun wasche ich gewöhnlich das Geschirr gleich nach dem Abendessen ab, bevor ich mich wieder den anderen widme und mit ihnen Tee trinke. An einem Abend fragte mich Jim, ob er dies nicht heute einmal übernehmen solle. Ich sagte: „Ja, mach nur, aber wenn Du abwäscht, dann musst du auch wissen wie." Jim entgegnete: „Na hör mal, meinst Du ich weiß nicht, wie man Geschirr spült?" Ich entgegnete ihm: „Weißt du, es gibt zwei Arten, Geschirr zu spülen: einmal so, dass man hinterher sauberes Geschirr hat, und die zweite Art besteht darin, abzuwaschen, um abzuwaschen!"

Jim war erfreut und sagte: „Dann wähle ich die zweite Art - abwaschen, um abzuwaschen." Von nun an wusste Jim, wie man den Abwasch macht, und gern übertrug ich ihm die Verantwortung dafür gleich die ganze Woche.

Wenn wir beim Abwasch lediglich an die Tasse Tee denken, die uns erwartet, und wir uns deshalb beeilen, um es schnell hinter uns zu bringen, als wäre der Abwasch eigentlich etwas völlig Überflüssiges, dann waschen wir keineswegs ab, „um abzuwaschen". Ja, wir leben dann eigentlich auch gar nicht, während wir abwaschen! Wir sind unfähig, das Wunder des Lebens zu begreifen, wenn wir mit dieser Einstellung am Spülbecken stehen. Wenn wir aber nicht einmal bewusst abspülen können, liegt es nahe, dass wir auch nicht in der Lage sind, wirklich unseren Tee zu trinken. Dann trinken wir zwar unseren Tee, denken aber pausenlos an andere Dinge und sind uns der Tasse in unserer Hand kaum bewusst. So verschlingt uns die Zukunft - und wir sind leider gänzlich unfähig, auch nur eine Minute lang unser Leben wahrhaftig zu leben.

Können wir wirklich eine Mandarine essen?

Viele Jahre ist es jetzt her, aber ich erinnere mich noch gut an die Zeit, als ich mit Jim zum ersten Mal in die Vereinigten Staaten reiste. Eines Tages saßen wir unter einem Baum und aßen Mandarinen. Jim fing an, über unsere Zukunftspläne zu sprechen. Wann immer wir Pläne machten oder irgendwelche Vorhaben entwickelten, die spannend und interessant waren, konnte sich Jim derart hinein vertiefen, dass er im wahrsten Sinne des Wortes vergaß, was er im Augenblick gerade tat. Er nahm ein Stück Mandarine in den Mund, und bevor er überhaupt begonnen hatte zu kauen, steckte er sich bereits das nächste Stück in den Mund. Er bekam überhaupt nicht mit, dass er eine Mandarine aß. Ich brauchte dann nur zu sagen: „Du solltest zuerst das Stück essen, das Du im Mund hast", und Jim merkte, was er tat.

Durch diese Angewohnheit war es aber im Grunde so, als hätte er überhaupt keine Mandarine gegessen, oder wenn er etwas aß, dann aß er allenfalls noch seine Zukunftspläne.

Eine Mandarine besteht aus einer ganzen Anzahl von Stücken. Gelingt es uns, auch nur ein Stück wirklich zu essen, so können wir vermutlich auch die ganze Mandarine essen. Essen wir aber dieses eine Stück nicht wirklich, können wir wohl auch die ganze Mandarine nicht essen. Jim verstand. Er ließ die Hand ruhen und richtete seine Aufmerksamkeit auf das Stück Mandarine, das er gerade im Mund hatte. Sorgfältig kaute er es, bevor er das nächste Stück in die Hand nahm. Später kam Jim wegen seiner Antikriegs-Aktivitäten ins Gefängnis. Ich machte mir Sorgen, dass er es in der engen Gefängniszelle nicht aushalten würde, und schickte ihm einen kurzen Brief: „Denkst du noch manchmal an die Mandarine, die wir miteinander gegessen haben? Dein Aufenthalt im Gefängnis gleicht dieser Mandarine. Schluck es und sei eins damit. Morgen ist es vorbei."

Der Kern der Übung

Bei meinem Eintritt ins Kloster gaben mir die Mönche ein kleines Büchlein. Es trug den Titel „Der Kern der Übung für den Alltagsgebrauch". Verfasser war der buddhistische Mönch Doc The von der Bao-Son-Pagode. Die Mönche rieten mir, es auswendig zu lernen. Es war ein dünnes Büchlein von knapp vierzig Seiten. Doch es enthielt alle Gedanken, die Doc The benutzte, um seinen Geist bei der Arbeit wach zu halten. So war am Morgen sein erster Gedanke: „Gerade erwacht, wünsche ich mir, dass alle Menschen großes Gewahrsein erreichen und mit völliger Klarheit sehen." Wusch er sich die Hände, hielt er mit folgendem Gedanken seine Achtsamkeit aufrecht „Ich wasche mir die Hände und wünsche mir, dass alle reine Hände haben mögen, um die Wirklichkeit zu empfangen." Das gesamte Buch besteht aus solchen Sätzen. Sie sollten uns Anfängern helfen, bei der Übung unsere Achtsamkeit aufrechtzuerhalten. So half Zenmeister Doc The allen jungen Novizinnen und Novizen auf schlichte Art, das zu üben, was im *Sutra über die Vier Grundlagen der Achtsamkeit (Satipatthana Sutra)* oder im *Sutra des Bewussten Atmens (Anapanasati Sutra)* gelehrt wird. Jedes Mal, wenn wir die Roben anlegten, Geschirr abwuschen, auf die Toilette gingen, die Sitzmatte zusammenlegten, Eimer mit Wasser trugen oder uns die Zähne putzten, konnten wir mit einem Gedanken aus dem Büchlein unsere Achtsamkeit schulen.

Im *Sutra über die Vier Grundlagen der Achtsamkeit* heißt es:

> Wenn er geht, muss der Übende sich bewusst sein, dass er geht. Wenn er sitzt, muss der Übende sich bewusst sein, dass er sitzt. Wenn er sich hinlegt, ... gleichgültig, in welcher Haltung sich der Körper befindet, muss sich der Übende dieser Haltung bewusst sein. Wenn er so übt, lebt der Übende in der unmittelbaren und fortwährend auf den Körper gerichteten Achtsamkeit.

Die auf die Körperhaltung gerichtete Achtsamkeit reicht aber noch nicht aus. Wir müssen uns jedes Atemzugs bewusst sein, jeder Bewegung, jedes Gedankens und Gefühls, all dessen, was in irgendeiner Beziehung zu uns steht.

Kapitel 4

Achtsamkeit in Bezug auf die eigenen Konzepte als wichtiger Teil des spirituellen Weges im tibetischen Buddhismus

Loden Sherab Dagyab Rinpoche

Zusammenfassung: *Dieses Kapitel setzt sich aus der Sicht des tibetischen Buddhismus mit dem achtsamen Umgang mit den eigenen Konzepten auseinander. Zunächst wird der tibetische Begriff rnam-rtog vorgestellt, der jede Art von geistiger Aktivität, die mit Gier, Hass und/oder Verblendung verbunden ist, bezeichnet. Diese drei so genannten „Geistesgifte" basieren der tibetischen Sichtweise gemäß auf grundlegender Unwissenheit und der daraus resultierenden Ichbezogenheit und führen dadurch zu Leiden. Alltägliche Manifestationen dieser drei Geistesgifte werden vorgestellt und anschließend wird auf die Rolle des Bewusstseins eingegangen. Den Geistesgiften wird eine durch Klarheit, Unbegrenztheit und Fähigkeit des Erfassens geprägte Haltung gegenübergestellt. Es werden zwei grundlegende Herangehensweisen beschrieben, die eine Veränderung der eigenen Haltung ermöglichen: die stufenweise Deaktivierung der zwanghaften Konzeptbildung auf der Oberfläche sowie die allmählich stärkere Aktivierung der tieferen Schichten. Es wird deutlich, dass die Basis und die Voraussetzung für eine Veränderung in diszipliniertem Üben besteht.*

Die Erklärungen über die so genannten Konzepte und unseren achtsamen Umgang mit ihnen gehören zu den wichtigsten Punkten des buddhistischen Weges - sowohl auf der Erkenntnisebene als auch auf der praktischen Ebene. Wer zum ersten Mal in einer Unterweisung sol-

Korrespondenzadresse: ehessel@gmx.de
Heidenreich, T. & Michalak, J. (2009). *Achtsamkeit und Akzeptanz in der Psychotherapie – Ein Handbuch* (3., überarbeitete und erweiterte Auflage). Tübingen: dgvt-Verlag.

che Erklärungen hört, wird sie wahrscheinlich nicht sehr aufregend finden. Dass wir jede Menge ungeordnete Gedanken im Kopf haben und dadurch von einer Verwirrung und unachtsamen Handlung in die nächste stürzen, wussten wir ja sogar schon, bevor wir uns mit dem Buddhismus auseinandergesetzt haben. Und dass wir diese Art des Denkens aufgeben sollen, erscheint plausibel.

Aber so einfach ist es doch nicht. Um die Erklärungen über die Bedeutung und die Auswirkungen des konzeptgebundenen Denkens in ihrer ganzen Tragweite erfassen zu können, müssen wir uns etwas gründlicher mit diesem Thema beschäftigen. Was versteht man in der buddhistischen Tradition unter „Konzept?"

Der tibetische Begriff *rnam-rtog* bezeichnet üblicherweise jede Art von geistiger Aktivität, die mit Gier, Hass und/oder Verblendung verbunden ist. Diese drei so genannten „Geistesgifte" basieren auf grundlegender Unwissenheit und der daraus resultierenden Ichbezogenheit. Aus ihnen entsteht – aufgrund des stringenten Zusammenhangs zwischen Ursache und Wirkung unserer Handlungen – nichts anderes als ein mehr oder weniger subtiles Leiden.

Bei jeder krankhaften Verstärkung dieser Geistesgifte wird man im tibetischen Kulturkreis nicht auf einen Psychologen zurückgreifen – ganz einfach deshalb, weil es traditionell keine Psychologen gibt. Paranoia, neurotisches Verhalten, Depression u.ä. werden von Ärzten behandelt. Diese diagnostizieren zumeist so genannte „Lung"-Störungen (Windstörungen), verordnen Tabletten und Diät und Änderungen im allgemeinen Verhalten. Oft werden die Betroffenen auch als von Geistern besessen betrachtet und zu speziellen „Geistaustreibern", zumeist Lamas, geschickt.

Meditation als Mittel der Therapie wurde nicht angewendet, eher schon das Rezitieren von Gebeten und Bitten an die Lamas und Gottheiten.

Im Tibetischen heißt es, dass zwei so genannte „Schleier" sich zwischen unserer Unwissenheit und der Buddhaschaft befinden: der Schleier der „Befleckungen" oder der falschen Einstellungen und der weitaus feinere und subtilere Schleier der „letztendlichen Erkenntnis".

Mit dem ersten Schleier dieser beiden haben wir es hier zu tun. Bevor er nicht aufgelöst ist, sind wir gar nicht in der Lage, uns der tieferen Erkenntnis anzunähern.

Soweit die „offiziellen Verlautbarungen“. Aber was heißt das nun für uns oder besser: Wie fühlt sich das in der täglichen Erfahrung an? Wann treten geistige Aktivitäten in Verbindung mit den drei Giften auf? Wie zeigen sie sich? Sind sie leicht oder schwer zu erkennen?

Gelegentliche Ausrutscher wie Anfälle von Wut, Besitzgier, Eifersucht, Überheblichkeit, Neid und akute Ignoranz den Bedürfnissen anderer gegenüber können wir noch relativ leicht identifizieren. Natürlich beabsichtigen wir, nachdem es uns aufgefallen ist, dies immer wieder zu ändern. Darüber hinaus sind wir mit uns einigermaßen zufrieden und finden, dass wir im Vergleich mit unseren spirituellen Mitstreitern gut im Rennen liegen. Schließlich soll ja die Beschäftigung mit der Lehre Buddhas nicht dazu führen, dass wir uns etwa schlecht fühlen oder gar überanstrengen. So in etwa denken wir doch meistens. Aber damit sind die Geistesgifte und die Konzepte keineswegs abgehakt. Es gibt noch einiges festzustellen zu der Art und Weise, wie unser Bewusstsein arbeitet, solange es immer wieder um unser eigenes Ich kreist.

Um zu verstehen, wie die geistigen Gifte, die Ichbezogenheit und die Konzepte entstehen, müssen wir wieder einmal einen Blick auf unser Bewusstsein werfen: Seine Funktionsweise wird oft mit Bildern umschrieben. Beispielsweise wird es mit einem tiefen Ozean verglichen, der unergründlich ist und an dessen Oberfläche die Wellen (= die Aktivitäten des groben Bewusstseins) sich in ständig ändernden Formen und Bewegungen präsentieren. Oft spricht man auch von Bewusstseinsschichten oder -ebenen. Kombinieren wir jetzt einmal diese beiden Ideen und stellen uns das Bewusstsein wie eine farbige Flüssigkeit mit verschiedenen Konzentrationsschichten in einem Gefäß vor, etwa wie eine Art Sirup. An der Oberfläche ist er relativ schwach und dünn, aber je tiefer man „auf den Grund“ geht, desto konzentrierter und intensiver wird er. So in etwa. Die Oberfläche dieser Flüssigkeit (und vielleicht noch ein Millimeter darunter) ist unser so genanntes normales Alltagsbewusstsein – für die meisten Menschen das Einzige, das sie kennen. Wird die Oberfläche berührt, bilden sich Wellen, so wie unser Geist mit Gedankenaktivitäten auf Reize reagiert. Auf die tieferen Schichten hat dieser Wellenschlag so gut wie keinen Einfluss. Für die tiefste und verborgenste Schicht haben wir wenigstens eine schöne Benennung: subtilstes Bewusstsein. Damit sind wir allerdings ihrem Verständnis noch nicht näher gekommen.

Nun behaupten ja die Lehrer aller meditativen Traditionen, dass gerade die Aktivierung oder besser die Freilegung der tieferen Schichten jede Anstrengung wert sei. Tatsächlich scheinen sich fast alle Menschen nach den Erfahrungen der tieferen Schichten zu sehnen, um der Isolation und dem Qualitätsverlust des auf die Oberfläche reduzierten Daseins zu entkommen. Es gibt jede Menge Hilfsmittel, um sich den Zugang zu diesen Erfahrungen - oder wenigstens einem schwachen Ersatz davon - zu erschleichen oder zu erzwingen, aber das subtilere Bewusstsein erschließt sich nur unter bestimmten Bedingungen. Wer mit seinen Wünschen und Erwartungen an der Oberfläche kleben bleibt, versperrt sich damit den Zugang selbst.

Andererseits wird sicher niemand behaupten, dass die verschiedenen Bewusstseinsschichten so voneinander abgegrenzt sind, dass es zwischen ihnen keinen Zusammenhang und keine Kommunikation mehr gibt. Schließlich üben wir unter Einbeziehung unseres Oberflächenbewusstseins eine Menge Handlungen aus, deren gefilterte Essenz in Form der karmischen (gestaltenden) Eindrücke „ganz unten" im subtilsten Bewusstsein abgespeichert wird.

Um die Verwirrung perfekt zu machen, sollten wir auch daran denken, dass der Geist in den buddhistischen Texten als klar, erfassend und unbegrenzt beschrieben wird. Gilt das für die Oberfläche oder nur für das subtilste Bewusstsein - oder ab wann gilt das nun?

Also, die Sache mit den Konzepten scheint doch nicht ganz so banal zu sein ... Die Eigenschaften des Geistes, also Klarheit, Unbegrenztheit und Fähigkeit des Erfassens, gelten natürlich für alle Schichten. Nur hindert uns irgendetwas daran, sie in ihrer umfassenden Fülle zu erleben, solange wir an der Oberfläche bleiben. Aber was ist es eigentlich, was uns ständig daran hindert?

Diejenigen Gedankenaktivitäten, die sich ringförmig um unser „festes“ Ego herum ausbreiten, erzeugen eine Art Dämmerzustand. In der Datenverarbeitung würde man diesen Mechanismus vielleicht eine „Endlosschleife“ nennen. Unsere Aufmerksamkeit ist voll beansprucht durch Prozesse der Wahrnehmung, Sortierung und Wertung von Reizen im Hinblick auf das Wohlergehen und die Sicherheit unseres Egos, unseres Selbst. Pausenlos reagieren wir auf diese Prozesse, indem wir Handlungsalternativen vergleichen, auswählen und Ergebnisse einsammeln, um die nächste Runde zu starten. Dieses Spiel fasziniert uns so sehr, dass für feinere Betrachtungen einfach kein Raum mehr bleibt. Die Wellen auf der Oberfläche erzeugen ständig neue Wellen. Daher ist es ganz sinnlos, darauf zu warten, dass irgendwann von selbst Ruhe einkehrt.

Was ich mit dieser Beschreibung vermitteln will, ist ein tieferes Verständnis von Egozentriertheit, von dieser ständigen Beschäftigung mit uns selbst und unserem unzureichenden Verständnis von einem Ich. Wir müssen begreifen, dass genau so und nicht anders unser Existenzmuster beschaffen ist; dass sich in unserem bewusstlosen Wiederholen der immer gleichen geistigen Rituale eine grausame Unentrinnbarkeit zeigt.

Egozentriertsein heißt nicht, ein bisschen egoistischer zu handeln oder ein bisschen schlechter zu praktizieren oder gelegentlich ein unbuddhistisches Gesicht zu zeigen. Diese gewissermaßen moralischen Aspekte sind nur abgeleitet von etwas, was viel grundlegender ist: Egozentriertheit prägt uns durch und durch; sie ist unsere unbefreite Existenz schlechthin. Fast alle unsere Erfahrungen - ob spirituell, konventionell oder was auch immer - sind davon gefärbt.

Es scheint mir unvermeidlich, dass jeder Praktizierende, sei er Schüler oder Lehrer, Mönch oder Laie, sich diese Tatsache vor Augen hält - nein, mehr noch: sie hinunterschluckt und verdaut. Tagtäglich und immer wieder neu.

So manches spirituelle Hochglanz-Ego wird das schwer vertragen können. Aber Ego ist Ego, auch im Dharma, auch nach zehn, zwanzig oder dreißig Jahren, auch mit klingenden Titeln oder Hunderten von Gelübden. Sich in dieser Hinsicht von Illusionen freizumachen, ist die

Voraussetzung für jeden Fortschritt. Dies ist es, was wir im Buddhismus als achtsames Verhalten bezeichnen. Das, was wir tagtäglich tun, in voller Geistesgegenwärtigkeit zu erledigen und unter Einbeziehung der möglichen Folgen handeln. Das heißt übrigens nicht, dass nicht gleichzeitig auch Warmherzigkeit und Ansätze von echtem Mitgefühl vorhanden sein können. Wir müssen einfach damit leben, dass unsere Motivation und die gesamte spirituelle Praxis immer durchmischt sind.

Nun gut, wenn das mit den ego-gesteuerten Konzepten eine solche Dramatik annimmt, dann wird man schon eher einsehen, warum man einiges daransetzen sollte, ihre endlosen Fortsetzungen zu unterbrechen und den Weg zu den tieferen Schichten freizumachen. Wie können wir also vorgehen?

Da gibt es verschiedene Möglichkeiten. Nehmen wir hier zwei Methoden, die sich gegenseitig ergänzen können:

- Die zwanghafte Konzeptbildung auf der Oberfläche stufenweise deaktivieren.
- Die tieferen Schichten allmählich stärker aktivieren.

Was versteht man im Einzelnen darunter?

Die zwanghafte Konzeptbildung auf der Oberfläche stufenweise deaktivieren

Jetzt kommen die unpopulären Begriffe: Disziplin, Konzentration, Kontrolle. In diesen sauren Apfel müssen Sie beißen, es geht leider nicht anders. Unser Geist ist durch Jahrzehnte und Jahrhunderte daran gewöhnt, sich in gewisser Weise hemmungslos gehen zu lassen. Jeder Reiz, der unsere Wahrnehmung berührt, erzeugt in unserem Geist Gedanken- und Gefühlsgebilde, die sich in Verkettungen fortsetzen, bis ein neuer Reiz auftaucht und die Aufmerksamkeit auf sich zieht. Das sind tatsächlich Verkettungen im wahrsten Sinne des Wortes – Ketten sind das. Dieser Prozess kommt uns schon so normal vor, dass viele denken, es könne gar nicht anders sein. Die Zumutung, nicht in Konzepten zu denken beziehungsweise die geistigen Aktivitäten willentlich und bewusst einzusetzen, ruft in manchen Menschen direkt Angstgefühle hervor.

Natürlich sind solche revolutionären Ideen eine Art Bedrohung für den Geist, und zwar für den Teil des Geistes, der sich bisher allzu breit gemacht und viel Leiden erzeugt hat. Ohne Entschlossenheit, Mut und Einsatz lässt sich das „alte Regime" auch nicht so ohne weiteres entthronen. Aber Vorsicht: Mit der Brechstange geht es auch nicht! Aus einer Fülle von Methoden und Techniken gilt es, im Einzelfall die richtigen auszuwählen und zu kombinieren. Wie die Entwicklung allgemein aussehen kann, versuche ich im Folgenden kurz zu skizzieren:

1. Die Möglichkeiten der Oberfläche benutzen, um insgeheim die Gegenbewegung aufzubauen (klingt fast wie ein Agentenroman). Gemeint ist: Soviel wie möglich an Fakten über die oben beschriebenen Mechanismen in Erfahrung bringen und fest im Gedächtnis verankern. Immer wieder darüber nachdenken und sich dieses Wissen wirklich einverleiben. Wir müssen unsere paar intellektuellen Hilfsmittel stets parat haben, um der Trägheit aus Gewohnheit entgegenwirken zu können.
2. Langsam anfangen, den Geist zu trainieren, wie man ein wildes Pferd zähmt. Voraussetzung dafür ist natürlich ein geübter Reiter.

In den traditionellen tibetischen Erörterungen, z.B. im „Lamrim", im so genannten Stufenweg zur Erleuchtung, werden klare Anweisungen gegeben, wie sich der Praktizierende während der Meditation in der Achtsamkeit schult und somit den Geist zähmt. Dieser Punkt wird zumeist im Rahmen des fünften Teils der „Übung im allgemeinen Verhalten der Bodhisattvas" verdeutlicht, während des so genannten „ruhigen Verweilens" (Shamatha).

Zunächst schafft sich der Praktizierende günstige (äußere und innere) Voraussetzungen für die Meditation, die da wären: gesicherter Lebensunterhalt, ruhiger Ort, gesundes Klima, allein oder mit Gleichgesinnten üben; dann weiter: technische Kenntnisse über Shamatha, die Notwendigkeit der Praxis einsehen, Zufriedenheit, Anspruchslosigkeit usw.

Dann werden die so genannten „Acht Anwendungen" (tib.: dubyed brgyad) für die richtige Meditation genannt, die ich nur kurz erwähnen will. Diese sind folgende:

- Vertrauen
- Anstreben
- Unermüdlichkeit
- Das Ergebnis von (körperlicher und geistiger) Geübtheit (subjektives Empfinden von Leichtigkeit)
- Das Erinnern an das Objekt der Meditation
- Bewusstheit
- Gegenmittel gegen Störungen anwenden
- Keine Gegenmittel anwenden

Des Weiteren werden die „Fünf Fehler" (tib.: nyes-pa lnga) bei der Meditation aufgezählt:

- Faulheit
- Vergessen (das Objekt der Meditation wird verloren.)
- Absinken und Aufgeregtheit (grobe und feinere Ebene)
- Grobes Absinken wird als Dumpfheit bezeichnet und feines Absinken wird verglichen mit einer nicht richtig gespannten Gitarrenseite. Grobe Aufgeregtheit zeigt sich in „Flattern" und Nervosität, feinere Aufgeregtheit wird mit dem Bild einer Wasserströmung unter einer Eisdecke beschrieben.
- Gegenmittel, wenn nötig, nicht anwenden
- Gegenmittel unnötigerweise anwenden

In einer dritten Auflistung, den „Neun Verweilungen des Geistes" (tib.: sems-gnas dgu) wird schließlich erklärt, wie man auf Grund dieser Basis Shamatha letztendlich in einer stufenweisen Entwicklung – beginnend allerdings schon auf relativ hohem Niveau – verwirklicht:

- Den Geist schon ein längeres Intervall auf ein Objekt ausrichten zu können

- ➢ Länger festlegen in minutenlanger, kontinuierlicher Konzentration, z.B. 21 Atemzüge; jedoch gibt es noch Störungen
- ➢ Man erkennt sofort, wenn der Geist abschweift und kehrt wieder zum Objekt zurück, das ist ein so genanntes „geflicktes Verweilen"
- ➢ Verstärkt festlegen
- ➢ Zähmen des Geistes (kein grobes Absinken oder Aufgeregtheit; Gefahr feiner Störungen)
- ➢ Geist ist „befriedet"
- ➢ Geist ist völlig „befriedet", d.h. er ist frei von Anhaftung und Ablehnung. Grobe Geistesgifte sind vollständig abgebaut
- ➢ Einspitzige, vollkommen mühelose Ausrichtung des Geistes
- ➢ spontaner, müheloser, sehr tiefer und tiefgründiger Geisteszustand

Soweit zu den traditionellen Überlegungen zur Geistesruhe und Achtsamkeit in der Meditation.

In der konkreten Praxis beginnen wir nun ganz sanft: Wir stellen uns z.B. eine leichte Aufgabe, etwa auf unser Ein- und Ausatmen zu achten und beauftragen einen kleinen Winkel unseres Bewusstseins mit der Beobachtung dessen, was dabei an Gedankenspielen auftaucht. Meistens dauert es keine fünf Sekunden, und die ersten „Ego-gesteuerten" Störungen treten auf. Irgend etwas fällt uns ein, was so toll oder so unangenehm ist, dass wir uns unbedingt gleich jetzt in Gedanken damit beschäftigen müssen. Wenn der „Aufpasser" im Geist fit ist, löst er sofort Ego-Alarm aus. Wir rufen uns – mit der gebotenen Freundlichkeit! – zur Ordnung, und das Ganze beginnt von vorne. Das kann nun monatelang so weitergehen, bis wir allmählich lernen, die Mitte zwischen Anspannung und Absacken zu finden und einigermaßen bei der gewählten Aufgabe zu bleiben. Mit der entsprechenden Ausdauer wird sich aber auf jeden Fall ein Erfolg einstellen.

Die Frage ist nur, wie dieser Erfolg aussieht. Es könnte einer sagen: „Jetzt habe ich ein Jahr lang geübt und kann mich nun drei Minuten lang auf meinen Atem konzentrieren. Na und? Das reißt mich auch nicht vom Stuhl." Zugegeben: Das klingt als Ziel nicht sehr attraktiv. Sich selbst als Gottheit vorzustellen, wie das im Tantra praktiziert wird, ist zweifellos wesentlich aufregender. Jedoch, wenn solche Gedanken auftreten, müssen wir zurück zum Ausgangspunkt. Wir haben dann die buchstäblich existenzielle Dramatik der Vorgänge, die mit unseren ganz alltäglichen Bewusstseinsaktivitäten zusammenhängen, immer noch nicht voll erfasst. Sich drei Minuten lang auf den Atem zu konzentrieren, wird sicher kein ekstatisches Glückseligkeitsgefühl auslösen. Aber geht es denn darum?

Irgendwann im Lauf der Jahre kommt jeder Praktizierende an den Punkt, wo er entscheiden muss, ob er weiterhin auf die Jagd nach tollen Erfahrungen gehen will oder ob er den Versuch wagt, sich von allen Erwartungen, Hoffnungen und Befürchtungen zu lösen. Unterhaltung oder Befreiung – das ist letztlich die Frage.

In dem Maß, wie unser Geist zu einem geschliffenen Instrument wird, lernen wir, bei Bedarf den unerwünschten, ego-gesteuerten Konzepten die „Kommunikation zu verweigern" und sie dadurch schlicht und einfach zu deaktivieren. Anfangs können wir uns gar nicht vorstellen, wie das vor sich geht oder was daran besonders schön sein soll. Aber das muss man wirklich ausprobieren! Hat man sich z.B. vorher, beleidigt und gekränkt, mit irgendwelchen kleinen Ärgernissen stundenlang herumgequält, im Kreis gedreht und sich so den ganzen Tag verdorben, könnte man jetzt sagen: genug davon, Themenwechsel. Und das funktioniert auch noch – einfach so, ohne hehre Absichten und Verwirklichungen. Der Vorteil liegt auf der Hand: Wir vermeiden es, durch ständiges Wiederholen negativer Gedanken unheilsame Verstrickungen zu erzeugen. Das Leiden für uns selbst und unsere Umwelt vermindert sich erheblich, wenn wir über die Möglichkeit verfügen, die „Außensteuerung" einmal abzuschalten.

Noch eines kommt hinzu: Wenn wir Konzepte widerlegen, stoppen oder auflösen, dann bedeutet das, dass sie in diesem Augenblick nicht existieren. Unser Geist ist ja nicht ein statisches Gebilde mit festen Schubladen, in denen die Konzepte sozusagen bereitliegen, sondern ein dynamisches Gewebe, in dem sie ständig entstehen und vergehen. Sie nicht entstehen zu lassen oder ihr Vergehen zu beschleunigen, bedeutet also, über ihr Vorhandensein zu entscheiden.

Hat sich unser Geist anfangs wie ein wildes Pferd verhalten, das nur seinen eigenen Eingebungen folgt, so haben wir nun durch den Einsatz des bewussten Willens das Pferd gezähmt und uns auf seinen Rücken gezwungen. Es wird uns jetzt tragen, wohin wir wollen. Dass wir solch ein gut trainiertes Pferd auf unserem Weg dringend brauchen, wird uns klar, wenn wir den zweiten Teil der Übungen betrachten.

Die tieferen Schichten allmählich stärker aktivieren

Hoffentlich haben Sie sich beim Lesen des letzten Absatzes gefragt, wer sich denn nun auf den Rücken des Pferdes schwingt. Wer macht sich auf den Weg? Wessen Wille wird eingesetzt? Das berühmte Ego kann es nicht sein, denn das haben wir ja in den vorangegangenen Begründungen für die ganze Verwirrung, für die geistigen Gifte und das leidvolle Konzeptdenken verantwortlich gemacht. Gibt es noch eine andere Instanz, so etwas wie eine Individualität außerhalb der Ego-Grenzen? Und wenn ja, in welcher Weise und mit welcher Funktion?

Um das zu verstehen, kehren wir wieder einmal zurück zur Betrachtung der Basis all unseres persönlichen Erlebens, nämlich der so genannten „Fünf Komponenten" (tib.: phung-po lnga). Diese bilden zusammen die Person: Form, Gefühl, Wahrnehmung, Gestalten und Bewusstsein. Wenn man sich diese fünf Komponenten so ansieht, merkt man schon, dass sie sich als Bestandteile eines statischen, festen Gebildes nicht sehr gut eignen. Ihre bloße Aufzählung erinnert an fließende Veränderung von einem Augenblick zum nächsten.

Nun heißt es im Tibetischen, das Ich oder Ego sei nichts weiter als eine Benennung, die auf diese fünf Komponenten gelegt wird. Das klingt immer noch nicht nach Erstarrung. Erstarrung wird es erst, wenn wir vergessen, dass es sich um eine Benennung handelt und jeder Bruchteil unseren jeweiligen Ich-Seins nur eine Momentaufnahme eines dynamischen Prozesses ist.

Anders gesagt: Wir können natürlich unsere Vorstellung unserer fünf Komponenten in ihrer derzeitigen Ausprägung gewissermaßen einfrieren, die Momentaufnahme als konkret erklären und daraus ein festes, scheinbar zuverlässiges Ich-Gefühl ableiten. Das ist aber die primitivste, am meisten eingeengte und einengende Sicht der fünf Komponenten. Sie hat nur einen einzigen Vorteil: Wir sind daran gewöhnt.

Wir können aber auch versuchen, mehr darüber herauszufinden, wie die fünf Komponenten tatsächlich existieren.

Aus didaktischen Gründen wird es traditionellerweise so beschrieben, als würden sich die fünf Komponenten unserer Persönlichkeit in einem linearen Prozess bis zur Buddhaschaft immer weiter reinigen und vervollkommnen. Jedoch ist das eine stark vereinfachte Beschreibung von Abläufen, die in ihrer (beinah hätte ich gesagt: multidimensionalen) Komplexität mit unserem schlichten Geist schwer zu fassen sind. Man könnte vielleicht andeutungsweise sagen: Es ist die natürliche Existenzweise der fünf Komponenten, dass sie in ununterbrochenen Verwandlungs- und Gestaltungsakten in alle vorstellbaren und nicht mehr vorstellbaren Richtungen explodieren.

Buddhaschaft wäre demnach die vollkommene, durch nichts eingeschränkte oder getrübte Bewusstheit des unerschöpflichen Potenzials, das diesen Gestaltungsakten zugrunde liegt.

So: Die fünf Komponenten mit all ihren Möglichkeiten besitzen wir also bereits, wenn auch eingeschränkt durch die „Ego-Brille". Buddhaschaft ist nichts grundsätzlich anderes als das, was uns heute schon zur Verfügung steht – wenn es auch ein Irrtum wäre, daraus nun abzuleiten, dass wir ja eigentlich schon alle Buddha wären. Zwischen den Möglichkeiten selbst und dem vollendeten Wissen um die Möglichkeiten gibt es leider noch ein paar kleine Hindernisse ...

Dennoch, obwohl uns das umfassende Wissen noch fehlt, sind wir doch auch von den Möglichkeiten nicht abgeschnitten. Das heißt: Zwischen der Momentaufnahme unserer fünf Komponenten, die wir Ego nennen, und ihrer unermesslichen Ausdehnung in der erweiterten Realität des Hintergrunds gibt es jede Menge Stadien, Nuancen und Schattierungen des tieferen Verstehens, die mit ihrem Glanz auch das Gefängnis unserer derzeitigen Unwissenheit ein wenig aufhellen können – vorausgesetzt, wir wollen das zulassen oder sogar gezielt herbeiführen.

Jedenfalls ist diese größere oder erweiterte Instanz hinter unserem Ego, die, soviel ich weiß, von den Lehrern anderer Religionen auch oft das Selbst genannt wird, der Reiter des gezähmten Pferdes, nämlich unseres Geistes. Diese Instanz ist durchaus individuell in dem Sinne, wie es die Erklärungen zur Reinkarnation beschreiben. Wenn es sie nicht gäbe, würde das ja bedeuten, dass mit der Überwindung des Egos unsere Persönlichkeit zerfallen müsste – was keineswegs der Fall ist.

Wenn wir das nun einigermaßen verstanden haben – was können wir damit anfangen? Es ist klar, dass wir irgendwie die Instanzen außerhalb des Egos ansprechen und einbeziehen müssen, wenn wir von der Aktivierung der tieferen Schichten sprechen. Dazu gibt es nach der tibetisch-buddhistischen Tradition wiederum drei Methoden, die in der Anwendung eng zusammengehören:

- Nachdenken, Lernen, Analysieren, intellektuelles Verständnis erwerben
- Gebete und Übungen der Hingabe an Buddha, Dharma und Sangha
- Verdienste ansammeln

In dieser Weise auf allen Schichten des Bewusstseins gleichzeitig anzusetzen, ist wirklich ein höchst trickreiches Vorgehen!

Durch das Nachdenken und Studieren arbeitet man sich von der gröberen intellektuellen Ebene her allmählich nach innen vor.

Durch die Übungen der Hingabe öffnet sich das Bewusstsein für die Unterstützung durch die anderen Instanzen (innen und außen, wenn es so etwas gäbe) und das schwächt die Herrschaft der Konzepte. Dieser Komplex der Übungen der Öffnung und Hingabe ist übrigens ziemlich elastisch in Bezug auf die Ausgestaltung. Ein Praktizierender wird sich zwar an die traditionellen Formen halten, kann aber in Ergänzung dazu auch eigene meditative Bilder und Situationen, die eine positive, entspannende, heilsame Wirkung auf ihn haben, in seine Praxis einbauen. Viele von Ihnen kennen sicherlich die Methode der Betrachtung innerer Landschaften von tiefer spiritueller Bedeutung. Auch hier gilt natürlich: Das rechte Maß ist wichtig. Es geht immer noch um Meditation und geistiges Training, nicht um Tagträumerei.

Aber die faszinierendste Vorgehensweise ist wohl das Ansammeln von Verdiensten, weil man damit tatsächlich das Ego austricksen kann. Scheinbar schlichte fromme Übungen wie Niederwerfungen, Rezitationen von Mantras und Gebeten und dergleichen haben den Vorteil, dass der Zusammenhang zwischen der Übung selbst und ihrem Ziel nicht direkt zu erkennen ist. Unser Ego wiegt sich daher in Sicherheit und fühlt sich vielleicht sogar großartig, weil wir so toll praktizieren. Indessen entfalten die Methoden fast unbemerkt ihre Wirkung, und unser ganzer „Apparat" gerät in Bewegung. Fast ohne dass wir es mitbekommen, beeinflussen oder verhindern können, lockert sich unsere geistige Verengung. Die Momentaufnahme unserer fünf Komponenten wird so mit der Zeit bedeutungslos. Unsere brennenden Fragen von gestern haben keinerlei Relevanz mehr. Der ganze Blickwinkel verändert sich. Probleme lassen sich von der Wurzel her lösen.

Klingt das wie Zauberei? Ist es auch. Jedoch bleibt mir gerade an dieser Stelle nichts anderes übrig, als wieder einmal darauf hinzuweisen, dass der Gewinn seinen Einsatz verlangt. Abkürzungen auf dem buddhistischen Weg gibt es nicht - oder wenn es sie gibt, dann verlangen sie einen noch viel höheren Einsatz. Einsparungen jedenfalls gibt es mit Sicherheit nicht.

Literatur

Ani Tenzin Palmo (2002). *Reflections on a mountain lake. Teachings on practical Buddhism.* Ithaca: Snow Lion Publications.

Chögyam Trungpa (2001). *Der Mythos Freiheit und der Weg der Meditation.* Berlin: Theseus Verlag.

Geshe Acharya Thubten Loden (1993). *Path to enlightenment.* Melbourne: Tushita Publications.

Nyanaponika, T. (1984). *Geistestraining durch Achtsamkeit.* Stammbach: Verlag Beyerlein-Steinschulte.

Phabongkha Rinpoche (1991). *Liberation in the palm of your hand.* Boston: Wisdom Publications.

Weishaar-Günter, C. & Leisner, R. (2001). *Die Struktur des Lamrim.* Fürth: Chödzong Publikation.

Das Üben von Achtsamkeit: Eine einzigartige klinische Intervention für die Verhaltenswissenschaften*

Paul Grossman

Zusammenfassung: *Das vorliegende Kapitel setzt sich mit dem Potential des Übens von Achtsamkeit für die Verhaltenswissenschaften auseinander. Ausgehend von einer grundlegenden Definition des Phänomens Achtsamkeit wird dargelegt, dass eine allzu einfache Übertragung von Achtsamkeit in westlich geprägte Behandlungsansätze wesentliche Aspekte vernachlässigt. Die buddhistischen Wurzeln der Achtsamkeit, insbesondere die zentrale Rolle der Beobachtung des Atmens, werden vorgestellt und einer evolutionsbiologischen Theorie des Bewusstseins gegenübergestellt. Wesentliche Unterschiede zwischen dem buddhistischen Ansatz der Achtsamkeit und den westlichen Verhaltenswissenschaften werden herausgearbeitet, wobei dem Gegensatz von praktischer Erfahrungen und intellektuellem Wissen Raum gegeben wird. Das Kapitel schließt mit Betrachtungen zum Wesen der untersuchten Phänomene und grundsätzlichen Überlegungen zur Rolle der Persönlichkeit, des Ich und des Selbst.*

Einführung

Die Geschichte der akademischen Psychologie und Psychotherapie des zwanzigsten Jahrhunderts ist stark von behavioralen Konzepten und

* Übersetzung aus dem Englischen. Kopie der englischen Originalfassung über den Autor erhältlich.

Korrespondenzadresse: BreathingSpace@t-online.de

Heidenreich, T. & Michalak, J. (2009). *Achtsamkeit und Akzeptanz in der Psychotherapie – Ein Handbuch* (3., überarbeitete und erweiterte Auflage). Tübingen: dgvt-Verlag.

Theorien geprägt. In dieser Phase wurden die subjektive Wahrnehmung und persönliche Erfahrungen im Allgemeinen als Quellen des psychologischen Verständnisses abgewertet und als außerhalb des Bereichs verifizierbaren wissenschaftlichen Wissens angesiedelt betrachtet. Dabei wurde jedoch vergessen, dass sie den wichtigsten Aspekt der individuellen menschlichen Existenz und des Bewusstseins bilden, durch den letztendlich alle kognitiven und affektiven Prozesse gefiltert werden (Depraz, Varela & Vermersch, 2003). Daher ist es auch mehr als ironisch, dass Achtsamkeit - ein Konzept das für die inhärent introspektive (d.h. subjektive und persönliche) buddhistische Psychologie zentral ist, ausgerechnet von Verhaltenstherapeuten in westliches psychologisches Denken und Praxis eingebracht wurde (Segal, Williams & Teasdale, 2002/2008). Faktisch wurde jedenfalls in den letzten Jahren durch einen regelrechten Aufschwung des Interesses, primär auf Seiten kognitiver Verhaltenstherapeuten, die „Achtsamkeit" in das Vokabular der allgemeinen Psychologie eingeführt (siehe *Clinical Psychology: Science & Clinical Practice,* Vol. 10, 2003).

In diesem Kapitel untersuche ich zunächst einige grundlegende Definitionen, Annahmen und Arbeitsprinzipien der buddhistischen Auffassung von Achtsamkeit und stelle diese Ansätzen den allgemeinen Verhaltenswissenschaften im westlichen Kulturkreis gegenüber, sowohl was deren Konzept des „Selbst" angeht als auch das Verständnis von bio-psycho-sozialen Störungen und entsprechende klinische Interventionen. Ich hoffe, dass diese vorläufige Diskussion der Achtsamkeit dazu dienen kann, die wissenschaftlichen Ergebnisse in einem psychologischen Kontext zu verankern, der zwar ungewohnt sein mag, sich jedoch als gedanklich äußerst anregend und informativ erweisen könnte. Sonst besteht die Gefahr, dass die inhärenten Spannungen zwischen buddhistischer und westlicher Psychologie, deren Betrachtung so ergiebig sein könnte, nicht erkannt werden, in der gewohnten empirischen Analyse und positivistischen Wissenschaftsperspektive verloren gehen und damit trivialisiert werden könnten.

Definitionen von Achtsamkeit

In der Regel wird Achtsamkeit im Sinne von „Bewusstsein und Aufmerksamkeit gegenüber gegenwärtigen Erfahrungen" definiert. Die Vorstellung, dass wir uns unserer wahrnehmbaren geistigen Zustände und Prozesse im gegenwärtigen Augenblick bewusst sein und ihnen unsere Aufmerksamkeit zuwenden können, scheint auf den ersten Blick sehr gut zu modernen psychologischen Theorien der Aufmerksamkeit und kognitiver Funktionen zu passen. Unter Umständen erscheinen sie uns sogar auf absurde Weise selbstverständlich und banal. Hinter diesem scheinbar einfachen Konzept und der gemeinsamen Terminologie verbirgt sich jedoch ein geistiger Ansatz, der sich radikal von Ansichten der modernen Psychologie unterscheidet, insbesondere von behavioristischen Konzeptionen. Aus buddhistischer Sicht beinhaltet Achtsamkeit eine Reihe nicht nur kognitiver, sondern auch emotionaler, sozialer und ethischer Dimensionen, in die sie eingebettet ist und die weit über die herkömmliche Unterteilung von Konditionierung, Aufmerksamkeit und Bewusstsein in der wissenschaftlichen Psychologie hinausgeht. Gerade diese Unterschiede sind jedoch für ein angemessenes Verständnis der Achtsamkeit und deren Rolle in der psychologischen Epistemologie unerlässlich. Ein begrenzteres Konzept der Achtsamkeit, das sich einfach nur als eine weitere Technik in das Arsenal der verhaltens- und psychotherapeutischen Interventionen einreihen lässt, wird damit weder der ursprünglichen Vorstellung von Achtsamkeit gerecht, noch entspricht dies dem gegenwärtigen wissenschaftlichen Forschungsstand auf dem Gebiet achtsamkeitsbasierter Interventionen.

In diesem Zusammenhang sollte noch erwähnt werden, dass sich fast alle publizierten Studien zu achtsamkeitsbasierten Interventionen auf eine bestimmten Form beziehen, die als achtsamkeitsbasierte Stressreduktion (Mindfulness-Based Stress Reduktion; MBSR, Kabat-Zinn, 1990) bezeichnet wird. Obwohl bei diesem Ansatz nur gelegentlich auf seine buddhistischen Wurzeln verwiesen wird, orientiert er sich doch größtenteils an den grundsätzlichen Zielen, Prinzipien und

Vorgehensweisen traditioneller Einsichts-(Vipassana)Meditation, bei der Achtsamkeit eine zentrale Komponente bildet. In diesem Kapitel beabsichtige ich, nicht nur das Potenzial der Achtsamkeit für klinische Interventionen darzustellen, sondern auch die Bereicherung hervorzuheben, die Achtsamkeit sowohl für die Lehrenden als auch für die Lernenden sein kann.

Das Konzept des achtsamen Gewahrseins, bzw. der Achtsamkeit, um das es hier geht, bezieht sich zwar auf den entsprechenden Ansatz aus frühen buddhistischen Abhandlungen, ist dabei jedoch seinem Wesen nach weder religiös noch esoterisch. „Achtsamkeit" ist in unserer Sprache zweifellos ein allgemein verwendeter Begriff, der unterschiedliche Bedeutungen haben und unterschiedlich gebraucht werden kann. Keiner dieser Begriffe kommt jedoch der buddhistischen Vorstellung von Achtsamkeit auch nur nahe, geschweige denn entspricht er dieser vollständig, auch wenn es dabei manchmal zu Überlappungen kommen kann. Laut „Webster's Dictionary" wird z.B. „mindfulness" (Achtsamkeit) als Eigenschaft von „having in mind" (im Kopf/Geist haben) definiert sowie als „aware, heedful or careful of something (to be mindful of the danger)" (aufmerksam, achtgebend, vorsichtig gegenüber etwas (auf die Gefahr achten), zu sein. Im Internet-Hyperdictionary (www.hyperdictionary.com/dictionary/mindfulness) wird „mindfulness" definiert als „the trait of staying aware of (paying close attention to) your responsibilities" (das Persönlichkeitsmerkmal, sich seiner Verantwortung bewusst zu sein (genau darauf zu achten), und Rogets Thesaurus bietet dafür die folgenden Synonyme an: care, carefulness, caution, gingerliness, heed, heedfulness or regard (Roget, 1995; dt: Fürsorge, Sorgfalt, Vorsicht, Behutsamkeit, Bedacht, Beachtung oder Rücksicht).

Im umgangssprachlichen Gebrauch beinhaltet Achtsamkeit häufig Konnotationen wie Beachtung schenken oder sich innerhalb eines deutlich bewertenden Kontextes um etwas zu kümmern: Ein Kind kann von seinen Eltern aufgefordert werden: *„Achte* (engl.: mind) auf deine Manieren", oder *„achte* auf deine Sprache", was bedeutet dass man darauf achten sollte, sich auf eine kulturell vorgeschriebene Art und Weise zu verhalten. „Auf die schlechten Straßenverhältnisse *achtend,* fuhr er sehr langsam". „Was ist doch der Mensch, dass du seiner *achtest?*" (Psalm VIII, 5). „Ich verspreche dir dass ich deine Ratschläge *beachten* werde" oder „er *achtete* immer auf seine Verpflichtungen gegenüber der Familie". All diese Formulierungen spiegeln eine Betonung sorgfältiger Aufmerksamkeit wider, so dass niemand unter den Konsequenzen achtloser Verhaltensweisen zu leiden hat.

Eine zeitgenössische und recht beliebte wissenschaftliche Darstellung von Achtsamkeit beinhaltet Offenheit gegenüber Neuem, Aufmerksamkeit bezüglich Differenzen, Empfindsamkeit für verschiedene Kontexte, Bewusstsein multipler Perspektiven sowie die Orientierung an der Gegenwart (Langer, 1997; Sternberg, 2000). Dieser primär wissenschaftliche Einsatz des Begriffs umfasst das kognitive Bewusstsein und die Einschätzung der Variabilität verschiedener Situationen in den gegenwärtigen Umständen, sowie die praktische und zielgerichtete Entwicklung bestimmter Fertigkeiten, durch die die Wahrnehmung von Unterschieden gewährleistet wird. All die oben genannten Definitionskategorien überlappen sich mit buddhistischer Achtsamkeit jedoch nur insofern, als sie sich an Aspekten des Bewusstseins und/oder des gegenwärtigen Augenblicks orientieren.

Buddhistischen Abhandlungen zu Folge ist Achtsamkeit durch ein gelassenes, nicht-wertendes und kontinuierliches Gewahrsein wahrnehmbarer geistiger Zustände und Prozesse von Augenblick zu Augenblick gekennzeichnet. Dies bedeutet ein anhaltendes, unmittelbares Gewahrsein körperlicher Empfindungen, Wahrnehmungen, Affektzustände, Gedanken und Vorstellungen. Achtsamkeit ist nicht gleichbedeutend mit Nachdenken: Dies bedeutet fortwährende Aufmerksamkeit gegenüber vorübergehenden geistigen Inhalten im gegenwärtigen Augenblick, ohne dabei über die vorübergehenden geistigen Phänomene nachzudenken, diesbezüglich Vergleiche anzustellen oder sie anderweitig zu bewerten. Auf Grund dieser Betonung des direkten Gewahrseins, wobei nur eine minimale Filterung durch Bewertungen oder Analysen stattfindet, wird Achtsamkeit häufig auch als „reine Aufmerksamkeit" gegenüber geistigen Ereignissen und Prozessen beschrieben (Epstein, 1995). Achtsamkeit könnte daher auch als eine Art natürlicher Beobachtung angesehen werden, bzw. genauer gesagt Beobachtung seitens des Teilnehmers (participant-observation), bei der die wahrnehmbaren geistigen Phänomene, die in allen Stadien des wachen Bewusstseins auftreten, zu den Objekten der Beobachtung werden.

Diese gerade angebotene Definition von Achtsamkeit aus einer buddhistischen Perspektive mag für westliche psychologische und kognitiv-verhaltenstherapeutische Interpretationen und eine Integration in dieselben immer noch sehr zugänglich erscheinen. Dennoch ergeben sich bei näherer Betrachtung wichtige Unstimmigkeiten mit einem rein kognitiven Ansatz: Die Entwicklung eines „gelassenen, nicht-wertenden und kontinuierlichen" Gewahrseins mag einfach und nützlich klingen - eine kühle und neutrale Beobachtung der eigenen, für die Wahrnehmung zugänglichen kognitiven Ereignisse und Prozesse. Auf diese Art und Weise aufmerksam zu sein ist jedoch ausgesprochen schwierig und komplex, wie Ihnen jeder bestätigen wird, der versucht hat, solche Fertigkeiten zu entwickeln. Zunächst geht es dabei um die Aufrechterhaltung eines andauernden Gewahrseins, im Gegensatz zum unbewussten Abdriften in Gedanken und Vorstellungsbilder (wobei man sich normalerweise vom gegenwärtigen Augenblick entfernt und sich in die Vergangenheit oder in die Zukunft begibt). Diese Tendenz hängt auch mit den anderen beiden definitionsgemäßen Kennzeichen der Achtsamkeit zusammen, nämlich den „nicht-wertenden" und „gelassenen" Dimensionen. Beide beinhalten eine Herangehensweise, die für unsere Gedankenprozesse im Wachzustand höchst ungewohnt ist, weil wir dabei normalerweise zu starken Wertungen und häufig auch emotionalen Reaktionen neigen, die uns von der Aufrechterhaltung des Bewusstseins wegführen. Genau an dieser Schnittstelle - zwischen dem fortwährenden Bewusstsein von Augenblick zu Augenblick und dem Aussetzen von Bewertungen und emotionaler Reaktivität - setzen die affektiven und ethischen Dimensionen der Achtsamkeit ein.

Eine tiefere Untersuchung der affektiven und ethischen Faktoren bei der achtsamen Aufmerksamkeit würde den Rahmen dieses Kapitels sprengen, aber vielleicht reichen schon ein paar Beispiele aus, um deutlich zu machen wie fortwährende Aufmerksamkeit durch die gleichzeitige Kultivierung ethischen Verhaltens und eines bestimmten affektiven Geisteszustands gefördert und gestärkt werden kann. Durch Aufmerksamkeit gegenüber den eigenen Empfindungen, Gedanken und Emotionen wird normalerweise bei denjenigen, die das Üben achtsamer Aufmerksamkeit nicht gewohnt sind, eine Kaskade von Gedanken, Emotionen und Bewertungen ausgelöst (was übrigens auch bei denjenigen mit Erfahrungen im Üben häufig vorkommt!). Wenn man verhindern will, dass derartige Ablenkungen während des Übens von Achtsamkeit ständig auftreten, ist die Förderung eines bestimmten affektiven Geisteszustandes unerlässlich. In der buddhistischen Psychologie bedeutet dies die Absicht zu kultivieren, Freundlichkeit, Geduld, Toleranz, Sanftmut, Mitgefühl, nicht-Streben, Akzeptanz und Offenheit zu entwickeln (eine gute Beschreibung findet sich in Shapiro & Schwartz, 2000). Den unmittelbaren Fokus dieser bewussten, willkürlichen Geisteshaltung bildet der Prozess der Achtsamkeit selbst – bei dem immer wieder versucht wird, alle Niveaus unangenehmer innerer Erfahrungen zu akzeptieren und ihnen freundlich gegenüberzustehen. Diese Erfahrungen können von Augenblick zu Augenblick auftauchen (z.B. unangenehme körperliche Empfindungen, Gedanken oder Emotionen), oder auch Übergänge bilden (d.h. von einem angenehmen Gefühl der Ruhe zu Erregung, Müdigkeit oder Langeweile), die während des Übens von Achtsamkeit auftreten können. Während sich das Üben von Achtsamkeit langsam entfaltet, verstärkt sich dabei die Fähigkeit, die Konzentration aufrecht zu erhalten und eine freundlichere, tolerantere und offenere Haltung der Erforschung zu entwickeln, wobei eine Art Synergieprozess vonstatten geht.

Entsprechend wird auch ethisches Verhalten für die Entwicklung von Achtsamkeit als unerlässlich angesehen, weil der Einzelne dadurch von der Spannung befreit wird, die durch unethisches Verhalten entsteht. Im Buddhismus umfasst unethisches Verhalten übrigens nur Handlungen, durch die anderen Schaden zugefügt wird (körperlicher Schaden, Verleumdung, Lügen, Diebstahl etc.). In der buddhistischen Psychologie (und in der Erfahrung der meisten Menschen) wird durch unethische Handlungen häufig ein Gefühl der Scham, der Schuld und/oder der emotionalen Unterdrückung geschaffen, das sich mit hoher Wahrscheinlichkeit störend auf die geistige Leistungsfähigkeit auswirkt. Ein solch beunruhigender Zustand wird für die Entwicklung eines ruhigen und konzentrierten Zustandes als hinderlich angesehen, während gerade dieser Zustand eine notwendige Bedingung zur Förderung von Achtsamkeit bildet (z.B. Goldstein, 1993). Wie schon bei der Kultivierung von mehr Sanftmut, Freundlichkeit, Großzügigkeit und Toleranz, geht die buddhistische Psychologie davon aus, dass nicht nur ethisches Verhalten Achtsamkeit verstärkt, sondern umgekehrt auch Achtsamkeit ethisches Verhalten fördert.

Dementsprechend ist diese Auffassung von Achtsamkeit expansiv und inhärent transformativ und stellt, wie vorher bereits erwähnt, das Fundament der MBSR dar. Engere Konzeptionen der Achtsamkeit wurden bisher in der empirischen Literatur nicht berücksichtigt (mit Ausnahme der deutlich unterschiedlichen Operationalisierung von Langer, 1997). Deshalb existieren bis heute auch keine Hinweise darauf, dass eine engere Konzeption als eine effektive behaviorale Intervention funktionieren würde.

Darüber hinaus sollen hier einige Annahmen deutlich gemacht werden, die buddhistischen Konzepten und Vorgehensweisen der Achtsamkeit zugrunde liegen (Buchheld, Grossman & Walach, 2002; Goleman, 1988; Kabat-Zinn, 1993; Nanamoli & Bodhi, 1995):

1. Menschen sind sich im allgemeinen ihrer Erfahrungen von Augenblick zu Augenblick nicht bewusst, und sie operieren häufig im Autopiloten-Modus.
2. Der Mangel an Bewusstsein bezüglich der eigenen geistigen Inhalte und Prozesse bietet einen guten Nährboden für fehlerhafte Wahrnehmungen und Selbsttäuschungen.
3. Wir sind in der Lage dazu, die Fähigkeit zu entwickeln, von Augenblick zu Augenblick ein nicht-wertendes und höchst differenziertes Bewusstsein unserer geistigen Inhalte aufrecht zu erhalten.
4. Die Entwicklung dieser Fähigkeit geht allmählich vonstatten, nimmt langsam zu und erfordert ständiges Üben.

5. Durch das Bewusstsein der Erfahrungen von Augenblick zu Augenblick entsteht ein reichhaltigeres und vitaleres Lebensgefühl, insofern als die Erfahrungen dabei lebhafter werden und unbewusste Reaktivität durch achtsame Anteilnahme ersetzt wird.
6. Durch eine solche beständige, nicht-wertende Beobachtung geistiger Inhalte entsteht langsam ein größerer Wahrheitsgehalt der Wahrnehmungen.
7. Weil eine genauere Wahrnehmungen der eigenen geistigen Reaktionen auf äußere und innere Stimuli erreicht wurde, werden dadurch zusätzliche Informationen gewonnen, die wiederum wirksame Handlungen in der Welt fördern und zu einem stärkeren Gefühl der Kontrolle führen.

Hinsichtlich dieser und weiterer Annahmen sollte jedoch keinesfalls aus den Augen verloren werden, dass die grundsätzlichen Ziele einer Psychotherapie und beim Üben von Achtsamkeit nicht identisch sind. Eine Psychotherapie ist fast immer auf die Überwindung gegenwärtiger Beschwerden hin ausgerichtet. Das primäre Ziel beim Üben von Achtsamkeit besteht dagegen in der Entwicklung von Einsicht und einem besseren geistigen Verständnis aller Erfahrungen, das dadurch erreicht wird dass man von Augenblick zu Augenblick ein nicht-wertendes, höchst differenziertes Gewahrsein kultiviert (Kabat-Zinn, 2003).

Zum Verständnis der Entwicklung von Achtsamkeit

Diskurs über das volle Bewusstsein des Atmens

Einsichtsmeditation und das Üben von Achtsamkeit basieren auf einer uralten Forschungsmethode (In jüngster Zeit wurde dieser Ansatz jedoch auch als zentrale Methode zur Gewinnung phänomenologischen Wissens angesehen; vgl. Depraz, Varela & Vermersch, 2003; Varela, Thompson & Rosch, 1991). Das Kernstück bildet ein systematisches Programm zur persönlichen Entwicklung, welches vor etwa 2.300 Jahren schriftlich niedergelegt wurde. Es könnte hilfreich sein, kurz wichtige Segmente eines bemerkenswerten Textes in dem dieser Ansatz beschrieben wird zu untersuchen und die empirische Untermauerung dieser Methode im Licht aktueller wissenschaftlicher Erkenntnisse zu betrachten. In den meisten Fällen beginnt das Üben von Achtsamkeit mit der Beobachtung der Atmung, und bei der Abhandlung mit dem Titel „Diskurs über das volle Bewusstsein beim Atmen", könnte es sich um die älteste überlieferte detaillierte Anweisung für das Vorgehen bei einer Meditation handeln. Im Folgenden ist eine gekürzte Version dargestellt (in Anlehnung an Nanamoli & Bodhi, 1995):

> Nun, wie wird Achtsamkeit gegenüber dem Ein- und Ausatmen entwickelt und verfolgt, um zu einem vollständigen Bewusstsein des Körpers, der Gefühle, der geistigen Formationen und der Art zu gelangen, wie die Dinge für sich selbst betrachtet sind?
> Fortwährend achtsam, atmet man ein; achtsam atmet man aus.
> Beim langen Einatmen *weiß man: ‚ich atme lang ein'*. Beim langen Ausatmen weiß man: ‚ich atme lang aus'.
> Beim kurzen Einatmen *weiß man: ‚ich atme kurz ein'*. Beim kurzen Ausatmen weiß man: ‚ich atme kurz aus'.
> Man übt sich selbst: *Achtsam für den ganzen Körper,* atme ich ein, atme ich aus.
> Man übt sich selbst: *Achtsam für Empfindungen, Wahrnehmungen und Gefühle,* atme ich ein, atme ich aus.
> Man übt sich selbst: *Achtsam für geistige Formationen,* atme ich ein, atme ich aus.
> Man übt sich selbst: *Achtsam für Wandel und Veränderungen,* atme ich ein, atme ich aus.
> (Anapanasati Sutra, Diskurs über das volle Bewusstsein beim Atmen, circa 500 v. Chr.)

Diesem Diskurs zufolge stellt der Atem sowohl das Vehikel als auch das zentrale Eingangstor dar, durch das Achtsamkeit entwickelt werden kann und Einsichten über das Wesen der inneren und äußeren Prozesse und Ereignisse gewonnen werden können, die für Menschen wahrnehmbar und verständlich sind. In den verschiedenen buddhistischen Schulen werden eine Reihe unterschiedlicher auf Einsicht beruhender Meditationsformen eingesetzt, aber fast alle von ihnen beginnen zumindest mit einem Bewusstsein der körperlichen Empfindungen, die mit der Atmung verbunden sind. Anfängliche Anweisungen lauten häufig, sich dem Atem entweder am unteren Ende der Nasenlöcher oder im Bauch zuzuwenden, ohne dabei bewusst zu versuchen das Atemmuster auf irgendeine Weise zu verändern. Daher liegt der anfängliche Fokus auf der Aufrechterhaltung eines anhaltenden sensorischen Bewusstseins gegenüber der Atmung (z.B. Atemfluss und Tiefe, Häufigkeit und Regelmäßigkeit), einen Atemzug nach dem anderen, über einen Zeitraum hinweg. Während sich die Fähigkeiten und die Konzentration allmählich entwickeln, werden sie weiter ausgearbeitet und ausgedehnt und erstrecken sich schließlich vom Atem selbst auch auf andere körperliche Empfindungen, die mehr oder weniger direkt mit dem körperlichen Prozess des Atmens zusammenhängen. Von dort geht es weiter zu zunehmend komplexeren geistigen Phänomenen, die zunächst grundsätzliche wahrnehmbare Elemente einschließen und dann zu einem Bewusstsein der Emotionen, Gedanken und anderer geistiger Ereignisse und Prozesse (Vorstellungen, Erinnerungen etc.) fortschreiten. Letztendlich geht man davon aus, dass sich durch regelmäßiges und fortwährendes Üben einer solchen inneren teilnehmenden Beobachtung und Erforschung allmählich ein anderes Verständnis für das Selbst, die Welt und das Wesen der Erfahrungen gewinnen lässt; ein Verständnis das unlösbar mit einem stabilen Zustand des Gewahrseins von Augenblick zu Augenblick verbunden ist.

In der buddhistischen Psychologie wird dies nicht einfach nur als Korrekturprozess betrachtet, sondern als transformativer Vorgang, der in einer Veränderung grundsätzlicher Konzepte des Selbst, anderer, der Gesellschaft und natürlicher Phänomene resultiert.

Abbildung 1: *Die systematische Struktur der Achtsamkeit gegenüber dem Atem*

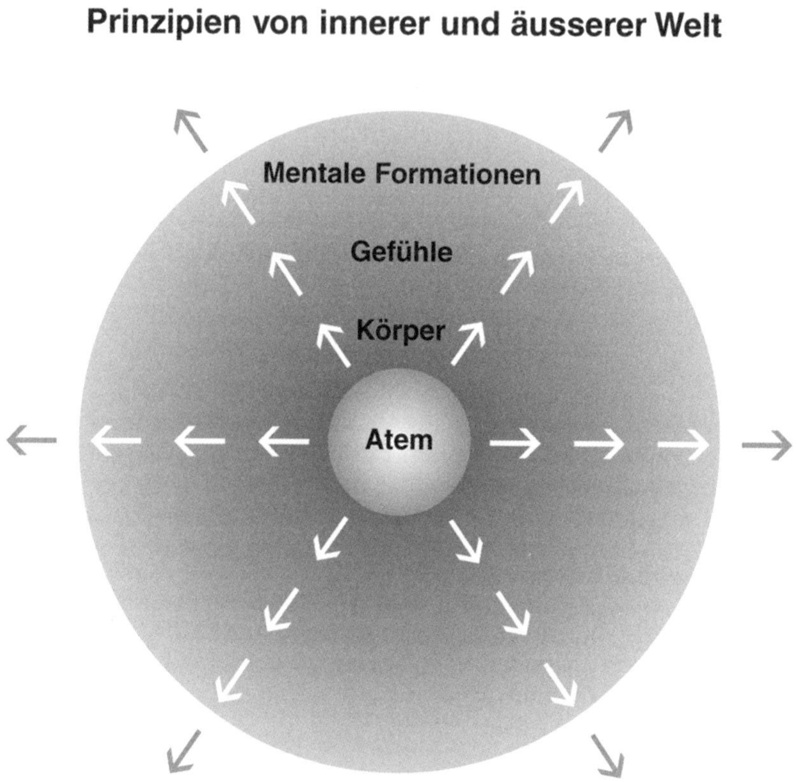

Anmerkung: Die Aufmerksamkeit bewegt sich von den körperlichen Eigenschaften des Atems hin zu anderen körperlichen Empfindungen, Wahrnehmungen, Gefühlen, Emotionen und weiteren geistigen Zuständen, was mutmaßlich zu größerer Einsicht in innere und äußere Erfahrungen führt. Dieses Entwicklungsmodell entspricht den vier Säulen der Achtsamkeit, die im Text beschrieben werden.

Die verschiedenen Stadien, die beim tatsächlichen meditativen Üben durchlaufen werden, folgen hinsichtlich der Länge und der Intensität der Erfahrung häufig einer natürlichen Entwicklung, die mit den vier Säulen der Achtsamkeit, so wie sie in den klassischen Texten beschrieben werden (Mahasatipatana Sutra; Thera, 1962) übereinstimmen. Der Körper; angenehme, unangenehme und neutrale Wahrnehmungen; affektive Zustände und Gedanken; und die Qualitäten von Erfahrungen, die als Unbeständigkeit und nicht-Identifikation mit der normalen Vorstellung des Selbst beschrieben werden könnten (siehe hierzu auch die folgende Diskussion).

Achtsamkeit im Bezug zu einer evolutionsbiologischen Theorie des Bewusstseins

Im „Diskurs über das volle Bewusstsein beim Atmen" wurden die verschiedenen Stadien des Übergangs von einem sensorischen Bewusstsein bis hin zu immer komplexeren geistigen Prozessen skizziert, bei denen der Atem als zentraler Leitfaden oder Anker des Bewusstseins eingesetzt wird. Es könnte daher hilfreich sein, diese Version des erlernten erweiterten Bewusstseins mit einem neurophysiologischen Entwicklungsmodell des Bewusstseins zu vergleichen, das von zwei anerkannten Neurobiologen, Gerald Edelman, dem Nobelpreisträger für Medizin, und seinem Kollegen Guilio Tononi beschrieben wurde (Edelman & Tononi, 2000). Ihrer Theorie zufolge beinhalten die frühesten Dimensionen der bewussten Wahrnehmung, sowohl aus einer evolutionären als auch einer entwicklungspsychologischen Perspektive, bestimmte körperliche Wesensmerkmale. Diese Wesensmerkmale werden primär durch Strukturen im Stammhirn vermittelt, wo körperliche Zustände im Zusammenhang mit äußerlichen und inneren Bedingungen verarbeitet werden, und sie beinhalten propriorezeptive, kinästhetische, somatosensorische sowie weitere sensorische und autonome Komponenten. Den Autoren zufolge drehen sich diese frühesten bewussten Erfahrungen um Körperfunktionen, derer wir uns normalerweise nur vage bewusst sind, die sich jedoch gleichzeitig auf alle Aspekte unseres Wesens auswirken.

Abbildung 2: *Ein schematisches Diagramm der Entwicklung/Evolution des Bewusstseins, abgeleitet von Edelman & Tonino (2000)*

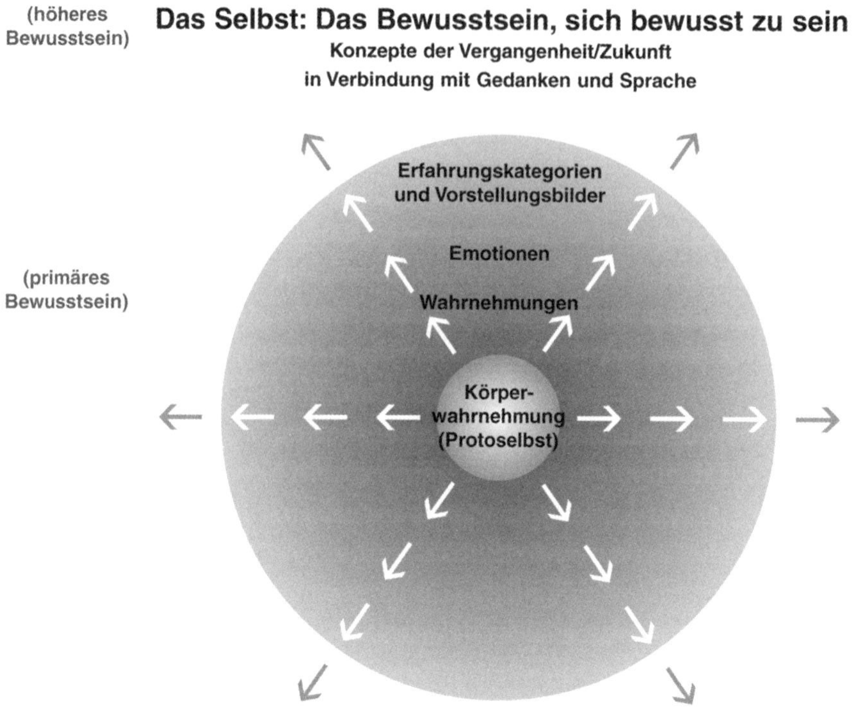

Anmerkung: Die frühesten Bewusstseinsniveaus sind mit dem Körper verbunden und zunehmend höhere Bewusstseinsniveaus kulminieren schließlich in der menschlichen Fähigkeit zu einem komplexen Identitätsgefühl, das mit Hilfe von Sprache und symbolischen Gedanken vermittelt wird. Bitte beachten Sie die Ähnlichkeiten in der Progression des Bewusstseins zwischen diesem neurobiologischen Modell und dem buddhistischen Konzept.

Später kommen dabei auch noch andere Dimensionen der Wahrnehmung und der Emotionen ins Spiel, die sich als biologisch adaptiv erwiesen und zum Überleben der Art beigetragen haben: Eine zunehmend differenzierte Wahrnehmung bietet z.B. eine größere Flexibilität hinsichtlich angemessener Reaktionen auf wichtige umweltbedingte Eventualitäten, und emotionale Aufmerksamkeit dient als zusätzlicher und anschaulicher Wachposten, wobei beide die Stereotypen des Annäherns und Vermeidens ersetzen, die vor dem Auftauchen der Säugetiere vorgeherrscht hatten.

Im nächsten Stadium entwickeln sich nonverbale Erinnerungen, die zur Unterstützung der Vorstellungsbilder dienten und eine Differenzierung in verschiedene Erfahrungskategorien ermöglichten: Dieses letzte Stadium wird als charakteristisch für höhere Säugetiere oder Kinder vor dem Erwerb der Sprache betrachtet. Erst mit der Entwicklung der Sprache und der sprachlichen Fähigkeit mit komplexen Symbolen umzugehen, sprechen Edelman und Tonino vom Beginn der Entwicklung eines höheren menschlichen Bewusstseins:

> Mit dem Auftauchen eines Bewusstseins höherer Ordnung taucht gleichzeitig auch wahre Subjektivität auf, voller narrativer und metaphorischer Kräfte und Konzepte des Selbst sowie der Vergangenheit und der Zukunft, und mit einem ineinander verflochtenen Stoff aus Überzeugungen und Wünschen, die jetzt ausgedrückt werden können. Erst dadurch wird Fiktion möglich gemacht.

Selbstverständlich hat diese neurobiologische Theorie einen spekulativen Charakter, aber sie reflektiert dennoch zeitgenössisches wissenschaftliches Denken über die Entwicklung eines höheren Bewusstseins beim Menschen, ein zunehmend beliebteres Thema in den Neurowissenschaften. Was hier jedoch besonders interessant erscheinen mag, ist wie sehr die systematische Entwicklung der achtsamen Aufmerksamkeit der Evolution des Bewusstseins zu entsprechen scheint. Wie diese beginnt sie mit körperlichen Empfindungen und geht dann zu komplexeren geistigen Zuständen über, um schließlich in einem neuen integrativen Verständnis des Selbst und der Natur zu kulminieren. Der buddhistischen Psychologie zufolge entstehen durch den Mangel an nicht-wertendem Gewahrsein von Augenblick zu Augenblick „Wünsche und Überzeugungen", die bei den Selbsttäuschungen und von uns selbst geschaffenen Fiktionen eine zentrale Position einnehmen. Tatsächlich werden durch die menschlichen Eigenschaften komplexer narrativer Kräfte, Selbstzuschreibungen und Formulierungen der Vergangenheit und der Zukunft dazu Fiktionen geschaffen, die nicht unter dem Einfluss eines nicht-wertenden und differenzierenden Geistes stehen, der seine Basis in achtsamer Aufmerksamkeit hat. Auf der anderen Seite können sich der buddhistischen Theorie zufolge genau diese Fähigkeiten des höheren Bewusstseins - wenn sie in gelassener und nicht-wertender Aufmerksamkeit von Augenblick zu Augenblick zusammengefasst werden - zu einem genaueren Verständnis und Einsicht ins Selbst sowie dessen Beziehungen zur Welt umwandeln.

Sowohl in der wissenschaftlichen Literatur zum „Bewusstsein" als auch in Abhandlungen der buddhistischen Psychologie wird die menschliche Fähigkeit zu einem höheren Bewusstsein anerkannt. Ein wichtiger Unterschied zwischen diesen beiden Disziplinen besteht jedoch darin, dass die an den Neurowissenschaften orientierte Literatur nicht zwischen der Fähigkeit zur bewussten Erfahrung und dem Akt der bewussten Aufmerksamkeit unterscheidet. Es wird also implizit oder explizit angenommen, dass Menschen zu jeder Zeit bewusste, aufmerksame Wesen sind, und es wird kaum oder nicht ernsthaft erörtert, welche Variationen es im normalen Spektrum der bewussten Aufmerksamkeit gibt oder wie man diese bewusste Aufmerksamkeit verbessern könnte. Die buddhistische Herangehensweise an bewusste Aufmerksamkeit - eine welche die meisten von uns anhand unserer eigenen persönlichen Erfahrungen leicht verifizieren können - lautet dass Menschen zwar grundsätzlich durchaus die Fähigkeit besitzen, ihre bewusste Aufmerksamkeit gegenüber geistigen Zuständen und äußeren Erfahrungen im gegenwärtigen Augenblick aufrechtzuerhalten, aber dass diese Fähigkeit nur schwach entwickelt ist und selten zum Einsatz kommt, d.h. wir operieren häufig im „Autopilot", und dies kann bis hin zur Vernachlässigung unserer unmittelbaren Erfahrungen gehen. Wir können so in unsere Gedanken und Grübeleien versenkt sein, die sich primär auf die Vergangenheit oder die Zukunft beziehen, dass wir die Gegenwart gar nicht reflektieren. Genau dieser Mangel an Bewusstsein wird im Buddhismus als die Quelle des „ineinander verflochtenen Stoffs aus Wünschen, Überzeugungen und Fiktionen" betrachtet, der von Edelman und Tononi mit dem höheren Bewusstsein assoziiert wird. Buddhistischem Gedankengut zufolge, kann nur die Kultivierung einer besseren achtsamen Aufmerksamkeit zu unverfälschteren Wahrnehmungen des Selbst und der Welt führen. Folglich kann dies nur durch das Üben von Aufmerksamkeit vom frühesten Entwicklungs-/Evolutionsniveau an erreicht werden, und die dabei eingesetzte Methode ist die systematische Entwicklung der vier Säulen der Achtsamkeit (Abbildung 1). Mit dem Atem als dem Objekt für die achtsame Aufmerksamkeit zu beginnen könnte daher ein besonders vielversprechender Ansatz sein.

Achtsamkeit: mit dem Atem beginnen

Wie bereits erwähnt kommt dem Atem bei den einsichtsorientierten Meditationsformen, sowie bei anderen östlichen Disziplinen, die sich mit Veränderungen des Bewusstseins befassen, eine besondere Funktion zu. Aus einer psychologischen Perspektive betrachtet gibt es viele Gründe, weshalb Atemprozesse einen idealen Ausgangspunkt für die Praxis der Entwicklung achtsamer Aufmerksamkeit bilden könnten. Zunächst und vielleicht am offensichtlichsten handelt es sich bei der Atmung um die einzige fortwährende und lebensnotwendige physiologische Funktion, die in allen möglichen Situationen und Zeitpunkten für die Wahrnehmung zugänglich ist, bis sie schließlich durch den Tod ausgelöscht wird. Der Vorgang des Atmens steht all unseren Sinnen zur Verfügung – berührend, schmeckend, riechend, hörend, sehend, propriorezptiv, kinästhetisch und interozeptiv. Darüber hinaus stellt der Atem, weil er für das Leben selbst so unerlässlich ist und dennoch normalerweise vom Atmenden nicht wahrgenommen wird, ein faszinierendes Objekt für die Aufmerksamkeit dar – er ist immer vorhanden, trägt das Leben in sich, wird selten beachtet, hat jedoch das Potenzial, das Bewusstsein mit Strömen sensorischer Informationen zu überfluten.

Die Lungen sind das größte Organ unseres Körpers und fungieren als kontinuierliche Pumpen während der Atemphasen des Ein- und Ausatmens. Das bedeutet auch, dass es sich beim Atmungssystem um den mächtigsten physiologischen Oszillator in unserer Brust handelt. Entsprechend den physikalischen Eigenschaften starker Oszillatoren, beeinflusst der Rhythmus der Lungen auch schwächere rhythmisch oszillierende physiologische Systeme, wie z.B. den Herzschlag, den Blutdruck und die Aktivitäten des Zentralnervensystems (Grossman, 1983). Wenn man seine Aufmerksamkeit dem Atem zuwendet, bedeutet das daher auch, eine mächtige physikalische Resonanzkraft im Körper zu beobachten, die sich direkt oder indirekt auf andere lebensnotwendige Prozesse auswirkt.

Die Atmung wird jedoch nicht nur durch den sensorischen Fluss und ihre Oszillationskraft zu einem wertvollen Objekt unserer Aufmerksamkeit, sondern sie eignet sich auf Grund des Musters und der Frequenz mit der wir atmen zudem besonders für die Wahrnehmungsfähigkeit der menschlichen Aufmerksamkeit. Das Atemmuster bleibt von einem Atemzug zum anderen nicht konstant, sondern verändert sich in Abhängigkeit von den inneren und äußeren Bedingungen entweder subtil oder erheblich, und befriedigt daher unsere natürliche Tendenz von neuem Erfahrungen angezogen zu sein. Zudem sind Menschen in der Lage, sensorische Stimuli in einer Frequenz von mindestens 20–30 Hz (d.h., 20–30 Stimuli pro Sekunde) zu verarbeiten. Hinsichtlich des Atemzyklus lassen sich alle signifikanten Informationen innerhalb des Spektrums dieser Wahrnehmungsfähigkeit erfassen. Tatsächlich kommt es bei physiologischen Studien über die Atmung sehr selten vor, dass die Wellenform der Atmung bei Frequenzen über 30 Hz digital erfasst oder aufgezeichnet wird, weil diese Frequenz bereits genügend Messpunkte liefert, anhand derer alle für wissenschaftliche Zwecke wichtigen Dimensionen des Atemmusters verfolgt werden können. Betrachten Sie dagegen einmal das Elektrokardiogramm (EKG), mit dem die elektrische Aktivität des Herzens aufgezeichnet wird. Der Herzzyklus geht im Allgemeinen mit etwa der 4-fachen Frequenz vonstatten als beim Atemmuster (d.h. mit ca. 70 Schlägen pro Minute im Vergleich zu ca. 15 Atemzügen pro Minute). Dazu kommt, dass ein EKG einen Komplex verschiedener während eines einzelnen Herzschlages auftretender Wellenformen bildet, im Gegensatz zu der einzigen, im Prinzip sinusförmigen Wellenform, die einen Atemzug kennzeichnet. Zur genauen Darstellung aller herzbedingten Ereignisse sind in jeder Millisekunde Informationen erforderlich (1000 Hz im Vergleich zu 30 Hz). Selbst wenn wir alle herzbezogenen Ereignisse direkt spüren könnten - was wir im Allgemeinen nicht können - würden wir dabei immer noch viele relevante Informationen verpassen.

Achtsame Aufmerksamkeit gegenüber der Atmung hat jedoch noch weitere Dimensionen, die hier zwar relevant sind, unter Umständen jedoch nicht so offensichtlich sein mögen. Das Atmungssystem ist einzigartig, weil es entweder fast vollständig unter bewusster Kontrolle funktionieren kann, oder auch komplett unter unbewusster Kontrolle (z.B. Phillipson, McClean, Sullivan & Zamel, 1978). Ein komatöser Patient, bei dem nur der ursprünglichste Teil des Gehirns, nämlich das Stammhirn, funktioniert, ist häufig dennoch in der Lage ohne mechanische Hilfe zu atmen und dadurch das wichtigste Ziel der Atmung zu erreichen, nämlich den Austausch lebenswichtiger Gase (Sauerstoff und Kohlendioxyd) zwischen den Lungen und der Atmosphäre. Auf der anderen Seite sind Menschen im Wachzustand in der Lage, enorme bewusste, willentliche Kontrolle über ihre Atmung auszuüben. Tatsächlich wurden bestimmte cerebrale und im Mittelhirn angesiedelte Areale identifiziert, die während der bewussten Veränderung von Atemmustern ins Spiel kommen. Als Kinder mussten wir ja tatsächlich lernen, unsere Atemmuster im Alltagsleben an diverse Verhaltensaktivitäten anzupassen (z.B. sprechen, essen und singen), und experimentelle Lernstudien weisen darauf hin, wie einfach es ist, Atemparameter zu konditionieren (Van den Bergh, Stegen & Van de Woestijne, 1997). Die Atmung liegt daher genau an der Schnittstelle zwischen bewussten und unbewussten Erfahrungen, willentlichen und unwillkürlichen Verhaltensweisen. Bei der Entwicklung von Achtsamkeit gegenüber dem Atem sollte unsere Aufmerksamkeit für diesen Schnittpunkt zwischen dem Kontrollierbaren und Unkontrollierbaren, zwischen bewussten und unbewussten körperlichen Prozessen, geweckt werden. Zusätzlich dazu können wir Einsichten in die gewohnheitsbedingten Muster der Atmung bekommen, die wir im Laufe unseres Lebens erworben haben und die vielleicht eines der wichtigsten Beispiele für unser Funktionieren im „Autopilot“ ist. Achtsame Aufmerksamkeit gegenüber der Atmung kann uns zudem mit Informationen über eventuell bei uns vorhandene Tendenzen versorgen, bewusste Kontrolle über einen physiologischen Prozess auszuüben, der unter den meisten Umständen auch gut ohne diese zurechtkommt.

Im „Diskurs über das volle Bewusstsein beim Atmen" wird der Atem zudem zur Bewusstmachung von Prozessen eingesetzt, die weit über die körperlichen Empfindungen bei der Atmung hinausgehen. Auch hier eignet sich der Atem für diesen Zweck hervorragend, weil das Atemmuster besonders empfindlich auf emotionale Zustände und Aktivitäten auf der Verhaltensebene reagiert (Boiten, 1998; Grossman & Wientjes, 2001). Emotionen wie Angst, Wut, Nervosität und Zufriedenheit sind alle mit bestimmten Atemmustern verbunden, genauso wie verschiedene geistige Prozesse wie z.B. Problemlösen oder Kopfrechnen. Das Atemmuster reagiert sogar auf verschiedene Stadien des Schlafes (Guilleminault et al., 2001). Wenn man seine Aufmerksamkeit von Augenblick zu Augenblick auf den Atem richtet und dies eine Zeitlang und durch verschiedene emotionale Zustände hindurch fortsetzt, beginnt man Beziehungen zwischen der Physiologie und geistigen Prozessen zu erkennen und kann den Atem dann als Vehikel zur Erforschung dieser Emotionen bzw. weiterer geistiger Zustände einsetzen.

Auf sehr konkrete Art ermöglicht uns die Einbeziehung des Atems in unsere Aufmerksamkeit von Augenblick zu Augenblick etwas, das uns kein anderer Prozess bieten kann: die Gewinnung von praktischen und persönlichen Einsichten in die Interaktionen zwischen Geist und Körper unter verschiedenen Bedingungen der Ruhe und der Aktivität. Die Atmung ist das einzige physiologische System mit einem beständig wahrnehmbaren Output, der mit geistigen Zuständen verbunden werden und in direkte, unmittelbare Erfahrungen mit einbezogen werden kann. In der gegenwärtigen, „wissenschaftsorientierten" Ära verlassen wir uns häufig sogar auf nomothetische, normative Daten um unsere eigene innere Funktionsweise zu verstehen. Genau wegen dieser normativen Eigenschaften sind solche Informationen jedoch häufig mit Fehlern behaftet, wenn es um Beziehungen innerhalb der Person geht und wenn Vorurteile bestehen, wie eigene Muster des individuellen Funktionierens im Hinblick auf die statistisch „durchschnittliche" Reaktion interpretiert werden sollen. Unsere eigenen charakteristischen Reaktionen und psychophysiologischen Beziehungen weichen aller Wahrscheinlichkeit nach von solchen durchschnittlichen Tendenzen ab. Die achtsame Aufmerksamkeit gegenüber dem Atem bietet in diesem Sinne eine introspektive Methode persönlicher psychophysiologischer Beziehungen, die den nomothetischen, normativen Ansatz ersetzen kann, von dem wir normalerweise ausgehen um unsere eigenen Beziehungen zwischen Körper und Geist zu verstehen.

Schließlich sollte in Bezug auf den Einsatz des Atems bei der Achtsamkeit noch bemerkt werden, dass allein durch den Akt der Aufmerksamkeit gegenüber dem Atem sich die Atmung verlangsamt und vertieft - selbst wenn man sich dabei nicht bewusst bemüht, das Atemmuster zu beeinflussen (Western & Patrick, 1988). Durch diese langsamere, tiefere Atmung wird ein stärkeres Gefühl der Ruhe ausgelöst, wodurch wiederum aller Wahrscheinlichkeit nach ein konzentrierteres und Gewahrsein von Augenblick zu Augenblick gefördert wird (siehe Grossman, 1983).

All diese Aspekte des Atems - seine Zugänglichkeit, seine physiologische Einzigartigkeit in Bezug auf die Kontrollmechanismen und deren enge Zusammenhänge mit höheren geistigen Prozessen - bieten ein besonderes Objekt für unsere Aufmerksamkeit, das optimal dafür geeignet ist, ein besseres Verständnis und Einsichten darüber zu entwickeln, wie der Körper und der Geist unlösbar miteinander verbunden sind. Auch wenn bei vielen Methoden einsichtsorintierter Meditation der Fokus auf den Atem nur in der Anfangsphase eingesetzt wird, um Konzentration und die Fähigkeit zu entwickeln, seine Aufmerksamkeit auf ein einziges Objekt des Gewahrseins zu richten, bildet die Achtsamkeit gegenüber dem Atem trotzdem auch für sich selbst genommen eine vollständige Methode des Übens (Rosenberg, 1998). Darüber hinaus nimmt die Aufmerksamkeit gegenüber dem Atem eine wichtige und fortwährende Position im MBSR-Programm ein, das später noch betrachtet werden soll (Kabat-Zinn, 1990; und Kapitel 21).

Der buddhistische Ansatz der Achtsamkeit im Vergleich zu westlichen Verhaltenswissenschaften: einige wesentliche Unterschiede

Vor mehr als zwanzig Jahren wurde von Roger Walsh ein Artikel im *American Journal of Psychiatry* veröffentlicht (Walsh, 1980), in welchem auf wichtige Unterschiede zwischen dem vorherrschenden Paradigma der Verhaltenswissenschaften und dem hingewiesen wurde, was er als das Paradigma der „Bewusstseinsdisziplinen" bezeichnete, einem Ansatz, bei dem es um systematische Veränderungen in verschiedenen Stadien des Bewusstseins geht. In diesem klassischen Artikel traf Walsh eine Reihe von Unterscheidungen, die noch ein Vierteljahrhundert später höchste Relevanz besitzen und für Therapeuten und Forscher, die erwägen einige Aspekte der Achtsamkeit in klinische Interventionen einzubeziehen, sehr wertvoll sein können. Das Üben von Achtsamkeit passt gut zu Walshs Konzeptionalisierung der „Bewusstseinsdisziplinen" und verdient im Folgenden eine besondere Erwähnung, wobei ich seine Vorstellungen mit einigen meiner eigenen zusammenführen werde (viele entsprechende Quellen finden sich im Artikel von Walsh). Die Vorstellung einer „Bewusstseinsdisziplin" wird im Folgenden anhand von Erklärungen und Beispielen näher erläutert.

Praktische Erfahrungen im Gegensatz zu intellektuellem Wissen

Dass das Üben von Achtsamkeit eine radikale Abkehr von westlichen psychologischen und behavioralen Ansätzen darstellt, ist vielleicht schon aus der vorhergehenden Darstellung klar geworden. Dennoch ist es sinnvoll, solche Unterschiede so exakt wie möglich hervorzuheben, vor allem für diejenigen klinischen Anwender und Wissenschaftler, die sich für die Anwendung von Achtsamkeitsübungen bei Klienten und Patientengruppen interessieren.

Die möglicherweise wichtigsten Unterschiede zwischen Ansätzen aus einer professionellen und klinischen Perspektive haben vielleicht mit der Rolle der praktischen Erfahrung im Gegensatz zu rein intellektuellem Wissen zu tun. Die buddhistische Herangehensweise an Achtsamkeit gründet sich auf dem intensiven, persönlichen und andauernden Üben der Achtsamkeitsmeditation. Man geht davon aus, dass sich aus einer solchen individuellen Erforschung und Hinterfragung einzigartiges Wissen gewinnen lässt. Diese Art von Wissen wird jedoch als etwas angesehen, das sich grundsätzlich von intellektuellem oder theoretischem Erlernen einer Strategie unterscheidet und durch dieses auch nicht zu ersetzen ist.

Die direkteste Schlussfolgerung aus dieser Prämisse lautet, dass Therapeuten, die sich für Achtsamkeit als klinische Intervention interessieren, als Voraussetzung dafür, anderen zur Entwicklung achtsamer Aufmerksamkeit zu verhelfen, selbst über beträchtliche und längerfristige Erfahrungen mit Achtsamkeit verfügen müssen (Kabat-Zinn, 2003; Segal & Williams, 2002). Daher wird das Erlernen von Achtsamkeit als etwas betrachtet, das wichtige transformative Eigenschaften in sich trägt, die einer intellektuellen Analyse nicht vollständig zugänglich sind (Teasdale et al., 2001). Dabei wird davon ausgegangen, dass sich z.B. das fundamentale Konzept des „Selbst" als Folge des Übens von Achtsamkeit grundlegend verändert. Eine derartige Veränderung kann nicht außerhalb der eigenen Erfahrung verstanden werden, weshalb es auch unmöglich ist Achtsamkeit zu vermitteln, ohne diese selbst zu praktizieren. Die „Einsicht" bei der einsichtsorientierten Meditation leitet sich aus der teilnehmenden-beobachtenden (participant-observational) Aufmerksamkeit gegenüber den eigenen geistigen Zuständen und Ereignissen her. Sie kann nicht mit anderen Mitteln erreicht werden, wie z.B. rein theoretische Aneignung und Analyse der entsprechenden Strategien oder der mutmaßlichen Wirkungen, die durch achtsame Aufmerksamkeit entstehen können. Die Unterstützung dieses Prozesses beispielsweise bei Teilnehmern an einem MBSR-Programm erfordert ein entsprechendes Engagement im Üben von Achtsamkeit seitens der Teilnehmer *sowie* des Kursleiters.

Eine solche Betonung ausführlicher introspektiver Erfahrung unterscheidet sich erheblich von den meisten westlichen Ansätzen in der

Psychotherapie, bei denen die Selbsterfahrung des Therapeuten hinsichtlich der eingesetzten psychotherapeutischen Methoden und Interventionen nur begrenzt oder auch überhaupt nicht wertgeschätzt wird (eine Ausnahme bildet diesbezüglich die Psychoanalyse). Eine therapeutische Ausbildung umfasst normalerweise eine intensive Analyse psychotherapeutischer Fertigkeiten und Vorgehensweisen hinsichtlich ihres psychologischen und verhaltensbezogenen Nutzens. Persönliche Erfahrungen, die mit der Anwendung der Methoden seitens des Therapeuten selbst verbunden sind, spielen im Allgemeinen keine Rolle. Darüber hinaus zielen die meisten psychotherapeutischen Interventionen darauf ab, bestimmte Verhaltensweisen oder Kognitionen in einer zuvor operationalisierten Weise und Richtung zu modifizieren – und nicht auf die Umwandlung von Einstellungen, Denkweisen und Erfahrungen in radikal neue Strukturen, die multiple Formen annehmen können und bei denen das Ergebnis offen bleibt.

Das Wesen der untersuchten Phänomene

In westlichen behavioralen Ansätzen liegt die grundsätzliche Betonung häufig auf quantifizierbaren, verifizierbaren und statistisch validen Merkmalen bezüglich der Funktionsfähigkeit auf der psychologischen und der Verhaltensebene, d.h. auf messbaren Reaktionen im Verhalten, auf Skalen oder in strukturierten klinischen Interviews. Solche Daten dienen dann zur Klassifizierung normaler und dysfunktionaler psychologischer Zustände und Persönlichkeitsmerkmale, häufig mit dem Ziel die Verhaltensstörung zu behandeln oder das Verhalten von anderen zu modifizieren. Die Befürworter der buddhistischen Achtsamkeit und anderer Bewusstseinsdisziplinen dagegen gehen davon aus, dass die normalen Funktionsweisen selbst suboptimal sind; im Allgemeinen wird dabei nicht zwischen normalen und psychopathologischen Formen unterschieden. In der buddhistischen Psychologie ist der normale Alltagszustand des Bewusstseins ein illusionärer, bei dem das Individuum sich in einem Zustand unterhalb des vollständigen Wachzustands befindet. Entsprechend wird in der buddhistischen Psychologie auch erklärt, dass es möglich sei, Bewusstseinszustände und Einsichten in das Wesen des Geistes und der Realität zu erhalten, die weit über die von der Mehrheit der westlichen psychologischen Ansätze postulierten hinausgeht. Darüber hinaus handelt es sich bei Achtsamkeit um einen Ansatz für ein Verständnis bewusster Erfahrungen, der ohne festgesetzte Klassifizierung auskommt. Dabei geht es nicht primär um Quantifizierung, Kategorisierung, Verständnis oder Modifikation der psychologischen Funktionsweise anderer Menschen, sondern darum, in sich selbst Bewusstseinszustände zu entwickeln, die mit größerer Aufmerksamkeit und tieferen Einsichten in die Arbeitsweise des Geistes und aller natürlichen für das menschliche Verständnis zugänglichen Prozesse zusammenhängen. Folglich ist die grundsätzliche „Währung" der Achtsamkeit auch das Bewusstsein und dessen zahlreiche Variationen oder Zustände. Diejenigen Klassifikationssysteme, die in der buddhistischen Psychologie auftauchen, versuchen derartige geistige Zustände und Prozesse zu klären und sind tatsächlich sehr ausgefeilt, wenn man sie mit den relativ jungen mentalistischen Konzepten der kognitiven Verhaltenstherapie vergleicht (Goleman, 1988).

Im Gegensatz dazu finden Bewusstseinszustände in den traditionellen westlichen Wissenschaften kaum ernsthafte Beachtung, wobei es jedoch einige Ausnahmen gibt (z.B. James, 1958). Tatsächlich scheint sogar das gesamte Konzept eines „Bewusstseinszustands" im Mainstream der westlichen Psychologie zu fehlen. Psychologen sprechen zwar von „Zuständen" und „Persönlichkeitseigenschaften", aber diese sind normalerweise auf bestimmte affektive Dimensionen begrenzt (z.B. „state anxiety" vs. „trait anxiety" etc.), anstatt ein breites Spektrum gleichzeitig auftretender emotionaler, kognitiver, sozialer und physiologischer Aspekte zu erfassen, durch deren Zusammenwirken ein bestimmter Bewusstseinszustand hervorgerufen und dargestellt wird. Dabei könnte es sich um eine Konsequenz der wissenschaftlichen Ausrichtung auf einzelne und fest umrissene psychologische Kategorien handeln, eine Art des Verhaltensreduktionismus.

Obwohl manchmal auf Schlafzustände, Rauschzustände oder pathologische Bewusstseinszustände eingegangen wird, scheint die einzig andere Option der „normale Wachzustand" zu sein. In Wirklichkeit gibt es jedoch zahlreiche Bewusstseinszustände im Schlaf, die sich durch das EEG und andere physiologische und Verhaltensmessungen in Polysomnographiestudien erfassen lassen, aber diese Klassifikationen hören auf, sobald die entsprechende Person aufwacht (es gibt jedoch eine einfache Kategorie des „Wachseins"). Hier fängt die buddhistische Psychologie jedoch erst an. Vielleicht erforschen westliche Psychophysiologen gelegentlich auch Variationen in der psychologischen und physiologischen Funktionsweise unter verschiedenen physiologischen Bedingungen (selbst sehr subtile wie eine Haltungsveränderung vom Liegen zum Sitzen (Sloan et al., 1995); aber diese Unterschiede werden nicht hinsichtlich ihrer erkennbaren Variationen im „Bewusstseinszustand" konzeptionalisiert, obwohl die entsprechenden physiologischen, psychologischen und sozialen Aktivitäten und Verhaltensweisen sich auffallend voneinander unterscheiden - selbst von einer Haltung zur anderen.

Genau um solche mehr oder weniger subtilen Veränderungen geht es jedoch bei der Achtsamkeit, den fortwährenden und häufig nicht geordneten Strom des menschlichen Bewusstseins in seinen vielen verschiedenen wahrnehmbaren Formen. In der westlichen Psychologie wird jedoch das Konzept der „Bewusstseinszustände" und Ansätze wie Achtsamkeit größtenteils mit Skepsis und Verachtung betrachtet: Wenn in den herkömmlichen Verhaltenswissenschaften keine klare Vorstellung über Bewusstseinszustände herrscht und es keine Tradition der Ausbildung bewusster Aufmerksamkeit gibt, dann muss auch das Ideal eines höheren Bewusstseinszustands und dessen Entwicklung - welche in der buddhistischen Psychologie so zentral sind - lächerlich und ohne Grundlagen erscheinen. Auf der anderen Seite machen in den Bewusstseinsdisziplinen die persönlichen Erfahrungen der verschiedenen Bewusstseinszustände ihre Validität zur einer Selbstverständlichkeit.

Die Persönlichkeit, das Ich und das Selbst

Das Konzept eines stabilen Ichs, einer Persönlichkeit oder eines Selbst ist in der westlichen psychologischen Theorie und deren Anwendung allgegenwärtig. Die Vorstellung eines relativ beständigen und kohärenten Grundstocks psychologischer Merkmale durch die sich ein Mensch auszeichnet bildet tatsächlich eine der Grundsäulen der westlichen Psychologie, obwohl das Konzept der Stabilität der Persönlichkeit im Laufe der Zeit in der psychologischen Literatur immer wieder in Frage gestellt und modifiziert wurde (Mischel, 2004; Roberts & DelVeccio, 2000). In den Verhaltenswissenschaften könnte jedoch gerade diese zentrale Rolle, welche die stabile individuelle Veranlagung spielt, dazu führen dass ein „Bewusstseinszustand" zu einer unhaltbaren oder zumindest unbequemen Vorstellung wird: Wenn Bewusstseinszustände transformativen Charakter haben, dann sind auch Veranlagungen bezüglich bestimmter Verhaltensweisen nicht stabil und können sich verändern, wenn es zu Veränderungen des Bewusstseins kommt. Dadurch wird offensichtlich die Vorstellung in Frage gestellt, dass es eine starre Persönlichkeit gibt. Tatsächlich weisen auch neuere Forschungen darauf hin, dass selbst bei kurzfristigen Test-Retest-Korrelationen von Persönlichkeitstests - eine wichtige Maßeinheit für deren Stabilität - selten hohe Stabilitätsniveaus gemessen werden, sondern die Koeffizienten normalerweise bei .55 oder weniger liegen (diese erklären nur 30 % oder weniger der Varianz bei den Persönlichkeitseigenschaften, sogar über ein bis zwei Jahre betrachtet (Roberts & DelVecchio, 2000). Über mehrere Jahre hinweg betrachtet liegen die Stabilitätskoeffizienten sogar noch wesentlich niedriger. Die direkten Beweise für die Konstanz der Persönlichkeitsstruktur sind daher recht begrenzt. Darüber hinaus scheint die Konsistenz der Messungen der Persönlichkeit und des Selbstkonzeptes durch eine Reihe sich häufig ändernder Faktoren beeinflusst zu werden. Neben genetischen Einflüssen (die sich übrigens im Laufe der Zeit ebenfalls verändern können) kommen Umweltfaktoren, Transaktionen zwischen Person und Umgebung sowie Interaktionen zwischen Vererbung, Person und Umgebung hinzu.

In der buddhistischen Psychologie dagegen wird die Vorstellung eines klar abgegrenzten, größtenteils unveränderlichen Selbst oder eines individuellen Identitätsgefühls als eine Illusion betrachtet, die von einem Geist hervorgerufen wird, der nicht darin geübt ist, von Augenblick zu Augenblick nicht-wertende, achtsame Aufmerksamkeit walten zu lassen. In der buddhistischen Psychologie wird das herkömmliche Selbstkonzept lediglich als ein lose zusammenhängendes Bündel vergänglicher körperlicher und geistiger Elemente betrachtet, einschließlich des Körpers selbst sowie der Empfindungen, Wahrnehmungen, Gedanken und anderer geistiger Zustände, die in unser Bewusstsein dringen (Goldstein, 1993; Rosenberg, 1998). Buddhistischem Gedankengut zufolge halten wir an dem illusorischen Gefühl einer beständigen Identität fest, das von Wünschen und Aversionen motiviert ist und sich aus unserer Unfähigkeit herleitet, ein achtsames Gewahrsein aufrechtzuerhalten. Wenn man die Aufmerksamkeit jedoch auf die Erfahrungen des gegenwärtigen Augenblicks lenkt, wird einem klar wie unbeständig und veränderlich all die Eigenschaften sind, die wir als unser „Selbst" ansehen: Im Laufe der Zeit verändern sich unsere Körper in ihrer Erscheinung und ihrem tatsächlichen physischen Struktur, und auch unsere Empfindungen, Wahrnehmungen und Gedanken befinden sich in einem ständigen Fluss. Innerhalb einer solchen Betrachtungsweise scheint daher ein starres Selbstgefühl tatsächlich schwer zu rechtfertigen zu sein. Buddhistischem Gedankengut zufolge kann man nur durch systematisches und kontinuierliches Üben von achtsamer Aufmerksamkeit zu der Einsicht gelangen, dass die tatsächlichen Erfahrungen aus allen möglichen veränderlichen geistigen Zuständen und körperlichen Empfindungen bestehen, und dass unser normales Selbstkonzept sowohl bei der Definition intrinsischer Eigenschaften als auch bei deren Festlegung in Zeit und Raum fälschlicherweise begrenzt ist.

In der Summe konzentriert sich die buddhistische Psychologie somit auf die Prozesse und Veränderungen der bewussten Aufmerksamkeit und betrachtet eine konstante Persönlichkeit bzw. Selbst in den meisten Fällen als leere Vorstellung. In der westlichen Psychologie wird andererseits die Bedeutung andauernder psychologischer Persönlichkeitsmerkmale sowohl in praktischer als auch in theoretischer Hinsicht (z.B. in Psychotherapie und Persönlichkeitstheorie) betont, und „Bewusstseinszustände" werden als Erklärungsprinzip, das zumindest teilweise die Wechselfälle bei Persönlichkeitsmerkmalen begründen könnte, im Allgemeinen nicht beachtet. Offensichtlich sollten diese widersprüchlichen Standpunkte jedoch berücksichtigt werden, wenn Achtsamkeit als klinische Intervention von Therapeuten eingesetzt werden soll, die primär im verhaltenstherapeutischen Paradigma ausgebildet wurden.

Die meisten Theorien der westlichen Psychologie und deren therapeutische Anwendung zielen konsequent auf die Stärkung des Ichs, die Verbesserung des Selbstwertgefühls oder „das Einfordern der eigenen Bedürfnisse". Die Ziele sind dabei häufig sehr spezifisch (erfolgreiche Behandlung von Depressionen, Ängsten, Borderline-Syndrom, Trauma etc.) und ihrem Wesen nach individueller Natur – mein Problem, meine Störung, meine Unzufriedenheit. In der buddhistischen Psychologie fällt diese individuelle Dimension jedoch weg, und die Ziele bei den Meditationsübungen haben einen universelleren und nicht primär psychotherapeutischen Charakter. Die entsprechenden Eigenschaften werden normalerweise mit Begriffen umschrieben wie Erwachen, eine zutreffende Wahrnehmung entwickeln, sich seiner Erfahrungen vollständiger bewusst werden, und sich von den Bindungen an Wünsche und Aversionen zu befreien. In der buddhistischen Psychologie wird nicht zwischen depressiven, ängstlich-neurotischen und „normalen" Menschen unterschieden, sondern man geht davon aus, dass der durch die buddhistische Meditationspraxis in Gang gesetzte Entwicklungsprozess universell zur Verfügung steht und dabei im Allgemeinen einem gemeinsamen Weg folgt, auch wenn es dabei zeitweise Unterschiede geben mag. Tatsächlich ist dabei die Einsicht selbst das Ziel, anstatt ein Problem beheben zu wollen oder sich um seine persönliche Zufriedenheit zu kümmern, wie dieser Ausdruck häufig verstanden wird.

Dennoch sind an dieser Stelle auch einige Warnhinweise angebracht: Um die Diskussion zu verkürzen, habe ich vielleicht ein zu einfaches Bild der Unterschiede zwischen dem Paradigma der Verhaltenswissenschaften und dem buddhistischen gezeichnet. Selbstverständlich gibt es zwischen den beiden auch offensichtliche Gemeinsamkeiten und nicht nur Unterschiede. Dennoch kann die Darstellung der Unterschiede zwischen den beiden Ansätzen vielleicht Psychologen und Therapeuten behilflich sein, wenn diese den Einsatz von Achtsamkeit als klinische Intervention erwägen. Ein Überblick über einige dieser Unterschiede ist in Tabelle 1 dargestellt.

Darüber hinaus sollte noch erwähnt werden, dass die buddhistische Psychologie keineswegs monolithisch ist und ich bestimmte buddhistische Konzepte vielleicht auf eine Art interpretiert habe, die für eine weitere Diskussion offen ist.

Dennoch hat die vorhergehende Erörterung der Achtsamkeit hoffentlich einige der impliziten und expliziten Annahmen der MBSR erhellen können. Bei der Interpretation der wissenschaftlichen Ergebnisse (vgl. das Kapitel von Grossman et al., in diesem Band) könnte die Überlegung von besonderer Bedeutung sein, dass MBSR und das Üben von Achtsamkeit nicht darauf ausgerichtet sind den einzelnen von seinen gegenwärtigen Beschwerden zu heilen (obwohl dies in manchen Fällen durchaus vorkommen kann), oder eine Art Entspannungsreaktion hervorzurufen, die sich auf alltägliche Aktivitäten übertragen lässt. Tatsächlich kommt dabei der Behandlung der Symptome der Teilnehmer oder dem Versprechen direkter Erleichterung kaum oder gar keine Bedeutung zu.

Wie zuvor erläutert richtet sich achtsame Aufmerksamkeit auf ein besseres Verständnis der eigenen inneren und äußeren Welt. Alle messbaren Veränderungen durch achtsame Aufmerksamkeit müssen vor diesem Hintergrund betrachtet werden. Daher sollten die normalen vom psychosozialen Kontext abhängigen Variablen am besten im Kontext eines grundlegenderen psychologischen Prozesses verstanden werden, anstatt allein die Symptomreduktion zu betrachten.

Tabelle 1: *Eine Gegenüberstellung wichtiger Konzepte des verhaltenswissenschaftlichen Mainstreamparadigmas mit den Bewusstseinsdisziplinen, einschließlich auf Einsicht beruhender Meditation und Üben von Achtsamkeit*

Verhaltenswissenschaftliches Paradigma	Bewusstseinsdisziplinen
Verifizierbare Phänomene zentral	Bewusstsein ist zentrales Anliegen
Normales Wachbewusstsein optimal	Normales Bewusstsein äußerst suboptimal
Vielzahl von Bewusstseinszuständen werden ignoriert oder pathologisiert	Multiple Bewusstseinszustände existieren
Skepsis oder Negation höherer Bewusstseinszustände	Höhere Bewusstseinszustände sind erreichbar
Keine Tradition des Übens von Bewusstsein	Intensives geistiges Üben erforderlich
Ziel: ICH glücklich (in einigen Traditionen der Selbstverwirklichung)	Letztendliches Ziel ist Befreiung, Erwachen
Glück = Stimulation, Neuheit, Aktivität, Akkumulation, Macht	Glück = Frieden, Gleichmut, Mitgefühl, Freiheit von Bindungen, Akkumulation
Psychotherapie und ein gesundes Ich sind zentral	Psychotherapeutische Aspekte werden größtenteils vernachlässigt
Letztendliche Bewertung muss wissenschaftlich, intellektuell und verhaltensbezogen sein	Ansatz ist von Natur aus introspektiv
Der optimale und einzige Weg zum Wissen führt über den Intellekt	Sprache und abstrakte Gedanken sind für Verständnis nicht ausreichend
Stützt sich ausschließlich auf Selbst-Berichte oder Beobachtungen von anderen	Basiert vollkommen auf persönlichen Erfahrungen
Selbstberichte und beobachtende Messungen sind häufig naiv, begrenzt	Ganzes Spektrum und Tiefe der persönlichen Erfahrungen
Klare Ich-Grenzen, psychische Stabilität, Individualität	Buddhismus: grundsätzliches Konzept des nicht-Selbst, Unbeständigkeit
Korrektiv: modifiziere vermeidende, wertende dysfunktionale Verhaltensweisen	Konstruktivistisch: Spektrum und Flexibilität der Fähigkeiten werden erweitert

Literatur

Roget's II: *The New Thesaurus, Third Edition.* New York: Houghton Mifflin Company.

Boiten, F.A. (1998). The effects of emotional behaviour on components of the respiratory cycle. *Biological Psychology, 49,* 29–51.

Buchheld, N., Grossman, P. & Walach, H. (2002). Measuring mindfulness in insight meditation (Vipassana) and meditation-based psychotherapy: The development of the Freiburg Mindfulness Inventory. *Journal of Meditation Research.*

Depraz, N., Varela, F. & Vermersch, P. (2003). *On Becoming Aware.* Amsterdam: John Benjamins.

Edelman, G. & Tononi, G. (2000). *A Universe of Consciousness* (Vol. New York): Basic Books.

Epstein, M. (1995). *Thoughts Without a Thinker: Psychotherapy from a Buddhist Perspective.* New York: Basic Books.

Goldstein, J. (1993). *Insight Meditation.* Boston: Shambala.

Goleman, D. (1988). *The meditative mind: The varieties of meditative experience.* New York: Dutton.

Grossman, P. (1983). Respiration, stress, and cardiovascular function. *Psychophysiology, 20* (3), 284–300.

Grossman, P. & Wientjes, C.J. (2001). How breathing adjusts to mental and physical demands. In Y. Haruki, I. Homma, A. Umezawa, & Y. Masaoka (Eds.), *Respiration and Emotion* (pp. 43–55). New York: Springer.

Guilleminault, C., Poyares, D., Palombini, L., Koester, U., Pelin, Z. & Black, J. (2001). Variability of respiratory effort in relation to sleep stages in normal controls and upper airway resistance syndrome patients. *Sleep Medicine, 2,* 397–405.

James, W. (1958). *The Varieties of Religious Experience.* New York: New American.

Kabat-Zinn, J. (1990). *Full Catastrophe Living: Using the Wisdom of Your Body and Mind to Face Stress, Pain and Illness.* New York: Delacorte.

Kabat-Zinn, J. (1993). Mindfulness meditation: health benefits of an ancient Buddhist practice. In D. Goleman & J. Gurin (Eds.), *Mind/Body Medicine* (pp. 259–275). New York: Consumer Report Books.

Kabat-Zinn, J. (2003). Mindfulness-based interventions in context: Past, present, and future. *Clinical Psychology: Science & Practice, 10,* 144–156.

Langer, E. (1997). Power of mindful learning. Reading MA: Addison-Wesley.

Mischel, W. (2004). Toward an integrative science of the person. *Annual Review of Psycholology, 55* (1–22).

Nanamoli, B. & Bodhi, B.T. (1995). *The Middle Length Discourses of the Buddha.* Boston: Wisdom Press.

Phillipson, E., McClean, P.A., Sullivan, C.E. & Zamel, N.C. (1978). Interaction between metabolic and behavioral repsiratory xontrol during hypercapnia and speech. *American Review of Repsiratory Diseases, 117,* 903–909.

Roberts, B.W. & DelVecchio, W.F. (2000). The rank-order consistency of personality traits from childhood to old age: a quantitative review of longitudinal studies. *Psychological Bulletin, 126,* 3–25.

Rosenberg, L. (1998). *Breath by Breath. The Liberating Practice of Insight Meditation.* Boston: Shambala.

Segal, Z.V., Williams, J.M.G. & Teasdale, J.D. (2002). *Mindfulness-based cognitive therapy for depression: A new approach to relapse prevention.* New York: Guilford. (Deutsch erschienen 2008: *Die Achtsamkeitsbasierte Kognitive Therapie der Depression – Ein neuer Ansatz zur Rückfallprävention.* Tübingen: dgvt-Verlag.)

Shapiro, S.L. & Schwartz, G.E. (2000). Intentional systemic mindfulness: an integrative model for self-regulation and health. *Advances in Mind Body Medicine, 16,* 128–134.

Sloan, R.P., P.A., S., Bagiella, E., Fishkin, P.E., Gorman, J.M. & Myers, M.M. (1995). Consistency of heart rate and sympathovagal reactivity across different autonomic contexts. *Psychophysiology, 32,* 452–459.

Sternberg, R.J. (2000). Images of Mindfulness. *Journal of Social Issues 56(2000), 56,* 112–126.

Teasdale, J.D., Moore, R.G., Hayhurst, H., Pope, M., Williams, S. & Segal, Z.V. (2001). Meta-cognitive awareness and prevention of relapse in depression: empirical evidence. *Journal of Consulting & Clinical Psychology.*

Van den Bergh, O., Stegen, K. & Van de Woestijne, K.P. (1997). Learning to have psychosomatic complaints: conditioning of respiratory behavior and somatic complaints in psychosomatic patients. *Psychosomatic Medicine, 59.,* 13–23.

Varela, F., Thompson, E. & Rosch, E. (1991). *The Embodied Mind: Cognitive Science and Human Experience.* Cambridge MA: MIT Press.

Walsh, R. (1980). The consciousness disciplines and the behavioral Sciences: Questions of comparison and assessment. *American Journal of Psychiatry, 137,* 663–673.

Western, P.J. & Patrick, J.M. (1988). Effect of focussing attention on breathnig with and without apparatus on the face. *Respiration Physiology, 72,* 125–130.

Kapitel 6

Achtsamkeitsbasierte Interventionen im Kontext: Vergangenheit, Gegenwart und Zukunft*

Jon Kabat-Zinn

Für Francisco Varela, 1945–2001

Zusammenfassung: *Bei diesem Kapitel handelt es sich um den deutschen Erstabdruck eines Diskussionsbeitrages von Jon Kabat-Zinn in der Zeitschrift „Clinical Psychology: Science and Practice" von 2003. Kabat-Zinn bezieht sich dabei auf eine Übersichtsarbeit zum Thema „Achtsamkeitsbasierte Behandlungen als klinische Intervention" von Ruth Baer. Diese kommt nach einer Übersicht zu den bis dato vorliegenden Studien zur Achtsamkeit zu der Einschätzung, dass achtsamkeitsbasierte Interventionen klinisch wirksam sein dürften, es jedoch besser angelegter empirischer Studien bedarf, um die Wirksamkeit eindeutig zu sichern und somit ein Fundament für zukünftiges Wachstum zu bieten. Die Übersicht von Baer und andere Arbeiten belegen, dass das Interesse daran, achtsamkeitsbasierte Elemente in klinische Interventionen – sowohl in der Medizin als auch in der Psychologie – zu integrieren, zunimmt. Es ist deshalb wichtig für Kollegen, die sich mit diesem Feld beschäftigen, einige der besonderen Faktoren zu verstehen, die mit der Vermittlung achtsamkeitsbasierter Interventionen verbunden sind, da einige potenzielle konzeptuelle und praktische Fallstricke zu beachten sind, wenn wesentliche Charakteristika dieser weitgehend unbekannten Land-*

* Mindfulness-Base Interventions in Context: Past, Present, and Future. *Clinical Psychology: Science and Practice, 2003, 10* (2), 144–156, by permission of Oxford University Press. Übersetzung von Cathrin Steppuhn, Barbados.

Korrespondenzadresse: mindfulness@umassmed.edu

Heidenreich, T. & Michalak, J. (2009). *Achtsamkeit und Akzeptanz in der Psychotherapie – Ein Handbuch* (3., überarbeitete und erweiterte Auflage). Tübingen: dgvt-Verlag.

schaft nicht erkannt werden. Dieser Kommentar stellt folgende Aspekte in einen Kontext und hebt hervor: (1) was Achtsamkeit genau ist, (2) wo sie herkommt, (3) wie es kam, dass Achtsamkeit in Medizin und Gesundheitsversorgung angewandt wurde, (4) Themen kulturspezifischer Sensitivität und Verständnis für meditative Praktiken, die aus anderen Kulturen stammen und in neuen Umgebungen angewandt werden, (5) warum es für Menschen, die Achtsamkeit lehren, wichtig ist, diese selbst zu üben, (6) Ergebnisse von drei kürzlich fertig gestellten Studien aus dem Center for Mindfulness in Medicine, Health Care, and Society, die von Baer noch nicht berücksichtigt wurden und die eine Reihe zentraler Fragen über die klinische Anwendbarkeit, Studiendesign und Wirkmechanismen zulassen und (7) aktuelle Möglichkeiten für Training und Entwicklung von Achtsamkeit und ihrer klinischen Anwendungen.

Ich freue mich, dass meine Antwort auf den Übersichtsartikel von Baer in diesem Band für ein deutsches Publikum erscheint - vor allem angesichts des lebhaften Interesses und der Menge an Arbeiten zu achtsamkeitsbasierten Interventionen, die derzeit im deutschsprachigen Raum zu verzeichnen sind. Die angesprochenen Themen sind eher zeitlos als zeitgebunden, vor allem diejenigen, die sich mit dem Lehren von Achtsamkeit beschäftigen und der Notwendigkeit, diese „von innen" aus der eigenen andauernden Achtsamkeitspraxis heraus zu verstehen. Ich würde davon ausgehen, dass das in einem starken Maße auch für Forscher gilt, da es ohne solche Erfahrungen „aus erster Hand" nicht gelingen kann, einige der interessantesten Fragen bezüglich des Forschungsbedarfs - und wie man diesem am wirksamsten entsprechen kann - zu stellen, ohne dabei das Wesen der Intervention selbst zu vernachlässigen.

Dieser Beitrag soll der Erinnerung an Dr. Francisco Varela gewidmet sein, einem Freund und Kollegen, der unter anderem Vorreiter einer „neurophänomenologischen" Sichtweise aus erster Hand war und der den potenziellen Wert eines stabilen, fortwährenden Dialogs zwischen den kognitiven Neurowissenschaften und buddhistischen Sichtweisen sowie meditativen Disziplinen erkannt hatte, insbesondere auf dem Gebiet der Achtsamkeit (s. Varela, Thompson & Roache, 1991). Seine Vision lebt in der Arbeit des *Mind and Life Institute* (www.mindandlife.org) fort, das er mitgegründet hat und an dem solche Dialoge an der Schnittstelle wissenschaftlicher und kontemplativer Forschungen über das Wesen des Geistes und dessen Potenzial zur Heilung und zur Linderung von Leiden stattfinden (Goleman, 1997; 2003).

Das Universum der Achtsamkeit[1] bringt eine völlig neue Bedeutung und Gewichtung des Begriffs *üben* mit sich - eine, die meiner Ansicht nach das Potenzial hat, zu weiteren Entwicklungen auf dem Gebiet der Klinischen Psychologie und verwandter Disziplinen wie Verhaltensmedizin, psychosomatischer Medizin und Gesundheitspsychologie entscheidend beizutragen, weil sie sowohl zu einer Erweiterung von Forschungsansätzen zu Körper-Geist-Interaktionen, als auch zur Entwicklung neuer Kategorien Klinischer Interventionen etwas beisteuern kann.

Das zunehmende Interesse an der Achtsamkeit

Ich bin der Ansicht, dass Baers Überblick eine sehr ausgewogene, überzeugende und aufschlussreiche Beschreibung und Bewertung der bis Mitte 2001 veröffentlichten Arbeiten darstellt - Arbeiten, die sich mit dem Üben von Achtsamkeit als primärem Element in verschiedenen klinischen Interventionen befasst haben (siehe auch Grossman, Niemann, Schmidt & Walach, in diesem Band). Gleichzeitig bildet er eine hervorragende Ergänzung zu einer neuen Übersichtsarbeit von Bishop (2002), bei der für meinen Geschmack einige der wichtigsten Merkmale dieser Interventionen nicht genügend berücksichtigt wurden, auch wenn diese schwer zu definieren sein mögen. Das liegt vermutlich daran, dass Bishops Arbeit vor allem das Bedürfnis zugrunde lag, die Komplexität dieser Praxis und die nuancenreiche Anwendung achtsamkeitsbasierter Stressredukion (engl.: mindfulness-based stress reduction: MBSR; siehe Meibert, Michalak & Heidenreich, in diesem Band) auf einen klinischen Algorithmus zu reduzieren.

[1] In Übereinstimmung mit Baer will ich hier nicht das sozialpsychologische Konstrukt erörtern, das Langer (1989) als „Achtsamkeit" (engl. mindfulness) bezeichnet hat, sondern mich auf die traditionelle Verwendung des Begriffs aus der Buddhistischen Meditationspraxis konzentrieren, die bis zu einem bestimmten Ausmaß in den vergangenen gut 20 Jahren in den Mainstraim der Medizin integriert worden ist.

Sowohl Baer als auch Bishop haben wichtige Fragen aufgeworfen, die beantwortet werden müssen, wenn Forscher und klinische Anwender in der Lage sein wollen, Achtsamkeit und deren klinischen Nutzen zu verstehen. Beide Arbeiten stimmen dahingehend überein, dass die wissenschaftliche Forschung über Achtsamkeit und MBSR bislang noch mit vielen methodologischen Problemen behaftet ist – eine Ansicht, die ich übrigens mit ihnen teile. Wenn ein Gebiet sich im Anfangsstadium seiner Entwicklung befindet, ist es bei der ersten Generation von Forschungsarbeiten durchaus nicht ungewöhnlich, dass die Phänomene eher beschrieben werden, anstatt deren Wirksamkeit definitiv nachzuweisen. Letzteres entwickelt sich erst mit der Zeit und nachdem zunächst einmal zumindest ansatzweise der potenzielle Nutzen des neuen Ansatzes belegt wurde. Dieses zweite Stadium scheint nun bei den achtsamkeitsbasierten Interventionen erreicht zu sein. Sowohl Baer als auch Bishop haben die Schlussfolgerung gezogen, dass inzwischen genügend Befunde vorliegen, die die Entwicklung methodisch genauerer Untersuchungen rechtfertigen würden, sowohl was die klinische Wirksamkeit des Übens von Achtsamkeit bei bestimmten Störungen betrifft, als auch die möglichen Mechanismen und Wege, wie mit Hilfe von Achtsamkeit bei diesen Störungen charakteristische Wirkungen erzielt werden.

Die schlichte Tatsache, dass eine zunehmende Zahl von Forschungsarbeiten über Achtsamkeit sowie deren klinische Anwendungen finanziert und veröffentlicht werden, und dass in den Dissertation Abstracts eine Zunahme der Anzahl von Doktorarbeiten über Achtsamkeit zu verzeichnen ist, legt nahe, dass es sich dabei um ein Gebiet handelt, das gegenwärtig beachtliches Interesse hervorruft. Vielleicht ist dieses vermehrte Interesse primär von der Absicht motiviert, dass durch die weitere Erforschung dieses Gebietes neue Dimensionen therapeutischen Nutzens und neue Einsichten über Interaktionen zwischen Körper und Geist gewonnen werden können. Weil zu erwarten ist, dass das Interesse an Achtsamkeit und deren Anwendung bei bestimmten affektiven Zuständen noch weiter zunehmen wird, vor allem auf dem Gebiet der Achtsamkeitsbasierten Kognitiven Therapie (MBCT, Segal, Williams &

Teasdale, 2002/2008; siehe auch Michalak und Heidenreich, in diesem Band) und dem Einsatz von Achtsamkeit in der Dialektischen Verhaltenstherapie (DBT, Linehan, 1993), ist es besonders wichtig, dass diejenigen, die sich diesem Gebiet aus fachlichem Interesse und Enthusiasmus zugewandt haben, die einzigartigen Eigenschaften und Merkmale von Achtsamkeit als meditativer Praxis erkennen, mit allem, was dies bedeuten mag. Sonst besteht die Gefahr, dass Achtsamkeit einfach nur als die nächste viel versprechende kognitiv-verhaltenstherapeutische Technik oder Übung betrachtet und vereinnahmt wird, indem sie aus ihrem Kontext herausgerissen und in ein verhaltenstherapeutisches Paradigma eingebaut wird, bei dem erwünschte Veränderungen erzielt werden sollen oder etwas „repariert" werden soll, was „kaputtgegangen" ist (vgl. den Beitrag von Grossman, in diesem Band).

Was genau ist Achtsamkeit und woher kommt sie?

Wie bereits von Baer beschrieben wurde, hängt Achtsamkeit mit besonderen Eigenschaften der Aufmerksamkeit und des Bewusstseins zusammen, die durch Meditation gefördert und weiter entwickelt werden können. Eine Arbeitsdefinition des Begriffs Achtsamkeit lautet: das Bewusstsein, das entsteht, indem man der sich entfaltenden Erfahrung von einem Moment zum anderen bewusst seine Aufmerksamkeit widmet, und zwar im gegenwärtigen Augenblick und ohne dabei ein Urteil zu fällen. Historisch betrachtet ist Achtsamkeit auch als „das Herz" der Buddhistischen Meditation bezeichnet worden (Thera, 1962). Sie bildet das Kernstück der Lehren des Buddha (Gunaratana, 1992; Hanh, 1999; Nanamoli & Bodhi, 1995), die traditionell durch das Sanskrit-Word dharma bezeichnet werden, welches die Bedeutung von Gesetzmäßigkeit trägt, wie z.B. bei den „Gesetzen der Physik" oder auch einfach nur „wie die Dinge sind", wie in der chinesischen Vorstellung des Tao. Man könnte sich den historischen Buddha unter anderem auch als einen geborenen Wissenschaftler und Arzt vorstellen, dem als Instrumente nichts außer seinem eigenen Geist, seinem

Körper und seinen Erfahrungen zur Verfügung standen, dem es jedoch gelang, diese angeborenen Ressourcen höchst wirksam für die Erforschung der Natur des Leidens und des menschlichen Daseins einzusetzen. Aus dieser mühevollen und unbeirrbaren kontemplativen Untersuchung resultierten eine Reihe tiefer Einsichten, eine umfassende Sichtweise der menschlichen Natur und eine formale „Medizin", mit der deren grundlegende „Krankheit" (engl.: „dis-ease") behandelt werden konnte. Diese grundlegende „Krankheit" der menschlichen Natur ist durch die drei „Gifte" Habgier, Hass (Aversion) und Ignoranz/Illusion (nämlich sich etwas nicht bewusst sein) bedingt (siehe Rose & Walach, in diesem Band).

Natürlich war Buddha selbst kein Buddhist. Man könnte sich Dharma auch als eine Art ursprünglicher Universalgrammatik vorstellen (Chomsky, 1965), einen angeborenen Satz empirisch überprüfbarer Regeln, durch welche die Entstehung von persönlichen inneren Erfahrungen des Leidens und der Glückseligkeit bei Menschen bedingt und beschrieben wird. In diesem Sinne ist Dharma im Grunde genommen etwas Universelles und nicht etwas ausschließlich Buddhistisches. Es handelt sich dabei weder um eine Überzeugung, noch um eine Ideologie oder eine Philosophie. Stattdessen handelt es sich um eine kohärente phänomenologische Beschreibung des Wesens des Geistes, der Emotionen und des Leidens, sowie der potenziellen Erlösung von denselben. Das Potenzial für die Erlösung gründet sich dabei auf höchst subtile Praktiken, deren Ziel eine systematische Ausbildung und Kultivierung von diversen Aspekten des Geistes und des Herzens ist, indem man sich seiner Fähigkeit der achtsamen Aufmerksamkeit zuwendet (in asiatischen Sprachen entsprechen sich häufig die Worte für Geist und Herz; daher beinhaltet „Achtsamkeit" auch eine liebevolle, mitfühlende Komponente dieser Aufmerksamkeit, ein Gefühl der offenherzigen, freundlichen Gegenwart und des Interesses). Zudem sollte hier noch darauf hingewiesen werden, dass Achtsamkeit, weil es dabei um Aufmerksamkeit geht, unbedingt etwas Universelles sein muss. Es handelt sich also keineswegs um etwas spezifisch Buddhistisches. Wir sind alle in einem bestimmten Maß achtsam, von einem Augenblick zum anderen. Das ist eine angeborene menschliche Fähigkeit. Der besondere Beitrag der buddhistischen Traditionen liegt in der Betonung von einfachen und wirksamen Wegen, wie diese Fähigkeit kultiviert und verbessert werden kann und sich damit auf alle möglichen Aspekte des Lebens anwenden lässt. In diesem Sinne liegt der ausführlichste und systematischste Ausdruck zur Entwicklung der Achtsamkeit sicherlich in der buddhistischen Tradition der vergangenen 2.500 Jahre, obwohl deren Essenz sich auch im Kern anderer antiker und zeitgenössischer Traditionen findet – alles Ansätze, die zur Verfeinerung des persönlichen Übens, der eigenen Einsichten sowie deren Vermittlung sehr wertvoll sein können (siehe z.B. Chuang Tsu, 1964; Krishnamurti, 1999; Lao-tsu, 1988; Maharaj, 1973; Maharshi, 1959; Thakar, 1972; Tolle, 1999).

Achtsamkeit ist eine elementare Haltung der Aufmerksamkeit, die für alle Strömungen buddhistischer Meditationsübungen grundlegend ist: der Theravada-Tradition in den südostasiatischen Ländern (Thailand, Burma, Kambodscha und Vietnam); der Mahayana (Zen)-Schulen in Vietnam, China, Japan und Korea; und der Vajrayana-Tradition des tibetanischen Buddhismus, die in Tibet selbst, in der Mongolei, in Nepal, Bhutan, Ladakh sowie inzwischen in den exiltibetischen Gemeinden in Indien verbreitet ist. Dabei sollte immer berücksichtigt werden, dass all diese Traditionen wiederum verschiedene Schulen, untergeordnete Traditionen und bestimmte Texte besitzen, die sie jeweils mehr verehren als andere, sodass die tatsächlichen Praktiken und die Betonung bezüglich der Achtsamkeit sich in den unterschiedlichen Schulen sehr stark voneinander unterscheiden können – selbst innerhalb einer Tradition wie z.B. Theraveda oder Zen (Goldstein, 2002). Dennoch ist Achtsamkeit, wie von Buddha selbst in zwei grundlegenden Texten erläutert wurde, nämlich dem Anapanasati Sutra (Rosenberg, 1998) und dem Satipathana Sutra (Thera, 1962), das Kernstück der buddhistischen Lehre und bildet die Grundlage, auf der die verschiedenen Formen und Traditionen ruhen. In all diesen Traditionen ist jedoch das konkrete Üben von Achtsamkeit immer in einen weiteren konzeptionellen und übungsbezogenen ethischen Rahmen eingebettet, in dessen Mittelpunkt das Prinzip der Nichtschädigung von anderen steht (eine Orientierung, die diese mit der hippokratischen Tradition in der westlichen Medizin teilt). Diese „Sichtweise“ schließt ein sensibles Verständnis dafür ein, wie ungeprüftes Handeln und das, was die Buddhisten einen ungeübten Geist nennen würden, entscheidend zu menschlichem Leid beitragen können – und zwar sowohl für einen selbst als auch für andere Menschen. Zudem schließt sie die mögliche Umwandlung dieses Leidens mit Hilfe meditativer Praktiken ein, die dazu beitragen, den Geist zu beruhigen und zu reinigen, das Herz zu öffnen und die Aufmerksamkeit und die Handlungen zu verfeinern.

In den vergangenen 40 Jahren haben all diese buddhistischen Traditionen bis zu einem gewissen Grad auch im Westen Fuß gefasst (Batchelor, 1994; Fields, 1992). Inzwischen sind diese Praktiken von mehreren Generationen Menschen im westlichen Kulturkreis aufgenommen worden, welche diese Methoden in ihrem eigenen Alltagsleben täglich üben und von Zeit zu Zeit an intensiven, von Meditationslehrern angeleiteten Retreats teilnehmen, die von einem Wochenende bis hin zu drei Monaten oder länger dauern können (siehe z.B. Goldstein, 1987; Goldstein, 2002; Goldstein & Kornfield, 1987; Walsh, 1977, 1978). Dieses Phänomen weist auf kulturelle Veränderungen hin, die vielleicht noch in den Kinderschuhen stecken mögen. Dennoch stellt es eine wertvolle Ressource für das persönliche Üben und den Beginn eines Dialogs dar, der zur Ausbildung und Weiterentwicklung einer Gruppe höchst kompetenter Lehrender führen kann. Diese Lehrenden können aus vielen verschiedenen Berufsfeldern kommen und sich auf die wirkungsvolle Verbreitung authentischer achtsamkeitsbasierter Interventionen in verschiedenen Settings verpflichten.

Achtsamkeit wird häufig als Synonym zu „Einsichts-Meditation“ verwendet, die eine tiefe, durchdringende, nichtkonzeptionelle Sicht des Wesens des Geistes und der Welt beinhaltet. Für eine solche Sichtweise ist ein Geist des ständigen und beharrlichen Nachfragens unabdingbar – ein Geist, der sich Fragen stellt wie z.B. „Was ist das?“ – und zwar gegenüber allem, was im Bewusstsein auftaucht, oder „Wer ist hier“, „Wer sieht“, „Wer meditiert“. Die Rolle der Achtsamkeit bei einer solchen tiefgehenden Erkundung und Kultivierung von Einsichten hat manchen zu der Überzeugung geführt, dass Achtsamkeit zu einer besonderen und einzigartigen Perspektive beitragen kann, die zu einem besseren Verständnis von Problemen in den kognitiven Wissenschaften, der Neurophänomenologie, führen kann und bei Versuchen, den kognitiven „Unterbau" der Natur der menschlichen Erfahrung selbst zu verstehen, helfen kann (Varela, Thompson & Roach, 1991).

Interkulturelle und paradigmatische Aspekte bei der Arbeit mit den Bewusstseinsdisziplinen

Aus der Perspektive der Verhaltenswissenschaften kann Achtsamkeit als eine „Bewusstseinsdisziplin" verstanden werden, wie von Walsh (1980) in einer Bahn brechenden Arbeit beschrieben. In diesem Artikel wird das umfassende Paradigma der meditativen Traditionen und verwandter Disziplinen erläutert und gezeigt, wie die Verhaltenswissenschaften sich diesen Disziplinen empirisch nähern können, ohne dabei in einen Widerstreit unvereinbarer Paradigmen oder eine Reihe von kategorischen Irrtümern zu verfallen, bei denen unbeabsichtigt die tiefsten und subtilsten Merkmale dieser Praktiken ignoriert werden oder verloren gehen, was wiederum Forscher zu falschen Schlussfolgerungen verleiten kann.

Im Umgang mit den Bewusstseinsdisziplinen und der Frage einer möglichen Adaptation und Anwendung in säkularen klinischen oder medizinischen Kontexten ist es daher ausgesprochen wichtig, Achtsamkeit und die Traditionen, die diese hervorgebracht haben, so respektvoll zu behandeln wie ein verantwortungsvoller Anthropologe es bei einer Begegnung mit einer Eingeborenenkultur (Davis, 1998) oder einer anderen Epistemologie (Zajonc, 2000) tun würde. Ein solches inniges Einfühlungsvermögen ist unabdingbar, um die essenziellen Elemente der universellen Dharma-Dimension der Achtsamkeitspraxis verstehen, bewerten und bewahren zu können, wenn sie im Rahmen der westlichen Wissenschaft analysiert und in diese integriert werden.

Dabei soll jedoch keinesfalls der Aufforderung von Hayes (2002) widersprochen werden, nach Möglichkeiten zu suchen, wie Praktiken und Wissen aus spirituellen Traditionen in die theoretische Matrix der wissenschaftlichen Psychologie übertragen werden können. Die Herausforderung besteht vielmehr darin, eine Passung zu finden, die der Integrität dessen gerecht wird, was unterschiedliche, aber möglicherweise komplementäre Epistemologien sind.

In diesem Zusammenhang sollte auch noch erwähnt werden, dass – im interkulturellen Kontext wissenschaftlicher Forschungsarbeiten über tibetische Mönche bei der Meditation – Einfühlungsvermögen für die Unterschiede in der Orientierung und Motivation zwischen den Neurowissenschaftlern und den Meditierenden erforderlich ist, und zwar sowohl in Bezug auf die Meditationspraktiken, als auch gegenüber dem Umfeld und dem Setting, in welchem diese erforscht werden. Dies ist für die Frage unabdingbar, ob der Forschung Integrität zugesprochen werden kann und ob die Ergebnisse sowohl aus der Perspektive der Wissenschaftler als auch aus der der Meditierenden interpretierbar und valide sind (Houshmound, Harrington, Saron & Davidson, 2002).

Eine neuere Untersuchung kann dabei als Beispiel für eine bemerkenswerte „interkulturelle" Entwicklung in dieser Richtung dienen. In dieser Studie wurden EEG-, fMRI- und PET-Untersuchungen der Gehirnaktivität während bestimmter meditativer Zustände und positiver Gefühle (wie z.B. Mitgefühl und Hingabe) bei einem in meditativen Verfahren hoch geübten Teilnehmer durchgeführt. Es handelte sich dabei um einen Menschen mit langjähriger Übungserfahrung im Kloster (ein westlicher Lama in der tibetischen Tradition, der gleichzeitig einen Doktortitel in Molekularbiologie besitzt). Dieser wurde im Rahmen der Untersuchung nicht nur als Versuchsperson im klassischen Sinne, sondern in Zusammenarbeit mit seinen wissenschaftlichen Kollegen als vollwertiger Mitarbeiter bei der Entwicklung des Designs der Untersuchung und bei der Interpretation der Ergebnisse einbezogen. Dabei war unter anderem seine höchst entwickelte Fähigkeit von besonderem Wert, eine genaue Beschreibung seiner mentalen Aktivität während verschiedener Übungen zu liefern. Die Ergebnisse zeigen eine

Reihe stabiler Aktivitätsmuster des Gehirns („neuronale Signaturen verschiedener geistiger Zustände"), die bei normalen Versuchspersonen noch nie beobachtet wurden. Es handelt sich dabei um Muster, die von der Versuchsperson willentlich hervorgerufen werden konnten, je nach Wahl der meditativen Praxis. Solche Untersuchungen haben zahlreiche Implikationen für die Forschung in den affektiven Neurowissenschaften, der Neuroplastizität und für unser Verständnis dessen, was durch bestimmte Arten der Übung hinsichtlich der Weise, wie Emotionen von uns verarbeitet und ausgedrückt werden, möglich ist (Goleman, 2003). Darüber hinaus bekommen diese Ergebnisse auch eine praktische Relevanz angesichts von Veränderungen in den Aktivitätsmustern des Gehirns, die auch bei Meditationsanfängern nach dem Üben von MBSR in einer achtwöchigen Intervention am Arbeitsplatz beobachtet wurden (Davidson, Kabat-Zinn, Schuhmacher, Rosenkranz, Muller, Santorelli, Urbanowski, Harrington, Bonus & Sheridon, 2003). Diese Veränderungen der Gehirnaktitäten weisen auf anhaltende Veränderungen bei der Verarbeitung negativer Emotionen in Belastungssituationen hin.

Die Bedeutung des „Übens" im Kontext der Achtsamkeitsmeditation

Wenn wir uns ein besseres Verständnis von Achtsamkeitsmeditation erhoffen, sollten wir uns den Gebrauch des Wortes „Üben" und dessen Bedeutung in Bezug auf meditative Traditionen und die Bewusstseinsdisziplinen, die deren Kernstück bilden, genauer betrachten. Wenn wir vom „Üben" von Meditation und dem „Üben" von Achtsamkeit sprechen, meinen wir damit die Bereitschaft, sich tatsächlich auf diese Art von Schulung einzulassen, eine innere Geste, die diese einlädt und diese auch verkörpert (Depraz, Varela & Vermersch, 2000). Der Begriff wird also nicht in seiner herkömmlichen Bedeutung verwendet, etwa im Sinne eines wiederholenden Einübens von etwas, damit ich es in Zukunft gut beherrsche. Die Praxis der Achtsamkeit entfaltet sich vielmehr immer im gegenwärtigen Augenblick (Kabat-Zinn, 1994), ohne auf eine zukünftige Leistung bezogen zu sein. Eine solche Bereitschaft zur Achtsamkeit kann ganz verschiedene Formen annehmen, angefangen von unterschiedlichen Arten formeller Übung, die regelmäßig über unterschiedliche Zeiträume hinweg stattfinden, bis hin zu informellem Üben, das auf die Entwicklung einer Kontinuität achtsamen Bewusstseins bei allen Aktivitäten des Alltagslebens abzielt. Dennoch beschränkt sich das Üben von Achtsamkeitsmeditation - ob es nun in den verschiedenen buddhistischen Traditionen geschieht oder im Rahmen von MBSR - nicht nur auf die Anwendung bestimmter Techniken, wie wichtig und essenziell diese auch immer sein mögen. Diese Techniken bilden nur ein Sprungbrett oder einen gewissen Rahmen, der dazu einlädt, seine Aufmerksamkeit in bestimmter Weise zu kultivieren und aufrechtzuerhalten. Die Techniken sind dabei sozusagen die Speisekarte, aber nicht das Essen; die Landkarte, aber nicht das weite Land selber. Die traditionelle Warnung diesbezüglich lautet, dass man den Finger, der auf den Mond zeigt, nicht mit dem Mond selbst verwechseln sollte.

In einem Kommentar in der Zeitschrift *Clinical Psychology: Science and Practice* zum Thema Achtsamkeit und generalisierte Angststörung beschreibt Borkovec (2002) in humoriger, aber überzeugender und erhellender Weise die emotionalen Konsequenzen davon, wenn man in dem Vertrauen lebt, das „es mir erlaubt, die illusorische Zukunft und Vergangenheit loszulassen und mich auf die nicht illusorische Gegenwart zu konzentrieren". Am Beispiel des Abwaschens oder des Formulierens eines Forschungsantrags beschreibt er verschiedene kognitive Tendenzen, angesichts derer man entweder Angst vor dem zukünftigen Ausgang von Ereignissen entwickeln kann, oder im Prozess der Tätigkeitsausführung selbst (dem gegenwärtigen Augenblick) und dem damit verbundenen Sinnerleben und Wohlbefinden verwurzelt bleiben kann. Er stellt fest:

> Wenn durch den Fokus auf das Endergebnis und die extrinsischen Aspekte einer Tätigkeit Ängste und Depressionen gefördert werden, wird dadurch wahrscheinlich auch die objektive Qualität meiner Arbeit, ob es sich dabei

> um Abwaschen oder um das Schreiben eines Antrags handelt, vermindert. Dies können wir auf der Grundlage unseres Wissens über die ungünstigen Auswirkungen negativer Gefühle auf Leistungen sagen. Demnach macht das Streben nach einem extrinsischen Ergebnis das Scheitern umso wahrscheinlicher. Dagegen reduziert ein Fokus auf die Tätigkeit selbst und die intrinsischen Aspekte einer Aktivität die Wahrscheinlichkeit des Auftretens von Ängsten und Depressionen (womit auch deren negative Auswirkungen auf die Leistung beseitigt werden) und verstärkt die Freude während der Ausführung selbst, wodurch sich wiederum die Wahrscheinlichkeit erhöht, dass auch das extrinsische Ergebnis erreicht wird. Ich muss also das erwünschte Ergebnis loslassen können, um es zu erreichen. Welch eine paradoxe und seltsame Art zu leben. (Ebd., S. 79f.)

Dem möchte ich nur noch hinzufügen, dass es vielleicht auch eine geistig gesunde Art zu leben ist, die sich nicht mehr so seltsam anfühlt, wenn man erst einmal damit begonnen hat, sich auf einer regelmäßigen Basis in dieser Lebensweise heimisch zu fühlen. Vielleicht wirkt diese Lebensweise auch nur in einer Gesellschaft seltsam, die darauf besteht, den gegenwärtigen Augenblick zu Gunsten ununterbrochener Ablenkungen, Selbst-Absorption und der Sucht nach dem Gefühl des „Fortschritts" zu entwerten. Obwohl Borkovecs Beschreibungen seines inneren Prozesses etwas Zwingendes an sich haben, ist es höchst unwahrscheinlich, dass sich ein solcher Prozess mit der Zeit bei den meisten von uns entwickeln würde oder erhalten bliebe, ohne dass dabei ein Element bewussten Übens ins Spiel käme (dazu reicht es nicht aus, sich regelmäßig selbst zu erinnern, „einfach loszulassen", vor allem wenn es jemandem kaum bewusst ist, welche Bindungen bestehen können und wie blind man gegenüber den eigenen gewohnheitsbedingten Mustern des Denkens und des emotionalen Ausdrucks ist). Genau an diesem Punkt ist es so entscheidend, die innere Orientierung zu kultivieren, von der Borkovec gesprochen hat. Achtsamkeit ist nicht nur einfach eine gute Idee, bei der jemand, nachdem er sie gehört hat, beschließen kann, ab sofort im gegenwärtigen Augenblick zu leben, im Versprechen, Angst und Depressionen zu verringern sowie Leistung und Lebenszufriedenheit zu steigern, und diesen Seinszustand dann auch sofort und verlässlich erreicht. Stattdessen ähnelt Achtsamkeit eher einer Kunstform, die man nur im Laufe der Zeit entwickeln kann und die sich durch regelmäßiges diszipliniertes Üben auf einer täglichen Basis – sowohl formell als auch informell – beständig verbessert.

Mit dieser Herausforderung konfrontieren wir auch unsere Patienten an der *Stress Reduction Clinic* von Anfang an – bei der Einführung der Body-Scan-Meditation, sogar bei der Tätigkeit, eine Rosine achtsam zu essen: nämlich sich von den Erwartungen, Zielen und Absichten zu lösen, auf Grund derer sie gekommen sind, obwohl diese sehr real und berechtigt sein mögen; sich – zumindest für den Augenblick – sogar von ihrem Ziel zu lösen, sich besser zu fühlen, sich bei der Body-Scan-Übung entspannen zu wollen oder sich von ihren Vorstellungen zu lösen wie Rosinen schmecken. Stattdessen ermutigen wir sie, sich einfach auf die Wirklichkeit ihrer gelebten Erfahrungen „einzulassen" und dies dann von einem Augenblick zum anderen so gut sie es vermögen aufrechtzuerhalten, mit einer bewusst offenherzigen Gegenwärtigkeit und unter Aussetzung von Urteilen und Ablenkungen, so gut es eben geht. Achtsamkeit entwickelt und vertieft sich im Laufe der Zeit, aber das Üben von Achtsamkeit erfordert unweigerlich eine längerfristige Verpflichtung, dies zu tun, und sie in jedem einzelnen Augenblick zu kultivieren.

Üben ohne Anhaftung an das Ergebnis

Tatsächlich lässt sich der Begriff „Üben" besser als eine Seinweise, eine Art des Sehens verstehen, welche in den Methoden und Techniken, die die Schulung ausmachen, verkörpert ist, ihnen innewohnt und in die man durch die Anwendung dieser hineinwächst (Kabat-Zinn, 2003). Dies bietet reichlich Raum für Paradoxe, weshalb Borkovecs Beobachtungen hier tatsächlich sehr relevant sind. In der Tat: Das Paradox ist aufs Engste mit der Praxis der Achtsamkeit verbunden, da das höchste Verstehen, das man durch Aufmerksamkeit erwerben kann, die herkömmliche Subjekt-Objekt-Dualität transzendiert. Von Anfang an werden wir bei der Praxis daran erinnert, dass es beim Üben von Achtsamkeit nicht darum geht, irgendwo anzukommen oder irgendetwas in Ordnung zu bringen. Stattdessen ist es eine Einladung, bei der einem erlaubt wird, dort zu sein, wo man sich bereits befindet, und die innere und äußere Landschaft seiner direkten Erfahrungen in jedem Augenblick kennen zu lernen. Dies bedeutet auch, sich für die volle Bandbreite seiner Erfahrungen im gegenwärtigen Augenblick zu öffnen, welche - wie wir beim Üben von Achtsamkeit schnell feststellen werden - durch die routinemäßigen, gewohnheitsbedingten und unüberprüften Aktivitäten unserer Gedanken und Emotionen stark beeinflusst und häufig verzerrt werden. Oft geht dies zudem mit einer beachtlichen Entfremdung von den eigenen, direkten Erfahrungen aus der Welt der Sinne und des Körpers einher.

Meiner Erfahrung nach ist ein Verständnis dieser Betrachtungen entscheidend - entscheidend sowohl für die Entwicklung klinischer Interventionen, die Achtsamkeit authentisch fördern und die eine tatsächliche und anhaltende Relevanz für das Leben und die Bedürfnisse von potenziellen Teilnehmern haben, als auch entscheidend für eine angemessene wissenschaftliche Untersuchung von Achtsamkeit. Diese Betonung der Nichtanhaftung am Endergebnis stellt eine radikale Abweichung von den meisten klinischen Interventionen dar. Dennoch findet sie sich bereits im Kern von Jacobsons Pionierarbeit (1938), bei der die Betonung darauf lag, seine direkten propriozeptiven Erfahrungen bei der Anspannung wahrzunehmen und diesen zu vertrauen, anstatt danach zu streben, einen erwünschten Zustand, wie z.B. Entspannung, zu erreichen. Ironischerweise wurde erst bei der Verkürzung seiner Methode zur Progressiven Muskelentspannung (PMR) im Dienste der systematischen Desensibilisierung (Wolpe, 1958) dieses nicht strebende, langsame, achtsame Element vernachlässigt - vermutlich ungewollt -, um zeitliche Effizienz zu erreichen. Damit wurde jedoch gleichzeitig das Primat der reinen Empfindung, die nicht beurteilt oder nicht bearbeitet werden soll, vernachlässigt (siehe Woolfolk & Lehrer, 1984).

Die ursprüngliche Vision und Grundlage für die MBSR

Als die MBSR im Jahre 1979 entwickelt und im Rahmen der Stress Reduction Clinic am Medical Center der University of Massachusetts ambulant angeboten wurde, geschah dies mit zwei verschiedenen Zielen, wie im Folgenden erläutert wird.

MBSR als Ausbildungsmethode zur Verminderung von Leiden

Die primäre Absicht bestand darin zu sehen, ob es möglich wäre, eine Methode für die wirksame Ausbildung von Patienten in relativ intensiver Achtsamkeitsmeditation zu schaffen (einschließlich achtsamem Hatha-Yoga) und diese sofort auf die Belastungen, Schmerzen und Krankheiten anzuwenden, mit denen Menschen in ihrem Leben zu kämpfen haben. Diese Intervention sollte frei von den kulturellen, religiösen und ideologischen Faktoren sein, die mit dem buddhistischen Ursprung der Achtsamkeit in Zusammenhang stehen, weil schließlich das Ziel weder darin lag, Buddhismus zu lehren, noch aus jemandem einen „großartigen Meditierenden" zu machen. Stattdessen sollte den Teilnehmern eine Umgebung geboten werden, in der sie mit einer Reihe neuer und möglicherweise wirksamer Methoden experimentieren konnten, um ihrem Leiden sowohl auf körperlicher als auch auf geistiger Ebene zu begegnen, es zu erforschen und zu lindern und dadurch, dass sie dies taten, die potenzielle Kraft zu verstehen, die der Verbindung von Körper und Geist innewohnt. Gleichzeitig war es für das Programm unerlässlich, sowohl im Geiste als auch in der konkreten Ausgestaltung der universellen Dharma-Dimension treu zu bleiben, die – wie bereits erwähnt – das Herz der Achtsamkeitspraxis bildet.

Die Aufgabe für die MBSR-Kursleiter – in jeder konkreten Situation und immer wieder – besteht darin, die Herausforderungen und die jeweilige Ausgestaltung der Meditation so in eine passende individuelle Ausdrucksweise, Methode und Form zu übersetzen, dass sie für die Teilnehmer relevant und überzeugend ist, ohne dabei jedoch die

Dharma-Dimension der Praxis „zu verbiegen". Dies erfordert jedoch ein gewisses Verständnis dieser Dimension, was wiederum nur durch eigene Erfahrungen und persönliches Einlassen auf die Praxis gewonnen werden kann - erlernt oder vertieft im Rahmen von Meditations-Retreats in buddhistischen Zentren oder durch eine professionelle Ausbildung in MBSR mit Kursleitern, die selbst auf diesem Weg geübt haben, bzw. im Idealfall durch beides.[2] Ein Kriterium für die Einstel-

---

2 Es sollte darauf hingewiesen werden, dass man - während diese Sichtweise vernünftig und selbstverständlich, vielleicht sogar axiomatisch erscheinen mag - auch bei einem Chirurgen, der einen ungewöhnlichen und komplizierten Eingriff vornehmen möchte, erwartet, dass er zunächst im Rahmen einer speziellen Weiterbildung für Postgraduierte persönliche, praktische Erfahrungen unter der Anleitung von denjenigen sammelt, die dieses Vorgehen entwickelt haben (bzw. bei einer von diesen autorisierten Personen), bevor er die Kompetenz besitzt, den Vorgang selbst auszuführen. Ein solcher Vorschlag im Fall der Achtsamkeit ist jedoch noch keiner empirischen Überprüfung unterzogen worden. Von Hayes (2002) wurde betont, dass Methoden, die Akzeptanz und Achtsamkeit beinhalten, von ihren religiösen und spirituellen Traditionen getrennt werden sollten, damit sie aus einer wissenschaftlichen Perspektive heraus konzeptionalisiert und erforscht und in das westliche Verständnis von Psychologie übertragen werden können. Selbstverständlich wird jede wirkliche Integration eines neuen und wesentlichen Elements in die Psychologie vermutlich zu einer Erweiterung des Feldes selbst beitragen. Dies betrifft auch dessen Sichtweise auf alternative Epistemologien, in diesem Fall die Epistemologien an der Schnittstelle der Meditationserfahrung selbst, die bis zu einem gewissen Punkt durch kulturelle und kontextuelle Überlegungen sowie empirische Forschung beeinflusst werden, wie auch von Walsh (1980) vorgeschlagen wurde. Dieses Gebiet ist wissenschaftlich sehr vielversprechend und verdient eine breite Debatte und einen Dialog, die wiederum nur das letztendliche Verständnis der Profession dafür vertiefen können, was bei wem funktioniert und warum. Ich möchte mich in diesem Kapitel nur auf die Grundzüge einer Sichtweise beschränken, die von meinen Kollegen und mir sowohl auf Grund unserer eigenen persönlichen Erfahrung beim Üben und Lehren von Meditation entwickelt wurde, als auch unsere klinischen Erfahrungen mit Patienten einschließt, die an den MBSR-Programmen im Kontext der allgemeinen medizinischen und gesundheitlichen Versorgung teilgenommen haben. Selbstverständlich ist in diesem Zusammenhang wichtig, darauf zu verweisen, dass die Forschung erst noch systematisch den Zusammenhang zwischen spezifischen Ergebnissen von MBSR und dem Grad und der Tiefe (welche

lung neuer Lehrender an der *Stress Reduction Clinic* ist deren intensive Verbundenheit mit dem Üben von Achtsamkeit. Die Maßstäbe, die dabei zum Einsatz kommen, werden in einer Reihe von Empfehlungen zur Einschätzung der Bereitschaft zur Lehre und der Kompetenz von MBSR-Kursleitern im Allgemeinen dargelegt (Santorelli, 2001).

Die *Stress Reduction Clinic,* die einer medizinischen Fakultät und deren Abteilung für Präventiv- und Verhaltensmedizin angegliedert ist, war ursprünglich als Servicestelle für Ärzte und andere gesundheitliche Versorgungsdienste gedacht gewesen, an die diese Patienten mit einer großen Bandbreite von Diagnosen und Problemzuständen überweisen konnten, bei denen eher traditionelle Behandlungsmethoden nicht gewirkt hatten, bzw. die vollständig durch die Lücken im Netz der Gesundheitsversorgung gefallen waren und mit ihrer medizinischen Behandlung und deren Ergebnissen nicht zufrieden waren. Die MBSR fand daher von Anfang an in einem Rahmen statt, bei dem die Patienten mit der allgemeinen Herausforderung konfrontiert wurden, eine traditionelle und möglicherweise transformative Meditationspraxis als eine Ergänzung ihrer medizinischen Behandlung zu erlernen (Kabat-Zinn, 2003). Der achtwöchige ambulante Kurs war als eine Art „Ausbildungsmethode" (in dem Sinne, dass dazu eingeladen wird, etwas hervorzubringen, das ohnehin bereits vorhanden ist) gedacht, der es den Menschen ermöglichen soll, bis zu einem gewissen Maß selbst die Verantwortung für ihr Wohlbefinden zu übernehmen und ganzheitlicher ihren jeweils individuellen Weg zu einer besseren Gesundheit zu gehen. Dieser Weg betont die Verfeinerung und Kultivierung der angeborenen Fähigkeit zur Aufmerksamkeit und fördert damit eine tiefe, durchdringende Einsicht in die Zusammenhänge zwischen scheinbar getrennten Aspekten der Erfahrungen, von denen viele – innere wie äußere – unterhalb der normalen Schwelle unseres Bewusstseins liegen (Kabat-Zinn, 1990).

schwer zu erfassen sind) der formellen Übungen an denen die Teilnehmer entweder in den Kurssitzungen selbst oder zwischen den Sitzungen teilgenommen haben, erforscht werden muss, um optimale klinische Wirkungen erreichen zu können.

MBSR als Modell

Wenn die Erfahrung „erfolgreich" sein sollte - sowohl was die Akzeptanz des Vorgehens bei den Teilnehmern und den überweisenden Ärzten betrifft, als auch hinsichtlich des Erreichens messbarer klinisch signifikanter Ergebnisse - bestand das zweite Ziel bei der Entwicklung des MBSR-Ansatzes darin, dass dieses Programm als Modell für andere Krankenhäuser und medizinische Einrichtungen dienen könnte, was auch tatsächlich der Fall war. MBSR könnte sich dann auch auf andere Kontexte übertragen lassen, in denen Stress, emotionale oder körperliche Schmerzen oder Krankheiten und Leiden im Vordergrund stehen. Zu diesem Zweck wurde von der Klinik schließlich eine Reihe professioneller Ausbildungsprogramme in MBSR entwickelt.[3] Inzwischen werden achtsamkeitsbasierte Programme in Krankenhäusern und Kliniken in der ganzen Welt angeboten, sowie in Schulen, am Arbeitsplatz, in Büros von Firmen, im Rahmen der Juraausbildung, in Gefängnissen für Erwachsene und Jugendliche, in örtlichen Gesundheitszentren und einer Reihe von anderen Settings.

3 Weitere Informationen zu MBSR und deren Möglichkeiten zur professionellen Weiterbildung, Maßstäbe für die Praxis, Richtlinien für Anbieter, bibliographische Informationen über Achtsamkeit sowie aktuelle Projekte erhalten Sie über das *Center for Mindfulness in Medicine, Health Care, and Society* an der University of Massachusetts Memorial Medical Center, Shaw Building, Worcester, MA, 01655-0267, oder auf der Internetseite www.umassmed.edu /cfm. Darüber hinaus werden auch Weiterbildungen in MBCT angeboten. Informationen über entsprechende Ausbildungsmöglichkeiten in den USA sind über Zindel Segal, *Center for Addiction and Mental Health,* Clarke Division, University of Toronto, Toronto, Ontario M5T 1R8, Canada erhältlich. Für Programme in Europa wenden Sie sich an John Teasdale, *Medical Research Council, Cognition and Brain Sciences Unit,* 15 Chaucer Road, Cambridge CB2 2EF, U.K. Für Retreats zur Achtsamkeitsmeditation in der buddhistischen Theravada Tradition (vipassana) können Sie die Internetseite www.dharma.org besuchen. Das *Center for Mindfulness* verlangt von Ausbildungskandidaten vor der Einschreibung den Nachweis über den Besuch von mindestens einen, möglichst zwei angeleiteten 10-tägigen Vipassana Retreats (oder einen äquivalenten Nachweis). Für weitere Hinweise zur Ausbildung - auch im deutschsprachigen Raum - siehe Michalak & Heidenreich, in diesem Band.

Einige Herausforderungen bei der Vermittlung von achtsamkeitsbasierten Interventionen

Aus dem bislang über Achtsamkeit Gesagten sollte bereits klar geworden sein, dass Achtsamkeit den Kursteilnehmern nicht auf authentischem Wege vermittelt werden kann, ohne dass die Kursleiter diese selbst in ihrem Leben praktizieren. Achtsamkeitsmeditation ist nicht einfach nur eine Methode, die einem für einen begrenzten Zeitraum in einer beruflichen Weiterbildung begegnet, und die im erforderlichen Fall an andere weitergegeben wird, wenn diese sich angespannt oder belastet fühlen. Achtsamkeit ist eine Seinweise, der fortwährende Bemühungen erfordert, das zu entwickeln und verfeinern, was T.S. Eliot in den treffenden Worten ausdrückte: „Ein Zustand vollkommener Einfachheit (der nicht weniger als Alles kostet)" (Eliot, 1943, „Little Gidding"). Es handelt sich dabei sowohl um eine Arbeit, die das ganze Leben lang andauert, als auch - paradoxerweise - um eine Arbeit, bei der Zeit keine Rolle spielt - weil deren Anwendungsfeld immer der gegenwärtige Augenblick in seiner Umfassendheit ist. Dieses Paradox kann man nur durch anhaltendes persönliches Üben über Tage, Wochen, Monate und Jahre hinweg verstehen und selbst verkörpern.

Bitte rufen Sie sich noch einmal in Erinnerung, dass Üben - so wie der Begriff hier verwendet wird - nicht nur eine mechanische Wiederholung von Meditationsanweisungen sein sollte (auch wenn sich das manchmal fast so anfühlen mag), sondern eine Verpflichtung ist, so gut man es vermag von einem Augenblick zum anderen in Bewusstheit zu verweilen, mit offenem Herzen und einem weiträumigen, nicht beurteilenden, nicht reaktiven Geist, ohne dabei zu versuchen, irgendwo hin zu gelangen, irgendetwas zu erreichen, irgendetwas abzulehnen, oder entweder in den Strom konzeptioneller Gedanken zu verfallen oder in das, was der Dalai Lama als „quälende" oder „ungesunde" Emotionen bezeichnet hat (Goleman, 1997; 2003). Weil es aber praktisch unvermeidlich ist, immer und immer wieder in den Strom konzeptioneller Gedanken oder negativer Emotionen zu verfallen (sowie in potenziell unkluge Handlungen), geht es beim Üben darum, innig und mitfühlend mit dem zu arbeiten, was im Feld des Bewusstseins auftaucht, sodass das, was auftaucht, während des Auftauchens (bzw. sobald es einem gelingt) gesehen und bewusst (erkannt) wird.

Achtsamkeit kann also immer genügend Raum bieten, Auftauchendes - was immer es auch sein mag - zu umfassen, wenn es gelingt, es jenseits von Konzepten zu sehen, zu spüren und zu erfassen und direkt mit den fünf Sinnen (einschließlich Propriorezeption) und dem Geist, welcher im Buddhismus als ein weiteres Sinnestor betrachtet wird, aufzunehmen. Dennoch erfordert es viel persönlichen Einsatz und Durchhaltevermögen bei den formellen Übungen, allmählich etwas Stabilität in seine Fähigkeit zu bringen, seine Aufmerksamkeit bei belastenden oder aversiven Objekten, einschließlich starker emotionaler Turbulenzen oder anhaltender Unruhe, zu belassen und unter die Oberfläche der Phänomene selbst zu blicken, während diese im Feld der Erfahrungen aufsteigen. Kurse und zeitlich begrenzte Retreats bilden dabei ein unterstützendes Gruppenumfeld, innerhalb dessen das Üben weiterentwickelt und mit der Zeit vertieft werden kann - sowohl für die Lehrenden als auch für die Schüler. Ein Grundsatz für die Arbeit von MBSR-Kursleitern lautet, dass wir von unseren Teilnehmern in Bezug auf das Üben niemals mehr verlangen, als wir uns selbst auf einer täglichen Basis abverlangen. Ein weiterer lautet, dass wir alle Schüler sind, und dass es sich beim Lernen und beim Wachsen um lebenslange Prozesse handelt.

Die Entscheidung, Achtsamkeit zu lehren, kann selbst bei Lehrenden, die über jahrelange persönliche Meditationserfahrung verfügen - ob sie nun eine Ausbildung als Psychologen, Ärzte, Chirurgen oder in einem anderen Bereich des Gesundheitswesen gemacht haben -, manchmal mit Zögern verbunden sein - und das verständlicherweise. Man sollte auf eine solche Herausforderung gut vorbereitet sein und das schließt normalerweise das Gefühl ein, noch nicht soweit zu sein, mit der Vermittlung der Achtsamkeit zu beginnen. Solange das Verhältnis des Kursleiters zu Achtsamkeit nicht in ausgedehnter persönlicher Praxis verwurzelt ist, hat unserer Erfahrung nach die Vermittlung und Anleitung im klinischen Kontext nur Bruchteile der erforderlichen Energie,

Authentizität oder der letztendlichen Relevanz – und ein solches Defizit macht sich bei den Programmteilnehmern nur allzu leicht bemerkbar. Wie kann man jemanden bitten, sich auf systematische und disziplinierte Weise einen tiefen Einblick in seinen bzw. ihren eigenen Geist und Körper und die Natur des eigenen Daseins zu verschaffen, wenn man nicht willens ist (oder zu viel zu tun hat oder nicht genügend daran interessiert ist), sich selbst auf dieses große und herausfordernde Abenteuer einzulassen, zumindest in demselben Ausmaß, wie man es von seinen Patienten oder Klienten erwartet? Wie soll man wissen, wie man angemessen und spezifisch auf deren Fragen reagieren kann, wenn man dabei nicht auf seine eigene lebendige Erfahrung zurückgreifen kann, sondern nur auf reines Bücherwissen und Konzepte – vor allem, da es beim Üben selbst immer darum geht, klar die Grenzen des konzeptionellen Geistes zu sehen und zu überwinden (anstatt sich von ihnen erfassen und blenden zu lassen), auch wenn man natürlich den konzeptionellen Geist oder den Einfluss und den Nutzen von Gedanken innerhalb des breiteren Kontexts der Aufmerksamkeit nicht ablehnt?

Menschen kommen mit Belastungen, Schmerzen und allen möglichen medizinischen Beschwerden unweigerlich und ganz natürlich mit bestimmten Anliegen und Zielen in das MBSR-Programm oder andere Formen von Therapie (und werden im Rahmen des MBSR-Programms auch gerade dazu ermutigt, sich selbst realistische Ziele zu setzen). Wie kann ein Lehrender dann deren Motivation, diese vernünftigen Ziele zu erreichen, angemessen mit der Haltung des Nicht-Strebens, Nicht-Tuns und Loslassens versöhnen, die die Meditation und das gesamte Programm durchziehen muss, wenn ihm wirklich das Prinzip Achtsamkeit zugrunde liegen soll? Dies kann nur erreicht werden, wenn man ein tiefes erfahrungsbasiertes Vertrauen in die Praxis verspürt und eine ebenso tiefe Bescheidenheit, diese Praxis anderen anzubieten. Diese beiden Voraussetzungen können sich nur durch eine hingebungsvolle Praxis und durch persönliche Erfahrungen im Umgang mit den Schwierigkeiten, die mit dieser Praxis unweigerlich verbunden sind, ergeben. Letztendlich erfolgt das Lehren aus der eigenen Leidenschaft für das Üben heraus, wobei die Dinge in der lebendigen Hier-und-Jetzt-Erfahrung verwurzelt bleiben. Selbstverständlich bringt ein geschickter Kursleiter in Abhängigkeit von seinen bzw. ihren beruflichen und persönlichen Kenntnissen, seinem bzw. ihrem Temperament und Fähigkeiten - falls angemessen - auch alle möglichen anderen Dinge ein, um die Lehre, den Dialog und das Üben zu ergänzen und abzurunden.

Dennoch bleibt der Versuch, achtsamkeitsbasierte Interventionen zu vermitteln, ohne dabei über eine ausreichende Basis persönlicher Praxis und der Verkörperung (ein Begriff den wir dem Ausdruck „Modell“ vorziehen, weil dieser die unglückliche Konnotation besitzt, absichtlich auf eine bestimmte Art zu handeln, um einen bestimmten Eindruck zu hinterlassen) der Lehre zu verfügen, immer mit einem Risiko behaftet. Dabei kann es nur zu leicht geschehen, dass sich Achtsamkeit zu einer Karikatur ihrer selbst entwickelt und dadurch deren radikale, transformative Essenz verloren geht, während man sich dabei vielleicht in wichtigen, jedoch nicht unbedingt fundamentalen und häufig nur oberflächlichen Ähnlichkeiten zwischen dem Üben von Achtsamkeit und Entspannungsverfahren, kognitiv-verhaltenstherapeutischen Übungen und Aufgaben zur Selbstbeobachtung verfängt.

In den vergangenen zehn Jahren haben zahlreiche Fachleute aus der Gesundheitsversorgung mit der Vermittlung von achtsamkeitsbasierter Stressreduktion begonnen und gut etablierte klinische und wissenschaftliche Programme entwickelt. Obwohl zurzeit noch kein formales Verfahren zur Erfassung der Kompetenz von MBSR-Lehrenden existiert und auch noch kein professionelles Akkreditierungsverfahren besteht,[4] ist das Feedback der Teilnehmer des Programms, wenn wir die Gelegenheit hatten, diese zu treffen, ausgesprochen enthusiastisch und positiv gewesen. Sie bezeichnen ihre Erfahrungen in diesem Programm selbst meist als eine Transformation. Unter denen von uns, die Achtsamkeit lehren, herrscht das Gefühl, dass wir immer noch - sowohl persönlich als auch professionell - von der Arbeit selbst

[4] Das *Center for Mindfulness in Medicine, Health Care, and Society* hat in jüngster Zeit einen aus mehreren Stadien bestehenden Anerkennungsprozess für die Zertifizierung von Lehrenden in MBSR initiiert.
Siehe www.umassmed.edu/cfm für detailliertere Informationen.

und der Praxis profitieren. Dies, sowie das Gefühl der Verbundenheit mit der hiesigen und weltweiten Gemeinschaft von Kollegen, die auch auf diesem Gebiet arbeiten, erinnert uns unablässig daran, wie wichtig es ist, dem Geist des Übens von Achtsamkeit treu zu bleiben.

Neuere Ergebnisse aus dem *Center for Mindfulness* und deren Bedeutung für die Wissenschaft der Geist-/Körper-Beziehung und weitere Forschungsarbeiten

Aus einer Forschungsperspektive hat die Arbeit am Center for Mindfulness und der Stress Reduction Clinic versucht, unterschiedliche Voraussetzungen dafür zu schaffen, dass zunehmend genauere Untersuchungen unterschiedlicher Aspekte der Achtsamkeit sowie deren klinischer und sozialer Anwendungen durchgeführt werden können. In einer Reihe früherer, deskriptiver Studien, die von Baer (2003; siehe auch Grossman et al., in diesem Band) ausgewertet wurden, war der Versuch unternommen worden, die Validität sowie kurz- und längerfristige klinische Wirksamkeit der MBSR-Interventionen bei Patienten mit sehr verschiedenen medizinischen Beschwerden zu untersuchen (Kabat-Zinn, 1982; Kabat-Zinn, Chapman & Salmon, 1997; Kabat-Zinn & Chapman-Waldrop, 1988; Kabat-Zinn, Lipworth & Burney, 1985; Kabat-Zinn, Lipworth, Burney & Sellers, 1986; Kabat-Zinn, Massion, Kristeller, Peterson, Fletcher, Pbert, Lenderking & Santorelli, 1992; Salmon, Santorelli & Kabat-Zinn, 1998; Miller, Fletcher & Kabat-Zinn, 1995). Diese Arbeiten veranlassten uns schließlich dazu, zwei kleine randomisierte Studien durchzuführen. Sie wurden mit Patienten durchgeführt, die unter milder bis schwerer Psoriasis litten und sich auf Grund dessen in einer Phototherapie mit UV-Bestrahlung befanden (Kabat-Zinn, Wheeler, Light, Skillings, Scharf, Cropley, Hosmer & Bernhard, 1998). Die andere Studie untersuchte die Auswirkungen achtsamkeitsbasierter Interventionen am Arbeitsplatz. Die Mitarbeiter einer Firma nahmen an dem achtwöchigen MBSR-Programm teil, wobei quantitative EEG-Daten und die Immunreaktivität zu verschiedenen Zeitpunkten erfasst wurden, sowie eine Reihe weiterer psychosozialer Messungen durchgeführt wurde (Davidson, Kabat-Zinn, Schuhmacher, Rosenkranz, Muller, Santorelli, Urbanowski, Harrington, Bonus und Sheridon, 2003). Durch diese Studien konnte die Wirksamkeit zweier sehr unterschiedlicher achtsamkeitsbasierter Interventionen gezeigt werden: einer, bei der die Patienten die Instruktionen einzeln und nur mit Hilfe von Audiokassetten bekamen, und einer anderen, die im üblichen Gruppenkontext von MBSR stattgefunden hatte. Das Studiendesign kann als Modell für das Design weiterer und umfangreicherer Forschungsarbeiten über die potenziell heilsamen und gesundheitsförderlichen Wirkungen von Achtsamkeit und MBSR bei unterschiedlichen Gruppen von Patienten in unterschiedlichen Lebenssituationen und unterschiedlichen Umfeldern dienen. Die Studien werden im Folgenden detaillierter beschrieben.

Hautverbesserung bei Psoriasis

In der Psoriasis-Studie wollten wir herausfinden, ob sich bei einer Personengruppe mit einer Hautkrankheit (Psoriasis), die in deutlichem Zusammenhang mit psychischen Belastungen steht, durch Achtsamkeit der Heilungsprozess in einer Art und Weise beeinflussen ließe, die wir sehen und photographisch dokumentieren könnten. Dazu wurden 37 Patienten mit milder bis schwerer Psoriasis, die Kandidaten für eine Behandlung entweder mit Phototherapie (UVB) oder Photochemotherapie (PUVA) waren, auf Zufallsbasis in zwei Gruppen unterteilt. Die eine Gruppe (die Meditierenden) folgte angeleiteten Anweisungen zur Achtsamkeitsmeditation, die während ihrer UV-Behandlung (entweder UVB oder PUVA) dreimal wöchentlich per Kassette abgespielt wurde. (Für das vollständige Design und methodische Aspekte der Studie siehe Kabat-Zinn, Wheeler, Light, Skillings, Scharf, Cropley, Hosmer & Bernhard, 1998.) Die Kassette beinhaltete auch eine angeleitete Visualisierung, bei der sich die Versuchsperson vorstellte, wie durch die UV-Strahlen das Wachstum der rasch wachsenden Zellen in der Epidermis verlangsamt und schließlich zum Stillstand gebracht wurde. Die zweite Gruppe (normale Behandlung) erhielt ebenfalls die Lichtbehandlung (entweder PUVA oder UVB), ohne dabei jedoch die Kassette zu hören. Der Hautzustand der jeweiligen Patienten wurde von den Krankenschwestern in jeder Behandlungssitzung beobachtet und in regelmäßigen Abständen photographisch festgehalten. Der Hautzustand wurde anhand der Photographien von Dermatologen ausgewertet, die gegenüber der Identität und Gruppenzuteilung der Patienten blind waren. Diese Einschätzungen wurden dann dazu benutzt, die notwendigerweise nicht blinden Einschätzungen der Krankenschwestern für valide oder nicht valide zu erklären. Eine Cox Proportional Hazards Analyse der anhand von Fotos validierten Daten ergab, dass die Rate der Hautverbesserung im zwölfwöchigen Untersuchungszeitraum bei den Meditierenden im Vergleich zu denen, die nicht meditiert hatten (der Gruppe in normaler Behandlung), um ein vierfaches höher lag ($p = .033$). In einer früheren und kleineren Studie (Bernhard, Kristeller & Kabat-Zinn, 1988) hatte sich zudem gezeigt, dass die Hautverbesserung bei den Meditierenden schneller vor sich ging als bei den Teilnehmern, die nicht meditiert hatten. Obwohl beide Untersuchungen auf Grund der geringen Größe der Stichprobe nur eingeschränkt aussagefähig sind, legt die Reproduzierbarkeit der Ergebnisse es dennoch nahe, dass die Effekte real sind und eine weitere Erforschung lohnend erscheinen lassen. Wir können aus diesen Beobachtungen zwar nicht schließen, dass das Üben von Achtsamkeit per se für die vierfach höhere Quote der Hautklärung in der Kohorte der Meditierenden verantwortlich ist – auch wenn dies unsere Hypothese ist. Dennoch führen diese Ergebnisse zu einigen potenziell bedeutenden, wenn auch momentan noch vorläufigen Schlussfolgerungen:

1. dass ein Faktor oder eine Kombination von Faktoren, der mit geistiger Aktivität in Zusammenhang steht, den Heilungsprozess bei einer spezifischen Krankheit positiv beeinflussen kann;
2. dass eine solche psychologische Teilnahme des Patienten während der Lichtbehandlung zumindest bei einigen Patienten dazu führen kann, dass die Hautverbesserung schneller vonstatten geht, was

wiederum zu weniger Behandlungssitzungen führt und damit kostenreduzierend wirkt;

3. dass zudem durch die Tatsache, dass weniger Behandlungssitzungen erforderlich sind, auch das mit der UV-Behandlung zusammenhängende Risiko eines Karzinoms an den Basalzellen reduziert wird;
4. dass soziale Unterstützung - die bei dieser Intervention minimal war, weil der Patient allein in der Lichtkammer sitzt, es dabei keine Gruppenerfahrungen gibt und alle Anweisungen für die Meditation per Kassette erteilt werden - bei dem beobachteten Ergebnis keinen gewichtigen Faktor darstellen kann;
5. dass das experimentelle Design selbst sich sehr gut dazu eignet, die Rolle des Geistes (Absichten, Aufmerksamkeit, Überzeugungen, Erwartungen, psychologische Konditionierung, Meditation, Visualisierung) in einem leicht beobachtbaren Heilungsprozess bei einer spezifischen Krankheit zu erforschen, bis hin zur Ebene der Genexpression, einschließlich gleichzeitiger Untersuchung von angemessenen biologischen Mediatoren, die mit Psoriasis assoziiert werden, wie z.B. Zytokine, TGF-α, und Bcl-x-Protein;
6. dass - weil es sich bei Psoriasis um ein unkontrolliertes Zellwachstum handelt, auch wenn dies nicht onkogener Natur ist - solche Interventionen auch Licht auf potenziell positive psychologische Auswirkung bei onkogenen Prozessen werfen können, wie z.B. bei einem basalen Zellkarzinom, welches mit der Psoriasis einige molekulare Gemeinsamkeiten hat; und
7. dass dieses Studiendesign gleichzeitig ein Beispiel für sowohl integrative (Snyderman & Weil, 2002) als auch partizipatorische (Kabat-Zinn, 2000) Medizin darstellt: Es hat integrativen Charakter, weil die meditative (unkonventionelle) Intervention zeitlich und räumlich mit der allopathischen Behandlung einhergeht, und es hat partizipatorischen Charakter, weil der volle Einsatz des Geistes und des Körpers des Patienten einen entscheidenden Teil der psychologischen Intervention bildet. All diese Bereiche können weiter erforscht werden und zur Erhellung wichtiger Themen in der Geist-/Körpermedizin und entsprechenden psychologischen Ansätzen für die Ver-

sorgung und Behandlung der Patienten beitragen – einschließlich achtsamkeitsbasierter Ansätze bei spezifischen Krankheiten.

Unsere Studie von 1998 wurde von Relman auf Grund des methodischen Vorgehens kritisiert, sowohl hinsichtlich der geringen Größe der Stichprobe als auch des statistischen Umgangs mit Abbrechern, der Sicherstellung der Blindheit der ärztlichen Beurteiler und der statistischen Auswertung der Daten. Darüber hinaus nahm er auch an unseren Schlussfolgerungen Anstoß. Auch wenn aus unserer Sicht einige seiner Kritikpunkte durchaus berechtigt sein mögen, konnten wir dennoch auf jeden einzelnen Punkt etwas erwidern und so deren Kritikwürdigkeit bezüglich unserer grundsätzlichen Beobachtung oder der daraus abgeleiteten Schlussfolgerungen widerlegen (siehe Relman, Riley, Kabat-Zinn & Hosmer, 2001).

Ich zitiere diesen Austausch hier, weil er auf das Ausmaß der Kontroversen hinweist, die auf diesem Gebiet gelegentlich entstehen können – vor allem hinsichtlich der Qualität des Datenmaterials in Studien, in denen Geist-/Körper-Phänomene erforscht werden. Derartige Kontroversen gehen auch über den Rahmen der Psoriasis-Studie selbst hinaus. Relman stellte darüber hinaus die Validität der Ergebnisse wesentlich größerer klinischer Untersuchungen und epidemiologischer Studien in Frage, die in der Verhaltensmedizin jedoch weitgehend akzeptiert werden (siehe: „The Great Debate“: Relman & Angell, 2002; Williams & Schneiderman, 2002).

Derartige Debatten stellen für jedes wissenschaftliche Forschungsgebiet eine willkommene Bereicherung dar. Sie weisen mit Sicherheit darauf hin, dass ein Bedarf nach breiter angelegten Untersuchungen mit besserem Studiendesign besteht, um die Ergebnisse auf dem sich neu entwickelnden Gebiet der achtsamkeitsbasierten klinischen Interventionen und deren potenzielle therapeutische Wirkungen bei Menschen mit spezifischen medizinischen und psychologischen Beschwerden weiter absichern oder auch kritisch diskutieren zu können, wie auch von Baer (2003) und Bishop (2002) gefordert wurde. Darüber hinaus werfen sie auch ein Licht auf die Tatsache, wie unterschiedlich auch erfahrene Wissenschaftler den empirischen Status von ansonsten weithin akzeptierten Phänomenen in den Verhaltens- und Humanwissenschaften beurteilen können und auch sollten.

Gehirn, immunologische Veränderungen und emotionale Verarbeitung bei einem MBSR-Programm am Arbeitsplatz

In einer weiteren Forschungsarbeit (Davidson, Kabat-Zinn, Schuhmacher, Rosenkranz, Muller, Santorelli, Urbanowski, Harrington, Bonus & Sheridon, 2003) wurden 41 Mitarbeiter einer Biotechnologiefirma auf Zufallsbasis entweder einem MBSR-Programm zugeteilt (n = 25) oder auf eine Warteliste gesetzt (n = 16). Die MBSR-Teilnehmer nahmen während ihrer Arbeitszeit an einem achtwöchigen Programm teil. Alle Teilnehmer wurden insgesamt dreimal einer gründlichen Laboruntersuchung unterzogen – vor und nach dem achtwöchigen Interventionszeitraum sowie bei einer Follow-up-Untersuchung vier Monate später. Dabei wurde auch mit Hilfe des EEGs die Aktivität des Gehirns in Reaktion auf verschiedene emotionale Beanspruchungen gemessen. Zudem wurden alle Teilnehmer am Ende des achtwöchigen Zeitraums mit einem Influenza-Impfstoff geimpft und nachfolgend auf die Bildung von Antikörpern hin getestet.

Wie ursprünglich angenommen, war bei denjenigen Teilnehmern, die das MBSR-Programm absolviert hatten, im Vergleich zur Wartelisten-Kontrollgruppe ein signifikanter Anstieg in der linksseitigen Aktivität in anterioren Bereichen des Kortex zu verzeichnen. Eine solche linksseitige Aktivierung in verschiedenen anterioren Bereichen wurde in vorausgehenden Untersuchungen bei bestimmten Formen positiven emotionalen Ausdrucks und bei Teilnehmern mit einer stärkeren generellen Disposition zu positivem Affekt beobachtet (Davidson, 1992; Davidson, Ekman, Saron, Senulius & Friesen, 1990), sowie in der bereits oben erwähnten Studie, in der der sehr erfahrene tibetische Mönch untersucht wurde, wobei die Effekte bei ihm ein bemerkenswertes Ausmaß erreicht hatten (Goleman, 2003). Rechtsseitige Aktivierung wird im Allgemeinen mit negativem emotionalen Ausdruck wie Wut, Angst und Depressionen in Verbindung gebracht (Davidson, 2000; Davidson & Irwin, 1999).

Wir konnten zudem nachweisen, dass bei den Meditierenden, im Vergleich zur Kontrollgruppe, vier Wochen nach der Impfung bis zur Blutabnahme acht Wochen danach ein signifikant höherer Anstieg von Antikörpern zu verzeichnen war. Darüber hinaus zeigte sich bei den Teilnehmern aus der MBSR-Gruppe, dass diejenigen, die von Beginn bis Ende der Untersuchung den größten Anstieg der linksseitigen Gehirnaktivität zu verzeichnen hatten, auch einen signifikant größeren Anstieg in Antikörpertiter aufwiesen, während bei der Kontrollgruppe in dieser Hinsicht keine signifikante Beziehung vorlag. Durch diese Studie wird nahegelegt, dass das MBSR-Programm zu Veränderungen im Gehirn führen kann, die mit einem verbesserten Umgang mit negativen Emotionen unter Belastung einhergehen. Diese Veränderungen hielten nach der Intervention noch mindestens vier Monate an.

Unseres Wissens ist diese Studie die erste, in der ein stabiler Effekt von Meditation auf eine In-vivo-Messung der Immunfunktion und auf die Aktivierungs-Asymmetrie in anterioren Bereichen des Gehirns nachgewiesen wurde. Die Ergebnisse legen nahe, dass das Üben von Achtsamkeit verschiedene biologische Auswirkungen haben könnte, die für die emotionale und körperliche Gesundheit relevant sind, dass eine solche Intervention effektiv in einem Arbeitsplatz-Setting für ein breites Spektrum von Angestellten angeboten werden kann und damit die psychologische und emotionale Gesundheit unter belastenden Bedingungen positiv beeinflusst. Im Licht der Befunde von Teasdale, Segal, Williams, Ridgeway, Soulsby und Lau (2000) und der Entwicklung von MBCT zur Rückfallprävention bei der Behandlung von Depressionen (Segal, Williams & Teasdale, 2002/2008), achtsamkeitsbasierten bzw. akzeptanzbasierten Behandlungen für generalisierte Angststörungen (Roemer & Orsillo, 2002), DBT für Borderline-Persönlichkeitsstörungen (Linehan, 1993) und achtsamkeitsbasierter Therapie für Zwangsstörungen (Schwartz, 1996) legen die Ergebnisse nahe, dass es lohnend sein könnte, achtsamkeitsbasierte Interventionen bei verschiedenen affektiven Störungen zu erforschen, wobei ein Ansatz zum Tragen kommen könnte, bei dem potenziell relevante zugrunde liegende neurobiologische Mechanismen und Pfade in Bezug zu Maßen der Verhaltensänderung gesetzt werden und dadurch im Studiendesign die innewohnende Anpassungsfähigkeit der achtsamkeitsbasierten Ansätze an unterschiedliche Lebensumstände und Bedingungen nutzbar gemacht wird.

Eine neue Intervention für Prostatakrebs: Eine Kombination aus MBSR und einer Ernährungsintervention

Zusätzlich zu diesen Forschungsarbeiten wurde in einer aktuellen unkontrollierten Pilotstudie (Saxe, Hebert, Carmody, Kabat-Zinn, Rosenzweig, Jarzobski, Reed & Blute, 2001) das MBSR-Programm mit einer vegetarischen, fettreduzierten Ernährungsintervention kombiniert und erweitert, um die Wirksamkeit dieser neuen 12-wöchigen Intervention für das Verlangsamen, Beenden oder für eine Umkehr der Entwicklungsgeschwindigkeit von prostataspezifischen Antigenen (PSA) bei Männern mit Prostatakrebs zu untersuchen, bei denen zuvor eine Prostataektomie durchgeführt worden war und die in der Folge ein erhöhtes PSA-Niveau aufgewiesen hatten, was auf die Ausbreitung von Metastasen hinweist. In die Intervention wurden auch die Ehepartner und wichtige Bezugspersonen einbezogen. Bei acht von zehn Patienten war eine Reduktion des PSA-Anstiegs zu beobachten, während bei dreien ein Absinken des absoluten PSA-Werts zu verzeichnen war (signed rank test $p = .01$). Der geschätzte Median für die Verdoppelung der PSA stieg von 6,5 Monaten vor der Intervention auf 17,7 Monate nach der Intervention an. Diese Studie weist auf die potenzielle Durchführbarkeit und den Nutzen der Kultivierung von Achtsamkeit im Kontext von MBSR hin, um Verhaltensveränderungen zu erzielen, wie z.B. das Einhalten einer Diät, die häufig nur sehr schwer zu erreichen und aufrechtzuerhalten sind, wenn dabei lediglich rein verhaltensbezogene Motivatoren zum Einsatz kommen. In diesem Fall wurde das Üben von Achtsamkeit und dessen Anwendung erweitert und Achtsamkeit auch auf den Einkauf und die Auswahl von Nahrungsmitteln, das Kochen und Essen in einer Art ausgedehnt, die dem Einhalten der Diätvorschriften förderlich ist. Dies bleibt auch in Zukunft ein Feld weiterer Untersuchungen.

Schlussfolgerungen

Baers (2003) konzeptionelle und empirische Übersichtsarbeit zu achtsamkeitsbasierten Interventionen weist darauf hin, dass weitere und zunehmend methodisch ausgereiftere Studien achtsamkeitsbasierter klinischer Interventionen viel versprechend sein dürften. Im vorliegenden Kommentar zu ihrer Übersicht wurden einige der grundsätzlichen Themen, Chancen und Herausforderungen beleuchtet und in ihrem Kontext betrachtet, mit denen sich sowohl klinische Anwender als auch Forscher konfrontiert sehen. Dies betrifft das Studiendesign, die Art der Anwendung und die Evaluation eines solchen nur scheinbar einfachen, in Wirklichkeit jedoch höchst komplexen Interventionsansatzes sowie dessen – sowohl auf theoretischer wie praktischer Ebene – wirksame Integration in andere Therapien und medizinische bzw. psychologische Ansätze. Dabei konnte hier notwendigerweise vieles lediglich flüchtig gestreift werden, das meiste musste unerwähnt bleiben: Das Wesen, der Geist und die Substanz des Curriculums achtsamkeitsbasierter Interventionen; seine große Flexibilität sowohl hinsichtlich des Inhalts als auch der Form des Angebots, bei gleichzeitigem Vertrauen auf essenzielle meditative Kernpraktiken, die in Stille, Schweigen, Selbsterforschung, Einbezug des Körpers, emotionaler Einfühlsamkeit und Akzeptanz des vollen Spektrums emotionalen Ausdrucks, der sich im Bewusstsein befindet, verwurzelt sind (alles Praktiken, durch welche die Intervention und deren Entfaltung auf jeder Ebene geformt und beeinflusst werden); und nicht zuletzt seine Anerkennung der jedem Menschen innewohnenden universellen Sehnsucht nach Glück, Wohlbefinden, Widerstandsfähigkeit und Frieden des Geistes, des Körper und der

Seele und die Frage, wie dieser Sehnsucht wirksam entsprochen werden kann, wie sie wertgeschätzt und für eine Transformation bei den Programmteilnehmern mobilisiert werden kann (Kabat-Zinn, 1990; Santorelli, 1999). In diesem Kommentar wurde gezwungenermaßen auch die Poesie der Achtsamkeit außer Acht gelassen, sowie der angemessene Einsatz der poetischen Vorstellungskraft im Rahmen von achtsamkeitsbasierten Interventionen.

Literatur

Baer, R.A. (2003). Mindfulness training as a clinical intervention: A conceptual and empirical review. *Clinical Psychology: Science and Practice, 10,* 125–143.

Batchelor, S. (1994). *The awakening of the West: The encounter of Buddhism and Western culture.* Berkeley, CA: Parallel Press.

Bernhard, J., Kristeller, J. & Kabat-Zinn, J. (1988). Effectiveness of relaxation and visualization techniques as an adjunct to phototherapy and photochemotherapy of psoriasis. *Journal of the American Academy of Dermatology, 19,* 572–573.

Bishop, S.R. (2002). What do we really know about mindfulness-based stress reduction? *Psychosomatic Medicine, 64,* 71–84.

Borkovec, T.D. (2002). Life in the future versus life in the present. *Clinical Psychology: Science and Practice, 9,* 76–80.

Chomsky, N. (1965). *Aspects of the theory of syntax.* Cambridge, MA: MIT Press.

Chuang Tsu (1964). *Chuang tsu: Basic writings* (übersetzt von B. Watson). New York: Columbia University Press.

Davidson, R.J. (1992). Emotion and affective style: Hemispheric substrates. *Psychological Science, 3,* 39–43.

Davidson, R.J. (2000). Affective style, psychopathology and resilience: Brain mechanisms and plasticity. *American Psychologist, 55,* 1196–1214.

Davidson, R.J., Ekman, P., Saron, C., Senulis, J. & Friesen, W.V. (1990). Approach/withdrawal and cerebral asymmetry: Emotional expression and brain physiology. *Journal of Personality and Social Psychology, 58,* 330–341.

Davidson, R.J. & Irwin, W. (1999). The functional neuroanatomy of emotion and affective style. *Trends in Cognitive Science, 3,* 11–21.

Davidson, R.J., Kabat-Zinn, J., Schumacher, J., Rosenkranz, M., Muller, D., Santorelli, S.F., Urbanowski, F., Harrington, A., Bonus, K. & Sheridan, J.F. (2003). Alterations in brain and immune function produced by mindfulness meditation. *Psychosomatic Medicine, 65,* 564–570.

Davis, W. (1998). *Shadows in the sun: Travels to landscapes of spirit and desire.* Washington, DC: Island Press.
Depraz, N., Varela, F.J. & Vermersch, P. (2000). The gesture of awareness: An account of its structural dynamics. In M. Velmans (Ed.), *Investigating Phenomenal Consciousness* (pp. 121–136). Amsterdam: Benjamin.
Eliot, T. S. (1943). *Four quartets* (p. 39). New York: Harcourt Brace.
Fields, R. (1992). *How the swans came to the lake: A narrative history of Buddhism in America.* Boston: Shambhala.
Goldstein, J. (1987). *The experience of insight.* Boston: Shambhala.
Goldstein, J. (2002). *One Dharma: The emerging Western Buddhism.* San Francisco: HarperSanFrancisco.
Goldstein, J. & Kornfeld, J. (1987). *Seeking the heart of wisdom.* Boston: Shambhala.
Goleman, D. (Ed.) (1997). *Healing emotions.* Boston: Shambhala.
Goleman, D. (Ed.) (2003). *Destructive emotions: A scientific dialogue with the Dalai Lama.* New York: Bantam Books.
Gunarantana, H. (1992). *Mindfulness in plain English.* Boston: Wisdom Publications.
Hanh, T.N. (1999). *The heart of the Buddha's teaching.* New York: Broadway.
Hayes, S.C. (2002). Acceptance, mindfulness, and science. *Clinical Psychology: Science and Practice, 9,* 101–106.
Houshmound, Z., Harrington, A., Saron, C. & Davidson, R.J. (2002). Training the mind: First steps in a cross-cultural collaboration in neuroscientific research. In R.J. Davidson & A. Harrington (Eds.), *Visions of compassion: Western scientists and Tibetan Buddhists examine human nature* (pp. 3–17). New York: Oxford University Press.
Jacobson, E. (1938). *Progressive relaxation.* Chicago: University of Chicago Press.
Kabat-Zinn, J. (1982) An out-patient program in Behavioral Medicine for chronic pain patients based on the practice of mindfulness meditation: Theoretical considerations and preliminary results. *General Hospital Psychiatry, 4,* 33–47.
Kabat-Zinn, J. (1990). *Full catastrophe living: Using the wisdom of your body and mind to face stress, pain and illness.* New York: Delacorte.
Kabat-Zinn, J. (1993) Mindfulness meditation: Health benefits of an ancient Buddhist practice. In D. Goleman & J. Gurin (Eds.), *Mind/Body Medicine* (pp. 259–275). Yonkers, NY: Consumer Reports Books.
Kabat-Zinn, J. (1994). *Wherever you go, there you are: Mindfulness meditation in everyday life.* New York: Hyperion.
Kabat-Zinn, J. (2000). Participatory medicine. *Journal of the European Academy of Dermatology and Venereology, 14,* 239–240.
Kabat-Zinn, J. (2003). Mindfulness: The heart of rehabilitation. In Leskowitz,

E. (Ed.), *Complementary and alternative medicine in rehabilitation* (pp. 11–16). Saint Louis: Churchill Livingstone.

Kabat-Zinn, J., Lipworth, L. & Burney, R. (1985). The clinical use of mindfulness meditation for the self-regulation of chronic pain. *Journal of Behavioral Medicine, 8,* 163–190.

Kabat-Zinn, J., Lipworth, L., Burney, R. & Sellers, W. (1986). Four year follow-up of a meditation-based program for the self-regulation of chronic pain: Treatment outcomes and compliance. *Clinical Journal of Pain, 2,* 159–173.

Kabat-Zinn, J. & Chapman-Waldrop, A. (1988). Compliance with an outpatient stress reduction program: Rates and predictors of completion. *Journal of Behavioral Medicine, 11,* 333–352.

Kabat-Zinn, J., Massion, A.O., Kristeller, J., Peterson, L.G., Fletcher, K., Pbert, L., Lenderking, W.R. & Santorelli, S.F. (1992). Effectiveness of a meditation-based stress reduction program in the treatment of anxiety disorders. *American Journal of Psychiatry, 149,* 936–943.

Kabat-Zinn, J., Chapman, A. & Salmon, P. (1997). The relationship of cognitive and somatic components of anxiety to patient preference for alternative relaxation techniques. *Mind/Body Medicine, 2,* 101–109.

Kabat-Zinn, J., Wheeler, E., Light, T., Skillings, A., Scharf, M., Cropley, T.G., Hosmer, D. & Bernhard, J. (1998). Influence of a mindfulness-based stress reduction intervention on rates of skin clearing in patients with moderate to severe psoriasis undergoing phototherapy (UVB) and photochemotherapy (PUVA). *Psychosomatic Medicine, 60,* 625–632.

Krishnamurti, J. (1999). *This light in oneself: True meditation.* Boston: Shambhala.

Langer, E.J. (1989). *Mindfulness.* Reading, MA: Addison Wesley.

Lao-tsu (1988). *Tao te ching* (übersetzt von S. Mitchell). New York: Harper.

Linehan, M.M. (1993). *Cognitive behavioral treatment of borderline personality disorder.* New York: Guilford Press.

Maharaj, N. (1973). *I am that* (vols. 1 & 2). Bombay: Chatana Pvt.

Maharshi, R. (1959). *The collected works of ramana maharshi.* New York: Weiser.

Miller, J., Fletcher, K. & Kabat-Zinn, J. (1995). Three-year follow-up and clinical implications of a mindfulness-based stress reduction intervention in the treatment of anxiety disorders. *General Hospital Psychiatry, 17,* 192–200.

Nanamoli, B. & Bodhi, B. (1995). *The middle length discourses of the Buddha: The majjhima nikaya.* Boston: Wisdom Publications.

Relman, A. & Angell, M. (2002). Resolved: There is no good published evidence that psychosocial interventions can directly affect the outcome of organic diseases, or that psychosocial factors directly cause such diseases. *Psychosomatic Medicine, 64,* 558–563.

Relman, A., Riley, D., Kabat-Zinn, J. & Hosmer, D. (2001). Parsing the data: An examination of a study on meditation and psoriasis. *Advances in Mind-Body Medicine, 17,* 66–77.

Roemer, L. & Orsillo, S.M. (2002). Expanding our conceptualization of and treatment for generalized anxiety disorder: Integrating mindfulness/acceptance-based approaches with existing cognitive-behavioral models. *Clinical Psychology: Science and Practice, 9,* 54–68.

Rosenberg, L. (1998). *Breath by breath: The liberating practice of insight meditation.* Boston: Shambhala.

Salmon, P., Santorelli, S.F. & Kabat-Zinn, J. (1998). Intervention elements promoting high adherence to mindfulness-based stress reduction programs in the clinical behavioural medicine setting. In S.A. Shumaker, E.B. Schron, J.K. Ockene & W.L. McBee (Eds.), *Handbook of health behavior change* (2nd Ed., pp. 239–266). New York: Springer.

Santorelli, S. (1999). *Heal thy self: Lessons on mindfulness in medicine.* New York: Random House.

Santorelli, S. (2001). Mindfulness-based stress reduction: Qualifications and recommended guidelines for providers. In J. Kabat-Zinn & S. Santorelli (Eds.), *Mindfulness-based stress reduction professional training manual.* Worcester, MA: Center for Mindfulness in Medicine, Health Care, and Society.

Saxe, G.A., Hebert, J.R., Carmody, J.F., Kabat-Zinn, J., Rosenzweig, P.H., Jarzobski, D., Reed, G.W. & Blute, R.D. (2001). Can diet, in conjunction with stress reduction, affect the rate of increase in prostate-specific antigen after biochemical recurrence of prostate cancer? *Journal of Urology, 166,* 2202–2207.

Schwartz, J.M. (1996). *Brain lock.* New York: HarperCollins.

Segal, Z.V., Williams, J.M.G. & Teasdale, J.D. (2002). *Mindfulness-based cognitive therapy for depression: A new approach to preventing relapse.* New York: Guilford. (Deutsch erschienen 2008: *Die Achtsamkeitsbasierte Kognitive Therapie der Depression – Ein neuer Ansatz zur Rückfallprävention.* Tübingen: dgvt-Verlag.)

Snyderman, R. & Weil, A.T. (2002). Integrative medicine: Bringing medicine back to its roots. *Archives of Internal Medicine, 162,* 395–397.

Teasdale, J.D., Segal, Z.V., Williams, J.M.G., Ridgeway, V.A., Soulsby, J. & Lau, M. (2000). Prevention of relapse/recurrence in major depression by mindfulness-based cognitive therapy. *Journal of Consulting and Clinical Psychology, 68,* 615–623.

Thakar, V. (1972). *Mutation of mind.* Ahmedadbad, India: New Order Books.

Thera, N. (1962). *The heart of Buddhist meditation.* New York: Weiser.

Tolle, E. (1999). *The power of now.* Navato, CA: New World Library.

Varela, F.J., Thompson, E. & Roach, E. (1991). *The embodied mind: Cognitive science and human experience.* Cambridge, MA: MIT Press.

Walsh, R. (1977). Initial meditative experiences: I. *Journal of Transpersonal Psychology, 9,* 151–192.

Walsh, R. (1978). Initial meditative experiences: II. *Journal of Transpersonal Psychology, 10,* 1–28.

Walsh, R. (1980). The consciousness disciplines and the behavioural sciences: Questions of comparison and assessment. *American Journal of Psychiatry, 137,* 663–673.

Williams, R.B. & Schneiderman, N. (2002). Resolved: Psychosocial interventions can improve clinical outcomes in organic disease. *Psychosomatic Medicine, 64,* 552–557.
Wolpe, J. (1958). *Psychotherapy by reciprocal inhibition.* Stanford, CA: Stanford University Press.
Woolfolk, R.L. & Lehrer, P.M. (1984). Clinical stress reduction: An overview. In R.L. Woolfolk & P. M. Lehrer (Eds.), *Principles and practice of stress management* (pp. 5–6). New York: Guilford Press.
Zajonc, A. (2000). Molding the self and the common cognitive sources of science and religion. In V.H. Jr. Kazanjian & P.L. Laurence (Eds.), *Education as transformation: Religious pluralism, spirituality & a new vision for higher education in America* (pp. 59–68). New York: Peter Lang.

Teil 2

Achtsamkeits- und akzeptanzbasierte Ansätze: Praxisorientierter Überblick

Kapitel 7

Achtsamkeitsbasierte Stressreduktion – Mindfulness-Based Stress Reduction (MBSR) nach Kabat-Zinn

Petra Meibert, Johannes Michalak & Thomas Heidenreich

Zusammenfassung: *In diesem Kapitel soll das achtwöchige achtsamkeitsbasierte Stressreduktionsprogramm – MBSR (Mindfulness-Based Stress Reduction) – vorgestellt werden, das von Kabat-Zinn*[1] *und seinen Mitarbeitern entwickelt wurde und seit Ende der 70er Jahre in der Stress-Reduction-Clinic, Massachusetts erfolgreich angewendet wird (Tiefenthaler-Gilmer, 2002). Seit Gründung der Institution im Jahr 1979 haben dort bereits ca. 13.000 Patienten an diesem Programm teilgenommen. Die Methode wird mittlerweile weltweit an über 200 weiteren Kliniken und Zentren erfolgreich angeboten, seit einigen Jahren auch in Europa (Bishop, 2002).*

Im Folgenden werden Entstehung, Hintergründe und Anwendungsgebiete des Programms vorgestellt, ebenso die aktuelle Situation im deutschsprachigen Raum. In einem nächsten Schritt werden Indikationen und Kontraindikationen diskutiert. Da es sich bei dem vorgestellten Programm um eine Stressbewältigungsmethode handelt,

[1] Jon Kabat-Zinn, Ph.D., ehemaliger Molekularbiologe und Anatomieprofessor, ist Meditationslehrer, Schriftsteller, Wissenschaftler. Er lehrte und arbeitete als Professor (emeritiert) an der medizinischen Universität von Massachussetts, wo er als geschäftsführender Direktor an der Gründung des Zentrums für „Mindfulness in Medicine, Health Care and Society" und dessen „Stress Reduction Clinic" maßgeblich beteiligt war. Er ist Mitorganisator des Academic Consortium on Integrative Medicine in den USA und Autor verschiedener Bücher.

Korrespondenzadresse: j.p.meibert@t-online.de

Heidenreich, T. & Michalak, J. (2009). *Achtsamkeit und Akzeptanz in der Psychotherapie – Ein Handbuch* (3., überarbeitete und erweiterte Auflage). Tübingen: dgvt-Verlag.

soll durch einen kurzen Exkurs über Stress, seine Auswirkungen und gesundheitliche Folgen ein Verständnis dafür geschaffen werden, welchen entscheidenden Einfluss Stress auf die menschliche Gesundheit hat und wie durch Achtsamkeit eine erfolgreiche Stressbewältigung gelingen kann. Im letzten Abschnitt dieses Kapitels wird dann dargestellt, mit welcher inneren Haltung die Praxis der Achtsamkeit unterstützt wird und wie die Struktur und Methodik des Kurses aussieht.

Die Entstehung des MBSR-Programms in den USA

Auf der Basis seiner eigenen Erfahrungen mit der Kombination aus Übungen in achtsamer Meditation aus der Vipassana- und Zen-Tradition und aus Hatha-Yoga entwickelte Kabat-Zinn eine achtsamkeitsbasierte Stressreduktionsmethode. Entscheidend war für ihn und seine Kollegen die Frage, wie diese alten „Disziplinen des Bewusstseins" unter den heutzutage vorherrschenden Gegebenheiten angewendet werden können und wie wirksam sie zur Verbesserung der Gesundheit und zur Entwicklung von Bewusstheit sind:

> Übungen in Achtsamkeit schienen sich ideal dafür zu eignen, eine stärkere Wahrnehmung der Einheit von Geist und Körper zu kultivieren, speziell hinsichtlich der Art und Weise, wie unbewusste Gedanken, Gefühle und Verhaltensmuster die emotionale, körperliche und geistige Gesundheit untergraben können. (Kabat-Zinn, 2003, S. 45)

Während seiner Tätigkeit als Anatomieprofessor am Medical Center der Universität von Massachusetts erfuhr Kabat-Zinn in Gesprächen mit Ärzten von den häufig aussichtslosen Krankheitsverläufen chronischer Schmerzpatienten, deren Leiden trotz aufwendiger medizinischer Behandlung nicht gelindert werden konnten. Kabat-Zinn konnte damals die Klinikleitung dafür gewinnen, ein auf Achtsamkeitsmeditation und Hatha-Yoga basierendes Trainingsprogramm als Ergänzung zu den üblichen Schmerzbehandlungen anzubieten. Hiermit war der Grundstein für die Gründung der Stress-Reduction-Clinic gelegt (Kesper-Grossmann & Grossmann, 2002). Zunächst wurde das Training in Achtsamkeits-Meditationsübungen im stationären Kontext angewendet, insbesondere bei Patienten mit chronischen Erkrankungen und bei Schmerzpatienten. Hieraus entwickelte sich dann der heute unter dem Begriff „Mindfulness-Based Stress Reduction" (MBSR) bekannte Acht-Wochen-Kurs, der sowohl stationär, teilstationär als auch ambulant angewendet wird (Kabat-Zinn, 2003).

Vor dem Hintergrund ihrer persönlichen Erfahrungen mit der Praxis von Meditation und Yoga und ihrem Anliegen, Menschen damit zu helfen, haben Kabat-Zinn und seine Mitarbeiter die Wirkung der Stressbewältigungsmethode seit ihrer Entstehung empirisch untersucht, sodass sie bis heute Gegenstand vieler Veröffentlichungen und wissenschaftlicher Studien ist. Untersucht wurde die Anwendung der MBSR-Kurse bei unterschiedlichsten Störungen und Problemkomplexen, sowohl medizinischer als auch psychologischer Natur. Der Kurs wird in störungsheterogenen Gruppen angewendet; empirische Unterstützung für die Wirksamkeit gibt es bei Schmerzsyndromen (Kabat-Zinn, Lipworth & Burney, 1985; Kabat-Zinn, Lipworth, Burney & Sellers, 1986), Angstpatienten (Miller, Fletcher & Kabat-Zinn, 1995; Kabat-Zinn, Chapman & Salomon, 1997), Psoriasis (Kabat-Zinn et al., 1998), Stress- und Angstkomplexen (Astin, 1997; Shapiro, Schwartz & Bonner, 1998) sowie als Ergänzung zu ambulanter Psychotherapie (Weiss, Nordlie & Siegel, 2005).

Auch in der Rückfallprophylaxe bei Patienten, die an einer klinischen Depression erkrankt sind, wurde ein Behandlungsprogramm entwickelt, das auf den Prinzipien des MBSR-Programms beruht und zusätzlich kognitive Elemente enthält (Segal, Williams & Teasdale, 2002/2008; für einen ausführlichen Überblick siehe auch Michalak & Heidenreich, in diesem Band). Mittlerweile liegen zu achtsamkeitsbasierten Ansätzen auch drei Übersichtsarbeiten vor (Bishop, 2002; Grossman, Niemann, Schmidt & Walach, 2004; Baer, 2003; siehe auch Grossman, in diesem Band), die die Wirksamkeit achtsamkeitsbasierter Ansätze bestätigen.

Obwohl die Ursprünge der Achtsamkeitsmeditation, so wie sie in dem Programm vermittelt werden, in alten östlichen Traditionen zu finden sind, werden in den Kursen keine religiösen oder speziell buddhistischen Themen diskutiert. Dennoch wird anerkannt, dass der Ursprung dieser grundlegenden Meditationsübungen in der buddhistischen Tradition liegt (für einen ausführlichen Überblick über die historischen Wurzeln der Achtsamkeitsmeditation siehe Rose & Walach, in diesem Band). Laut Kabat-Zinn steht

> … die Achtsamkeit im Mittelpunkt des Buddhismus in all seinen Formen. Doch gilt ihre Essenz universell, da sie auf die Verfeinerung der Aufmerksamkeit und des Gewahrseins zielt. … So erscheint es als überaus angemessen, Achtsamkeitsübungen für eine große Menge von Menschen, die unter Schmerzen, Stress, Leiden und Verunsicherung leben, leicht zugänglich zu machen. (Kabat-Zinn, 2003, S. 46)

Formal besteht der MBSR-Kurs aus acht zweieinhalbstündigen, wöchentlichen Gruppensitzungen und einem Achtsamkeitstag in Stille zur Vertiefung der Praxis. Die Basis des Programms sind drei Hauptübungen: die achtsame Körperwahrnehmung, genannt Body-Scan, achtsam und sanft ausgeführte Yogaübungen und die traditionelle Sitzmeditation. Wichtig ist neben der regelmäßigen Praxis dieser formellen Übungen die Integration des im Kurs Erlernten und Erarbeiteten in die persönliche Alltagserfahrung der Teilnehmer. Dies geschieht in Form von so genannten informellen Übungen, um den Umgang mit stressreichen Situationen, Schmerzen, Krankheit oder anderen Herausforderungen im Leben zu verbessern. Insofern ist die Schulung der Achtsamkeit keine reine Technik, sondern ein Lebensstil, den man Schritt für Schritt durch kontinuierliches Üben entwickelt. Im Einzelnen werden sowohl die Übungen als auch die Bedeutung der Unterscheidung formelle versus informelle Praxis in den nächsten Abschnitten ausführlich erklärt.

Weiterer wichtiger Inhalt des Kurses ist die Vermittlung von Ergebnissen und Ansätzen aus der Stressforschung sowie das Besprechen und gemeinsame Erarbeiten von Schwerpunktthemen mit dem Ziel der Psychoedukation z.B. aus der kognitiven Psychologie oder Kommunikationswissenschaft (etwa Umgang mit schwierigen Gefühlen, achtsame Kommunikation etc.). Auch Selbstachtung/Mitgefühl oder Umgang mit Schmerzen sind wichtige Themen (ausführliche Erläuterungen s.u.).

In einem intensiven Vorgespräch werden Interessenten auf die Anforderungen hingewiesen, die die Teilnahme an diesem Programm beinhaltet. Obwohl diese sehr hoch gesteckt sind und Eigeninitiative und persönlichen Einsatz erfordern (d.h., die Übungen ca. 45 Minuten täglich zu praktizieren), entscheiden sich 90 % der Interessenten nach dem Gespräch für die Teilnahme an dem Programm, 85 % der Teilnehmenden beenden den Kurs (z.B. Kabat-Zinn & Chapman-Waldrop, 1988).

MBSR im deutschsprachigen Raum

Seit ca. fünf Jahren wird dieses Stressreduktionsprogramm auch in Deutschland, Belgien und den Niederlanden von Psychologen, Pädagogen, Ärzten oder Yogalehrern angeboten, die an Weiterbildungen in den USA teilgenommen haben (Kesper-Grossmann & Grossmann, 2002). Das Interesse an dem MBSR-Programm als komplementär-medizinisches Angebot nimmt sowohl im ambulanten als auch im stationären Bereich immer mehr zu. Die Methode ist in den USA als verhaltensmedizinisch-gesundheitspädagogisches Verfahren anerkannt und wird vor allem bei psychotherapeutischer Indikation zum großen Teil von den Krankenkassen (mit)finanziert (Altner, 2002). Auch in den Niederlanden werden die Kosten für die Teilnahme an dem Kurs zum Teil von den Krankenkassen übernommen. In den Kliniken Essen-Mitte, in der Abteilung „Innere Medizin V – Klinik für Naturheilverfahren und Integrative Medizin", wird das MBSR-Programm in die teilstationäre Behandlung integriert. Seit 2002 wird eine professionelle Weiterbildung auch in Deutschland, Österreich und der Schweiz durchgeführt (siehe Anhang). Dadurch ist in den nächsten Jahren mit einer zunehmenden Verbreitung und Etablierung des MBSR-Programms im deutschsprachigen Raum zu rechnen. Grundvoraussetzung für die Weiterbildung zum MBSR-Lehrer und das Lehren von MBSR-Kursen ist eine fundierte Erfahrung mit der eigenen Meditationspraxis (siehe Kabat-Zinn, in diesem Band).

Seit einigen Jahren gibt es auch erste wissenschaftliche Untersuchungen im deutschsprachigen Raum. Für die Wirksamkeit von MBSR auf die Gesundheit von deutschen Patienten liegt eine Studie der Universität Freiburg vor. Diese weist signifikante Verbesserungen des körperlichen Allgemeinbefindens, der gesundheitsbezogenen Lebensqualität sowie eine signifikante Symptomreduzierung bei einer psychosomatisch belasteten Gelegenheitsstichprobe, bestehend aus Teilnehmern von Achtsamkeitskursen, nach (Majumdar, 2000). In einer weiteren deutschsprachigen Stichprobe wurde die Wirksamkeit des MBSR-Programms bei Fibromyalgie-Patientinnen und -Patienten untersucht (Tiefenthaler-Gilmer, 2002; Grossman, Tiefenthaler-Gilmer, Raysz & Kesper, 2007). Die *Essen Hospital Smoking Cessation Study* (EASY), die an den Kliniken Essen-Mitte durchgeführt wurde, konnte zeigen, dass die Achtsamkeitsmeditation eine hilfreiche Unterstützung im schwierigen und oft stressbeladenen Prozess der Raucherentwöhnung sein kann (siehe Altner, Michalsen, Richarz, Reichardt & Dobos, in diesem Band).

Für wen ist ein MBSR-Kurs geeignet: Indikationen

Anwendung als komplementär-medizinisches Verfahren

MBSR-Kurse werden bei Menschen angewendet, die mit akuten oder chronischen körperlichen oder psychischen Beschwerden oder Stress-Symptomen belastet sind, z.B. mit chronischen Schmerzzuständen, häufiger Infektanfälligkeit, Ängsten oder Panikattacken, Hauterkrankungen, Schlafstörungen, Kopfschmerzen/Migräne, Magenproblemen oder Burn-out-Syndrom.

Sowohl bei somatischen als auch bei psychischen Problemen (z.B. Angststörungen oder Panikattacken, aber auch in Phasen akuter Depression) sollte zunächst die Indikation einer medizinischen oder psychotherapeutischen Behandlung abgeklärt und diese, wenn nötig, eingeleitet werden. Das MBSR-Programm ist kein Ersatz für eine solche. In Absprache mit dem behandelnden Arzt bzw. Psychotherapeuten kann dann aber ergänzend die Teilnahme an einem MBSR-Kurs zur Verbesserung der Stressbewältigungskompetenz und Entspannungsfähigkeit sowie auch zur Lebensstiländerung sinnvoll sein. Durch Body-Scan und Yoga-Übungen kann das Vertrauen in den eigenen Körper wieder zurückgewonnen und vor allem auch Achtung und Mitgefühl für sich selbst entwickelt oder gestärkt werden, was in einer derart belastenden Lebenssituation häufig verloren gegangen ist.

Es könnte allerdings über das oben Gesagte hinaus aus unserer Sicht vielversprechend sein, ein Achtsamkeitstraining vor Aufnahme einer psychotherapeutischen Behandlung durchzuführen, etwa in einer Phase mit moderater Symptombelastung und noch ausreichender psychischer Stabilität. Wie die wissenschaftlichen Studien zeigen, kommt es durch die Teilnahme an dem Programm zu einer signifikanten Symptomreduzierung, sodass in vielen Fällen eine psychotherapeutische Behandlung möglicherweise nicht mehr notwendig sein würde oder der präventiv-rehabilitative Nutzen der Achtsamkeit die Wirksamkeit von psychotherapeutischen Maßnahmen verbessern und Rückfälle reduzieren oder verhindern könnte. Dies ist vor dem Hintergrund der anstehenden Reformen im Gesundheitswesen sicherlich eine kostengünstige Präventivmaßnahme.

Nicht geeignet ist ein MBSR-Kurs für Menschen, die sich in einer akuten psychotischen oder suizidalen Krise befinden, ebenso wenig bei akutem Substanzmissbrauch. Auch während einer Chemotherapie ist die Teilnahme an einem MBSR-Kurs meist kontraindiziert, weil die Patienten körperlich zu schwach sind und das Programm sie überfordern würde.

Bei einer Posttraumatischen Belastungsstörung sollte individuell geklärt werden, ob der Kurs geeignet ist, da die Körperwahrnehmungsübungen im Einzelfall zu einer Reizüberflutung mit der Gefahr einer Retraumatisierung führen könnten. Dies muss aber nicht sein. Es ist ebenso möglich, dass die Verbesserung des Zugangs zu sich selbst und den eigenen Grenzen auch zur Stabilisierung beitragen kann. So werden beispielsweise in der Klinik für psychotherapeutische Medizin in Bielefeld sowohl Achtsamkeitsübungen als auch sanfte Körperarbeit z.B. aus dem Qigong bei der Behandlung von Traumafolgen angewendet. Reddemann (2001) beschreibt die Wirkung der achtsamen Körperwahrnehmung folgendermaßen:

> Dagegen mag ein nicht beurteilendes, achtsames Umgehen Veränderungen, die ohnehin immer im Organismus ablaufen, verstärkt ins Bewusstsein bringen. Ohne dass es sofort ausgesprochen werden muss, verstärkt achtsames Wahrnehmen auch das Vertrauen in den Körper und dessen Fähigkeit, sich zu wandeln. ... Wir meinen, dass eine achtsame Arbeit mit dem Körper, bei der es vor allem ums Spüren geht, die beste Form der Körperarbeit mit und für traumatisierte Menschen ist. (Reddemann, 2001, S. 91)

Durch das allmähliche Herantasten an die Körperwahrnehmung können Menschen nach traumatisierenden Erlebnissen sukzessive wieder die Erfahrung machen, dass der Körper auch angenehmes Erleben bieten und ein Ort der Freude und Energie sein kann.

Anwendung im zwischenmenschlichen Kontext

Aber nicht nur im Bereich von psychischen oder körperlichen Erkrankungen ist die Praxis der Achtsamkeit hilfreich. Eine achtsame Lebenshaltung kann sich auch positiv auf den interpersonellen Bereich auswirken. Insbesondere für die Verbesserung der Qualität von Paarbeziehungen haben Carson, Carson, Gil und Baucom (2004) ein auf Achtsamkeitsprinzipien basierendes Programm entwickelt (Mindfulness-Based Relationship Enhancement). Dieses Training ist für weitgehend unbelastete Paarbeziehungen konzipiert. Es wird ein Acht-Wochen-Programm mit den üblichen Elementen wie Body-Scan und Sitzmeditation durchgeführt, das um spezielle, paarbezogene Übungen und Themen ergänzt wird (z.B. Partner-Yoga oder Hausaufgaben für die Paare). Der Mindfulness-Based-Relationship-Enhancement-Kurs konnte dazu beitragen, die Beziehung in Bezug auf Qualitäten wie Autonomie, Befriedigung, Verbundenheitsgefühl, Nähe und gegenseitige Akzeptanz zu verbessern. Auch das individuelle, persönliche Wohlbefinden wurde durch die gemeinsame Praxis der Achtsamkeitsübungen positiv beeinflusst.

Berufsgruppenbezogene Anwendung

MBSR-Kurse werden auch für spezielle Berufsgruppen angeboten, wie z.B. im Rahmen von Management-Trainings, in der Unternehmensberatung und für Führungskräfte sowie für Menschen, die in helfenden Berufen, im Gesundheits-, Bildungs- oder Sozialwesen tätig sind. In Belgien gibt es Kurse speziell für die Förderung der Gesundheit von Pflegepersonal. Die Herausforderung in diesem Bereich ist zum einen, die Achtsamkeit auf das eigene Wohlbefinden und die eigenen Grenzen zu lenken, als auch einen achtsameren Kontakt zu der Person herzustellen, die man pflegt oder betreut (Franken, 2002). Santorelli (2000, 2002), der derzeitige Leiter der Stress-Reduction-Clinic, hat sich insbesondere mit der Frage der heilenden Beziehung im medizinisch-pflegerischen Bereich auseinandergesetzt und auf die Wechselwirkung zwischen dem Wohlbefinden und der Präsenz des Behandlers und dem Heilungsprozess des Patienten hingewiesen.

Der Stressbegriff im Kontext des MBSR-Programms

Stressbewältigung, wie sie im MBSR-Kontext verstanden wird, geht über die übliche Beseitigung von Stress-Symptomen hinaus. Es geht darum, die Funktionsweise des Bewusstseins kennenzulernen und mit ihm zu arbeiten. Ein grundlegendes Verständnis im Buddhismus, wie mit Stress, Leid, leidvollen Gefühlen oder leidvollen Geisteszuständen umgegangen wird, beruht am ehesten auf einem Prinzip von „Zähmung", Wandlung oder Transformation – nicht aber auf Verdrängung, Bagatellisierung oder Unterdrückung. Die Kraft, die in den leidvollen Erfahrungen oder Gefühlen steckt, muss nicht bekämpft, sondern mit Achtsamkeit angenommen und so in eine Kraft gewandelt werden, die die Qualität des Bewusstseins positiv verändert.

Im MBSR-Ansatz wird das, was im Buddhismus unter dem Begriff *Dukkha* (siehe Rose & Walach, in diesem Band) verstanden wird, mit *Stress* bezeichnet, um westlichen Menschen den Zugang zu erleichtern.

Gleichzeitig werden Erkenntnisse der psychologischen Stressforschung mit einbezogen. Insgesamt verbindet das MBSR-Programm östliche Methoden der Geistes- und Körperschulung mit Erkenntnissen der westlichen Medizin und Psychologie.

Wie Stress entsteht

> Wir sind in einer Kultur aufgewachsen, in der es zu außergewöhnlichen Ergebnissen geführt hat, sich Ziele zu setzen, doch leiden auch Menschen sehr in dieser Atmosphäre, wenn es ihnen nicht gelingt, das zu erreichen, was sie sich vorgenommen hatten oder wenn sie andere Wertvorstellungen teilen. Auch kann die Zeit, die zwischen der Ausrichtung auf ein Ziel und seines Erreichens liegt, zur Hölle werden, denn wir haben keine ausreichende Praxis oder Übung darin, zu wissen, wie wir den Schwung am Ende des Tages abbremsen und unser Leben genießen können. (Santorelli, 2002, S. 2)

„Ich habe so viel Stress. Wenn ich weniger Stress habe, dann werde ich die Zeit finden, mich zu entspannen", oder: „Die Arbeit ist so stressig, ich kann nachts nicht mehr richtig schlafen", oder: „Das macht der Stress". Dies sind Aussagen, die in der heutigen Zeit häufig zu hören sind. Mehr und mehr Menschen haben mit den Anforderungen der modernen Hochleistungsgesellschaft Probleme. Die moderne Stressforschung zeigt, dass chronischer Stress unsere Arbeitskraft gefährdet und zu psychischen Erkrankungen führen kann, wie z.B. Gefühlen von Angst, Ausgebrannt-Sein und Depression. Auch kann eine prolongierte Stressreaktion durch chronische Belastung zu körperlichen Folgeerkrankungen führen, wie z.B. Bluthochdruck, geschwächtes Immunsystem und Infektanfälligkeit, Arteriosklerose, Übergewicht oder Herzerkrankungen (siehe Abbildung 2; für einen Überblick siehe Hesse, Philippsen & Hellhammer, 2004; Kaluza, 1996).

Der Stressbegriff ist in der heutigen, schnelllebigen Zeit von immer weitreichenderer Bedeutung. Er hat in den letzten Jahrzehnten eine Popularisierung erfahren wie kaum ein anderer humanwissenschaftlicher Begriff. Es wird vom Beziehungs- und Leistungsstress gesprochen, vom Stress am Arbeitsplatz oder vom Stress im Straßenverkehr, vom Einkaufsstress oder vom Schulstress. Kaum ein Lebensbereich bleibt ausgespart (Kaluza, 1996). Aber nicht jede Art von Stress ist gleich gesundheitsschädigend. Im Gegenteil: Wir brauchen Herausforderungen und eine gewisse Art von Stress, um flexibel zu bleiben und uns weiterzuentwickeln. So wie wir z.B. durch körperliche Anstrengung Muskeln und Ausdauer trainieren, können wir durch psychische Belastungen lernen, uns einer sich ständig wandelnden Umwelt mit ihren hohen Anforderungen anzupassen und Neues dazuzulernen. Bei monotonen Aufgaben und Langeweile ist unser kognitives System unterbelastet und wird träge und faul. Wenn wir lernen, psychische Belastungen und Probleme nicht zu vermeiden, sondern zu bewältigen, üben wir uns darin, besser mit Stress fertig zu werden. Selye (1981), der heute als Vater der modernen Stressforschung gilt, war ein Vorreiter bei der systematischen Untersuchung der Reaktionen des Körpers auf Stress. Er definierte Stress als eine Anpassungsleistung des Organismus auf alles, was die Balance lebenswichtiger Funktionen stört. Diese körperliche Stressreaktion wird durch ein kompliziertes Zusammenspiel zwischen dem zentralen Nervensystem, dem vegetativen Nervensystem und dem Hormonsystem ermöglicht. Selye (1981) erkannte auch, dass Stress ebenso Lebenselixier (Eustress) wie schleichendes Gift (Distress) sein kann. Abwechslung und Anforderungen fördern die Anpassungsfähigkeit und Flexibilität; überschreiten sie aber die Ressourcen der Person, so entstehen die o.g. negativen Auswirkungen.

Einen entscheidenden Einfluss auf die Verarbeitung von Stress-Situationen hat nach dem transaktionalen Stressmodell von Lazarus und Launier (1981; siehe auch Schwarzer, 1993) die Art, wie wir Situationen (Stressoren, siehe Abbildung 1) bewerten und wie wir unsere Ressourcen, die uns zur Verfügung stehen, um die Herausforderung zu meistern, beurteilen, also wie wir unsere Selbstwirksamkeit erleben. Erst bei einem Gefühl der Bedrohung oder der Angst vor Schaden bzw. Verlust kann es zu einer Stressreaktion kommen. Ebenso, wenn Menschen unter chronischer Überlastung leiden oder das Gefühl haben, „es nicht mehr zu schaffen". Lazarus geht davon aus, dass Stress nur durch die Transaktion, d.h. die wechselseitige Beeinflussung von Person und Umwelt, erklärt werden kann. Somit setzt sich Stress aus dem Auslöser oder Stressor und einer darauf folgenden Stressreaktion der Person zusammen (siehe Abbildung 1).

Die auf die Stressoren folgende Stressreaktion des Körpers und des kognitiven Systems läuft auf drei Ebenen ab (Kaluza, 1996): der Ebene des Körpers, der Ebene der Gedanken und Gefühle sowie der Ebene des Verhaltens. Stress auf allen drei Ebenen kann dann zur Erschöpfung und zur Krankheit führen.

Abbildung 1: *„Drei Ebenen der Stressreaktion" (Kaluza, 1996)*

STRESSOR

Zusätzlich zu Ihrer vielen Arbeit bekommen Sie vom Chef eine neue Aufgabe zugeteilt, mit der Bemerkung, dass er dafür *eine fähige Mitarbeiterin brauche*

↓

STRESSREAKTION

↓ ↓ ↓

Körper	**Gedanken/Gefühle**	**Verhalten**
z.B.:	z.B.:	z.B.:
❖ Puls, Blutdruck ↑	❖ Angst	❖ hastig und verkrampft arbeiten
❖ Muskelspannung ↑	❖ Ärger	❖ gereizt gegenüber anderen
❖ Atemfrequenz ↑	❖ Enttäuschung	❖ mangelnde Planung und Übersicht
❖ Blutgerinnung ↑	❖ „Das schaffe ich nie"	❖ fehlende Pausen
❖ Verdauung ↓	❖ „Jetzt ist alles aus"	❖ Rauchen
❖ Immunkompetenz ↓	❖ „Ich muss das ganz alleine schaffen"	❖ „nebenbei" Essen
❖ Sexualfunktion ↓		

Wie Stress sich auf die Gesundheit auswirken kann

Die moderne Stressforschung zeigt, dass es nicht die „dramatischen Ereignisse“ im Leben, wie Berufseinstieg, Heirat, Verlusterfahrungen etc. sind, die das größte Gesundheitsrisiko darstellen, sondern alltägliche Probleme („daily hassles“), die an uns zehren (Kaluza, 1996; McIntosh, Harlow & Martin, 1995). Wenn wir nicht gelernt haben, auf konstruktive Weise damit umzugehen und uns genügend Zeit für Entspannung und Ruhe gönnen, kann es zu einer verlängerten Stressreaktion kommen, die verschiedene negative Folgen für die Gesundheit haben kann (siehe auch Abbildung 2).

Abbildung 2: *„Gesundheitsgefahren durch Stress“ (Kaluza, 1996)*

Stressauslöser/Stressor

↓

Stressreaktion

↓

Gefahr für die Gesundheit durch:

- nicht abgebaute körperliche Erregung
- chronisch erhöhtes Erregungsniveau durch anhaltende Belastungen und fehlende Erholung
- geschwächte Immunkompetenz
- zunehmendes gesundheitliches Risikoverhalten (Rauchen, ungesunde Ernährung, Bewegungsmangel)

↓

Erschöpfung/Krankheit

Die in Abbildung 1 auf der Körperebene verdeutlichten physiologischen Veränderungen wie z.B. Anstieg des Blutdrucks, der Atemfrequenz und des Muskeltonus bereiten den Körper optimal darauf vor, Gefahrensituationen durch Kampf oder Flucht zu meistern. Da wir aber in der modernen Gesellschaft eher mit psychosozialen Problemen konfrontiert werden, die nicht durch Kampf oder Flucht gelöst werden können, kommt es häufig nicht zu der entsprechend notwendigen Abreaktion und die Einleitung der Entspannungsphase wird, so Kaluza (1996), verzögert oder ganz verhindert, wenn neue Stressoren auftreten. Viele der heutigen Stressoren z.B. im zwischenmenschlichen oder auch beruflichen Bereich bestehen über Jahre, sodass auch Phasen der Entspannung nicht mehr auftreten. Laut Kaluza führt dies dazu,

> ... dass der Organismus ständig in einer erhöhten Widerstandsbereitschaft gehalten wird. Selye sprach in diesem Zusammenhang vom Widerstandsstadium, in dem der Organismus sich an ein Leben mit der chronischen Belastung anpasst. Die Aufrechterhaltung des Widerstandsstadiums kostet allerdings Energie. Bei zu lange anhaltender Belastung schließlich bricht das Anpassungsvermögen des Organismus zusammen. In diesem sogenannten Stadium der Erschöpfung kann es dann zu ernsthaften Organerkrankungen kommen (z.B. Herzinfarkt, Magengeschwür etc). Hinzu kommt, dass der Organismus bei einem über lange Zeit aufrechterhaltenem, erhöhtem Widerstandsniveau allmählich seine natürliche Fähigkeit zur Selbstregulation verliert. Dies bedeutet, dass es auch in Phasen, in denen keine akute Belastung vorliegt, nicht mehr möglich ist, auf ein normales Ruheniveau zurückzukehren. (Kaluza, 1996, S. 25)

Mit den obigen Ausführungen sollte deutlich werden, dass Stress in seinen Auswirkungen auf unsere Gesundheit ein häufig unterschätztes Phänomen ist und dass wir unseren Alltag so gestaltet haben, dass wir unter einer Art „verstecktem Stress" leiden. Häufig schaffen wir keinen gesunden Ausgleich für die Anforderungen, die ständig auf uns einströmen, sodass wir nicht mehr spüren, wann wir an unsere Grenzen kommen. Hinzu kommt, dass es in einer leistungsorientierten Gesellschaft wie unserer nur wenig Raum dafür gibt, nichts zu tun.

In den folgenden Abschnitten wird dargestellt, wie das Praktizieren von Körperwahrnehmungsübungen, achtsamer Körperarbeit und Meditation dazu beitragen kann, konstruktiver und weniger gesundheitsschädigend mit Stress umzugehen.

Stressbewältigung durch Achtsamkeit

Warum sollte Achtsamkeit dazu beitragen, Stress zu reduzieren?

Wenn wir mehr Achtsamkeit praktizieren, ist es möglich, nach und nach dem Stress seine Selbstverständlichkeit zu nehmen und für die Grenzen, die Körper und Geist uns aufzeigen, wieder aufmerksamer zu werden. Durch das Schaffen eines Ausgleichs durch Entspannung und Phasen von Stille und Meditation kann man die anstehenden Aufgaben dann mit mehr Gelassenheit und Kraft bewältigen.

MBSR ist eine Kurzzeitintervention, die in ihrer Struktur und ihrem Inhalt darauf abzielt, die Selbstregulationsfähigkeit der Teilnehmer und das Selbstvertrauen bzw. das Selbstwirksamkeitserleben zu stärken. Einerseits kommt es bei den Teilnehmern eines MBSR-Kurses häufig zu einer unmittelbaren und bewussten Veränderung der Einstellung gegenüber Gesundheitsfragen und ihrer persönlichen Verantwortung für das körperliche und geistige Wohlbefinden. Andererseits bekommen sie eine Methode an die Hand, die ihnen hilft, die Gesundheit und Vitalität über die gesamte Lebensspanne hinweg zu steigern und aktiv etwas zu ihrem Gesundungsprozess beizutragen.

Durch die Schulung der Achtsamkeit und den Austausch in der Gruppe werden Stressmuster bewusst: Dysfunktionales, schädigendes Gesundheitsverhalten kann den Teilnehmern auf diese Weise verdeutlicht werden und sie werden angeleitet, diese Muster durch bewussten, achtsamen Umgang mit sich selbst zu durchbrechen.

Ein wichtiger Unterschied zu anderen Stressbewältigungsverfahren liegt beim MBSR-Ansatz in der Bedeutung, die der unmittelbaren Erfahrung des gegenwärtigen Augenblicks beigemessen wird und der besonderen Bedeutung, die dem körperlichen Erleben im Hier und Jetzt zukommt. Das bewusste „Im-Hier-und-Jetzt-Sein" und die damit verbundene, lebendigere Alltagserfahrung werden von vielen Teilnehmern als große Bereicherung und Ressource erlebt. Dies kann eine Hilfe bei der Bewältigung des Alltags und beim Umgang mit Stress sein.

Ein weiterer stressreduzierender Aspekt des Programms liegt in der Förderung einer akzeptierenden Grundhaltung. Das Leben an sich wartet schon mit genügend Herausforderungen auf; wehrt man sich gegen Belastungen und Veränderungen, erhöht man sein Leiden unnötig. Ein achtsamer Umgang kann helfen, eine neue Balance zwischen Veränderung und Akzeptanz zu finden.

Hierbei kann die Gemeinschaft des Lernens und Praktizierens in der Gruppe eine große Unterstützung sein. Die Teilnehmer können erfahren, dass sie in ihrer Anstrengung nicht allein sind und dass der Faktor der emotionalen Unterstützung ebenso wichtig ist wie das Gefühl der Zugehörigkeit und Akzeptanz. Die Grundlagen einer förderlichen inneren Haltung für das Üben der Meditation werden in den nächsten Abschnitten dargestellt.

Die innere Haltung des Meditierenden im MBSR-Programm

> Meditation ist keine Droge, die uns unsere konkreten Probleme vergessen lässt. Wenn wir unseren eigenen Geist und unser eigenes Leben intensiv betrachten, können wir allmählich erkennen, was wir tun und was wir lassen müssen, um in uns selbst und in der Gesellschaft wirklichen Frieden herbeizuführen. (Than, 2001, S. 64)

Zu der Achtsamkeitsmeditation, so wie sie im MBSR-Programm vermittelt wird, gehören die folgenden Grundpfeiler einer inneren Haltung, die durch die Meditation bewusst entwickelt wird und die gleichzeitig die Meditationserfahrung vertiefen kann: Nicht-Beurteilen, Geduld, den Geist des Anfängers bewahren, Vertrauen, Nicht-Greifen, Akzeptanz, Loslassen.

> Auch wenn es einfach sein mag, Achtsamkeit zu praktizieren, ist es doch nicht unbedingt leicht. Achtsamkeit erfordert Bemühung und Disziplin, weil die Kräfte, die unserer Aufmerksamkeit entgegenwirken – nämlich die gewohnheitsmäßigen Unaufmerksamkeiten und unreflektierte Verhaltensmuster –, äußerst hartnäckig sind. Sie sind so stark und unserem Bewusstsein so wenig gegenwärtig, dass eine innere Verpflichtung und eine bestimmte Art von Arbeit notwendig ist, nur um unsere Versuche fortsetzen zu können, der einzelnen Augenblicke gewahr zu werden und die Acht-

> samkeit aufrechtzuerhalten. Doch ist dies eine sehr befriedigende Arbeit, weil sie uns mit vielen Aspekten unseres Lebens in Kontakt bringt, die wir normalerweise übersehen und die uns somit verloren gehen. (Kabat-Zinn, 1998, S. 21)

Man benötigt eine bestimmte innere Haltung, um mit den Hindernissen wie mangelnder Disziplin, innerer Ungeduld, Langeweile, Erwartungsdruck, Zeitdruck, Angst, Misstrauen oder mangelnder Entschlossenheit umgehen zu lernen, die einem auf dem Weg der Achtsamkeit begegnen können. Deshalb ist es notwendig, die Einstellung, mit der man an die Übung herangeht, zu reflektieren und herauszufinden, was hilfreich ist und was nicht. Die sieben Faktoren der Achtsamkeitsmeditation werden bei Kabat-Zinn (2001) ausführlich dargestellt. Deshalb soll hier nur ein Überblick gegeben werden.

Nicht Beurteilen

> Don't change yourself, experience yourself.
> Don't change your life, live your life.
> *Jon Kabat-Zinn (mündliche Mitteilung, 4. Juni 2003)*

Mit Nicht-Beurteilen ist gemeint, dass man die Fähigkeit entwickelt, den Reaktionen des Geistes auf innere oder äußere Ereignisse gegenüber die Haltung eines *neutralen Beobachters* einzunehmen. Was versteht man nun darunter, nicht zu beurteilen und ein neutraler Beobachter zu sein?

Wenn man beginnt, Achtsamkeit zu üben und seine Gedanken zu beobachten, dann stellen die meisten Menschen sehr schnell fest, dass sie ständig dabei sind, das, was geschieht zu bewerten und dann dementsprechend darauf zu reagieren. Gemäß der Lebenserfahrungen, Einstellungen und Vorurteile bewertet man Menschen und Ereignisse, die einem ein gutes Gefühl verschaffen, als *positiv*, solche, die Unwohlsein in einem hervorrufen, als *negativ* und die übrigen als *neutral*. Mit den als *neutral* eingestuften Personen und Ereignissen beschäftigt man sich in der Regel nicht weiter. Die *positiven* Erfahrungen versucht man zu verstärken und die *negativen* zu vermeiden. Dies ist zunächst einmal ein normaler Prozess. Schaut man ihn sich jedoch näher an, stellt man fest, dass man dadurch - bleibt dieser Vorgang unreflektiert - eine Art Schubladendenken erschafft, welches einen zu vorgegebenen Reaktionen verurteilt. Man ist im Grunde genommen in einen Abhängigkeitsprozess verstrickt, im Zuge dessen man ständig bestrebt ist, Situationen und Menschen aufzusuchen, die angenehme Erfahrungen verschaffen, und Unangenehmes zu vermeiden, d.h. man ist von den äußeren Umständen abhängig und die können sich bekanntlich sehr schnell verändern. Dies verursacht Stress. Wenn man mit dem Stress in seinem Leben anders umgehen will, sollte man damit beginnen, diesen inneren Vorgang des Be- und Verurteilens zu verändern.

In der Achtsamkeitsmeditation übt man, diesen Prozess zu durchbrechen, indem man sowohl den *negativen* als auch den *positiven* Erfahrungen, die man macht, mit derselben nicht wertenden inneren Aufmerksamkeit begegnet und sich so aus dem Teufelskreis der automatischen, gewohnheitsmäßigen Einteilung und Bewertung der Dinge in „positiv und negativ" zu befreien versucht. Durch die Praxis der Achtsamkeit gelingt es allmählich, den Bewertungsprozess erst einmal bewusst wahrzunehmen. Dies bedeutet aber nicht, dass man plötzlich alles, was einem begegnet, unreflektiert gut findet oder als positiv bewertet. „Positiv" ist ebenso eine Bewertung wie „negativ". Es geht um die bewusste Wahrnehmung des Prozesses des Bewertens an sich, der in der buddhistischen Lehre eine Funktion unseres Geistes darstellt.

Die bewusste Wahrnehmung ist Voraussetzung, um eine Veränderung schaffen zu können. Dies kann dadurch gelingen, dass man dem Prozess des Bewertens selbst gegenüber die Haltung des *neutralen Beobachters* einnimmt. Ziel ist es, zu lernen, aus einer Haltung der Achtsamkeit heraus zu handeln. In dem Moment, in dem man bemerkt, dass man beurteilt, ist man achtsam.

Geduld

Alles, was du brauchst, ist in dir.

Bei der Entwicklung von Geduld geht es um die Erkenntnis, dass jedes Ding, jeder Prozess, jedes Ereignis seine oder ihre ganz eigene Zeit hat und dass alles im Leben Zeit und Raum braucht, um zu wachsen. Wenn wir z.B. eine junge Topfpflanze ständig gießen, damit sie schneller wächst, so wird dies höchstens dazu führen, dass sie eingeht. Wachsen kann sie aber nur in der ihr eigenen Zeit, in Verbindung mit den nötigen Nährstoffen. Geduldig zu sein bedeutet zu erkennen, dass jedes Ding sich dann entfaltet, wenn der richtige Moment gekommen ist. Dies gilt auch für menschliche Wachstums- und Veränderungsprozesse.

Gerade wenn der Geist unruhig ist, wenn man Stress hat oder unglücklich ist, kann sich die Haltung der Geduld als besonders hilfreich erweisen, um diese Zustände besser zu akzeptieren. Auch zur Überwindung von Hindernissen bei der Übung der Achtsamkeitsmeditation ist Geduld ein wichtiges Werkzeug, mit dem man sich darin übt, in geduldiger Hingabe Mitgefühl für sich selbst zu entwickeln. Geduld zu haben bedeutet nicht, in fatalistischer Weise abzuwarten oder passiv zu werden, sondern eine Unterscheidungskraft zu entwickeln: zu wissen, wann man aktiv sein muss und wann es angemessen ist, nicht zu handeln. Wenn man geduldig und mit Achtsamkeit auf sich selbst hören kann, wird man die angemessenen Entscheidungen treffen. Geduld hilft, die Praxis aufrechtzuerhalten und nicht aufzugeben - auch wenn es schwierig wird.

Den Geist des Anfängers bewahren

Dein Geist enthält alle Möglichkeiten.
Der Buddha

Den Geist des Anfängers bewahren heißt, „wir müssen werden wie die Kinder". Das bedeutet, eine geistige Einstellung zu kultivieren, mit der man in der Lage ist, eine innere Offenheit für das Leben zu entwickeln und die Menschen und Ereignisse um sich herum so zu sehen, als wäre es das erste Mal. Und es ist in der Tat das erste Mal, dass man sie so sieht wie in diesem Moment, denn jeder Moment ist einzigartig und nicht wiederholbar.

Wir wollen dies an einem Beispiel verdeutlichen: Betrachten wir eine Blume mit dem Geist des Anfängers, so wird man sich ganz auf das Erleben der Farbe, das Riechen des Duftes oder das Ertasten der Form einlassen - und zwar unvoreingenommen und offen. Mit dem Anfängergeist kann man eine direkte sinnliche Erfahrung von der Blume machen. Mit dem Alltagsbewusstsein würde man die Blume vielleicht mit anderen Pflanzen vergleichen oder man würde die Farbe bewerten und sich fragen, ob sie einem gefällt oder nicht. Man könnte auch denken: „Oh, da habe ich aber neulich in Amsterdam schönere Blumen gesehen". So verbindet man sich mit der Blume auf eine konzeptuelle Weise, hat aber keinen lebendigen Kontakt zur Erfahrung des Objektes.

Wenn man in der Gegenwart von kleinen Kindern ist, kann man den Anfängergeist, die Lebendigkeit und Neugier, die in dieser Art, die Dinge zu sehen, liegt, wahrnehmen. Häufig ist man fasziniert und innerlich bewegt von den Reaktionen eines kleinen Kindes, welches z.B. zum ersten Mal eine Banane probiert. Das Kleinkind hat noch keine Worte, keine Konzepte für diesen Geschmack, es kann ihn nicht mit etwas Bekanntem vergleichen. Es ist einfach in der Gegenwart einer unbekannten Frucht, die es zum ersten Mal schmeckt und reagiert darauf ganz unmittelbar. Diese Erfahrung hat einen Zauber inne, weil sie uns mit der Möglichkeit in Kontakt bringt, eine lebendige, unmittelbare Erfahrung der Welt zu machen.

Auf die Alltagserfahrung bezogen kann dies bedeuten, dass man sich z.B. fragt: Wie wäre es, wenn ich meinen Partner/meine Partnerin mit einer offenen, unvoreingenommenen Haltung wahrnehme? Wie wäre es, wenn ich ihm oder ihr so begegne, als wäre es das erste Mal? Probieren Sie es einmal aus und schauen Sie, was sich in der Wahrnehmung verändert, wenn Sie Ihrem Gegenüber so begegnen, als wäre es das erste Mal - was es letztlich auch ist, denn jeder Moment ist einzigartig und somit ist auch jede Begegnung immer wieder neu.

Man kann durch die Schulung des Anfängergeistes erkennen, dass kein Augenblick dem anderen gleicht, dass kein Mensch ständig derselbe ist und dass auch keine Meditationserfahrung so ist wie die vorherige. Jeder Augenblick birgt einzigartige Möglichkeiten in sich, daran kann uns der Geist des Anfängers erinnern.

Vertrauen

Wo wir unser Schicksal bejahen, da blüht Tao.
Hermann Hesse (1975, S. 96)

Ein ganz wichtiger Baustein des MBSR-Programms ist es, das Vertrauen in die eigenen Fähigkeiten, Möglichkeiten und die eigene innere Weisheit zu entwickeln. Durch die Übung der Achtsamkeit während man z.B. Yoga praktiziert oder den Body-Scan, lernt man, auf seine Grenzen zu achten und die manchmal sehr subtilen Signale seines Körpers wahrzunehmen. Dabei wird häufig erlebbar, wie sehr man auf das Urteil von äußeren Autoritäten bedacht ist und dass man sich lieber dort einen Rat holen möchte, ohne auf die eigene innere Weisheit bzw. die Weisheit seines Körpers zu achten. In diesem Sinne kommt man sich durch die Praxis der Achtsamkeit selbst (wieder) ein Stück näher und kann erfahren, dass es in der Meditationspraxis nicht darum geht, jemand Anderes, sondern einzig und allein man selbst zu sein. Man stärkt sein Selbstvertrauen und das Vertrauen in die Tatsache, dass man „im Grunde" von Natur aus ganz und vollkommen ist. Wenn man dies zunächst für sich selbst erkennen kann, wird es einem auch immer besser gelingen, das Ganz-Sein in seinen Mitmenschen zu erkennen.

Vertrauen spielt aber auch noch auf eine andere Weise eine Rolle: Ganz besonders in schwierigen Zeiten ist es notwendig, dass man Vertrauen in die Praxis hat. Es kann Zeiten geben, in denen man das Gefühl hat, nicht weiterzukommen, „es nicht zu schaffen" oder „nicht gut genug zu sein". Man sieht keine Fortschritte in der Meditation, das tägliche Durchführen der Übungen fällt einem schwer und man möchte am liebsten aufgeben, weil „ja doch alles keinen Sinn hat". In diesen Phasen kommt das Vertrauen ins Spiel. Man ist aufgerufen, weiter zu üben - auch ohne direkte Erfolge zu verzeichnen - und in gewisser Weise einen Vertrauensvorschuss zu geben. Im Rahmen solcher Erfahrungen stellen sich möglicherweise auch tiefergehende und existenzielle Fragen wie: „Ist mein Leben in etwas Gutes eingebettet oder nicht?"; „Wer bin ich und was ist der Sinn von Meditation?" Solche Fragen lassen sich nicht gleich beantworten, aber es kann sehr kraftvoll sein, mit ihnen zu meditieren.

Nicht-Greifen

Meditation ist aktives Nicht-Tun.
Jon Kabat-Zinn (2001, S. 51)

Da sich die Meditation von unseren gewohnten Alltagsaktivitäten unterscheidet, sind auch die Einstellungen, dass man die Dinge im Griff haben muss, dass man zielorientiert handeln soll und an einen bestimmten Ort gelangen will, nicht geeignet, um Meditation richtig zu praktizieren.

Wenn man anfängt zu meditieren, stellt man häufig fest, dass bestimmte Erwartungen im Geist vorhanden sind. Viele Menschen haben die Vorstellung, Meditation diene hauptsächlich der Entspannung oder sie würden dadurch innerlich gelassen und die negativen Ereignisse des Lebens würden an ihnen abprallen. Dies ist ein Missverständnis und wird den tiefgreifenden und weitreichenden Möglichkeiten der Meditation nicht gerecht. Bei der Achtsamkeitsmeditation ist das Bestreben, das *Greifen* nach einem bestimmten Ergebnis zu erkennen und immer wieder loszulassen. Mit Geduld und beständiger Praxis übt man sich darin, nicht zu bewerten, sondern einfach zu beobachten, was geschieht. Die Annahme, die dieser Übung zugrunde liegt, ist die, dass jeder so, wie er oder sie jetzt gerade ist, in Ordnung ist.

Dies bedeutet, dass man auch die als unangenehm oder negativ bewerteten Erfahrungen wertfrei wahrnimmt, so wie sie sind. Wenn man seine Gedanken während der Meditation beobachtet und feststellt, dass sie hin und her wandern, kann man sich immer wieder im gegenwärtigen Augenblick zentrieren. Kommt z.B. der Gedanke: „Ich muss noch einkaufen gehen", dann bedeutet Nicht-Greifen, dass man diesen Gedanken einfach wahrnimmt und weiterziehen lässt. Wenn man dann aber innerlich die Einkaufsliste durchgeht, greift man nach dem Gedanken und hält sich an ihm fest. Dann ist man nicht mehr in der Erfahrung des jetzigen Augenblicks.

Ebenso ist es mit dem Erreichen von Zielen in der Meditation. Die Teilnehmer eines MBSR-Kurses werden gebeten, drei Ziele zu formulieren, die sie mit der Teilnahme an dem Kurs erreichen möchten. Zu Beginn der ersten Sitzung werden sie dann aufgefordert, diese Ziele wieder loszulassen und mit einer offenen Haltung an das heranzugehen, was für sie in dem Kurs und während der Übungen geschieht. Dies beruht auf der Erfahrung, dass der Weg zum Ziel häufig nicht so aussieht, wie man sich ihn vorstellt. Wenn man zu sehr nach dem Ziel greift, schränkt man die Wahrnehmung und die Möglichkeiten ein und ist nicht in der Lage, die Dinge so zu sehen, wie sie sich im gegenwärtigen Moment entfalten, oder sich neue Lösungswege zu erschließen.

Diese Einstellung des Nicht-Greifens zu kultivieren und die natürliche Tendenz des Geistes festzuhalten, zu erkennen und zu überwinden, ist nicht leicht zu entwickeln. Sie widerspricht dem Alltagsdenken. Ein erster Schritt auf dem Weg kann sein, zunächst den Prozess des Greifens zu beobachten und dadurch besser zu verstehen, wie unser Geist funktioniert. Es braucht kontinuierliche Übung und Geduld, um hier Fortschritte zu machen.

Akzeptanz

> Bevor Sie sich ändern können, müssen Sie sich erst einmal annehmen. Ein Problem, das sich stellt, anzunehmen, bedeutet, das Klima zu schaffen, in dem Heilung stattfinden kann.
>
> *Jon Kabat-Zinn (2001, S. 53)*

Akzeptanz bedeutet, dass man alle Aspekte seines Selbst so annimmt, wie sie sind. Wenn man sich in der Kultivierung einer Haltung von Akzeptanz übt, begegnet man der Tendenz des Geistes, die angenehm erscheinenden Dinge zu suchen und die unangenehmen abzulehnen: So fällt es vielen Menschen schwer, ihre Schwächen anzunehmen. Häufig ist man in einer Haltung sich selbst gegenüber verstrickt, die etwa besagt: *Erst wenn ich diese oder jene Eigenschaft abgelegt habe, kann ich mich akzeptieren.* Ebenso verfährt man mit Partnerinnen oder Partnern und dies führt dann nicht selten zu schwerwiegenden Beziehungsproblemen.

In der Meditation beginnt man zunächst mit sich selbst: Man übt sich darin, sich so zu akzeptieren, wie man gerade ist, mit seinen Stärken und Schwächen. Die innere Einstellung der Akzeptanz wird dadurch entwickelt, dass man lernt, jeden Augenblick als vollständig und ganz zu sehen und ihn so anzunehmen, wie er sich zeigt. Wenn man z.B. in einem aufgewühlten Geisteszustand ist, man sich gehetzt und chaotisch fühlt und sich dann zur Meditation hinsetzt oder hinlegt, bedeutet die Praxis der Achtsamkeit, genau dieses Chaos im Geist wahrzunehmen und zu akzeptieren. Eine Möglichkeit, mit dieser Körper-Geist-Erfahrung umzugehen, besteht darin, sie in diesem Moment als Chaos zu benennen und sich dem zu öffnen, was gerade da ist. Man stellt sich damit nicht unter den Druck, sich zu entspannen oder sich beruhigen zu müssen. Die Entwicklung von Akzeptanz bedeutet nun aber nicht, dass man alles einfach fatalistisch so hinnimmt, wie es ist und in Passivität verfällt. Es bedeutet auch nicht, den Wunsch nach Veränderung zu unterdrücken, Ungerechtigkeiten zu tolerieren oder schlechten Gewohnheiten ihren Lauf zu lassen. Laut Kabat-Zinn bedeutet Akzeptanz:

> ... die Bereitschaft, Menschen und Geschehnisse möglichst unvoreingenommen, möglichst frei von eigenen Interpretationen zu betrachten. Ein klarer, von Ängsten und vorgefassten Meinungen ungetrübter Geist erkennt die wirklichen Anforderungen einer Situation ungleich besser und ist in der Lage, entsprechend zu handeln. (Kabat-Zinn, 2001, S. 53)

Wichtig ist aber auch hier wieder zu betonen, dass die Entwicklung von Akzeptanz, so wie sie hier verstanden wird, Übung braucht. Meditation ist ein Weg, für den man sich immer wieder aufs Neue entscheiden muss.

Loslassen

Das Prinzip des Loslassens wird in der folgenden *Zen-Geschichte* sehr schön verdeutlicht:

> *Zwei Zen-Mönche überquerten einen Fluss. Sie trafen eine sehr junge und schöne Frau, die ebenfalls den Fluss überqueren wollte, sich jedoch fürchtete. So hob der eine Mönch sie auf seine Schultern und trug sie zum anderen Ufer.*
> *Da packte den anderen Mönch die Wut. Er sagte kein Wort, aber innerlich kochte er, denn das war verboten! Ein buddhistischer Mönch durfte doch keine Frau berühren und sein Gefährte hatte diese Frau nicht nur berührt, er hatte sie sogar auf seinen Schultern getragen.*
> *Nach Meilen, als sie das Kloster erreichten und durch das Tor traten, wandte sich der erboste Mönch dem anderen zu und sprach: „Hör zu, ich werde mit dem Meister darüber sprechen müssen, ich werde es ihm melden müssen. Es ist verboten."*
> *Der erste Mönch entgegnete: „Worüber redest du, was ist verboten?"*
> *„Hast du vergessen?", fragte der andere. „Du hast die junge, schöne Frau auf deinen Schultern getragen." Da lachte der erste Mönch und sprach: „Ja, das habe ich. Aber ich habe sie am Fluss abgesetzt, viele Meilen weit zurück. Aber du hast sie scheinbar immer noch nicht losgelassen und trägst sie weiter mit dir herum."*

Das Prinzip des Loslassens bzw. Nicht-Anhaftens ist eine der Grundvoraussetzungen der Achtsamkeitsmeditation. So wie der Mönch im obigen Beispiel trägt man häufig Erfahrungen oder Erlebnisse mit sich herum – noch lange, nachdem sie vergangen sind. In seinem Geist hält man an dem fest, was man nicht ändern kann. Man beschäftigt sich innerlich mit Vergangenem und kann so nicht in der Gegenwart sein. Wenn man beginnt, Achtsamkeit zu praktizieren, wird einem dieser Prozess mit der Zeit bewusster. Man bemüht sich in der Meditation, diese Gewohnheit des Anhaftens loszulassen, wenn man sie bemerkt. Manchmal gelingt dies recht gut, manchmal kann man aber auch erleben, dass es große Mühe macht, loszulassen. Dann besteht die Übung der Achtsamkeitsmeditation darin, diesen Prozess des Festhaltens zu beobachten. Auch dies kann sehr fruchtbar sein, um etwas mehr über die Hintergründe des jeweiligen Problems oder Ereignisses herauszufinden, das die Aufmerksamkeit so bindet, und man kann, wenn man will, die Meditation dann für diesen Erkenntnisprozess nutzen.

All diese Qualitäten zusammen - Nicht-Beurteilen, Geduld, Anfängergeist, Vertrauen, Nicht-Greifen, Akzeptanz, Loslassen - können helfen, die Achtsamkeitsübung sowohl bei der formellen als auch bei der informellen Praxis zu vertiefen und zu stärken. Sie greifen ineinander über und bedingen sich gegenseitig. Um zu akzeptieren, benötigt man Geduld. Um loszulassen, muss man zunächst einmal akzeptieren, was ist. Nicht-Greifen gelingt am besten mit der Haltung des Anfängergeistes etc.

Die Methodik des MBSR-Programms

Die beiden Grundpfeiler des MBSR-Programms sind die formellen Meditationsübungen und die informelle Praxis der Achtsamkeit im Rahmen der alltäglichen Routinetätigkeiten, der Kommunikation und des Umgangs mit Gefühlen und Körperwahrnehmungen. Hinzu kommen bestimmte Hausaufgaben und das Rundgespräch in den Kursen.

Die formellen Übungen

Zur formellen Praxis des MBSR-Programms gehören der Body-Scan, Yoga, die Sitz- und die Gehmeditation. Die Übungen werden in der

Gruppe gemeinsam praktiziert und zu Hause geübt. Die Erfahrungen, die die Teilnehmer mit den Übungen machen, werden im Kurs ausführlich besprochen.

Den Körper spüren: der Body-Scan

Der Body-Scan geht auf das „Bodysweeping" (Körperdurchkehren) zurück, eine Methode, die von Goenka, einem indischen Meditationslehrer in der Tradition der Vipassana-Meditation[2] entwickelt wurde. Der Body-Scan dauert in der Regel 40 bis 45 Minuten, er kann aber auch kürzer durchgeführt werden. Bei regelmäßiger Übung ist man nach und nach in der Lage, auch mit kürzerer Übungsdauer eine intensive Körpererfahrung herzustellen.

Bei dieser Übung erforscht man Schritt für Schritt den ganzen Körper, indem man, auf dem Rücken liegend, mit der Aufmerksamkeit systematisch durch die einzelnen Körperteile wandert und das Körpergefühl zu erspüren versucht. Man kann die Übung auch im Sitzen oder Stehen durchführen, traditionell wird sie aber liegend gemacht. Dabei ist die Reihenfolge, in der der Körper „abgetastet" wird, nicht festgelegt. In den MBSR-Kursen wird allerdings in der folgenden Weise verfahren: Man beginnt zunächst mit der Konzentration auf die Atmung, spürt das Heben und Senken der Bauchdecke oder des Brustkorbs im Atemrhythmus und stimmt sich zwei bis drei Minuten darauf ein. Dann wird die Achtsamkeit auf die Wahrnehmung des linken großen Zehs gerichtet, dann des kleinen Zehs und aller Zehen dazwischen. Dabei gibt der Kursleiter gemäß seinem individuellen Stil zum Beispiel folgende Instruktion, die mit gleichmäßiger Stimme ruhig und mit Pausen gesprochen wird:

---

2 Vipassana: Form des Buddhismus in Burma, Thailand und Sri Lanka. Pali-Wort für Höheres Sehen, Intuitives Wissen oder Inneres Verstehen, auch Klare Unterscheidung (Gruber, 2001).

> Bleiben Sie beim Atmen anwesend und richten Sie Ihre Aufmerksamkeit auf den linken Fuß. Nehmen Sie die große Zehe und die kleine Zehe wahr und auch die Zehen dazwischen – auch die Zwischenräume zwischen den Zehen. Spüren Sie jeden einzelnen Zeh. … Spüren Sie, was immer für Empfindungen Sie in diesem Teil Ihres Körpers wahrnehmen. … Strengen Sie sich dabei nicht an. Seien Sie einfach wie eine Antenne, bereit und wach, etwas aus der Region zu empfangen, aber ohne aktiv etwas zu tun oder etwas erreichen zu wollen. Vielleicht nehmen Sie Empfindungen von Prickeln oder Jucken, Pochen oder Kribbeln wahr, vielleicht Empfindungen von Wärme oder Kühle, Feuchtigkeit oder Trockenheit. Was immer Sie wahrnehmen, es ist okay, wie es ist. Fühlen Sie einfach Ihre Zehen, wie sie sind – und wenn Sie nichts fühlen, so ist das auch vollkommen in Ordnung. Wichtig ist allein die Qualität Ihrer Aufmerksamkeit: wach und empfangsbereit, ohne etwas erreichen oder leisten zu wollen.

Vom linken Fuß aus wandert man mit der Aufmerksamkeit langsam das linke Bein entlang bis zum Becken und Schambeinbereich, schließt nun das rechte Bein auf dieselbe Art in die Körperwahrnehmung ein und zentriert sich mit der Wahrnehmung wieder im Bereich des Schambeins. Nun wandert man mit der Aufmerksamkeit weiter, sowohl den Rücken als auch den Bauch und Brustkorb entlang nach oben. Schritt für Schritt versucht man, die einzelnen Regionen des Körpers zu spüren. Von den Schultern aus lenkt man die Wahrnehmung auf die Hände und spürt die Arme entlang nach oben bis zu den Schultern. Von dort aus ertastet man den Kopf- und Gesichtsbereich. Zum Abschluss der Übung kann man noch eine Weile in dieser intensiven Ganzkörperwahrnehmung verweilen, bevor man dann langsam durch tiefes Durchatmen und eventuell sanfte Bewegungen des Körpers zur „normalen“ Wahrnehmung des Körpers zurückkehrt.

Es geht nicht darum, an die jeweiligen Körperteile zu denken, sondern in die entsprechende Körperregion hineinzuspüren und mit Achtsamkeit und einer nicht wertenden inneren Haltung das wahrzunehmen, was man spüren kann (und wenn man den jeweiligen Körperteil nicht spürt, dann ist es genau dieses Nicht-Spüren, was man wahrnehmen sollte).

Wozu ist der Body-Scan nützlich?

Man lernt durch den Body-Scan auf praktische Art und Weise, im Körper zu sein und mehr auf seine Signale zu hören. Man lernt den Körper auf eine neue Art kennen: Man lernt, ihn zu erforschen und zu entspannen. Dabei ist das Erreichen von Entspannung nicht das vorrangige Ziel dieser Übung, sondern die achtsame und wertfreie Wahrnehmung des Körpers, so wie er sich im gegenwärtigen Moment anfühlt. Der Body-Scan ist die erste Achtsamkeitsübung, die im MBSR-Programm gelernt und auch täglich praktiziert wird. Zusammen mit der Atembeobachtung bildet sie die Grundlage für alle weiteren Meditationstechniken einschließlich der Sitzmeditation. Die Aufmerksamkeit wird zum ersten Mal über einen längeren Zeitraum hinweg auf ein ganz bestimmtes Objekt gerichtet und es wird versucht, dort zu verweilen. Dadurch stärken die Teilnehmer ihre Konzentrationsfähigkeit und es entwickelt sich langsam ein neuer, für viele noch nie da gewesener Zugang zum eigenen Körper. So berichten Teilnehmer beispielsweise, dass sie ihren Körper noch nie so gespürt haben wie beim Body-Scan oder dass sie merken, dass sie bestimmte Körperteile bisher immer vernachlässigt haben. Manche Menschen können dabei auch erfahren, dass sie nicht nur in ihrem Kopf „zu Hause sind", sondern im Körper als Ganzes. Außerdem ist es im Liegen leichter, den Körper zu entspannen und loszulassen.

Yoga

Der zweite Schritt im MBSR-Programm, nachdem der Body-Scan einige Wochen geübt wurde, ist das Erlernen der achtsamen Körperarbeit. Hierzu werden in der Regel Übungen aus dem Hatha-Yoga vermittelt, bei denen die Betonung aber, wie bei allen MBSR-Übungen, auf der Achtsamkeit liegt und nicht darauf, ein bestimmtes Ziel zu erreichen oder die Übung „richtig zu machen". Eine ausführliche Darstellung der Übungen würde den Rahmen dieses Kapitels sprengen. Einige der Übungen sind bei Kabat-Zinn (2001) nachzulesen; sie werden individuell von den einzelnen MBSR-Lehrern und -Lehrerinnen in den Kurs integriert.

Die Yoga-Übungen werden mit derselben inneren Haltung von Achtsamkeit durchgeführt wie auch der Body-Scan oder die Sitzmeditation. Dabei lernen die Teilnehmer, ihre Grenzen bewusst zu spüren und die gewohnheitsmäßigen Gedankenmuster wahrzunehmen, die auftauchen, wenn man an eine Grenze stößt, wie z.B. „Streng dich mehr an!" oder „Das schaffst du nie" oder „Du kannst das nicht so gut wie die anderen". Während man seine Grenze spürt und die gedanklichen Bewertungen dabei wahrnimmt, wird die Achtsamkeit ebenso aufrechterhalten wie beim Body-Scan oder in der Sitzmeditation. Durch die Achtsamkeit werden Yoga und jede andere Form der Körperarbeit zur Meditation.

Wozu ist die achtsame Körperarbeit nützlich?

Die Übungen sind zum einen als eine sanfte, wirkungsvolle körperorientierte Meditationsmethode zu verstehen. Zum anderen stärken sie die Flexibilität und die Widerstandskraft des Körpers und kräftigen die Organe, während man lernt, auf alle Körperempfindungen zu achten. Das regelmäßige Praktizieren der Yoga-Übungen unterstützt die Entwicklung von innerer Ruhe und Achtsamkeit. Die Teilnehmer sind durch den Body-Scan schon in der achtsamen Körperwahrnehmung geübt und können diese nun bei den Körperempfindungen des Dehnens, Streckens oder Hebens während der Yoga-Übungen weiterentwickeln. Die Übungen vermitteln, wenn sie regelmäßig praktiziert werden, ein Gefühl von Vitalität und Lebensfreude, sind aber auch nicht so leicht wie etwa der Body-Scan durchzuführen und in den Alltag zu integrieren. Kabat-Zinn beschreibt die Wirkung des Yoga mit den Worten: „Vielleicht ist das Bemerkenswerteste am Yoga, dass man sich *hinterher* wie neugeboren fühlt, selbst wenn man vorher völlig erschöpft war. Der ganze Mensch wird im wahrsten Sinne des Wortes regeneriert" (Kabat-Zinn, 2001, S. 103).

Bei körperlichen Einschränkungen ist es möglich, bestimmte Übungen, die schwierig sind, nicht mitzumachen oder nur in der Vorstellung zu praktizieren.

Die Sitzmeditation

> Die Meditation ist eine Art von Beschäftigung, wenn nicht gar die einzige, bei der es nicht darum geht, etwas zu erreichen oder irgendwohin zu gelangen, sondern darum, vollkommen da zu sein. Es geht im wahrsten Sinne des Wortes um unser *Da-Sein.* (Kabat-Zinn, 2001, S. 69)

Da die meisten Menschen dies nicht gewohnt sind und es nicht unserer Alltagrealität entspricht, fällt es anfangs schwer, das *Nur-Sein* oder *Nicht-Tun* zu üben. Deshalb beginnt man im Kurs zunächst mit fünfbis zehnminütigen Sitzperioden, die langsam gesteigert werden, sodass die Teilnehmer am Ende in der Lage sind, eine 30-minütige Sitzmeditation (oder länger) durchzuführen.

In jedem Fall ist es hilfreich, zu Beginn der Meditation eine Zeit festzulegen, wie lange man Sitzen will (z.B. zehn Minuten). Diese Zeit sollte man dann auch einhalten, egal welche Gefühle oder Gedanken während der Meditation auftauchen. Man sollte die Meditation nicht abbrechen, wenn es unangenehm wird.

Die Sitzmeditation ist sozusagen das Kernstück der formalen Übungen. Sie wird im Sitzen durchgeführt, entweder auf einem Stuhl oder, wenn das möglich ist, auf einem Meditationskissen auf dem Boden. Man sollte eine möglichst gerade, würdevolle Körperhaltung einnehmen, mit aufrechtem Kopf, Nacken und Rücken; der Unterkiefer ist locker und entspannt. Man beginnt damit, sich auf ein bestimmtes Objekt zu konzentrieren, meist den Atem. Dazu wählt man entweder den

Brustkorb oder die Bauchdecke und beobachtet die Atembewegung beim Ein- und Ausatmen. Auf diese Weise wird die Konzentrationskraft gestärkt und man hat einen klaren Fokus. Der Atem ist wie ein Anker, auf den man sich wieder besinnen kann, wenn man etwa durch Gedanken abgelenkt wurde.

Die Einführung für eine solche Sitzmeditation könnte z.B. lauten:

> Nehmen Sie wahr, wie Sie sitzen. Spüren Sie, wie Sie vom Boden, vom Kissen oder von der Bank getragen werden. Spüren Sie dieses Getragensein vom Boden und gleichzeitig die Aufrichtung, das Wachsen nach oben. Nehmen Sie, so gut Sie können, eine aufrechte und würdevolle Körperhaltung ein.
> Das Becken ist weder nach vorne noch nach hinten geneigt und die Wirbelsäule kann sich locker über dem Becken aufrichten. Der Kopf steht frei auf der Wirbelsäule und braucht nicht festgehalten zu werden. Vielleicht können Sie auch den Unterkiefer noch ein wenig lösen und die Schultern noch ein bisschen senken. Alle überflüssige Spannung im Körper kann losgelassen werden.
> Ihre ganze Körperhaltung kann so etwas wie „gelassene Wachheit" widerspiegeln.

Und weitergehen könnte die Instruktion in Bezug auf die Atembeobachtung dann etwa wie folgt lauten:

> Beginnen wir also, indem wir den Atem spüren. Sie können sich mit Ihrer Aufmerksamkeit ganz sanft bei der Körperempfindung des Atmens zentrieren.
> Verfolgen Sie den Atemzug vom Beginn des Einatmens bis zum Ende des Ausatmens, Atemzug für Atemzug. Nehmen Sie wahr, wie die Luft durch Ihren Körper fließt, bis zum Bauch. Spüren Sie, wie die Bauchdecke sich hebt und senkt und beobachten Sie, wie die Luft Ihren Körper wieder verlässt, Atemzug für Atemzug.
> Und schauen Sie, ob es möglich ist, in der Pause zwischen den Atemzügen achtsam zu bleiben. Sobald Sie bemerken, dass Ihre Aufmerksamkeit sich an einen Gedanken geheftet hat, bringen Sie sie einfach zurück zum Atem.

Wenn man auf diese Weise eine gewisse Tiefe von beständiger Konzentration entwickelt hat, kann man die Aufmerksamkeit langsam auf die wechselnden Erfahrungen ausdehnen. Hierzu konzentriert man sich bewusst nacheinander für einige Zeit (ca. zehn Minuten) auf Geräusche, Körperempfindungen oder den Gedankenstrom[3] selbst. Dabei versucht man, so gut es geht, die innere Haltung des nicht wertenden Beobachters aufrechtzuerhalten. Versucht man, auf diese Weise den Geist zu fokussieren, stellt man fest, dass die Gedanken irgendwann wieder abschweifen. Mann kann dann registrieren: „Ich habe jetzt gerade an die Arbeit gedacht, die ich noch zu tun habe“. Oder man kann den jeweiligen Gedankeninhalt auch einfach benennen, in diesem Fall z.B. „Planen“. Der Atem dient nach einer solchen Ablenkung als Anker, auf den man sich eine kurze Weile konzentriert, um dann mit derselben Haltung von Achtsamkeit wieder zum jeweiligen Objekt der Betrachtung zurückzukehren (z.B. den Geräuschen). Mit der Zeit und bei regelmäßiger Übung kann es dann gelingen, Phasen von tiefer innerer Ruhe und Konzentrationskraft zu erleben.

Wozu ist die Sitzmeditation nützlich?

Die Wirkung der Sitzmeditation ist sehr vielschichtig und kann hier sicherlich nicht in ihrer gesamten Breite erklärt werden. Die Wirkung hängt auch davon ab, wie oft und regelmäßig geübt wird und ob der Meditierende mit der Praxis ein spirituelles oder eher weltliches Ziel verfolgt. Allgemein kann aber gesagt werden, dass die Sitzmeditation uns einen tiefen inneren Frieden bringen kann und uns hilft, Weisheit und Erkenntnis zu entwickeln. Mit der Zeit erkennt der Übende, dass

3 Mit Gedankenstrom ist hier das Kommen und Gehen der Gedanken selbst gemeint, nicht der Inhalt der Gedanken. Es wird also versucht, den Vorgang des Denkens zu beobachten, anstatt sich mit dem Inhalt der Gedanken zu identifizieren, wie wir es in der Alltagserfahrung normalerweise gewohnt sind. In diesem Fall werden die Gedanken mit Geräuschen, die wir hören, gleichgesetzt oder mit Empfindungen, die wir im Körper spüren.

alle Empfindungen, Gedanken, Gefühle oder inneren Bilder ebenso wie äußere Objekte, wie z.B. Geräusche oder Gerüche, dem gleichen Prozess der Vergänglichkeit unterliegen. Auch erkennt man, dass dieser Wandlungsprozess sowohl bei angenehmen als auch bei unangenehmen Erfahrungen stattfindet, dass sich also z.B. auch Schmerzen, unangenehme Gefühle wie Wut oder Trauer oder negative Gedanken verändern und dass nichts so bleibt, wie es ist. Durch die Haltung des Nicht-Greifens können wir mit der Zeit neue Sichtweisen über unsere automatisch ablaufenden Reaktionen und Verhaltensmuster entwickeln und erkennen, dass sowohl angenehme als auch unangenehme Erfahrungen gleichbedeutend sind und zum Leben gehören. Diese Erkenntnis, in der Tiefe erfasst, kann uns zu mehr Gleichmut, Klarheit und kreativen Handlungsmöglichkeiten führen.

Die Gehmeditation

> Letztlich ist Gehen Stille in Bewegung, fließende Achtsamkeit.
> *Jon Kabat-Zinn (1998, S. 132)*

Bei der Gehmeditation richtet man die volle Aufmerksamkeit auf das Gehen. Man kann, wenn man in der Praxis der Achtsamkeit fortgeschritten ist, die Gehmeditation beim Spaziergang machen, dann ist dies eine informelle Übung. Am Anfang sollte man sie zunächst ganz formal üben, indem man sich dafür einen Ort sucht, an dem man ungestört auf und ab gehen kann. Man wählt eine bestimmte Strecke – wenn man beispielsweise im Wohn- oder Schlafzimmer übt, kann man von Wand zu Wand gehen. Man sollte ein Tempo wählen, bei dem man sehr achtsam auf jeden einzelnen Bestandteil der Bewegung achten kann, die der Körper macht, um sich fortzubewegen. Man richtet anfangs die Aufmerksamkeit nur auf einen Aspekt der Bewegung, also z.B. die Füße, um die Konzentrationskraft zu stärken. Gleichzeitig kann man dabei auch den Atem beobachten.

Man setzt ganz langsam einen Schritt vor den nächsten. Ist man am Endpunkt angekommen, kann man für einen Moment innehalten und den Körper spüren, bevor man sich dann ganz langsam und bewusst umdreht und die Strecke auf dieselbe achtsame Weise wieder zum Ausgangspunkt zurückgeht. Es ist auch hier wiederum sinnvoll, sich vorher eine Zeit zu setzen, wie lange man die Gehmeditation durchführen will (z.B. zehn Minuten). Hat man in der formalen Gehmeditation Übung, kann man damit beginnen, auch die alltäglichen Wegstrecken, die man zurücklegt, mit Achtsamkeit zu gehen. Jede Gelegenheit, bei der man zu Fuß unterwegs ist, kann dadurch zu einer Achtsamkeitsmeditation werden.

> Doch auch dann sollte man vielleicht ab und zu einen einsameren Ort auswählen, ... um die formale Gehmeditation zu praktizieren, um nur auf und ab zu schreiten, um gleichsam von Augenblick zu Augenblick langsam und bewusst im Einklang mit dem Leben auf der Erde zu wandeln. (Kabat-Zinn, 2001, S. 120)

Wozu ist die Gehmeditation nützlich?

Diese Art der Gehmeditation konfrontiert uns mit der Tatsache, dass wir es normalerweise gewohnt sind, immer ein Ziel zu haben und dieses Ziel auch erreichen zu wollen. In der Gehmeditation geht es, wie bei allen anderen Achtsamkeitsmeditationen auch, ausschließlich darum, in der Gegenwart des jeweiligen Momentes zu sein, den Körper zu spüren, die Gedanken und den Atem wahrzunehmen und alles so sein zu lassen, wie es ist. Es gibt kein Ziel, man muss sich nicht beeilen und man muss auch nichts erreichen.

Wenn der Geist sehr unruhig ist und die Gedanken stark hin- und herwandern und nur schwer zu beruhigen sind, kann eine Gehmeditation nützlicher sein als eine Sitzmeditation. Einerseits ist man dabei in Bewegung, andererseits fokussiert man seinen Geist aber auf ein bestimmtes Objekt, nämlich die Bewegung beim Gehen. So kann man langsam zur Ruhe kommen und loslassen.

Die informellen Übungen: Achtsamkeit im Alltag

Zu den informellen Übungen gehört das achtsame Verrichten von Routinetätigkeiten (z.B. Treppensteigen oder Abwaschen) sowie das Beobachten von angenehmen und unangenehmen Ereignissen und die Geist-Körper-Reaktionen darauf. Ebenso wird die zwischenmenschliche Kommunikation erforscht sowie der Umgang mit schwierigen Gefühlen und Gedanken.

Das Ziel der Schulung der Achtsamkeit ist letztlich die Integration in den Alltag. Ziel ist, die alltäglichen Verrichtungen wie Spülen, Duschen, Aufräumen, Kochen oder Essen etc. mit innerer Präsenz, Wachheit und Achtsamkeit durchzuführen. Denn unser Leben besteht zum größten Teil aus den so genannten „kleinen Dingen des Alltags". Aber auch bei Gesprächen, Auseinandersetzungen mit Kollegen oder Familienmitgliedern sowie bei der Arbeit kann Achtsamkeit eine sinnvolle Bereicherung und kraftvolle Unterstützung sein, um das Leben lebendiger zu gestalten.

Mit den Worten Nhat Hanhs, einem vietnamesischen Meditationslehrer, ausgedrückt, kann man den Sinn der Achtsamkeitsübung bei alltäglichen Verrichtungen folgendermaßen erklären:

> Wenn man abwäscht, sollte man *nur abwaschen*, das heißt, man sollte sich während des Abwaschens dessen ganz bewusst sein, dass man abwäscht. Das kommt einem auf den ersten Blick vielleicht etwas albern vor. Warum einer so banalen Sache wie Abwaschen derart viel Aufmerksamkeit widmen? Doch das ist der springende Punkt: Die Tatsache, dass ich hier stehe und diese Schalen abwasche, *ist* die wunderbare Wirklichkeit. Ich bin ganz ich selbst, folge meinem Atem und bin mir meiner Präsenz, meiner Gedanken und Handlungen völlig bewusst. Diese Bewusstheit verleiht mir eine innere Festigkeit, und verhindert, dass mein Geist wie eine Flasche in den Wellen des Ozeans hin und her geworfen wird. (Nhat Hanh, 2002, S. 16)

Von Moment zu Moment im Leben sein, das bedeutet Achtsamkeit – und unser Leben besteht nur aus Momenten. Wir haben nur den jetzigen Moment, um glücklich zu sein. Durch die Anwendung der Praxis der Achtsamkeit im Alltag werden verschiedene Fragen aufgeworfen:

Wie intensiv lebe ich den jeweiligen Augenblick? Bin ich wirklich in meinem Leben anwesend oder lebe ich meine Tage vielmehr aus der Erinnerung oder in der Hoffnung auf eine bessere Zukunft?

Durch die Praxis der Achtsamkeit im Alltag haben manche Teilnehmer die Erfahrung gemacht, ihr Leben ein Stück mehr zurückzugewinnen. Von Moment zu Moment wieder selbst zu bestimmen, was im Alltag wirklich wichtig ist und auch die schönen Dinge wahrzunehmen.

Die Struktur des MBSR-Programms

Das Vorgespräch

In einem circa einstündigen Vorgespräch werden Interessenten offen und intensiv darüber aufgeklärt, dass die Teilnahme an dem MBSR-Kurs für sie zunächst einmal Stress auslösen kann. Die Schulung der Achtsamkeit erfordert persönlichen Einsatz, regelmäßiges Üben, Ausdauer, Geduld und Disziplin. Es wird den Teilnehmern in dem Gespräch verdeutlicht, dass es sich bei der Praxis der Achtsamkeit um einen Weg handelt, bei dem sie selbst auf ihre Lebensqualität, ihre Gesundheit und die Verarbeitung von Stress-Situationen einwirken können und dass sie die Möglichkeit haben, auf die Grenzen, die sie sich in ihrem Leben gesteckt haben, Einfluss zu nehmen. Es wird erklärt, dass die Praxis der Achtsamkeit keine Technik ist, die man anwendet, um damit etwas Unangenehmes zu vermeiden oder nicht gewollte Zustände, Gefühle oder gar Schmerzen zu reduzieren oder ganz auszuschalten, sondern ein Lebensstil, bei dem es darum geht, den gegenwärtigen Augenblick mit all seinen Facetten, unangenehmen sowie angenehmen, so zu erleben, wie er gerade ist. Paradoxerweise reduzieren sich durch das nicht wertende Wahrnehmen dessen, was im Moment geschieht und erlebt wird, häufig Schmerzen, schwierige Gefühle oder andere Probleme.

Es werden weiterhin in dem Vorgespräch gemeinsam die Ziele herausgearbeitet, die der Teilnehmer oder die Teilnehmerin mit dem

Kurs erreichen möchte. Dies ist für die persönliche Effektivitätskontrolle wichtig. Gleichzeitig wird den Teilnehmern aber nahegelegt, möglichst mit einer absichtslosen, offenen inneren Haltung am Kurs teilzunehmen, um so zu gewährleisten, dass sie nicht durch die Fixierung auf ihre Erwartungen daran gehindert werden, wahrzunehmen, was in dem Kurs mit ihnen passiert. Je offener jemand an den Kurs und die Erfahrungen, die er während der Übungen macht, herangeht, desto lebendiger und deutlicher kann er spüren, welche Veränderungen durch die Praxis der Achtsamkeit in seinem Leben stattfinden. Diese können ganz andere sein, als er sich das noch zu Beginn des Kurses gewünscht oder vorgestellt hat.

Wenn von Seiten des Kursleiters und des Teilnehmers alle eventuellen Fragen geklärt und alle wichtigen Themen und Voraussetzungen angesprochen sind, kann eine Entscheidung über die Teilnahme getroffen werden.

Die Haltung des MBSR-Lehrers

Anders als in vielen anderen medizinischen oder psychologischen Behandlungsansätzen werden die MBSR-Kurse in der Regel störungsübergreifend durchgeführt, d.h. die Teilnehmer werden nicht kategorisiert oder in spezifischen Kursen unterrichtet, an denen nur Menschen mit denselben Problemen teilnehmen. Es werden allen Teilnehmern die gleichen Prinzipien der Achtsamkeit und der Stressreduktion beigebracht und es wird ressourcenorientiert vorgegangen, nicht defizitorientiert. Dabei wird davon ausgegangen, dass der Mensch das Potenzial für seine Heilung in sich trägt und dass der Kursleiter ein Begleiter oder ein Mittler ist, der es dem Teilnehmer aus seiner eigenen Erfahrung mit der Praxis der Achtsamkeit heraus ermöglicht, wieder Zugang zu den vergessenen oder verschütteten Ressourcen zu finden. Jenseits ihrer Probleme oder Störungen besitzen die Menschen positive Kräfte und Eigenschaften, zu denen sie häufig keinen Zugang mehr haben, da in ihrem Erleben das Negative oder der Schmerz überwiegt.

Um mit den Kräften der Veränderung und der Heilung in Kontakt zu kommen, ist das meditative Gewahrsein des jetzigen Augenblicks fundamental wichtig. Aus der Sicht eines MBSR-Lehrers gibt es nur einen Ort, an dem man etwas verändern, etwas lernen oder ein Problem lösen kann - und das ist der gegenwärtige Moment.

Die Erfahrung, mit Menschen, die verschiedenste Probleme haben, sozusagen in „einem Boot zu sitzen", ist für viele Teilnehmer sehr hilfreich. Die Ausrichtung im MBSR-Kurs wird auf das gelegt, was die Menschen jenseits ihrer Störungen, Schmerzen oder Probleme gemeinsam haben, also auf eine fundamentale Erfahrung des eigenen Selbst jenseits von Stress, Schmerz und Frustrationen. Die Menschen haben alle einen Körper und sie teilen die Fähigkeit, lebendig zu sein, die Aufmerksamkeit auf systematische Weise kultivieren und lenken zu können und die Achtsamkeit dadurch zu schulen. Und sie teilen auch die Fähigkeit, Zugang zu ihren eigenen Ressourcen finden zu können, die Fähigkeit, zu lernen und zu wachsen. Jeder besitzt die Kompetenz zur „inneren Heilung". Dies ist die Grundhaltung, mit der ein MBSR-Lehrer den Teilnehmern begegnet und aus der heraus er sie auf der Basis seiner eigenen meditativen Erfahrung in ihrem persönlichen Prozess unterstützt.

Das Acht-Wochen-Programm

Der MBSR-Kurs besteht in der Regel aus acht Sitzungen mit einer Dauer von zweieinhalb bis drei Stunden, die einmal pro Woche stattfinden, und einem ganztägigen Seminar, dem Tag der Achtsamkeit. Die MBSR-Kurse können in der Anzahl der Teilnehmer variieren. Die hierzulande angebotenen Kurse haben je nach Möglichkeiten und persönlichem Stil des MBSR-Lehrers eine durchschnittliche Gruppengröße von sechs bis 14 Teilnehmern. In der Stress-Reduction-Clinic werden die Kurse mit 20 bis 30 Teilnehmern durchgeführt.

WOCHE 1

Der Hauptfokus der ersten Sitzung liegt darauf, dass die Teilnehmer des Kurses sich untereinander kennenlernen. Sie können dabei erfahren, dass sie mit ihrem Vorhaben, ihren Lebensstil zu verändern und sich mit Fragen der inneren Einkehr, der Stressbewältigung und der Überwindung von Hindernissen im Alltag auseinanderzusetzen, nicht alleine sind. Der MBSR-Lehrer gibt in dieser ersten Sitzung eine Einführung in die Praxis der Achtsamkeit und die Kernaussagen des Kurses. Diese sind u.a., dass Menschen mehr Fähigkeiten und Stärken haben als Schwächen und dass es zunächst einmal darum geht, mit einer offenen Haltung das anzunehmen, was im gegenwärtigen Augenblick erlebbar ist. Aus seiner eigenen Meditationspraxis heraus erschafft der Kursleiter einen Raum von Akzeptanz und Offenheit, sodass die Teilnehmer neugierig darauf werden, sich auf eine Art innere Forschungsreise zu begeben.

Ansonsten ist die Sitzung ganz dem Kennenlernen und Üben des Body-Scans gewidmet. Diesen werden die Teilnehmer dann auch die nächsten zwei Wochen täglich mit Hilfe einer CD zu Hause praktizieren. Im Rahmen der Umsetzung von Achtsamkeit im Alltag werden die Teilnehmer dazu angehalten, langsam damit zu beginnen, bei den täglichen Verrichtungen eine Haltung von Achtsamkeit zu entwickeln, d.h. ganz bei der Sache zu sein, wenn man etwas tut. Angeregt wird, mindestens eine Mahlzeit in der Woche mit voller Achtsamkeit einzunehmen, also Bissen für Bissen wirklich zu essen und ganz beim Kauen, Schlucken oder Schmecken zu sein.

WOCHE 2

In der zweiten Woche treffen sich die Kursteilnehmer zum ersten Mal wieder und können sich zunächst über ihre Erfahrungen mit dem Body-Scan und den Achtsamkeitsübungen im Alltag austauschen. Das Schwerpunktthema der Sitzung ist die Funktionsweise unserer Wahrnehmung, die Gegenüberstellung von unbewusster, automatischer Wahrnehmung und Reaktionsweise (Autopilot) und einer kreativen Wahrnehmung und Reaktionsweise. Im Rahmen der Besprechung der Hausaufgaben der letzten Woche wird dieses Thema in einem interaktiven Gruppenprozess erarbeitet. Ansonsten wird wieder gemeinsam der Body-Scan geübt und es wird langsam deutlich, dass der Schwerpunkt des Programms auf der Übung und der Erfahrung liegt und nicht auf einem intellektuellen Verständnis von Zusammenhängen oder Hintergründen. In dieser Woche wird auch die Sitzmeditation eingeführt und für etwa zehn Minuten geübt.

In Bezug auf die Entwicklung von Achtsamkeit im Alltag geht es weiterhin darum, die Haltung der Achtsamkeit bei den Verrichtungen des täglichen Lebens zu kultivieren. Dazu werden die Teilnehmer gebeten, sich eine ganz bestimmte Alltagstätigkeit auszuwählen (z.B. Spülen) und diese so oft es geht mit voller Achtsamkeit zu tun. Des Weiteren werden die Teilnehmer angehalten, positive Erfahrungen in ihrem Leben wahrzunehmen und aufzuschreiben.

Woche 3

Zu Beginn dieser Woche kann es häufig passieren, dass Teilnehmer während des Rundgesprächs mitteilen, wie stressig die Umsetzung des Gelernten im Alltag ist. Es können Themen angesprochen werden wie: „Wie habe ich mein Leben strukturiert?"; „Wie viel Zeit kann ich mir ganz für mich selbst nehmen bzw. gönnen?"; „Bin ich in der Lage, mich von meinen Angehörigen oder Mitbewohnern abzugrenzen und wie geht es mir damit?" Je nach Offenheit der Gruppe kann hier ein intensiver Auseinandersetzungsprozess beginnen.

In dieser Sitzung wird zum ersten Mal die achtsame Körperarbeit eingeführt und die Yoga-Übungen werden gemeinsam geübt. Jeder Kursteilnehmer bekommt eine CD, mit der er die Yoga-Reihe zu Hause üben kann. Dies wird ab der dritten Woche abwechselnd mit dem Body-Scan gemacht, also einen Tag Yoga, den nächsten Tag Body-Scan.

Zusätzlich werden die Teilnehmer dazu ermutigt, täglich zehn Minuten lang die Sitzmeditation zu üben.

Im Rahmen der informellen Praxis werden weiterhin die gewohnheitsmäßigen Denkmuster und Reaktionsweisen beobachtet und es werden in Woche drei negative Ereignisse bewusst wahrgenommen und aufgeschrieben. Über die Bedeutung dessen und die Zusammenhänge mit Stress wird in Woche vier gesprochen.

Woche 4

Ab der vierten Woche sind die Teilnehmer in der Regel in der Lage, länger als zehn Minuten die Sitzmeditation durchzuführen. Diese Art der Achtsamkeitsmeditation wird ausführlich erklärt und gemeinsam geübt. In der folgenden Woche wird zu Hause eine 30- bis 40-minütige Sitzmeditation und im Wechsel die Yoga-Reihe oder der Body-Scan geübt.

Schwerpunktthema dieser und auch der nächsten Sitzung ist „Stress und seine Folgen". In Kleingruppenarbeit und Kurzvorträgen werden Fragen erörtert wie: „Was ist Stress, wie entsteht er und welche Folgen hat er?"; „Wann und wodurch fühle ich mich gestresst und wie gehe ich damit um?" Die Teilnehmer werden dazu angehalten, sich im Alltag der Stressreaktion bewusst zu werden, ohne sie verändern zu wollen. Es soll langsam ein Bewusstsein dafür geschaffen werden, was eigentlich alles als stressig erlebt wird. Mit zunehmender Praxis der verschiedenen Achtsamkeitsübungen gelingt dies auch immer besser. An dieser Stelle des Kurses müssen sich einige Teilnehmer mit dem Stress auseinandersetzen, der durch die Aufgabe, die achtsame Körperarbeit zu Hause zu üben, hervorgerufen wird. Hier ist die Gruppe eine gute Unterstützung. Auch dient die Körperarbeit dazu, achtsam die eigenen Grenzen zu erforschen und zu lernen, sie weder (unbewusst) zu übergehen noch vor ihnen auszuweichen. Manche Menschen erleben, dass ihr Körper viel gelenkiger und flexibler ist, als sie es gedacht hätten.

Woche 5

Auch die fünfte Woche ist wiederum dem Thema Stress gewidmet. Schwerpunkt ist in dieser Sitzung aber mehr die Frage: „Wie kann ich auf der Basis dessen, was mir bisher bewusst geworden ist, anders mit Stress umgehen als bisher?“ Dies wird wieder in Partner-Übungen oder auch Kleingruppen gemeinsam erarbeitet.

Parallel dazu wird weiter die Sitzmeditation geübt. Ab dieser Woche sind die Teilnehmer mehr und mehr in der Lage, ihre Gedanken zu beobachten, ohne sich vom Inhalt gefangen nehmen zu lassen. Die Meditationserfahrung vertieft sich und die Konzentrationskraft wird gestärkt.

In Bezug auf die informelle Achtsamkeitspraxis geht es in Woche fünf weiterhin darum, die Stressreaktionen und den Umgang mit Stress zu erforschen und alternative, kreative Reaktionsweisen auszuprobieren. Der Fokus bei der Umsetzung der Achtsamkeit im Alltag wird nun mehr und mehr auf den Atem und die Atembeobachtung während der alltäglichen Verrichtungen gelegt. Die Teilnehmer können erfahren, dass sie sich mit Hilfe des Atems aus unbewussten oder automatischen Reaktionsweisen wieder in den jetzigen Moment und in einen Zustand von Bewusstheit und Achtsamkeit zurückholen können.

Woche 6

In Woche sechs geht es schwerpunktmäßig um das Thema „Achtsame Kommunikation“ oder - je nach Neigung des Kursleiters - um das Thema „Umgang mit schwierigen Gefühlen“. Auch diese Themen werden wieder durch Übungen, Kurzvorträge und Rundgespräche gemeinsam erarbeitet.

Zusammen wird die Sitzmeditation praktiziert und es wird in der Regel über den bevorstehenden Tag der Achtsamkeit gesprochen, der dazu dient, die Praxis zu vertiefen. Manche Kursleiter führen den

Achtsamkeitstag (s.u.) bereits zwischen der fünften und sechsten Sitzung durch.

Bis zum Achtsamkeitstag üben die Teilnehmer weiterhin im Wechsel den Body-Scan bzw. Yoga und die Sitzmeditation und achten auf die Achtsamkeit im Alltag. Insbesondere wird entsprechend dem Kursthema der Umgang mit achtsamer Kommunikation oder mit schwierigen Gefühlen beobachtet. Häufig beginnen die Teilnehmer nun, ihre eigenen Ideen oder Wünsche bezüglich der täglichen Praxis zu entwickeln und selbst zu bestimmen, was und wie lange sie üben wollen. Dies ist ein gutes Zeichen, denn es macht deutlich, dass die Praxis der Achtsamkeit langsam in den Alltag integriert wird und dass die Teilnehmenden nun in der Lage sind, eine eigene, individuelle Form der Praxis für sich zu entwickeln, die dann auch über das Kursende hinaus Bestand in ihrem Leben hat.

Tag der Achtsamkeit

Der Tag der Achtsamkeit ist ein ganztägiges Seminar (circa sechs bis sieben Stunden) und dient der Vertiefung der Übungspraxis. Es ist eine Gelegenheit, in einer Gruppe Gleichgesinnter die Kontinuität der Achtsamkeit über einen längeren Zeitraum aufrechtzuerhalten.

Nach einer Austauschrunde und einigen Erläuterungen durch den Kursleiter wird an diesem Tag nicht mehr gesprochen. Es ist also ein achtsamer Schweigetag. In einer Gruppe mit Menschen zu schweigen, kann eine sehr intensive und auch eine sehr schöne Erfahrung sein. Zu Beginn haben die Teilnehmer noch die Möglichkeit, sich über ihre Vorstellungen und Ängste bezüglich des Schweigens auszutauschen. In der Schlussrunde ist es dann sehr interessant, zu hören, was jeder Einzelne erlebt hat und wie sich die Ängste bzw. Vorstellungen verändert haben.

Wenn es nicht schon vorher geschehen ist, wird an diesem Tag die Gehmeditation eingeführt. Der Tag ist eine Gelegenheit, ganz bei sich zu sein. Dadurch, dass man nicht spricht und auch bemüht ist, auf keine andere Weise mit den Menschen im Raum zu kommunizieren, z.B.

durch Augenkontakt oder ein Lächeln, entsteht für jeden Teilnehmer die Möglichkeit, sich ganz auf sich selbst und die eigene Erfahrung einzulassen. Das Schweigen unterstützt die Vertiefung der Achtsamkeit und gibt Raum, sich mit allen angenehmen und unangenehmen Empfindungen anzunehmen, während man die Achtsamkeit im Sitzen, Gehen, Liegen oder Stehen durchführt. Auch das Mittagessen wird gemeinsam schweigend eingenommen, damit jeder ganz bewusst und achtsam kauen, riechen, schmecken und schlucken kann. Der Tag besteht aus einer sanften Abfolge der Achtsamkeitsübungen und beginnt meist mit einer Yogareihe. Im Wechsel werden dann Sitz- und Gehmeditation durchgeführt. Der Nachmittag kann mit einer Meditation über Vergebung und liebende Güte beginnen, die häufig sehr viel Gefühl auslösen kann. Liebende Güte ist die Übersetzung des Pali-Begriffes *Metta.* Die *Metta-Meditation* ist eine der grundlegenden buddhistischen Meditationen. In dieser Übung geht es nicht nur um die Entwicklung von *Nächsten-Liebe,* sondern auch um die Kultivierung von liebender Güte sich selbst gegenüber und die Entwicklung des Verständnisses der „Verbundenheit von allem, was existiert". Der Nachmittag besteht aus Bewegungs- und stillen Meditationen und klingt dann langsam mit der Auflösung des Schweigens aus. Auch dies wird in Form eines kleinen Rituals durchgeführt. Am Ende des Tages gibt es die Möglichkeit, die Erfahrungen mit den anderen zu teilen. Normalerweise endet der Tag mit einer kurzen Sitzperiode und die meisten Menschen gehen sehr erfüllt, mit vielen intensiven Erfahrungen nach Hause. Die Erfahrungen des Achtsamkeitstages können in der darauf folgenden Sitzung noch einmal intensiver besprochen werden.

Woche 7

In der siebten Woche geht es u.U. noch einmal um die „Nachwirkungen" des Tages der Achtsamkeit; manche Erkenntnis kommt den Teilnehmern erst im Nachhinein und es kann gut sein, noch einmal in der Gruppe darüber zu sprechen.

Ab dieser Woche werden die Übungen abwechselnd ohne CD geübt, sodass selbstständige Meditationspraxis gefördert wird. Die Teilnehmer machen in der letzten Woche des Kurses ihre Erfahrungen damit, wie es ist, ohne Anleitung zu üben. Wem dies am Ende noch zu schwierig erscheint, der kann durchaus wieder auf die Anleitungen zurückgreifen. Ziel sollte aber letztlich sein, die Übungen soweit verinnerlicht zu haben, dass man sie allein durchführen kann. Dies hat auch etwas mit dem Vertrauen in die Fähigkeit zu tun, alleine meditieren zu können. Hat man diese Fähigkeit verinnerlicht, kann man mit den Möglichkeiten spielen und sowohl alleine als auch ab und zu mit den Anleitungen üben.

Woche 8

Das Motto der letzten Sitzung ist: „Die achte Woche ist der Rest Ihres Lebens". Die Sitzung dient einerseits zur Reflektion über den Kurs und die Frage: „Wie werde ich die Praxis der Achtsamkeit weiter in meinen Alltag integrieren?" Weiterer wichtiger Schwerpunkt der achten Sitzung ist aber auch, den Teilnehmern zu vermitteln, dass der Kurs nun zwar offiziell beendet ist, sie aber jetzt erst mit der „richtigen Arbeit" beginnen. Diese besteht darin, die Schulung der Achtsamkeit weiterzuverfolgen, die Übungen auf eine individuelle Weise zu praktizieren und die Praxis der Achtsamkeit in ihrem Alltag zu verankern. Mit einem Abschiedsritual wird die achte Sitzung abgeschlossen und der Kurs in der strukturierten Form ist damit beendet.

Das Nachgespräch

Etwa zwei Wochen nach Ende des Kurses kann noch einmal ein individuelles Nachgespräch mit dem Kursleiter stattfinden, das der Auswertung des Kurses dient und auch die Möglichkeit bietet, vielleicht ganz individuell noch einmal über einzelne Themen zu sprechen, die man in der großen Gruppe nicht so gerne kommunizieren wollte. Es ist auch eine Gelegenheit, gemeinsam mit dem Kursleiter herauszuarbeiten, wie man die Achtsamkeitsübungen weiter in sein Leben einbauen kann.

Andere Formen des MBSR-Kurses und Vertiefungsmöglichkeiten für die Praxis

Um auf individuelle Bedürfnisse sowohl zeitlicher als auch inhaltlicher Natur eingehen zu können, wird die Schulung der Achtsamkeit auch in verschiedenen anderen Formen angeboten. So führen manche Kursleiter Aufbaukurse durch, die im Anschluss an einen MBSR-Kurs besucht werden und in denen dann die Themen und Übungen vertieft werden können. Ein solcher Kurs kann z.B. sechs Sitzungen umfassen, die alle 14 Tage stattfinden, sodass die Gruppe sich über einen Zeitraum von drei Monaten trifft. Dies kann eine gute Unterstützungsstruktur sein, um die Praxis noch mehr im Alltag zu verankern.

Viele MBSR-Lehrer bieten im Anschluss an einen MBSR-Kurs regelmäßig im Abstand von etwa zwei bis drei Monaten Achtsamkeitstage an, bei denen sich ehemalige Teilnehmer treffen und gemeinsam praktizieren. Dies ist ein gutes Forum für Austausch und Unterstützung.

Eine andere Form, MBSR-Kurse durchzuführen, sind Wochenendseminare oder vier- bis sechstägige Seminare, die häufig eine andere Intensität haben als die Acht-Wochenkurse: Die Teilnehmer lernen die grundlegenden formalen Übungen des MBSR-Kurses und die Schwerpunktthemen werden in einer etwas kompakteren Form dargeboten und erarbeitet, als es im Acht-Wochenformat der Fall ist. Welche Form des Kurses man bevorzugt, hängt sicherlich von den unterschiedlichen individuellen Vorlieben und den zeitlichen Möglichkeit ab. Traditionell ist der Kurs als Acht-Wochenkurs konzipiert und so wird er auch in den meisten Fällen angeboten.

Schlussbetrachtungen

Praxis bedeutet ganz einfach eine Einladung an uns,
Ruhe, Achtsamkeit und Gleichmut zu verkörpern, hier, jetzt,
in diesem Moment so gut wir können.
Ulrike Kesper-Grossmann & Paul Grossmann (2002)

Die Praxis der Achtsamkeit findet momentan immer mehr Verbreitung im Gesundheitswesen, sowohl stationär als auch ambulant, und weckt zunehmend Interesse in Fachkreisen. Im komplementärmedizinischen Bereich, in der psychotherapeutischen Anwendung und auch in der wissenschaftlichen Psychologie wird die Praxis der Achtsamkeit integriert bzw. ihre Wirkmechanismen erforscht.

Wir hoffen, verdeutlicht zu haben, dass Achtsamkeit eine Geisteshaltung ist, die man durch beständiges Üben entwickeln kann und dass eine erfolgreiche Anwendung im professionellen Bereich nur aus der eigenen Praxis erwachsen kann. Wir sind gespannt, wohin sich die achtsamkeitsbasierten Ansätze entwickeln werden und hoffen, mit diesen Ausführungen einen Beitrag zum tieferen Verständnis der Anwendungsmöglichkeiten der Achtsamkeitsmeditation leisten zu können.

Literatur

Altner, N. (2002). Zwischen Sucht und Sehnsucht - Achtsamkeitsmeditation als Weg zur Raucherentwöhnung. In W. Belschner, J. Galuska, H. Walach & E. Zundel, *Transpersonale Forschung im Kontext, Transpersonale Studien 5.* Bibliotheks- und Informationssystem der Universität Oldenburg.

Astin, J.A. (1997). Stress reduction through mindfulness meditation. *Psychotherapy and Psychosomatics, 66,* 97–106.

Baer, R. (2003). Mindfulness training as a clinical intervention: A conceptual and empirical review. *Clinical Psychology: Science and Practice, 10,* 125–143.

Bishop, S.R. (2002). What do we really know about mindfulness-based stress reduction? *Psychosomatic Medicine, 64,* 71–84.

Buchheld, N. (2000). *Achtsamkeit in Vipassana-Meditation und Psychotherapie – Die Entwicklung des „Freiburger Fragebogens zur Achtsamkeit".* Frankfurt a. M.: Peter Lang.

Carson, J.W., Carson, K.M., Gil, K.M. & Baucom, D.H. (2004). Mindfulness-based relationship enhancement. *Behavior Therapy, 35,* 471–949.

Franken, U. (2002). Die Schulung der Achtsamkeit – ein Beitrag zu Therapie und Gesundheitsförderung. *Pflege und Gesellschaft. Das Originäre der Pflege entdecken, Pflege beschreiben, erfassen, begrenzen.* Frankfurt a. M.: Mabuse.

Grossmann, P., Niemann, L., Schmidt, S. & Walach, H. (2004). Mindfulness-based stress reduction and health benefits: A meta-analysis. *Journal of Psychosomatic Research, 57,* 35–43.

Grossmann, P., Tiefenthaler-Gilmer, U., Raysz, A. & Kesper, U. (2007). Mindfulness training as an intervention for fibromyalgie: Evidence of postintervention and 3-year-follow-up benefits in well-being. *Psychotherapy and Psychosomatics, 76,* 332–338.

Gruber, H. (2001). *Kursbuch Vipassana – Wege und Lehrer der Einsichtsmeditation.* Frankfurt a. M.: Fischer.

Hesse, H. (1975). *Lektüre für Minuten.* Frankfurt a. M.: Suhrkamp.

Hesse, J., Philippsen, C. & Hellhammer, D. (2004). Psychoendokrinologie – Psychologische Aspekte in der Diagnostik stressbezogener Gesundheitsstörungen. In J. Kosfelder, J. Michalak, S. Vocks & U. Willutzki (Hrsg.), *Fortschritte der Psychotherapieforschung.* Göttingen: Hogrefe.

Kabat-Zinn, J. (1982). An out-patient program in behavioral medicine for chronic pain patients based on the practice of mindfulness meditation: Theoretical considerations and preliminary results. *General Hospital Psychiatry, 4,* 33–47.

Kabat-Zinn, J. (1998). *Im Alltag Ruhe finden – Das umfassende Meditationsprogramm für alle Lebenslagen.* Freiburg im Breisgau: Herder.

Kabat-Zinn, J. (2001). *Gesund durch Meditation – Das Große Buch der Selbstheilung.* München: Barth.

Kabat-Zinn, J. (2002). *Stärkung der Gesundheit mit Hilfe einer alten buddhistischen Praxis.* Freimann: Arbor. Verfügbar unter: www.Arbor-verlag.de/mbsr/mbsr_wissen2.html [12.02.2004].

Kabat-Zinn, J. (2003). Yoga der Achtsamkeit. *Yoga aktuell, 6,* 45–50.

Kabat-Zinn, J. & Chapman-Waldrop, A. (1988). Compliance with an outpatient stress reduction program: rates and predictors of program completion. *Journal of Behavioral Medicine, 11,* 333–35.

Kabat-Zinn, J., Chapman, A. & Salomon, P. (1997). The relationship of cognitive and somatic components of anxiety to patient preference for alternative relaxation techniques. *Mind/Body Medicine, 2,* 101–109.

Kabat-Zinn, J., Lipworth, L. & Burney, R. (1985). The clinical use of mindfulness meditation for the self-regulation of chronic pain. *Journal of Behavioral Medicine, 8*(2), 163–190.

Kabat-Zinn, J., Lipworth, L., Burney, R. & Sellers, W. (1986). Four-year follow-up of a meditation-based program for the self-regulation of chronic pain: treatment outcomes and compliance. *The Clinical Journal of Pain, 2,* 159–173.

Kabat-Zinn, J., Wheeler, E., Light, T., Skillings, A., Scharf, M.J., Cropley, T.G., Hosmer, D. & Bernhard, J.D. (1998). Influence of a mindfulness meditation-based stress reduction intervention on rates of skin clearing in patients with moderate to severe psoriases undergoing phototherapy (UVB) and photochemotherapy (PUVA). *Psychosomatic Medicine, 60*, 625–632.

Kaluza, G. (1996). *Gelassen und sicher im Stress – Ein psychologisches Programm zur Gesundheitsförderung.* Berlin: Springer.

Kesper-Grossmann, U. & Grossmann, P. (2002). *Heilung von innen – Achtsamkeitsmeditation als Medizin.* Freimann: Arbor. Verfügbar unter: www.Arbor-verlag.de/mbsr/mbsr_wissen1.html [12.02.2004].

Lazarus, R.S. & Launier, R. (1981). Stressbezogene Transaktionen zwischen Person und Umwelt. In J. Nitsch (Hrsg.), *Stress – Theorien, Untersuchungen, Maßnahmen* (S. 213–259). Bern: Huber.

Majumdar, M. (2000). *Meditation und Gesundheit: Eine Beobachtungsstudie* (Diplomarbeit Psychologie). Essen: KVC Verlag.

Marlatt, G.A. (1994). Addiction, mindfulness and acceptance. In S.C. Hayes, N.S. Jacobson, V.M. Follette & M.J. Dougher (Eds.), *Acceptance and change: content and context in psychotherapy* (pp. 175–197). Reno, NV: Context Press.

McIntosh, W.D., Harlow, T.F. & Martin, L.L (1995). Linkers and non-linkers: Goal beliefs as a moderator of the effects of everyday hassles on rumination, depression and physical complaints. *Journal of Applied Social Psychology, 25*(14), 1231–1244.

Miller, J.J., Fletcher, K. & Kabat-Zinn, J. (1995). Three-year-follow-up and clinical implications of a mindfulness meditation-based stress reduction intervention in the treatment of anxiety disorders. *General Hospital Psychiatry, 17*, 192–200.

Nhat Hanh, T. (2001). *Meditationen.* München: Goldmann.

Nhat Hanh, T. (2002). *Das Wunder der Achtsamkeit.* Berlin: Theseus.

Reddemann, S. (2001). *Imagination als heilsame Kraft – Zur Behandlung von Traumafolgen mit ressourcenorientierten Verfahren.* Stuttgart: Klett-Cotta.

Santorelli, S. (2000). *Zerbrochen und doch ganz.* Freimann: Arbor.

Santorelli, S. (2002). *Endlich mal ausatmen – Saki Santorelli im Gespräch mit Mark Matousek.* Freimann: Arbor. Verfügbar unter: www.arbor-verlag.de/mbsr/mbsr_wissen3.html [12.02.2004].

Schwarzer, R. (1993). *Stress, Angst und Handlungsregulation* (3., überarbeitete und erweiterte Auflage). Stuttgart/Berlin/Köln: Kohlhammer.

Segal, Z., Williams, J.M.G. & Teasdale, J.D. (2002). *Mindfulness-based cognitive therapy for depression: A new approach to preventing relapse.* New York: Guilford. (Deutsch erschienen 2008: *Die Achtsamkeitsbasierte Kognitive Therapie der Depression – Ein neuer Ansatz zur Rückfallprävention.* Tübingen: dgvt-Verlag.)

Selye, H. (1981). Geschichte und Grundzüge des Stresskonzeptes. In J.G. Nitsch (Hrsg.), *Stress – Theorien, Untersuchungen, Maßnahmen* (S. 163–187). Bern: Huber.

Shapiro, S.L., Schwartz, G.E. & Bonner, G. (1998). Effects of mindfulness-based stress reduction on medical and premedical students. *Journal of Behavioral Medicine, 21*(6), 581–599.

Teasdale, J.D. (1999). Metacognition, mindfulness and the modification of mood disorders. *Clinical Psychology and Psychotherapy, 6,* 146–155.

Teasdale, J.D., Segal, Z. & Williams, J.M.G. (1995). How does cognitive therapy prevent depressive relapse and why should attentional control (mindfulness) training help? *Behavioral Research and Therapy, 33*(1), 25–39.

Tiefenthaler-Gilmer, U. (2002). *Achtsamkeitsmeditation als klinische Intervention – Eine kontrollierte Studie zur Wirksamkeit eines Achtsamkeitsmeditationsprogrammes an Patientinnen mit Fibromyalgiesyndrom* (Dissertation). Universität Wien.

Weiss, M., Nordlie, J.W. & Siegel, E.P. (2005). Mindfulness-based-stress-reduction as an adjunct to outpatient psychotherapy. *Psychotherapy and Psychosomatics, 74,* 108–112.

Kapitel 8

Achtsamkeitsbasierte Kognitive Therapie zur Rückfallprophylaxe bei Depressionen

Johannes Michalak & Thomas Heidenreich

Vergessen Sie nie: das Leben ist eine Herrlichkeit.
Rainer Maria Rilke

Zusammenfassung: *Im vorliegenden Kapitel wird ein Überblick zu der von Segal, Williams und Teasdale (2000/2008) entwickelten Achtsamkeitsbasierten Kognitiven Therapie zur Rückfallprophylaxe bei Depression gegeben. Das Kapitel beginnt mit Basisinformationen zu Depression und zum Rückfallgeschehen bei Depressionen. Daran schließt sich die Darstellung eines psychologischen Modells zu Rückfällen bei Depressionen an, das dem dargestellten Programm zugrunde liegt. Darauf aufbauend wird das auf Achtsamkeitsprinzipien beruhende Rückfallpräventionsprogramm in seinen Grundzügen vorgestellt und es erfolgt eine Beschreibung des Aufbaus und der Kernelemente der einzelnen Sitzungen. Das Kapitel schließt mit der Darstellung von empirischen Befunden zu dem Ansatz.*

In der buddhistischen Tradition, in der die Kultivierung von Achtsamkeit eine zentrale Rolle einnimmt, geht es letztlich um Befreiung – Befreiung von Dukkha. Die Übersetzung von Dukkha mit dem deutschen Wort „Leid" ist dabei sicherlich zu eingeschränkt. Dukkha meint leidvolle Zustände wie Alter, Krankheit und Tod. Dass Leid mit solchen Zuständen verbunden ist oder sein kann, erscheint uns allen plausibel

Korrespondenzadresse: Johannes.Michalak@rub.de
Heidenreich, T. & Michalak, J. (2009). *Achtsamkeit und Akzeptanz in der Psychotherapie – Ein Handbuch* (3., überarbeitete und erweiterte Auflage). Tübingen: dgvt-Verlag.

und nachvollziehbar. Aber die Bedeutung von Dukkha reicht weiter. Mit Dukkha wird auch ein prinzipielles Unbefriedigtsein bezeichnet, das sich durch Anhaftung an die sich stets in Wandel und Veränderlichkeit befindliche „Welt“ ergibt. Nach buddhistischer Auffassung können uns die „Dinge dieser Welt“ wie Wohlstand, Partnerschaft, Erfolg oder die vielen Formen des Genusses, kein Glück und keine dauerhafte Befriedigung ermöglichen. „Anhaftung“ an sie führt zu Leid – zu Dukkha, da sie sich ständig im Wandel befinden und alle entstandenen Dinge unweigerlich auch wieder vergehen. Aus buddhistischer Sicht prägt dieses Unbefriedigtsein in charakteristischer Weise unser Leben. Leben ist Dukkha wird als die erste der Vier Edlen Wahrheiten des Buddhismus bezeichnet und entsteht aus der grundlegenden Tendenz des Menschen, angenehme Dinge und Zustände festhalten und unangenehme loswerden zu wollen (zweite edle Wahrheit: die Wahrheit von der Ursache des Leidens; s. Rose & Walach, in diesem Band).

Menschen, die unter Depressionen leiden, erleben diese Form des Unbefriedigtseins und des „Leidens am Leben selbst“ besonders intensiv. Dinge und Tätigkeiten, die früher Freude und Befriedigung gebracht haben, wirken während der Depression schal und ohne jeden Reiz. Der Antrieb, sich aktiv auf die Auseinandersetzung und Gestaltung des Lebens einzulassen, fehlt und das gesamte Erleben – einschließlich der Erinnerung an die Vergangenheit, der Perspektive auf die Zukunft und der gegenwärtigen Beziehungen der Person zur Umwelt – ist von einem leidvollen Grundton und einem Gefühl des „Ungenügens“ durchdrungen. Das, was einer Person am wichtigsten und essenziellsten für ein gelungenes und wertvolles Leben ist, scheint zu fehlen: der Erfolg, der nötig wäre, um mich selbst zu schätzen, die liebevolle Zuwendung von anderen, ohne die ich mich einsam und verlassen fühle, die Achtung und der Respekt von anderen, ohne den ich mich wertlos und klein fühle. Diese Dinge mangeln mir aber nicht einfach nur, weil die Welt so ist wie sie ist, sondern vor allem, weil ich als Person wertlos, nicht liebenswert und ein Versager bin.

Vor dem Hintergrund der ersten der Vier Edlen Wahrheiten, der Wahrheit über das Leiden, erscheint der Zustand der Depression als ein besonders intensiver Kontakt mit dieser Dimension menschlicher Existenz. Die unbefriedigende Natur des Lebens wird intensiv und „ganzheitlich", also auf gedanklicher und emotionaler, aber auch auf körperlicher Ebene erlebt.

Kann uns also der Zustand von Niedergeschlagenheit und Depression - so unangenehm und zerstörerisch er auch erscheinen mag - auch etwas lehren? Lehren über unseren Umgang mit uns selbst, unseren Erfahrungen und der Welt „um uns herum"? Ist in diesem leidvollen Zustand eine besondere Möglichkeit zur Befreiung enthalten, die erschlossen und deswegen mit Achtsamkeit betrachtet werden sollte? Und wie kann der Weg aussehen, der aus der Depression herausführt? Wie kann verhindert werden, dass Menschen immer wieder und in zunehmend kürzeren zeitlichen Abständen in diesen Zustand des intensiven Leidens und des Lebensüberdrusses geraten und wie kann der Weg aussehen, der uns unterstützen kann, in Kontakt mit dem zu kommen, was uns eine dauerhaftere und tiefere Form des Glücks und des Friedens bereiten kann?

Es wäre vermessen, behaupten zu wollen, das folgende Kapitel könnte eine solche Frage letztendlich beantworten - besonders, da die Autoren des Kapitels nicht für sich beanspruchen können, eine vorgefertigte Antwort auf eine solche Frage zu haben. Die folgenden Ausführungen versuchen aber, einige Spuren zu legen, die in Richtung einer Beantwortung dieser Fragen gehen. Dabei werden wir uns Hintergründe, Entstehung und Ablauf eines Programms zur Rückfallprophylaxe bei Depressionen anschauen, das von maßgeblichen Forschern aus dem Bereich der Kognitiven Therapie entwickelt wurde. Wir werden deswegen in diesem Kapitel viel über wissenschaftliche Ergebnisse und theoretische Modelle erfahren und auf den wertvollen Korpus empirischer Befunde der akademischen Psychologie zurückgreifen können. Aber da dieses Programm die Entwicklung von Achtsamkeit in den Mittelpunkt stellt, ein Prinzip aus einer spirituellen Tradition, wird uns die Frage nach der Integration dieses Prinzips in ein wissenschaftlich fundiertes Programm ebenfalls - zumindest unterschwellig - begleiten. Beginnen möchten wir das Kapitel mit Basisinformationen zu Depressionen und zum Rückfallgeschehen. Daran anschließend werden wir ein psychologisches Modell zu Rückfällen vorstellen, das dem Programm zugrunde liegt. Schwerpunkt des Kapitels wird dann die Darstellung des achtwöchigen Programms bilden, das von Segal, Williams und Teasdale (2002; deutschsprachige Ausgabe 2008) entwickelt wurde. Das Kapitel schließt mit einem Überblick über empirische Arbeiten zu dem Ansatz. Da eine kritische Diskussion unterschiedlicher Aspekte des Achtsamkeitsansatzes ausführlich an anderer Stelle erfolgt (Heidenreich & Michalak, 2003; in diesem Band), möchten wir in diesem Kapitel darauf verzichten und vor allem den Hintergrund sowie die praktische Durchführung des Programms in den Mittelpunkt stellen.

Fakten zu Depression

Depressive Störungen gehören zu den am weitesten verbreiteten psychischen Erkrankungen. 17 % der europäischen Bevölkerung berichten über deutliche depressive Symptome in den zurückliegenden sechs Monaten, 6,9 % weisen dabei das Vollbild einer Major Depression (DSM-IV; American Psychiatric Association, 1994) mit deutlichen Einschränkungen ihrer Arbeitsfähigkeit oder ihrer sozialen Rollen auf (Lepine, Gastpar, Mendlewicz & Tylee, 1997). Der Bundesgesundheitssurvey 1998 (Wittchen & Jacobi, 2001) kommt für die Bundesrepublik Deutschland zu vergleichbaren Schätzungen: Im Verlauf eines 12-Monatszeitraums erfüllen 8,3 % der Bevölkerung die Kriterien einer Major Depression. Das Lebenszeitrisiko für diese häufig chronisch verlaufende Störung ist hoch und wird auf 10 bis 25 % der weiblichen Bevölkerung und 5 bis 12 % der männlichen Bevölkerung von Industriestaaten geschätzt (DSM-IV; American Psychiatric Association, 1994).

Das mit der Störung verbundene Leid für die Betroffenen und ihre Angehörigen ist erheblich. Zentrale Merkmale der Störung wie anhaltende und tiefe Niedergeschlagenheit und Interessensverlust gehen mit einer Reihe weiterer Symptome wie Schlafstörungen, Appetitverlust,

Antriebslosigkeit, vermindertem Selbstwert und Gedanken an Tod und Selbstmord einher. Aber auch die mit depressiven Störungen verbundenen gesamtgesellschaftlichen Belastungen sind erheblich. Depressive Arbeiter weisen fünfmal mehr Arbeitsausfallstage auf als ihre gesunden Kollegen (Broadhead, Blazer, George & Tse, 1990) und Depression ist bei Angestellten eine der häufigsten Ursachen für längere Arbeitsausfälle (Stansfeld, Fuhrer, Head, Ferrie & Shipley, 1997). Die Deutsche Angestellten Krankenkasse (DAK-Gesundheitsmanagement, 2002) berichtet in ihrem Gesundheitsreport 2002, dass 7,9 % der Arbeitsunfähigkeitsfälle aufgrund psychischer Erkrankungen auftreten, wobei ca. drei Viertel auf affektive Störungen zurückzuführen sind. Die Dunkelziffer aufgrund von Fehldiagnosen dürfte dabei hoch sein.

Viele Anzeichen deuten darauf hin, dass sich die genannten Probleme im Laufe der letzten Jahrzehnte verschärft haben und sich weiter verschärfen. So liefern epidemiologische Studien Hinweise darauf, dass depressive Störungen in Industrieländern zunehmend häufiger und in jüngerem Alter auftreten (Cross National Collaborative Group, 1992; Wittchen, Knäuper & Kessler, 1994). Im oben genannten DAK-Gesundheitsreport wird für den Zeitraum von 1997 bis 2001 ein Anstieg der Krankheitstage aufgrund von affektiven Störungen um 91 % berichtet. Dieser dürfte zwar zum größten Teil auf geänderte Diagnosegewohnheiten von Ärzten und geänderte Diagnosekriterien zurückzuführen sein, weist aber – da er im Trend der epidemiologischen Daten liegt – auch auf die zunehmende Relevanz von depressiven Störungen im Gesundheitssystem hin. Entsprechend kommt eine WHO-Prognose zu dem Schluss, dass Depressionen im Jahre 2020 weltweit die zweitgrößte Belastung für die Gesundheit darstellen werden (Murry & Lopez, 1998).

Eines der Kernprobleme bei depressiven Störungen ist, dass auch nach Abklingen einer akuten Episode das Risiko eines erneuten Auftretens der Depression hoch ist. In den letzten Jahrzehnten wurden eine Reihe von Studien durchgeführt, die eine Abschätzung des Rückfallrisikos ermöglichen. Da es aus ethischen Gründen bedenklich erscheint, Fälle von Depression zu registrieren und dann einfach passiv den Verlauf der Störung zu erfassen, beziehen sich die folgenden Daten auf Patienten, die eine Behandlung - in der Regel mit Antidepressiva - erhielten und deren Rückfallgeschehen dann über einen längeren Zeitraum verfolgt wurde.

Eine der ersten Studien wurde von Keller, Lavori, Lewis und Klerman (1983) durchgeführt. Sie beobachteten über 13 Monate Rückfallraten von 141 Patienten mit Major Depression, denen es mindestens acht Wochen lang nach Abklingen einer akuten Depression gut ging. Von diesen Patienten erlitten im Katamnesezeitraum 33 % einen Rückfall. Neuere Untersuchungen kommen zu dem Schluss, dass wenigstens 50 % der Patienten, die sich von einer depressiven Episode erholt haben, wieder einen Rückfall erleben werden (Paykel et al., 1995). Betrachtet man Personen, die bereits mehrere depressive Episoden hatten, so erhöht sich das Rückfallrisiko nochmals deutlich: 70 bis 80 % von ihnen erleiden eine weitere depressive Phase (Consensus Development Panel, 1985). Dabei ist die Rückfallwahrscheinlichkeit dann besonders hoch, wenn der Rückfall sehr schnell nach der Erholungsphase einsetzt (Coryell, Endicott & Keller, 1990).

Und wie sehen Zahlen für Patienten aus, die nicht pharmakologisch, sondern psychotherapeutisch behandelt wurden? Ist hier das Rückfallrisiko geringer, weil die Patienten neue Fertigkeiten im Umgang mit ihrer Störung erworben haben, die sie auch längerfristig einsetzen können? In der Tat weisen Untersuchungen, die den Verlauf von Depression bei Patienten, die in der Akutphase mit Antidepressiva behandelt wurden (die dann nach Abklingen der Phase abgesetzt wurden), mit Patienten verglichen, die mit Kognitiver Therapie nach Beck (Beck, Rush, Shaw & Emery, 1979) behandelt wurden, darauf hin, dass Psychotherapie das Rückfallrisiko senken kann. Die Patienten, die psychotherapeutisch behandelt wurden, wiesen im Katamnesezeitraum ein 20 bis 36 % niedrigeres Rückfallrisiko auf als Patienten, die pharmakologisch behandelt wurden (Blackburn, Eunson & Bishop, 1986; Evans, Hollon & de Rubeis, 1992; Hautzinger & de Jong-Meyer, 1996; Shea et al., 1992; Simons, Murphy, Levine & Wetzel, 1986).

Allerdings deuten neuere Arbeiten darauf hin, dass derzeitig vorliegende psychotherapeutische Behandlungsmöglichkeiten, insbesondere bei schweren und chronifizierten Verläufen, das Rückfallrisiko keineswegs zufriedenstellend senken. Westen und Morrison (2001) legten in ihrer Meta-Analyse strenge Kriterien für den Behandlungserfolg und die Beurteilung der katamnestischen Entwicklung von Patienten an. In die Analyse wurden nur qualitativ hochwertige Studien aufgenommen. Als Kriterium für den Behandlungserfolg wurde der Prozentsatz gebesserter Patienten herangezogen, wobei unter Besserung in der Regel (d.h. in den meisten der analysierten Studien) klinisch signifikante Verbesserungen verstanden wurden (d.h. die Veränderung des Patienten ist statistisch bedeutsam *und* der Messwert des Patienten liegt außerhalb des gestörten Bereichs oder innerhalb des Normbereichs; siehe Jacobson, Roberts, Berns & McGlinchey, 1999). Darüber hinaus wurden *alle* Patienten in die Analyse aufgenommen, die die Behandlung begonnen hatten, und nicht nur Patienten, die die Behandlung auch beendet hatten (die Analyse bezieht also auch Abbrecher mit ein). Dabei zeigten sich für depressive Patienten mit Besserungsraten von ca. 40 % deutliche Effekte der Behandlung in der Akutphase, d.h. nach der Behandlung einer depressiven Episode hatten sich bei ca. 40 % der Patienten, die die Behandlung begonnen hatten, die Depressionswerte statistisch bedeutsam gebessert und lagen im Normalbereich bzw. außerhalb des gestörten Bereichs. Allerdings weist der Durchschnittspatient auch am Ende der Behandlung noch leichte depressive Symptome auf.

Die Ergebnisse für die Zwei-Jahres-Katemnesen sahen allerdings weniger günstig aus. Nur noch 27 % der Patienten, die eine Behandlung begonnen hatten, waren gebessert. Ein beträchtlicher Teil der gebesserten Patienten erlitt also im Katamnesezeitraum eine erneute bedeutsame Verschlechterung der Symptomatik. Westen und Morrison (2001) kommentieren dieses Ergebnis folgendermaßen:

> When compared with results of treatments for specific anxiety conditions (such as panic and simple phobias) and with what most consumers would reasonably expect is meant by "empirically supported", sustained efficacy rates of 25 %–30 % over 12–24 month are poor by almost any standard and

suggest that we should begin testing different treatments for these disorders. (p. 887)

Wie lassen sich Rückfälle bei Depressionen erklären?

Doch wie könnten alternative Behandlungen aussehen? Im Sinne neuerer störungsspezifischer Ansätze im Bereich der Psychotherapie wäre zur Beantwortung dieser Frage eine genauere Kenntnis der Prozesse notwendig, die ein Rückfallgeschehen auslösen können. Hier wurden in den letzten Jahrzehnten unterschiedliche Ansätze diskutiert.

Biologisch orientierte Forscher vermuten, dass neurobiologische Dysregulationen für dieses Phänomen verantwortlich sind. Während die erste depressive Episode einer Person meist in deutlichem Zusammenhang mit kritischen Lebensereignissen steht (z.B. Trennung von geliebten Personen, Misserfolgserlebnis), gilt dies für weitere depressive Phasen in zunehmend geringerem Maße (Post, 1992). Die depressiven Phasen scheinen immer spontaner und unabhängiger von äußeren Ereignissen ausgelöst zu werden. Post (1992) interpretiert diesen Befund dahingehend, dass jede depressive Episode die neurobiologische Schwelle senkt, bei der Depressionen ausgelöst werden, und dass mit der Zeit diese Schwelle so weit gesenkt wird, dass depressive Phasen vermeintlich spontan und ohne äußere Ursache auftreten (so genanntes „Kindling-Phänomen", vgl. Berger, 2000, S. 517). Trotz weitgehender Einigkeit über die Bedeutung neurobiologischer Faktoren konnte bis heute kein umfassend gültiges Modell etabliert werden:

> Zusammenfassend kann festgestellt werden, dass weder die klassische Monoamin-Mangelhypothese noch deren Ausweitung auf die Ebene der Rezeptoren und Second-messenger-Mechanismen bislang die Anforderungen an ein allgemein gültiges, biologisches Depressionsmodell erfüllen konnten. Auch die cholinerg-aminerge Imbalance-Theorie läßt sich aufgrund der komplexen, mehrdimensionalen Verschaltung nur schwer objektivieren. (Berger, 2000, S. 511)

Aus dieser biologischen Perspektive heraus ergibt sich die scheinbare Notwendigkeit, zur Rückfallprophylaxe bei depressiven Störungen über lange Zeiträume antidepressive Medikamente als Erhaltungstherapie („continuation therapy") bzw. Rezidivprophylaxe („maintenance therapy") einzunehmen (vgl. Berger, 2000, S. 549ff.; Paykel, 2001).

Ohne die Bedeutung biologischer Prozesse in Abrede stellen zu wollen, lässt sich fragen, ob es nicht auch Alternativen zu einer vor allem physiologische Prozesse betonenden Sichtweise des Rückfallgeschehens bei Depressionen gibt. Aus der Perspektive der Kognitiven Theorie der Depression nach Beck (1976) bilden für Depressionen vulnerable Personen, d.h. Personen, die ein erhöhtes Depressionsrisiko aufweisen, früh im Leben aufgrund von Traumata oder ungünstigen Erfahrungen bestimmte Annahmen und Einstellungen aus. Diese prägen auch im späteren Leben ihre Sicht der eigenen Person, der Zukunft und ihrer Umwelt. Solche dysfunktionalen Grundannahmen sind dadurch gekennzeichnet, dass der Wert der eigenen Person an rigide Standards oder Bedingungen geknüpft wird (z.B.: „Ich darf keine Fehler machen, sonst bin ich ein Versager"; „Wenn ich nicht von allen Menschen gemocht werde, bin ich kein liebenswerter Mensch"; „Wenn ich nicht bei allem, was ich mache, Erfolg habe, bin ich ein wertloser Mensch"; „Ich bin unfähig"). Eine Depression tritt dann auf, wenn eine Person mit einem negativem Ereignis konfrontiert wird, das wie ein Schlüssel in das Schloss ihrer dysfunktionalen Grundannahmen passt. So besteht etwa für eine Person, die ihren Selbstwert an absolutistische Leistungsstandards knüpft, dann ein besonders hohes Risiko, depressiv zu werden, wenn sie mit einem Misserfolg (z.B. bei einer Prüfung durchfallen) konfrontiert wird; für eine Person, die denkt, von allen geliebt werden zu müssen, dann, wenn sie Zurückweisung oder Trennung erlebt. Nach Beck sind solche dysfunktionalen Grundannahmen besonders hartnäckig und langlebig. Auch nach dem Abklingen einer depressiven Episode bestehen sie häufig weiter und bewirken, dass die Person auch in Zukunft vulnerabel für das Auftreten weiterer depressiver Phasen ist.

Empirisch ließen sich die Annahmen der Beck'schen Theorie allerdings nur teilweise bestätigen. In der Tat ist es so, dass während einer akuten Episode das Denken Depressiver durch dysfunktionale Grundannahmen (gemessen mit der Dysfunctional Attitude Scale [DAS]; Weissman & Beck, 1978) geprägt ist. Klingt die Depression allerdings ab, ließ sich bei ehemals depressiven Personen in normaler Stimmung kein erhöhter Glaube an dysfunktionale Grundüberzeugungen mehr nachweisen. Die Werte bei der DAS sind im Vergleich zu niemals depressiven Personen nicht erhöht (für einen Überblick siehe Ingram, Miranda & Segal, 1998). Die Annahme Becks, dass Personen, die ein erhöhtes Depressionsrisiko aufweisen – wie ehemals depressive Personen –, auch außerhalb der Depression dysfunktionale Denkmuster aufweisen, ließ sich also nicht bestätigen.

Ein weiterer Befund, der gegen die Annahme Becks spricht, stammt aus Untersuchungen, in denen Patienten, die mit Kognitiver Therapie behandelt wurden, mit solchen verglichen wurden, die pharmakologisch behandelt wurden. Auf der Grundlage der Beck'schen Theorie müsste man erwarten, dass Patienten in der ersten Gruppe – die ja ein vermindertes Rückfallrisiko aufweist (s.o.) und bei denen explizit in der Therapie an dysfunktionalen Grundüberzeugungen gearbeitet wurde – am Ende der Therapie geringere DAS-Werte aufweisen. Dies konnte allerdings häufig nicht nachgewiesen werden (Simons, Garfield & Murphy, 1984). Patienten, die kognitiv therapiert wurden, wiesen häufig keine geringeren DAS-Werte auf als pharmakologisch behandelte Patienten.

Die genannten Befunde führten in den letzten Jahren dazu, dass neue Modelle des Rückfallgeschehens bei Depressionen entwickelt wurden, die mit diesen Befunden kompatibel sind. Diese Modelle betonen vor allem den dynamischen Aspekt des Rückfallgeschehens. Dysfunktionale Grundannahmen und negative Gedankenmuster kennzeichnen das Denken von ehemals Depressiven nicht durchgehend („trait-like"), sondern werden besonders leicht durch eine negative Stimmung aktiviert („differential activation hypothesis"; Teasdale, 1988). Während die meisten Menschen gelegentliche Zustände von Niedergeschlagenheit bewältigen können, löst bei ehemals depressiven Personen bereits eine moderat negative Stimmung eine große und möglicherweise einschneidende Änderung ihrer Gedankenmuster aus. Diese Gedankenmuster beinhalten meist globale, negative Selbsturteile wie „ich bin wertlos", „ich bin dumm" oder auch Erinnerungen und Bilder, die mit negativen Ereignissen und depressiven Zuständen verknüpft sind. Diese negativen Gedankenmuster verschlechtern wiederum die Stimmung und führen so zu einem depressiven Aufschaukelungsprozess.

Die Annahmen dieser Aktivierungsmodelle konnten in einer Reihe von experimentellen Studien bestätigt werden (siehe Segal, Williams & Teasdale, 2002/2008). So untersuchten beispielsweise Segal, Gemar und Williams (1999) bei Patienten, die mit Kognitiver Therapie oder mit Pharmakotherapie erfolgreich behandelt wurden, wie leicht experimentell induzierte negative Stimmung dysfunktionale Grundannahmen aktivieren kann. Patienten, bei denen solche Grundannahmen leichter zu aktivieren waren, zeigten ein erhöhtes Rückfallrisiko in den folgenden 30 Monaten. Darüber hinaus wiesen Patienten, die mit Kognitiver Therapie behandelt wurden, eine geringere Aktivierbarkeit – also „kognitive Reaktivität" – auf als pharmakologisch behandelte Patienten.

Aber nicht nur die leichtere Aktivierbarkeit von negativen Gedankenmustern, sondern auch der weitere Umgang mit diesen beeinflusst das Rückfallgeschehen. Treten negative Stimmungen und Gedanken auf, so versuchen Depressive häufig, die zurückliegenden Ereignisse zu analysieren, um zu verstehen, warum sie wieder depressiv geworden sind, oder sie denken darüber nach, wie passiv und unmotiviert sie sich fühlen – kurz: Sie grübeln über Ursachen und mögliche Folgen der depressiven Stimmung und fokussieren dabei in passiver Weise ihre Probleme und Unzulänglichkeiten. Nolen-Hoeksema (1987) bezeichnet diese grüblerische Art des Umgangs als Rumination („ruminative response style") und grenzt ihn von einem Reaktionsstil ab, der durch Ablenkung und einem Von-sich-selbst-Weglenken" der Aufmerksamkeit gekennzeichnet ist („distraction"; z.B. versuchen, etwas Positives in der Situation zu finden oder etwas daraus zu lernen; etwas zu tun, was einen erfreut). In einer Reihe von Untersuchungen konnte nachgewiesen werden, dass bei Personen, die zu Grübeln und Rumination neigen, niedergedrückte Stimmung länger anhält, Problemlösefähigkeiten reduziert (Lyubomirsky & Nolen-Hoeksema, 1995) und das Risiko, nach einschneidenden Lebensereignissen depressiv zu werden, erhöht ist (Nolen-Hoeksema & Morrow, 1991). Fragt man allerdings Personen, warum sie grübeln, geben sie häufig an, dass sie so ein besseres Verständnis ihrer Emotionen zu bekommen glauben und meinen, ihre Probleme besser lösen zu können.

Auf der Grundlage der Befunde zu Rumination lässt sich fragen, ob eine Ausrichtung der Aufmerksamkeit nach innen - auf die eigenen Zustände oder Gedanken - immer schädlich sein muss und unweigerlich dazu führt, immer tiefer in den Strudel der Depression hineinzugeraten. Und ist Ablenkung wirklich der beste Weg, dem zu entkommen? Neuere Befunde weisen darauf hin, dass die Vorstellung „Aufmerksamkeit nach innen ist schädlich", „Aufmerksamkeit nach außen ist hilfreich" zu einfach gezeichnet ist. So konnten Treynor, Gonzalez und Nolen-Hoeksema (2003) zeigen, dass sich Rumination in zwei Komponenten aufteilen lässt, die als „reflektiertes Nachdenken" („reflective pondering component") und „Brüten" („brooding component") bezeichnet werden: „Reflektiertes Nachdenken" ist durch eine zielgerichtete Aufmerksamkeitslenkung nach innen gekennzeichnet, die der Überwindung der depressiven Stimmung durch Problemlösung dienen soll (z.B. Nachdenken über vorausgegangene Ereignisse, um zu verstehen, weshalb man depressiv geworden ist). Im Gegensatz dazu kennzeichnet „Brüten" einen passiven Vergleich der aktuellen Situation mit einem unerreichten Standard (z.B. Fragen wie: „Warum werde ich mit meinen Problemen nicht besser fertig?"; „Warum habe ich solche Probleme, die andere nicht haben?"). In einer von Treynor, Gonzalez und Nolen-Hoeksema (2003) durchgeführten Reanalyse von Längsschnittdaten war nur das passive „Brüten" über den eigenen Zustand prädiktiv für spätere depressive Symptome, nicht aber das reflektierte Nachdenken, das sogar mit einer günstigeren Langzeitprognose verbunden war (auch wenn dieser Zusammenhang recht schwach war). Auch Martin und Tesser (1996) betonen den instrumentellen Charakter von nach innen gerichteter Aufmerksamkeit und Rumination.

Insgesamt scheint es also ein breiteres Spektrum von Arten der Selbstbeobachtung zu geben, als in der ursprünglichen Theorie von Nolen-Hoeksema angenommen wurde. Dabei ist ein passiv-versunkener Vergleich des gegenwärtigen Zustands mit einem unerreichbaren Standard eher ungünstig und verschlechtert den Zustand der Person. Andere Arten der Aufmerksamkeitsrichtung nach innen scheinen aber nicht schädlich oder sogar protektiv zu sein. Die bisher dargestellten Arten der Selbstbeobachtung beinhalten allerdings alle eine gedankliche Auseinandersetzung mit der inneren oder äußeren Situation der Person. Obwohl eine ausführliche Darstellung und Erörterung erst weiter unten erfolgt, sei an dieser Stelle bereits darauf hingewiesen, dass achtsamkeitsbasierte Ansätze noch eine weitere Art der Selbstbeobachtung kultivieren, in der versucht wird, sowohl aus der „brüterischen" als auch aus der reflexiven Selbstbeobachtung „auszusteigen".

Fassen wir zunächst die dargestellten neueren Vorstellungen zum Rückfallgeschehen bei Depressionen nochmals zusammen (siehe auch Segal, Williams & Teasdale, 2002/2008):

Gemäß dieser Ansätze sind vor allem zwei kognitive Prozesse bei Rückfällen von zentraler Bedeutung - zum einen die leichte Aktivierbarkeit von negativen Kognitionen, Grundannahmen und Erinnerungen und zum anderen die ruminative Verarbeitung dieser Gedankenmuster, besonders das so genannte „Brüten", also eine passive Ausrichtung auf Diskrepanzen zwischen dem derzeitigen Zustand und einem nicht zu erreichenden wünschenswerteren Zustand. Beide Prozesse sind dabei nicht als Alternativen zu verstehen, sondern sind nach Segal, Williams und Teasdale (2002/2008) zwei Aspekte eines negativen Geisteszustands („mode of mind"), einer *ganzheitlichen* Konfiguration von negativer Stimmung/Gedanken/Bildern/Körperempfindungen, die sich im Laufe der Depressionsaufschaukelung immer stärker etabliert. Dabei betonen Segal, Williams und Teasdale neben kognitiven Prozessen auch die Wichtigkeit von Feedbackschleifen, die Emotionen und *körperliche Empfindungen* miteinander verbinden und ebenfalls zur Aufschaukelung beitragen. Insgesamt kann man den

Prozess des Rückfallgeschehens also folgendermaßen beschreiben: In Zeiten gedrückter Stimmung werden alte und gewohnheitsmäßige Muster kognitiver Prozesse automatisch aktiviert. Die Personen glauben, dass Nachgrübeln über ihre Situation ihnen helfen könnte, ihren qualvollen Zustand zu beenden. Meist sind diese Bewältigungsversuche jedoch eher kontraproduktiv. Die Person verfängt sich zunehmend in altbekannten ungünstigen Geisteszuständen („mental grooves"), ohne einen gangbaren Weg aus der Depression heraus zu finden. Darüber hinaus führt das negative Denken selbst zu einer weiteren Intensivierung der depressiven Stimmung, die wiederum weitere negative Gedanken, Erinnerungen und Bilder aktiviert. So können durch solche ungünstigen Aufschaukelungsprozesse moderate und eher vorübergehende Zustände von Niedergeschlagenheit zu schweren und einschneidenden depressiven Episoden eskalieren. Je häufiger eine Person solche Aufschaukelungsprozesse erlebt, desto habitueller und automatischer laufen diese Prozesse ab und desto weniger stark muss der „Anstoß von außen" sein, der den Teufelskreis in Gang setzt - die Rückfälle treten zusehends spontaner auf.

Was kann den depressiven Teufelskreis durchbrechen?

Auf diesen Vorstellungen aufbauend haben Segal, Williams und Teasdale (2002/2008) versucht, einen therapeutischen Ansatz zu finden, der diesen depressiven Aufschaukelungsprozess unterbrechen kann (Segal, Williams & Teasdale, 2002/2008, beschreiben die Suche nach einem solchen Ansatz sehr anschaulich[1]). Ursprünglich wollten sie dabei

[1] Neben dem hier ausführlich vorgestellten achtsamkeitsbasierten Programm wurden in den letzten Jahren auch kognitiv-behaviorale Ansätze entwickelt, die sich stärker an „klassischen", d.h. der Akutbehandlung entnommenen Behandlungselementen anlehnen (Jarrett, 1989; Jarrett et al., 2001) bzw. einen Schwerpunkt auf die Förderung von Wohlbefinden legen (Fava, Rafanelli, Grandi, Conti & Belluardo, 1998; Fava, Petersen & Fava, 2003). Für beide Ansätze liegen empirische Wirksamkeitsnachweise vor. Im

eine Rückfallprophylaxe entwickeln, die sich eng an das klassische Vorgehen der Kognitiven Therapie von Beck anlehnt, in dem es also vor allem um die *Änderung der Inhalte* von Kognitionen geht. Die oben genannten Befunde führten sie aber dazu, weniger die Änderung der Inhalte von Kognitionen als vielmehr eine *Änderung der Haltung*, die eine Person gegenüber ihren Gedanken, Bildern und Erinnerungen einnimmt, als für die De-Eskalierung der Depressionsspirale entscheidend anzunehmen. Betrachtet eine Person ihre (negativen) Gedanken als notwendigerweise wahr und als valide Aussagen über ihr Selbst, so ist die Gefahr deutlich erhöht, dass sie in den Teufelskreis der Depressionsaufschaukelung einsteigt. Betrachtet sie Gedanken und Gefühle hingegen als vorübergehende mentale Ereignisse, die genau so, wie sie entstanden sind, auch wieder verschwinden werden, muss sie sich nicht damit identifizieren und kann gelassener und im Vertrauen auf die „Eigendynamik" des Geschehens Gedanken und Gefühle betrachten, ohne sich in diese zu verstricken. Dieses „distancing" oder „decentering" wurde bereits im Rahmen der Diskussionen über Wirkmechanismen der Kognitiven Therapie erörtert (z.B. Beck, Rush, Shaw & Emery, 1979), bekam nun aber für Segal, Williams und Teasdale einen zentralen Stellenwert (siehe zum Beispiel auch Ingram & Hollon [1986], die dem „decentering" ebenfalls eine zentrale Rolle beimessen). Dieser Perspektivenwechsel führte auch dazu, dass sie sich zunehmend nach alternativen Behandlungsansätzen umzusehen begannen und in diesem Zusammenhang von Marsha Linehan auf den Mindfulness-Based-Stress-Reduction-Ansatz von Jon Kabat-Zinn (MBSR, 1990; siehe Meibert, Michalak & Heidenreich, in diesem Band) hingewiesen wurden. Nachdem sie sich intensiv und mit eigener praktischer Erfahrung mit dem Ansatz vertraut gemacht hatten, schien er ihnen aus mehreren Gründen besonders geeignet, den depressiven Aufschaukelungsprozess zu unterbrechen: Kultivierung von Achtsamkeit, was das zentrale Anliegen des MBSR-Ansatzes ist, fördert in ganz besonders in-

vorliegenden Beitrag wird allerdings nicht näher auf diese alternativen Ansätze eingegangen.

tensiver Weise eine Haltung, die man als „decentering" bezeichnen kann und die durch das Nicht-Identifizieren mit Erlebnisinhalten gekennzeichnet ist. Dabei wird nicht nur eine achtsame und nicht-identifizierende Haltung gegenüber Gedanken, sondern auch gegenüber *Gefühlen* und dem *körperlichen Empfinden* entwickelt. Die Ausrichtung auf die Hier-und-Jetzt-Erfahrung verhindert ein „Wegdriften" in Erinnerungen, Gedanken und Grübeleien und führt zum Kontakt mit der lebendigen Erfahrung des gegenwärtigen Augenblicks. Achtsamkeit ermöglicht darüber hinaus ein frühzeitiges Wahrnehmen von Veränderungen in den Gefühlen und Gedanken, sodass vor dem Verfestigen ungünstiger Geisteszustände ein Ausstieg aus dem Teufelskreis der Depressionsaufschaukelung möglich wird – wobei aufkommenden Geisteszuständen (seien sie positiv oder negativ) mit einer akzeptierenden und offenen Haltung begegnet wird, die ein vorschnelles Reagieren und „Loswerden-Wollen" verhindert, die also dem ruminativen „Brüten" entgegengesetzt ist. Außerdem bietet das Gruppenformat, in dem das Programm angeboten wird (MBSR-Gruppen umfassen 30 und mehr Teilnehmer; im Programm von Segal, Williams & Teasdale [2002/2008] bestehen die Gruppen aus maximal zwölf Teilnehmern), die Möglichkeit, eine große Zahl von Patienten zu erreichen.

Segal, Williams und Teasdale (2002/2008) entschieden sich aufgrund der genannten Ausrichtung des Achtsamkeitsansatzes und der Passung zu ihrem theoretischen und klinischen Verständnis des Rückfallgeschehens bei Depressionen, diesen für ihr Rückfallprophylaxe-Programm zu verwenden. Um ihn für die besonderen Anforderungen der Arbeit mit ehemals depressiven Patienten zu adaptieren, wurden neben den zentralen Elementen aus der MBSR, die auf die Entwicklung von Achtsamkeit abzielen, auch Elemente aus klassischen kognitiven Ansätzen integriert. Wegen des Schwerpunktes des Programms, der auf Achtsamkeit liegt, entschieden sie sich, den Ansatz als Mindfulness-Based-Cognitive-Therapy (MBCT) zu benennen.

Nachdem nun der theoretische Hintergrund des Verfahrens beschrieben wurde, werden wir im Folgenden einen ausführlichen Überblick über das MBCT-Programm geben. Die Darstellung lehnt sich dabei eng an das Manual von Segal, Williams und Teasdale (2002/2008) an. Am Anfang werden die Grundzüge des Programms vorgestellt, daran wird sich ein Überblick über die acht Sitzungen des Programms anschließen.

Grundzüge der Mindfulness-Based-Cognitive-Therapy (MBCT)

Die zentrale Fähigkeit, die im Rahmen des MBCT-Programms erlernt werden soll, ist die Fähigkeit, in Zeiten, in denen ein Rückfall droht, ungünstige Geisteszustände, die durch selbstverstärkende Muster von Rumination und negativen Gedanken gekennzeichnet sind, zu erkennen und aus ihnen auszusteigen.

Um dieses Aussteigen zu ermöglichen, versucht das MBCT-Programm, den Teilnehmern folgende grundsätzliche Prinzipien und Fähigkeiten durch die konkrete Erfahrung innerhalb von Übungen und deren Auswertung zu vermitteln:

- *Konzentration:* Die Fähigkeit, die Aufmerksamkeit auf einen bestimmten Fokus auszurichten, ist für alle Aspekte der MBCT zentral.
- *Bewusstsein/Achtsamkeit bezüglich Gedanken, Emotionen/Gefühlen und Körperempfindungen:* Dies ist wichtig, da wir ungünstige Geisteszustände nicht loslassen können, solange sie uns nicht bewusst sind. Eine gesteigerte Bewusstheit führt somit dazu, solche Zustände immer früher wahrnehmen zu können, bevor sie sich verfestigt haben. Außerdem erlaubt achtsames Betrachten, dass sich die Dinge „kreativer“ und gemäß ihrer Eigendynamik entfalten können.
- *Im gegenwärtigen Augenblick sein:* Der Anleiter kann den Kontakt zum gegenwärtigen Erleben von Moment zu Moment dadurch fördern, dass er keine „vorauseilenden“ Anleitungen gibt, die dem vorgreifen, was die Teilnehmer im gegenwärtigen Augenblick tun und erleben.
- *Akzeptanz/Nicht-Aversion, Nicht-Anhaftung und sanfte Aufmerksamkeit:* Die Motivation, die hinter den automatischen Geisteszuständen steckt, lässt sich als Form von Aversion oder Begehren beschreiben.

Wir wollen negative Empfinden und negative äußere Situationen einfach nicht haben und daher loswerden. Unser Leben soll auf jeden Fall von Glück, Schmerzfreiheit und angenehmen äußeren Umständen geprägt sein. Sind solche Anhaftungen stark, können sie ein Hindernis für wirkliches tieferes Glück und Zufriedenheit sein. Akzeptanz und Bewusstheit erlauben uns, die „schlechten Dinge" und die „guten Dinge" in einer klareren und weiteren Perspektive zu sehen, sodass wir besser in der Lage sind, auf eine Situation in ihrer Gesamtheit zu reagieren, anstatt nur auf Einzelaspekte.

- *Loslassen:* Erlebnisinhalte werden aufmerksam und achtsam betrachtet. Dabei wird versucht, so gut es geht in bewussten Kontakt mit ihnen zu treten (z.B.: „Ich bin mir bewusst, dass ich gerade jetzt einatme und nehme war, wie sich das anfühlt"). Ich versuche dieses Gefühl aber nicht zu verändern, zu verstärken oder zu unterdrücken, sondern überlasse es seiner Eigennatur und erlebe dabei möglicherweise das Geheimnisvolle dieser alltäglichen Erfahrung. Ähnlich verfahre ich auch mit anderen Erlebnisinhalten. Nehme ich beispielsweise ein Spannungsgefühl in der Brust wahr, so betrachte ich es (Achtsamkeit), erlaube ihm, zu sein (Akzeptanz) und überlasse es seiner Eigendynamik (Loslassen). Und möglicherweise entdecke ich auch hier das Wunderbare dieser alltäglichen Erfahrung (wunderbar nicht im Sinne einer überwältigenden mystischen Erfahrung, sondern wunderbar im Sinne der Einmaligkeit und Unwiederbringlichkeit dieser Erfahrung im gegenwärtigen Augenblick).
- *„Sein" mehr als „Tun", nicht zielbezogene Haltung, kein besonderer Zustand (Entspannung, Glück, Frieden), der erreicht werden müsste:* Die ungünstigen Geisteszustände sind häufig dadurch gekennzeichnet, dass ein gegenwärtiger (unerwünschter) Zustand mit einem erwarteten und erhofften besseren Zustand verglichen wird. Dieser Vergleich resultiert dann in dem Versuch, den gegenwärtigen Zustand durch zielgerichtete Handlungen zu ändern. Dieser „Tun-Modus" („doing mode"), der unser tägliches Leben häufig prägt, ist zwar in vielen Situationen angemessen, kann aber vor allem dann problematisch werden, wenn er automatisiert, d.h. nicht willentlich, und in

Situationen, in denen nicht unmittelbar eine günstige Handlung zur Verfügung steht, abläuft. Hier besteht die Gefahr, dass Gedanken sich immer mehr um den ungünstigen gegenwärtigen Zustand, den nicht zu erreichenden erhofften Zustand und um mögliche katastrophale Konsequenzen zu drehen beginnen (Rumination). Das Denken verengt sich und der volle „Reichtum" der gegenwärtigen Situation kann nicht mehr erfahren werden. MBCT versucht, den „Geschmack" für einen alternativen Modus, den „Seins-Modus" („being mode"), zu entwickeln. Dieser „Seins-Modus", der schwer durch Worte und Konzepte zu vermitteln ist und nur im Rahmen der eigenen konkreten Erfahrung zugänglich werden kann, lässt das einmalige und komplexe Muster jedes einzelnen Augenblicks „einfach" sein wie es ist. Es gilt keinen speziellen Zustand wie Entspannung, Glück oder Frieden zu erreichen; deswegen brauche ich keine zielgerichtete Anstrengung, sondern der gegenwärtige Augenblick ist auf seine Weise „vollkommen" (was nicht leidfrei bedeutet).

➢ *Die Aufmerksamkeit auf die körperliche Manifestation eines Problems richten:* Die sanfte Aufmerksamkeit auf den „felt sense" (sensu Gendlin, 1981; siehe auch Buntschuh-Müller, in diesem Band) eines Problems richten, also auf seine körperliche Manifestation, kann nicht nur die Verstärkungswirkung der Aversion mindern, sondern gibt auch der Achtsamkeit Raum, „ihre Arbeit zu tun". Dabei können die Dinge geschehen und sich entfalten, ohne dass sie von Konzepten und Worten „gestört" werden. Auf einer grundsätzlichen Ebene muss ich mich also nicht anstrengen, damit es mir besser geht, sondern kann dem „Prozess", der sich entfaltet, vertrauen. Dies ist nicht mit Fatalismus und „Hände in den Schoß legen" zu verwechseln. Aus der achtsamen Wahrnehmung des Problems kann sehr wohl die Erkenntnis entstehen, dass ich Dinge verändern sollte, dass ich Dinge sogar mit äußerster Einbringung meiner Anstrengung verändern sollte. Diese Veränderung erfolgt dann aber aus der Achtsamkeit und dem Innehalten heraus und verliert seine getriebene Qualität.

Ein weiteres wichtiges Charakteristikum des Programms ist die Bedeutung, die dem „Empowerment“ der Teilnehmer zukommt. Im Rahmen des MBCT-Ansatzes bedeutet „Empowerment“ vor allem, dass das Lernen, wann immer möglich, auf direkter eigener Erfahrung und nicht auf Vorträgen der Kursleiter beruht. Zentral ist dabei die Grundhaltung, dass die Teilnehmer die besten Experten für sich selbst sind, dass sie also „im Prinzip“ den Samen aller relevanten Erfahrungen und Fähigkeiten bereits in sich tragen. Das Empowerment wird vor allem durch folgende Durchführungsprinzipien gefördert:

- Unmittelbar nach jeder Übung nach dem Feedback der Teilnehmer fragen. Dabei werden die Teilnehmer zuerst gebeten, ihre Empfindungen, Gedanken und Gefühle während der Übung zu *beschreiben*. Erst danach werden sie gefragt, ob sie irgendwelche *Kommentare* zu Erfahrungen haben.
- Es besteht allerdings für die einzelnen Teilnehmer keine Pflicht zur verbalen Einbringung. Im Vorgespräch wird betont, dass nach der Vorstellungsrunde die Teilnehmer nicht verpflichtet sind, sich im weiteren Verlauf des Kurses verbal zu äußern. Wichtig ist jedoch, sich achtsam in das Programm einzubringen und die anderen Teilnehmer mit der wachsamen Präsenz zu beschenken, die zum Beispiel in achtsamem Zuhören der Äußerungen anderer bestehen kann.
- Kursleiter benutzen möglichst offene Fragen und ermutigen die Äußerung von Zweifeln, Schwierigkeiten und Vorbehalten.
- Feedback zu den Übungserfahrungen und Äußerungen der Teilnehmer wird möglichst konkret und spezifisch geben. Wenn Ermutigungen gegeben werden, werden Ausdrücke wie „… so gut Sie können“ (z.B.: „Richten Sie Ihre Aufmerksamkeit – so gut Sie können – auf den Atem“) anstatt „versuchen“ benutzt.
- Es wird, so gut es geht, eine Balance hergestellt zwischen der Empfehlung, Erwartungen (auch Erwartungen an das Programm) loszulassen und dem Vertrauen, dass sich wichtige Veränderungen durch die Achtsamkeitspraxis ergeben werden. Im Vorgespräch werden

beispielsweise mit den Teilnehmern die Ziele, die sie für das Programm haben, erarbeitet. Gleichzeitig werden sie jedoch gebeten, diese Ziele für die Dauer des Programms loszulassen.

- Es wird eine Haltung gefördert, die durch eine möglichst große Neugierde und Offenheit gegenüber der Erkundung eigener Erfahrungen geprägt ist, auch wenn solche Erfahrungen langweilig oder negativ zu sein scheinen.

Um ein möglichst gutes Einschwingen in die Kursatmosphäre zu ermöglichen, ist es für die Kursleiter außerdem wichtig, selbst - so gut es geht - die Haltung der Achtsamkeit zu verkörpern. Aus diesem Grund sollten die Sitzungen nicht nur technisch (z.B. Bereitstellen von Handouts, Positionieren der Stühle), sondern auch innerlich vorbereitet werden. Der Kursleiter nimmt zudem an allen durchgeführten Übungen selbst teil und leitet die Übungen aus seinem *inneren Hier-und-Jetzt-Erleben in der Gruppe*.

Darüber hinaus weisen Segal, Williams und Teasdale (2002/2008) darauf hin, dass unterschiedliche Teilnehmer unterschiedliche Aspekte des Programms als hilfreich erleben. Für einige ist es eine hilfreiche Möglichkeit, belastende Gedanken und Bilder aufzulösen, andere schätzen besonders die entspannende Wirkung und den verbesserten Schlaf. Was genau von den einzelnen Teilnehmern als hilfreich erlebt wird, kann dabei nicht vorausgesagt werden. Dem Kursleiter kommt dabei die Rolle zu, Samen zu säen. Man weiß nie, welche davon aufgehen und wann das Keimen geschieht - dies steht, in einem sehr realen Sinn, nicht unter der Kontrolle des Kursleiters.

Das bis hierher Geschriebene dürfte bereits eine weitere Besonderheit des Programms deutlich machen: Um das Gemeinte auszudrücken, wird viel mit Bildern und Metaphern gearbeitet. Während der Kurse selbst werden deswegen nicht nur Übungen durchgeführt und Informationen gegeben, sondern es wird auch mit kurzen Erzählungen und Gedichten gearbeitet.

Äußerer Rahmen des Programms

Das Programm erstreckt sich über acht zweistündige Sitzungen. In den ersten vier Sitzungen steht vor allem das Erlernen der Aufmerksamkeitslenkung im Vordergrund, in der zweiten Hälfte des Programms (Sitzung 5 bis 8) der Umgang mit derzeitigen und zukünftigen Stimmungsschwankungen. Im Gegensatz zu den MBSR-Programmen mit Kursen bis zu 30 Teilnehmern ist die Gruppengröße bei der MBCT mit maximal zwölf Teilnehmern deutlich kleiner. Die kleinere Gruppengröße wird mit den in den späteren Programmabschnitten integrierten kognitiven Behandlungselementen begründet. Segal, Williams und Teasdale (2002/2008) verweisen jedoch darauf, dass kleinere Gruppengrößen zu dem Problem führen können, dass während der Sitzungen eher ein „Therapiemodus" als ein „Kursmodus" dominiert, denn erfahrungsgemäß fällt es kognitiven Therapeuten gerade in kleineren Gruppen schwer, vom aktiven problemlösungsorientierten „Therapiemodus" in den „Kursmodus" zu wechseln.

Zusätzlich zu den acht Sitzungen finden im Jahr nach dem Programmende vier weitere Sitzungen statt, in denen die ehemaligen Kursteilnehmer Gelegenheit bekommen, wieder gemeinsam zu üben und über ihre Erfahrungen zu sprechen.

Vor Kursbeginn findet mit allen zukünftigen Teilnehmern ein einstündiges Eingangsinterview statt, in dem die Hintergründe des Programms erläutert werden und der Interviewer einen ersten Einblick in die Faktoren, die bei dem einzelnen Teilnehmer mit der Auslösung und der Aufrechterhaltung der Depression verbunden waren, zu erhalten versucht. Außerdem wird in dem Interview betont, dass das MBCT-Programm mit harter Arbeit verbunden sein wird, vor allem was die Durchführung von regelmäßiger Übung zu Hause betrifft (während des gesamten Programmzeitraums an sechs Tagen in der Woche eine Stunde Übung). Darüber hinaus wird abgeklärt, ob ein aktueller Drogen- oder Alkohol-Missbrauch vorliegt, wobei dieser eine Kontraindikation für die Teilnahme an dem Programm darstellt. Im Vorgespräch wird das Thema Suizidalität ebenfalls thematisiert: Da die Patientinnen und Patienten sich zu Behandlungsbeginn nicht in einer akuten depressiven Episode befinden, kann davon ausgegangen werden, dass akute Suizidalität zu diesem Zeitpunkt in der Regel keine Rolle spielt. Sollte diese im Behandlungsverlauf allerdings auftreten, muss vom Kursleiter entschieden werden, ob eine weitere Teilnahme vertretbar ist oder ob eine Krisenintervention, z.B. im stationären Rahmen, indiziert ist. Williams (persönliche Mitteilung, 20. Mai 2004) schlägt vor – analog dem Vorschlag von Kabat-Zinn (1990) –, Patienten, die Suizidalität angeben, unter der Bedingung in die Gruppe aufzunehmen, dass sie parallel zur MBCT-Gruppe in therapeutischer Behandlung sind.

Die acht Sitzungen

In den folgenden Abschnitten wird ein Überblick über die einzelnen Sitzungen des Programms und die Kernelemente der Behandlung gegeben. Jede Sitzung hat ein eigenes Curriculum. Darüber hinaus finden sich in dem Manual Handouts, die den Teilnehmern am Ende jeder Sitzung ausgehändigt werden. Die Handouts geben Zusammenfassungen der einzelnen Sitzungen und der wichtigsten Themen des Programms; zudem beinhalten sie Unterlagen, die die Durchführung der Hausaufgaben erleichtern sollen (z.B. Protokollbögen).

Vor der Darstellung der acht Sitzungen soll an dieser Stelle noch kurz innegehalten und ein wichtiger Hinweis für die Therapeuten/Kursleiter gegeben werden. Alle, die Achtsamkeitskurse entwickelt haben und deren Anwendung unterrichten, werden nicht müde, den zentralen Stellenwert zu betonen, der der eigenen Achtsamkeitspraxis zukommt. Auch für andere Therapieprogramme gilt sicherlich häufig, dass es von Vorteil ist, wenn der Therapeut die vermittelten Techniken und Bewältigungsfertigkeiten „am eigenen Leibe" ausprobiert und aus eigener Erfahrung kennengelernt hat. Für Achtsamkeitskurse ist die eigene Erfahrung und die *kontinuierliche* eigene Praxis allerdings unabdingbare Voraussetzung für die Weitergabe an andere. Nur wer erlebt hat, was es bedeutet, Achtsamkeit in seinen Alltag zu integrieren – wer also den immensen Reichtum, aber auch die immensen Schwierigkeiten erlebt hat, die mit einer Entscheidung für einen achtsamen Lebensstil verbunden sind –, kann den Teilnehmern neben dem äußeren Kursrahmen auch einen lebendigen und intuitiven Zugang erleichtern. Nur auf dem persönlichen Erfahrungshintergrund lässt sich beispielsweise ermessen, wie schwierig, aber auch wie notwendig es ist, eine kontinuierliche Übungspraxis von täglich mindestens 45 Minuten formaler Praxis durchzuhalten, wie man mit eigenen Leistungsstandards und Maßstäben umgeht („Ich müsste entspannter, zentrierter, achtsamer sein") und wie man trotz der unvermeidlichen Rückschläge und Schwierigkeiten „dran bleiben kann". Auch was die Rückmeldungen zu den Übungserfahrungen der Teilnehmer im Kurs betrifft, sollten sie ihre Wurzeln im eigenen Erfahrungshintergrund haben, ohne allerdings der Gefahr zu verfallen, eigene Erfahrungen einfach auf die Teilnehmer zu projizieren. Auch hier dürfte wiederum der achtsame Umgang mit der Hier-und-Jetzt-Situation im Kurs einen möglichst guten, wenn auch nie vollkommenen Zugang zum Erleben der Teilnehmer ermöglichen. Die Autoren des Programms betonen, dass die Kursleiter sich die gleiche Zeit für die Achtsamkeitspraxis wie die Kursteilnehmer in ihrem Alltag reservieren sollten – mindestens 45 Minuten formale Praxis pro Tag und der kontinuierliche Versuch, Achtsamkeit auch in das tägliche Leben zu integrieren – nie vollkommen, sondern immer so gut es geht („Don't try too hard!").

Erste Sitzung: Der Autopilot

Von Zeit zu Zeit machen wir alle die Erfahrung der geistigen Abwesenheit – wir lesen eine ganze Buchseite und haben eigentlich nichts von deren Inhalt mitbekommen, weil wir mit den Gedanken ganz woanders waren, oder wir fahren die normale Strecke nach Hause und uns fällt erst nach der Ankunft plötzlich ein, dass wir auf dem Weg noch etwas für einen Freund einkaufen wollten. In solchen Situationen scheinen wir wie im Autopiloten-Modus zu funktionieren. Der Körper macht sein Ding, während der Geist mit ganz anderen Dingen beschäftigt ist. Der Geist ist dabei passiv und versunken und lässt sich durch Gedanken, Erinnerungen, Pläne oder Gefühle einfangen und wegtragen.

Diese Tendenz bemerken wir meist erst, wenn wirklich etwas schiefgegangen ist - wir merken aber häufig nicht, wie selbstverständlich und umfassend der Zustand ist, dass wir nicht im Hier-und-Jetzt leben, dass unser Geist nicht in Kontakt mit der gegenwärtigen Situation und dem gegenwärtigen Erleben ist. Dadurch geht uns der Reichtum des einzigen Moments, in dem wir wirklich lebendig sind, verloren: der Reichtum des gegenwärtigen Augenblicks. Gerade für Menschen, die in der Vergangenheit bereits an Depressionen gelitten haben, ist dieser Geisteszustand besonders problematisch. Der Autopiloten-Modus birgt die Gefahr, dass Fragmente negativen Denkens nicht bewusst wahrgenommen werden und, da deswegen auch keine bewusste Reaktion darauf erfolgen kann, sie sich zu stärkeren Gefühlen der Traurigkeit und Depression aufschaukeln können. Thema der ersten Sitzung ist es deswegen, den Teilnehmern ein Bewusstsein dafür zu eröffnen, wie stark Zustände geringer Achtsamkeit - also der Autopilot - unser Alltagsleben prägen und wie sie bewusst aus diesen Zuständen aussteigen können.

Um den Teilnehmern vor allem einen erfahrungsmäßigen Zugang zu diesem Thema zu ermöglichen, werden - nach der Begrüßung und Orientierung der Teilnehmer und einer gemeinsamen Vorstellungsrunde - zwei Übungen durchgeführt: die so genannte „Rosinenübung“ und der „Body-Scan“.

➢ *Rosinenübung*: In der Rosinenübung führen die Teilnehmer eine absolut alltägliche Tätigkeit aus - das Essen einer Rosine - allerdings mit einer neuen, achtsamen Haltung. Jeder Kursteilnehmer erhält eine Rosine und das Essen erfolgt sehr entschleunigt, bewusst und mit dem „Anfängergeist“ (Instruktion: „Stellen Sie sich vor, dass Sie so ein Objekt [wie die Rosine] noch nie gesehen hätten - so, als ob Sie direkt vom Mars kommen würden“). Zuerst nehmen die Teilnehmer die Rosinen nur auf die Handfläche oder zwischen Daumen und

Zeigefinger und betrachten sie ganz ausführlich – betrachten alle Details und Feinheiten, die man normalerweise „übersehen" würde. Bereits an dieser Stelle werden Hinweise auf den Umgang mit aufkommenden Gedanken gegeben (Instruktion: „Wenn Ihnen, während Sie das tun, Gedanken durch den Kopf gehen sollten wie ‚Was für eine komische Sache machen wir hier eigentlich?', ‚Was soll das Ganze?' oder ‚Ich mag das nicht', dann nehmen Sie diesen Gedanken als Gedanken wahr und bringen Sie Ihre Aufmerksamkeit wieder zurück zum Objekt"). Auch die folgenden Abläufe, wie Rosine zum Mund führen, Beißen und Schlucken, werden sehr langsam, bewusst und achtsam durchgeführt. Nach der Übung werden die Erfahrungen der Teilnehmer ausführlich besprochen. Die grundlegende „Take-home-Message" dieser Übung ist, dass wir bei vielem, was wir in unserem Alltag tun, nicht bewusst „dabei" sind. Durch das Training der Achtsamkeit sollen uns Aspekte unseres Lebens – positive wie negative – bewusst werden, die sonst von uns abgeschnitten sind. Nichtbewusstheit von positiven Aspekten führt dazu, dass unser Leben nicht so reich ist, wie es eigentlich sein könnte, Nichtbewusstheit von negativen Aspekten, dass wir nicht gut und angemessen auf diese negativen Aspekte reagieren können. Die Depression schleicht sich heran, wenn unser Geist woanders ist.

- *Body-Scan*: Beim Body-Scan liegen die Teilnehmer in der Regel auf dem Rücken auf einer Decke oder weichen Matte. Die Übung dauert ca. 40 bis 45 Minuten. Sie beginnt damit, dass die Teilnehmer für einige Minuten Kontakt mit ihrem Atem aufnehmen, ohne ihn zu verändern oder zu kontrollieren. Danach wird die Aufmerksamkeit nacheinander auf einzelne Körperteile gerichtet und in diese hineingespürt. Begonnen wird mit dem linken Fuß, genauer gesagt mit den linken Zehen. Auch hier wird wiederum „nur" möglichst bewusst und achtsam wahrgenommen, wie sich der Teil des Körpers anfühlt, ohne dass ein bestimmter Zustand wie Entspannung, Wohlbefinden oder Ruhe angestrebt wird. Solch ein Zustand kann sich einstellen, er ist aber nicht Ziel der Übung. Genau so „wertvoll" ist die bewusste Wahrnehmung von Verspannung, Unruhe oder Nichtempfindung. Auch solchen Wahrnehmungen wird mit einer Haltung von möglichst großer Akzeptanz, Offenheit und Neugierde begegnet. Driftet die Aufmerksamkeit während der Übung ab, was unweigerlich geschehen wird, so kehren die Übenden, wenn sie dies registriert haben, bestimmt, aber sanft wieder zur jeweiligen Körperpartie zurück, ohne sich dafür zu verurteilen oder zu schmähen. So werden nacheinander alle Teile des Körpers mit Achtsamkeit „gescannt". Den Abschluss der Übung bildet die Wahrnehmung des Gesamtköpergefühls. Im Anschluss an den Body-Scan werden die Erfahrungen der Teilnehmer ausführlich besprochen.

Nach den beiden Übungen werden die Hausaufgaben für die kommende Woche besprochen. Hierfür wird ausreichend Zeit reserviert und den Teilnehmern wird der zentrale Stellenwert verdeutlicht, der der Übung zu Hause zukommt. In der ersten Woche sollte an sechs Tagen der Body-Scan geübt werden (hierfür erhalten die Teilnehmer Tonbänder, auf denen die Instruktionen gesprochen sind) und die Teilnehmer sollen sich eine Alltagshandlung aussuchen (z.B. Duschen, Autofahren, Zähneputzen), die sie achtsam ausführen. Den Abschluss der Sitzung bildet eine Zusammenfassung der Sitzung, die Aushändigung von Handouts (zu Basisinformationen und Hausaufgaben) und eine zwei- bis dreiminütige Atemmeditation.

Zweite Sitzung: Umgang mit Hindernissen

In der zweiten Sitzung haben die Teilnehmer bereits die Erfahrung ihrer ersten Übungswoche zu Hause gemacht. Auch wenn sie sich im Eingangsinterview dazu verpflichtet haben, an sechs Tagen in der Woche mindestens 45 Minuten zu praktizieren, haben viele, jetzt wo es „ernst geworden ist", Schwierigkeiten mit dieser Selbstverpflichtung. In der zweiten Sitzung geht es deswegen um den Umgang mit Hindernissen beim Praktizieren. Die Sitzung beginnt (wie alle folgenden Sitzungen) mit einer Übung – im Falle von Sitzung 2 dem Body-Scan.

Im Anschluss an diese Übung werden zuerst Erfahrungen mit der Übung in der Sitzung und danach Erfahrungen mit der Übung zu Hause besprochen. Die Reaktion der Teilnehmer ist dabei sehr unterschiedlich. Einige berichten darüber, dass sie gute Erfahrungen mit der Praxis gemacht haben und dass bei der Integration in den Alltag keine großen Probleme aufgetreten sind. Viele erzählen aber auch von Schwierigkeiten und Barrieren. Vor allem vier Arten von Hindernissen werden angesprochen: Eine Haltung gegenüber der Übung, die durch die Frage „Mache ich es auch richtig?" gekennzeichnet ist; schmerzhafte und unangenehme Empfindungen (z.B. Schmerzen in einzelnen Körperteilen, Spannungen und Verkrampfungen); die Überzeugung, dass die Rahmenbedingungen für die Übung nicht die richtigen sind (z.B. zu wenig Zeit, zu viele Ablenkungen, zu viel innere Unruhe) und Wandern der Gedanken. Die Besprechung der Übungserfahrungen dient vor allem dazu, eine Haltung gegenüber diesen Hindernissen zu entwickeln, die zum einen durch Akzeptanz gekennzeichnet ist und die gleichzeitig die Bereitschaft fördert, sich trotz der Hindernisse nicht vom Üben abhalten zu lassen. Diese Haltung lässt sich kurz und bündig in der Aussage zusammenfassen: *„Du musst es nicht genießen, du musst es nur tun!"* Im Manual werden ausführliche Hinweise zum Umgang mit solchen Barrieren gegeben. Im Folgenden wird nur kurz auf die wichtigsten Punkte eingegangen:

➢ *„Mache ich es auch richtig?":* Tauchen solche Gedanken und damit verbundene Gefühle auf (z.B. Ängstlichkeit, Resignation), so sollen sie achtsam wahrgenommen und dann, so gut es geht, losgelassen werden. Danach wird wieder Kontakt mit der eigentlichen Übung aufgenommen (d.h. die Aufmerksamkeit wird wieder sanft zu dem Körperteil im Body-Scan zurückgeholt, der gerade dran ist).

➢ *Schmerzhafte Empfindungen:* Auch hier werden die Teilnehmer eingeladen, solchen Empfindungen mit einer offenen und durch Interesse gekennzeichneten Haltung zu begegnen. Verbinden sich mit den Empfindungen Gedankenketten („Es ist wirklich unangenehm. Warum muss ich so angespannt sein? Warum kann ich nicht mal eine Sache richtig machen?"), sollen diese wiederum achtsam wahrgenommen und losgelassen werden und der oder die Übende wird dazu ermuntert, die sensorische Qualität der Empfindung mit einer mitfühlenden Haltung genau wahrzunehmen.

- *Die Rahmenbedingungen sind nicht richtig:* Viele Teilnehmer denken, dass erst bestimmte Bedingungen erfüllt sein müssten, damit sie die Übungen mit Gewinn praktizieren können. Dazu gehören äußere (Ruhe, Störungsfreiheit, Zeit) wie innere (innere Ruhe, Entspanntheit) Bedingungen. Auch wenn es natürlich wichtig sein kann, für günstige äußere Rahmenbedingungen bei der Übung zu sorgen, wird es sicherlich niemals optimale Bedingungen geben, häufig noch nicht einmal besonders günstige. Auch hier werden die Teilnehmer dazu eingeladen, diese *scheinbar* ungünstigen Bedingungen mit in die Übung einzubeziehen und sich dadurch nicht vom Üben abhalten zu lassen. Er geht dabei nicht darum, Störungen „toll" zu finden und nicht negativ auf sie zu reagieren, sondern wiederum eher darum, solche Reaktionen zu beobachten, sie achtsam wahrzunehmen und sich so gut es geht nicht in sie zu verstricken. Dabei kann auch der Umgang mit Störungsquellen während der Sitzungen (z.B. Telefonklingen vor dem Übungsraum) genutzt werden, um diese Haltung zu verdeutlichen.
- *Gedankenwandern*: Ein häufiges und auch bei erfahrenen Übenden immer wieder auftretendes Phänomen ist das Abschweifen der Gedanken. Wird dieses mit der Bewertung „Das ist ein Fehler, der korrigiert werden muss" versehen, so findet man sich schnell in einer Abwärtsspirale von Selbstabwertung und negativen Gefühlen. Aber es ist die Natur von Gedanken, zu schweifen, und wir werden sie nicht einfach stoppen können. Der entscheidende Punkt ist also nicht, die Gedanken auszuschalten, sondern eine andere Haltung ihnen gegenüber zu entwickeln: sie als das zu sehen, was sie wirklich sind – Gedankenströme, Ereignisse im Geist, und sich nicht in ihnen zu verlieren.

Auch der Umgang mit positiven Erlebnissen, wie Zuständen der Entspannung und des inneren Friedens, kann überraschend schwierig sein, wenn diese von den Teilnehmern als eigentliches Ziel der Übung missverstanden werden. Denken die Übenden in einer solchen Situation, dass sie das Ziel der Übung erreicht haben und versuchen sie, den Zustand zu fixieren, kann der eigentliche tiefere Sinn der Übung, allen Zuständen und Phänomenen mit Achtsamkeit und Offenheit zu begegnen, aus dem Auge verloren werden. Auch in diesem Fall werden die angenehmen Empfindungen und Erlebnisse willkommen geheißen, gleichzeitig aber auch in einen größeren Zusammenhang gestellt, etwa indem darauf hingewiesen wird, dass der Sinn der Übung in der Kultivierung von Achtsamkeit besteht und weniger im Versuch, Entspannung oder angenehme Zustände zu erreichen.

Nach Besprechung der Erfahrung der Body-Scan-Übung in der Sitzung und zu Hause wird das erste Element aus dem Bereich der Kognitiven Therapie in den Kurs eingefügt. Die Teilnehmer werden gebeten, sich eine Situation vorzustellen, in der sie eine Straße entlang laufen. Auf der anderen Straßenseite sehen sie einen Bekannten. Sie lächeln ihm zu und winken, doch der andere scheint sie einfach nicht zu bemerken und läuft weiter, ohne zurückzugrüßen. Nachdem diese Szene imaginiert wurde, werden die Teilnehmer gebeten, Gedanken und Gefühle zu nennen, die ihnen durch den Kopf gegangen sind. Bei der Sammlung der Gedanken wird schnell deutlich, wie unterschiedlich die Interpretationen der Situation und wie verschieden dementsprechend die emotionalen Reaktionen darauf sind. Dies kann genutzt werden, die Teilnehmer für die Verbindung von Gedanken und Gefühlen zu sensibilisieren (ABC-Schema der Kognitiven Therapie): Nicht nur die Situation, sondern die Kombination von Situation und Bewertung bestimmt die emotionale Reaktion. Umgekehrt hat die Stimmung, in der ich mich befinde, Einfluss auf die Gedanken, die mir durch den Kopf schießen. Insgesamt wird die Übung dabei eher aus einer Haltung der Neugierde als mit einem Problemlösefokus durchgeführt.

Als nächstes wird in der Sitzung eine Hausaufgabe vorbereitet, die die Teilnehmer bis zur nächsten Sitzung durchführen sollen. Die Aufgabe stammt aus dem MBSR-Programm von Kabat-Zinn (1990). Die Teilnehmer werden gebeten, sich täglich mindestens eines angenehmen

Ereignisses bewusst zu werden. Dieses soll in einem Tagebuch angenehmer Erlebnisse mit den es begleitenden Gedanken, Gefühlen und Körperempfindungen notiert werden. Diese Übung dient wiederum dazu, Zusammenhänge zwischen Situationen, Gedanken und Empfindungen deutlich zu machen. Darüber hinaus soll bei den Teilnehmern ein Bewusstsein dafür aufgebaut werden, was es bereits an positiven Aspekten in ihrem Leben gibt. Es geht also nicht, wie beim klassischen verhaltenstherapeutischen Vorgehen, um eine Steigerung der angenehmen Aktivitäten. Die zweite Sitzung endet mit einer zehnminütigen Atemmeditation und bereitet damit die folgende Sitzung vor.

Dritte Sitzung: Achtsamkeit des Atems

Die dritte Sitzung beginnt mit einer circa fünfminütigen Übung zum Hören oder Sehen. Schon diese grundlegenden Wahrnehmungsakte sind in unserem Alltag meist auf das engste mit Kategorisierungen und Einordnungen in verbale Schemata verknüpft. Das, was wir sehen oder hören, ordnen wir meist völlig unmittelbar und automatisch in Kategorien ein wie „angenehm/unangenehm“, „vertraut/neu“ oder „dies ist ein ...“ und vergleichen es somit mit unseren bisherigen Erfahrungen und Erwartungen. Auch wenn diese Kategorisierungsleistung eine wertvolle Fähigkeit des Menschen ist, führt sie durch ihre starke „Wucherung“ dazu, dass uns die Welt nicht mehr durch die frischen und lebendigen Augen und Ohren von Kindern zugänglich ist. Die basale Tatsache, dass jeder Augenblick an sich vollkommen neu, einmalig und unwiederbringlich ist, wird nicht mehr erfahrbar: Wir sind nicht mehr in lebendigem und unmittelbarem Kontakt mit der Welt.

In der Hör- oder Seh-Übung werden die Teilnehmer eingeladen, fünf Minuten lang entweder aus dem Fenster zu schauen oder die im Augenblick auftauchenden Geräusche zu hören und dabei ihre gewohnten Kategorien loszulassen. Beim Blick aus dem Fenster wird nicht so sehr eine Szene, aus Bäumen oder Autos bestehend, gesehen, sondern es werden die sich in jedem Augenblick ergebenden Muster von Farben, Formen und Bewegungen wahrgenommen.

Nach dieser Übung steht dann die Durchführung und Besprechung der ausführlichen Atemmeditation im Mittelpunkt der dritten Sitzung. Die Übung wird 30 bis 40 Minuten lang durchgeführt. Nachdem die Teilnehmer eine aufrechte und entspannte Haltung eingenommen haben - entweder auf einem Stuhl oder auf einem Kissen am Boden sitzend - wird der Atem 10 bis 15 Minuten lang achtsam verfolgt. Dabei werden vor allem die Gefühle während der Ein- und Ausatmung im Unterbauch achtsam wahrgenommen. Schweift die Aufmerksamkeit ab - zu Gedanken, Gefühlen oder in andere Körperregionen - was unweigerlich passieren wird, so registrieren die Übenden kurz, wohin abgeschweift wurde (z.B.: „Gedanken an die Sitzung morgen") und kehren bestimmt aber sanft und ohne sich für das Abschweifen zu verurteilen wieder zum Atem zurück. Das Motto lautet: „Wenn du hundert Mal abschweifst, kehre hundert Mal zurück".

Hat sich die Aufmerksamkeit auf den Atem einigermaßen stabilisiert, wird die Aufmerksamkeit weiter auf die Wahrnehmung des ganzen Körpers ausgedehnt. Während man sich weiterhin der Gefühle der Atmung im Unterbauch bewusst ist, wird der Fokus der Aufmerksamkeit verändert, sodass das Gefühl des Körpers als Ganzes bewusst wird. Dies kann letztlich zu einem Empfinden einer „Ganzkörperatmung" führen. Auch spezielle, lokalere Wahrnehmungen werden in diese Ganzkörperbewusstheit miteinbezogen, beispielsweise die Empfindungen, die dadurch entstehen, dass man auf dem Stuhl oder Kissen sitzt.

Tauchen intensive Empfindungen wie Schmerzen oder Verspannungen auf, die die Aufmerksamkeit von dem primären Fokus der Übung, dem Atem- bzw. Ganzkörpergefühl, wegziehen, werden die Teilnehmer eingeladen, damit zu experimentieren, ihre Aufmerksamkeit bewusst in diese Regionen zu lenken und diese Empfindungen mit sanfter und weiser Aufmerksamkeit genau zu betrachten. Wann immer sie aber durch solche Empfindungen völlig „weggetragen" werden, sollen sie wieder Kontakt mit dem Hier-und-Jetzt aufnehmen und dazu ihre

Aufmerksamkeit wieder auf den Atem lenken. Ist die Aufmerksamkeit wieder so gesammelt, kann sie erneut auf den ganzen Körper ausgedehnt werden.

Die Autoren des Programms machen darauf aufmerksam, dass gerade in der dritten Sitzung starke Reaktionen der Teilnehmer auf diese Übung und auf ihre bisherigen Erfahrungen zu Hause auftauchen. Der erste Enthusiasmus ist vorbei, Barrieren und Widerstände sind besonders deutlich geworden und die Erfahrungen der ersten Woche machen deutlich, dass keine rezeptartigen Lösungen von dem Programm zu erwarten sind. Hier ist es besonders wichtig, in achtsamer Haltung mit diesen Reaktionen der Teilnehmer umzugehen und „mit den Problemen zu sein", ohne sich in die Rolle des vorschnellen Problemlösers zu begeben. Im Manual werden wiederum ausführlich Schwierigkeiten und Umgangsweisen hiermit dargestellt.

An die Besprechung der Erfahrungen mit der Übung schließt sich die Auswertung des Tagebuchs angenehmer Ereignisse an. Als nächstes wird der so genannte „Drei-Minuten-Atemraum" eingeführt – dieser ist als weitere Übung zur Generalisierung der Achtsamkeitspraxis in den Alltag gedacht. An drei über den Tag verteilten und vorab festgelegten Zeiten wird für drei Minuten eine Kurzform der Atemmeditation durchgeführt.

Im weiteren Sitzungsverlauf wird dann eine zehnminütige Dehnübung aus dem Yoga durchgeführt. Diese bietet wiederum die Möglichkeit, im Wechsel von Dehnung und Entspannung Achtsamkeit auf den Körper zu entwickeln und ist für manche Teilnehmer ein einfacherer Zugang zur Achtsamkeit als die in statischer Position durchgeführte Sitzmeditation. Ebenfalls eine Möglichkeit, Achtsamkeit in den Alltag zu tragen und sie auch bei dynamischeren Übungen zu erlernen, ist die Gehmeditation. Bei dieser Übung werden während des sehr langsamen und somit entschleunigten Gehens die damit verbundenen Bewegungen und Empfindungen achtsam betrachtet.

Parallel zur vorhergehenden Sitzung werden die Teilnehmer gebeten, für die kommende Woche ein Tagebuch zu führen. Diesmal werden aber nicht angenehme, sondern unangenehme Ereignisse und die damit verbundenen Gedanken, Gefühle und Körperempfindungen registriert. Den Abschluss der Sitzung bildet wiederum, wie bei allen anderen Sitzungen, eine zwei- bis dreiminütige Atemmeditation.

Vierte Sitzung: In der Gegenwart bleiben

Diese Sitzung beginnt, wie bereits die vorangegangene, mit einer fünfminütigen Übung zum achtsamen Sehen oder Hören. Daran schließt sich eine 40-minütige Sitzmeditation an, bei der zuerst wiederum Atem und Ganzkörperempfinden achtsam betrachtet werden. Der Aufmerksamkeitsfokus wird dann sanft vom Erleben des Körpergefühls auf das Hören gelenkt. Die Aufmerksamkeit weitet sich somit. Es geht nicht darum, nach bestimmten Geräuschen zu „greifen" oder etwas Spezielles hören zu wollen, sondern den Ohren wird „erlaubt", das wahrzunehmen, was gerade da ist: nahe Geräusche, weit entfernte Geräusche, Geräusche, die von vorne, von hinten, von der Seite, von oben oder von unten kommen und auch die Stille zwischen den Geräuschen. Die Übenden öffnen sich also dem gesamten Klangraum, der sie umgibt.

Danach wird die Aufmerksamkeit auf die im Geist auftauchenden Gedanken gerichtet. Wie bei den Geräuschen, bei denen alles, was auftauchte, achtsam in seinem Entstehen, der Entwicklung und dem Vergehen betrachtet wurde, werden nun alle Gedanken, die auf der „Leinwand" des Geistes auftauchen, achtsam betrachtet: Wenn ein Gedanke auftaucht, wird achtsam betrachtet, wie er sich durch den „Raum des Geistes" bewegt und eventuell wieder verschwindet.

Zum Schluss der Übung wird der Aufmerksamkeit erlaubt, das zu fokussieren, was derzeit am hervorspringensten ist – seien es Gedanken, Geräusche, Körperempfindungen oder die Atmung. Die Anweisung lautet einfach, achtsam mit dem zu sein, was immer von Augenblick zu Augenblick auftaucht.

Bei der Besprechung der Übungserlebnisse und der Hausaufgaben und auch im weiteren Verlauf der Sitzung entfaltet sich das zentrale Thema der Sitzung: Gefühle der Aversion und der Anhaftung. Die Tendenz der starken Anhaftung an positive Erlebnisse („Wenn ich mich gut fühle, soll das so bleiben" oder „Ich möchte nicht den derzeitigen Zustand, sondern einen angenehmeren") und der starken Aversion gegenüber negativen Erlebnissen („Das unangenehme Gefühl soll weggehen") sind erst einmal alltägliche Reaktionen unseres Geistes. Sie können allerdings zu einer weiteren Verstrickung in negative und ungünstige Muster führen. Vor allem behindern sie den Prozess, den Segal, Williams und Teasdale (2002/2008) als inhärente Entfaltung des Geistes bezeichnen und der sich durch die Übung der Achtsamkeit verstärkt: Ich muss nicht mehr krampfhaft dafür sorgen, dass sich Dinge zum Guten entwickeln oder dagegen kämpfen, dass das Negative weggeht, sondern kann darauf vertrauen, dass die „Weisheit meines Geistes" mit den Schwierigkeiten umgehen wird und ich somit „effektiveren" Lösungsmöglichkeiten erlaube, sich selbst vorzuschlagen. Dieser Gedanke scheint möglicherweise zuerst einmal fremdartig. Segal, Williams und Teasdale (2002/2008) führen als Analogie das Beispiel von Mathematikern an, die oft um die Lösung eines Problem ringen, um zu entdecken, dass die Lösung dann irgendwie spontan auftaucht, wenn sie aufgegeben haben, darüber nachzudenken. Ähnlich berichten Personen, die Achtsamkeit üben, häufig, dass sich ein „Prozess" zu entfalten scheint, als ob ihr Geist eine Lösung aus dem Problem findet, die klüger ist als die ihrer angestrengten Gedanken. Es geht also wiederum darum, sich nicht aus den Problemen herauszugrübeln, sondern bei den Problemen – aber natürlich auch bei dem Positiven – vertrauensvoll zu sein und, so gut es geht, Anhaftung und Aversion loszulassen.

Im weiteren Sitzungsverlauf werden die ersten störungsspezifischen und im engeren Sinne kognitiven Elemente eingeführt. Die Teilnehmer werden mit einem Fragebogen zu automatischen Gedanken und den diagnostischen Kriterien für Depression des Diagnostischen und Statistischen Manuals psychischer Störungen (DSM-IV-TR, American Psychiatric Association, 2000) vertraut gemacht. Den Teilnehmenden soll dadurch die gesamte Breite der depressiven Symptome – also sozusagen das Territorium der Depression – deutlich gemacht werden. Dabei wird nicht im klassisch-kognitiven Sinne mit Gedanken gearbeitet (z.B. Disputation), sondern es wird deutlich gemacht, dass negative Gedanken Teil der Depression sind und dass Gedanken und Symptome veränderliche Phänomene sind (d.h. Gedanken sind mentale Ereignisse).

Danach wird eine Fernsehdokumentation über das MBSR-Programm von Kabat-Zinn gezeigt, in dem Teilnehmer mit der Kamera über das gesamte achtwöchige Programm begleitet wurden. Zusätzlich werden zum Abschluss der Sitzung Kopien von „Full Catastrophe Living" (1990; deutsch: „Gesund durch Meditation", Kabat-Zinn, 2001), dem Buch, in dem das Programm beschrieben wird, verteilt. Beides soll der Information der Teilnehmer über den Ansatz dienen und ihnen vor allem klarmachen, dass Probleme wie Gedankenwandern oder Schwierigkeiten, genug Zeit für die Übungen zu finden, Probleme sind, mit denen alle Teilnehmer zu tun haben.

Im Anschluss an den Film findet wieder ein „Drei-Minuten-Atemraum" statt. Die Teilnehmer bekommen die Instruktion, diesen in der kommenden Woche nicht nur an den drei vorher festgesetzten Terminen am Tag zu üben, sondern ihn auch dann zu praktizieren, wenn sie sich unwohl fühlen und wenn sie merken, dass irgendetwas nicht stimmt. Ziel der Übung ist dabei nicht, dass es ihnen danach unbedingt besser gehen muss, sondern dass sie achtsam mit den schwierigen inneren und äußeren Erlebnissen umgehen. Dabei kann natürlich nicht in jeder Situation der formale Rahmen (drei Minuten, aufrechte Position) eingehalten werden, sondern er soll flexibel an die äußere Situation angepasst werden.

Fünfte Sitzung: Erlauben/Geschehen lassen

In den ersten vier Sitzungen haben die Teilnehmer gelernt, bewusster das Wandern ihrer Aufmerksamkeit wahrzunehmen und sich immer wieder in die Gegenwart zurückzuholen, wobei der Atem als Anker der Achtsamkeit diente. In den nun folgenden Sitzungen geht es darum, auf der Grundlage dieses achtsamen Umgangs mit sich selbst eine neue und radikal andere Haltung gegenüber unerwünschten Erfahrungen zu kultivieren: die Haltung der Akzeptanz und des „Geschehen-Lassens“. Meist reagieren wir auf angenehme Erfahrungen mit der Tendenz, sie festhalten zu wollen, und auf unangenehme Erfahrungen mit Anspannung, Verkrampfung und Vermeidung. Beides verhindert eine offene Haltung und führt schnell dazu, gewohnheitsmäßige automatische Reaktionsmuster zu aktivieren, die auch im Rückfallgeschehen bei Depressionen eine zentrale Rolle spielen. Eine Haltung der Akzeptanz kann dazu verhelfen, dass wir uns bewusst und willentlich schmerzhaften, unangenehmen und störenden Erfahrungen zuwenden, und zwar in einer Haltung des liebevollen „Um-sich-Kümmerns“. Dies kann die Tendenz unserer Aufmerksamkeit unterbrechen, automatisch von Gedanken oder Gefühlen „gekidnappt“ zu werden, und verändert die grundlegende Einstellung gegenüber schwierigen Erfahrungen von „nicht wollen“ hin zu einem „Sich-Öffnen“. Dies kann wiederum die Ausgangsbasis für einen weiseren Umgang mit Schwierigkeiten ermöglichen, der nicht von automatischen und von Aversion getriebenen Reaktionen geprägt ist. Die Entwicklung einer solchen Haltung ist schwierig, da sie unseren natürlichen Reaktionsmustern entgegenzulaufen scheint und ist sicherlich eine „Lebensaufgabe“. In der fünften Sitzung werden die Teilnehmer dazu eingeladen, erste Schritte in Richtung einer solchen neuen Haltung zu gehen und deren „Geschmack“ in konkreter Übungserfahrung kennenzulernen. Die Sitzung beginnt mit einer 40-minütigen Sitzmeditation, in der Atmung, Körper, Geräusche und Gedanken achtsam betrachtet werden. In der Instruktion zu dieser Meditation wird bereits das Thema Akzeptanz unangenehmer Erfahrungen eingeführt und die Teilnehmer werden gebeten, wenn während der Übung solche Erfahrungen auf den unterschiedlichen Ebenen auftauchen sollten, sich diesen achtsam und intentional mit einer offenen und akzeptierenden Haltung zuzuwenden. Sollten sich bei einzelnen Teilnehmern nicht spontan solche Erfahrungen ergeben, werden sie gebeten, ein Problem aus ihrem Alltag in die Übung einzubeziehen, um einen anderen Umgang damit zu erlernen. Die Anweisung lautet in beiden Fällen, die *körperliche Manifestation* des Problems möglichst offen und achtsam wahrzunehmen, also zum Bespiel Gefühle der Anspannung in den Schultern oder der Enge in der Brust. Dabei geht es nicht darum, das Problem zu fixieren, sondern mit einer weichen und sanften Aufmerksamkeit in Kontakt mit dem konkreten Erleben zu kommen, die Details und die Dynamik der Empfindung wahrzunehmen und die Ein- und Ausatmung in das Gefühl hineinfließen zu lassen. Dabei ist der Übergang von Akzeptanz als „mentalem Trick", den ich einsetze, um mich besser zu fühlen und zu entspannen, zu Akzeptanz als wahrer Ausdruck des „being-modes", also des wirklichen Geschehenlassens, sehr subtil. Akzeptanz meint dabei nicht, dass das Unangenehme plötzlich angenehm oder neutral wird, sondern dass das elementare Körpergefühl zugelassen wird und sich dann die Möglichkeit eröffnet, es in einem „größeren Raum" wahrzunehmen.

Den Teilnehmern wird erlaubt, so lange bei der Erfahrung zu bleiben und mit ihr zu atmen, wie diese die Aufmerksamkeit auf sich zieht. Wenn das Körpergefühl die Aufmerksamkeit nicht mehr auf sich zieht, wird wieder zur Atmung zurückgekehrt und es wird mit dem primären Objekt der Aufmerksamkeit (z.B. Geräusche, Gedanken) weitergeübt.

Da die akzeptierende Haltung häufig eine radikale Änderung zum bisherigen Umgang mit Schwierigkeiten ist und der „Geschmack" dieser Haltung nur schwer durch einfache Beschreibungen und Instruktionen ausgedrückt werden kann, werden in der Sitzung weitere Hilfsmittel wie Gedichte und der zweite Teil der in der vorangegangenen Sitzung gezeigten Fernsehdokumentation verwendet, um den intuitiven Zugang zu erleichtern. Zum Abschluss der Sitzung wird wiederum ein dreiminütiger Atemraum durchgeführt.

Sechste Sitzung: Gedanken sind keine Tatsachen

In dieser Sitzung wird ein Thema explizit aufgegriffen, das implizit im bisherigen Programmverlauf bereits an unzähligen Stellen behandelt wurde: der Umgang mit (schwierigen) Gedanken. In den bisher durchgeführten Übungen ging es immer wieder darum, beim Auftauchen von Gedanken diese bewusst und akzeptierend wahrzunehmen und dann wieder zur Atmung zurückzukehren. Diesen Umgang kennzeichnet, sich nicht von den Gedanken wegtragen zu lassen, sondern in Kontakt mit der lebendigen Erfahrung des gegenwärtigen Augenblicks zu bleiben. Auch hier war schon die Botschaft, dass Gedanken Gedanken und damit mentale Ereignisse sind - auch dann, wenn sie[2] etwas anderes behaupten.

Die sechste Sitzung beginnt ebenfalls mit einer 40-minütigen Sitzmeditation, die wiederum so durchgeführt wird wie in der vorangegangenen Sitzung - also auch mit Hinwendung und achtsamem Verweilen bei schwierigen Empfindungen. Nach der üblichen Besprechung der Übungs- und Hausaufgabenerfahrungen, wobei schon hier besonders auf die Unterscheidung von Gedanken und Tatsachen eingegangen wird, folgt eine Übung, die das zentrale Sitzungsthema - Entwicklung einer alternativen Haltung gegenüber Gedanken - weiter entfaltet. Die Teilnehmer bekommen dabei einen Bogen Papier, auf dem auf jeder Seite eine andere Version einer Geschichte steht:

- *Version 1:* „Sie fühlen sich niedergeschlagen, weil Sie gerade eine Auseinandersetzung mit einer Kollegin bei der Arbeit hatten. Kurz darauf begegnet Ihnen in der Zentrale ein anderer Kollege. Er eilt an Ihnen vorbei und sagt, dass er keine Zeit hat. Was denken Sie?"
- *Version 2:* „Sie freuen sich, weil Sie und eine Arbeitskollegin gerade für Ihre gute Arbeit gelobt worden sind. Kurz darauf begegnet Ihnen in der Zentrale ein anderer Kollege. Er eilt an Ihnen vorbei und sagt, dass er keine Zeit hat. Was denken Sie?" (Segal, Williams & Teasdale, 2008, S. 267)

2 Gemeint sind die Gedanken.

In der sich anschließenden Diskussion werden die Reaktionen auf diese zwei Szenarien verglichen und diskutiert. Dabei wird deutlich, wie wir in die Interpretation eines Ereignisses meist genau so viel hineintragen wie tatsächlich in der Situation ist.

Im Anschluss an diese Diskussion wird der Atemraum als erste Reaktionsmöglichkeit für Situationen herausgearbeitet, in denen die Teilnehmer mit starken Gedanken und Gefühlen konfrontiert sind. Der Atemraum (unabhängig davon, wie lange durchgeführt) soll „Luft geben" für eine weniger automatische und freiere Reaktion auf die Gedanken. Wenn die Achtsamkeit auf den Atem gerichtet wird, ist die Chance größer, dass die Person sehen kann, was sich aktuell bei ihr abspielt. Mit dieser Achtsamkeit ergibt sich dann häufig eine größere Freiheit in Bezug auf die zu wählende Reaktion.

Unterschiedliche Reaktionsmöglichkeiten, die dem Atemraum folgen können, werden den Teilnehmern dann als Handout mit nach Hause gegeben, wo sie diese für sich alleine ausprobieren können. Die Reaktionsmöglichkeiten beruhen dabei zum Teil auf klassischen kognitiven Techniken:

1. Einfach betrachten, wie die Gedanken kommen und gehen, ohne das Gefühl zu haben, ihnen folgen zu müssen.
2. Alle Gedanken als mentale Ereignisse und weniger als Tatsachen betrachten, auch wenn Gedanken mit starken Gefühlen verbunden sind und es deswegen verführerisch erscheint, sie für die Wahrheit zu halten.
3. Gedanken auf Papier niederschreiben.
4. Sich folgende Fragen stellen: „Ist dieser Gedanke mir automatisch gekommen?"; „Stimmt er mit den Tatsachen der Situation überein?"; „Gibt es an ihm etwas, was ich in Frage stellen kann?"

Letztendliches Ziel ist es dabei, den Teilnehmern genug Freiheit zu geben, um zwischen Gedanken zu unterscheiden, denen sie folgen und solchen, die sie einfach stehen lassen möchten. In keinem Fall soll jedoch das Vorgehen in einen Kampf gegen Gedanken verwandelt werden. Vielmehr geht es um eine Änderung in der Haltung.

Am Ende der Sitzung findet bereits eine erste Vorbereitung auf das Ende des Gesamtprogramms statt. Da nur noch zwei Sitzungen ausstehen, sollen die Teilnehmer bereits jetzt dabei unterstützt werden, die Achtsamkeit als kontinuierliche Lebenspraxis auch in die Zeit nach Ende des Programms zu integrieren. Wichtig ist hierbei, dass jeder seine individuelle Praxis entwickelt, wobei vor allem der Aspekt der Regelmäßigkeit (d.h. tägliche Praxis) erhalten bleibt. Die Teilnehmer erhalten hierzu Bänder mit unterschiedlichen Meditationen - unterschiedlich sowohl, was die Länge (10, 20, 30 Minuten Übung), als auch, was den Inhalt betrifft („klassische" Sitzmeditation und unterschiedliche geführte Meditationen mit Visualisierungen). Die Teilnehmer sollen mit diesen unterschiedlichen Optionen experimentieren und ihre eigenen Erfahrungen sammeln.

Der Tag der Achtsamkeit

Der Achtsamkeitstag findet in der Regel nach der sechsten Sitzung statt und dient dazu, die Übungspraxis zu vertiefen. Im ursprünglichen Programm von Segal et al. (2002) ist er nicht aufgeführt, er stellt allerdings einen festen Bestandteil im MBSR-Programm dar und wird mittlerweile auch an vielen Orten (z.B. in Oxford) in den MBCT-Kursablauf mit einbezogen. Er stellt also eine mögliche Erweiterung des Vorgehens dar.

Dieser Tag findet im Schweigen statt und ist für die meisten Teilnehmer eine sehr intensive Erfahrung. Viele haben noch nie in einer Gruppe mit anderen Menschen geschwiegen und dies kann zunächst auch Angst machen. Deshalb ist es wichtig, schon in der Sitzung vor dem Achtsamkeitstag eine kurze Einführung in den Ablauf des Tages zu geben. Auch am Beginn des Achtsamkeitstages sollte man sich für Erläuterungen zum Schweigen und zum Ablauf etwas Zeit nehmen.

Das Schweigen ist eine wunderbare Möglichkeit, die uns unterstützt, ganz bei uns selbst zu sein und uns nicht durch Gespräche oder andere Arten von Kommunikation von unseren Gefühlen und Gedanken abzulenken. Es bietet für die Achtsamkeitspraxis einen kraftvollen Unterstützungsrahmen und vertieft die Erfahrungen, die wir in den Übungen machen. Darüber hinaus ist der Tag der Achtsamkeit eine Gelegenheit, ohne Anforderungen von außen, also ohne Alltagsverpflichtungen, die Achtsamkeitsübungen in einer tragenden und unterstützenden Atmosphäre zu praktizieren. Gleichermaßen machen manche Teilnehmer an diesem Tag die Erfahrung, dass sie in der Lage sind, ihre Bewusstheit und Achtsamkeit aufrechtzuerhalten, auch wenn sie unangenehme Erfahrungen machen oder schwierige Gefühle erleben – und das gibt Zuversicht und Mut, dies auch im Alltag weiterzuüben. Die Fähigkeit zu entwickeln, angesichts unangenehmer Erfahrungen oder schwieriger Gefühle nicht gleich in automatische Vermeidungsstrategien zu verfallen, sondern bewusst anwesend zu bleiben, ist aus einer Achtsamkeitsperspektive heraus eine wichtige Ressource, um mit Schwierigkeiten, Stress oder emotionalen Problemen wie Depressionen konstruktiv umzugehen.

Der Tag der Achtsamkeit kann vom Kursleiter je nach bisherigem Übungsstand in der Gruppe und Gruppenatmosphäre gestaltet werden. Im Folgenden findet sich ein möglicher Ablauf eines solchen Tages:

- Fünfminütige Übung: Stilles Sitzen mit Achtsamkeit auf den Atem
- Begrüßung und Einführung in das Schweigen
- Sitzmeditation mit Achtsamkeit auf den Atem
- Yoga und am Ende eventuell einen kurzen Body-Scan
- Gehmeditation
- Sitzmeditation: weniger Anleitung, mehr Stille
- Gehmeditation
- Geführte Meditation: Bergmeditation
- Instruktionen für ein achtsames Mittagessen
- Mittagspause im Schweigen (ca. 60 Minuten)
- Bewegungsübung: z.B. langsames und schnelles Gehen im Wechsel oder Dehnungsübungen im Stehen
- Kurzvortrag zu einem Thema, das sich aus der Übungspraxis ergibt, z.B. Vertrauen, Geduld

- Sitzmeditation mit Achtsamkeit auf Atem, Körper, Gedanken und offenes Gewahrsein
- Gehmeditation
- Kurzes Sitzen im Wechsel mit kurzen Phasen von Gehmeditation (je ca. fünf bis zehn Minuten)
- Das Schweigen aufheben (z.B. durch eine Glocke)
- Paarweise: Austausch über die Erfahrungen des Tages
- Gruppendiskussion und Austausch über die Erfahrungen des Tages
- Kurzes Sitzen in der Stille zum Abschluss.

Da weiter oben bereits das Vorgehen bei Sitz- und Gehmeditation sowie der Body-Scan dargestellt wurden, wird an dieser Stelle nur auf die so genannte Bergmeditation eingegangen. Im Folgenden findet sich eine kurze Erläuterung zum Vorgehen (für eine ausführlichere Instruktion zur Bergmeditation siehe das Kapitel „Achtsamkeitsbasierte Kognitive Therapie – neuere Entwicklungen" der deutschen Übersetzung des MBCT-Programms; Segal, Williams & Teasdale, 2008, S. 364ff.):

Die Bergmeditation soll die Praxis des achtsamen Sitzens unterstützen und kann bei regelmäßiger Übung dazu beitragen, die Kraft der inneren Ruhe und Gelassenheit zu steigern.

Zuerst kann man eine kurze Einführung zum Ankommen sprechen, dabei sollte dann langsam die Achtsamkeit auf den Körper sowie auf den Atem gelenkt werden und die Teilnehmer werden eingeladen, die Augen zu schließen. Dann wird zur eigentlichen Übung übergeleitet. Hierbei stellen sich die Teilnehmer vor ihrem geistigen Auge so gut es geht einen Berg vor (den sie kennen, von dem sie gehört haben oder den sie sich vorstellen können). Sie sollen sich vor allem seine Massivität, Schönheit und Majestät vergegenwärtigen (Instruktionen zum Beispiel: „Achten Sie darauf, wie massiv der Berg ist, wie fest, wie unbewegt und wie schön, sowohl aus der Nähe als auch aus der Ferne betrachtet. Vielleicht ist die Spitze Ihres Berges mit Schnee bedeckt und seine tiefer gelegenen Hänge sind bewaldet. Vielleicht hat er einen einzigen, beeindruckenden Gipfel, vielleicht aber auch eine Gipfelgruppe oder ein Hochplateau").

Wenn sich die Teilnehmer bereit fühlen, können sie schauen, ob sie den Berg in ihren Körper versetzen können, sodass ihr Körper und der Berg vor ihrem geistigen Auge eins werden („Sitzen wie ein Berg, würdevoll und still"). Der Kopf wird zu dem hoch aufragenden Gipfel, der Rücken, die Schultern, die Arme und die Vorderseite des Körpers sind die Hänge und das Gesäß und die Beine bilden die feste Basis, verwurzelt mit dem Kissen oder dem Stuhl. Dann sollen sich die Übenden bewusst werden, dass der Berg einfach nur da ist, während die Sonne über den Himmel wandert und Licht, Schatten und Farben sich von Augenblick zu Augenblick verändern. Auf den Tag folgt die Nacht und auf die Nacht folgt der Tag. Der Berg erlebt ständigen Wandel und bleibt doch immer er selbst. Er bleibt still, während die Jahreszeiten ineinander übergehen und das Wetter sich verändert, von Tag zu Tag und von Moment zu Moment. Sie sollen sehen, wie der Berg eine Stille verkörpert, die alle Veränderung überdauert.

Ähnlich erleben wir in unserem Leben, wie sich unser Körper und unser Geist ebenso wie die Welt um uns herum ständig verändern. Von Sekunde zu Sekunde, Stunde für Stunde und Jahr für Jahr. Auch wir erleben Stürme unterschiedlicher Intensität und wir erleben Gewalt, nicht nur in der äußeren Welt, sondern auch in unserem eigenen Leben, in unserem Körper und in unserem Geist. Wir gehen durch Zeiten des Schmerzes und der Dunkelheit und wir genießen Momente der Freude und der Euphorie. Selbst unsere äußere Erscheinung verändert sich ständig, so wie die des Berges, der dem Einfluss der Witterung ausgesetzt ist. Indem wir in der Meditationspraxis selbst zum Berg werden, können wir uns mit der Stille und der Stabilität des Berges verbinden und diese für uns nutzen. Natürlich können wir das Wetter unseres Lebens nicht ignorieren oder leugnen. Es geht vielmehr darum, es zu erkennen, zu spüren und als das anzuerkennen, was es ist und es in unserem Gewahrsein zu halten.

Wenn die Teilnehmer dieses Bild des Berges anspricht, dann können sie in ihrer Meditationspraxis von Zeit zu Zeit zu diesem Bild zurückkommen und sich daran erinnern, wie ein Berg zu sitzen: achtsam, präsent und in wahrer Stille.

Siebte Sitzung: Wie kann ich am besten für mich selbst sorgen?

Diese Sitzung beginnt wieder mit einer 40-minütigen Sitzmeditation. Nach der Besprechung der Erfahrungen während der Übung und der Hausaufgaben erfolgt die Einführung in das Sitzungsthema. Während es in der vorangegangenen Sitzung vor allem darum ging, wie man aus einer achtsamen Haltung heraus mit Gedanken - besonders mit negativen - umgehen kann, steht im Mittelpunkt dieser Sitzung, welche Handlungen und Verhaltensweisen aus einer achtsamen Haltung heraus erfolgen können. Hier wird wiederum ein zentraler Aspekt der kognitiv-verhaltenstherapeutischen Behandlung von Depression aufgegriffen und mit dem Achtsamkeitsansatz verwoben. Gemäß klassischer verhaltenstherapeutischer Depressionskonzepte hängen Stimmung und Aktivität eng zusammen. Stimmungsverschlechterungen gehen mit einer verminderten Motivation, Dinge und Aktivitäten auszuführen, einher. Dies betrifft sowohl Routinetätigkeiten (z.B. Erledigen der Hausarbeit, Öffnen von Briefen) wie auch Aktivitäten, die in einer normalen Stimmungslage als angenehm erlebt werden (z.B. Freunde besuchen, sich etwas gönnen, sportliche Aktivitäten). Die Reduzierung solcher Aktivitäten führt wiederum zu einer verschlechterten Stimmung, was in eine Depressionsspirale von sich aufschaukelndem negativem Befinden und immer reduzierterer Aktivität führen kann. Normalerweise kann man warten, bis man Lust hat, etwas zu tun. Während der Depression ist der mangelnde innere Antrieb allerdings ein schlechter Ratgeber. Hier sollte nicht so lange gewartet werden, bis man den Wunsch verspürt, etwas zu tun, sondern man sollte etwas tun, damit man wieder fähig wird, es zu wollen.

Der MBCT-Ansatz betont dabei die Wichtigkeit, dass solche Handlungen aus einer achtsamen Haltung erfolgen - kein Aktionismus, sondern ein weises „für sich selbst Sorgen". Dies drückt sich darin aus, dass die erste Reaktion auf das Wahrnehmen von Anspannung, gedrückter Stimmung und herannahender Depression das möglichst achtsame Verweilen in einer (dreiminütigen) Atempause sein soll. Hier wird wieder Kontakt mit dem Hier-und-Jetzt aufgenommen und der eigene Zustand so achtsam wie möglich wahrgenommen. Dann kann entschieden werden, ob man eher auf einer gedanklichen Ebene auf den derzeitigen Zustand reagiert (siehe vorangegangene Sitzung) oder ob man auch äußerlich handeln möchte. In der Sitzung werden dann unterschiedliche Übungen durchgeführt, um den Teilnehmern ein achtsames und „weises" Handeln gerade in solchen Situation, die zu Rückfällen führen können, zu ermöglichen. Zuerst werden die Teilnehmer gebeten, typische Dinge aufzuschreiben, die sie den Tag über tun. Die Aktivitäten auf dieser Liste sollen dann von den Teilnehmern in positive („Was tue ich im Alltag, das mir gut tut und das mich nährt?") und negative („Was tue ich in meinem Leben, das meine Möglichkeit beeinträchtigt, mich ganz, gelassen und in Kontakt mit dem gegenwärtigen Augenblick zu erleben?"). In Kleingruppen werden dann die Teilnehmer gebeten, sich die folgenden zwei Fragen vorzulegen:

Bei den positiven Aktivitäten: „Wie kann ich etwas in meinem Leben verändern, sodass ich mir mehr Zeit für diese Dinge nehme oder dass mir diese Dinge bewusster werden?"

Bei den negativen oder erschöpfenden Aktivitäten: „Wie kann ich diese Dinge am besten weniger oft machen?"

Die Teilnehmer sollen also ihre alltäglichen Erfahrungen benutzen, um Handlungen zu entdecken und zu kultivieren, die sie dann in Zeiten verschlechterter Stimmung als Coping-Möglichkeit verwenden können. Die achtsame Haltung zeigt sich hierbei wiederum darin, dass die Aktivitäten nicht dazu benutzt werden sollen, vor schwierigen Erfahrungen davonzulaufen oder sie zu vermeiden, sondern aus einem gesteigerten und bewussteren Kontakt mit den alltäglichen Schwierigkeiten und Problemen erfolgen sollen.

Wichtig ist in diesem Zusammenhang auch der Hinweis, dass es häufig schon sehr unscheinbare und kleine Aktivitäten sind, die einen Impuls Richtung Nährung und Ganzheitlichkeit geben können. Solche positiven Aktivitäten können zum einen darin bestehen, dass sie Freude und Vergnügen bereiten (z.B. Freunde treffen, etwas Schmackhaftes essen, ein langes Bad) oder dass sie das Gefühl von Wirksamkeit und „etwas geschafft haben“ vermitteln (z.B. einen Brief schreiben, die Einkommenssteuererklärung bearbeiten). Die Teilnehmer werden daraufhin gebeten, ihre Liste zu vervollständigen und die Aktivitäten in „Vergnügens-“ und „Wirksamkeitsaktivitäten“ zu unterteilen. Danach wird mit den Teilnehmern diskutiert, wie sie diese am besten in ihren Alltag integrieren können (z.B. auch dadurch, dass sie sie in kleinere Schritte einteilen).

Im Anschluss werden mit den Teilnehmern Frühwarnzeichen für einen Rückfall (z.B. gesteigerte Irritierbarkeit, sozialer Rückzug, Veränderungen der Schlaf- und Essgewohnheiten, schnelles Aufgeben bei Tätigkeiten) und ein Plan für den Umgang mit solchen schwierigen Phasen erarbeitet. Hierbei sollte immer mit einem Atemraum begonnen werden. Danach kann entschieden werden, ob eher auf gedanklicher oder auf Verhaltensebene reagiert wird. Als mögliche Aktivitäten können „Vergnügens-“ oder „Wirksamkeitsaktivitäten“ ausgeführt werden. Als Botschaft wird dabei vermittelt, dass es nicht darum gehen kann, nie wieder traurig oder niedergeschlagen zu sein, sondern dass es darauf ankommt, die eigene „Depressionslandschaft“ möglichst gut kennenzulernen (ohne in das Extrem der Hypervigilanz zu verfallen), sodass man sich mit weniger Angst durch sie hindurch manövrieren kann. In diesem Zusammenhang sollen sich die Teilnehmer auch mit der Frage beschäftigen, was sie in der Vergangenheit davon abgehalten hat, solche Frühwarnzeichen wahrzunehmen und auf sie zu reagieren (z.B. Tendenzen zu Verdrängung, Nicht-wahrhaben-Wollen, Selbstmedikation).

In den Handouts für diese Stunde werden den Teilnehmern sehr spezifische Instruktionen zum Umgang mit schwieriger Stimmung gegeben. Zusätzlich finden sich dort weitere Hinweise für eine hilfreiche innere Haltung (eine Aktivität als „Experiment“ mit einem offenen Geist ausführen; eher eine Bandbreite an Aktivitäten erwägen als sich auf einige wenige festlegen; keine Wunder erwarten – wenn die Art, wie man mit den Schwierigkeiten umgeht, einen auch nur ein Prozent in die richtige Richtung bringt, ist das schon eine bedeutsame Veränderung).

Als Hausaufgabe werden die Teilnehmer gebeten, einen konkreten Rückfallplan für sich zu entwickeln und sich auf eine formelle Übungspraxis für die nächsten Wochen – auch nach Ende des Programms – festzulegen.

Achte Sitzung: Das Gelernte weiterhin anwenden

In der letzten Sitzung geht es schließlich darum, mit den Teilnehmern auf das zurückzublicken, was sie während des Acht-Wochen-Programms erlebt und gelernt haben. Die Sitzung beginnt mit einem Body-Scan, um den Kreis zur ersten Sitzung zu schließen. Nach der Besprechung der Erfahrungen mit diesem Body-Scan am Ende des Programms wird den Teilnehmern Zeit gegeben, die Erfahrungen, die sie im Rahmen des Programms gemacht haben, noch einmal Revue passieren zu lassen. Die Teilnehmer sollen sich dabei Zeit nehmen, allein oder in Paaren über eine Reihe von Fragen zu reflektieren, z.B.: „Wenn Sie daran zurückdenken, warum Sie ursprünglich gekommen sind – was waren Ihre Erwartungen und warum sind Sie geblieben?"; „Was – wenn es da überhaupt etwas gibt – haben Sie durch das Kommen erreicht? Was haben Sie gelernt?"; „Was sind die größten Hindernisse, um weiterzumachen?"

Zusätzlich werden die Teilnehmer gebeten, eine Einschätzung (auf einer Skala von 1 bis 10) abzugeben, als wie hilfreich sie das Programm erlebt haben, und sich einige Minuten Zeit zu nehmen, um ihre persönlichen Gedanken zum Programm aufzuschreiben.

Daran anschließend wird nach vorne, über das Programmende hinaus geblickt. Die Teilnehmer werden danach gefragt, welche Art von Praxis sie in den nächsten Wochen üben möchten. Die Antwort auf diese Frage kann erheblich variieren – vom Beibehalten einer täglichen 30-Minutenpraxis in formaler Meditation bis hin zum täglichen Üben des Atemraums und längerer formaler Praxis lediglich am Wochenende. Auch die Form der Übung kann deutlich variieren – von stiller Sitzmeditation bis zu geführten Meditationen mit Visualisierungen (s.o.). Auch wenn natürlich Art und Umfang der Übung von den Teilnehmern frei gewählt werden können, wird doch betont, dass eine tägliche kürzere Übung besser ist als lange, aber unregelmäßige Übungen – es kommt auf die Alltäglichkeit an! Die Teilnehmer werden deswegen ermutigt, sich jede mögliche Unterstützung für die Übung zu suchen (Bänder, spezielle Notizzettel etc.).

Die bereits in der vorangegangenen Sitzung eingeführten Notfallpläne, die von jedem Teilnehmer als Hausaufgabe bis zu dieser Sitzung erstellt werden sollten, werden nun noch einmal diskutiert. Jeder Teilnehmer wird darüber hinaus gebeten, einen positiven Grund zu finden, warum er die Übung und die Anwendung des Notfallplans durchführen möchte. Die Idee dahinter ist, die Kontinuität mit etwas zu verbinden, was für jeden Einzelnen zutiefst wertvoll ist. Auf jeden Fall dürfte es aber für Übung und Rückfallprophylaxe einen fundamentalen Grund geben: „Weil ich mich weise um mich selbst kümmern möchte".

Am Ende des Kurses werden die Teilnehmer nicht einfach verabschiedet, sondern jeder bekommt ein kleines Objekt – diesmal keine Rosine, sondern etwas Haltbareres: eine Murmel, einen Stein oder eine Perle. In einer kurzen Meditation wird das Objekt wieder achtsam betrachtet, so wie die Rosine in der ersten Sitzung achtsam betrachtet wurde. Das Objekt soll die Teilnehmer daran erinnern, dass sie den Kurs gemacht haben, welche harte Arbeit sie während der acht Wochen geleistet haben und welche Erfahrungen sie mit den anderen Teilnehmern geteilt haben. Und vor allem ist es eine Erinnerung daran, den Prozess, den sie begonnen haben, fortzusetzen – denn, wie Jon Kabat-Zinn sagt: „Die wahre achte Sitzung ist der Rest Ihres Lebens".

Empirische Befunde zur MBCT

Die Wirksamkeit der MBCT wurde mittlerweile in zwei Studien untersucht. Teasdale, Segal, Williams, Ridgeway, Soulsby und Lau (2000) haben eine große multizentrische Studie durchgeführt, in der insgesamt

145 ehemals depressive Patienten entweder einer „Treatment-as-usual"-Gruppe (TAU) oder einer Gruppe, die zusätzlich mit dem oben beschriebenen MBCT-Programm behandelt wurde, zugeteilt wurden. Die Patienten mussten mindestens zwei depressive Episoden in der Vorgeschichte aufweisen, durften zu Behandlungsbeginn nicht depressiv sein und auch keine antidepressive Medikation erhalten. Die TAU-Gruppe konnte sich bei Bedarf an einen Behandler (z.B. Hausarzt, Psychiater) wenden, erhielt also die im Rahmen depressiver Erkrankungen übliche Behandlung.

Die Rückfallraten der Patienten wurden über einen Zeitraum von 60 Wochen erfasst. Es zeigten sich dabei differenzielle Effekte: In der Gruppe der Patienten, die lediglich zwei depressive Episoden in der Vorgeschichte aufwiesen (23 % der Gesamtstichprobe), unterschieden sich die Rückfallraten der TAU- und MBCT-Gruppe nicht. Die mit MBCT behandelten Patienten wiesen sogar eine leicht höhere, wenn auch nicht signifikante Tendenz zum Rückfall auf (56 % vs. 31 %). In der Gruppe von Patienten, die drei oder mehr depressive Episoden in der Vorgeschichte aufwiesen (77 % der Stichprobe), zeigte sich dagegen eine deutliche und statistisch hochsignifikante Reduktion der Rückfallraten in der MBCT-Gruppe. In der TAU-Gruppe erlitten im 60-Wochen-Zeitraum 66 % der Patienten einen Rückfall, in der MBCT-Gruppe lediglich 37 %. Das Rückfallrisiko war in der MBCT-Gruppe also um fast die Hälfte reduziert.

Doch wie lässt sich der Befund erklären, dass nur in der Gruppe von Patienten, die drei oder mehr depressive Episoden in der Vorgeschichte aufwiesen, das Rückfallrisiko reduziert wurde? Teasdale, Segal, Williams, Ridgeway, Soulsby und Lau (2000) vermuteten, dass gerade in dieser Gruppe kognitive Prozesse wie Rumination und automatische Aktivierung von negativen Gedanken eine besondere Rolle spielen sollten, da solche Personen bereits eine häufige Koppelung von Depression und ungünstiger kognitiver Verarbeitung erlebt haben. Hier sollten also auch ohne vorherige bedeutsame äußere Lebensereignisse viele depressive Rückfälle auftreten. Da MBCT vor allem an solchen Prozessen ansetzt, sollten sich in dieser Gruppe die Effekte der

Behandlung besonders deutlich zeigen. In der Gruppe von Patienten, die lediglich zwei Episoden in der Vorgeschichte aufweisen, sollten Rückfälle demgegenüber weniger automatisch, sondern eher durch kritische Lebensereignisse (z.B. Trennung) ausgelöst werden. Da MBCT wenig Therapieelemente für den konkreten Umgang mit solchen Ereignissen beinhaltet, sind die Rückfallraten hier also weniger reduziert.

In einer Replikationsstudie wurden diese Post-hoc-Erklärungen überprüft. Ma und Teasdale (2004) wiederholten die Untersuchung an einer Stichprobe von 73 ehemals depressiven Patienten. Auch hier zeigten sich für die Gruppe der Patienten mit drei oder mehr depressiven Episoden in der Vorgeschichte (75 % der Gesamtstichprobe) deutlich niedrigere Rückfallraten in der MBCT-Gruppe (36 %) verglichen mit der TAU-Gruppe (78 %). Das Rückfallrisiko wurde in der MBCT-Gruppe also um mehr als die Hälfte gesenkt. In der Gruppe von Patienten mit zwei Rückfällen in der Vorgeschichte (21 % der Gesamtstichprobe) zeigten sich wiederum keine signifikanten Gruppenunterschiede. Auch in der Replikationsstudie lag die Rückfallrate der MBCT-Gruppe tendenziell über der der TAU-Gruppe (50 % vs. 20 %).

Zusätzlich untersuchten Ma und Teasdale (2004), inwieweit Rückfälle mit kritischen Lebensereignissen verbunden waren. Patienten, die einen Rückfall erlitten hatten, wurden gebeten, anzugeben, ob dieser in Zusammenhang mit einem äußeren Ereignis stand. Es zeigte sich, dass die Reduktion der Rückfallrate der MBCT-Gruppe verglichen mit der TAU-Gruppe für das Auftreten einer Depression, für die kein vorhergehendes äußeres Ereignis berichtet wurde, am größten war, etwas kleiner für Depressionen, die im Zusammenhang mit einem moderaten Lebensereignis standen (z.B. Stress auf der Arbeit) und dass es keine Gruppenunterschiede für Rückfälle gab, die im Zusammenhang mit einem bedeutsamen Lebensereignis standen (z.B. Trennung vom Ehepartner).

Darüber hinaus konnten die Autoren Hinweise darauf finden, dass die Gruppe mit drei oder mehr Rückfällen in der Vorgeschichte möglicherweise aus einer anderen Grundgesamtheit stammt. Diese

Gruppe wies im Vergleich mit Patienten, die lediglich zwei Episoden erlebt hatten, einen früheren Depressionsbeginn und mehr belastende Kindheitserfahrungen (Indifferenz- und Missbrauchserfahrungen) auf. In einer Studie von Jarret, Kraft, Doyle, Eaves und Silver (2001) profitierten Patienten mit einem späten Depressionsbeginn ebenfalls nicht von einer kognitiven Erhaltungstherapie. Möglicherweise sind also die ungünstigen Ergebnisse in dieser Teilstichprobe zumindest zum Teil auf eine generell ungünstige Prognose bei solchen Patienten zurückzuführen.

Weitere Studien beschäftigten sich mit möglichen Wirkmechanismen von MBCT. Williams, Teasdale, Segal und Soulsby (2000) konnten in einer experimentellen Studie zeigen, dass MBCT zu einer Reduktion des bei Depressiven beobachtbaren und als ätiologisch relevant erachteten übergenerellen autobiographischen Gedächtnisses führt (Williams, 1996). Dieser Befund stützt die Annahme, dass durch MBCT wesentliche kognitive Faktoren beeinflusst werden können, die dann für das erneute Auftreten depressiver Episoden prädisponieren.

In einer Studie von Teasdale, Moore, Hayhurst, Pope, Williams und Segal (2002; Studie 3) zeigten Patienten, die mit MBCT behandelt wurden, eine Erhöhung der „metacognitive awareness", d.h. der Fähigkeit, eine disidentifizierende Haltung gegenüber Kognitionen einzunehmen. In derselben Veröffentlichung (Studie 2) erwies sich „metacognitive awareness" als Prädiktor für den Rückfall ehemals depressiver Patienten.

Darüber hinaus legten Mason und Hargreaves (2001) eine Studie zur Explikation von Wirkmechanismen der MBCT basierend auf der Stichprobe von Teasdale, Segal, Williams, Ridgeway, Soulsby und Lau (2000) vor. Patienten, die an dem Programm teilgenommen hatten, wurden über ihre Erfahrungen bezüglich des Programms interviewt. Die Antworten wurden mittels eines Kategoriensystems analysiert. Wesentliche Punkte aus der Sicht der Teilnehmer waren das Erlernen neuer Fertigkeiten sowie einer insgesamt akzeptierenden Grundhaltung.

Eine erste unkontrollierte Pilotstudie im deutschsprachigen Raum zu MBCT zur Rückfallprophylaxe bei Depressionen wurde von Michalak, Heidenreich, Meibert und Schulte (2008) durchgeführt. Bei den 24 ehemals depressiven Patienten zeigten sich vergleichbare Rückfallraten wie in den beiden oben beschriebenen Studien (Teasdale et al., 2000; Ma & Teasdale, 2004). Außerdem erwiesen sich die am Ende des achtwöchigen Programms gemessenen Achtsamkeitswerte als Prädiktor für Rückfälle im Jahr nach der Behandlung: niedrige Achtsamkeitswerte vergrößerten das Risiko, einen Rückfall zu erleiden.

Insgesamt weisen diese Befunde also darauf hin, dass MBCT eine wirkungsvolle Behandlungsmethode für Patienten mit rezidivierenden depressiven Störungen ist, die über aversive Kindheitserlebnisse berichten und die drei oder mehr depressive Episoden in der Vorgeschichte aufweisen, wobei die erste Episode relativ früh aufgetreten ist. MBCT gehört damit in die Kategorie der „wahrscheinlich wirksamen" Therapieverfahren (American Psychological Assocation, 1995; de Jong-Meyer, Hautzinger, Kühner & Schramm, 2007).

Neben diesen Studien, in denen MBCT zur Rückfallprophylaxe bei Depressionen untersucht wurde, liegen mittlerweile auch erste Pilotstudien vor, in denen Erweiterungen des ursprünglichen Indikationsspektrums untersucht wurden: Kingston, Dooley, Bates, Lawlor und Malone (2007) verglichen Veränderungen von depressiver Restsymptomatik und depressivem Grübeln (Rumination) bei MBCT-Patienten (N = 8) mit denen einer TAU-Gruppe (N = 11). Die Teilnehmer dieser Untersuchung hatten alle drei oder mehr depressive Episoden in der Vorgeschichte. Im Gegensatz zu den oben genannten Studien mit ehemals depressiven Patienten (Teasdale et al., 2002; Ma & Teasdale, 2004) wiesen die Teilnehmer allerdings zum Teil noch deutliche depressive Restsymptome auf. Es zeigten sich statistisch bedeutsame Reduktionen der depressiven Symptomatik in der MBCT-Gruppe, wobei sich die Symptome einen Monat nach Ende des Programms noch weiter reduzierten. Rumination reduzierte sich in der MBCT-Gruppe tendenziell.

Kenny und Williams (2007) untersuchten die Wirksamkeit von MBCT bei 79 *akut depressiven* Patienten, die einen chronischen Depressionsverlauf aufwiesen und nur schlecht auf vorherige psychotherapeutische oder pharmakologische Behandlung angesprochen hatten. Im Behandlungsverlauf zeigten sich deutliche Reduktionen der Depressionssymptomatik (Effektstärke = 1.04), wobei ein bedeutsamer Teil der Patienten sich am Ende der Therapie mit ihrer Stimmung im Normalbereich oder nahe des Normalbereichs befand.

Auch Finuncane und Mercer (2006) untersuchten MBCT bei akut depressiven Patienten. Sie führten zum einen mit den 13 Patienten Interviews durch, die sie qualitativ auswerteten. Zum anderen maßen sie quantitative Veränderungen der Depressionssymptomatik. Die Ergebnisse zeigten, dass MBCT von den meisten Teilnehmern akzeptiert und als hilfreich erlebt wurde. Weiterhin ergaben sich signifikante Prä-Post-Veränderungen in der Depressions- und Angstsymptomatik (von uns berechnete Effektstärke = 2.06 für die Depressionssymptomatik; 0.92 für die Angstsymptomatik).

Williams, Alatiq, Crane, Barnhofer, Fennell, Duggan, Hepburn und Goodwin (2008) führten eine Pilotstudie mit ehemals depressiven Patienten durch, die in der Vorgeschichte ausgeprägte suizidale Gedanken hatten oder einen Suizidversuch unternommen hatten. In die Stichprobe (N = 68) gingen sowohl Patienten mit unipolaren Depressionen ein, als auch Patienten mit bipolaren Verlaufsformen, die neben depressiven Phasen auch manische oder hypomane Phasen durchlebt hatten. Der Vergleich zwischen der MBCT-Gruppe und der Wartekontrollbedingung zeigte bei unipolaren wie bei bipolaren Patienten eine Reduktion in der depressiven Restsymptomatik im Behandlungsverlauf. Spezifisch für die Gruppe der bipolaren Patienten war eine Reduktion von komorbider Angstsymptomatik, die bei bipolaren Patienten das Suizidrisiko erhöht und insgesamt einen schlechteren Verlauf der Störungen vorhersagt.

Eine weitere Studie beschäftigte sich mit Auswirkungen von MBCT auf die Gehirnaktivität von ehemals depressiven Patienten mit starken suizidalen Gedanken oder Suizidversuchen in der Vorgeschichte. Barnhofer, Duggan, Crane, Hepburn, Fennell und Williams (2007) verglichen die präfrontale Alpha-Aktivität des Ruhe-EEGs von zehn mit MBCT behandelten Patienten mit zwölf Patienten einer Treatment-as-usual-Bedingung (TAU). Die präfrontale Alpha-Aktivität gilt als biologischer Indikator des affektiven Stils, wobei eine höhere relative linksseitige Aktivierung des Gehirns mit einer positiven Affektivität assoziiert ist. In der Studie zeigte sich eine Abnahme der relativen linksfrontalen Aktivität in der TAU-Gruppe, nicht jedoch in der MBCT-Gruppe. Dieser Befund wurde dahingehend interpretiert, dass er MBCT-Patienten, die ein hohes Risiko für suizidale Depression aufweisen, dabei unterstützen kann, ein balanciertes Muster emotionsbezogener Gehirnaktivität zu bewahren.

Eine qualitative Studie zu MBCT bei älteren Menschen wurde von Smith, Graham und Senthinathan (2007) durchgeführt. Sie führten Inhaltsanalysen von Interviews mit Teilnehmern an MBCT-Kursen durch, wobei MBCT in dieser Studie für Personen über 65 Jahren angeboten wurde. Insgesamt resümierten sie ihre Ergebnisse dahingehend, dass MBCT eine sinnvolle und hilfreiche Behandlungsoption für ältere Personen darstellt, die unter wiederkehrenden Depressionen leiden.

Evans, Ferrando, Findler, Stowell, Smart und Haqlin (2008) untersuchten in einer Pilotstudie die Wirksamkeit von MBCT bei Patienten mit Generalisierter Angststörung. Bei den elf in die Untersuchung aufgenommenen Patienten konnten sie im Prä-Post-Vergleich eine signifikante Reduktion von Angst- und Depressionssymptomen beobachten.

In einer weiteren Pilotstudie von Heidenreich, Tuin, Pflug, Michal und Michalak (2006) wurde MBCT bei Patienten mit chronischen Schlafstörungen angewandt. Die Struktur des Programms und die Achtsamkeitselemente entsprachen dem im vorliegenden Buch dargestellten Vorgehen. Die kognitiv-verhaltenstherapeutischen Elemente wurden für Patienten mit Schlafstörungen angepasst (z.B. Psychoedukation über Schlaf und Informationen zur Bedeutung kognitiver Faktoren in der Aufrechterhaltung von Schlafstörungen). Bei den 14 Patienten ließen sich im Prä-Post-Vergleich im Durchschnitt signifikante Verbesserungen der Gesamtschlafzeit und der Einschlaflatenz beobachten. Darüber hinaus zeigten sich signifikante Verbesserungen in einer Reihe von Prozessen, die im Rahmen von kognitiven Modellen der

Schlafstörung (Harvey, 2002) als ursächlich für gestörten Schlaf angesehen werden (z.B. Sorgen über das Auftreten bestimmter Gedanken, Versuche der aktiven Neubewertung von Gedanken).

Insgesamt machen die durchgeführten Studien deutlich, dass es derzeit ein großes Forschungsinteresse bezüglich der Wirksamkeit von MBCT bei Depressionen und anderen Störungsbereichen gibt. Die methodische Qualität der Studien ist allerdings recht unterschiedlich. Während die ersten Studien zur Rückfallprophylaxe noch methodisch hohe Standards erfüllten (große Stichproben, randomisiertes Kontrollgruppendesign, anspruchsvolle statistische Auswertungen), allerdings auch unter anderem wegen des Fehlens aktiver psychotherapeutischer Kontrollbedingungen kritisiert wurden (Coelho, Canter & Ernst, 2007), sind in letzter Zeit viele Pilotstudien erschienen, in denen in meist unkontrollierten Designs zum Teil sehr kleine Stichproben untersucht wurden. So wichtig solche Studien in der Anfangsphase der Erforschung und der Phase der ersten praktischen Erprobung eines neuen Ansatzes sind, so notwendig ist es andererseits auch, dass weitere methodisch anspruchsvolle Studien durchgeführt werden, die dabei helfen können, eindeutigere Rückschlüsse auf die spezifische Wirksamkeit und Wirkungsweise von MBCT zu liefern. Von besonderer Bedeutung sind dabei Studien, die MBCT mit anderen – pharmakotherapeutischen und/oder psychotherapeutischen – Programmen zur Rückfallprävention vergleichen.

Ein (persönlicher) Ausblick

Zum Abschluss des Kapitels, das sich eingehend mit Achtsamkeit und Depression beschäftigt hat, soll noch einmal auf die in der Einleitung aufgeworfene Frage zurückgekommen werden: Kann uns der Zustand von Niedergeschlagenheit und Depression auch etwas lehren – lehren über unseren Umgang mit uns selbst, unseren Erfahrungen und der Welt „um uns herum“, und ist in diesem leidvollen Zustand eine besondere Möglichkeit zur Befreiung enthalten, die erschlossen und deswegen mit Achtsamkeit betrachtet werden sollte? Zumindest implizit hat das beschriebene Programm eine Antwort auf diese Frage gegeben - vor Depression und Niedergeschlagenheit sollten wir nicht davonlaufen wollen oder die Augen verschließen. Solche Zustände wollen nämlich achtsam und mit größtmöglicher Güte betrachtet werden. Vielleicht sind die Antworten, die uns solche Zustände vermitteln wollen, nicht immer so klar, wie wir es uns wünschen würden. Deswegen brauchen wir Geduld und Ausdauer. Doch diese Antworten kann uns kein anderer geben und sie können sich uns nur auf der Grundlage unserer eigenen und einzigartigen Erfahrung zeigen. Um einen „Geschmack" hierfür bekommen zu können, reicht die intellektuelle Beschäftigung, die in diesem Kapitel dominiert hat - so wichtig sie auch ist - nicht aus. Denn dazu ist ein existenzielles Experiment nötig: Ich muss mich auf diesen Weg der Achtsamkeit, zumindest probeweise, einlassen. Und an der Stelle endet die Wissenschaft und beginnt das Wagnis.

Literatur

American Psychiatric Association (1994). *Diagnostic and statistical manual of mental disorders* (4th Ed., Text Revision) (p. 5). Washington DC: APA.

American Psychiatric Association (2000). *Diagnostic and statistical manual of mental disorders* (4th Ed., Text Revision) (p. 29). Washington DC: APA.

American Psychological Association (1995). *Template for developing guidelines: Interventions for mental disorders and psychological aspects of physical disorders* (p. 39) [erhältlich bei: American Psychological Association, 750 First Street, NE, Washington DC 20002-4242, US].

Barnhofer, T., Duggan, D., Crane, C., Hepburn, S., Fennell, M.J.V. & Williams, M. (2007). Effects of meditation on frontal -asymmetry in previously suicidal individuals. *Neuro Report, 18*, 709–712.

Beck, A.T. (1976). *Cognitive therapy and the emotional disorders*. New York: International University Press.

Beck, A.T., Rush, A.J., Shaw, B.F. & Emery, G. (1979). *Cognitive therapy of depression*. New York: Guilford.

Berger, M. (2000). Affektive Erkrankungen. In M. Berger (Hrsg.), *Psychiatrie und Psychotherapie* (S. 483–566). München: Urban und Fischer.

Blackburn, I.M., Eunson, K.M. & Bishop, S. (1986). A two-year naturalistic follow-up of depressed patients treated with cognitive therapy, pharmacotherapy, and a combination of both. *Journal of Affective Disorders, 10,* 67–75.

Broadhead, W.E., Blazer, D.G., George, L.K. & Tse, C.K. (1990). Depression, disability days and days lost from work in a prospective epidemiological survey. *Journal of the American Medical Association, 264,* 2524–2528.

Coelho, H.F., Canter, P.H. & Ernst, E. (2007). Mindfulness-based cognitive therapy: Evaluating current evidence and informing future research. *Journal of Consulting and Clinical Psychology, 75*(6), 1000–1005.

Consensus Development Panel (1985). NIMH/NIH consensus development conference statement: Mood disorders - pharmacologic prevention of recurrence. *American Journal of Psychiatry, 142,* 469–476.

Coryell, W., Endicott, J. & Keller, M.B. (1990). Outcome of patients with chronic affective disorder: A five year follow up. *American Journal of Psychiatry, 147,* 1627–1633.

Cross National Collaborative Group (1992). The changing rate of major depression. *Journal of the American Medical Association, 268,* 3098–3105.

DAK-Gesundheitsmanagement. *Gesundheitsreport 2002.* Berlin: DAK.

de Jong-Meyer, R., Hautzinger, M., Kühner, C. & Schramm, E. (2007). *Evidenzbasierte Leitlinie zur Psychotherapie Affektiver Störungen.* Göttingen: Hogrefe.

Evans, M.D., Hollon, S.D. & de Rubeis, J. (1992). Differential relapse following cognitive therapy and pharmacotherapy for depression. *Archives of General Psychiatry, 49,* 802–808.

Evans, S., Ferrando, S., Findler, M., Stowell, C., Smart, C. & Haglin, D. (2008). Mindfulness-based cognitive therapy for generalized anxiety disorder. *Journal of Anxiety Disorders, 22*(4), 716–721.

Fava, G.A., Petersen, T. & Fava, M. (2003). Psychotherapy of residual symptoms (cognitive-behavioral and well-being therapy) - treatment manual. In J. Alpert & M. Fava (Eds.), *Handbook of chronic depression.* New York: Dekker.

Fava, G.A., Rafanelli, C., Grandi, S., Conti, S. & Belluardo, P. (1998). Prevention of recurrent depression with cognitive behavioral therapy: Preliminary findings. *Archives of General Psychiatry, 55,* 816–820.

Finucane, A. & Mercer, S. (2006). An exploratory mixed methods study of the acceptability and effectiveness of mindfulness-based cognitive therapy for patients with active depression and anxiety primary care. *BMC Psychiatry, 6,* 1–14.

Gendlin, E.T. (1981). *Focusing.* New York: Bantam.

Harvey, A.G. (2002). A cognitive model of insomnia. *Behaviour Research and Therapy, 40,* 869–893.

Hautzinger, M. & de Jong-Meyer, R. (1996). Zwei Multizenter-Studien zur Wirksamkeit von Verhaltenstherapie, Pharmakotherapie und deren Kombination bei depressiven Patienten: Einführung, Rahmenbedingungen und Aufgabenstellung. *Zeitschrift für Klinische Psychologie, 25,* 83–92.

Heidenreich, T. & Michalak, J. (2003). Achtsamkeit („Mindfulness") als Therapieprinzip in Verhaltenstherapie und Verhaltensmedizin. *Verhaltenstherapie, 13,* 264–274.

Heidenreich, T., Tuin, I., Pflug, B., Michal, M. & Michalak, J. (2006). Mindfulness-based cognitive therapy for persistent insomnia: A pilot study. *Psychotherapy and Psychosomatics, 75,* 188–189.

Ingram, R.E. & Hollon, S.D. (1986). Cognitive therapy for depression from an information processing perspective. In R.E. Ingram (Ed.), *Information processing approaches to clinical psychology* (pp. 261–284). Orlando, FL: Academic Press.

Ingram, R.E., Miranda, J. & Segal, Z.V. (1998). *Cognitive vulnerability to depression.* New York: Guilford.

Jacobson, N.S., Roberts, L.J., Berns, S.B. & McGlinchey, J.B. (1999). Methods for defining and determining the clinical significance of treatment effects: description, application, and alternatives. *Journal of Consulting and Clinical Psychology, 67,* 300–307.

Jarrett, R.B. (1989). *Cognitive therapy for recurrent unipolar major depressive disorder: Continuation/maintenance phase* (Unpublished manuscript). University of Texas, Southwestern Medical Center at Dallas.

Jarrett, R.B., Kraft, D., Doyle, J., Foster, B.M., Eaves, G.G. & Silver, P.C. (2001). Preventing recurrent depression using cognitive therapy with and without a continuation phase: a randomized clinical trial. *Archives of General Psychiatry, 58,* 381–388.

Kabat-Zinn, J. (1990). *Full catastrophe living: The program of the Stress Reduction Clinic at the University of Massachusetts Medical Center.* New York: Delta.

Kabat-Zinn, J. (2001). *Gesund durch Meditation.* Bern: Scherz.

Keller, M.B., Lavori, P.W., Lewis, C.E. & Klerman, G.L. (1983). Predictors of relapse in major depressive disorder. *Journal of the American Medical Association, 250,* 3299–3304.

Kenny, M. & Williams, M. (2007). Treatment-resistant depressed patients show a good response to mindfulness-based cognitive therapy. *Behaviour Research and Therapy, 45,* 617–625.

Kingston, T., Dooley, B., Bates, A., Lawlor, E. & Malone, K. (2007). Mindfulness-based cognitive therapy for residual depressive symptoms. *Psychology and Psychotherapy, 80,* 193–203.

Lepine, J.P., Gastpar, M., Mendlewicz, J. & Tylee, A. (1997). Depression in the community: The first pan-European study DEPRES. *International Clinical Psychopharmacology, 12,* 19–29.

Lyubomirsky, S. & Nolen-Hoeksema, S. (1995). Effects of self-focused rumination on negative thinking and interpersonal problem solving. *Journal of Personality and Social Psychology, 69,* 176–190.

Ma, S.H. & Teasdale, J.D. (2004). Mindfulness-based cognitive therapy for depression: Replication and exploration of differential relapse prevention effects. *Journal of Consulting and Clinical Psychology, 72,* 31–40.

Martin, L.L. & Tesser, A. (1996). Introduction. In L.L. Martin & A. Tesser (Eds.), *Striving and feeling: Interaction among goals, affect and self* (pp. 1–7). Mahwah, NJ: Erlbaum.

Mason, O. & Hargreaves, I. (2001). A qualitative study of mindfulness-based cognitive therapy for depression. *British Journal of Medical Psychology, 74,* 197–212.

Michalak, J., Heidenreich, T., Meibert, P. & Schulte, D. (2008). Mindfulness predicts relapse/recurrence in major depressive disorder following MBCT. *Journal of Nervous and Mental Disease, 196,* 630–633.

Murry, C.L. & Lopez, A.D. (1998). *The global burden of disease: A comprehensive assessment of mortality and disability from disease, injuries and risk factors in 1990 and projected to 2020.* Boston: Harvard University Press.

Nolen-Hoeksema, S. (1987). Sex differences in unipolar depression: Evidence and theory. *Psychological Bulletin, 101,* 259–282.

Nolen-Hoeksema, S. & Morrow, J. (1991). A prospective study of depression and posttraumatic stress symptoms after a natural disaster: The 1989 Loma Prieta earthquake. *Journal of Personality and Social Psychology, 61,* 115–121.

Paykel, E.S. (2001). Continuation and maintenance therapy in depression. *British Medical Bulletin, 57,* 145–159.

Paykel, E.S., Ramana, R., Cooper, Z., Hayhurst, H., Kerr, J. & Barocka, A. (1995). Residual symptoms after partial remission: An important outcome in depression. *Psychological Medicine, 25,* 1171–1180.

Post, R.M. (1992). Transduction of psychosocial stress into the neurobiology of recurrent affective disorder. *American Journal of Psychiatry, 149,* 999–1010.

Segal, Z.V., Gemar, M.C. & Williams, J.M.G. (1999). Differential cognitive response to al mood challenge following successful cognitive therapy or pharmacotherapy for unipolar depression. *Journal of Abnormal Psychology, 108,* 3–10.

Segal, Z.V., Williams, J.M.G. & Teasdale, J.D. (2002). *Mindfulness-based cognitive therapy for depression: a new approach to preventing relapse.* New York: Guilford Press. (Deutsch erschienen 2008: *Die Achtsamkeitsbasierte Kognitive Therapie für Depression – Ein neuer Ansatz zur Rückfallprävention.* Tübingen: dgvt-Verlag.)

Shea, M.T., Elkin, I., Imber, S.D., Sotsky, S.M., Watkins, J.T. Collins, J.F., Pilkons, P.A., Beckham, E., Glass, D.R., Dolan, R.T. & Parloff, M.B. (1992). Course of depressive symptoms over follow up: Findings from the NIMH treatment of depression collaborative research program. *Archives of General Psychiatry, 49,* 782–787.

Simons, A.D., Garfield, S. & Murphy, G. (1984). The process of change in cognitive therapy and pharmacotherapy for depression. *Archives of General Psychiatry, 49,* 45–51.

Simons, A., Murphy, G., Levine, J. & Wetzel, R. (1986). Cognitive therapy and pharmacotherapy for depression: Sustained improvement over one year. *Archives of General Psychiatry, 43,* 43–50.

Smith, A., Graham, L. & Senthinathan, S. (2007). Mindfulness-based cognitive therapy for recurring depression in older people: A qualitative study. *Aging & Mental Health, 11,* 346–357.

Stansfeld, S.A., Fuhrer, R., Head, J., Ferrie, J. & Shipley, M. (1997). Work and psychiatric disorder in the Whitehall II study. *Journal of Psychosomatic Research, 43,* 73–81.

Teasdale, J.D. (1988). Cognitive vulnerability to persistent depression. *Cognition and Emotion, 2,* 247–274.

Teasdale, J.D., Moore, R.G., Hayhurst, H., Pope, M., Williams, S. & Segal, Z.V. (2002). Metacognitive awareness and prevention of relapse in depression: Empirical evidence. *Journal of Consulting and Clinical Psychology, 70,* 275–287.

Teasdale, J.D., Segal, Z.V., Williams, J.M.G., Ridgeway, V.A., Soulsby, J. & Lau, M.A. (2000). Prevention of relapse/recurrence in major depression by mindfulness-based cognitive therapy. In *Journal of Consulting and Clinical Psychology, 68,* 615–623.

Treynor, W., Gonzalez, R. & Nolen-Hoeksema, S. (2003). Rumination reconsidered: A psychometric analysis. *Cognitive Therapy and Research, 27*(3), 247–259.

Weissman, M. & Beck, A.T. (1978). *Development and validation of the Dysfunctional Attitude Scale.* Paper presented at the meeting of the Association for Advancement of Behavior Therapy, Chicago.

Westen, D. & Morrison, K. (2001). A multidimensional meta-analysis of treatment for depression, panic, and generalized anxiety disorder: An empirical examination of the status of empirically supported therapies. *Journal of Consulting and Clinical Psychology, 69,* 875–899.

Williams, J.M.G. (1996). Autobiographical memory in depression. In D. Rubin (Ed.), *Remembering our past: Studies in autobiographical memory* (pp. 244–267). Cambridge: Cambridge University Press.

Williams, J.M.G., Alatiq, Y., Crane, C., Barnhofer, T., Fennell, M.J.V., Duggan, D.S., Hepburn, S. & Goodwin, G.M. (2008). Mindfulness-based cognitive therapy (MBCT) in bipolar disorder: Preliminary evaluation of immediate effects on between-episode functioning. *Journal of Affective Disorders, 107*(1–3), 275–279.

Williams, J.M.G., Teasdale, J.D., Segal, Z.V. & Soulsby, J. (2000). Mindfulness-based cognitive therapy reduces overgeneral autobiographical memory in formerly depressed patients. *Journal of Abnormal Psychology, 109,* 150–155.

Wittchen, H.-U., Knäuper, B. & Kessler, R.C. (1994). Lifetime risk of depression. *British Journal of Psychiatry, 165,* 16–22.

Wittchen, H.-U. & Jacobi, F. (2001). Die Versorgungssituation psychischer Störungen in Deutschland: Eine klinisch-epidemiologische Abschätzung anhand des Bundes-Gesundheitssurveys 1998. *Bundesgesundheitsblatt, 44,* 993–1000.

Achtsamkeit und Akzeptanz in der Dialektisch-Behavioralen Therapie der Borderline-Persönlichkeitsstörung

Claas-Hinrich Lammers & Christian Stiglmayr

Zusammenfassung: *In diesem Buchkapitel über Achtsamkeit und Akzeptanz in der Dialektisch-Behavioralen Therapie (DBT) der Borderline-Persönlichkeitsstörung (BPS) findet sich eine Beschreibung von Achtsamkeits- und Akzeptanzstrategien, wie sie im Rahmen der DBT der BPS zum Einsatz kommen. Am Anfang steht ein Abschnitt mit einer kurzen Beschreibung der BPS sowie der wesentlichen Elemente der Dialektisch-Behavioralen Therapie, damit die Bedeutung der Achtsamkeit im Gesamtkonzept der DBT deutlich wird. Im Anschluss wird das theoretische Prinzip der Achtsamkeit bei der DBT thematisiert, jedoch immer unter Berücksichtigung der praktischen Bedeutung dieses therapeutischen Bausteins für die Grundproblematik der BPS. Abschließend sind in einem Abschnitt praktische Inhalte und Strategien der Achtsamkeitsübung aufgelistet, in einem weiteren werden typische schwierige Situationen bei der Umsetzung der Achtsamkeit und mögliche Strategien im Umgang mit diesen Schwierigkeiten bei Borderline Patientinnen[1] diskutiert.*

[1] Wir haben uns für die weibliche Form entschieden, da vorrangig Frauen von der BPS betroffen sind, meinen aber beide Geschlechter.

Korrespondenzadresse: claas-hinrich.lammers@medizin.fu-berlin.de

Heidenreich, T. & Michalak, J. (2009). *Achtsamkeit und Akzeptanz in der Psychotherapie – Ein Handbuch* (3., überarbeitete und erweiterte Auflage). Tübingen: dgvt-Verlag.

Die Borderline-Persönlichkeitsstörung

Die Borderline-Persönlichkeitsstörung (BPS) ist eine schwere, chronische psychiatrische Erkrankung, die zu den Persönlichkeitsstörungen gerechnet wird. Nach dem diagnostischen System DSM-IV gehört zu ihren Kernsymptomen ein Muster von Instabilität im Bereich der Stimmung, der zwischenmenschlichen Beziehungen und des Selbstbildes. In der Außenperspektive dominiert ein Muster instabiler, jedoch intensiver zwischenmenschlicher Beziehungen mit Neigung zu Überidealisierung und Abwertung. Darüber hinaus finden sich häufig eine chronische Suizidalität mit wiederkehrenden Suizidversuchen bzw. parasuizidalen Handlungen, dissoziative Symptome und selbstverletzendes Verhalten, z.B. in Form von Schneiden. In der Innenperspektive imponieren vor allem eine Affektdysregulation mit extremen aversiven Affekten, Affektschwankungen und Spannungszuständen, deutliche Anzeichen einer gesteigerten Impulsivität und Aggressivität sowie eine ausgeprägte Identitätsstörung. In der Allgemeinbevölkerung wird eine Prävalenzrate der BPS von 2 bis 3 % angenommen, während sie auf ca. 10 % bei ambulanten und auf ca. 20 % bei stationären psychiatrischen Patienten geschätzt wird. Aufgrund der multiplen Suizidversuche und nicht zuletzt in Folge der häufigen und massiven Selbstverletzungen, die auch akzidentiell zum Tod führen können, weisen Borderline-Patientinnen eine Suizidrate von 7 bis 10 % auf (Skodol et al., 2002; Bohus, 2002). Die Prävalenz von Misshandlungserfahrungen in Form von sexuellem Missbrauch und/oder körperlicher Gewalt und Vernachlässigung im Kindes- und Jugendalter ist sehr hoch, was wohl auch dazu beiträgt, dass insbesondere Frauen von dieser Störung betroffen sind (Zanarini et al., 1997). Deswegen gibt es neuere Überlegungen, die BPS als eine Komplex-posttraumatische Belastungsstörung und nicht primär als Persönlichkeitsstörung neu zu konzipieren (Driessen et al., 2002).

Die Dialektisch-Behaviorale Therapie der BPS

Theorie

Die DBT wurde Anfang der 80er Jahre von Marsha Linehan in den USA zunächst als ein ambulantes Therapieverfahren zur Behandlung von chronisch suizidalen Patientinnen entwickelt, wobei sich im Verlauf herausstellte, dass es sich in der Regel um Borderline-Patientinnen handelte. Die DBT gilt als erstes störungsspezifisches Verfahren zur Behandlung einer BPS und stellt die erste Psychotherapieform für die BPS dar, deren Wirksamkeit und Überlegenheit gegenüber unspezifischer Psychotherapie bei dieser Störung durch randomisiert kontrollierte klinische Studien belegt werden konnte (Linehan, Armstrong, Suarez, Allmon & Heard, 1991; Bohus et al., 2000; Bohus, 2002; Verheul et al., 2003). In der Studie von Linehan, Armstrong, Suarez, Allmon und Heard (1991) ergab der Prä-Post-Vergleich über ein Jahr, dass die mit DBT behandelten Patientinnen bereits nach vier Monaten eine signifikant geringere Anzahl an Selbstverletzungen aufwiesen. Die Wahrscheinlichkeit des Auftretens selbstschädigenden Verhaltens betrug bei den mit DBT behandelten Patientinnen innerhalb von einem Jahr 63,3 %, bei den mit unspezifischer Psychotherapie behandelten Patientinnen 95,5 %. Darüber hinaus fielen im DBT-Zweig die Selbstverletzungen medizinisch weniger schwerwiegend aus. Die Wahrscheinlichkeit, dass sich die Patientinnen am Ende des Behandlungsjahres noch in Therapie befanden, war bei den mit DBT behandelten Patientinnen signifikant größer: Die Drop-out-Rate für die DBT-Gruppe betrug 16 %, für die Kontrollgruppe 50 %. Stationäre Aufenthalte waren in der DBT-Gruppe deutlich seltener und auch die stationäre Verweildauer erwies sich als bedeutsam kürzer. Die beiden Gruppen unterschieden sich jedoch zu keinem Zeitpunkt hinsichtlich ihres Ausmaßes an Depressivität, Hoffnungslosigkeit, Suizidgedanken und Nennen von Gründen, weiter am Leben teilzunehmen. Diese Ergebnisse konnten von Verheul, Van den Bosch, Koeter, De Ridder, Stijnen und Van den Brink (2003) an holländischen Patientinnen bestätigt werden.

Die biosoziale Theorie nach Linehan sieht eine Störung der Emotionsregulation als zentrales Problem der BPS. Demnach haben Patientinnen mit einer BPS Schwierigkeiten mit der Steuerung vieler, häufig sogar aller Emotionen. Diese emotionale Dysregulation umfasst zwei Komponenten: (1.) Emotionale Verletzbarkeit; die Betroffenen reagieren sehr schnell, auch auf schwache emotionale Reize, sie reagieren sehr intensiv und die Reaktionen halten lange an. Hinzu kommt (2.) die Unfähigkeit, vorhandene Emotionen modulieren zu können. Zu dieser Unfähigkeit zählen die Störung des Erkennens und Benennens von Emotionen, die negative Bewertung von eigenen Emotionen sowie das Fehlen von Strategien im Umgang mit Emotionen. Die verbleibende emotionale Erregung wird von den Patientinnen als Spannung wahrgenommen, die als höchst aversiv erlebt wird. Unter dieser ausgeprägten Anspannung erleben die Patientinnen häufig dissoziative Symptome, wie z.B. analgetische Zustände, Depersonalisation und Derealisation, Veränderungen der optischen und akustischen Wahrnehmung und einen Verlust der Kontrolle über die Willkürmotorik. Um diese Zustände zu beenden, werden häufig dysfunktionale Verhaltensweisen, wie z.B. die erwähnten Selbstverletzungen, eingesetzt (Stiglmayr, 2003).

Es wird angenommen, dass die emotionale Fehlregulation durch die Wechselwirkung zweier Faktoren während der kindlichen Entwicklung entsteht: eine *biologische Disposition* einerseits sowie ein *invalidierendes soziales Umfeld* andererseits. Derzeit wird hypothetisch von einer Dysregulation im limbischen System - insbesondere beim Hippocampus und bei der Amygdala - ausgegangen (Herpertz et al., 2001; Schmahl, Vermetten, Elzinga & Brenner, 2003). Hierbei wird kontrovers diskutiert, inwieweit diese biologische Disposition genetisch bedingt ist und inwiefern neuronale Strukturen erst während der ersten Lebensjahre durch bestimmte traumatische Erfahrungen, wie z.B. Missbrauch, verändert werden. Auf phänomenologischer Ebene zeigt sich diese biologische Disposition dann hypothetisch in Form von Temperamentsfaktoren, wie z.B. einer gesteigerten Impulsivität oder einer größeren Dissoziationsneigung.

Das frühe invalidierende Umfeld ist durch die Tendenz gekennzeichnet, unangemessen und unberechenbar auf persönliche Erfahrungen des Kindes (und deren Ausdruck) zu reagieren oder diese zu negieren. Dem Kind wird vermittelt, dass es das, was es zu fühlen angibt, gar nicht fühle (z.B.: „Wenn sie nein sagt, meint sie eigentlich ja") oder dass es dieses Gefühl nur deshalb habe, weil es überempfindlich, undiszipliniert, nicht positiv eingestellt oder ähnliches sei. Häufig wird in diesen Familien die Notwendigkeit der Kontrolle von Emotionen betont und negative Emotionen werden nicht akzeptiert. Die fehlende Validierung emotionaler Erfahrungen führt zu einer wachsenden Diskrepanz zwischen den Erlebnissen des Kindes und dem, was durch die Umwelt bestätigt wird. Das Kind kann dadurch nicht lernen, seine Gefühle zu benennen und seine emotionale Erregung zu regulieren. Als schlimmste invalidierende Erfahrung für einen Menschen gilt ein physischer (d.h. oftmals sexueller) Missbrauch in der Kindheit bzw. Jugend.

Von Marsha Linehan wurden zunächst ausschließlich kognitiv-behaviorale Verfahren angewandt, was sich als wenig wirksam erwies, da sie der Komplexität der BPS nicht gerecht wurden. Außerdem war evident, dass die suizidalen und borderline-typischen Verhaltensweisen dysfunktionale Problemlösemuster darstellen. Somit sah sie sich mit ihrem Forschungsteam vor die Herausforderung eines zu erweiternden Behandlungsmodells gestellt. Mit der Dialektisch-Behavioralen Therapie begründete sie einen komplexen Therapieansatz, der kognitiv-behaviorale Interventionen (Fertigkeitentraining in der Gruppe, kognitive Umstrukturierung, Expositionstraining, Kontingenzmanagement, Verhaltensanalyse) mit fernöstlichen Meditationspraktiken (Achtsamkeit) verbindet und dabei auch humanistische und psychodynamische Therapieaspekte integriert – verbunden mit Gestalt- und mit paradoxen Strategien.

Die zentrale Grundidee in der DBT ist die Dialektik, deren Grundsatz es ist, dass es kein Richtig oder Falsch gibt, sondern verschiedene Positionen, die ihre individuelle Berechtigung nur in Hinsicht auf ihren Stellenwert bei der Erreichung bestimmter Ziele haben. Dialektik bedeutet, dass der Therapeut[2] auf die Regungen der Patientin aufmerksam zwischen den Polen der Akzeptanz und der Veränderung reagiert, sodass zwischen den Akzeptanz- und Änderungsstrategien eine Atmosphäre für Veränderung entstehen kann. Einerseits werden die Patientinnen in ihrer Not und in ihrem Elend gesehen und verstanden, andererseits werden sie aktiv vom Therapeuten zu einer Veränderung ihrer Situation angeregt. Dialektische Verhaltensmuster bestehen in ausgewogenen Handlungen, ausgewogenen Emotionen und ausgewogenen Kognitionen. Die DBT hat damit das Ziel, die emotionale Belastbarkeit der Patientin zu erhöhen, um die multiplen Krisensituationen zu verhindern und das Erlernen von neuen Verhaltensweisen zu ermöglichen.

Praxis

In Deutschland existieren derzeit sowohl stationäre wie auch ambulante DBT-Konzepte. Die DBT hat im Wesentlichen folgenden Ablauf (Linehan, 1996a):

Die *Vorbereitungsphase* dient der Diagnostik und Informationsvermittlung über das Krankheitsbild, der Darstellung des biosozialen Ätiologiemodells und der Ziel- und Motivationsanalyse. Anhand von detaillierten Verhaltens- und Bedingungsanalysen werden die entscheidenden Problembereiche, die eine Zielerreichung bis dato verunmöglichten, identifiziert. Auch wird ein Therapievertrag unterzeichnet, welcher die wichtigsten Therapieziele und die Einhaltung konkreter Therapievereinbarungen zum Inhalt hat.

In der *ersten Therapiephase* werden die in der Vorbereitungsphase definierten Problembereiche bearbeitet. Gleichzeitig werden die für die Zielerreichung notwendigen Verhaltensfertigkeiten vermittelt. Die

2 Wir haben uns bei dem Begriff „Therapeut" für die Verwendung der männlichen Form entschieden, meinen aber natürlich hiermit stets beide Geschlechter.

Problembereiche sind hierarchisch geordnet (siehe auch Tabelle 1): Wann immer ein höher geordneter Problembereich auftritt, z.B. selbstschädigendes Verhalten, muss dieser unmittelbar behandelt werden. Die von Linehan skizzierte *zweite Therapiephase* mit der Bearbeitung der Posttraumatischen Belastungsstörung und die *dritte Therapiephase* mit Steigerung der Selbstachtung, der Entwicklung und der Umsetzung individueller Ziele wurden bislang noch nicht ausgearbeitet und spezifisch umgesetzt.

Tabelle 1: *Therapiephasen und Hierarchie der jeweiligen Problembereiche*

Vorbereitungsphase:
- ➢ Aufklärung über die Behandlung
- ➢ Zustimmung zu den Behandlungszielen
- ➢ Motivations- und Zielanalyse

Erste Therapiephase:
1. Suizidales und selbstschädigendes Verhalten
2. Therapiegefährdendes Verhalten
3. Verhalten, das die Lebensqualität beeinträchtigt
4. Verbesserung der Verhaltensfertigkeiten
   a) Innere Achtsamkeit
   b) Zwischenmenschliche Fertigkeiten
   c) Bewusster Umgang mit Gefühlen
   d) Stresstoleranz

Zweite Therapiephase:
Bearbeitung des Posttraumatischen Stresssyndroms

Dritte Therapiephase:
- ➢ Steigerung der Selbstachtung
- ➢ Entwickeln und Umsetzen individueller Ziele

(Bohus, 2002)

Die folgenden Module sind integraler Bestandteil der ersten Therapiephase sowohl einer stationären als auch ambulanten DBT:

1. Wöchentliche Einzeltermine mit dem Therapeuten

Bei den Einzelterminen geht es um die individuelle Bearbeitung von dysfunktionalen Verhaltensweisen bzw. Kognitionen wie z.B. chronische Suizidalität, selbstschädigende Verhaltensweisen und therapieschädigendes Verhalten. Zusammen mit dem DBT-Therapeuten analysieren die Patientinnen diese Problemsituationen mit Verhaltensanalysen (SORK-Schema), Emotionsanalysen und der Identifikation von maladaptiven kognitiv-emotionalen Schemata. Erst auf dem Boden einer detaillierten Analyse des Verhaltensablaufes und einer Identifikation des individuellen kognitiven, emotionalen und behavioralen Kontextes können individuelle Lösungsstrategien erarbeitet werden. Beispielsweise führt ein DBT-Therapeut eine kognitive Umstrukturierung mit einer Patientin durch, deren Verhaltensanalyse gezeigt hat, dass im Vorfeld einer Selbstverletzung regelmäßig selbstabwertende und katastrophisierende Kognitionen auftreten. Außerdem erarbeitet der Einzeltherapeut bei Bedarf mit der Patientin Strategien zur individuellen Umsetzung der in der Fertigkeiten-Gruppe erarbeiteten Verhaltensfertigkeiten.

2. Fertigkeitentraining

Linehan definiert Fertigkeiten („Skills“) als kognitive, emotionale und handlungsbezogene Reaktionen, die sowohl kurz- als auch langfristig zu einem Maximum an positiven und einem Minimum an negativen Ergebnissen führen (Linhean, 1996b). Dem Fertigkeitentraining liegt ein halbstandardisiertes Trainings-Manual zugrunde, welches die folgenden vier Module beinhaltet:

A) Achtsamkeit

Die Achtsamkeit ist in der DBT von zentraler Bedeutung und dient dazu, das gestörte Verhältnis von Gefühl und Verstand in ein Gleichgewicht zu bringen. Übergeordnetes Ziel dieser Fertigkeit ist das Erlernen von Kontrolle über sich selbst. Über die Schulung der Wahrnehmung soll es der Patientin ermöglicht werden, ihre Beobachtungen äußerer und innerer Prozesse bewertungsfrei bestimmten Kategorien (Emotionen, Gedanken, Handlungen, Umwelt) zuzuordnen. Aufgrund des präventiven Charakters dieser Fertigkeit sollte diese fortwährend geübt und eingesetzt werden. Da dieses Modul das zentrale Anliegen dieses Kapitels ist, findet sich weiter unten eine ausführlichere Darstellung der Inhalte.

B) Bewusster Umgang mit Gefühlen/emotionale Regulation

Schwierigkeiten, mit schmerzhaften Gefühlen umzugehen, gelten aus der Sicht der DBT als zentral für die Genese der BPS. Ziel dieses Moduls ist es, die eigenen Gefühle zu verstehen, neu zu bewerten und willentlich zu beeinflussen. Die Patientinnen üben mit der Technik der Emotionsanalyse, ihre Gefühle zu identifizieren und deren gedanklichen und situativen Auslöser und Funktionen im Kontext zu analysieren, die emotionale Verwundbarkeit zu verringern, positive Gefühle für sich häufiger erfahrbar zu machen, achtsam mit den eigenen Gefühlen umzugehen und das eigene emotionale Leiden zu vermindern. Eine Fertigkeit betrifft z.B. das Verändern von Gefühlen durch das Erlernen alternativer Interpretationen des Gefühls; eine andere Fertigkeit besteht im entgegengesetzten Handeln zu Ärger, Angst, Scham, Traurigkeit und Schuldgefühl.

C) Stresstoleranzfertigkeiten

Diese Fertigkeiten dienen dem Ertragen und Überleben von Krisen und dem Annehmen des Lebens, so wie es im Augenblick ist. Sie sollten immer dann zum Einsatz kommen, wenn aufgrund zu hoher Spannungszustände eine Einschränkung der kognitiven Funktionen oder/und dissoziative Phänomene auftreten. Zusammenfassend handelt es sich um das Selbstmanagement von starken sensorischen oder motorischen Reizen, um ein psycho-physiologisches Hyperarousal zu unterbrechen. Bewährte Fertigkeiten zur Kontrolle dissoziativer Zustände sind z.B.: Fisherman's Friend kauen, an Ammoniak riechen oder Eis in die Hand nehmen. Augenblicke von äußerster Anspannung lassen sich häufig mit Fertigkeiten ertragen, die zur Abreaktion der Anspannung eingesetzt werden, wie z.B. mit einem Handtuch auf ein Bett hauen, in ein Kissen schreien, sich auf dem Hometrainer verausgaben usw. Der Einsatz dieser Fertigkeiten sollte nur so lange praktiziert werden, bis eine ausreichende Spannungsreduktion eingetreten ist. Dann sollten sich die Patientinnen den Ursachen ihres Spannungszustandes zuwenden, um daraus zukünftig präventive Techniken abzuleiten. Die zwei bis drei wirksamsten Stresstoleranzfertigkeiten sollten von den Patientinnen auf einer Karte notiert oder als Gegenstand (z.B. Ammoniak) in einem „Notfallkoffer" ständig bei sich geführt werden.

D) Zwischenmenschliche Fertigkeiten

Dieses Modul ist an das soziale Kompetenztraining angelehnt und soll wesentliche soziale Selbstsicherheitsstrategien vermitteln. Es werden wirkungsvolle Strategien zur Zielerreichung in zwischenmenschlichen Situationen sowie zum Umgang mit Beziehungen vermittelt. Eine höhere Selbstsicherheit im sozialen Umgang soll bei den Patientinnen die emotionale Belastung durch zwischenmenschliche Krisen reduzieren. Beispielsweise werden Situationen trainiert, in denen es darum geht, seine eigenen Grenzen gegenüber anderen Menschen aufzuzeigen, eigene Wünsche und Anliegen anzubringen bzw. zu realisieren oder die Fähigkeit zur Vermeidung bzw. Lösung von zwischenmenschlichen Konflikten zu fördern. Großer Wert wird auch auf Aspekte der Selbstachtung beim Umgang mit anderen Menschen gelegt. Dem Umstand, dass es Borderline-Patientinnen meist nicht an der Kenntnis sozial kompetenter Verhaltensweisen mangelt, sondern an Umgangsformen mit störenden, dysfunktionalen Gedanken und Gefühlen während sozialer Interaktionen, wird durch spezifische Übungen Rechnung getragen.

Das Fertigkeitentraining wird in der Regel in einer offenen Gruppe mit bis zu acht Borderline-Patientinnen und von zwei Therapeuten (im Rahmen des Fertigkeitentrainings auch als Trainer bezeichnet) durchgeführt. Die Therapeuten bemühen sich um eine ausgleichende dialektische Haltung: Während der eine Therapeut eine veränderungsorientierte Position einnimmt, bemüht sich der andere um die Anwendung von Akzeptanzstrategien. Empfindet eine Patientin die Anwendung einer neuen Fertigkeit beispielsweise als sehr anstrengend, validiert ein Therapeut die Patientin in diesem Empfinden, während der andere Therapeut darauf hinweist, dass es aber trotzdem sinnvoll sein kann, diese neue Fertigkeit weiterhin zu üben. Zu jedem Modul existieren spezifische Arbeits- und Übungsblätter, die mit den Patientinnen in der Gruppe erarbeitet werden (Linehan, 1996b). Die Atmosphäre im Fertigkeitentraining gleicht damit der einer Unterrichtsstunde, in der die Patientinnen so oft wie möglich als Expertinnen für ihre Probleme und deren Lösungen angesprochen werden. Die Betonung eines solchen aktiven Trainings, das für verhaltensorientierte und kognitive Techniken typisch ist, unterscheidet die DBT insbesondere von psychodynamischen Ansätzen. Der für Borderline-Patientinnen kennzeichnende passive Problemlösestil soll zugunsten eines aktiven Erlernens und Übens von Fertigkeiten aufgebrochen werden. Es kann gar nicht genug betont werden, dass der eigentliche Fortschritt in der Therapie zu einem großen Teil in der oftmals anstrengenden Einübung, also dem Training der in der Gruppe und der Einzeltherapie gelernten Fertigkeiten bzw. Verhaltensänderungen, besteht. Die Patientinnen führen insbesondere deshalb auch außerhalb des Gruppentrainings Übungen zu den jeweiligen Arbeitsblättern durch. Zusätzlich werden die angewandten Fertigkeiten in einem Wochenprotokoll eingetragen.

Eine weitere Technik zur Vermittlung von Fertigkeiten ist die Vorgabe einer klaren Struktur des Trainings. Diese ist primär durch die Arbeits- und Übungsblätter im Manual nach Linehan (1996b) gegeben, das den Patientinnen zu Beginn der ersten Stunde ausgehändigt wird. Der klare Ablauf der Einzeltermine wie auch des gesamten Trainings, die transparente Orientierung auf Vermittlung und Übung von Fertigkeiten, der Therapievertrag und die Einbettung des Trainings in die Gesamttherapie vermitteln Orientierung und das Gefühl der Kontrollierbarkeit. Damit hat die Patientin Raum, sich ausschließlich den Inhalten des Fertigkeitentrainings zu widmen. Wenn auch viele Patientinnen diese klare Struktur zu Beginn des Trainings als lästig und einschränkend empfinden, schätzen sie es im Verlauf der Gruppenarbeit zunehmend. Es bietet eine wesentliche äußere Orientierung bei häufig chaotischen inneren Strukturen und auch Schutz vor unerwarteten Ereignissen, wie z.B. persönlichen Angriffen untereinander.

Die Therapeuten bemühen sich, die Fertigkeiten so häufig wie möglich bei ihrem Namen zu nennen. Sie fungieren sozusagen als „Übersetzer" des jeweiligen Verhaltens in Fertigkeiten. Darüber sollen der Erwerb und die Generalisierung der Fertigkeiten erleichtert werden. Gleichzeitig achten die Therapeuten darauf, dass die Patientinnen nicht zu viele Fertigkeiten auf einmal lernen und trainieren. Zur Orientierung, wann welche Fertigkeiten anzuwenden sind, wurden die einzelnen Module in eine Spannungskurve eingeordnet (siehe Abbildung 1). In Abhängigkeit von ihrer Spannungshöhe sollen die Patientinnen entsprechende Fertigkeiten des jeweiligen Moduls anwenden. Es empfiehlt sich daher, jeder neu hinzugekommenen Patientin dieses Modell relativ frühzeitig, am besten durch eine Mitpatientin, erklären zu lassen.

3. Telefonberatung

Die Telefonberatung in der DBT soll der Patientin die generelle Möglichkeit geben, sich in besonderen Situationen ein kurzes Feedback vom Therapeuten zu holen. Dies gilt beispielsweise zur Lösung von akuten (para-)suizidalen Krisen oder auch zur Belohnung nach erfolgreicher Umsetzung von Therapieinhalten. Auf jeden Fall handelt es sich um keine telefonische Therapie, sondern um eine kurze (ca. fünfminütige) Beratung. Diese kann z.B. so aussehen, dass bei einer (para-) suizidalen

Krise entweder kurz die vereinbarten Fertigkeiten besprochen werden oder Anlaufstellen für eine erforderliche Krisenintervention gesucht werden. Oftmals geschieht eine Telefonberatung auch im Sinne eines so genannten „cheer-leadings", also einer Aufmunterung zum weiteren Anwenden von therapeutischen Strategien oder zum Durchhalten in schwierigen Situationen.

4. Supervisionsgruppen

Die Arbeit mit Borderline-Patientinnen und das DBT-Konzept sind sehr anspruchsvoll, sehr belohnend, aber auch sehr anstrengend für die Patientinnen *und* die Therapeuten. Um eine fachlich kompetente Arbeit leisten zu können, die vielfältigen Strukturen der DBT zu lernen und zu beachten und um ein berufliches Burn-out zu verhindern, gehört eine wöchentliche Supervision unbedingt zu einer sinnvollen, effizienten und belohnenden Arbeit als DBT-Therapeut.

Ambulante versus stationäre Dialektisch-Behaviorale Therapie

Die Dauer der DBT im ambulanten Rahmen kann je nach Bewilligungsdauer bis zu zwei Jahre betragen. Es finden ein bis zwei einzeltherapeutische Sitzungen pro Woche statt. Zusätzlich besucht die Patientin im ersten Jahr einmal wöchentlich für zwei Zeitstunden ein ambulantes Fertigkeitentraining in der Gruppe. Im ambulanten Setting werden in der Regel die einzelnen Module mit Ausnahme der Fertigkeiten zur Steigerung der inneren Achtsamkeit in jeweils sechs Sitzungen hintereinander behandelt. Zwischen diesen Blöcken finden jeweils zwei Sitzungen des Moduls „Fertigkeiten zur Steigerung der inneren Achtsamkeit" statt. Mit diesem Vorgehen wird versucht, dem Modul „Fertigkeiten zur Steigerung der inneren Achtsamkeit" als Basismodul und damit Voraussetzung für alle anderen Module Rechnung zu tragen. Langjährige Erfahrungen haben gezeigt, dass es sehr von Vorteil ist, wenn die Patientinnen schon früh das Prinzip der Achtsamkeit verstehen und umsetzen lernen. Aus diesem Grund sollte mit der Vermittlung dieses Moduls begonnen werden. Der Durchlauf des gesamten Lerninhalts beträgt 24 Sitzungen. Innerhalb eines Jahres kann das vollständige Programm damit zweimal durchgeführt werden. Mit diesem Vorgehen wird gewährleistet, dass Patientinnen, die beim ersten Durchlauf von der Stoffmenge überfordert sind oder bei denen sie permanente Krisen von einer aktiven Teilnahme abhalten, eine zweite Chance erhalten. Zudem wird mit der Wiederholung die Notwendigkeit zum Üben der Fertigkeiten betont.

Im stationären Rahmen besteht die DBT in der Regel aus einer auf drei Monate begrenzten Therapie. Die stationäre DBT-Behandlung kann allerdings nicht isoliert, sondern nur als Teilmodul einer längerfristigen Behandlung gesehen werden. Idealerweise sollte sie zu Beginn einer längerfristigen Behandlung stehen. Sowohl hinsichtlich Struktur wie auch therapeutischer Strategien unterscheidet sich das Vorgehen in der stationären DBT nicht von dem der ambulanten Therapie. Aufgrund der Kürze der Zeit wird jedoch nur jenes Verhalten fokussiert, welches für die stationäre Aufnahme verantwortlich war (z.B. Suizidversuch und Selbstverletzungen), damit die Patientinnen im Anschluss eine ambulante Therapie beginnen können. Für die Patientinnen besteht in Ausnahmefällen die Möglichkeit eines wiederholten stationären Aufenthaltes, der dann jedoch auf sechs Wochen beschränkt ist und nur in Absprache mit dem behandelnden ambulanten Therapeuten stattfindet. Im stationären Setting haben die Patientinnen ebenfalls zwei einzeltherapeutische Termine pro Woche (jeweils einen Termin mit dem Therapeuten und dem Co-Therapeuten). Für die Fertigkeitenvermittlung im stationären Rahmen haben sich im Laufe der Zeit grundsätzlich zwei Modelle etabliert. Beiden Modellen gemeinsam ist der Versuch, der im Vergleich zum ambulanten Setting deutlich kürzeren Verweildauer der Patientin gerecht zu werden. Im ersten Modell werden die Fertigkeiten, wie auch im ambulanten Setting, modulweise vermittelt. Das Fertigkeitentraining wird zu diesem Zweck bis zu dreimal wöchentlich in einer DBT-Gruppe parallel zur Einzeltherapie durchgeführt. Die Module nehmen jeweils ca. zwei bis drei Wochen in Anspruch. Im zweiten Modell hat sich ein flexiblerer Umgang bewährt, der sich an den aktuellen und spezifischen Bedürfnissen der Patientinnen in der jeweiligen Stunde richtet, indem einzelne Bausteine aus den Behandlungsmodulen herausgegriffen werden. Demnach werden in diesem Modell die Fertigkeiten nicht mehr modulweise, sondern an die individuellen Bedürfnisse der Patientinnen angelehnt vermittelt. Ziel ist es hierbei, wenige, dafür aber sehr spezifische und hochwirksame Fertigkeiten zu besprechen und zu üben. Da das zweite Modell von den Therapeuten verlangt, zu jedem Zeitpunkt des Trainings über alle zur Verfügung stehenden Fertigkeiten informiert zu sein, ist dieses Vorgehen nur erfahrenen Therapeuten zu empfehlen.

Die personellen Kapazitäten im stationären Setting ermöglichen außerdem im Vergleich zum ambulanten Setting ein deutlich umfangreicheres therapeutisches Angebot. Zentrale Komponente eines solchen stationären Angebots sind ein bis zwei wöchentliche Einzeltermine mit der Bezugspflegekraft, also der Co-Therapeutin/dem Co-Therapeuten. Die zentralen Aufgaben der Co-Therapeuten liegen zu Beginn der Behandlung in der Einführung der Patientin in die Stationsregeln, die Erklärung der biosozialen Theorie und das Leisten von Hilfestellungen bei der Orientierung hinsichtlich Behandlungsplanung und Zielsetzung. Im weiteren Verlauf der stationären Behandlung sollte der Termin mit dem Co-Therapeuten in der Regel dazu genutzt werden, Hausaufgaben aus der Fertigkeitengruppe zu besprechen, zu üben und praktische Schwierigkeiten zu bewältigen. Das Team der Co-Therapeuten trägt sehr viel zum Gelingen der Behandlung im stationären Setting bei. Deshalb können hier aber auch bedeutende Fehler in der therapeutischen Arbeit geschehen. Nicht zuletzt aus diesem Grund ist eine entsprechende Schulung des Co-Therapeuten-Teams unabdingbar, z.B. in Form einer wöchentlichen Supervision. Die stationär häufig auftretenden Team-Spaltungsprozesse können damit erfolgreich minimiert werden, da auf diesem Wege sichergestellt wird, dass alle Beteiligten an einem Strang ziehen.

Neben diesen therapeutischen Angeboten gibt es in Abhängigkeit von der personellen Ausstattung weitere mögliche Angebote. Diese umfassen eine einmal wöchentlich stattfindende Gruppe zur Vermittlung von störungsspezifischem Wissen sowie Klärung oder Verbesserung von interaktionellen Problemen zwischen den Patientinnen (Basis-Gruppe). In einer weiteren Gruppe treffen sich ausschließlich die Borderline-Patientinnen, die miteinander Verhaltensanalysen besprechen, sich gegenseitig in ihren therapeutischen Bemühungen unterstützen sowie neu aufgenommene Patientinnen in die Rahmenbedingungen der Therapie einführen (Bezugsgruppe). Es ist erstaunlich und bezeichnend, wie effektiv und ernsthaft die Borderline-Patientinnen in der Regel diese Bezugsgruppe alleine gestalten. In einer wöchentlich stattfindenden Gesundheitsgruppe können wesentliche Elemente eines gesunden Lebensstils, die zu einer emotionalen Stabilisierung beitragen, vermittelt werden. Wenn es die personellen Ressourcen ermöglichen, kann außerdem das Modul Achtsamkeit in einer eigens hierfür eingerichteten Gruppe vermittelt und geübt werden (siehe hierzu den Exkurs im Abschnitt „Ablauf der Vermittlung des Achsamkeitskonzeptes"). Schließlich finden sich in den meisten stationären Einrichtungen zusätzlich körpertherapeutische, sozialtherapeutische sowie ergotherapeutische Angebote. Insbesondere ein qualifiziertes körpertherapeutisches Angebot wird von den Patientinnen als eine sehr effektive Komponente ihrer Therapie wahrgenommen.

Eine ausführliche Darstellung der DBT findet man in den Büchern von Marsha Linehan (1996) und Martin Bohus (2002).

Achtsamkeit in der Dialektisch-Behavioralen Therapie

Borderline-typische Problembereiche für die Anwendung von Achtsamkeit

Warum stellt Achtsamkeit einen zentralen Punkt in der Therapie von Borderline-Patientinnen dar bzw. in welchen Bereichen der BPS kommt das therapeutische Prinzip der Achtsamkeit zur Anwendung? Um dies zu verstehen, muss man sich verdeutlichen, dass sich Patientinnen mit einer BPS die meiste Zeit des Tages mit sorgenvollen, selbstabwertenden, kritischen, negativen und katastrophisierenden Gedanken beschäftigen. Diese Gedanken haben gemeinsam, dass sie eine negative Bewertung einer Situation, einer Emotion, eines Gedanken oder der eigenen Person (insbesondere auch des eigenen Körpers) vornehmen. Sie lauten z.B.: „Warum bin ich nur so blöd?"; „Mein Freund bleibt nur aus Mitleid bei mir!"; „Wenn ich mich damals nur anders entschieden hätte, dann ginge es mir jetzt besser!"; „Ich bin hässlich!" usw. Diese bewertenden Gedanken, die auch die meisten gesunden Menschen – jedoch in einem deutlich geringeren Ausmaß – kennen, werden von den Patientinnen in der Regel als Tatsachenbeschreibungen empfunden. In der Folge kommt es zu einem starken Ansteigen der Spannung und häufig radikalen *Lösungs*versuchen, wie z.B. Selbstverletzungen. Zum anderen zeigen die Borderline-Patientinnen sowohl eine sehr emotionale und wenig differenzierte Wahrnehmung der eigenen Gedanken und Gefühle als auch der Geschehnisse in ihrer Umwelt, sodass es auch hier zu einem schnellen Übergang zu Spannungszuständen, selbstschädigenden Verhaltensweisen und Suizidgedanken kommt. Das bedeutet, dass die Wahrnehmung der äußeren und inneren Geschehnisse bei Borderline-Patientinnen auf generalisierte, abwertende und damit emotionsgeladene Betrachtungsweisen reduziert ist. Die Techniken der Achtsamkeit stellen in allen Bereichen der DBT ein wesentliches Therapieprinzip zur Bearbeitung dieser Kernproblematik der BPS dar. Erst die Konzentration auf die gegenwärtigen Geschehnisse schafft die Möglichkeit zu einer Veränderung von problematischen Verhaltensweisen, Denkstilen und Emotionen.

Grundprinzipien der Achtsamkeit in der DBT

Der Begriff der Achtsamkeit stammt aus dem Zen-Buddhismus und bezeichnet die Fähigkeit, sich wertfrei auf das Hier und Jetzt zu konzentrieren. Dies bezieht sich sowohl auf innere Geschehnisse wie Gedanken und Gefühle („Innere Achtsamkeit") als auch auf äußere, die sich mit den fünf Sinnen wahrnehmen lassen („Fünf-Sinne-Achtsamkeit"). Achtsamkeit bezeichnet damit das Gegenteil von Unkonzentriertheit, sich in Bewertungsprozessen verlieren, weit weg von sich oder der Umwelt sein, sich in seinen Gefühlen und Gedanken verlieren und mehreren Dingen gleichzeitig nachgehen. Gelingt es einem Menschen, mit seiner Aufmerksamkeit in der Wahrnehmung gegenwärtiger Geschehnisse zu bleiben, dann stellt sich ein Gleichgewicht bzw. sinnvolles Zusammenspiel zwischen Gefühl und Verstand ein, das letztlich das übergeordnete Ziel aller Achtsamkeitstechniken darstellt.

In der DBT wird neben dem Verstand und Gefühl noch ein weiterer Anteil benannt, der das Erleben und Verhalten eines Menschen auf folgende Weise bestimmt: das intuitive Verstehen und Wissen, im Amerikanischen von Marsha Linehan als „wise mind" bezeichnet. Verhalten sich Gefühl und Verstand zueinander wie These und Antithese, so bezeichnet intuitives Verstehen und Wissen die Synthese aus diesen beiden Bestandteilen. Es stellt damit einen anderen Zustand als nur die bloße Zusammenarbeit oder Summe aus Gefühl und Verstand dar. Obwohl der Zustand des „wise mind" im Rahmen der Achtsamkeit von Marsha Linehan mit erwähnt wird, haben wir uns entschlossen, auf dieses Konzept hier nicht näher einzugehen. Dies hat zum einen den Grund, dass eine würdige und damit ausreichende Beschäftigung mit diesem Thema den Rahmen dieses Buchkapitels übersteigen würde. Außerdem wäre eine tiefergehende Beschäftigung mit dem Zen-Buddhismus unerlässlich. Zum anderen werden die nachfolgend vorgestellten Gesichtspunkte für eine Vermittlung des Achtsamkeitskonzeptes in der Arbeit mit Patientinnen von uns als ausreichend angesehen. Für weitergehend Interessierte sei auf das Trainingsmanual von Linehan hingewiesen (Linehan, 1996b).

Die DBT unterscheidet zwei Formen von Achtsamkeitsfertigkeiten: die „Was-Fertigkeiten" und die „Wie-Fertigkeiten":

Die „Was"-Fertigkeiten der Achtsamkeit haben (1.) das Wahrnehmen, (2.) das Beschreiben und (3.) das Teilnehmen zum Inhalt.

1. Wahrnehmen heißt die bewusste Wahrnehmung von Sinneseindrücken, Emotionen, Gedanken, Körperprozessen und Handlungsimpulsen. Es sollen bei dieser Was-Fertigkeit ausdrücklich keine Worte benutzt werden – vielmehr geht es um konkretes Erleben und Erfahren. Die Wahrnehmung eines Baumes könnte beispielsweise dergestalt ablaufen, dass eine Patientin sich vor einen Baum setzt und ausschließlich wahrnimmt, dass der Baum aus einer Rinde, Ästen und Blättern besteht.
2. Beschreiben beinhaltet die Fähigkeit, das Wahrgenommene detailliert mit Worten zu beschreiben. Die Beschreibung eines Baumes könnte sich beispielsweise folgendermaßen anhören: „Ich sehe einen Baum, der ca. zehn Meter hoch ist. In einer Höhe von ca. zwei Metern geht nach rechts ein erster Ast ab, der wiederum ca. eine Länge von zwei Metern hat. Dieser Ast ist braun und die Blätter sind grün-gelblich."
3. Teilnehmen besteht in einem unmittelbaren, gegenwärtigen Aufgehen in einer Wahrnehmung, einer Aktivität, einem Gedanken, einem Gefühl, einer Körperempfindung oder einem Handlungsimpuls. Dieses kann sich auf so einfache und scheinbar banale Tätigkeiten wie z.B. Kaffee Kochen oder Haare Kämmen und auf so komplexe Tätigkeiten wie das Spielen eines Instrumentes beziehen. Teilnehmen meint jedoch nicht, sich in dem, was gerade erlebt wird, zu verlieren. Der Teilnehmende verfügt stattdessen zu jedem Zeitpunkt über die volle Kontrolle über sich und seine Umwelt. Als Beispiel sei ein Tänzer erwähnt, der sich mit seiner Partnerin ausschließlich der Musik und den Bewegungsabläufen hingibt, jedoch zu jedem Zeitpunkt in der Lage ist, auf Störungen und Abweichungen zu reagieren. Ein anderes Beispiel sind Kampfsportler, die sich, sobald sie an den möglichen Sieg denken, nicht mehr voll und ganz im Hier und Jetzt befinden und dann eventuell zu langsam sind, um dem Angriff des Gegners auszuweichen.

Die „Wie"-Fertigkeiten der Achtsamkeit haben (1.) den Verzicht auf Bewertung, (2.) die Konzentration und (3.) das wirkungsvolle Handeln zum Inhalt.

1. Patientinnen mit einer BPS fällt es zu Beginn sehr schwer, diese Grundforderung der Achtsamkeit zu befolgen, da sie infolge ihrer starken und schwankenden Emotionalität zu ständigen Bewertungen – meist negativer Natur – von sich selbst oder ihrer Umwelt neigen. Das Erlernen einer Wahrnehmung ohne innere Bewertung ist allerdings Grundlage einer jeden Achtsamkeit. Als Beispiel sei genannt, wie eine Patientin zur Durchführung ihrer Hausaufgaben einen kleinen See wertfrei beschreiben wollte. Als sie jedoch einen toten Fisch entdeckte, kam ihr sofort der Gedanke, dass der See eventuell vergiftet sein könnte, und ging auf die Suche nach weiteren toten Fischen. Anstatt ihre Gedanken wertfrei wahrzunehmen und gegebenenfalls zu beschreiben, steigerte sich die Patientin sehr rasch weiter in ihre Bewertungen hinein und brach schließlich die Übung mit dem Gedanken ab, dass sie jetzt schon zu blöd sei, eine solche einfache Achtsamkeitsübung durchzuführen.
2. Die Konzentration auf den Augenblick verhindert, dass die Borderline-Patientinnen in Grübeleien, Nachdenken über negative Erlebnisse und andere nicht situationsadäquate, dysfunktionale Gedankenschleifen verfallen. Allein die Fokussierung auf den Augenblick, auf die im Hier und Jetzt vorgenommene Handlung kann für Borderline-Patientinnen sehr heilsam sein, da es ihre dysfunktionalen, automatisch ablaufenden Verhaltensmuster durchbrechen kann. Generell kann die Aussage getroffen werden, dass die Gegenwart selten bedrohlich ist – bedrohlich wird diese meist erst dann, wenn die Person die Vergangenheit („Das war schon immer so") und die Zukunft („Das wird immer so bleiben") mit einbezieht. In Rückgriff auf oben erwähntes Beispiel wird deutlich, dass sich die Patientin nicht mehr auf das Hier und Jetzt konzentrierte, sondern sich in ihren Befürchtungen und Mutmaßungen verlor.
3. Das wirkungsvolle Handeln benennt die Art von Handlungen, die einerseits an die gegenwärtige Situation angepasst und zum anderen der jeweiligen Person individuell möglich sind. Dies bedeutet beispielsweise, den Chef nach einem abgelehnten freien Wochenende nicht verbal oder gar körperlich anzugehen. Je nach den Mög-

lichkeiten der Person könnte stattdessen wirkungsvolles Handeln bedeuten, eventuell ein anderes Wochenende zu erfragen oder mit wenigen Worten den Raum zu verlassen (um gegebenenfalls zu einem späteren Zeitpunkt nochmals einen Gesprächsversuch zu starten).

Sowohl das achtsame Wahrnehmen wie auch das Beschreiben führen zu einer deutlichen inneren Distanzierung, einer Unterbindung von negativen vergangenheits- und zukunftsbezogenen Kognitionen und damit zu einer emotionalen Beruhigung. Aufgrund der größeren Abstraktheit beim Beschreiben, erzeugt durch die Zuordnung von Wörtern, erleben viele Patientinnen hierbei eine größere Distanz als beim reinen Wahrnehmen. Gleichzeitig birgt das Beschreiben durch die Verwendung von Wörtern allerdings eine größere Gefahr einer Bewertung. Unseren Erfahrungen zufolge hängt die Wahl der Methode sehr von individuellen Vorlieben und Vorerfahrungen ab. Viele verstärkt intellektuell arbeitende Menschen haben z.B. große Probleme, „ohne Worte" wahrzunehmen, d.h. sie gleiten immer wieder in das Beschreiben ab.

Die Stellung der Achtsamkeit im Gesamtkonzept der DBT

Achtsamkeit ist im Rahmen der DBT jedoch nicht nur auf das Modul Achtsamkeit begrenzt, sondern ist wesentliches Prinzip der gesamten DBT. Entsprechend finden sich in jedem Modul des Fertigkeitentrainings Achtsamkeitselemente. Im Modul „Bewusster Umgang mit Gefühlen" ist dies z.B. die genaue Wahrnehmung und Beschreibung eines Gefühls, im Modul „Zwischenmenschliche Fertigkeiten" ist es z.B. die genaue Wahrnehmung und Beschreibung einer zwischenmenschlichen Situation, und im Modul „Stresstoleranz" ist es schließlich beispielsweise die bewusste sinnliche Wahrnehmung eines äußeren Reizes (z.B. eines Eiswürfels). Darüber hinaus bedarf es der fortwährenden Achtsamkeit, um entscheiden zu können, zu welchem Zeitpunkt welche Fertigkeit angewandt werden muss. Da dies für die Patientinnen nicht immer schnell und einfach zu entscheiden ist, wurde als Referenzwert der bestehende Spannungszustand gewählt - d.h. in Abhängigkeit von der aktuellen Spannung sollen unterschiedliche Fertigkeiten angewandt werden (siehe Abbildung 1).

Abbildung 1: *Spannungskurve*

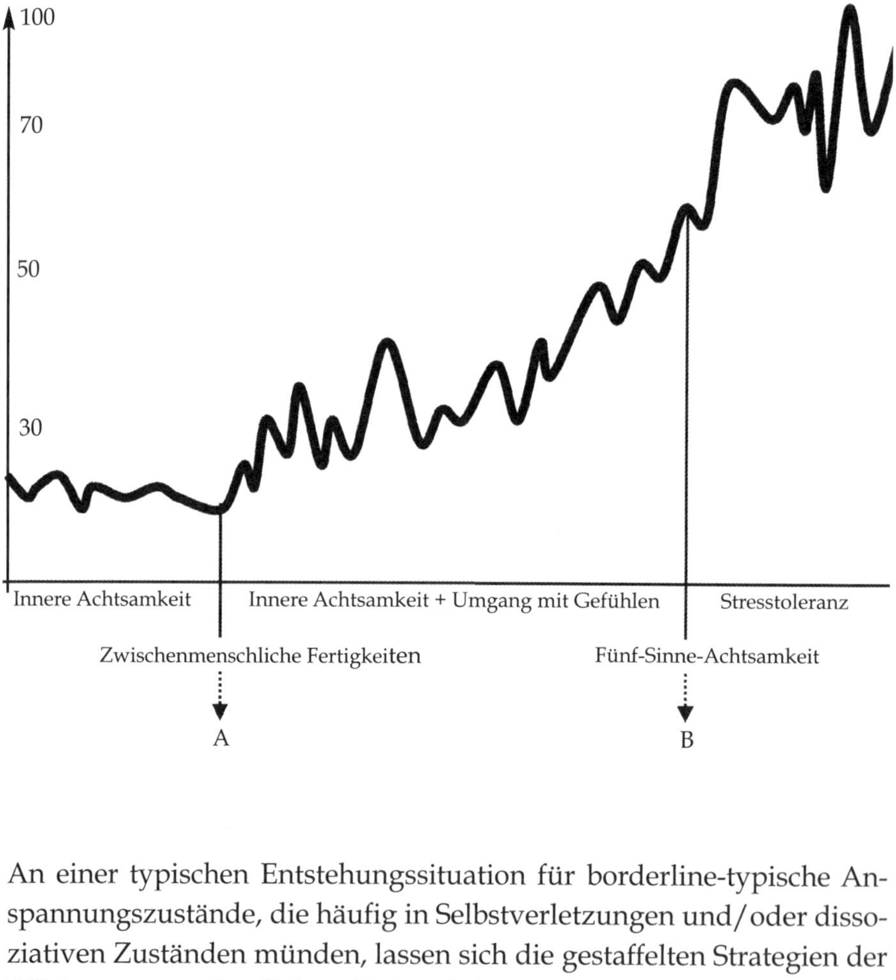

An einer typischen Entstehungssituation für borderline-typische Anspannungszustände, die häufig in Selbstverletzungen und/oder dissoziativen Zuständen münden, lassen sich die gestaffelten Strategien der DBT gut veranschaulichen (Beispiel 1). Für die verschiedenen Stadien sind in Klammern die am ehesten anzuwendenden Fertigkeiten angegeben (1. innere Achtsamkeit; 2. zwischenmenschliche Fähigkeiten; 3.

bewusster Umgang mit Gefühlen; 4. Fünf-Sinne-Achtsamkeit; 5. Stresstoleranz).

Beispiel 1: Der Einsatz der verschiedenen Fertigkeiten der DBT

Es ist Sonntagmittag. Die Borderline-Patientin Sabine T. fühlt sich schon seit dem Morgen eher unwohl und unruhig (1.). Durch dieses Unwohlsein fängt sie an, sich vermehrt Gedanken darüber zu machen, dass sie eigentlich Sonntage schon immer gehasst hat (1. und 3.). Sie denkt z.B. darüber nach, wie sie früher mit ihrer Familie am Sonntagmittag zusammensaß, der Vater wegen seines üblichen Alkoholexzesses und des typischen Sonntagskaters erst ihre Mutter und dann sie anschrie, man ihm nichts recht machen konnte und sie Angst davor hatte, dass sie wieder einmal Schläge bekommen würde. Bei diesen Gedanken wird ihre Stimmung spürbar gereizter und erste Hassgefühle tauchen in ihr auf (1. und 3.). Dann denkt Frau T. darüber nach, dass ihre Freundinnen am Sonntag häufig keine Zeit für sie haben, und sie fragt sich, ob dass vielleicht sogar etwas mit ihr zu tun haben könnte (2.). Sie versenkt sich mehr und mehr in diese Gedanken und kommt wie immer zu dem Schluss, dass sie eigentlich ein vollkommen inakzeptabler Mensch sei und sie niemals von Freunden so richtig gemocht werden wird. Ihre Stimmung ist jetzt schon sehr angespannt und sie kann ihre Selbsthassgefühle jetzt sehr deutlich spüren (1., 2. und 3.). Sie sitzt in ihrem Sessel und versenkt sich in diese Gedanken und Gefühle. Als eine Freundin anruft, reagiert Frau T. extrem gereizt und schafft es, dass die Freundin nach einem fünfminütigen Gespräch verärgert den Hörer auflegt (2.). Danach besteht Frau T. nur noch aus Selbsthass und Anspannung (3. und 4.), was dann, wie schon so häufig zuvor, zu einem dissoziativen Zustand führt, wo sie sich als vollkommen leer und fremd empfindet, richtiggehend neben sich steht und sich selbst wie von außen beobachten kann (4. und 5.). Irgendwann werden diese innere Leere und Gefühllosigkeit so stark, dass Frau T. Angst davor hat, die Kontrolle über sich zu verlieren (5.). Deswegen geht sie ins Bad und fügt sich drei tiefe Schnitte in den Unterarm bei, woraufhin sie plötzlich aus diesem unangenehmen Zustand auftaucht und sich erleichtert fühlt.

Die DBT-Techniken lassen sich hier in ihrem gestaffelten Einsatzgebiet sehr deutlich aufzeigen. So lange noch nichts Konkretes vorgefallen ist oder „nur eine diffuse Anspannung“, Unwohlsein oder sonstige negative Gedanken und Emotionen in einer geringen Ausprägung vorhanden sind, ohne dass etwas Konkretes vorgefallen ist, heißt die entsprechende DBT-Technik „Innere Achtsamkeit“.

Durch das achtsame Wahrnehmen und damit auch Registrieren dieser Zustände versetzt sich die Patientin in die Lage, diese auch kontrollieren zu können. Damit bedeutet Achtsamkeit auch immer Prävention. Handelt es sich hingegen um deutliche Erregungszustände, die von Borderline-Patientinnen distinkten Emotionen häufig nicht zuordenbar sind, heißt die entsprechende DBT-Technik „Bewusster Umgang mit Gefühlen“ auf der Grundlage einer weiter angewandten „Inneren Achtsamkeit“. Bei Emotionen, die im Rahmen von sozialen Interaktionen auftreten, kommt am ehesten die DBT-Technik der „Zwischenmenschlichen Fähigkeiten“ zum Einsatz. Übersteigt die Anspannung in der Eigenwahrnehmung einen Wert von 70, beginnt der „Stresstoleranzbereich“.

Am Übergang kommt insbesondere die „Fünf-Sinne-Achtsamkeit“ zum Einsatz, um einen Kontrollverlust zu verhindern und die Anspannung zu reduzieren. Der weitere Übergang ist durch einen zunehmenden Verlust der Kontrolle über Verstand und Gefühle und deren Zusammenspiel definiert. Ziel der Stresstoleranzfertigkeiten ist zum einen, die bestehende Situation zu akzeptieren und zum anderen, Techniken anzuwenden, die im besten Fall zu einer Spannungsreduktion führen, zumindest aber zu keinem weiteren Anstieg der Spannung. Da oberhalb einer Spannung von 70 zudem häufig dissoziative Phänomene imponieren, können diese ebenfalls durch den wirksamen Einsatz von Fertigkeiten zur Stresstoleranz kontrolliert werden.

Die radikale Akzeptanz in der Dialektisch-Behavioralen Therapie

Der Begriff bzw. die Tätigkeit der Achtsamkeit ist fest mit dem Begriff bzw. der Haltung der radikalen Akzeptanz verknüpft. Jede Form der Achtsamkeit besteht wesentlich aus der Nicht-Bewertung von Sinneseindrücken, Situationen, Gedanken und Gefühlen. Allein deswegen ist jede Achtsamkeitsübung auch eine Übung im Sinne einer Akzeptanz für das, was ist, d.h. der Verzicht auf eine gedankliche oder reale Veränderung. Die achtsame Akzeptanz kann sich sowohl auf Ereignisse und Umstände beziehen, die einer persönlichen Beeinflussung prinzipiell zugänglich sind (z.B. habe ich meine Wohnung in einer neuen Farbe gestrichen, die mir nach dem Abtrocknen sehr missfällt), wie auch auf Ereignisse und Umstände, bei denen eine solche Beeinflussung nicht möglich ist (z.B. will mir der Arbeitgeber keinen zusätzlichen freien Tag gewähren, Naturkatastrophen, der in der Vergangenheit erlebte sexuelle Missbrauch). Da sich die achtsame Akzeptanz auf beide Bereiche bezieht, wird sie von Linehan auch als „radikale Akzeptanz" bezeichnet. Gleichzeitig meint sie damit zusätzlich, dass das Annehmen tief aus dem Inneren heraus kommen und vollständig sein muss.

Für den Fall, dass eine persönliche Einflussnahme auf ein inneres und/oder äußeres Geschehen möglich ist, versetzt die radikale Akzeptanz die Patientinnen häufig überhaupt erst in die Lage, eine Änderung herbeiführen zu können. Auf obiges Beispiel bezogen bedeutet dies, dass, so lange sich eine Person ausschließlich darüber ärgert, dass die Farbe nach dem Abtrocknen so hässlich ist, sie womöglich zusätzlich anfängt, sich selbst abzuwerten (z.B.: „Wie kann ich nur solch eine hässliche Farbe zusammenmischen?"; „Warum habe ich vorher nur keinen Probeanstrich gemacht?"; „Ich bin ja völlig unfähig"), so lange wird sie nicht in der Lage sein, eine neue Farbe aufzutragen. Gleichzeitig führt die Unfähigkeit, eine Tatsache zu akzeptieren, zu einem chronischen Leiden. Leiden entsteht demnach, wenn ein wie auch immer gearteter Schmerz nicht akzeptiert wird. Das Gleiche gilt für Belastungen, die unabänderlich sind. Radikale Akzeptanz ist somit die Fähigkeit, sich selbst und seine Umgebung wahrzunehmen, ohne zu erwarten, dass die Person selbst oder die Umgebung anders sein sollten. Wichtig ist, diese Haltung der Nichtbewertung hierbei nicht mit einem Billigen oder Gutheißen zu verwechseln.

Je größer die subjektive Anspannung ist, umso schwerer ist die Technik der radikalen Akzeptanz anzuwenden. Vor allem für Borderline-Patientinnen, die im Unterschied zu anderen Personen unter sehr vielen und sehr starken Spannungszuständen leiden, stellt die Umsetzung dieser Technik damit eine besondere Herausforderung dar. Gleichzeitig ist sie jedoch gerade in diesen hohen Spannungszuständen noch wichtiger als in Zuständen niedrigerer Spannung. Die bereits angeführten Stresstoleranztechniken haben damit ihren Sinn vor allem darin, die Patientinnen wieder in die Lage zu versetzen, eine Situation so zu akzeptieren wie sie ist (siehe Beispiel 2).

Beispiel 2: Der Sinn und Nutzen der radikalen Akzeptanz
Nehmen wir das Beispiel eines Menschen, der durch eine wichtige Prüfung gefallen ist, die er jedoch wiederholen kann. Zunächst ist er schockiert, ärgerlich auf sich selbst und auf die schweren Prüfungsfragen. Dieser Ärger ist normal und sicherlich auch wichtig, da das Ereignis eine unmittelbare emotionale Bedeutung für diesen Menschen hat und die negativen Emotionen eine Motivation für bessere Leistungen darstellt. Anschließend hat er sich die Arbeit durchgelesen und sich seine Fehler genau angeschaut. Natürlich ist es auch hier bis zu einem gewissen Grad sinnvoll, dass er die Fehler und Versäumnisse der vergangenen Prüfung durchgeht, damit er für die nächste Prüfung besser vorbereitet ist. Und auch die Tatsache, dass er sich für einige Tage den Kopf darüber zerrauft, dass er doch Frage 7 eigentlich richtig beantworten hätte können und Frage 9 falsch korrigiert hat usw., gehört sicherlich zu einem normalen und sinnvollen Verhaltensrepertoire, das für die zukünftigen Prüfungen von Bedeutung ist. Doch wie ist es zu bewerten, wenn man noch vier Wochen nach der Prüfung in solchen Gedankengängen gefangen ist, sich zum hundertsten Mal über seine Examensfehler ärgert, die schweren Prü-

fungen verflucht und noch nicht angefangen hat, für die Wiederholungsprüfung zu lernen? Dann spätestens ist der Punkt erreicht, wo eine gedankliche und emotionale Beschäftigung mit einem nicht mehr zu ändernden Ereignis sinnlos ist, wenn man es als sein Ziel betrachtet, das Wiederholungsexamen zu bestehen. Im Gegenteil: Gerade Borderline-Patientinnen geraten in der Folge in einen Strudel von weiteren negativen Gedanken, wie z.B.: „Du warst ja schon immer zu blöd. Nie kriegst du etwas auf die Reihe. Ich werde auch das nächste Examen nicht bestehen." Diese gedankliche Beschäftigung bringt natürlich keinen Fortschritt im Sinne einer Problemlösung, sondern führt im Gegenteil durch sekundäre und tertiäre negative Gedanken zu einer Verschlimmerung der Situation und damit zu einer ansteigenden emotionalen Belastung. Radikale Akzeptanz zu üben, hieße in diesem Fall, sich gedanklich und emotional der Realität einer nicht bestandenen Prüfung zu stellen, dies grundsätzlich als nicht änderbar zu akzeptieren und den Blick auf das Wiederholungsexamen zu richten. Somit ermöglicht erst die radikale Akzeptanz das Verfolgen von neuen, hilfreichen Strategien.

In Zusammenhang mit dem Thema der radikalen Akzeptanz stellen die häufigen Missbrauchserfahrungen von Borderline-Patientinnen ein besonderes Problemfeld dar. Eine Aufforderung zur radikalen Akzeptanz erscheint der Patientin und häufig auch dem Therapeuten zunächst einmal „brutal und irgendwie widersinnig". Borderline-Patientinnen beschäftigen sich jedoch in einer extrem belastenden Art und Weise fortlaufend mit Gedanken wie: „Das hätte nicht passieren dürfen! Wenn das nicht passiert wäre, hätte ich ein normales Leben führen können!" Dieser Umstand verdeutlicht die Notwendigkeit des Erlernens einer radikalen Akzeptanz insbesondere von Missbrauchserfahrungen, um Veränderungsstrategien Raum zu geben. Radikale Akzeptanz zu üben, heißt aber ausdrücklich nicht, das betreffende Ereignis gutzuheißen, es positiv zu betrachten oder zu rechtfertigen! Gerade bei diesem Thema sollten die feinen, aber entscheidenden Unterschiede beachtet werden, wann eine radikale Akzeptanz angebracht ist und wann nicht. Lautet der hauptsächliche Gedanke: „Warum hat er mir das angetan?", dann wäre eine radikale Akzeptanz sicherlich nicht angebracht, sondern die ganz reale Suche nach einer möglichen Antwort auf diese Frage. Wenn sich die Patientin jedoch andauernd mit Gedanken wie z.B.: „Wenn mir das nicht angetan worden wäre, dann würde ich heute ein normales Leben führen" beschäftigt, gibt es keine sinnvolle und weiterführende Antwort auf diesen Gedanken. Hier wäre das Erlernen von radikaler Akzeptanz ein Ausweg aus diesem Gedankenkreis.

Vermittlung und Einübung von Achtsamkeitstechniken

Techniken zur Vermittlung des Achtsamkeitskonzeptes

Für die Vermittlung der Achtsamkeitsfertigkeiten sind einige grundlegende Verfahrenstechniken zu beachten:

1. Der Erwerb von Achtsamkeitsfertigkeiten wird durch Instruktionen, den Gebrauch von Beispielen und Metaphern, Diskussionen und Modelllernen vorangetrieben. Neben den Therapeuten, Videomaterial oder anderen Menschen aus der Umgebung der Patientinnen eignen sich Mitpatientinnen besonders gut als Modelle. Dieser Effekt kommt insbesondere bei offenen Gruppen aufgrund des unterschiedlichen Wissensstandes der Patientinnen zum Tragen.
2. Die Anwendung von Achtsamkeit wird durch Zuwendung und Lob positiv verstärkt. Eine weitere Ausformung und Verfeinerung des neu erworbenen Verhaltens wird in Rollenspielen und Diskussionen durch exakt gesetzte Verstärker vorangetrieben. Unerwünschtes Verhalten wird gelöscht bzw. mit aversiven Konsequenzen belegt (z.B. Hinausschicken aus einer Stunde oder Thematisierung in der Einzeltherapie).
3. Die Generalisierung der Achtsamkeit findet durch Hausaufgaben und die Integration in die Einzeltherapie statt. Darüber wird gewährleistet, dass das neue Verhalten in den Alltag der Patientin integriert wird.

4. Eine einzelne Patientin sollte nicht länger als zwei bis drei Minuten am Stück im Zentrum der Aufmerksamkeit stehen. Damit wird verhindert, dass die restlichen Gruppenmitglieder mit ihrer Aufmerksamkeit abschweifen, da sie gerade nicht gefordert sind.

Es hat sich bewährt, den Patientinnen zunächst nur einige wenige wesentliche Aspekte der Achtsamkeit zu vermitteln, damit Sie schnell zu den ersten Achtsamkeitsübungen kommen. Damit wird verhindert, dass die Patientinnen gleich zu Beginn überfordert werden und sich in lange, meistens fruchtlose Diskussionen über das Für und Wider von Achtsamkeit verstricken. Das übergeordnete Ziel der Achtsamkeit ist es, zu lernen, sich seiner Selbst gewahr zu werden und dadurch mehr Kontrolle über sich und seine Umwelt zu bekommen. Insbesondere über die Kontrolle der eigenen Gedankenwelt kann die Aufmerksamkeit gesteuert werden. Die Therapeuten sollten es niemals versäumen, auf die Wichtigkeit von täglichen Achtsamkeitsübungen hinzuweisen. Kleine Erfolge sind hier wesentlich überzeugender als abstrakte Erklärungen.

Grundregeln zur Vermittlung des Achtsamkeitskonzeptes

Im Rahmen der Durchführung von Achtsamkeitsübungen sind folgende Grundregeln zu beachten, die den Patientinnen gerade zu Beginn des Achtsamkeitstrainings immer wieder vermittelt und mit ihnen ausgiebig trainiert werden sollten:

1. Achtsamkeit heißt „Nicht-Bewerten“ und „Gegenwärtigkeit“ der Aufmerksamkeit.
2. Je höher die subjektive Anspannung ist, desto mehr sollte die Konzentration auf eine konkrete äußere Sinneswahrnehmung gelenkt werden (Fünf-Sinne-Achtsamkeit) und damit weg von der eigenen Person. Hierbei geht es um die geistige Fokussierung auf eine ganz konkrete sinnliche Wahrnehmung, wie z.B. die Konzentration auf Geräusche, die um einen herum fortlaufend entstehen. Entschei-

dend ist, dass sich mit ansteigender Spannung die Anzahl der Sinneskanäle, die noch zur Verfügung stehen, zunehmend reduzieren. Bei sehr hoher Spannung sind die Patientinnen meist nur noch über einen Sinneskanal erreichbar, z.B. über olfaktorische oder über taktile Wahrnehmungen. Ziel ist es, dass jede Patientin für sich den dominanten, bei hohen Spannungszuständen noch „offenen" Sinneskanal entdeckt, um in höheren Spannungszuständen möglichst effektiv handeln zu können. Die Fünf-Sinne-Achtsamkeit ist sicherlich die Achtsamkeitsform, die für die Patientinnen am schnellsten und am effektivsten zu lernen ist und auch schon zu Beginn zu einer deutlichen Erleichterung führen kann.

3. Sinkt nach einem Spannungszustand die subjektive Spannung wieder unter einen Wert von 70, dann sollten die Patientinnen sich wieder verstärkt um eine innere Achtsamkeit bemühen - mit dem Ziel, die Ursachen für die angestiegene Spannung herauszuarbeiten und gegebenenfalls zu beseitigen. Dies zu betonen ist wichtig, da Borderline-Patientinnen in der Regel sehr gut in der Lage sind, sich sehr lange und sehr effektiv abzulenken und damit eine aktive Beschäftigung mit sich selbst und dem ursächlichen Problem vermeiden. Das heißt: Die Patientinnen sollen die Fertigkeit lernen, „das Vermeiden zu vermeiden".
4. Erzeugen einer erhöhten Sensibilität für Bewertungen mit dem Ziel, dass - wenn den Patientinnen die eigenen Bewertungen auffallen - sie diese dann auch besser kontrollieren können.

Ablauf der Vermittlung des Achtsamkeitskonzeptes

Wird eine neue Patientin in eine bereits bestehende Fertigkeitengruppe aufgenommen, findet im Anschluss an die Begrüßung durch die Therapeuten eine kurze Vorstellungsrunde statt. Anschließend erklärt die zuletzt hinzugekommene Patientin der neuen Patientin die Spannungskurve (Abbildung 1) am Flipchart. Diese Einführung hat zum Ziel, der neuen Patientin einen Überblick über die vorhandenen Fertigkeiten-Module zu geben und ihr zu vermitteln, wann welche Fertigkeiten anzuwenden sind. Auch soll eine erste Sensibilität für den subjektiven Spannungszustand geschaffen werden, was auch als eine erste Achtsamkeitsübung verstanden werden kann.

Zur Einführung in die Achtsamkeit empfiehlt sich eine Übung zur Kontrolle der eigenen Gedanken, damit die Patientinnen den Effekt möglichst schnell an sich selbst erleben. Eine Übung könnte beispielsweise sein, die Patientinnen dazu aufzufordern, sich zunächst eine Bewertung „einzureden" (z.B.: „Ich werde das alles hier nicht schaffen"). Nach ca. einer Minute sollte die Übung unterbrochen werden und die Patientinnen sollten aufgefordert werden, sich die gleiche Bewertung nochmals einzureden, allerdings diesmal mit dem Zusatz „*im Moment denke ich*, dass ich das alles hier nicht schaffen werde". Die Patientin führt damit die Was-Fertigkeit „Beschreiben" (siehe Abschnitt „Achtsamkeit in der Dialektisch-Behavioralen Therapie") - und zwar ihrer Gedanken - durch. Über diesen Zusatz stellt sich Distanz zu der Bewertung und damit Kontrolle ein. Eine anschließende ausführliche Diskussion hat sich zur Vertiefung der Achtsamkeit bewährt.

Sind damit erste Erfahrungen gesammelt worden, kann mit der Einführung in die „Was-Fertigkeiten" sowie die „Wie-Fertigkeiten" (siehe Abschnitt „Achtsamkeit in der Dialektisch-Behavioralen Therapie") begonnen werden.

Die ersten Achtsamkeitsübungen sollten zunächst nicht länger als 30 Sekunden bis zu einer Minute andauern, da die Patientinnen zu Beginn ihre Aufmerksamkeit nicht länger aufrechterhalten können. Erst nach dem Einstellen erster Erfolgserlebnisse können die Übungen sukzessive verlängert werden. Trotzdem werden es die Patientinnen immer wieder erleben, dass bewertende Gedanken oder andere innere bzw. äußere Ablenkungen auftreten. Beim Besprechen dieser Ablenkungen ist besonders wichtig, diese Ablenkungen zu normalisieren und nicht als Niederlagen oder Fehlschläge zu interpretieren. Bewährt hat sich die Mitteilung an die Patientinnen, dass Achtsamkeit nicht bedeutet, permanent im Sinne der „Wie-Fertigkeiten" zu handeln, sondern achtsam zu registrieren - und das möglichst wertfrei –, dass man in einem bestimmten Moment gerade nicht das macht, was man sich eigentlich vorgenommen hat. Anders formuliert: die Patientinnen sollten dazu angehalten werden, das Bewerten nicht zu bewerten. Erst darüber besteht die Möglichkeit, wieder zur eigentlichen Übung zurückzukehren - und dies bedeutet, wie bereits erwähnt, nichts anderes, als Kontrolle über sich und seine Umwelt zu gewinnen. Das Ziel ist somit, zunehmend häufiger zu registrieren, wo man sich wie gerade befindet (siehe Abbildung 2).

Abbildung 2: *Achtsamkeitsverlauf*

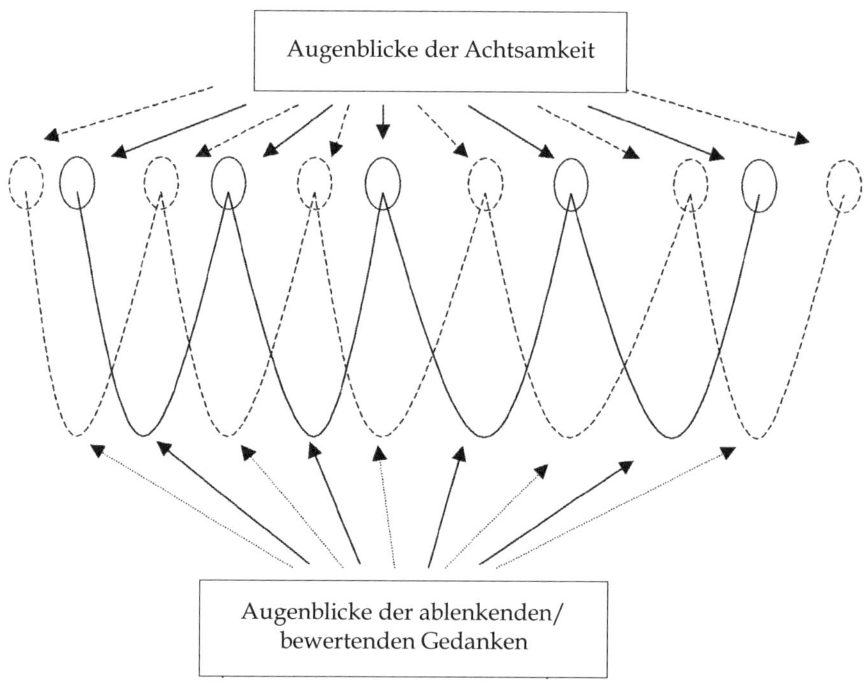

Anmerkung: Je häufiger registriert wird, wo man sich wie gerade befindet, desto achtsamer ist man.

Gelingt es aufgrund zu starker Bewertungsprozesse zu Beginn der Achtsamkeitsübungen nicht, die Aufmerksamkeit auf die eigene Person zu richten (Innere Achtsamkeit), ist es ratsam, mit achtsamen

Wahrnehmungen externer Reize zu beginnen (Fünf-Sinne-Achtsamkeit). Für die Therapeuten ist es wichtig, zu beachten, dass je stärker die Bewertungsprozesse und damit die Spannungszustände sind, umso aktiver ihre Rolle sein sollte. Gegebenenfalls müssen Übungen und Bewertungen aktiv von außen unterbrochen werden.

Exkurs: Einübung von Achtsamkeit in der Fünf-Sinne-Gruppe

Als Beispiel für die Durchführung von separaten Achtsamkeitsgruppen wird nachfolgend ein stationäres Konzept für eine Fünf-Sinne-Gruppe näher beschrieben. Die Ausgliederung der Fünf-Sinne-Gruppe hat zum Vorteil, dass diese Gruppe konstant und nicht nur modulweise durchgeführt und durch die Co-Therapeuten geleitet wird, die ja im Rahmen der Co-Therapien sowieso häufig an der Umsetzung der Fünf-Sinne-Achtsamkeit mit den Patientinnen arbeiten. Die Innere Achtsamkeit wird an verschiedenen Stellen im eigentlichen Fertigkeitentraining immer wieder erklärt und angewendet.

Eine separate Fünf-Sinne-Gruppe wird einmal pro Woche für eine Zeitstunde in einer offenen Gruppe mit bis zu zehn Patientinnen von einem geschulten Co-Therapeuten durchgeführt. In dieser Gruppe befinden sich auch immer wieder Neuankömmlinge, die noch keine konkrete Vorstellung von Achtsamkeit haben. Aus diesem Grund wiederholen die Therapeuten bzw. eine Patientin bei Bedarf die Grundprinzipien der Fünf-Sinne-Achtsamkeit und deren Anwendungsbereiche. Allerdings ist der Informationsfluss unter den Patientinnen in der Regel so gut, dass die meisten Patientinnen schon vor der Fünf-Sinne-Gruppe wissen, um was es sich bei dieser Form der Achtsamkeit handelt. Es bieten sich hierbei nun verschiedene Möglichkeiten der Durchführung bzw. Gestaltung der Gruppen an. Wir sind dazu übergegangen, alle zwei Wochen eine andere Sinneswahrnehmung zu thematisieren, sodass sich zwei aufeinander folgende Achtsamkeitsgruppen ausschließlich mit einer Sinnesqualität beschäftigen. Dies hat den Vorteil, dass jede Sinnesqualität einmal ausführlich thematisiert und ausprobiert worden ist und alle Gruppenmitglieder ihre gemeinsamen Erfahrungen mit der gerade thematisierten Sinnesqualität sinnvoll austauschen können. Es gibt natürlich immer wieder Patientinnen, die z.B. mit dem Hören viel besser Achtsamkeit üben können als mit dem Tasten oder Sehen und für die somit zwei Wochen lang Tastübungen eher schwierig und manchmal sogar frustrierend sind. In diesem Fall reicht meistens die Betonung des Übungscharakters aller DBT-Techniken aus, also die Tatsache, dass alleine schon das konzentrierte Üben, das Sich-Überwinden ein wichtiger Teil der Therapie ist, auch wenn der Erfolg individuell vielleicht temporär eher mäßig ausfällt. Außerdem kann man es den betreffenden Patientinnen zur Aufgabe machen, den achtsamen Umgang mit Frustrationen dabei bewusst zu lernen.

Der Ablauf der Achtsamkeitsgruppe erfolgt in der Regel nach dem folgenden Schema:

1. Die Gruppe fängt mit einem kurzen individuellen Bericht der Teilnehmerinnen über Erfahrungen mit Achtsamkeitsübungen während der Woche an
2. Die Gruppenmitglieder, die sich bei der letzten Stunde bereit erklärt hatten, eine Achtsamkeitsübung zu finden – oder die Gruppenleiterin selbst – stellen zwei bis drei Achtsamkeitsübungen für die jeweilige Stunde vor bzw. die Gruppe wird nach eigenen Ideen zu den aktuellen Übungen befragt
3. Die erste Übung wird besprochen und es werden Tipps gegeben, wie man diese achtsam durchführen kann
4. Durchführung der Achtsamkeitsübung (in der Regel fünf Minuten)
5. Austausch der Teilnehmerinnen über die Erfahrungen mit der Übung und gegenseitiger Austausch von Tipps, Verstärkung und Modell seitens des Therapeuten
6. Wiederholung der Übung zum Ausprobieren neuer Achtsamkeitstechniken bzw. der entsprechenden Tipps
7. Neuer Durchlauf mit einer anderen Übung von 3. bis 6.
8. Abschluss der Gruppe mit Fragen, Anregungen und Planung der nächsten Gruppe.

Praktische Achtsamkeitsübungen für den therapeutischen Alltag

Nachfolgend findet sich eine Liste von Ideen für Achtsamkeitsübungen, unterteilt in die einzelnen Wahrnehmungsmodalitäten. Es ist auch gegenüber den Patientinnen wichtig, zu betonen, dass eine solche Liste an Achtsamkeitstechniken grundsätzlich endlos ist, da mit jedem Gedanken, jeder Wahrnehmung, jedem Gefühl ein achtsamer Umgang erlernt werden kann und jeder Sinnesreiz potenziell für eine Achtsamkeitsübung in Frage kommt und bei entsprechender Gelegenheit auch erlernt werden sollte.

Innere Achtsamkeit

Achtsamkeitsübungen für innere Prozesse:

a) Gedanken:

- ➢ Wahrnehmen bzw. Beschreiben von Gedanken anhand des „inneren Beobachters". Beim Beschreiben sollten die beiden Zusätze „im Moment" sowie „habe ich den Gedanken" den eigentlichen Gedanken vorangestellt werden. Dieser „innere Beobachter" kann auch als eine Art Kamera beschrieben werden, die im Kopf installiert ist und alle Prozesse aufnimmt. Da mit einer Kamera in der Regel sehr gut fokussiert werden kann, nimmt sie entsprechend immer nur einen bestimmten Ausschnitt auf, z.B. einen bestimmten Gedanken oder ein bestimmtes Bild. Was von der Kamera aufgenommen wird, unterliegt der Kontrolle der „Kamerafrau", d.h. der Patientin. Eine Aufnahme ist jedoch nur möglich, wenn „die Kamerafrau" ausreichend Distanz zu dem aufzunehmenden Objekt hat. Ist sie zu nah, verschwimmt das Objekt oder die Kamera wird gar Bestandteil der Szene. Zur Wahrung der Distanz hat die Patientin eine Vielzahl von Möglichkeiten, z.B. indem die „Blackscreen-Technik" angewandt wird (ein schwarzer Bal-

ken deckt einen bestimmten Teil der Szene ab), das Bild unscharf gestellt wird oder der Ausschnitt verkleinert wird.
- ➢ Wahrnehmen bzw. Beschreiben von Gedanken anhand eines neutralen „fremden Beobachters".
- ➢ Aufschreiben von Gedanken.

b) Emotionen:
- ➢ Hier empfehlen sich die gleichen Übungen wie bei den Übungen zu den Gedanken. Beim Beschreiben sollte der Zusatz jedoch „habe ich das Gefühl" lauten.
- ➢ Da Emotionen mehrere Ebenen beinhalten, anhand derer diese wahrgenommen werden können (Körper, Gedanken, Gestik/Mimik, Handlungsimpuls), kann eine Emotion auch auf allen Ebenen beschrieben werden. Dies empfiehlt sich insbesondere, wenn die eigentliche Emotion nicht benannt werden kann.
- ➢ Ausfüllen einer Emotionsanalyse.

c) Körper und Handlungsimpuls:
- ➢ Siehe (a) oder (b).

d) Handlungen:
- ➢ Genaues Beschreiben von allen Handlungen, die gerade ausgeführt werden, wie z.B. Abwaschen, Zähne putzen, Kochen, Aufräumen, Gehen/Laufen, Tee kochen, einen Gegenstand auseinanderbauen, Malen etc.

Fünf-Sinne-Achtsamkeit

Achtsamkeit für äußere Prozesse:

a) Sehen:
- ➢ Lautes Beschreiben von dem, was gesehen wird. Dies können Gegenstände sein, aber auch andere Menschen, bis hin zu sich selbst (z.B. im Spiegel). Ersteres fällt den Patientinnen in der Regel am leichtesten, Letzteres am schwersten.

Weitere spezielle Übungen:
- ➢ Eine Person beschreibt ein Bild, das die Mitpatientinnen nicht se-

hen. Diese sollen stattdessen dieses Bild entsprechend den Beschreibungen der Patientin aufmalen.

- „Ich sehe was, was du nicht siehst."
- Eine Person steht außerhalb des Sichtbereiches einer anderen Person. Ein Mitglied der Gruppe beschreibt, wie die eine Person steht, und die andere Person hat die Aufgabe, sich entsprechend hinzustellen.
- Die Muster des Fußbodens genau beobachten und beschreiben.
- Durch ein Loch in der schwarzen Pappe schauen und nur diesen kleinen Ausschnitt beschreiben. Diese Übung empfiehlt sich z.B. zum Üben des „inneren Beobachters".
- Die Patientinnen beschreiben gemeinsam einen Gegenstand, indem die erste Person mit einem Teilbereich beginnt, die nachfolgende einen weiteren Teilbereich benennt usw.
- Zwei Patientinnen sitzen sich gegenüber und eine der beiden Patientinnen beschreibt z.B. das Gesicht der anderen. Da diese Übung den meisten Patientinnen nicht leicht fällt, kann es hilfreich sein, diese Übung mit Hilfe der gesamten Gruppe durchzuführen. Das heißt, dass nur jeweils zwei Personen sich gegenübersitzen und alle anderen Patientinnen auf Bewertungen achten. Hierbei ergeben sich häufig interessante Fragestellungen wie beispielsweise, inwiefern „Falten im Gesicht" eine Bewertung darstellen.
- Ein Videoausschnitt eines Spielfilmes ohne Ton ansehen und nur beschreiben, was man sieht.

b) Hören:

- Anhand dieses Sinneskanals lässt sich in der Regel sehr effektiv der Unterschied zwischen Wahrnehmen und Beschreiben feststellen, indem die Patientinnen in einem ersten Schritt dazu aufgefordert werden, die Geräusche wahrzunehmen, d.h. diese ausschließlich zu erleben und zu erspüren, anstatt sie mit Worten zu beschreiben. Anschließend werden die Patientinnen dazu aufgefordert, die wahrgenommenen Geräusche im Kopf zu beschreiben. Eine anschließende Diskussion könnte beispielsweise mit der Frage: „Was ist für Sie der Unterschied zwischen diesen beiden Übungen?", eingeführt werden.

Weitere spezielle Übungen:

- Dem Geräusch einer Klangschale folgen.
- Geräuschmemory (in jeweils zwei Filmdosen wird derselbe Inhalt gefüllt, z.B. feiner Sand, Wasser, kleine Kugeln etc.)
- Mit Instrumenten Geräusche erzeugen.
- Aufstellen einer Glocke, die die Patientinnen beim Hören einer Bewertung betätigen können.

c) Riechen:

- An Kaffeebohnen etc. riechen.
- Die Patientinnen sollen jeweils einen Gegenstand mitbringen (zur Weihnachtszeit z.B. einen Spekulatius) und den Geruch den Mitpatientinnen genau beschreiben, ohne dass diese den Gegenstand sehen dürfen. Die Mitpatientinnen müssen anschließend erraten, um was es sich handelt.
- In den Garten gehen und die Gerüche beschreiben.

d) Schmecken:

- Brausetablette lutschen.
- Unterschiedliche Geschmacksrichtungen beschreiben lassen (salzig, süß, sauer).
- Tee trinken und diesen genau beschreiben.
- Auf eine Kaffeebohne beißen.

e) Fühlen:

- Mit bloßen Füßen übers Gras gehen.
- Ein Ei senkrecht auf die Tischplatte stellen.
- Mit den Fingerspitzen die Beschaffenheit des Kleidungsstoffes wahrnehmen.
- Einen Stein oder einen anderen Gegenstand mit geschlossenen Augen erfühlen.
- Hitze oder Kälte wahrnehmen.
- Eine Patientin streicht einer Mitpatientin, am Unterarm beginnend, mit der Hand sehr langsam bis in die Ellenbogenbeuge hinauf.
- Einen Wassertropfen den Arm hinunterlaufen lassen.

Häufig auftretende Schwierigkeiten und Lösungsvorschläge

Im Rahmen dieses Abschnitts möchten wir aus unseren Erfahrungen mit der Vermittlung und den Problemen von Achtsamkeit mit Borderline-Patientinnen berichten, die für den Leser und die Leserin von Nutzen sein könnten. Borderline-Patientinnen unterscheiden sich in vielerlei Hinsicht von anderen Patientinnen bzw. gesunden Menschen. Für einen erfolgreichen Einsatz von Achtsamkeitsübungen gilt es daher, eine Reihe von Besonderheiten dieser Patientinnen und deren Probleme zu beachten. Es soll dem DBT-Therapeuten auch in schwierigen Situationen bewusst sein, dass das Prinzip der Achtsamkeit grundlegend für alle Bereiche der DBT ist und sich ein engagierter Einsatz bezüglich der Implementierung und Umsetzung der Achtsamkeit in jedem Fall lohnt.

1. Struktur des Achtsamkeitstrainings

Zunächst einmal ist es von großer Bedeutung, den Patientinnen ein klares Konzept von Sinn und Nutzen der Achtsamkeitsübungen zu geben. Borderline-Patientinnen profitieren in der Regel von einer klaren Struktur. Bleibt eine solche klare Struktur aus, dann ist dies für die Patientinnen irritierend, verstärkt ihre Hilflosigkeit und damit auch borderline-typische Verhaltensweisen wie z.B. Passivität und Non-Compliance. Auch wenn die eigentliche Achtsamkeitsübung jeder einzelnen Patientin überlassen werden muss, gehören eine klare und gut strukturierte Einführung und Zielsetzung wesentlich zur erfolgreichen Implementierung der Achtsamkeit im DBT-Konzept. Insbesondere sollte eine eingehende Aufklärung über das Ziel von Achtsamkeitsübungen erfolgen, u.a. damit keine unrealistischen Erwartungen entstehen. Der Abbau bzw. die Regulation von negativen Emotionen, Anspannungen und Stress, also die emotionale Stabilisierung, ist das wesentlichste Ziel der DBT und deswegen sollten auch die verschiedenen Elemente der Achtsamkeit vor diesem Hintergrund erklärt werden.

Dann gehört zu einer guten Einleitung von Achtsamkeitsübungen unbedingt auch eine Aufklärung über die zu erwartenden Erfolge, die Voraussetzungen zum Üben und den zeitlichen Einsatz im Sinne von täglichen Übungen.

Borderline-Patientinnen neigen zu einem dichotomen Denken und glauben häufig, dass sie mit Achtsamkeitsübungen innerhalb kurzer Zeit vollkommen ruhig und gelassen werden und sich ihre Probleme verflüchtigen würden. Dem ist natürlich nicht so und das sollte man den Patientinnen gegenüber auch ganz deutlich darstellen. Erst nach einer gewissen Zeit der Übung, auch außerhalb der Unterrichtsstunden, können die Patientinnen eine gewisse Reduktion ihres Stressniveaus erreichen. Deswegen gehört die Betonung des „Übung macht den Meister“ sicherlich zu den notwendigen Instruktionen, die nicht häufig genug wiederholt werden können.

2. Lernen am Modell

Zu den Aufgaben eines Gruppenleiters gehört es sicherlich auch, als wirksames Rollenmodell für Achtsamkeit zu dienen. Nur wenn man selbst an die Bedeutung und Wirksamkeit von Achtsamkeit glaubt, Achtsamkeit auch in seinem privaten Leben ausübt, kann man ein wirksames Rollenmodell für Borderline-Patientinnen abgeben. Zu einer achtsamen Haltung gehört z.B. auch, dass man die Berichte der Patientinnen von ihren Achtsamkeitsübungen nicht bewertet, also auf Kommentare wie: „Ja, das ist nicht gut gelaufen“ u.ä. verzichtet. Der Gruppenleiter einer Achtsamkeitsgruppe sollte die Ruhe, Gelassenheit und grundsätzliche Akzeptanz ausstrahlen, welche die Patientinnen mit den Achtsamkeitsübungen erreichen wollen.

Deswegen halten wir es auch für sinnvoll, wenn die Therapeuten von ihren eigenen positiven privaten Erfahrungen mit Achtsamkeit berichten.

3. Peinlichkeits- und Schamgefühle

Borderline-Patientinnen haben eine sehr niedrige Peinlichkeits- und Schamgrenze, vor allem bei anfangs noch fremden Übungen (wie z.B. vor den Augen der Mitpatientinnen einen Stoff zu befühlen oder für eine Hörachtsamkeit die Augen zu schließen). Diesem hohen Peinlichkeits- und Schamgefühl muss bei der Durchführung von Achtsamkeitsübungen unbedingt Rechnung getragen werden, da die Patientinnen sonst entweder nur so tun, als ob sie achtsam wären, aber eigentlich mit schamvollen Gedanken beschäftigt sind, oder die Achtsamkeitsübungen ablehnen. Wichtig ist auch hier der Therapeut als Modell, der selbst unbefangen und natürlich an den Übungen teilnimmt. Darüber hinaus sollte man dieses Problem offen und respektvoll ansprechen, die Patientinnen zunächst für diese nachvollziehbaren Gefühle validieren und dann mögliche Strategien im Umgang damit besprechen (z.B. zunächst Augen offen halten, sich umdrehen etc.). Schließlich ist es hilfreich, mit der Aufmerksamkeit immer nur kurz bei ein und derselben Patientin zu verweilen, da insbesondere das Im-Mittelpunkt-Stehen für viele Patientinnen schaminduzierend wirkt. Unser Erfahrung nach legen sich diese Gefühle von Peinlichkeit und Scham nach einer gewissen Zeit, was ja auch therapeutisch wichtig ist, und sie bieten darüber hinaus die Möglichkeit des Trainings einer inneren Achtsamkeit mit eben diesen Gefühlen.

4. Umgang mit traumatischen Erinnerungen

Besonders wichtig ist die Beachtung von ehemals traumatischen Sinnesreizen, die entweder bewusst oder im Körpergedächtnis vorhanden sind und deren Aktivierung im Rahmen von Achtsamkeitsübungen zu heftigen Abwehrreaktionen bzw. körperlichen Reaktionen führen können. So beobachten wir beispielsweise häufig eine Ablehnung von Atemübungen, da diese eine verstärkte Körperwahrnehmung beinhalten, also mit einer introzeptiven Wahrnehmung einhergehen, was peinliche und schambesetzte Gedanken viel eher hervorruft als zum Beispiel eine Achtsamkeitsübung mit dem Sehen. Deswegen sollte genau auf deutliche körperliche Reaktionen, Anzeichen von Scham oder Widerwillen seitens der Patientin geachtet werden, damit man an dieser Stelle die Übung eventuell abbrechen kann. Man sollte dieses Problem im Einzelgespräch dann entsprechend thematisieren, mögliche traumatische Hintergründe explorieren und neutralere Sinnesreize für die Achtsamkeitsübungen suchen.

5. Aggressionen und Ablehnung

Gelegentlich lehnen Borderline-Patientinnen Achtsamkeitsübungen ab oder beenden sie vorzeitig. Typisch ist eine Borderline-Patientin, die mitten in einer Achtsamkeitsübung mit den Worten: „So ein Mist hilft mir überhaupt nicht" die Gruppe verlässt. In diesem Fall ist es natürlich weder ratsam noch achtsam, dieses Verhalten zu kommentieren bzw. die Patientin direktiv vor allen anderen Patientinnen zum Zurückkehren in die Gruppe zu veranlassen. Prinzipiell akzeptieren wir es, wenn Patientinnen kurz die Gruppe verlassen und nach spätestens fünf Minuten von alleine wieder zurückkommen. Achtsamkeit kann man nur aus einer absoluten Freiwilligkeit heraus und nur ohne einen direkten äußeren Druck erlernen. In diesem Fall verweisen wir die Patientin nach der Gruppe auf ihren Einzeltherapeuten bzw. Co-Therapeuten, damit sie dort ihre Probleme mit den Achtsamkeitsübungen diskutieren und abbauen kann. Grundsätzlich ist die Achtsamkeit ein so fester Bestandteil der DBT, dass wir keine Patientin hiervon befreien, sondern so lange und ausführlich den Sinn und Nutzen von Achtsamkeit und die Lösung von diesbezüglichen Problemen besprechen, bis die Patientin zu einer aktiven Teilnahme bereit ist. Hierzu gehört auch z.B. das Erklären von Sinn und Nutzen der Achtsamkeit, die Beachtung von traumatischen Erinnerungen, das Erlernen von radikaler Akzeptanz in Bezug auf Peinlichkeits- und Schamgefühle oder das Erlernen von sozialen Kompetenzen in der Gruppensituation.

Bei aggressiven Tendenzen in der Gruppe sollte man die betreffende Patientin dann aber doch direktiv auffordern, sich entweder auf die Übungen zu konzentrieren oder die Gruppe zu verlassen. Im letzteren Fall sollte dies als therapieschädigendes Verhalten gewertet werden und dem Einzel-Therapeuten zur Thematisierung mitgeteilt werden.

6. Dissoziation

Zu einem Problem kann es werden, wenn die Patientin im Rahmen von Achtsamkeitsübungen vermehrt dissoziiert. Häufig ist die ruhige, reizarme Atmosphäre von Achtsamkeitsübungen mit ihren häufig repetitiven Mustern dazu angetan, dass eine Patientin, die ohnehin schon eine hohe Neigung zur Dissoziation hat, schnell in die Dissoziation gleitet. Hierauf gibt es im Wesentlichen zwei Antworten: Zum einen werden Dissoziationen durch eine Abkapselung von der Umwelt, d.h. die Distanzierung von Sinneswahrnehmungen und die Richtung der Aufmerksamkeit nach innen, begünstigt. Dies sollte jedoch bei einer gut durchgeführten Achtsamkeitsübung nicht der Fall sein! Im Gegenteil: Bei einer Achtsamkeitsübung geht es um die ganz bewusste Wahrnehmung eines Sinnesreizes, was ja auch die Achtsamkeit von anderen Meditationsformen unterscheidet.

Man sollte also in diesem Fall mit der Patientin genau besprechen, ob sie wirklich einen Sinnesreiz bewusst wahrnimmt oder ob sie sich nicht vielmehr von der bewussten Sinneswahrnehmung abgewendet hat und sich mit belastenden Gedanken beschäftigt hat. Zum anderen hat jede Patientin ihr ganz individuelles Muster, in die Dissoziation zu gleiten, was es zu erfassen und im Rahmen der Achtsamkeitsübungen zu beachten gilt. Hat z.B. eine Patientin die Neigung, vor dem Beginn von dissoziativen Zuständen zu Boden zu schauen oder einen Punkt auf der Wand zu fixieren, dann sollte sie sich für ihre Achtsamkeitsübungen einen anderen Sinn wählen.

7. Müdigkeit

Es kommt immer wieder vor, dass Patientinnen bei den Achtsamkeitsübungen müde werden und kurz vor dem Einschlafen sind. Hier ist es wichtig, noch einmal das Konzept der Achtsamkeit zu erklären, das ja eine bewusste und aktive Wahrnehmung anstrebt und eben keine meditative Technik darstellt. Manchen Patientinnen hilft es, wenn sie ihre Wahrnehmungen innerlich in Worten beschreiben, um so die bewusste Fokussierung zu unterstützen.

8. Ausbleibender Erfolg

Innere Achtsamkeit
Der häufigste Einwand der Patientinnen gegen die innere Achtsamkeit ist, dass sie so angespannt seien bzw. ihre Gefühle und Gedanken so chaotisch seien, dass sie keine innere Achtsamkeit anwenden könnten. Hier sollte man mit den Patientinnen ganz klar verabreden, bis zu welchem Grad der Anspannung sie auf jeden Fall Achtsamkeit üben sollten und ab welchem Grad sie zunächst Fünf-Sinne-Achtsamkeit und dann Stresstoleranz üben sollten (ab ca. 70 %). Befinden sich die Patientinnen im „Achtsamkeitsbereich", kann es insbesondere zu Beginn wichtig sein, mit ihnen gemeinsam ihre Gefühle und Gedanken achtsam zu betrachten. Hierzu setzt man sich mit ihnen zusammen und befragt sie über einen länger Zeitraum nach ihren jeweiligen, gegenwärtigen Gedanken, Gefühlen und auch körperlichen Empfindungen und stellt immer wieder die abweichenden, bewertenden Gedanken heraus. Häufig hilft es den Patientinnen auch, sich mit Hilfe der schriftlichen Niederlegung einer Verhaltensanalyse oder eines Emotionsschemas achtsam zu verhalten, da das Schreiben eine sie in der Gegenwart haltende Tätigkeit ist.

Für die Übungen zu inneren Prozessen empfiehlt sich auch, diese durch konkrete Vorgaben bewusst auszulösen. Die Aufforderung könnte z.B. lauten, dass die Patientinnen denken sollen, „dass ich mal wieder überhaupt nichts auf die Reihe bekomme" (siehe auch den Abschnitt „Fünf-Sinne-Achtsamkeit"). Weiterhin empfiehlt sich z.B. das Zeigen von Filmausschnitten, das Riechen eines Parfums, das Beschreiben der eigenen Person, wie sie auf einem Stuhl sitzt etc., um innere Prozesse auszulösen. Generell kann jede Übung gleichzeitig dazu genutzt werden, die Achtsamkeit auf innere Prozesse zu schulen.

Fünf-Sinne-Achtsamkeit

Viele Patientinnen kämpfen damit, dass sich ihnen immer wieder bewertende Gedanken aufdrängen, wie z.B. bei der Achtsamkeitsübung mit Geräuschen: „Ich hasse das Klappern von Geschirr in der Küche, weil ...", oder bei der Achtsamkeitsübung mit Sehen: „Das ist eine extrem hässliche Farbe" usw. Hierbei ist es wichtig, dass man einerseits die Normalität von solchen sich aufdrängenden Gedanken betont, andererseits den Patientinnen aber beibringt, diese bewertenden Gedanken wahrzunehmen und dann vorbeiziehen zu lassen. Hierzu sind innere Sätze sehr hilfreich, wie z.B.: „Ich habe gerade das Geräusch bewertet. Ich will mich nur auf das Hören konzentrieren und lasse diesen Gedanken vorbeiziehen."

Auf jeden Fall sollten Sie den Patientinnen beibringen, dass sie dieses empfundene „Scheitern" nicht auch noch gedanklich bewerten, sondern sich auch diesbezüglich achtsam verhalten. Was sich ebenfalls bewährt hat, ist die Technik des inneren beschreibenden Monologs, der nur das gedankliche Beschreiben des Wahrgenommenen zum Inhalt hat und darüber hinaus bewertende Gedanken unterdrückt. Das kann z.B. so aussehen, dass eine Patientin sich bei einer Achtsamkeitsübung mit Geräuschen denkt: „Das ist ein schrilles, schleifendes Geräusch. Es schwillt etwas an und lässt jetzt nach. Das ist ein mittellautes Klingeln, das etwas hohl und scheppernd klingt", usw. Helfen Sie den Patientinnen, ihre ganz eigene Art und Weise im Umgang mit solchen störenden Gedanken zu finden, aber achten Sie als Therapeut oder Therapeutin darauf, dass die Patientinnen auch hier eine radikale Akzeptanz lernen und sich nicht über die bloße Tatsache, dass sie solche Gedanken haben, aufregen.

Es gibt immer wieder Patientinnen, die mit ihren Achtsamkeitsübungen keinen Erfolg zu haben scheinen, ohne dass dem einer der bereits genannten Probleme zugrunde liegt. Dann gilt es, z.B. folgende mögliche Fehlerquellen zu überprüfen:

1. Ist die Patientin in Bezug auf Achtsamkeitsübungen ausreichend informiert und motiviert?
2. Wurde die jeweilige Übung ausreichend lange durchgeführt?
3. Bestehen realistische Erwartungen bezüglich des Erfolges?
4. Wurde der individuell erfolgversprechendste Sinnesreiz ausgewählt?
5. Haben, wie oben erwähnt, traumatische Erinnerungen, dissoziative Zustände oder Peinlichkeits- bzw. Schamgefühle einen Erfolg der Achtsamkeitsübung verhindert?

Zusammenfassung

Die Achtsamkeit ist ein wesentlicher Baustein im modularen Therapiekonzept der Dialektisch-Behavioralen Therapie der Borderline-Persönlichkeitsstörung nach Marsha Linehan. Patientinnen mit einer BPS zeigen in der Regel eine übermäßige kognitive Beschäftigung mit vergangenen und/oder zukünftigen Problemsituationen sowie ein Defizit an Wahrnehmung von realen inneren und äußeren Vorgängen mit einem raschen Übergang in eine hoch emotionalisierte und bewertende Innen- und Außenwahrnehmung sowie der konsekutiven Entwicklung von Spannungszuständen, Dissoziationen und Selbstverletzungen. Die Achtsamkeit zielt bei dieser Patientinnengruppe auf die Verhinderung dieses Abgleitens in die geschilderten dysfunktionalen Abläufe durch die Wahrnehmung gegenwärtiger Geschehnisse. Dieses soll einerseits das Entstehen von Spannungszuständen und den damit einhergehenden dysfunktionalen Problemlösestrategien wie Selbstverletzung oder Suizidalität verhindern. Andererseits soll durch die Wahrnehmung gegenwärtiger realer Vorgänge eine größere Differenziertheit in der Wahrnehmung und damit Möglichkeiten von alternativen

Verhaltensweisen (z.B. im Sinne der Emotionsregulation und alternativer kognitiver Bewertungen) erreicht werden. Grundsätzlich unterscheidet man in der DBT drei Strategien der Achtsamkeit: (1.) Innere Achtsamkeit im Sinne der Wahrnehmung von inneren Vorgängen wie Gedanken und Gefühlen, (2.) Fünf-Sinne-Achtsamkeit, d.h. die Fokussierung auf Sinneseindrücke zur Regulation von Spannungszuständen und (3.) die „Wise-mind"-Achtsamkeit, die auf die intuitive Verbindung von Verstand und Vernunft zielt. Erst die konsequente Anwendung von Achtsamkeit ermöglicht eine effiziente Therapie der BPS im Rahmen des Konzeptes der DBT.

Literatur

Bohus, M. (2002). *Borderline-Persönlichkeitsstörung*. Göttingen: Hogrefe.

Bohus, M., Haaf, B., Stiglmayr, C., Pohl, U., Bohme, R. & Linehan, M. (2000). Evaluation of inpatient dialectical-behavioral therapy for borderline personality disorder - a prospective study. *Behavior Research and Therapy, 38*(9), 875–887.

Driessen, M., Beblo, T., Reddemann, L., Rau, H., Lange, W., Silva, A., Berea, R.C., Wulff, H. & Ratzka, S. (2002). Ist die BPS eine komplexe posttraumatische Störung? Zum Stand der Forschung. *Nervenarzt, 73*(9), 820–829.

Herpertz, S., Dietrich, T.M., Wenning, B., Erberich, S.G., Krings, T., Thron, A. & Sass, H. (2001). Evidence of abnormal amygdala functioning in borderline personality disorder: a functional MRI study. *Biological Psychiatry, 50*, 292–298.

Linehan, M. (1996a). *Dialektisch-behaviorale Therapie der Borderline-Persönlichkeitsstörung*. München: CIP-Medien.

Linehan, M. (1996b). *Trainingsmanual der Dialektisch-Behavioralen Therapie der Borderline-Persönlichkeitsstörung*. München: CIP-Medien.

Linehan, M.M., Armstrong, H.E., Suarez, A., Allmon, D. & Heard, H.L. (1991). Cognitive-behavioral treatment of chronically parasuicidal borderline patients. *Archives of General Psychiatry, 48*(12), 1060–1064.

Schmahl, C.G., Vermetten, E., Elzinga, B.M. & Bremner, J.D. (2003). Magnetic resonance imaging of hippocampal and amygdala volume in women with childhood abuse and borderline personality disorder. *Psychiatry Research: Neuroimaging, 122*, 193–198.

Skodol, A.E., Gunderson, J.G., Pfohl, B., Widiger, T.A., Livesley, W.J. & Siever, L.J. (2002). The borderline diagnosis I: psychopathology, comorbidity, and personality structure. *Biological Psychiatry, 51*(12), 936–950.

Stiglmayr, C. (2003). *Spannung und Dissoziation bei der Borderline-Persönlichkeitsstörung*. Frankfurt a. M.: Peter Lang.

Verheul, R., Van Den Bosch, L.M., Koeter, M.W., De Ridder, M.A., Stijnen, T. & Van Den Brink, W. (2003). Dialectical behaviour therapy for women with borderline personality disorder: 12-month, randomised clinical trial in the Netherlands. *British Journal of Psychiatry, 182*, 135–140.

Zanarini, M.C., Williams, A.A., Lewis, R.E., Reich, R.B., Vera, S.C., Marino, M.F., Levin, A., Yong, L. & Frankenburg, F.R. (1997). Reported pathological childhood experiences associated with the development of borderline personality disorder. *American Journal of Psychiatry, 154*(8), 1101–1106.

Kapitel 10

Engagiertes Handeln lernen: Die Akzeptanz- und Commitment-Therapie*

Rainer F. Sonntag

Der Kampf gegen Gipfel vermag ein Menschenherz auszufüllen. Wir müssen uns Sisyphos als einen glücklichen Menschen vorstellen.
Albert Camus

Zusammenfassung: *Die Akzeptanz- und Commitment-Therapie (ACT) ist ein verhaltensanalytischer Therapieansatz, der versucht, Meidungsverhalten in Bezug auf unangenehme Erlebnisweisen abzubauen und wertebezogenes, engagiertes Handeln aufzubauen. Er beruht auf einem empirischen Forschungsprogramm, das die enormen Vorteile menschlicher Sprache und Kognition verstehen lässt und gleichzeitig zeigt, wie diese zur Grundlage für die besondere Art menschlichen Leidens werden. Die Evolution sprachbasierten, symbolischen Wissens ermöglicht es Menschen in höchst effizienter Weise, individuelle Erfahrungen an andere Personen weiterzugeben sowie aversive Situationen und Probleme zu lösen und zu beseitigen. Diese psychischen Prozesse, die zu einem enormen Zuwachs an Verhaltensflexibilität im Umgang mit der Umwelt führen, werden allerdings mit einem hohen Preis bezahlt – denn sie bewirken, dass Menschen sich in einem Netz sprachlicher Fallen verfangen können und beginnen, auch subjektive Erlebnisse als „aversiv" zu bewerten. Als Folge davon versuchen sie, solche Erlebnisse ebenfalls zu beseitigen und zu vermeiden. Diese Erlebnisvermeidung führt dazu, dass sich der Verhaltensspielraum immer mehr einengt*

* Ich danke Prof. Wolf-Dieter Minsel und Dipl.-Psych. Meinolf Nöker sowie den Herausgebern für wertvolle Hinweise bei der Abfassung des Manuskripts.
Korrespondenzadresse: raisonn@aol.com
Heidenreich, T. & Michalak, J. (2009). *Achtsamkeit und Akzeptanz in der Psychotherapie – Ein Handbuch* (3., überarbeitete und erweiterte Auflage). Tübingen: dgvt-Verlag.

und „negative" Gefühle, Gedanken und Erinnerungen paradoxerweise intensiver und häufiger werden. ACT versucht, die rational-kognitiven Prozesse, die vielen psychischen Störungen zugrunde liegen, mit Hilfe von Metaphern, Paradoxien und erlebnisorientierten Übungen zu unterlaufen. Die Ziele der Behandlung liegen weniger darin, unangenehme Gefühle, Gedanken oder Körperempfindungen zu reduzieren oder zu verändern; vielmehr wird eine Veränderung jener sprachbasierten Kontextbedingungen angestrebt, welche die verhaltenssteuernde Wirkung innerer Erlebnisse bestimmen. Patienten werden unterstützt, (1.) schmerzhafte subjektive Erlebnisse zu akzeptieren, statt gegen sie anzukämpfen, (2.) sich aus sprachlichen Verstrickungen zu befreien, (3.) Achtsamkeit zu entwickeln, (4.) Kontakt zu einem Selbst-als-Kontext herzustellen, das inhaltliche Selbstbilder transzendiert, (5.) größere Klarheit bezüglich persönlicher Werte zu gewinnen sowie (6.) sich mit beherztem Engagement auf notwendige Verhaltensänderungen einzulassen.

Einleitung

Der Molekularbiologe und Nobelpreisträger François Jacob hat die Evolution der Organismen ebenso wie den wissenschaftlichen Forschungsprozess in einem berühmten Aufsatz als Herumbasteln und Flickschusterei gekennzeichnet und der zielgerichteten Arbeit eines Ingenieurs gegenübergestellt (Jacob, 1977). Phylogenetische und auch kulturelle Entwicklungsabläufe werden danach nicht durch zukünftige Ziele, sondern als ein „Spiel der Möglichkeiten" (Jacob, 1983) organisiert. Die drei Kernelemente dieser „Strategie ohne Finalität" (Rheinberger, 2001) sind (1.) die Erzeugung von Variabilität, (2.) die Auswahl sowie (3.) die Bewahrung von Geeignetem.

Die Entwicklung des Verhaltens im Laufe der individuellen Lebensgeschichte (Ontogenese) können wir unter ähnlichen Gesichtspunkten betrachten. Auf der Grundlage bestehender Verhaltensvariabilität werden bestimmte Verhaltensweisen durch umweltliche Einflüsse selegiert und durch strukturelle Veränderungen im Gehirn bewahrt (Donahoe & Palmer, 1994; Edelman, 1989). Schon Tiere verfügen über enorme Fähigkeiten, die zu einer flexiblen Verhaltensentwicklung und optimaler Anpassung führen (Shettleworth, 1998). Diese Fähigkeiten haben sich beim Menschen durch die Evolution der Sprache noch einmal vervielfacht. Wir haben in einem Ausmaß, wie es sich ein Biber nie träumen lassen würde, die Fähigkeit entwickelt, uns wechselnden Umweltbedingungen anzupassen, indem wir die Umwelt uns anpassen.

Sprache, rationales Denken und Verstand sind bei diesen kulturellen Anpassungsleistungen aufs Engste miteinander verknüpft. Sie geben uns die Möglichkeit, Regeln über Beziehungen zwischen Ereignissen in der Umwelt abzuleiten, zu formulieren und an andere Personen weiterzugeben, ohne dass diese selbst mit diesen Ereignissen in Kontakt kommen mussten. Auf diese Weise lässt sich der persönliche Erwerb von Erfahrung extrem beschleunigen (Passingham, 1989). Vor allem lassen sich jedoch Gefahren mit der verbalen Weitergabe von Erfahrungen vorzeitig vermeiden. Schließlich ermöglichen Sprache und Verstand, dass wir uns über den Augenblick hinaus an langfristigen Zielen orientieren können und dem Diktat unmittelbarer natürlicher oder konditionierter Verstärker nicht mehr völlig ausgeliefert sind.

In der Evolution ist aber jede erfolgte und sogar erfolgreiche Anpassung meist mit einem Verlust an Variabilität, d.h. Flexibilität und zukünftiger Anpassungsfähigkeit, verbunden. Das ist ein Problem, denn es muss Variabilität vorhanden sein, damit Anpassung möglich wird (West-Eberhard, 2003). Sonst kommt es schlimmstenfalls zum Aussterben einer Evolutionslinie. Auch verbal-kognitive Prozesse sind mit einer Reihe höchst unerwünschter Nebenwirkungen verbunden, die zu einer Einschränkung individueller Verhaltensvariabilität bzw. psychologischer Flexibilität führen können. So kann die Fähigkeit, Regeln und Zusammenhänge zu erkennen, zu bewerten, zu beurteilen oder – wie die Bibel sagt, zwischen Gut und Böse unterscheiden zu können – zu einem dramatischen Hemmschuh individueller Verhaltensentwicklung werden und die Erzeugung entwicklungsnotwendiger Variabilität empfindlich beeinträchtigen. Daraus resultieren rigide, erstarrte Verhaltensmuster, wie sie im klinischen Bereich nicht nur für Persönlichkeitsstörungen, sondern auch für Achse-I-Störungen oder Verhaltensprobleme bei somatischen Erkrankungen (z.B. Compliance bei Diabetes mellitus) charakteristisch sind (Hayes, Strosahl & Wilson, 2004; Hayes, Barnes-Holmes & Roche, 2001).

Die Evolution hat angesichts sich ständig verändernder Umwelten als Antwort auf die Gefahr der Verkrustung offenbar Prozesse hervorgebracht, die eigens der Entwicklung von Flexibilität bzw. Plastizität gewidmet sind (West-Eberhard, 2003). In vergleichbarer Weise richtet sich die Akzeptanz- und Commitment-Therapie (ACT – als ganzes Wort ausgesprochen) auf die Erstarrung des Verhaltens im Verlauf der individuellen Lebensgeschichte. Dieses übergeordnete Ziel, das Verhalten – insbesondere das Handeln – durch die Befreiung von kognitiven Einschränkungen zu flexibilisieren und damit das „Spiel der Möglichkeiten" zu erweitern, ist jedoch kein Selbstzweck. Eine größere psychologische Flexibilität würde zwar die Anpassungsfähigkeit an wechselnde Umweltbedingungen verbessern, jedoch den einzelnen Menschen weiterhin dem freien Spiel der auf ihn einwirkenden Kräfte überlassen. Seine Existenz wäre nicht mehr als Herumbasteln und Flickschusterei und ebenso ziel- und sinnlos (vgl. Frankl, 1985; Camus, 2003). ACT will Patienten deshalb zweitens dabei helfen, ihrem Leben dadurch Ziel und Richtung zu geben, indem sie persönliche Werte explizit formulieren und lernen, sich dafür zu engagieren, anstatt von Einflüssen aus der Umwelt und inneren Erlebnissen hin- und her geworfen zu werden und ziellos herumzutappen.

Um diese grundlegenden Therapieziele zu erreichen, kann eine Vielzahl von Behandlungstechniken verwendet werden, die sich nach funktionalen Gesichtspunkten sechs Therapiestrategien zuordnen lassen. Diese Strategien wurden unter fortwährendem Bezug zur klinischen Arbeit aus der experimentellen Grundlagenforschung abgeleitet, während einzelne Techniken aus dem klinischen Fundus der gesamten Psychotherapie stammen können. Die Verankerung in der experimentellen verhaltensanalytischen Grundlagenforschung macht ACT zu einem theoretisch begründeten Therapieansatz, der sich an Verhaltensprinzipien bzw. -prozessen orientiert (vgl. Rosen & Davison, 2003; Castonguay & Beutler, 2006). Das heißt erstens, dass sich die Anwendung einer bestimmten Intervention nicht nach formal-kriteriologisch definierten Störungen richtet, sondern danach, ob bestimmte Verhaltensprozesse beim Patienten beobachtet werden können; zweitens bedeutet es, dass die Beschreibung von Interventionen in funktionaler Weise erfolgt und sich nicht in formalen Eigenschaften des Therapeutenverhaltens erschöpft. So können bei unterschiedlichen Störungen ähnliche Prozesse am Werke sein (etwa Erlebnisvermeidung bei Agoraphobie, Depression und Schizophrenie) und unterschiedliche therapeutische Handlungsweisen können auf denselben Verhaltensprozess abzielen (sowohl mehrere verschiedene Metaphern als auch mehrere verschiedene erlebnisorientierte Übungen können alle die Akzeptanz inneren Erlebens fördern). Akzeptanz und Achtsamkeit sind zwei der sechs Strategien von ACT. Weitere sind kognitive Defusion, Selbst-als-Kontext, Werte wählen und formulieren und engagiert handeln (Commitment).

In den folgenden Abschnitten möchte ich zunächst auf die philosophische Grundeinstellung eingehen, die ACT und weite Bereiche der modernen Verhaltensanalyse prägt. Nach einem notwendigerweise kurz gehaltenen und keineswegs vollständigen Überblick zu den theoretischen Grundannahmen möchte ich die wesentlichen Therapiemethoden des Ansatzes erläutern, um mit einigen Bemerkungen zur empirischen Absicherung und einer persönlichen Einschätzung zu schließen.

Philosophie und Menschenbild

Eine jener Regeln, die zur Erstarrung des Verhaltens beitragen, ist die in unserer Kultur weit verbreitete Annahme „gesunder Normalität", d.h. dass das Normale ist, sich wohl zu fühlen. Mit ihr kommen viele Patientinnen und Patienten in die ärztliche oder psychotherapeutische Behandlung. Sie gehen dabei meistens von einem, so könnte man sagen, mechanistischen Modell des Menschen und der Seele aus. Es orientiert sich an einer defekten Maschine und lässt sich durch folgenden dreigliedrigen Algorithmus beschreiben: (1.) Erkenne das Problem, (2.) identifiziere seine Ursache und (3.) beseitige sie. Dieser Regelsatz ist bei technischen Problemen in der Tat sehr nützlich. Wenn beispielsweise mein Auto nicht anspringt (das Problem), bitte ich einen Kraftfahrzeugmechaniker, die Ursache zu identifizieren und sie, zum Beispiel einen Defekt der Lichtmaschine, zu beseitigen.

Unsere Sprache ist voll von Ausdrücken, die die Orientierung an einer solchen Maschinenmetapher auch im Hinblick auf psychische Probleme belegen: „Du hast wohl ein Rad ab"; „Der hat nicht alle Tassen im Schrank"; „Du tickst ja nicht richtig" etc. Auch Kognitionspsychologie und Neurobiologie bedienen sich vergleichbarer Modelle, wenn etwa von der zerebralen Informationsverarbeitung, einer „Seelenmaschine" (Churchland, 2001), einem „Bauplan für eine Seele" (Dörner, 1999) oder von Geist und Gehirn als Computer gesprochen wird.

Aus einer mechanistischen Perspektive wird ein Gegenstand oder ein Problem in seine Einzelteile zerlegt, die Beziehungen und Kräfte, die zwischen ihnen wirken, werden analysiert und schließlich ein Modell konstruiert, das diesen Gegenstand oder das Problem wie ein Abbild beschreibt. Ein Modell oder eine Theorie sind unter diesem Blickwinkel dann wahr, wenn sie mit der Realität korrekt übereinstimmen bzw. sie repräsentieren. Der Grad der Übereinstimmung wird mit Hilfe hypothetisch-deduktiver Forschung immer wieder geprüft.

Im Unterschied dazu geht ACT von einem funktional-kontextualistischen Welt- und Menschenbild aus, dessen analytische Grundeinheit das fortlaufende Geschehen im Kontext ist (zur ausführlichen Diskussion von Weltbildannahmen (Pepper, 1942; Hayes, Hayes & Reese, 1988; Biglan & Hayes, 1996). Weitere zentrale Aspekte dieser Perspektive sind die ganzheitliche Betrachtung eines Ereignisses, ein Verständnis von Wesen und Funktion des Ereignisses in einem umfassenderen Kontext und ein Wahrheitskriterium, demzufolge eine Analyse dann wahr ist, wenn sie zur Erreichung eines zuvor angegebenen Ziels beiträgt. Aus dieser pragmatischen Perspektive gibt es kein allgemeines, interessefreies Ziel der Erkenntnis, das darin besteht, die Dinge so zu beschreiben, wie sie „wirklich" sind (Barnes-Holmes, 2000). Ebenso ergibt sich kein eingängiges Bild vom Menschen, was den Ansatz unbequem macht. Jede Analyse wird als zielgerichtete Aktivität aufgefasst, deren Ziel vorher klar angegeben werden muss, um das pragmatische Wahrheitskriterium anwenden zu können (Hayes, 1993). Dieser Pragmatismus ist nicht mit einem relativistischen Utilitarismus gleichzusetzen, sondern als Instrument wertebezogener Zielsetzungen zu verstehen. Dementsprechend wäre jedes Bild, das man sich vom Menschen macht, daraufhin zu prüfen, inwieweit es für den jeweils ins Auge gefassten Zweck nützlich ist. Für ACT erscheint ein Menschenbild sinnvoll, das den Menschen als historisches, sprachfähiges Wesen auffasst, das über Veränderungsmöglichkeiten verfügt, deren Grenzen innerhalb des therapeutischen Settings nicht prognostiziert werden können, das allerdings durch sprachliche Prozesse in seinem persönlichen Wachstum und seiner Entwicklung in schmerzlicher Weise behindert werden kann. Von besonderer Bedeutung sind dabei Prozesse, die uns immer wieder von der Gegenwart weg- und in vergangene oder zukünftige Szenarien hineinziehen und so das Lernen aus unserer unmittelbar erlebten Erfahrung beeinträchtigen können.

Dieser philosophische Hintergrund ist nicht bloß hohle Dekoration, sondern spiegelt sich in der praktischen ACT-Arbeit wider. Achtsamkeit bedeutet in diesem Zusammenhang beispielsweise, sich immer wieder auf das aktuelle Geschehen im gegenwärtigen Hier und Jetzt als Ganzes zu konzentrieren - sozusagen mit dem Patienten „online" zu sein, anstatt „offline" über Ereignisse zu reden, die nicht hier und nicht jetzt geschehen, sondern in der Vergangenheit geschehen sind oder in der Zukunft passieren könnten und dabei zu vernachlässigen, dass man gerade über Vergangenes oder Zukünftiges redet. Der jetzige Augenblick in der Therapiesituation wird als ein Geschehen aufgefasst, das in einen umfassenderen, vor allem sprachlichen Kontext eingebettet ist, der als wesentliche Bedingung für das Entstehen psychischer Störungen angesehen wird. Wie die kognitive Therapie geht ACT davon aus, dass verbal-kognitive Inhalte menschliches Verhalten beeinflussen und wesentlich zu psychischen Störungen und menschlichem Leiden beitragen. Im Unterschied zur kognitiven Therapie geht ACT jedoch davon aus, dass die Beziehungen zwischen Kognitionen und motorischen Handlungsaktivitäten nicht selbstverständlich sind, sondern von spezifischen Umweltfaktoren abhängen. Ferner strebt

ACT nicht an, die gedanklichen Produkte verbal-kognitiver Aktivität zu verändern und umzustrukturieren. Vielmehr geht es darum, ihre Beziehungen und damit ihre *Wirkung* im Hinblick auf andere physiologische, kognitive, emotionale und motorische Verhaltensweisen zu verändern.

Theoretische Grundannahmen und Störungsmodell

ACT basiert auf den Ergebnissen eines Forschungsprogramms, bei dem von Anfang an ein intensiver Austausch zwischen experimenteller Grundlagenforschung und klinischer Anwendung besteht. Unter dem Namen „Relational Frame Theory" (im Weiteren abgekürzt RFT) werden im Rahmen einer verhaltensanalytischen Methodologie menschliche Sprache und Kognition untersucht (Hayes, Barnes-Holmes & Roche, 2001). Anders als in B.F. Skinners historischem Entwurf (Skinner, 1957) wird das Problem der Referenz, d.h. wie Wörter und Kognitionen zu ihren Bedeutungen kommen, nicht auf direkte respondente und operante Konditionierungsprozesse zurückgeführt, sondern auf indirekte relationale Lernprozesse.

Aus dem Blickwinkel der RFT lässt sich ein großer Teil psychischer Störungen als Folge von Erlebnisvermeidung auffassen (Hayes, Wilson, Gifford, Follette & Strosahl, 1996; Barnes-Holmes, Cochrane, Barnes-Holmes, Stewart & McHugh, 2004; siehe auch Kashdan, Barrios, Forsyth & Steger, 2006). Der Störungs- oder Krankheitscharakter entsteht durch die Einschränkung des Verhaltensrepertoires einer Person, das sich immer weniger um Dinge des Lebens wie Partnerschaft, Familie, Bildung und Arbeit, Freizeit und Hobbys oder die persönliche Entwicklung dreht, sondern immer mehr auf die Vermeidung von als negativ bewerteten inneren Erlebnissen wie Angst, Deprimiertheit oder Schmerzen gerichtet ist. ACT adressiert deshalb keine syndromalen, mit Hilfe formaler Kriterien definierte Störungen, sondern eine große Gruppe funktional definierter Krankheiten, die sich aus exzessiver Erlebnisvermeidung ergeben. Im Folgenden sollen die klinisch relevanten Konzepte in Grundzügen dargestellt werden. Ich habe mich dabei an dem in Deutschland üblichen Bericht an den Gutachter zur Beantragung einer Verhaltenstherapie orientiert (für eine ausführliche Darstellung einer ACT-spezifischen Fallkonzeptualisierung siehe Bach & Moran, 2008).

Therapieziele

ACT verfolgt keine Ziele wie die Beseitigung oder Linderung von Beschwerden wie negativen Gedanken, unangenehmen Gefühlen oder körperlichen Missempfindungen. All diese subjektiven Erlebnisse und Zustände können sich zwar im Laufe einer Behandlung verändern – und tun dies in der Regel auch –, die generelle Zielsetzung ist es jedoch, solches Erleben anzunehmen und zu akzeptieren sowie die eigene Energie zu nutzen, um persönliche Ziele in wichtigen Lebensfeldern zu erreichen und nach den eigenen Wertvorstellungen zu leben. Dementsprechend ist ACT ein konstruktiver und kein eliminativer Therapieansatz (vgl. Goldiamond, 1974). Diese strategische Zielsetzung beinhaltet keine zynische Haltung gegenüber dem Leiden von Menschen, sondern ergibt sich unmittelbar aus der RFT. Denn jede Maßnahme, um subjektives Leiden absichtsvoll zu reduzieren, läuft Gefahr, eben diese gut gemeinte Maßnahme in eine Beziehung mit dem Leiden zu bringen. Das führt zu der natürlichen Paradoxie, dass der Versuch, es zu beseitigen, das Leiden aufrechterhält und seine Bedeutsamkeit erhöht.

Klinisch relevante Verhaltensweisen

Klinisch relevante Verhaltensweisen lassen sich als Verhaltensexzesse, -defizite und -aktiva beschreiben. Angesichts der trotz aller Rede von Ressourcenorientierung oft vernachlässigten Verhaltensaktiva ist zu betonen, dass dies eben nicht nur schädliche Verhaltensweisen sind.

Insbesondere wenn ein Patient Werte und konkrete Ziele formuliert hat, gehören neben diesen dazu auch jene Verhaltensweisen, die notwendig sind, um diese Ziele zu erreichen, wie beispielsweise soziale und andere Fertigkeiten. Falls sie bereits im Verhaltensrepertoire des Patienten vorhanden sind, gehören sie zu seinen Verhaltensaktiva.

Verhaltensexzesse

Typische klinisch relevante Verhaltensexzesse sind zum Beispiel:

1. *motorische Verhaltensweisen* wie selbstschädigende Handlungen (Alkoholexzesse, Selbstverletzungen); abhängige Handlungsweisen (z.B. um Rat fragen, Bestätigung suchen, Fragen nach Lösungen stellen, über körperliche Beschwerden klagen, um Hilfe bitten); misstrauische Handlungsweisen (z.B. im Gespräch vorsichtig abwarten, erst nach Abschätzung der Erwartungen des Hörers antworten).
2. *Gedanken* wie „Ich komme alleine nicht zurecht"; „Ich darf nichts falsch machen, sonst werde ich abgelehnt"; „Wenn man mich nicht beachtet, bedeutet das, dass ich wertlos bin"; „Ich weiß nichts mehr"; „Ich kann das nicht"; „Ich fühle mich innerlich leer und ausgebrannt".
3. *Körperliche Empfindungen* wie Kopfschmerzen, Durchfall und Verstopfung, Magenbeschwerden, Übelkeit, Bauchschmerzen, Schwindel, Atembeschwerden, Abgeschlagenheit, Schwäche, innere Unruhe.
4. *Emotionen* wie Angst, Wut, Niedergeschlagenheit, Beleidigt-Sein, Scham.

Verhaltensdefizite

Aus einer ACT-Perspektive fehlt es Patienten vor allem an Fertigkeiten im Umgang mit unangenehmen und schmerzlichen inneren Erlebnissen (Akzeptanz bzw. Bereitwilligkeit), an Achtsamkeit, einem stabilen

Selbstbezug sowie an klaren, explizit formulierten Zielen und Werten. Aufgrund der exzessiven Fokussierung auf Verhaltensweisen, die der Manipulation subjektiver Erlebnisse dienen, fehlen darüber hinaus häufig naturgemäß Verhaltensweisen, die dem Erreichen persönlicher Ziele dienen. Deshalb sind bei vielen Patienten zusätzlich zu den genannten sechs Kernstrategien von ACT weitere Maßnahmen zum Verhaltensaufbau erforderlich, wie etwa das Training von Problemlösefertigkeiten.

Verhaltensanalyse: Mikro und Makro

In der Verhaltensanalyse werden anhand psychologischer Prinzipien Hypothesen über die relative Bedeutung innerer und äußerer Ereignisse formuliert. Die Bedeutung dieser Ereignisse resultiert aus ihrer Stellung innerhalb eines Geflechts von miteinander verschränkten Kontingenzen. Dazu gehören sowohl direkte als auch indirekte (d.h. abgeleitete bzw. verbal vermittelte) Kontingenzen. Es ergibt sich ein individuelles Störungsmodell, das aufgrund der geringen Anzahl von Verhaltensprinzipien, an denen es sich orientiert, einfach ist, ohne jedoch deshalb einfältig zu sein. Erst die mit der Vereinfachung gewonnene Übersicht ermöglicht es, bestimmte Variablen als klinisch relevant herauszugreifen und zu therapeutischen Angriffspunkten zu machen.

Es wird kein Anspruch erhoben, dass das formulierte Störungsmodell „wahr" sei. Es soll lediglich für die Behandlung nützlich sein. Aus dem Störungsmodell abgeleitete therapeutische Maßnahmen sind also nicht deshalb interessant, weil sie das Störungsmodell bestätigen oder falsifizieren. Führen sie nicht zum Erfolg, wird das Störungsmodell geändert, weil es offenbar nicht nützlich war.

Mikroanalyse

Die Mikroanalyse beschreibt Ereignisse in der Umwelt und/oder innere Erlebnisse, die motivierende (MO = motivierende Operation) oder diskriminative Funktionen (S^D = diskriminativer Stimulus) besitzen und Verhaltensweisen (R = „response") auslösen bzw. veranlassen, die durch unmittelbar darauf folgende äußere oder innere Ereignisse (C = Konsequenzen) verstärkt werden. MOs sind solche Ereignisse, die erstens bestimmen, was als Verstärker fungiert und zweitens Verhaltensweisen auslösen, die aufgrund früherer Erfahrungen zu den zugehörigen Verstärkern geführt haben (Laraway, Snycerski, Michael & Poling, 2003; Michael, 1993). Gängige Beispiele sind Nahrungsentzug, der Nahrung zu einem wirksamen positiven Verstärker macht; ein Mangel an sozialer Zuwendung, der soziale Zuwendung zu einem positiven Verstärker macht; eine überfordernde Aufgabe, die Flucht und Vermeidung dieser Aufgabe zu einem negativen Verstärker macht. Im Unterschied dazu bestimmt ein S^D nicht, was als Verstärker fungiert, sondern veranlasst Verhaltensweisen, die in der Vergangenheit zu einem aktuell wirksamen Verstärker geführt haben; salopp gesagt zeigt ein S^D an, dass ein bestimmter Verstärker jetzt erreichbar ist. Eine beispielhafte Situation aus der unmittelbar beobachtbaren therapeutischen Interaktion mit einer Patientin könnte etwa folgendermaßen aussehen (Abbildung 1).

Makroanalyse

Die Makroanalyse nimmt diejenigen Prozesse in den Blick, die den verschiedenen Reizvariablen (MO, S^D, C) ihre funktionale Bedeutung geben. Dazu gehören gemäß der RFT als Folge der Teilhabe an der Sprachgemeinschaft die verbal-kognitiven Kontexte (1.) der kognitiven Fusion, (2.) des Bewertens, (3.) des Vermeidens und (4.) des Begründens, sowie (5.) die aktuelle Lebenssituation insbesondere in Hinblick auf motivierende Operationen bezüglich anderer Lebensfelder

Abbildung 1: *Beispiel einer viergliedrigen Kontingenz aus der therapeutischen Interaktion (= Mikroanalyse) mit umgebenden Kontextbedingungen (= Makroanalyse) (Zum Begriff der automatischen Verstärkung siehe Vollmer, 1994)*

Mikroanalyse (Verhalten-in-Situationen)			
MO	S^D	R	C+ bzw. C–
Mangel an Zuwendung. Alltägliche Herausforderungen. Niedriges Selbstwertgefühl. Regeln wie: „Ich komme allein nicht zurecht."	Therapeut in der Therapiesitzung.	Patientin: „Mir geht es wieder schlechter. Da waren gestern so ein paar Kunden in der Firma, die haben mich völlig genervt und fertig gemacht." Die Patientin fühlt sich niedergeschlagen und ist wütend, schimpft auf die Kunden (und versucht, sich mit dem Therapeuten gegen die „Feinde" zu verbünden).	Verstärker für das vorangegangene Verhalten einschließlich des niedrigen Selbstwertgefühls und der Regel „Ich komme allein nicht zurecht" wären Zuwendung, Rückversicherung sowie spürbare Bemühungen, ihr zu helfen, unangenehme innere Erlebnisse zu vermeiden. Dadurch würden die vorangegangenen problematischen Verhaltensweisen sozial positiv (Zuwendung) und automatisch negativ (emotionale Erleichterung) ebenso verstärkt wie die „Theorien" der Patientin über sich und die Welt.

Kognitive Fusion, Bewertung, Vermeidung und Begründung sind verbal-kognitive Kontextbedingungen, die sich daraus ergeben, dass wir in einer Sprachgemeinschaft existieren. Sie geben den verschiedenen Reizvariablen ihre funktionale Bedeutung.
Hinzu kommen umweltbezogene Kontextbedingungen, die sich aus der aktuellen Lebenssituation einer Person ergeben und vor allem in den Bereich der motivierenden Operationen gehören.

Makroanalyse (Kontextbedingungen)

(d.h. Mangel oder Überfluss von Verstärkern in verschiedenen Lebensfeldern wie z.B. Mangel an Kontakt oder Reizüberflutung) und (6.) der individuelle historische Entwicklungsprozess (= Lerngeschichte). Letztere erweitert sich unter dem Blickwinkel der RFT über die Geschichte von Konditionierungsprozessen hinaus zu einer Lebensgeschichte des Erwerbs von Regeln und des verbalen Bedeutungswandels. Auf die verbal-kognitiven Kontextbedingungen möchte ich im Folgenden etwas ausführlicher eingehen.

(1.) Unter *kognitiver Fusion* wird verstanden, dass verbal-kognitive Ereignisse wie Gefühle, Gedanken oder Körperempfindungen Wirkungen ausüben können, die tatsächlichen Ereignissen in der Umwelt entsprechen. Das geschieht der RFT zufolge aufgrund von Verhaltensprozessen, die selbst operant erworben wurden. Die wichtigsten sind: *wechselseitiges Bezugnehmen* („mutual entailment"), *kombinatorisches Bezugnehmen* („combinatorial entailment") und die *Transformation von Reizfunktionen* („transformation of stimulus functions"). Diese Prozesse ergeben sich aus unserer natürlichen Einbettung in die sprachliche Kommunikation. Wenn wir uns sprachlich mitteilen, nehmen wir Wörter wörtlich - d.h. sie haben für uns eine Bedeutung. Deshalb sprechen wir von kognitiver Fusion, dem Wörtlich-Nehmen von Wörtern, zunächst als etwas, das uns umgibt, einer umweltlichen Kontextbedingung. Die RFT untersucht die Interaktionsprozesse mit der sprachlichen Umwelt, die dann - sozusagen in einem zweiten Schritt - zu kognitiver Fusion als einem Verhaltensprozess führt. Dieser überlappt sich übrigens phänomenologisch mit dem, was Fonagy und Target (1996; Target & Fonagy, 1996) als „psychische Equivalenz" bezeichnet haben. Doch nun zu den Details.

Wechselseitiges Bezugnehmen wird durch einen operanten Trainingsprozess mit multiplen Beispielen geformt, aufgrund dessen Menschen die Beziehungen zwischen zwei Reizen, die keine formale Ähnlichkeit haben, abstrahieren. Ein typisches Beispiel ist das Benennen. Durch vielfache Beispiele von Name-Objekt- und Objekt-Name-Präsentationen abstrahieren Menschen bei Anwesenheit eines kontextuellen Hinweises, der das spezifische relationale Verhalten bestimmt, eine Beziehung der Koordination. Umgangssprachlich IST ein reales Auto auf der Straße „ein Auto". In gleicher Weise wird durch vielfältige Beispiele von „X ist größer als Y" und „Y ist kleiner als X" ein Bezugsrahmen des Vergleichs abstrahiert. Grundsätzlich sind diese Trainingsprozesse einem Konzepttraining mit ineinander verschränkten Kontingenzen eines Generalisations- und Diskriminationstrainings ähnlich. Der Unterschied besteht darin, dass in einem normalen, d.h. nicht-verbalen Konzepttraining das Konzept anhand der formalen Eigenschaften der präsentierten Reize abstrahiert wird.

Kombinatorisches Bezugnehmen wird durch einen operanten Trainingsprozess mit multiplen Beispielen geformt, durch den Menschen die Beziehungen zwischen mindestens drei Reizen, die keine formale Ähnlichkeit haben, abstrahieren. Zur Erläuterung kann uns wieder das Benennen als Beispiel dienen. Wenn mindestens zwei Name-Objekt-Beziehungen wie zum Beispiel ein geschriebenes und ein gesprochenes Wort und ein realer Hund (TRICKSI-realer Hund, „Tricksi"-realer Hund) mit einem adäquaten kontextuellen Hinweis trainiert werden, wird eine dritte Beziehung (TRICKSI-„Tricksi") ohne jedes weitere spezifische Training abgeleitet. Beachten Sie, dass diese dritte Beziehung nie direkt trainiert wurde und die Namen als geschriebenes Wort und gesprochener Laut keinerlei Ähnlichkeit haben. Alle drei Reize stehen in einer koordinierten Beziehung zueinander, d.h. sie nehmen an einem Bezugsrahmen der Koordination teil. Wenn ein aufgrund solch eines Trainings abgeleitetes bezugnehmendes Verhalten verstärkt wird (z.B. lesen TRICKSI – sagen „Tricksi"), kann das gesamte „System" aufeinander bezogener Reize und Verhaltensweisen indirekt verstärkt werden (also auch die Beziehungen TRICKSI-realer Hund, „Tricksi"-realer Hund).

Die Bedeutung dieser Prozesse für das Verhalten liegt in der Transformation bzw. Veränderung von Reizfunktionen. Nehmen wir an, wir lernen einen Mann namens Müller kennen, den wir als durchaus freundlich und sympathisch erleben. Mehrmals begegnen wir ihm lächelnd auf der Straße. Dann lesen wir in der Zeitung, dass Herr Müller jemanden um viel Geld betrogen hat. Wenn wir nun Herrn Müller das nächste Mal auf der Straße begegnen (falls er nicht im Gefängnis sitzt), kann es sein, dass wir den Kragen hochschlagen, zu Boden blicken und auf die andere Straßenseite wechseln. Aus der Perspektive der RFT haben die Worte des Zeitungsartikels *indirekt*, d.h. ohne dass Herr Müller uns in einer direkten Begegnung etwas Böses angetan hätte, zu einer Transformation von Reizfunktionen des Herrn Müller geführt. Er löst nun keine freundliche Kontaktaufnahme mehr aus, sondern verächtliche Vermeidung.

Nehmen wir als zweites Beispiel an, wir lernen eine Körperempfindung kennen, die uns als Herzrasen benannt wird. Persönlich, d.h. aus unserer eigenen unmittelbaren Erfahrung kennen wir sie als harmlosen Begleiter, wenn wir anstrengende Situationen zu bewältigen haben. Schon oft sind wir ihr bei verschiedenen Tätigkeiten gelassen begegnet. Dann hören wir, dass ein Bekannter an einem Herzinfarkt gestorben ist. In der Zeitung lesen wir, dass Beschwerden des Herzens Zeichen von Herzerkrankungen sein können. Wenn wir nun dem Herzrasen das nächste Mal im Supermarkt oder auch zu Hause begegnen, kann es sein, dass wir erschreckt aufblicken, uns Sorgen um unsere Gesundheit machen und uns so schnell wie möglich in die Sicherheit einer ärztlichen Praxis begeben. Aus der Perspektive der RFT haben die Worte, die man zu uns gesagt hat und die in der Zeitung standen, *indirekt*, d.h. ohne dass das Herzrasen uns bei einer direkten Begegnung jemals etwas Böses angetan hätte, zu einer Transformation der Reizfunktionen des Herzrasens geführt. Die Transformation wurde dadurch möglich, dass die Körperempfindung des Herzrasens, das Wort „Herzrasen" und die anderen Inhalte wie Herzinfarkt, Krankheit oder sogar Tod alle an einem Bezugsrahmen der Koordination teilhaben. Das Herzrasen löst nun keine gelassene Zur-Kenntnisnahme mehr aus, sondern panische Flucht.

Die klinisch bedeutsame Folge der relationalen Prozesse, die ich mit diesen Beispielen illustrieren wollte, besteht darin, dass subjektive Erlebnisse „wortwörtlich" genommen werden – d.h. dass wir auf sie reagieren, als seien sie das, was sie entsprechend ihrem verbalen Inhalt zu sein vorgeben. Es ist, als wenn die Differenz zwischen einem Zeichen und seiner Bedeutung verloren geht. Unter diesen Umständen kann beispielsweise der Gedanke „Das kann ich nicht“ zu Arbeitsaufgabe und Untätigkeit oder das Gefühl der Angst, das selbst zur Bedrohung wird, zur Flucht führen. Wie die zu vermeidenden umweltlichen Ereignisse (z.B. frühere Erniedrigungen), mit denen sie in wechselseitiger Beziehung stehen, werden unangenehme Gefühle, Gedanken und Körperempfindungen ebenfalls vermieden.

Sich auf unterschiedliche Reize bezugnehmend verhalten zu können, ermöglicht Veränderungen der Reizfunktionen eines jeden Reizes, der sich in einem Set von miteinander in Beziehung stehenden Reizen befindet. Das eröffnet therapeutische Möglichkeiten. Wenn beispielsweise der Bericht über ein traumatisches Ereignis in Beziehung zu dem traumatischen Ereignis steht, sodass der Bericht ähnliche Verhaltensweisen wie das traumatische Ereignis hervorruft (z.B. Angst), kann eine Veränderung der Reizfunktionen des Berichts zu einer Veränderung der Reizfunktionen des traumatischen Ereignisses führen. Das heißt, dass das Sprechen über traumatische Ereignisse ihre „natürlichen“ Folgen verändern kann. Gleichzeitig wird deutlich, warum es oft so schwer ist, über traumatische Ereignisse zu sprechen: Aufgrund wechselseitiger Bezugnahme partizipiert der Bericht über das Trauma in einem Bezugsrahmen der Koordination mit dem Trauma, sodass er als Folge der Transformation von Reizfunktionen so aversiv wie das Trauma selbst werden kann.

In der Begegnung mit Patienten kann kognitive Fusion (bzw. Wörtlichnehmen) bei verschiedenen Formen von Aussagen beobachtet werden. Dazu gehören Aussagen, die Meinungen, Einstellungen, Bewertungen, Urteile und Überzeugungen ausdrücken, ohne dass Patienten sich selbst als Ort der Aussage nennen („Mein Mann ist …“, „Die Leute denken über mich, dass …“ anstatt „Ich denke, dass mein Mann …“, „Ich glaube, dass die Leute …“). Weiterhin werden Erklärungen, Rechtfertigungen und Begründungen oft im Brustton der Überzeugung formuliert, was ebenfalls exzessiver kognitiver Fusion, d.h. einem Mangel an Distanz zu eigenen Gedankeninhalten, entsprechen kann.

(2.) Die Auswirkungen kognitiver Fusion werden durch den *„Kontext des Bewertens"* zusätzlich intensiviert. Auch hier geht es nicht nur um das Bewerten als Verhalten einer Person, sondern um Bewerten als etwas, das fortlaufend um uns herum passiert und uns beeinflusst. Wir lernen dabei nicht nur äußere, sondern ebenso innere Ereignisse zu bewerten. So teilen wir Gefühle, Gedanken und Körperempfindungen in positive und negative auf. Häufig sind in Sätzen Bewertungen wie „schrecklich", „furchtbar", „unerhört", „gemein", „unfair" zu hören und ihre Auswirkungen an der begleitenden Mimik zu beobachten.

(3.) Generell tendieren wir dazu, negativ bewertete Ereignisse zu vermeiden bzw. vor ihnen zu flüchten. Das gilt auch für entsprechende innere Ereignisse. Wir werden außerdem aktiv instruiert, negativ bewertete subjektive Erlebnisse zu beseitigen und positiv bewertete anzustreben. Diese uns allgegenwärtig umgebenden verbalen Gepflogenheiten werden als *„Kontext der Vermeidung"* bezeichnet. Das drückt sich nicht nur in feindseligen Anweisungen aus, wie: „Hör auf zu heulen, sonst kriegst du gleich noch was hinten vor, dann hast du Grund zum Heulen", sondern auch in beruhigenden Beschwichtigungen wie: „So, jetzt hast du aber genug geweint, es tut doch schon gar nicht mehr weh"; „Du brauchst doch keine Angst zu haben" oder in Buchtiteln („Sorge dich nicht, lebe") und Schlagertexten („Don't worry, be happy"). Alle oben beschriebenen handlungsbezogenen Verhaltensexzesse können im Dienst der Vermeidung unangenehmer und schmerzlicher innerer Erlebnisse stehen. Besondere Bedeutung kommt dabei Verhaltensweisen zu, mit denen Patienten versuchen, ihr negatives Selbstbild („Ich bin eine Versagerin"; „Ich bin nichts wert") zu vermeiden.

(4.) Schließlich lernen wir im *„Kontext des Begründens"*, unser Flucht- und Meidungsverhalten in einer sozial akzeptablen Weise zu begründen. Wir sagen beispielsweise Dinge wie: „Ich konnte nicht kommen, weil ich mich so deprimiert gefühlt habe. Ich hatte überhaupt keinen Antrieb." Solche Begründungsmuster haben ihren Ursprung darin, dass wir von Kindesbeinen an dazu erzogen werden, unser Tun und Lassen zu rechtfertigen und zu begründen. Wieder und wieder werden wir gefragt: „Warum hast du das getan"; „Was hat dich dazu veranlasst" etc. Schließlich wird es zum Wahrheitskriterium einer Aussage, ob sie zwischenmenschlich verständlich - und das heißt „normativ" - begründet und damit gerechtfertigt werden kann. Diese Gewohnheit fördert einerseits unsere Tendenz, „Geschichten" über unsere Beweggründe und Motivationen zu erfinden (vgl. Nisbett & Wilson, 1977). Andererseits macht sie es uns schwer, einfach nur „zu uns zu stehen" und als letzte Gründe, die nicht weiter zu begründen sind, zu formulieren, was uns wichtig ist und was wir wertschätzen.

Das Wörtlichnehmen eines „negativen" Selbstwertgefühls beispielsweise kann auf der Handlungsebene mit ausgeprägtem Leistungsverhalten, der Abwertung anderer oder der Suche nach Verbündeten und Unterstützung verknüpft sein, was jeweils in vielfältiger Weise logisch begründet wird. Die einseitige Ausrichtung des Verhaltens auf die Vermeidung unangenehmer Erlebnisse führt nicht selten zu einem gravierenden Mangel an Verstärkern in anderen Lebensbereichen, mit emotionalen Folgen in Form von Deprimiertheit und Unzufriedenheit, die durch noch mehr Leistung für ein erhofftes Mehr an Anerkennung und „Selbstbestätigung" zu beseitigen versucht werden. Der Ausdruck „Selbstbestätigung" offenbart die tragische Paradoxie dieser Bemühungen: Das bestehende „negative" Selbstbild wird fortlaufend bestätigt. Gleichzeitig gewöhnt sich die soziale Umgebung an die Leistungen, sodass deren Verstärkerwert sinkt. Um mit Alice aus dem Wunderland zu sprechen, muss man immer schneller laufen, um überhaupt auf der Stelle zu bleiben, geschweige denn voranzukommen. Diese Spirale kann wiederholt in schwere Erschöpfungszustände und Symptome münden, die wiederum Gelegenheit bieten, für Zuwendungszwecke instrumentalisiert und dadurch selbst wieder verstärkt zu werden.

Mit kognitiver Fusion und Erlebnisvermeidung geht außerdem ein Mangel an Achtsamkeit einher. Patienten handeln dann nicht danach, was unter Berücksichtigung der eigenen Werte und Ziele im Hier und

Jetzt für sie *wert-voll* wäre, sondern unter stetigem Bezug auf frühere, durch die verbalen Einflüsse erstarrte und auskristallisierte Erfahrungen (dabei kann es sich um „episodische" Regeln handeln, die an Ereignisse der eigenen Lebensgeschichte anknüpfen, oder um „semantische" Regeln, die von anderen übernommen wurden). Kontakte mit Menschen werden aufgrund von Erfahrungen mit Verletzungen in der Vergangenheit vermieden. Neue Chancen werden so übersehen und vernachlässigt. In diesen Zusammenhang gehören zum Teil auch Phänomene wie Verallgemeinerungen oder selektive Wahrnehmung. Aus dem Ganzen des Augenblicks werden Teile ausgeblendet. Es resultiert ein Mangel an lebensziel- und wertebezogenen Handlungen.

Behandlungsplan

ACT-Methoden (Akzeptanz, kognitive Defusion, Achtsamkeit, Selbst-als-Kontext, Werte bestimmen, engagiert und wertebezogen Handeln) richten sich mit unterschiedlichen Schwerpunkten auf verschiedene Aspekte der Erlebnisvermeidung. Ihre Auswahl im Behandlungsprozess orientiert sich daran, mit welchen Schwerpunkten sich ein Patient präsentiert. Häufig folgt der Behandlungsplan im Wesentlichen der im ACT-Manual (Hayes, Strosahl, & Wilson, 1999) dargestellten Reihenfolge, die hier mit einigen Abwandlungen wiedergegeben wird und sich auf Patienten bezieht, bei denen die Vermeidung unangenehmen Erlebens schon zu Therapiebeginn relativ klar im Vordergrund steht.

Akzeptanz

Der Annahme gesunder Normalität entsprechend, kommt die Mehrzahl der Patienten mit dem Wunsch in Behandlung, dass es ihnen besser gehen möge. Ängste, Depression, Antriebslosigkeit oder körperliche Beschwerden sollen verschwinden. In der Regel haben Patienten selbst schon eine Menge dafür getan, um das zu erreichen. Der diesbezügliche Veränderungsplan lässt sich als eine allgemeine Problemlöseregel formulieren: „Ich und/oder irgendwelche anderen Personen müssen etwas tun, damit es mir besser geht und ich mich wieder besser fühle“ oder „Um das Problem zu lösen, muss ich es beseitigen“. „Besserung“ ist zunächst relativ vage und unspezifisch als Erleichterung oder Linderung und wenn möglich vollständige Beseitigung eines von bestimmten Beschwerden gekennzeichneten aversiven Erlebniszustands definiert.

Komplexe psychopathologische Zustände sind nicht selten bereits Folge von vielfältigen Anstrengungen, andere, oft spezifischere subjektive Erlebnisse zu vermeiden. So können sich etwa bei einer umfassenden Vermeidung von Ängsten - vermutlich aufgrund des damit verbundenen Verstärkerverlustes - zusätzlich depressive Störungen entwickeln (Lieb, Schreier & Müller, 2003).

Ziele

Akzeptanz zielt speziell darauf ab, den Patienten auf die Möglichkeit aufmerksam zu machen, auch unangenehme Gefühle, negative Gedanken oder schmerzliche Körperempfindungen immer dann bereitwillig anzunehmen, wenn solches Akzeptieren effektives Handeln fördert. Das heißt, das Akzeptieren innerer Erlebnisse ist kein Selbstzweck. Es geht darum, unangenehme Gefühle, Gedanken usw. zu akzeptieren, um Ziele erreichen zu können, die mit persönlichen Werten verknüpft sind. Weiterhin soll dem Patienten vermittelt werden, dass Akzeptanz eine andere als die rationale (deklarative, explizite) Form von Wissen erfordert, die man nicht durch Ratschläge oder „digitale“ Information erwerben kann, sondern die den Rückgriff auf die eigene erlebte Erfahrung (also prozedurales, implizites oder „analoges“ Wissen) erfordert. Der Aufbau von Akzeptanz ist deshalb oft der erste Schritt der Behandlung, da ohne ein Mindestmaß an Akzeptanz das Risiko besteht, dass alle anderen therapeutischen Maßnahmen wiederum zur Erlebnisvermeidung umfunktioniert werden.

Therapeutische Maßnahmen

Die Akzeptanz-Strategie umfasst eine Reihe von Techniken, die bei manchen Patienten schon für sich allein genommen eine weitreichende therapeutische Wirkung entfalten können. In der Regel sind sie jedoch im engen Zusammenspiel mit den anderen Strategien anzuwenden.

Das praktische Vorgehen zum Aufbau von Akzeptanz lässt sich in drei Schritten beschreiben: (1.) Bestandsaufnahme und „kreative Hoffnungslosigkeit“, (2.) Kontrolle ist das Problem, (3.) Bereitwilligkeit als Alternative.

1) Bestandsaufnahme und „kreative Hoffnungslosigkeit“

Bevor dem Patienten die Möglichkeit des bereitwilligen Akzeptieren als Alternative zu seinen bisherigen Versuchen der Erlebnisvermeidung vorgestellt wird, ist es in der Regel sinnvoll, die verhaltenssteuernde Wirkung des Veränderungsplans („Ich und/oder irgendwelche anderen Personen müssen etwas tun, damit es mir besser geht und ich mich wieder besser fühle“) abzuschwächen. Zu diesem Zweck werden die bisherigen Veränderungsversuche des Patienten in Form einer Bestandsaufnahme in Erfahrung gebracht und auf ihren langfristigen Erfolg hin befragt: „Was haben Sie bisher alles getan, damit es Ihnen besser geht?“ Dadurch wird Funktionstüchtigkeit bzw. Lebenstauglichkeit als grundlegendes Beurteilungskriterium für das Verhalten eingeführt und als deren Messlatte tatsächliche Erfahrungen sowie praktische Ergebnisse anstelle von Logik und gesundem Menschenverstand. So kann der Patient seine vermeintlichen Lösungen als Teil seiner Problematik erkennen und für alternative Lösungen frei werden.

Alles, was der Patient bisher vergeblich unternommen hat und gegebenenfalls im Verlauf der Behandlung auch noch weiter unternimmt, ist in dieser Sicht auch eine Ressource - etwas, woraus der Patient lernen kann. Allerdings zielt ACT dabei nicht auf rationale Einsicht oder „Verstehen mit dem Verstand“ ab. Im Gegenteil: Es wird davon ausgegangen, dass der Patient bisher äußerst rational und vernünftig (nach seinem „gesunden Menschenverstand") gehandelt hat. In diesem Zusammenhang lässt sich auf die Normalität seiner bisherigen Bemühungen hinweisen, indem der Therapeut erklärt, dass unsere Verstände nun einmal so funktionieren.

P: „So wie wir das jetzt besprochen haben, habe ich dann also wieder einmal alles falsch gemacht."

T: „Sie können es so bewerten. Es geht aber nicht darum, ob Sie etwas falsch gemacht haben. Es geht darum, ob es funktioniert. Sehen Sie, alles was Sie gemacht haben, war äußerst vernünftig. Ihr Verstand hat dieses Problem genauso behandelt, wie er vorher schon – und zwar durchaus erfolgreich – zig andere Probleme behandelt hat, nämlich wie ein technisches oder handwerkliches Problem in der Umwelt. Was tun Sie zum Beispiel, wenn Sie auf einer Straße nicht weiterfahren können? – Sie suchen nach der Ursache. Nehmen wir an, die besteht darin, dass ein Baum quer auf der Fahrbahn liegt. Was tun Sie?"

P: „Den Baum beiseite räumen."

T: „Genau. Und so funktioniert unser Verstand. Es sind immer dieselben Schritte: (1.) erkenne, dass du ein Problem hast; (2.) identifiziere die Ursache; (3.) beseitige die Ursache. Es geht nicht darum, dass Sie etwas falsch gemacht haben. Nach diesem Plan haben Sie genau das Richtige getan. Es geht auch nicht darum, dass Sie nicht genug gekämpft oder sich nicht genug bemüht haben. Wie Sie erzählt haben, haben Sie ja schon so gut wie alles, was man nach gesundem Menschenverstand nur tun kann, auch ausprobiert. Sie haben Alkohol getrunken, sich zurückgezogen, geschimpft, geflucht, sich Vorwürfe gemacht usw. – alles zu dem Zweck, dass es Ihnen besser geht. Hier geht es jetzt um die Frage, ob dieser Plan vielleicht selbst das Problem und womöglich hoffungslos ist."

Wenn der Patient auf solche Gesprächssequenzen eher mit Verwirrung als rationaler Einsicht antwortet, ist das durchaus erwünscht. Stets ist darauf zu achten, dass das übergeordnete Ziel einer Destabilisierung rationaler und intellektueller Herangehensweisen an Probleme, die auf diese Weise nicht gelöst werden können, nicht konterkariert wird (vgl. Williams, Teasdale, Segal & Kabat-Zinn, 2007, S. 42: „Why we can't problem-solve our emotions"). ACT strebt keine kognitive Umstrukturierung in dem Sinne an, dass als problematisch bewertete kognitive und emotionale Inhalte durch andere, als gesund bewertete kognitive und emotionale Inhalte ersetzt werden. Vielmehr geht es darum, zu lernen, den Einfluss rationaler Fähigkeiten generell auf den Bereich zu beschränken, in dem sie wirklich nützlich sind. Und das ist sowohl aus der Perspektive der RFT wie auch aus evolutionsbiologischen Erwägungen die Auseinandersetzung mit der Umwelt und nicht der Kampf mit unserer Innenwelt.

ACT setzt verschiedene therapeutische Methoden ein, um Tendenzen zu rationalisieren oder zu intellektualisieren, auszuhebeln und zu unterlaufen. Dazu gehören vor allem Metaphern, natürliche Paradoxien und erlebnisorientierte Übungen. Metaphern haben den Vorteil, dass sie in indirekter Weise und ohne Rückgriff auf rationales, lineares Denken komplexe Probleme und Lösungen veranschaulichen können. Ähnliches gilt für natürliche Paradoxien, worunter man Instruktionen versteht, bei denen in der Instruktion etwas verlangt wird, das mit einer Instruktion nicht beeinflusst werden kann, wie zum Beispiel „Seien Sie spontan". Eine in dieser Therapiekomponente häufig verwendete Metapher, die gleichzeitig eine natürliche Paradoxie transportiert, ist die Treibsand- oder Sumpfloch-Metapher.

> **T:** „Es ist so ähnlich, als wären Sie in ein Sumpfloch gefallen. Sie tun das, was wohl die meisten Leute machen würden. Sie schreien, strampeln und kämpfen sich ab, um aus dem Loch herauszukommen. Doch was passiert? Alles was Sie tun, führt dazu, dass Sie nur noch tiefer einsinken. Die ganze Anstrengung bewirkt genau das Gegenteil von dem, was sie bewirken soll. Das einzig erfolgreiche, das man in so einem Sumpf tun kann, ist, Arme und Beine auszustrecken und möglichst vollständig mit dem Sumpf und Dreck in Kontakt zu kommen. Vielleicht ist Ihre Lage so ähnlich. Es hört sich womöglich nicht besonders logisch an, aber was Sie zunächst tun müssten, ist vielleicht, mit dem Kämpfen aufzuhören und mit dem in Kontakt zu kommen, wogegen Sie bisher gekämpft haben." (Hayes & Batten, 1999)

Zusammenfassend strebt diese Phase an, dem Patienten nahezubringen, dass sein bisheriger Veränderungsplan hoffungslos ist. Es ist so ähnlich, als sei der Patient wieder und wieder am blinden Ende einer

Sackgasse gegen die Wand gelaufen - in der Hoffnung, irgendwann doch einmal hindurchzukommen. Dabei hat er sich immer mehr Blessuren geholt. Erst wenn er die Hoffnung aufgibt, doch noch durch die Wand zu kommen, kann er umkehren und außerhalb der Sackgasse neue kreative Lösungen finden. Deshalb: kreative Hoffnungslosigkeit. Nicht der Patient ist jedoch hoffnungslos, sondern der Veränderungsplan.

2) Kontrolle ist das Problem

Wenn der Patient sowohl innerhalb der Sitzungen als auch in dem, was er von seinem Verhalten außerhalb berichtet, erste Veränderungen zeigt, kann der nächste Schritt in Angriff genommen werden. Nun geht es darum, mit dem Patienten herauszuarbeiten, was er bisher genau getan hat, d.h. welche Funktion sein Verhalten hat, und diese Funktion zu benennen. Bisher wurde davon gesprochen, dass der Patient gekämpft hat, dass er Dinge getan hat, damit es ihm besser geht. Dabei blieb das Vermeidungsziel noch vage und unspezifisch. Jetzt wird es genauer in den Blick genommen. Die Frage lautet: Wozu hat der Patient bisher gekämpft? Die Antwort ist: Um (meist ganz bestimmte) innere Erlebnisse zu kontrollieren. Diese Kontrolle, die bislang die Lösung zu sein schien, ist tatsächlich das Problem.

Zweck dieser Phase ist es, einerseits jene beim Patienten vorzufindenden Bedingungszusammenhänge bzw. Kontingenzen zu beschreiben, die das erlebnisbezogene Meidungsverhalten aufrechterhalten (d.h. den Nutzen in Hinblick auf die Vermeidung bestimmter innerer Erlebnisse im Sinne negativer Verstärkung), und andererseits herauszuarbeiten, in welcher Weise und in welchem Ausmaß dadurch das Leben des Patienten beeinträchtigt wird (die Kosten für das Leben des Patienten). Weiterhin gilt es zu vermitteln, wie wir alle zur Erlebnisvermeidung sozialisiert werden. Entsprechend den Grundannahmen von ACT soll der Patient erfahren, dass er völlig „in Ordnung" ist und normal funktioniert, ja dass gerade diese Normalität ein wesentlicher Teil des Problems ist. Emotionale Kontrolle und Erlebnisvermeidung sind etwas, das wir nahezu unausweichlich lernen. Um das deutlich zu machen, kann man typische Aussagen, Sprichworte oder Liedertexte sammeln, wie: „Du brauchst doch keine Angst zu haben"; „Sei doch nicht traurig"; „Trink, trink, Brüderlein trink, lass doch die Sorgen zu Haus"; „Reiß dich doch mal ein bisschen zusammen"; „In München steht ein Hofbräuhaus … Meide den Kummer, meide den Schmerz, dann ist das Leben ein Scherz …"

Ein wesentlicher Grund für die weite Verbreitung von Kontrollstrategien ist, dass sie in der äußeren Welt physischer Objekte hervorragend funktionieren. Deshalb werden sie auch auf die innere Welt angewandt. Tatsächlich kann man ACT in einem gewissen Sinn als ein Unterscheidungstraining auffassen, bei dem der Patient lernt, wo es nützlich ist, den Verstand zu gebrauchen und wo nicht. Um aber nicht ausgerechnet jene logisch-analytischen Prozesse zu unterstützen, die in die Kontrollversuche innerer Erlebnisse involviert sind und aus denen sie sich ergeben, lässt sich diese Unterscheidungsfähigkeit nicht mit Hilfe von Psychoedukation oder kognitiver Umstrukturierung erlernen, sondern muss vom Patienten möglichst unmittelbar erfahren, ja letztlich operant wie in einer Art Diskriminationstraining „höherer Ordnung" erworben werden. Die Polygraph-Metapher macht die paradoxe Wirkung von Kontrolle deutlich.

T: „Stellen Sie sich vor, ich hätte Sie an einen perfekten und hochempfindlichen Polygraph angeschlossen. Die Maschine wird mit 100%-iger Sicherheit anzeigen, ob Sie schwitzen, Ihr Herz rast etc. und ob Sie aufgeregt oder ängstlich sind. Ich stelle Ihnen nun eine sehr einfache Aufgabe: alles, was Sie tun müssen, ist, entspannt und ruhig zu bleiben. Wenn Sie nur ein kleines bisschen ängstlich werden, werde ich es bemerken. Ich weiß, dass Sie mit aller Kraft versuchen werden, sich zu entspannen, trotzdem möchte ich Ihnen noch eine kleine Hilfestellung geben, um das auch wirklich bestmöglich zu tun. Dazu werde ich Ihnen eine Pistole an den Kopf halten und so lange Sie schön entspannt und ruhig bleiben, werde ich Ihnen nicht das Gehirn aus dem Kopf schießen. Aber wenn Sie nervös werden – und ich werde das sofort erkennen, weil Sie an diese perfekte Maschine angeschlossen sind – dann werde ich Sie töten müssen und Ihr Gehirn wird überall an der Wand verspritzt sein. Also bleiben Sie jetzt mal ganz schön ruhig ..."

P: „Oh je ..."

T: „Was glauben Sie, was passieren wird?"

P: „Bumm wird es machen."

T: „Ganz genau. Wie könnte es anders sein. Schon das kleinste bisschen Angst hätte verheerende Wirkung. Sie würden anfangen, zu denken: ‚Oh mein Gott, ich werde ängstlich', und schon passiert's. - Bumm. Und Sie sind tot. Es geht gar nicht anders. Der Witz bei der ganzen Sache ist, dass Sie tatsächlich längst an diese Maschine angeschlossen sind. Es ist Ihr eigenes Nervensystem. Und der Kerl mit der Pistole ist auch schon da. Das ist Ihr Selbstbild, das passt genau auf, was Sie dürfen und was nicht." (Teilweise zitiert nach (Hayes, Strosahl & Wilson, 2004, S. 129)

Weiterhin zeigt diese Metapher, dass Kontrolle gerade dann zu paradoxen Effekten führen kann, wenn sie besonders nötig oder hilfreich erscheint. Eine Erfahrung, die auch experimentell bestätigt werden konnte (Wegner, Broome & Blumberg, 1997).

3) Bereitwilligkeit als Alternative

Wenn der Patient aufgrund seiner eigenen Erfahrungen und Erlebnisse in der Therapie (also mit dem Herz und nicht nur mit dem Kopf) zu verstehen beginnt, dass sein Veränderungsplan kontraproduktiv und schädlich ist, wird auf Bereitwilligkeit als Alternative zur Kontrolle hingewiesen.

Bisher ist der Patient davon ausgegangen, dass er erst woanders hinmüsse, um in seinem Leben voranzukommen, nämlich zur Beschwerdefreiheit. Demgegenüber stellt ACT die Möglichkeit in den Raum, dass er sich diesen kostspieligen und manchmal endlosen Umweg sparen kann - d.h. dass es nützlicher ist, zu akzeptieren, was ist, und sich direkt und ohne Umwege für das zu engagieren, was immer er als seinen Weg wählt. Das Wort „Bereitwilligkeit" empfiehlt sich, weil „Akzeptieren" oft mit einer passiven Haltung nach dem Motto: „Dann muss ich es eben akzeptieren" in Verbindung gebracht wird. Diese Art des Akzeptierens hat mehr mit Tolerieren, Durchhalten, Aushalten oder sogar Aufgeben und Niederlage zu tun, als damit, aktiv auf Gefühle zuzugehen und sie mit offenen Armen anzunehmen. Denn Akzeptieren meint eben nicht, sich resignativ in sein Schicksal zu ergeben. Bereitwilligkeit ist auch nicht damit zu verwechseln, etwa Gefühle wie Angst, Zwangsgedanken oder Erinnerungen an traumatische Lebensereignisse gutzuheißen. Die Umdeutung des Schlechten zum Guten ist häufig auch nur wieder ein emotionaler Kontrollversuch. Es geht darum, den Kampf gegen die eigenen Gefühle oder Gedanken aufzugeben und sie bereitwillig zu haben. Denn Gefühle und Gedanken zu kontrollieren kostet nicht nur „begrenzte Handlungskapazität" (Gross, 2002) – es ist vielmehr oft zum Scheitern verurteilt, wie mittlerweile viele Untersuchungen auch außerhalb der Verhaltensanalyse zeigen (Wegner, 1992).

Unangenehme Gefühle, Gedanken oder Körperempfindungen zu haben, sie zu akzeptieren und zuzulassen, ist allerdings oft nicht einfach. Es ist wichtig, den Patienten in Betracht ziehen zu lassen, dass dieser andere Weg einer ist, der kein rationales Wissen erfordert und den man deshalb auch nicht einfach mit Worten erklären kann. Man kann unangenehme Erlebnisse nicht einfach zulassen oder akzeptieren, nur weil man es sich willentlich vornimmt oder weil es einem gesagt wird. Man kann es anderen auch nicht verordnen, wie wenn man sagt: „Sie müssen Ihre Gefühle mehr akzeptieren und zulassen!" Es ist vielmehr eine freie Wahl, die der Patient trifft, keine rational gebundene Entscheidung, die durch Abwägen von Vor- und Nachteilen zustande gekommen ist. Es ist außerdem eine Fertigkeit, eine Handlung, die man nur wie durch ein Training erlernen kann, ähnlich wie Schwimmen, Stricken oder Fußballspielen.

An diesem Punkt wird der Patient häufig noch nicht verstehen, was mit Bereitwilligkeit gemeint ist. Der Therapeut sollte immer wieder klarmachen, dass es kein Gefühl, kein Gedanke und keine Überzeugung ist und dass man Bereitwilligkeit nicht im Sinne der Befolgung eines Vorsatzes wollen kann. Ein Patient, der unwillig ist, kann nicht dazu manipuliert werden, dass er bereitwillig ist. Weiterhin ist darauf zu achten, dass der Patient sich nicht selbst austrickst, indem er zum Beispiel denkt: „Das ist ja toll. Jetzt weiß ich's also. Ich brauche nur bereitwillig zu sein, diese unangenehmen Gefühle, Gedanken oder Körperempfindungen zu haben, sie zu akzeptieren und zuzulassen, und schon sind sie weg!" Das funktioniert nicht. Denn wie groß ist die Bereitwilligkeit tatsächlich, wenn der Patient weiterhin danach trachtet, diese Erlebnisweisen wegzubekommen?

Es ist durchaus wahrscheinlich, dass der Patient tatsächlich schon Gefühle, Gedanken und Körperempfindungen bereitwillig zugelassen und akzeptiert hat. Nur kann er Bereitwilligkeit, Akzeptieren und Zulassen als Handeln - etwas, das man tut - noch nicht mit Bereitwilligkeit, Akzeptieren und Zulassen als Worte - etwas, das man sagt - in Verbindung bringen. Stattdessen lösen unangenehme Gefühle, Gedanken oder Körperempfindungen meistens fast automatisch irgendwelche Kontrollversuche aus. Um den Patienten mit bereits selbst erlebter Bereitwilligkeit in Kontakt zu bringen, kann es sinnvoll sein, ihn danach zu fragen, wann er schon einmal ein Ziel *mit* Angst oder anderen unangenehmen Gefühlen verfolgt hat und ihm dieses Ziel wichtiger war, als keine Angst zu haben. Nicht selten ist der erste Gang zum Therapeuten diesbezüglich ein instruktives Beispiel, denn viele Patienten kommen mit Angst, Unsicherheit oder Scham, zumindest zum Erstgespräch.

Es ist oft nützlich, in diesem Zusammenhang zwischen sauberem und dreckigem Unbehagen zu unterscheiden (Hayes, Strosahl & Wilson, 2004). Mit sauberem Unbehagen sind all jene unangenehmen Gefühle gemeint, die das Leben in seinem Auf und Ab einfach mit sich bringt. Es gibt keinen Weg, das saubere Unbehagen aus der Welt zu schaffen. Im Gegenteil: Unsere Bemühungen, das saubere Unbehagen loszuwerden, schaffen eine ganz neue, intensive Art von Unbehagen: das dreckige Unbehagen. Es entsteht erst durch all die Bemühungen, das saubere Unbehagen zu vermeiden. Das dreckige Unbehagen ist vermutlich der Hauptgrund, warum Patienten in Therapie kommen. Es ist Unbehagen wegen Unbehagen, Angst vor der Angst oder Deprimiertheit, weil man deprimiert ist.

Eine weitere Technik besteht darin, immer wieder nach der Funktionstüchtigkeit zu fragen. Bei einem meiner Patienten habe ich sie beispielsweise im Hinblick auf das Thema der Ungerechtigkeit angewandt. Als dieser Patient wieder einmal erklärte, wie ungerecht das alles sei, was ihm widerfahren sei, und wie sehr er sich wünsche, sich an seinem Chef zu rächen, habe ich ihn zum Beispiel gefragt:

T: „Und, wie funktioniert das für Sie? Wenn Sie zum Beispiel Ihren Chef auf dem Schützenfest angreifen und zusammenschlagen, würde es Ihnen dann besser gehen?"

P: „Ja, dann würde ich mich endlich mal besser fühlen."

T: „Und wie lange würde das anhalten? – Was sagt Ihnen Ihre Erfahrung? Wie hat das in der Vergangenheit funktioniert?"

P: „Es hilft immer nur kurze Zeit. Hinterher fühle ich mich ganz elend und sage mir, was für ein schlechter Mensch ich bin und dass ich auch nicht besser bin als mein Vater."

Als weitere Variante zur Förderung von Bereitwilligkeit kann man auch auf den Nutzen selbst unangenehmer Gefühle hinweisen und auf die Kosten, die entstehen, wenn man sie vermeidet. Ein Beispiel dafür ist die Tankanzeigen-Metapher.

T: „Stellen Sie sich vor, Sie fahren im Auto und plötzlich leuchtet die Tankanzeige auf. Sie bekommen einen Schrecken und der gefällt Ihnen gar nicht. Deshalb beschließen Sie, die Tankanzeige zuzukleben, abzuschalten oder gar kaputt zu machen. Was passiert? – Zwei Dinge können passieren: Entweder Sie fahren munter drauflos und stehen dann immer wieder irgendwo mit leerem Tank in der Landschaft oder Sie haben ständig Angst, dass das Benzin ausgeht und fahren alle Nase lang an die Tankstelle. Gefühle können eine ähnliche Funktion haben wie Tankanzeigen. Wenn wir sie vermeiden oder versuchen, sie abzuschalten, gehen uns wichtige Informationen verloren. Wie die aufleuchtende Tankanzeige können uns Gefühle helfen, das Richtige zu tun. Sie können das allerdings nur, wenn wir sie haben, nicht, wenn wir sie wegmachen."

Auch die oft beklagte Empfindlichkeit („Ich bin einfach zu empfindlich") lässt sich metaphorisch mit einer Stärke in Verbindung bringen.

T: „Waren Sie in letzter Zeit einmal in einem Elektrogeschäft? Was kostet zum Beispiel ein empfindlicher Verstärker für eine Stereoanlage? Wollen Sie eine hochempfindliche Antenne auf dem Dach, damit Sie ein gestochen scharfes Fernsehbild haben, oder ziehen Sie es vor, Schnee zu sehen und Rauschen zu hören?"

Während des Aufbaus von Bereitwilligkeit und Akzeptanz ist es wichtig, durchgehend darauf zu achten, dass sich der Patient auf keinen Fall mangelnder Bereitwilligkeit beschuldigt sieht. Daher sollte immer wieder aufgezeigt werden, wie mangelnde Bereitwilligkeit entsteht. Er soll die Schwierigkeiten mit der Bereitwilligkeit als Teil unserer Conditio humana verstehen, anstatt sie mit persönlichem Versagen in Beziehung zu bringen.

Kognitive Defusion: sprachliche Verstrickungen entwirren

Meistens haben Patienten geradezu handfeste Gründe, Gefühle, Gedanken oder körperliche Empfindungen nicht zu akzeptieren. Denn diese Erlebnisse geben sich nicht nur für Patienten, sondern oft genug auch für uns als etwas aus, was sie gar nicht sind. Im Zuge der Entwicklung unseres sprachlichen Verhaltens wird unsere Realität immer mehr von Kognitionen als von unmittelbarer Erfahrung bestimmt. Denken, Handeln und Gefühle werden weniger von den Ereignissen in der Umwelt bestimmt, als vielmehr von Kognitionen, d.h. von verbalen Beziehungen. Wir verschmelzen (engl. „fuse") mit dem Inhalt unserer Gedanken und können buchstäblich zu ihren Gefangenen werden. Ein typisches Beispiel sind Vorurteile. Daraus wird oft der Schluss gezogen, dass menschliches Handeln und auch Gefühle von Gedanken verursacht werden. Aus der Perspektive der Bezugsrahmentheorie ist der Einfluss von Kognitionen auf andere Verhaltensweisen jedoch keineswegs selbstverständlich. Er wird der RFT zufolge vielmehr als eine Verhaltens-Verhaltens-Beziehung erst im Kontext der kognitiven Fusion gelernt, ähnlich wie die Beziehung zwischen einem diskriminativen Reiz und einer Verhaltensweise gelernt wird.

Als Folge kognitiver Fusion wird die Angst zu einer realen Gefahr, die Trauma-Erinnerung zum Trauma und die Depression wird gleichbedeutend mit Wertlosigkeit oder Verlassen-Sein. Subjektive Erlebnisse werden zu Situationen, die Handlungen erfordern, um aus ihnen zu entkommen, und die in Zukunft vermieden werden müssen. So lange Patienten ihre Gefühle und Gedanken wörtlich nehmen, sind solche Erlebnisse in der Tat unakzeptabel. Bildlich ausgedrückt befinden sich Patienten in ihrer sprachlichen Gefangenschaft an einem Ort, an dem ihnen Akzeptieren noch gar nicht möglich ist. Um Bereitwilligkeit frei wählen zu können, müssen daher die wortwörtlich genommenen inneren Erlebnisse entwörtlicht werden, d.h. sie müssen wieder als das erlebt werden können, was sie sind: Gedanken, Gefühle, Körperempfindungen - nicht mehr und nicht weniger.

Ziele

Akzeptanz und kognitive Defusion dienen dazu, exzessives Wörtlichnehmen zu untergraben. Es wird Distanz geschaffen - allerdings nicht im Sinne von Vermeidung, sondern eher so, wie man ein Bild, das einem direkt vor der Nase hängt, klarer sieht, wenn man etwas mehr Abstand dazu hat. Eigene Erlebnisweisen verlieren so ihre Bedeutung als wahrheitliche, ernst genommene Aussagen über sich selbst oder die Welt (z.B. nach dem Motto „Ich denke es, also ist es" oder „Ich fühle es, also ist es"). „Loslassen" ist dabei gleichbedeutend mit der Aufgabe erlebnisbezogenen Meidungsverhaltens.

Techniken zur kognitiven Defusion wurden speziell dafür entworfen, um die engen verbalen Beziehungen, die das Ergebnis indirekten (bezugnehmenden) Lernens sind, aufzuweichen und die daran gebundenen Verhaltensantworten abzuschwächen. Der Zweck besteht darin, Gedanken als das nehmen zu können, was sie sind (nämlich auswechselbare Gedanken), und nicht als das, was sie aufgrund ihres Inhalts zu sein vorgeben (nämlich tatsächliche Realität). Diese Zielsetzung wurde übrigens in ähnlicher Weise schon von Beck, Rush, Shaw und Emery

(1979) formuliert – im Hinblick auf Techniken der Reattribuierung und alternativer Interpretationen heißt es: „One of the central advantages of these techniques is that the patient learns to ‚distance' himself from his thoughts; that is, he begins to view his thoughts as psychological events" (ebd., S. 157).
Allerdings zielen die unter dem Begriff der kognitiven Defusion zusammengefassten Interventionen nicht auf einzelne Gedanken, Gefühle oder Körperempfindungen, sondern auf eine umfangreiche funktionale Verhaltensklasse ab: erlebnisbezogenes Meidungsverhalten als eine Folge unseres logisch-analytischen Denkens. Sie verändern die verbalen Kontexte (kognitive Fusion, Bewerten und Begründen), die uns von den unmittelbar gemachten Erfahrungen weg und in einen Strudel abgeleiteter verbaler Beziehungen hineinziehen.

Dem Patienten wird erfahrbar gemacht, dass die Hindernisse, die Akzeptanz und Bereitwilligkeit entgegenstehen, in der Natur der Sprache liegen. Während wir durch die sprachliche Lerngeschichte das komplexe System verbaler Beziehungen, das wir Verstand nennen können, erworben haben, liefert die kognitive Defusion eine zusätzliche entwörtlichende Lerngeschichte. Das hat den Zweck, erstens die funktionsuntüchtigen sprachlichen Verstrickungen zu entwirren und zweitens das Ernstnehmen von Gedanken insgesamt unter eine diskriminative Kontextkontrolle zu bringen, die sich daran orientiert, ob das Ernstnehmen eines Gedankens (oder Gefühls) für das Lebens taugt.

Therapeutische Maßnahmen

Alle hier einsetzbaren therapeutischen Techniken behandeln Denken und Erleben als einen fortlaufenden Verhaltensprozess und nicht als kausal wirkende Objekte. Das wird bei der Technik „Das Kind beim Namen nennen" besonders deutlich. Damit ist ein kontinuierlicher Hintergrundkommentar gemeint, in dem der Therapeut das benennt, was der Patient gerade macht: „Das ist jetzt eine Erklärung"; „Das ist eine Rechtfertigung"; „Ein Gedanke"; „Eine felsenfeste Überzeugung"; „Ein Gefühl" und so weiter.

Weiterhin kann man Patienten bitten, etwas zu tun und dabei das Gegenteil dessen zu sagen oder zu denken; beispielsweise fortlaufend „Das kann ich nicht" zu sagen und dabei verschiedene Aufgaben auszuführen, wie Kniebeugen, ein Blatt Papier vom Boden aufheben, einen Gegenstand über den Kopf heben und auf einen Stuhl klettern. Auf diese Weise kann man erleben, dass Gedanken keine zwingenden Ursachen von Handlungen sind und nicht jeder Gedanke befolgt werden muss.

Humorvoll sind Verfremdungen, die ebenfalls den gewohnten Kontext verändern, in dem Aussagen und Gedanken üblicherweise auftauchen. Anstatt kognitive Fehler zu identifizieren und nach empirischen Beweisen und Gegenbeweisen für eine Aussage zu suchen, können Gedanken zum Beispiel sehr langsam und mit tiefer Stimme wie in Zeitlupe oder mit einer anderen Stimme (z.B. quietschig wie Donald Duck) ausgesprochen oder gemeinsam mit dem Patienten gesungen werden.

P: „Das passiert mir immer wieder. Ich mache ständig alles falsch. Ich bin ein echter Versager."

T: „Sie haben also jetzt gerade den Gedanken „Ich bin ein Versager". Interessant. Sind Sie einverstanden, dass wir jetzt etwas machen, dass Ihnen vielleicht ein bisschen verrückt vorkommen wird?

P: „Was soll das denn sein?"

T: „Lassen Sie uns Ihren Gedanken doch einfach mal mit ganz tiefer Stimme und ganz langsam aussprechen: I-c-h b-i-n e-i-n V-e-r-s-a-g-e-r. Jetzt Sie. Machen Sie's auch mal?"

P: „Hm ... Soll ich wirklich? Das kommt mir etwas blöd vor. Na gut: I-c-h b-i-n e-i-n V-e-r-s-a-g-e-r. – Das hört sich echt komisch an." *(lacht)*

Besonders wirkungsvoll ist es auch, anstatt rational zu argumentieren oder zu disputieren, mit Imaginations- und emotionalen Expositionsübungen in Gefühle, Erinnerungen und Vorstellungen einzusteigen und diese wie Gegenstände zu betrachten. Auch Rachegefühle oder

Selbstvorwürfe lassen sich so in ihrer handlungssteuernden Wirkung verändern. Dabei geht es allerdings nicht darum, die Rachefantasien imaginativ auszuleben. Für den weiter oben bereits angeführten Patienten lautete die Aufgabe in einer Übung mit geschlossenen Augen (nach einer angemessenen Einleitung):

> **T:** „Stellen Sie sich vor, wie Sie Ihrem Chef auf dem Schützenfest begegnen. Er steht im Mittelpunkt, hält große Reden und hat für Sie nur einen geringschätzigen Blick übrig. Stellen Sie sich bitte weiter vor, dass Sie ihn nicht weiter beachten und das Schützenfest so feiern, wie Sie es feiern möchten. Wenn Sie sich das jetzt vorstellen, welche Gefühle kommen dabei hier und jetzt hoch?"
>
> **P:** „Ich fühle mich schlecht und werde ganz wütend."
>
> **T:** „Okay. Sind Sie damit einverstanden, wenn wir dieses Gefühl näher betrachten? Was spüren Sie körperlich? – Wie groß ist dieses Gefühl? – Welche Temperatur hat es? …"
>
> **P:** „So groß wie der Schrank hier im Zimmer … Neunzig Grad, kochend …" *(Patient antwortete entsprechend)*
>
> **T:** *(Als das Gefühl nach der Vorgabe weiterer physikalischer Dimensionen Gestalt angenommen hatte, habe ich die Frage gestellt:)* „Wenn Sie jetzt Ihre Reaktion auf dieses Gefühl, diese Wut betrachten, was für Gefühle, Bilder und Gedanken kommen da hoch?"

Was jetzt – für mich in dieser Situation überraschend – auftauchte, waren Kindheitserinnerungen. Erinnerungen an einen überstrengen, verachtenden, ungerechten, emotional und körperlich misshandelnden Vater. Sein Leben lang hat der Patient gekämpft, die damit verbundenen Erlebnisse und Erinnerungen zu vermeiden. Mit elf Jahren hat er kurz davor gestanden, sich mit Benzin zu übergießen und anzustecken; mit 16 Jahren hat er in suizidaler Absicht Tabletten eingenommen. Solche Gefühle hatte er nie wieder haben wollen: sich erniedrigt, verachtet und ungerecht behandelt zu fühlen. Und er hat gegen diese Gefühle gekämpft wie ein Löwe, mit seiner ganzen Existenz. Und wenn er nicht um sein Recht gekämpft hat, hat er sich feige gefühlt und sich selbst verachtet. Doch je mehr er diese Gefühle loswerden wollte, umso mehr Bedeutung hat er ihnen gegeben. Sie haben sich in ihn hineingefressen, hineingebohrt, Runde um Runde. Und immer mehr haben sie sein inhaltliches Selbstkonzept bestimmt, denn je mehr er geleistet hat, um sich zu beweisen, dass er doch etwas wert ist, umso mehr hat er sich bewiesen, dass er ohne Leistung nichts ist. Je mehr er sich aggressiv durchgesetzt hat, umso mehr hat er sich bewiesen, dass er ohne diese Aggressionen wieder ein hilfloses Opfer sein wird. Es kam also das hoch, was er in Wirklichkeit inhaltlich über sich dachte: sein negatives Selbstkonzept, das ihn gefangen hielt und ironischerweise durch jeden Versuch, es zu widerlegen und loszuwerden, bestätigt wurde. Denn wenn er nicht von Natur aus klein, wertlos und feige wäre, bräuchte er ja nichts zu tun, um nicht klein, wertlos und feige zu erscheinen.

Das hier beschriebene Vorgehen diente vor allem zwei Zielen: Erstens konnte ich die *Akzeptanz von Gefühlen* demonstrieren. So habe ich nichts unternommen, um den Patienten zu beschwichtigen oder zu beruhigen. Ich habe vermittelt, dass es okay ist, sich so zu fühlen, wie man sich fühlt. Zweitens war es eine *Entwörtlichungsübung* (Defusion). Im sicheren therapeutischen Raum konnte sich der Patient auch in äußerst schmerzhafte Bereiche seines Erlebens begeben und seine Gedanken und Gefühle als das nehmen, was sie sind: Gedanken und Gefühle. Nicht mehr und nicht weniger.

Achtsamkeit und Selbst-als-Kontext

Mit Achtsamkeit und Selbst-als-Kontext (Synonyme zu Letzterem sind auch Selbst-als-Perspektive und Beobachter-Selbst) knüpft ACT an uralte Traditionen an. Seit Jahrtausenden versuchen Menschen, sich mit Hilfe spiritueller Praktiken wie zum Beispiel Meditation, tagelangem Schweigen oder auch künstlerischen Tätigkeiten der Übermacht rationalen Denkens zu entziehen.

Achtsames Verhalten liegt dann vor, wenn Denken und Aufmerksamkeit willentlich und nicht bewertend auf den gegenwärtigen Moment gerichtet sind (vgl. Kabat-Zinn, 1994). Dementsprechend ist unachtsames Verhalten - von Kabat-Zinn auch als Autopilotenmodus bezeichnet - nicht absichtsvoll, bewertend und auf anderes als das augenblickliche Geschehen gerichtet. Ein Beispiel ist, wenn wir im Auto sitzen und uns in Gedanken damit beschäftigen, dass uns in einer halben Stunde eine schwierige Aufgabe am Arbeitsplatz erwartet. In dieser Situation sind wir uns des Autofahrens kaum bewusst. Bewusstheit heißt hier, dass das Autofahren kein verbales Verhalten in Form von Gedanken hervorruft, die inhaltlich in unmittelbarer Beziehung zum Autofahren stehen. Man darf vermuten, dass auf diese Weise das aktuelle Handeln ohne Bezug zu jenem Netz verbal-kognitiver Beziehungen bleibt, in dem die längerfristigen Ziele aufgehoben sind, denen es dient - deshalb läuft es Gefahr, als ziel- und sinnlos erlebt zu werden.

Von verschiedenen Autoren wird angenommen, dass der Autopilotenmodus außerdem „flexibles und situativ angemessenes Verhalten erschwert, da er automatisierte und starre Verarbeitungs- und Reaktionsmuster begünstigt" (Heidenreich & Michalak, 2003, S. 265). Aus der Perspektive der RFT lässt sich Achtsamkeit als eine Fertigkeit auffassen, die es ermöglicht, sämtliche zur Verfügung stehenden Reizfunktionen einer aktuellen Situation zur Wirkung kommen zu lassen (vgl. Fletcher & Hayes, 2005). Heidenreich und Michalak (2003) sprechen in diesem Zusammenhang von einer möglichst umfassenden Wahrnehmung der Gegenwart.

Achtsamkeit und Selbst hängen in der RFT eng miteinander zusammen. Die RFT unterscheidet drei Selbstkonzepte: das konzeptualisierte Selbstbild, Selbst-als-Prozess und Selbst-als-Kontext. Das konzeptualisierte Selbstbild - d.h. das, was man von sich glaubt, sein zu müssen bzw. auf keinen Fall sein zu dürfen - ist entweder „negativ" oder „positiv" gefärbt. Insbesondere bei schwer zu akzeptierenden inneren Erlebnissen spielen Selbstbildannahmen häufig eine wichtige Rolle. Menschen neigen dazu, sich mit Aussagen über sich selbst, die sie im Laufe ihrer Lebensgeschichte entweder von anderen übernommen oder selbst generiert haben, zu identifizieren, d.h. diese wortwörtlich zu nehmen. Die Unterschiede zwischen dem Selbst und diesen Aussagen verschwinden.

Aus Sicht der RFT sind inhaltliche Selbstbilder sehr oft problematisch. Die Verschmelzung mit verbalen Selbstbildannahmen kann die Verhaltensmöglichkeiten enorm einschränken (vgl. Swann, Chang-Schneider & McClarty, 2007, aus einer ganz anderen Forschungsperspektive). Handlungsalternativen werden vernachlässigt und es entsteht ein Kontext, in dem die Vermeidung negativer Erfahrungen zu einer Existenzfrage wird. Man tut nicht das, was eine gegebene Situation auf der Grundlage der eigenen Werte erfordert, sondern es entstehen relativ starre Verhaltensmuster, mit denen man entweder einem positiven Selbstbild näherzukommen oder ein negatives Selbstbild zu vermeiden trachtet. Gedanken, Gefühle oder Körperempfindungen werden vermieden, weil sie nicht zum eigenen Selbstbild passen. Umgekehrt kann man unter den Zwang geraten, die für passend gehaltenen inneren Erlebnisse ständig herbeimanipulieren zu müssen. So können zum Beispiel Patienten durch eine körperliche Erkrankung in eine tiefe Krise gestürzt werden. Sie sagen dann – oft in verzweifeltem Ton – von sich Dinge wie: „Ich bin doch immer gesund gewesen. Ich hätte nie gedacht, dass mich so etwas mal treffen könnte. Das darf doch wohl nicht wahr sein." Das Selbstbild „gesunder Mensch" ist durch die Nachricht, krank zu sein, durch die ärztlichen Befunde und die eigenen ungewohnten Körperempfindungen ins Wanken geraten. Menschen antworten darauf entweder mit Vermeidung und Verleugnung krankheitsbezogener Reize und Verhaltensweisen (vermeiden, darüber nachzudenken, nicht zum Arzt gehen etc.) oder indem sie mit aller Macht versuchen, ihre Gesundheit wieder herzustellen und sich mit kaum noch etwas anderem beschäftigen, als Ärzte und andere Heilkundige aufzusuchen, Bücher über Krankheiten zu lesen, die Ernährung danach auszurichten und so weiter.

Eine weitere Folge der Identifikation mit Selbstbildannahmen besteht darin, dass das Identitätsgefühl mehr oder weniger fragil bleibt. Körperliche Empfindungen, sogar Formen und Strukturen des eigenen Körpers, Gedanken, Gefühle und das eigene Lebensumfeld verändern sich ständig. Dementsprechend wird ein inhaltlich bestimmtes Selbst phänomenologisch als instabil und wackelig erlebt.

Das Selbst-als-Prozess entspricht am ehesten einer fortlaufenden „informellen", auf sich selbst gerichteten Achtsamkeit, d.h. dass man die Dinge des Alltags fortlaufend mit voller Bewusstheit tut (Heidenreich & Michalak, 2003) und sich seiner Gedanken, Bewertungen, Gefühle und körperlichen Empfindungen bewusst ist.

Um die Bindung an Selbstbildannahmen, die zwar einerseits Identität zu stiften scheinen, sie jedoch gleichzeitig permanent bedrohen, auflockern zu können, bedarf es eines Selbsterlebens, das wörtlich genommene Aussagen über sich selbst ebenso wie inhaltliches Erleben (also Gedanken, Gefühle und Körperempfindungen allgemein) transzendiert. Dieses Selbst lässt sich als die erlebte Kontinuität des Bewusstseins definieren und wurde als Selbst-als-Kontext, Selbst-als-Perspektive oder Beobachter-Selbst bezeichnet (Hayes, 1984).

Ziele

Achtsamkeit und Selbst-als-Kontext nehmen unter den genannten Behandlungsmethoden eine zentrale Stellung ein, weil Fragen des Seins im Hier und Jetzt auch für alle anderen Prozesse von wesentlicher Bedeutung sind. Kognitive Defusion schafft manchmal erst die Voraussetzung, mit dem, was „hochkommt", in Kontakt treten zu können. Andererseits kommen häufig erst durch Achtsamkeit, d.h. durch den Kontakt mit dem gegenwärtigen Erleben, die inneren Ereignisse hoch, die einer Defusion bedürfen.

Achtsamkeitsfertigkeiten sollen dazu beitragen, in vollem Kontakt mit dem gegenwärtigen Moment, d.h. „geistesgegenwärtig" zu sein und umfassen sowohl verbale als auch nicht-verbale Aspekte des Hier und Jetzt. Sie sind eng mit Akzeptanz und Defusion verbunden.

Kontakt mit dem Beobachter-Selbst soll ebenfalls die Akzeptanz unterstützen, denn es beinhaltet, dass es mit dem „Ich" zumindest eine stabile und unerschütterliche Tatsache in Bezug auf sich selbst gibt, die unmittelbar erfahrbar und erlebbar ist und nicht durch bisher vermiedene Erlebnisinhalte wie etwa Angst, Scham und Schuldgefühle bedroht ist. Um das zu erreichen, gilt es, die Bindung an inhaltliche Selbstkonzepte aufzulösen, eine bewusste Erfahrung des Selbst-als-Perspektive herbeizuführen und das inhaltliche Selbst und das Beobachter-Selbst einander gegenüberzustellen.

Therapeutische Maßnahmen

Bereits bei der kognitiven Defusion wurden Maßnahmen beschrieben, die der Entwicklung von Achtsamkeit dienen. Dazu gehört etwa die Kommentierung des aktuellen Geschehens in der Sitzung. Weiterhin werden auch eher formale Achtsamkeitsübungen angewandt.

Um den Patienten mit seinem stabilen Selbst-als-Kontext in Kontakt zu bringen, stehen ebenfalls eine Reihe von Interventionen zur Verfügung. Die Haus-und-Möbel-Metapher dient dazu, die Beziehung zwischen unerwünschtem Erlebnisinhalt und dem Selbst-als-Perspektive deutlich zu machen.

> **T:** „Es ist so, als wären Sie ein Haus mit Möbeln. Die Möbel sind nicht das Haus und können es niemals sein. Die Möbel sind der Inhalt des Hauses oder was in ihm ist. Das Haus beherbergt oder enthält lediglich die Möbel und ist der Kontext, in dem die Möbel Möbel sein können. Ganz gleich, was man über die Möbel sagt, ob sie gut oder schlecht, schön oder hässlich sind, das sagt nichts über den Wert des Hauses. Gehen Sie einmal davon aus, dass Sie mehr wie das Haus als die Möbel sind. So wie die Möbel nicht das Haus sind, gehen Sie davon aus, dass Sie in einem tiefen Sinn auch nicht Ihre Gedanken und Gefühle sind." (Teilweise zitiert nach Hayes & Batten, 1999)

Ein wichtiger Schritt ist es oft, inhaltliche Selbstannahmen explizit zu benennen. Wie etwa mit Hilfe der folgenden Satzergänzungsaufgaben: „Ich bin eine Person, die ...", „Das Beste an mir ist ...", „Das Schlechteste an mir ist ...".

Im Rahmen einer längeren Übung mit geschlossenen Augen kann man Patienten verschiedene Bereiche des Erlebens und wie sie sich verändern betrachten lassen und sie bitten, darauf zu achten, wer all diese wechselnden Erlebnisweisen beobachtet. Zum Beispiel:

> **T:** „Ich möchte nun, dass Sie sich an irgendetwas erinnern, was im letzten Sommer passierte. Heben Sie einen Finger, wenn Sie ein Bild im Kopf haben. Gut. Jetzt sehen Sie sich im Geiste um. Erinnern Sie sich an all die Dinge, die damals passiert sind. Was Sie gesehen … gehört … gefühlt … haben; und während Sie das tun, achten Sie darauf, dass Sie da waren und bemerkt haben, was Sie bemerkt haben. Versuchen Sie die Person hinter Ihren Augen festzuhalten, die gesehen, gehört und gefühlt hat. Sie waren damals dort und Sie sind jetzt hier. Ich frage Sie nicht danach, ob Sie das glauben. Ich sage nichts Logisches oder Vernünftiges. Ich bitte Sie nur, die Erfahrung und das Erlebnis, bewusst zu sein, zu beachten und zu überprüfen, ob in einem tiefen Sinn das Sie, das jetzt hier ist, damals dort war. Die Person, die sich bewusst ist, wessen Sie sich alles bewusst sind, ist jetzt hier und war damals dort. Achten Sie darauf, ob Sie sie erkennen können – die grundlegende Kontinuität und Übereinstimmung – in einem tiefen Sinn und auf der Basis Ihrer Erfahrung, nicht einer Überzeugung – Sie sind immer Sie gewesen, Ihr ganzes Leben lang …“ (Teilweise zitiert aus Hayes, Strosahl & Wilson, 2004, S. 204)

Werte formulieren

In den vorangegangenen Therapieabschnitten ging es um die Dekonstruktion der verhaltenssteuernden Wirkung verbal-kognitiver Inhalte, die unseren Umgang mit uns selbst und der uns umgebenden Welt erstarren lassen können. Dekonstruktion ist notwendig, wenn die tradierten verbal-kognitiven Inhalte zur Fremdbestimmung geführt haben; Fremdbestimmung durch das, was andere uns gesagt haben, wie wir mit Gefühlen und der Welt umgehen sollen, und – vom Standpunkt des jeweiligen Hier und Jetzt gesehen – Fremdbestimmung durch unsere eigene in Regeln, Normen und Maximen gegossene Vergangenheit.

Dekonstruktion beinhaltet hier aber nicht nur das Abschwächen oder Aushebeln verbal-kognitiver Bezüge, sondern auch schon Aufbau. Im letzten der vorangegangenen Therapieabschnitte wurde mit dieser Aufbauarbeit begonnen. Sie bezieht sich auf das beobachtende Selbst (Selbst-als-Kontext). In dieser und der folgenden Therapiekomponente geht es darum, diesen Weisen des Selbst-Seins Richtung zu geben (wie einem Haus, das sich fortbewegt und alle Möbel mitnimmt).

In ACT wird zwischen Richtungs-, Ergebnis- und Prozesszielen unterschieden. Richtungsziele entsprechen Werten; sie geben die Richtung an, in die das eigene Leben gehen soll. Ergebnisziele entsprechen Zielzuständen, die man erreichen kann. Prozessziele entsprechen Verhaltensweisen und Fertigkeiten, die erforderlich sind, um bestimmte Ergebnisziele zu erreichen.

Die Behandlungskomponenten „Werte formulieren" und „engagiertes Handeln" nutzen die positiven Seiten der Sprache und dienen dem Aufbau wertebezogenen, zielgerichteten Verhaltens. Dementsprechend sind die Beziehungen zwischen Akzeptanz und Defusion (Dekonstruktion) auf der einen Seite und Werten und Engagement (Konstruktion) auf der anderen Seite ihrem Wesen nach dialektisch.

Ziele

Das erste Ziel dieser Therapiekomponente besteht darin, den Wert von Richtung bzw. den Wert von richtungweisenden Werten zu vermitteln. Der Patient soll den Wert von Werten und die Bedeutung einer Lebensweise, die auf Werten basiert, verstehen lernen. Er soll einen Eindruck davon bekommen, welche Funktion Werte und Ziele für ein gesundes Leben haben. Dieser Schritt soll den Patienten anregen und darauf vorbereiten, seine eigenen Werte und Ziele zu formulieren. Einen selbstbestimmten Weg, eine Richtung zu wählen und einzuschlagen, eigene Werte im Leben umzusetzen und sich auf seinem gewählten Weg in Bewegung zu setzen, wird dabei als Wert vorausgesetzt.

Das zweite Ziel dieser Therapiephase ist die explizite Formulierung von Werten und Zielen. Konkrete Ergebnisziele zeigen als Meilensteine an, ob man auf dem richtigen Weg ist. Werte werden in ACT als etwas verstanden, das man frei wählt und deshalb nicht weiter rational begründen kann. In einen Wert geht die Gesamtheit der nicht-verbalen und verbalen Erfahrungen ein, so dass es rückblickend unmöglich ist, seine genauen Quellen zu orten und ihn verbal zu begründen. Jede Begründung würde wieder auf einen hinter der Begründung liegenden Wert verweisen, der die Begründung „wert-voll" macht, und Einzelaspekte zu Lasten der Gesamtheit der Erfahrung in den Vordergrund rücken.

Drittens werden aus Werten und Zielen Handlungen abgeleitet, die erforderlich sind, um Werte zu verwirklichen und Ziele zu erreichen.

Schließlich werden viertens Hindernisse in Form von Gedanken, Gefühlen und Körperempfindungen erfasst, die akzeptiert werden müssen, um in der gewählten Richtung voranzuschreiten.

Therapeutische Maßnahmen

Als Einstieg in diese Behandlungskomponente hat sich für mich die Unterscheidung von Ergebniszielen und Richtungszielen bewährt. Meistens denken wir bei Zielen an Ergebnisziele. Ergebnisziele sind solche, bei denen man tatsächlich ankommen kann, die man konkret erreichen kann. Wenn ich von hier in eine andere Stadt fahre, ist die andere Stadt mein Ergebnisziel. Wenn ich dort bin, habe ich mein Ziel erreicht – fertig. Wenn ich das Ziel habe, verheiratet zu sein, kann ich irgendwann heiraten und habe mein Ziel erreicht. Wenn ich drei Kinder haben möchte, dann kann ich mit meinem Partner oder meiner Partnerin drei Kinder zeugen und habe mein Ziel erreicht.

Ergebnisziele sind jedoch in zweierlei Hinsicht problematisch. Erstens sind sie nur so lange interessant, wie wir sie nicht erreicht haben. Wenn wir sie erreicht haben, geben sie uns eine kurze Befriedigung – danach müssen wir uns jedoch ein neues Ziel suchen, sonst sind wir wieder mit Leere und Langeweile konfrontiert. Zweitens sind nicht erreichte Ergebnisziele zum Beispiel als Wünsche immer mit einem Mangelerleben verbunden. Denn sich etwas zu wünschen beinhaltet stets, sich gleichzeitig eines Mangels bewusst zu sein. Und was ich mir am meisten wünsche, fehlt mir immer am meisten. Auch wenn uns das oft Antrieb gibt, kann daraus ein Lebensgefühl des Ewig-zu-kurz-Kommens und der Unzufriedenheit resultieren.

Im Unterschied dazu haben Richtungsziele vor allem den Vorteil, dass sie uns von Anfang an ganze und in gewisser Weise vollkommene Menschen sein lassen. Sie produzieren keinen Mangel. Sobald ich ein Richtungsziel bzw. einen Wert für mich gewählt habe, habe ich es bzw. ihn immer schon ganz. Wenn es beispielsweise für mich wertvoll ist, ein liebevoller Vater bzw. eine liebevolle Mutter zu sein, so gilt das schon jetzt, sofort. Der Wert ist schon da und er ist meiner – ganz gleich, wie vollständig ich ihn tatsächlich umgesetzt und verwirklicht habe.

Weiterhin können wir Richtungsziele nutzen, um uns Orientierung zu geben und eine Richtung beizubehalten. Richtungsziele helfen uns, auf unserem Weg zu bleiben. Werte geben unserem Leben als Richtungsziele Sinn. An dieser Stelle ist es erwähnenswert, dass „Sinn" etymologisch auf die indogermanische Wurzel „sent" zurückzugehen scheint, was soviel wie „gehen, reisen, fahren" bedeutet und deren noch frühere Bedeutung „eine Richtung nehmen, eine Fährte suchen" war (DUDEN, 1997); heute taucht diese Bedeutung noch im Begriff „im Uhrzeigersinn" auf. Wenn wir als Richtungsziel „Westen" wählen, geht uns nie der Sinn verloren. Egal, wie weit wir schon im Westen sind, wir können immer noch weiter nach Westen gehen. Wenn wir ein liebevoller Partner sein wollen, geht uns ebenfalls nie das Ziel aus. Ganz gleich, wie liebevoll wir schon sind, wir können immer noch liebevoller werden. Richtungsziele sind wie die Kompassnadel, die in eine Richtung weist. Ich vergleiche sie gegenüber Patienten auch mit den Sternen, die in früherer Zeit die Seefahrer nutzten, um in die richtige Richtung zu segeln. An diesem Bild kann man außerdem erkennen, dass man Richtungsziele (wie die Sterne) nie erreichen muss – es sind eben keine Ergebnisziele. Gleichzeitig sind Richtungsziele dennoch von großer, sinnstiftender Bedeutung.

Werten bzw. das Formulieren von Richtungszielen ist als Selbstbestimmung eine Handlung, ist aktives Tun, das dem Leben Sinn und Bedeutung gibt. Im therapeutischen Setting kommt es nicht so sehr darauf an, welche Werte ein Patient formuliert. Der Weg ist vielmehr das Ziel. Das ist leichter gesagt als getan – dahin zu kommen und diese Sicht annehmen zu können, ist ACT zufolge das Ergebnis eines Lernprozesses. Deshalb muss es genauer heißen: „Das Ziel (der Behandlung) ist der Weg, durch den der Weg zum Ziel wird" (siehe Hayes, Strosahl & Wilson, 2004, S. 232: „Das Ergebnis ist der Prozess, durch den Prozess zum Ergebnis wird").

Der Patient sollte erlebnismäßig verstehen, was es heißt, dass man Werte *wählt*. Dass sie etwas Letztes sind, das man nicht weiter rational begründen kann – etwas, von wo aus wir starten, womit wir beginnen, und nicht etwas, wo wir ankommen (Hayes, 1993). Das Konzept des Wählens hat in der operanten Verhaltensforschung eine lange Tradition und hängt eng mit dem Konzept der Selbstkontrolle zusammen (Logue, 1996; Nevin, 1998; Rachlin, 2000). Eine Wahl wird aufgrund der erlebten Vorerfahrungen mit verschiedenen Alternativen getroffen und nicht aufgrund von Gründen. Was damit gemeint ist, kann man zum Beispiel auf folgende Weise deutlich machen:

T: „Werte oder eine Richtung im Leben sind etwas, was man wählt. Mit Wählen meine ich natürlich nicht das, was wir bei einer Bundestagswahl machen. Wählen ist, wenn wir etwas tun, wofür wir keine Gründe mehr angeben können. Zum Beispiel: Was essen Sie lieber, Gummibärchen oder Erdnüsse?"

P: „Erdnüsse."

T: „Warum essen Sie lieber Erdnüsse?"

P: „Weil die so schön knackig und salzig sind."

T: „Und warum haben Sie es gern knackig und salzig?"

P: „Oh, keine Ahnung. – Es schmeckt mir einfach."

T: „Und warum schmeckt es Ihnen?"

P: „Es schmeckt mir einfach. Keine Ahnung, warum."

So lange der Patient eine inhaltliche Begründung gibt, fragt der Therapeut weiter „Warum?", bis ein Punkt erreicht wird, an dem offenkundig jede weitere Begründung absurd wäre.

Eine Wahl, die sich nicht auf rationale Überlegungen, sich ständig verändernde Gefühle oder Gedanken als Gründe stützt, ist meistens mit einem längerfristigen Engagement verbunden. Das kommt beispielsweise in der Garten-Metapher zum Ausdruck, die außerdem zeigt, wie durch den Weg zum Ziel das Ziel zum Weg wird:

T: „Stellen Sie sich vor, dass Sie sich ein Grundstück ausgesucht haben, um einen Garten anzulegen. Sie haben den Boden bearbeitet, den Samen ausgebracht und warten jetzt darauf, dass es wächst. Plötzlich entdecken Sie ein schönes Stück Land genau auf der anderen Straßenseite, das sich auch gut für einen Garten zu eignen scheint. Vielleicht ist es sogar noch besser. Also graben Sie Ihr Gemüse wieder aus, gehen über die Straße und legen dort Ihren Garten an. Dann bemerken Sie ein Grundstück, das noch besser aussieht. – Werte sind wie ein Grundstück, auf dem Sie einen Garten anlegen wollen. Manche Dinge können Sie sehr schnell aufziehen, andere benötigen Zeit und Pflege. Die Frage ist, ob Sie nur von Kopfsalat oder auch von gehaltvolleren Dingen wie Kartoffeln, Möhren oder Rüben leben möchten? Sie können nicht herausfinden, wie es in einem Garten gedeiht, wenn Sie ständig alles wieder ausgraben und umpflanzen. – Wenn Sie an derselben Stelle bleiben, werden Sie natürlich unweigerlich deren Unzulänglichkeiten bemerken. Vielleicht ist der Boden nicht so eben, wie er aussah, als Sie begannen, ihn zu bearbeiten. Vielleicht stört Sie zunehmend die Mühe, das Wasser über einen längeren Weg heranzutragen. Manche Dinge, die Sie angepflanzt haben, scheinen ewig zu brauchen, um hochzukommen. In solchen Zeiten wird Ihr Verstand Ihnen Dinge sagen, wie: ‚Du hättest besser irgendwo anders gepflanzt'; ‚Das wird vermutlich nie was'; ‚Es war dämlich von dir, zu glauben, du könntest hier irgendetwas anbauen'. – Die Wahl hier, an dieser Stelle, zu gärtnern, erlaubt Ihnen jedoch, zu gießen, zu düngen und zu hacken, sogar wenn diese Gedanken und Gefühle auftauchen." (Teilweise zitiert nach Hayes, Strosahl & Wilson, 2004, S. 231)

Die eigentliche Bestimmung von Werten verläuft häufig ziemlich strukturiert. Sie besteht darin, dass der Patient für eine Reihe von Lebensfeldern (wie Partnerschaft, familiäre Beziehungen, Freunde und Geselligkeit, Freizeit, Ausbildung und persönliche Entwicklung, Beruf und Arbeit, Religion und Spiritualität, Rolle als Bürger und Gesundheit) angibt, wie er sie leben möchte und die jeweilige Rolle ausfüllen möchte. Eine entsprechende Frage aus dem Bereich der familiären Beziehungen kann zum Beispiel lauten: „Was für ein Sohn möchten Sie sein?"

Normalerweise erhalten Patienten die Ausarbeitung ihrer Werte als Hausaufgabe. Manchmal kann es allerdings auch sinnvoll sein, die Antworten mit dem Patienten gemeinsam in der Sitzung zu erarbeiten. Stets ist darauf zu achten, dass der Patient nicht im Sinne sozialer Erwünschtheit im Hinblick auf den Therapeuten, die Eltern oder soziale Normen antwortet. Zum Beispiel:

P: „Für mich wäre es auch wichtig, noch das Abitur nachzumachen."

T: „Wozu möchten Sie diese Anstrengung jetzt noch einmal auf sich nehmen?"

P: „Ich glaube, meine Eltern würden sich sehr darüber freuen."

T: „Und wie wäre es, wenn Sie das Abitur in aller Heimlichkeit machen würden, sodass nie jemand davon erfahren würde? Wäre es Ihnen ganz persönlich, nur für sich selbst, dann auch wichtig?

P: „Ohne dass meine Eltern etwas davon erfahren würden, meinen Sie? Nein, dann eigentlich nicht. Nein, ich glaube, ich würde es wirklich mehr für meine Eltern tun als für mich."

T: „Okay. Also was wäre Ihnen wichtig im Hinblick auf Bildung oder weitere Ausbildungen?"

Eine weitere Taktik, dem Patienten zu helfen, Werte zu bestimmen, kann darin bestehen, von konkreten Zielen auszugehen und die darin enthaltenen Werte auszuformulieren.

P: „Ich möchte einmal heiraten und Kinder haben."

T: „Wenn Sie verheiratet sind, was für eine Ehefrau möchten Sie dann sein? Wie möchten Sie Ihre Rolle als Ehefrau leben? – Und was für eine Mutter möchten Sie sein?"

Im Anschluss an die Formulierung der Werte in den verschiedenen Lebensfeldern, soweit sie für Patienten wichtig sind, können diese entsprechend ihrer Wichtigkeit in eine Reihenfolge gebracht werden. Weiterhin wird für jeden Wertebereich danach gefragt, inwieweit der Patient bisher in Übereinstimmung mit seinen Werten gelebt hat und lebt. Als nächstes geht es um die Frage, welche Handlungsweisen dazu beitragen könnten, um das eigene Leben in bessere Übereinstimmung mit den gewählten Werten zu bringen. Daraufhin werden die inneren Hindernisse ins Visier genommen, die vermutlich auftauchen werden, sobald bestimmte Handlungsschritte in Angriff genommen werden. Schließlich geht es zur Umsetzung der Werte durch engagiertes Handeln.

Engagiert Handeln (Commitment)

Die Werte des Patienten und die an sie anknüpfenden Ziele und Handlungspläne sind Grundlage dessen, was man als Engagement bezeichnen kann. Engagement ist das aktive Handeln auf diese Werte und Ziele hin. Dabei liegt die Betonung auf dem Prozess und der Qualität des Handelns und weniger auf den Ergebnissen - ohne allerdings zu vernachlässigen, dass Handeln ohne Ziele nicht möglich ist. Weiterhin umfasst der Begriff „Engagement", mit dem sich das englische „commitment" vielleicht am besten übersetzen lässt, die Entschlossenheit, ein - in diesem Fall sich selbst - gegebenes Versprechen einzuhalten und die Verantwortung dafür zu übernehmen, und ebenso die Hingabe bei der Ausführung einer wertebezogenen Tätigkeit. Diese Lesart von „Engagement" enthält durchaus existenzialistische Züge im Sinne von A. Camus, G. Marcel oder J.-P. Sartre. Sie umfasst Bedeutungen wie „das Sich-Einsetzen des Menschen als Existenz oder Person, sein Sich-Einlassen auf die Situation" sowie in der deutschen Tradition „Entschlossenheit, Verantwortung, Treue, Wagnis" (Hartmann, 1972).

Werte und Ziele erfüllen vor allem drei Aufgaben, ohne die ein aktives und engagiertes Leben kaum möglich ist. Erstens motivieren sie uns und geben uns Antrieb und Energie; Antriebsmangel ist vermutlich häufig mit einem Mangel an selbstbestimmten, persönlich wertgeschätzten Zielen verbunden. Zweitens sind wirkliche Erfolgserlebnisse und damit positive Verstärkung nur möglich, wenn Werte und Ziele die Ergebnisse unseres Tuns oder auch das Tun selbst entsprechend aufgewertet haben. Drittens hat die Wahl von anderen Verhaltensweisen als solchen, die der Kontrolle von Gefühlen, Gedanken und Körperempfindungen dienen, die Wahl von Werten und Richtungszielen zur Voraussetzung - ohne Richtungsziele verfallen wir wieder auf die „natürliche" Neigung, Unangenehmes zu vermeiden. Erst Werte und engagiertes Handeln geben dem Akzeptieren schmerzlicher innerer Erlebnisse ihre Würde und machen ACT zu einer Therapie, die über das bloße Zulassen und Akzeptieren von Gefühlen hinausreicht.

Letztendlich geht es in ACT darum, zwischen Bereitwilligkeit und wertebezogenem Handeln auf der einen sowie Kontrolle und meidungsbezogenem Handeln auf der anderen Seite zu wählen - und zwar immer wieder neu. Es geht nicht darum, eine vernunftmäßige Beurteilung vorzunehmen und sich dann wegen des gefällten Urteils als Begründung für eins der beiden zu entscheiden. Die Entstehungsbedingungen emotionaler Kontrolle haben dazu geführt, dass der Patient in der Vergangenheit häufig Flucht- und Meidungsverhalten gewählt hat. Nach Aushebelung der dafür verantwortlichen Kontextbedingungen und der Bestimmung von Werten geht es nun darum, auch wieder andere - eben wertebezogene und damit positiv verstärkte - Verhaltensweisen zu wählen. Um eine solche Wahl treffen zu können, muss man allerdings wissen, was man gerade tut. Erst wenn man weiß, dass man vermeidet, kann man eine andere Alternative wählen. Deshalb ist Achtsamkeit auch hier wieder von großer Bedeutung. Sie ermöglicht, sich dessen bewusst zu sein, in welcher Situation man sich befindet und was man gerade zu welchem Zweck tut.

Ziele

Mit Hilfe dieser Therapiekomponente soll der Patient die erlebnismäßigen Qualitäten angewandter Bereitwilligkeit und des Wählens verstehen lernen; d.h. er soll einen Eindruck davon bekommen, wie Bereitwilligkeit sich als Handlung „anfühlt", und die Verknüpfung zwischen Bereitwilligkeit und Engagement verstehen. Weiterhin soll er erkennen, dass Bereitwilligkeit eine Alles-oder-Nichts-Wahl ist und hinsichtlich ihrer Erlebnisqualität nicht begrenzt werden kann, dass es allerdings verschiedene Möglichkeiten gibt, Bereitwilligkeit in sicherer Weise auszuüben.

Therapeutische Maßnahmen

Engagement bedeutet, sich praktische Handlungen vorzunehmen und seine Vorsätze einzuhalten, um wertebezogene Ziele zu erreichen. Dabei wird es häufig um die Exposition mit emotional und kognitiv schwierigen Situationen im Leben des Patienten außerhalb des Behandlungssettings gehen. Darüber hinaus werden in diesem Therapieabschnitt auch Fertigkeiten und konkrete Handlungsschritte erarbeitet, sodass ACT mehr und mehr Ähnlichkeit mit der üblichen kognitiven Verhaltenstherapie bekommt - allerdings immer aus einer ACT-Perspektive heraus und das heißt vor allem, auf eigene Werte bezogen. Insofern die Behandlungssituation selbst schon „richtiges Leben" ist, lässt sie sich ebenfalls unmittelbar zur Erweiterung des Verhaltensspielraums nutzen.

Wenn wir einen von uns gewählten Weg im Leben gehen, werden wir immer wieder auf Ereignisse stoßen, in denen wir anfangen, mit unseren Gefühlen zu kämpfen. Wir sagen dann zum Beispiel: „Ich weiß nicht, ob ich das machen soll; ich kämpfe noch mit mir". Das Ziel der Therapie besteht darin, solche Kämpfe schnell zu erkennen und sie selbst in den schwierigsten Situationen und Augenblicken aufgeben zu können. Es fühlt sich an, wie wenn man tief durchatmet und zu sich sagt: „Jetzt gilt's, Augen auf und durch", und zwar nicht so schnell wie möglich und auch nicht, um aus dem Kampf herauszukommen, sondern so, dass man seinem Ziel unter Berücksichtigung der Situation möglichst optimal näher kommt. Die Reise-durch-einen-Sumpf-Metapher kann das veranschaulichen:

T: „Nehmen wir an, Sie beginnen eine Reise zu einem wunderschönen Berg, den Sie klar und deutlich in der Ferne sehen können. Kaum dass Sie aufgebrochen sind, marschieren Sie schnurstracks in einen Sumpf, der sich, soweit Sie sehen können, in alle Richtungen ausdehnt. Sie sagen sich: ‚Mist, ich habe nicht erwartet, dass ich durch so einen Sumpf muss. Es stinkt und der Schlamm versaut meine Schuhe. Ich kann meine Füße kaum aus dem Schlick hochheben und einen vor den anderen setzen. Ich bin schon jetzt ganz nass und müde. Warum hat mir, verdammt noch mal, niemand von diesem Sumpf erzählt?' Wenn das passiert, stehen Sie vor der Wahl. Sie können die Reise abbrechen oder in den Sumpf hineingehen. Therapie ist ähnlich. Das Leben ist ähnlich. Wir gehen nicht in Sümpfe, weil wir gerne dreckig werden oder uns gern im Schlamm wälzen, sondern weil sie sich manchmal zwischen dem befinden, wo wir sind, und dem, wohin wir wollen. Bereitwilligkeit ist, in den Sumpf zu gehen. Ohne Werte oder Ziele bedarf es keiner Bereitwilligkeit. Werte sind, als könnten Sie eine Leine über den Sumpf bis zu einem bestimmten Punkt an der anderen Seite ziehen. Selbst wenn Sie bis zum Hals im Dreck stecken, können Sie immer wieder nach der Leine greifen und nachsehen, ob Sie in die Richtung gehen, die Sie sich selbst gesetzt haben." (Teilweise zitiert nach Hayes, Strosahl & Wilson, 2004, S. 260)

Engagement kann man mit Fahrradfahren vergleichen. Je weniger und langsamer man voranfährt, umso schwieriger ist es, das Gleichgewicht zu halten. Und um voranzukommen, muss man eine Richtung einhalten. Wenn man vom Fahrrad fällt, hat man die Wahl, entweder am Boden liegen zu bleiben und zu beklagen, dass man sein Engagement aufgegeben hat, oder man kann sich wieder auf das Fahrrad schwingen und weiter in die wertgeschätzte Richtung fahren (Hayes & Batten, 1999).

Bereitwilligkeit ist als Wahl wie gesagt eine Alles-oder-Nichts-Angelegenheit – man kann sie nicht stückchenweise erreichen. Am Beispiel der metaphorischen Spring-Übung kann man das im Arbeitszimmer mit dem Patienten praktisch und erlebnisnah üben.

T: „Bereitwilligkeit ist wie Springen: man tut es oder man tut es nicht. Bereitwilligkeit lässt sich nicht qualitativ begrenzen. Man kann genauso wenig ein bisschen bereitwillig sein, wie man ein bisschen schwanger sein kann. Schauen Sie: *(Therapeut springt z.B. von einem Blatt Papier, einem Buch* *und einem Stuhl)* Jeder Sprung, ganz gleich aus welcher Höhe, ist qualitativ gleich. Entweder man springt oder man springt nicht." (Hayes, Strohsahl & Wilson, 2004, S. 252f.)

An diesem Beispiel wird außerdem deutlich, dass man die Situationen, in denen Bereitwilligkeit gefragt ist, variieren kann. Der Sprung ist zwar immer derselbe, dennoch macht es einen Unterschied, ob ich aus einem, drei oder zehn Metern ins Wasser springe. Dementsprechend können wir auch die Situationen variieren, in denen Bereitwilligkeit geübt werden kann. Dabei wird sich die Qualität von Bereitwilligkeit, ihr Erleben, nicht verändern. Bereitwilligkeit ist, wenn wir den Eindruck haben, dass wir in irgendeiner Weise ein Gefühl einatmen und über unseren (verbalen) Schatten springen. Möglichkeiten, wie Bereitwilligkeit sicher begrenzt werden kann, kennt die Verhaltenstherapie als Graduierung von Expositionsübungen. Die Variation von Settingaspekten ist hier ebenfalls relevant (z.B. Exposition begleitet oder allein; Imagination traumatischer Erlebnisse in der sicheren Umgebung der Therapiesituation; Entspannungsübungen vor der Exposition wie bei der systematischen Desensibilisierung).

Es sei darauf hingewiesen, dass die therapeutische Beziehung und die Arbeit in ihr selbst ein hohes Maß an Bereitwilligkeit erfordern. Um dem Patienten zu zeigen, wie Bereitwilligkeit sich in der Praxis anfühlt, kann der Therapeut auf gemeinsam erlebte Beispiele angewandter Bereitwilligkeit verweisen. Dazu gehört beispielsweise vieles, was der Patient dem Therapeuten im Vertrauen sagt, zum ersten Mal erzählt und was zu berichten ihm schwer fällt. Der Therapeut sollte seinerseits dadurch Bereitwilligkeit zeigen, dass er nichts von dem, was auch immer beim Patienten an Gefühlen, Gedanken, körperlichen Empfindungen oder Erinnerungen hochkommt, invalidiert oder in Frage stellt. Erklärungen und Interpretationen sind hier aus ACT-Sicht nur dann nützlich, wenn sie den Kontakt mit den inneren Erlebnissen fördern, und es ist darauf zu achten, dass sie nicht im Dienst der Erlebnisvermeidung eingesetzt werden. Die Offenheit des Therapeuten gegenüber den eigenen Gefühlen (gerade angesichts sehr schmerzlicher Gefühle auf Seiten des Patienten) ist essenziell, denn sie erfüllt für den Patienten eine Vorbildfunktion im Hinblick auf den Umgang mit seinen eigenen subjektiven Erlebnissen. Das Wesentliche ist nicht ihr Inhalt, sondern was der Patient wählt, mit ihnen zu tun.

Ein häufiges Hindernis auf einem werteorientierten Lebensweg ist das Spiel um recht oder unrecht, wahr oder unwahr. Es gibt viele Gelegenheiten im Therapieverlauf (z.B. wenn man sich als Therapeut selbst mit dem Patienten darin verfängt), um dieses Thema anzusprechen. Man kann dem Patienten an geeigneter Stelle sagen, dass er die Wahl habe, sich für sein Leben einzusetzen oder Recht zu haben. Wenn er nur Recht haben will, bezahlt er dafür mit seinem Leben. Wenn er das Spiel seines Lebens spielen will, werden Fragen um recht oder unrecht, wahr oder unwahr nach und nach ihre Bedeutung verlieren.

Zwischenmenschliche Konflikte liefern viele Beispiele zu diesem Thema. Wir bezeichnen jemanden, der immer Recht behalten will, als rechthaberisch. Die Frage ist, worum es mir bei der Gelegenheit einer zwischenmenschlichen Begegnung etwa in der Erziehung oder in der Partnerschaft geht. Was ist mir wichtiger: Recht zu haben oder in der Beziehung etwas zu erreichen? Immer kommt es darauf an, welches Ziel ich habe. Um das zu bemerken, muss ich allerdings achtsam, „online" sein. Wenn ich in der Erziehung einen nachhaltigen Einfluss haben möchte, setzt das zuallererst eine gute Beziehung zu meinem Kind voraus. Deshalb muss ich diese vor allem anderen pflegen. Warum opfern wir manchmal unsere Beziehungen dem Rechthaben? Die Metapher vom Hund im Labyrinth gibt einen Hinweis, der sich eben nicht auf Persönlichkeitseigenschaften bezieht:

T: „Worum es hier geht, kann man mit einem einfachen Experiment, wie es in der psychologischen Forschung bekannt ist, vergleichen. Dabei befindet sich ein Hund in einem Labyrinth mit zwei Gängen. Wenn der Versuchsleiter das Futter immer wieder in den rechten Gang legt, wird der Hund eine Zeitlang herumlaufen und irgendwann lernen, dass er das Futter jedes Mal am Ende des rechten Ganges findet. Wenn der Versuchsleiter plötzlich anfängt, das Futter an das Ende des linken Ganges zu legen, wird der Hund zunächst weiter den rechten Gang runterlaufen, in dem das Futter aber nicht länger zu finden ist. Früher oder später lernt der Hund, in die andere Richtung zu laufen und das Futter auf der linken Seite zu finden. – Nun,

Menschen sind keine Hunde, denn manchmal laufen Menschen immer weiter in den rechten Gang und zwar für den Rest ihres Lebens. Was sie dabei zu sich selbst oder zu anderen sagen, sind Dinge wie: ‚Es war doch immer hier', ‚Das ist nicht richtig, das Futter sollte doch hier im rechten Gang sein', oder ‚So haben wir das doch nie gemacht, wir haben immer in dieser Weise gearbeitet'. Oder die Leute sagen zu sich: ‚Die Dinge sollten sich nicht verändern', ‚Früher war alles besser' oder ‚Das darf doch nicht wahr sein', ‚Wenn damals das und das nicht passiert wäre, dann sähe es heute ganz anders aus'. Ja, ja, ‚Wenn das Wörtchen ‚wenn' nicht wär', wär' mein Vater …'. Im Interesse ihres Rechtbehaltens lernen Menschen manchmal nie, etwas Neues zu tun, etwas, das in ihrem Leben für sie viel besser funktionieren würde."

In der Hauptsache geht es in diesem Therapieabschnitt um die Lebenspraxis. Der Patient wird dazu ermuntert, Bereitwilligkeit, Wählen und Engagement im Zusammenhang wie einen Dreiklang zu erleben und angesichts eigener Zielsetzungen auszuprobieren. Kognitive Defusion, Achtsamkeit und der Bezug zum Selbst-als-Kontext unterstützen den stetigen Wechsel von Exposition und Verhaltensänderung.

Dazu ist es notwendig, engagierte Vorsätze bzw. Selbstverpflichtungen zu formulieren – selbst wenn man dabei das Risiko eingeht, sich später schmerzlich eingestehen zu müssen, dass man den Vorsatz bzw. die Selbstverpflichtung nicht eingehalten hat. Wir alle haben vermutlich schon einmal erlebt, dass wir uns nicht getraut haben, einen Entschluss oder einen Vorsatz zu fassen und auszusprechen, weil wir befürchteten, uns nicht an ihn halten zu können und ihm zuwider zu handeln. Das dürfte vor allem dann zutreffen, wenn jemand schon oft in seinem Leben seinen eigenen Vorsätzen untreu geworden ist und immer wieder Gründe gefunden hat, um das zu rechtfertigen. Am Ende vermeidet man es am liebsten völlig, sich überhaupt noch etwas vorzunehmen bzw. einen Vorsatz zu fassen, um den peinlichen Schmerz des Versagens zu vermeiden. Das bringt uns allerdings in eine schwierige Situation. Der Verzicht auf Vorsätze oder Entschlüsse beraubt uns des Wertmaßstabes für das, was wir tun. Es wird gleichgültig, was wir tun. Wir können uns sozusagen alles erlauben. Der Nachteil ist, dass uns das nicht in eine Richtung bringt, in die wir unser Leben gehen können.

Wenn wir einen Vorsatz oder einen Entschluss fassen, geht es nicht darum, dass wir ein Ergebnis garantieren. Wir werden vermutlich noch oft unseren Vorsätzen untreu werden. Das ist ziemlich normal. Worum es hier geht, ist, dass wir uns aufrichten und für uns selbst Verantwortung übernehmen, auch wenn wir wissen, dass wir unseren Vorsätzen untreu werden können. Ein Entschluss oder Vorsatz beinhaltet, dass wir dann, wenn wir ihm untreu werden und umfallen, wieder aufstehen, ihn aufs Neue aufnehmen und wieder weiter in die Richtung gehen, die wir für uns als wertvoll gewählt haben. Worauf es ankommt, ist nicht, dass man nicht umfällt; das kann niemand durchhalten. Worauf es ankommt, ist, dass man jedes Mal wieder aufsteht und weitergeht, wenn man einmal umgefallen ist. Das Ziel ist letztlich kein konkretes Ergebnis, sondern ein nie endender und nie abschließbarer Prozess persönlichen Wachstums. Das kommt in der Metapher vom sich ausdehnenden Ballon zum Ausdruck. Diese Metapher beschreibt darüber hinaus in anschaulicher Weise einen zentralen Aspekt des Menschenbildes, das ACT und der modernen Verhaltensanalyse zugrunde liegt.

T: „Stellen Sie sich vor, Sie wären ein Ballon, der sich in alle Richtungen ausdehnt. Während der Ballon wächst, stößt er immer wieder gegen Dinge, die sich außerhalb von ihm befinden. So stellt sich an der Grenze des Ballons, in der Zone des Wachstums, stets aufs Neue die Frage: Sind Sie groß genug, das in sich aufzunehmen? Ganz gleich, wie groß Sie schon sind, Sie können immer noch größer werden und dieselbe Frage stellt sich immer wieder. – Wenn sich Ihnen etwas in den Weg stellt, sagen Sie ‚Ja' oder ‚Nein'. Wenn Sie ‚Ja' sagen, wachsen Sie weiter. Nicht das dadurch das Leben beim nächsten Ding, das sich Ihnen in den Weg stellt, leichter wird. Aber es wird wie eine Gewohnheit und Ihre Erfahrung wird zu einem Vorrat an Stärke. Immer wieder werden vor Ihnen neue Probleme und Herausforderungen auftauchen, während Sie so wachsen. Das endet nie. Und wenn wieder einmal eine wirklich schwierige Sache auf Sie zukommt, mögen Sie denken: Nein, das jetzt bitte nicht; das will ich nicht haben; nicht schon wieder. Aber in dieser Hinsicht haben Sie keine Wahl. Das Leben selbst konfrontiert Sie mit immer neuen Situationen. Allerdings können Sie wählen, sich entweder weiter auszudehnen und zu wachsen oder sich bei Dingen, die Sie vermeiden wollen, zurückzuziehen und sich so zu verformen und Ihrem Leben tiefe Dellen und Löcher zuzufügen. Entweder Sie dehnen sich aus oder Sie ziehen sich zurück." (Teilweise zitiert nach Hayes, Strosahl & Wilson, 2004, S. 261)

Empirische Absicherung und Ausblick

So wie in der Medizin viele Therapieverfahren aus Physiologie und Pathophysiologie abgeleitet werden, basiert ACT auf einer komplexen Theorie menschlichen Verhaltens (Hayes, Barnes-Holmes & Roche, 2001). Auch theoretisch gut begründete Behandlungsansätze bedürfen jedoch - unabhängig von ihrer theoretischen Fundierung - im Sinne evidenzbasierter Therapie eines empirischen Nachweises, dass sie therapeutisch wirksam sind (Sackett, Richardson, Rosenberg & Haynes, 1999). Dabei wird es zunehmend als unbefriedigend empfunden, lediglich die Wirksamkeit komplexer Behandlungspakete zu untersuchen. Unter zeit- und kostenökonomischen Gesichtspunkten ist es wichtig, zu wissen, welche therapeutische Bedeutung den einzelnen Komponenten eines umfangreicheren Behandlungspakets zukommt. Deshalb spielen neben randomisierten klinischen Prüfungen klinische und Analogie-Studien zu einzelnen ACT-Strategien eine bedeutsame Rolle (z.B. zur Akzeptanz: Hayes et al., 1999; Barnes-Holmes, Barnes-Holmes, Cochrane et al., 2004; McMullen, Barnes-Holmes, Barnes-Holmes et al., 2008; zur Defusion: Masuda, Hayes, Sackett & Twohig, 2004; siehe auch die Übersicht von Blackledge, 2007; zur Achtsamkeit: Brown, Ryan & Creswell, 2007; McCracken, Gauntlett-Gilbert & Vowles, 2007; zu wertebasiertem Handeln: McCracken & Yang, 2006; Páez-Blarrina, Luciano, Gutiérrez-Martínez et al., 2008).

Obwohl sich ACT - wie andere Therapieverfahren auch - immer noch in der Entwicklung befindet, kann die Anwendung aufgrund der vorliegenden Wirkungs- und Wirksamkeitsstudien gerechtfertigt werden. Dabei nehmen die klinischen und Analog-Studien eine Zwischenstellung zwischen der Grundlagenforschung und den randomisierten klinischen Prüfungen ein. Einen umfassenden Überblick der Literatur bis etwa 2005 liefern Hayes, Luoma, Bond, Masuda und Lillis (2006). Eine aktuelle kritische Bestandsaufnahme findet sich bei Öst (2008). Eine umfangreiche und immer wieder aktualisierte Sammlung der empirischen und konzeptuellen Literatur zu ACT und zur RFT findet der interessierte Leser auch auf der Website der Association for Contextual Behavioral Science (ACBS; www.contextualpsychology.org). Bezüglich der Behandlung definierter klinischer Störungen wurde die erste kleinere randomisierte klinische Studie 1986 veröffentlicht. Mit jeweils 18 depressiven Frauen in jeder Therapiebedingung zeigte sich ACT einer kognitiven Verhaltenstherapie nach A.T. Beck überlegen (Zettle & Hayes, 1986). Eine zweite Studie im Gruppenformat, bei der 31 Frauen mit Depressionen randomisiert entweder einer vollständigen kognitiven Therapie, einer reduzierten kognitiven Therapie oder ACT zugeteilt wurden, ergab für alle drei Gruppen gleichwertige Behandlungsergebnisse (Zettle & Rains, 1989). In beiden Studien ergaben sich Hinweise darauf, dass in ACT und der kognitiven Therapie unterschiedliche Wirkfaktoren eine Rolle spielten. Zu ähnlichen Ergebnissen kam eine neuere randomisierte Prüfung mit 101 Patienten mit einer mittleren bis schweren ängstlich-depressiven Symptomatik, in der ACT mit kognitiver Therapie verglichen wurde. Die klinischen Verbesserungen waren in beiden Behandlungsgruppen gleichwertig, während Prozessanalysen auf unterschiedliche Wirkmechanismen hinwiesen (Forman, Herbert, Moitra et al., 2007).

In mehreren Studien wurde ACT erfolgreich zur Behandlung von Schmerzen eingesetzt, ohne dass eine Verminderung des Schmerzes angestrebt wurde (Hayes et al., 1999). Wie in anderen ACT-Therapiestudien wurde auch in den Untersuchungen zur Schmerzbehandlung immer wieder eine Verbesserung von Lebensführung und Funktionstüchtigkeit festgestellt, ohne dass dies auf eine Reduktion der Symptomatik zurückgeführt werden konnte. In einer randomisierten kontrollierten Untersuchung zu Angst und Stressbelastung am Arbeitsplatz konnte eine ACT-Intervention die Fähigkeit, diese Gefühle zu akzeptieren, steigern, das Arbeitsverhalten wieder verbessern und sie erwies sich gegenüber einem traditionellen verhaltenstherapeutischen Ansatz überlegen (Bond & Bunce, 2000). In einer kleinen Pilotstudie mit redeängstlichen Studenten waren ACT und eine kognitiv-verhaltenstherapeutische Gruppenbehandlung ebenbürtig, während es in der Wartelistenkontrollgruppe zu keiner klinischen Verbesserung kam (Block & Wulfert, 2000). Die Wirksamkeit von ACT bei sozial-ängstlichen Personen untersuchten auch Dalrymple und Herbert (2007).

Eine auf vier Sitzungen von 45 bis 50 Minuten reduzierte Version von ACT ergab bei schwer gestörten psychotischen Patienten mit akustischen Halluzinationen und Wahn im Vergleich zur üblichen Behandlung („treatment as usual“) eine 50%-ige Reduktion der Rehospitalisierungsrate, bezogen auf einen Follow-up-Zeitraum von vier Monaten (Bach & Hayes, 2002). Diese positive Wirkung von ACT bei psychotischen Störungen konnte von Gaudiano und Herbert (2006a, 2006b) bestätigt werden.

Weiterhin wurde ACT erfolgreich in verschiedenen Anwendungen in der primärärztlichen Versorgung eingesetzt (Robinson & Hayes, 1997). Als substanzieller Bestandteil einer randomisierten kontrollierten Studie zur integrierten Behandlung von Depressionen fand ACT ebenfalls Eingang in die primärärztliche Versorgung (Katon et al., 1996). Darüber hinaus wurde ACT unter anderem bei Patienten mit Suchterkrankungen (Hayes, Wilson, Gifford et al., 2004; Gifford, Kohlenberg, Hayes et al., 2004), Zwangsstörungen (Twohig, Hayes & Masuda, 2006), Epilepsie (Lundgren, Dahl, Melin & Kies, 2006), Diabetes (Gregg, Callaghan, Hayes & Glenn-Lawson, 2007) sowie bei Eltern von autistischen Kindern (Blackledge & Hayes, 2006) überprüft.

Schließlich konnte in einer methodologisch interessanten, kontrollierten Untersuchung gezeigt werden, dass Therapeuten, die an einem ACT-Training teilnahmen, bei einem breit gestreuten Patientengut im ambulanten Behandlungssetting bessere Behandlungsergebnisse erzielten als die Therapeuten der Kontrollgruppe (Strosahl, Hayes, Bergan, & Romano, 1998). In dieser Studie erwies sich, dass ACT bei verschiedenen Patienten mit unterschiedlichsten psychischen Störungen anwendbar ist, deutliche Verbesserungen bewirkt und durch Training und Fortbildung vermittelbar ist. Angesichts der allgemeinen Erfahrung, dass sich die Behandlungsergebnisse bei Patienten in der Regel nicht oder nur eingeschränkt durch Training und Fortbildung von Therapeuten verbessern lassen (Dawes, 1994; Smits, Verbeek & de Buisonjé, 2002), sind die Resultate dieser Studie durchaus beachtenswert. Varra, Hayes, Roget & Fisher (2008) führten ebenfalls eine Studie mit therapeutischem Personal durch. 59 Suchtberater waren dabei randomisiert zunächst einem eintägigen ACT-Workshop oder als Kontrollbedingung einem eintägigen Informations-Workshop zugeteilt. Anschließend nahmen beide Gruppen an einem zweitägigen Workshop zu evidenzbasierten Behandlungsstrategien bei Drogen- bzw. Alkoholproblemen teil. Bei Nachuntersuchungen zeigten die ACT-Teilnehmer eine deutlich höhere Bereitschaft, sich an evidenzbasierten Leitlinien zu orientieren.

Für meine eigene Arbeit als niedergelassener Psychiater hat sich ACT als außerordentlich hilfreich erwiesen. Anfangs war es schwierig – und ist es teilweise immer noch – sich von traditionellen, intensiv eingeübten und sozial verstärkten Anschauungen zu lösen (vgl. O'Donohue, Callaghan & Ruckstuhl, 1998). Angesichts der heterogenen Patientenzusammensetzung meiner psychiatrischen Praxis, in der ich neben der Richtlinien-Verhaltenstherapie in erheblichem Umfang auch „ganz normale" Psychiatrie betreibe, habe ich vor allem von der Flexibilität, die ACT bietet, profitiert. ACT ist zwar nicht störungsspezifisch im Sinne von DSM-IV- oder ICD-10-Syndromen, der Ansatz ist jedoch hochspezifisch im Sinne jener pathophysiologischen Prozesse, die möglicherweise vielen psychiatrischen Erkrankungen in unterschiedlicher Gewichtung zugrunde liegen. Das passt in eine Landschaft, in der sowohl der syndromale Klassifikationsansatz (z.B. Follette & Houts, 1996; Helmuth, 2003) als auch schulenmäßig definierte Therapieverfahren (Ablon & Jones, 2002; Rosen & Davison, 2003) zunehmend in die Kritik geraten sind. Was übrigens keineswegs heißt, dass es nicht sinnvoll ist, ACT den jeweils besonderen Inhalten und Problemen bestimmter Syndrome bzw. Symptomen- und Verhaltenskomplexen anzupassen. Das ist in einer mittlerweile recht umfangreichen Anzahl von Behandlungsmanualen sowohl für Therapeuten als auch Patienten geschehen (u.a. zur Behandlung von Depressionen: Zettle, 2007; Robinson & Strosahl, 2008; Angststörungen: Eifert & Forsyth, 2005; Forsyth & Eifert, 2008; posttraumatische Belastungsstörungen: Walser & Westrup, 2007; Follette & Pistorello, 2007; Schmerzen: Dahl, Wilson, Luciano & Hayes, 2005; Dahl & Lundgren, 2006; Ess-Störungen: Heffner & Eifert, 2004) sowie zur Anwendung von ACT bei Pflegenden von Demenzkranken (McCurry, 2006) oder Kindern und Jugendlichen (Greco & Hayes, 2008). In deutscher Sprache gibt es übrigens außer dem klassischen Manual von Hayes, Strosahl & Wilson (2004) noch die Übersetzung von Hayes & Smith (2007) sowie das Buch von Wengenroth (2008).

Persönlich finde ich an ACT die Verbindung von experimenteller Grundlagenforschung, empirischer Therapieforschung und klinischer Praxis faszinierend. Dabei erscheint mir die verhaltensanalytische Methodologie gerade aus einer *klinischen* Perspektive (vgl. Feinstein, 1967) besonders attraktiv, da sie das unmittelbar Beobachtbare betont und hypothetischen Konstrukten sowie statistischen Schlussfolgerungen skeptisch gegenübersteht. Neben dem klinischen Reichtum, von dem ich hier nur einen bescheidenen Eindruck vermitteln konnte, liefern ACT und RFT eine außergewöhnliche Vielfalt an anthropologischen Perspektiven, die einen wissenschaftlichen Zugang zu Phänomenen wie Wert, Sinn, Transzendenz und Spiritualität ermöglichen, ohne dass einem diese Phänomene durch die wissenschaftliche Betrachtung wie Sand in den Fingern zerrinnen (Hayes, 1984; Barnes-Holmes, Hayes & Gregg, 2001). Schließlich gehört es für mich zu den erstaunlichen Paradoxien von ACT, dass ausgerechnet die Verhaltensanalyse, die sich traditionell als Naturwissenschaft versteht (Johnston & Pennypacker, 1993), dem Menschen nach seinen Kränkungen durch Kopernikus, Darwin, Freud und die modernen Neurowissenschaften (vgl. Vollmer, 1992) seine Würde zurückgeben kann, indem sie den menschlichen Lebenslauf als selbstbestimmt, zielgerichtet und wertorientiert und nicht als flickschusternde Bastelei auffasst. Das macht ACT in meinen Augen zu einem humanen und existenziellen Behandlungskonzept.

Literatur

Ablon, J.S. & Jones, E.E. (2002). Validity of controlled clinical trials of psychotherapy: Findings from the NIMH treatment of depression collaborative research program. *American Journal of Psychiatry, 159,* 775–783.

Bach, P. & Hayes, S.C. (2002). The use of acceptance and commitment therapy to prevent the rehospitalization of psychotic patients: A randomized controlled trial. *Journal of Consulting and Clinical Psychology, 70,* 1129–1139.

Bach, P.A. & Moran, D.J. (2008). *ACT in practice: Case conceptualization in acceptance and commitment therapy.* Oakland, CA: New Harbinger.

Barnes-Holmes, D. (2000). Behavioral pragmatism: no place for reality and truth. *The Behavior Analyst, 23,* 191–202.

Barnes-Holmes, D., Barnes-Holmes, Y., Cochrane, A., McHugh, L. & Stewart, I. (2004). Psychological acceptance: Experimental analyses and theoretical interpretations. *International Journal of Psychology and Psychological Therapy, 4,* 517–530.

Barnes-Holmes, D., Hayes, S.C. & Gregg, J. (2001). Religion, spirituality, and transcendence. In S.C. Hayes, D. Barnes-Holmes & B. Roche (Eds.), *Relational frame theory: A post-Skinnerian account of human language and cognition* (pp. 239–251). New York: Kluwer Academic/Plenum Publishers.

Beck, A.T., Rush, A.J., Shaw, B.F. & Emery, G. (1979). *Cognitive therapy of depression.* New York: Guilford.

Biglan, A. & Hayes, S.C. (1996). Should the behavioral sciences become more pragmatic? The case for functional contextualism in research on human behavior. *Applied & Preventive Psychology: Current Scientific Perspectives, 5,* 47–57.

Blackledge, J. T. (2007). Disrupting verbal processes: Cognitive defusion in acceptance and commitment therapy and other mindfulness-based psychotherapies. *The Psychological Record, 57,* 555–576.

Blackledge, J.T. & Hayes, S.C. (2006). Using acceptance and commitment training in the support of parents of children diagnosed with autism. *Child & Family Behavior Therapy, 28,* 1–18.

Block, J.A. & Wulfert, E. (2000). Acceptance or change: treating socially anxious college students with ACT or CBGT. *The Behavior Analyst Today, 1,* 3–10.

Bond, F.W. & Bunce, D. (2000). Mediators of change in emotion-focused and problem-focused worksite stress management interventions. *Journal of Occupational Health Psychology, 5,* 156–163.

Brown, K.W., Ryan, R.M. & Creswell, J.D. (2007). Mindfulness: Theoretical foundations and evidence for its salutary effects. *Psychological Inquiry, 18,* 211–237.

Camus, A. (1942). *Der Mythos des Sisyphos.* Reinbek bei Hamburg: Rowohlt.

Castonguay, L.G. & Beutler, L.E. (Eds.). (2006). *Principles of therapeutic change that work.* New York: Oxford University Press.
Churchland, P.M. (2001). *Die Seelenmaschine.* Heidelberg: Spektrum Akademischer Verlag.
Dahl, J.C. & Lundgren, T.L. (2006). *Living beyond your pain: Using acceptance and commitment therapy to ease chronic pain.* Oakland, CA: New Harbinger.
Dahl, J., Wilson, K.G., Luciano, C. & Hayes, S.C. (2005). *Acceptance and commitment therapy for chronic pain.* Reno, NV: Context Press.
Dahl, J., Wilson, K.G. & Nilsson, A. (2004). Acceptance and commitment therapy and the treatment of persons at risk for long-term disability resulting from stress and pain symptoms: A preliminary randomized trial. *Behavior Therapy, 35,* 785–802.
Dalrymple, K.L. & Herbert, J.D. (2007). Acceptance and commitment therapy for generalized social anxiety disorder: A pilot study. *Behavior Modification, 31,* 543–568.
Dawes, R.M. (1994). *House of cards: Psychology and psychotherapy built on myth.* New York: Free Press.
Donahoe, J.W. & Palmer, D.C. (1994). *Learning and complex behavior.* Boston, MA: Allyn and Bacon.
Dörner, D. (1999). *Bauplan für eine Seele.* Reinbek bei Hamburg: Rowohlt.
Duden (1997). *Etymologie* (Duden, Bd. 7). Mannheim: Dudenverlag.
Edelman, G.M. (1987). *Neural Darwinism.* Oxford: Oxford University Press.
Eifert, G. & Forsyth, J. (2005). *Acceptance and commitment therapy for anxiety disorders.* Oakland: New Harbinger.
Feinstein, A.R. (1967). *Clinical judgment.* Huntington, NY: Robert E. Krieger.
Fletcher, L. & Hayes, S.C. (2005). Relational frame theory, acceptance and commitment therapy, and a functional analytic definition of mindfulness. *Journal of Rational-Emotive and Cognitive-Behavioral Therapy, 23,* 315–336.
Follette, V.M. & Pistorello, J. (2007). *Finding life beyond trauma: Using acceptance and commitment therapy to heal from post-traumatic stress and trauma-related problems.* Oakland, CA: New Harbinger.
Follette, W.C. & Houts, A.C. (1996). Models of scientific progress and the role of theory in taxonomy development: A case study of the DSM. *Journal of Consulting and Clinical Psychology, 64,* 1120–1132.
Fonagy, P. & Target, M. (1996). Playing with reality I: Theory of mind and the normal development of psychic reality. *International Journal of Psycho-Analysis, 77,* 217–233.
Forman, E.M., Herbert, J.D., Moitra, E., Yeomans, P.D. & Geller, P.A. (2007). A randomized controlled effectiveness trial of acceptance and commitment therapy and cognitive therapy for anxiety and depression. *Behavior Modification, 31*(6), 772–799.
Forsyth, J.P. & Eifert, G.H. (2008). *The mindfulness & acceptance workbook for an-*

xiety: A guide to breaking free from anxiety, phobias, and worry using acceptance and commitment therapy. Oakland, CA: New Harbinger.

Frankl, V.E. (1985). *Der Mensch vor der Frage nach dem Sinn* (4. Aufl.). München: Piper.

Gaudiano, B.A. & Herbert, J.D. (2006a). Acute treatment of inpatients with psychotic symptoms using acceptance and commitment therapy. *Behaviour Research and Therapy, 44*, 415–437.

Gaudiano, B.A. & Herbert, J.D. (2006b). Believability of hallucinations as a potential mediator of their frequency and associated distress in psychotic inpatients. *Behavioural and Cognitive Psychotherapy, 34*, 497–502.

Gifford, E.V., Kohlenberg, B.S., Hayes, S.C., Antonuccio, D.O., Piasecki, M.M., Rasmussen-Hall, M.L. & Palm, K.M. (2004). Acceptance theory-based treatment for smoking cessation: An initial trial of acceptance and commitment therapy. *Behavior Therapy, 35*, 689–705.

Goldiamond, I. (1974). Toward a constructional approach to social problems: ethical and constitutional issues raised by applied behavior analysis. *Behaviorism, 2*, 1–85.

Grawe, K. (1995). Grundriß einer Allgemeinen Psychotherapie. *Psychotherapeut, 40*, 130–145.

Greco, L. & Hayes, S.C. (Eds.). (2008). *Acceptance and mindfulness treatments for children and adolescents: A practitioner's guide*. Oakland, CA: New Harbinger.

Gregg, J.A., Callaghan, G.M., Hayes, S.C. & Glenn-Lawson, J.L. (2007). Improving diabetes self-management through acceptance, mindfulness, and values: A randomized controlled trial. *Journal of Consulting and Clinical Psychology, 75*, 336–343.

Gross, J.J. (2002). Emotion regulation: Affective, cognitive, and social consequences. *Psychophysiology, 39*, 281–291.

Hartmann, K. (1972). Engagement. In J. Ritter (Hrsg.), *Historisches Wörterbuch der Philosophie* (Band 2: D–F, S. 500). Darmstadt: Wissenschaftliche Buchgesellschaft.

Hayes, S.C. (1984). Making sense of spirituality. *Behaviorism, 12*, 99–110.

Hayes, S.C. (1993). Analytic goals and the varieties of scientific contextualism. In S.C. Hayes, L.J. Hayes, H.W. Reese & T.R. Sarbin (Eds.), *Varieties of scientific contextualism* (pp. 11–27). Reno, NV: Context Press.

Hayes, S.C., Barnes-Holmes, D. & Roche, B. (Eds.). (2001). *Relational frame theory: A post-Skinnerian account of human language and cognition*. New York: Kluwer Academic/Plenum Publishers.

Hayes, S.C. & Batten, S.V. (1999). Acceptance and commitment therapy. *European Psychotherapy, 1*, 1–8.

Hayes, S.C., Bissett, R.T., Korn, Z., Zettle, R.D., Rosenfarb, I.S., Cooper, L.D. & Grundt, A.M. (1999). The impact of acceptance versus control rationales on pain tolerance. *The Psychological Record, 49*, 33–47.

Hayes, S.C., Hayes, L.J. & Reese, H.W. (1988). Finding the philosophical core: a review of Stephen C. Pepper's world hypotheses: A study in evidence. *Journal of the Experimental Analysis of Behavior, 50,* 97–111.

Hayes, S.C., Luoma, J.B., Bond, F.W., Masuda, A. & Lillis, J. (2006). Acceptance and commitment therapy: Model, processes and outcomes. *Behaviour Research and Therapy, 44,* 1–25.

Hayes, S.C. & Smith, S. (2007). *In Abstand zur inneren Wortmaschine – Ein Selbsthilfe- und Therapiebegleitbuch auf der Grundlage der Akzeptanz- und Commitment-Therapie.* Tübingen: dgvt-Verlag.

Hayes, S.C., Strosahl, K.D. & Wilson, K.G. (2004). *Akzeptanz- und Commitment-Therapie: Ein erlebnisorientierter Ansatz zur Verhaltensänderung.* München: CIP-Medien.

Hayes, S.C., Wilson, K.G., Gifford, E.V., Bissett, R., Piasecki, M., Batten, S.V., Byrd, M. & Gregg, J. (2004). A randomized controlled trial of twelve-step facilitation and acceptance and commitment therapy with polysubstance abusing methadone maintained opiate addicts. *Behavior Therapy, 35,* 667–688.

Hayes, S.C., Wilson, K.G., Gifford, E.V., Follette, V.M. & Strosahl, K. (1996). Emotional avoidance and behavioral disorders: A functional dimensional approach to diagnosis and treatment. *Journal of Consulting and Clinical Psychology, 64,* 1152–1168.

Heffner, M. & Eifert, G.H. (2004). *The anorexia workbook: How to accept yourself, heal suffering, and reclaim your life.* Oakland, CA: New Harbinger.

Heidenreich, T. & Michalak, J. (2003). Achtsamkeit („Mindfulness") als Therapieprinzip in Verhaltenstherapie und Verhaltensmedizin. *Verhaltenstherapie, 13,* 264–274.

Helmuth, L. (2003). In sickness or in health? *Science, 302,* 808–810.

Ivanovski, B. & Malhi, G.S. (2007). The psychological and neurophysiological concomitants of mindfulness forms of meditation. *Acta Neuropsychiatrica, 19,* 76–91.

Jacob, F. (1977). Evolution and tinkering. *Science, 196,* 1161–1166.

Jacob, F. (1983). *Das Spiel der Möglichkeiten.* München: Piper.

Johnston, J.M. & Pennypacker, H.S. (1993). *Strategies and tactics of behavioral research* (2nd Ed.). Hillsdale, NJ: Lawrence Erlbaum.

Kabat-Zinn, J. (1994). *Gesund durch Meditation.* Frankfurt a. M.: O.W. Barth Verlag.

Kashdan, T.B., Barrios, V., Forsyth, J.P. & Steger, M.F. (2006). Experiential avoidance as a generalized psychological vulnerability: Comparisons with coping and emotion regulation strategies. *Behaviour Research and Therapy, 44,* 1301–1320.

Katon, W., Robinson, P., Korff, M. von, Lin, E., Bush, T., Ludman, E., Simon, G. & Walker, E. (1996). A multifaceted intervention to improve treatment of depression in primary care. *Archives of General Psychiatry, 53,* 924–932.

Kingston, J., Chadwick, P., Meron, D. & Skinner, T.C. (2007). A pilot randomized control trial investigating the effect of mindfulness practice on pain tolerance, psychological well-being, and physiological activity. *Journal of Psychosomatic Research, 62,* 297–300.

Laraway, S., Snycerski, S., Michael, J. & Poling, A. (2003). Motivating operations and terms to describe them: Some further refinements. *Journal of Applied Behavior Analysis, 36,* 407–414.

Lieb, R., Schreier, A. & Müller, N. (2003). Epidemiologie von Angststörungen. *Psychotherapie, 8,* 86–102.

Logue, A.W. (1996). *Der Lohn des Wartens.* Heidelberg: Spektrum Akademischer Verlag.

Lundgren, A.T., Dahl, J., Melin, L. & Kies, B. (2006). Evaluation of acceptance and commitment therapy for drug refractory epilepsy: A randomized controlled trial in South Africa. *Epilepsia, 47,* 2173–2179.

Masuda, A., Hayes, S.C., Sackett, C.F. & Twohig, M.P. (2004). Cognitive defusion and self-relevant negative thoughts: Examining the impact of a ninety year old technique. *Behaviour Research and Therapy, 42,* 477–485.

McCracken, L.M., Gauntlett-Gilbert, J. & Vowles, K.E. (2007). The role of mindfulness in a contextual cognitive-behavioral analysis of chronic pain-related suffering and disability. *Pain, 131,* 63–69.

McCracken, L.M., MacKichan, F. & Eccleston, C. (2007). Contextual cognitive-behavioral therapy for severely disabled chronic pain sufferers: Effectiveness and clinically significant change. *European Journal of Pain, 11,* 314–322.

McCracken, L.M. & Yang, S. (2006). The role of values in a contextual cognitive-behavioral approach to chronic pain. *Pain, 123,* 137–145.

McCurry, S.M. (2006). *When a family member has dementia: Steps to becoming a resilient caregiver.* Westport, CT: Praeger Publishers.

McMullen, J., Barnes-Holmes, D., Barnes-Holmes, Y., Stewart, I., Luciano, M.C. & Cochrane, A. (2008). Acceptance versus distraction: Brief instructions, metaphors and exercises in increasing tolerance for self-delivered electric shocks. *Behaviour Research & Therapy, 46,* 122–129.

Michael, J. (1993). Establishing operations. *The Behavior Analyst, 16,* 191–206.

Nevin, J.A. (1998). Choice and momentum. In W. O'Donohue (Ed.), *Learning and behavior therapy* (pp. 230–251). Boston, MA: Allyn & Bacon.

Nisbett, R.E. & Wilson, T.D. (1977). Telling more than we can know: Verbal reports on mental processes. *Psychological Review, 84,* 231–259.

O'Donohue, W.T., Callaghan, G.M. & Ruckstuhl, L.E. (1998). Epistemological barriers to radical behaviorism. *The Behavior Analyst, 21,* 307–320.

Öst, L.-G. (2008). Efficacy of the third wave of behavioral therapies: a systematic review and meta-analysis. *Behavior Research and Therapy, 46,* 296–321.

Páez-Blarrina, M., Luciano, C., Gutiérrez-Martínez, O., Valdivia, S., Ortega, J. & Rodríguez-Valverde, M. (2008). The role of values with personal examples in altering the functions of pain: Comparison between acceptance-based and cognitive-control-based protocols. *Behaviour Research and Therapy, 46,* 84–97.

Passingham, R.E. (1989). The origins of human intelligence. In J.R. Durant (Ed.), *Human origins* (pp. 123–136). Oxford: Clarendon Press.

Pepper, S.C. (1942). *World hypotheses: A study in evidence.* Berkeley: University of California Press.

Rachlin, H. (2000). *The science of self-control.* Cambridge, MA: Harvard University Press.

Rheinberger, H.-J. (2001). *Experimentalsysteme und epistemische Dinge.* Göttingen: Wallstein Verlag.

Robinson, P. & Hayes, S.C. (1997). Acceptance and commitment: A model for integration. In N.A. Cummings, J.L. Cummings & J.N. Johnson (Eds.), *Behavioral health in primary care: a guide for clinical integration* (pp. 177–203). Madison, CT: Psychosocial Press.

Robinson, P. & Strosahl, K.D. (2008). *The mindfulness and acceptance workbook for depression: Using acceptance and commitment therapy to move through depression and create a life worth living.* Oakland, CA: New Harbinger.

Rosen, G.M. & Davison, G.C. (2003). Psychology should list empirically supported principles of change (ESPs) and not credential trademarketed therapies or other treatment packages. *Behavior Modification, 27,* 300–312.

Sackett, D.L., Richardson, W.S., Rosenberg, W. & Haynes, R.B. (1999). *Evidenzbasierte Medizin.* München: Zuckschwerdt.

Shettleworth, S.J. (1998). *Cognition, evolution, and behavior.* New York: Oxford University Press.

Skinner, B.F. (1957). *Verbal behavior.* Englewood Cliffs, NJ: Prentice-Hall.

Smits, P.B.A., Verbeek, J.H.A.M. & de Buisonjé, C.D. (2002). Problem based learning in continuing medical education: a review of controlled evaluation studies. *British Medical Journal, 324,* 153–156.

Sonntag, R.F. (2005). Akzeptanz- und Commitment-Therapie: Ein Beitrag zur dritten Welle der Verhaltenstherapie. *Psychotherapie, 10,* 157–181.

Strosahl, K.D., Hayes, S.C., Bergan, J. & Romano, P. (1998). Assessing the field effectiveness of acceptance and commitment therapy: An example of the manipulated training research method. *Behavior Therapy, 29,* 35–64.

Swann, W.B., Chang-Schneider, C. & McClarty, K.L. (2007) Do people's self-views matter? Self-concept and self-esteem in everyday life. *American Psychologist, 62,* 84–94.

Target, M. & Fonagy, P. (1996). Playing with reality II: The development of psychic reality from a theoretical perspective. *International Journal of Psycho-Analysis, 77,* 459–479.

Twohig, M.P., Hayes, S.C. & Masuda, A. (2006). Increasing willingness to experience obsessions: acceptance and commitment therapy as a treatment for obsessive compulsive disorder. *Behavior Therapy, 37,* 3–13.

Varra, A.A., Hayes, S.C., Roget, N. & Fisher, G. (2008). A randomized control trial examining the effect of acceptance and commitment training on clinician willingness to use evidence-based pharmacotherapy. *Journal of Consulting and Clinical Psychology, 76,* 449–458.

Vollmer, G. (1992). Die vierte bis siebte Kränkung des Menschen - Gehirn, Evolution und Menschenbild. *Philosophia naturalis, 29,* 118–134.

Vollmer, T.R. (1994). The concept of automatic reinforcement: implications for behavioral research in developmental disabilities. *Research in Developmental Disabilities, 15,* 187–207.

Walser, R. & Westrup, D. (2007). *Acceptance & commitment therapy for the treatment of post-traumatic stress disorder & trauma-related problems: A practitioner's guide to using mindfulness & acceptance strategies.* Oakland, CA: New Harbinger.

Wegner, D.M. (1992). *Die Spirale im Kopf.* Hamburg: Ernst Kabel Verlag.

Wegner, D.M., Broome, A. & Blumberg, S.J. (1997). Ironic effects of trying to relax under stress. *Behaviour Research and Therapy, 35,* 11–21.

Wengenroth, M. (2008). *Das Leben annehmen.* Bern: Huber.

Wenzlaff, R.M. & Wegner, D.M. (2000). Thought suppression. *Annual Review of Psychology, 51,* 59–91.

West-Eberhard, M.J. (2003). *Developmental plasticity and evolution.* New York: Oxford University Press.

Wicksell, R.K., Ahlqvist, J., Bring, A., Melin, L. & Olsson, G.L. (2008). Can exposure and acceptance strategies improve functioning and life satisfaction in people with chronic pain and whiplash-associated disorders (WAD)? A randomized controlled trial. *Cognitive Behaviour Therapy, 37,* 169–182.

Williams, M., Teasdale, J., Segal, Z. & Kabat-Zinn, J. (2007). *The mindful way through depression.* New York: Guilford Press.

Zettle, R. (2007). *ACT for depression: A clinician's guide to using acceptance & commitment therapy in treating depression.* Oakland, CA: New Harbinger.

Zettle, R.D. & Hayes, S.C. (1986). Dysfunctional control by client verbal behavior: The context of reason-giving. *The Analysis of Verbal Behavior, 4,* 30–38.

Zettle, R.D. & Rains, J.C. (1989). Group cognitive and contextual therapies in treatment of depression. *Journal of Clinical Psychology, 45,* 436–445.

Teil 3

Achtsamkeit und Akzeptanz als Interpretationsrahmen klassischer psychotherapeutischer Ansätze

Kapitel 11

Achtsamkeit und Akzeptanz in der Psychoanalyse

Matthias Michal

Es hat also seinen guten Sinn, wenn man vom Analytiker als Teil seines Befähigungsnachweises ein höheres Maß von seelischer Normalität und Korrektheit fordert; dazu kommt noch, daß er auch eine gewisse Überlegenheit benötigt, um auf den Patienten in gewissen analytischen Situationen als Vorbild, in anderen als Lehrer zu wirken. Und endlich ist nicht zu vergessen, daß die analytische Beziehung auf Wahrheitsliebe, d.h. auf die Anerkennung der Realität gegründet ist und jeden Schein und Trug ausschließt.

Sigmund Freud (1937, S. 94)

Zusammenfassung: *Akzeptanz und Achtsamkeit beschreiben eine Haltung, die durch das bewusste und nicht wertende Wahrnehmen des gegenwärtigen Augenblicks gekennzeichnet ist. Die psychoanalytische Grundregel der „freien Assoziation" für den Patienten und die der „gleichschwebenden Aufmerksamkeit" für den Therapeuten beschreiben eine den Prinzipien der Achtsamkeit und Akzeptanz entsprechende Haltung. Den Fokus der Aufmerksamkeit bilden hier die in der therapeutischen Situation aktualisierten Vorstellungen und Affekte. Die Fähigkeit zur Achtsamkeit und Akzeptanz wird als eine Ich-Funktion beschrieben, die von der psychischen Struktur bzw. der Qualität der verinnerlichten Objektbeziehung abhängt. Außerdem wird postuliert, dass das Konzept der Feinfühligkeit aus der Bindungsforschung als eine Haltung der Achtsamkeit in der Bemutterung verstanden werden kann. Integrationsmöglichkeiten der Achtsamkeitsmeditation werden am Beispiel des Behandlungskonzeptes von Reddemann (2001) für Patienten mit komplexen Posttraumatischen Störungsbildern vorgestellt. Dabei dient das Training der Achtsamkeit und Akzeptanz der Ich-Stärkung. Insgesamt erscheinen Achtsamkeit und Akzeptanz als fruchtbare*

Korrespondenzadresse: michal@psychosomatik.klinik.uni-mainz.de

Heidenreich, T. & Michalak, J. (2009). *Achtsamkeit und Akzeptanz in der Psychotherapie – Ein Handbuch* (3., überarbeitete und erweiterte Auflage). Tübingen: dgvt-Verlag.

Elemente in unterschiedlichen psychotherapeutischen Ansätzen. Die allein durchgeführte Achtsamkeitsmeditation ersetzt jedoch nicht die Notwendigkeit einer therapeutischen Beziehung, die für die Etablierung einer sicheren Basis und die Arbeit am Widerstand unersetzbar ist.

Einleitung

„Achtsamkeit und Akzeptanz" stehen für eine Haltung (vgl. Heidenreich & Michalak, 2003), die erstens durch das bewusste *Wahrnehmen des aktuellen Augenblickes* gekennzeichnet ist. Der Achtsamkeit Übende setzt sich das Ziel, diese Achtsamkeit möglichst in allen Lebenssituationen (angenehmen wie unangenehm scheinenden) aufrechtzuerhalten. Zweitens ist diese Haltung durch einen Verzicht auf Bewertung gekennzeichnet: Die auftretenden Bewusstseinsinhalte sollen nicht kategorisiert (positiv oder negativ, angenehm oder unangenehm), sondern *„einfach" bewusst wahrgenommen* werden. Diese Definition soll unser Orientierungspunkt für den Ausflug in das Gebiet der Psychoanalyse bzw. Tiefenpsychologie sein. Ziel der Psychoanalyse ist es - sehr vereinfachend gesagt - Unbewusstes bewusst zu machen. Damit berührt sich bereits auf eine sehr allgemeinen Weise das Ziel der „Achtsamkeit und Akzeptanz" - *bewusst wahrzunehmen* - mit dem Ziel der Psychoanalyse. Fokus dieser auf Bewusstheit abzielenden Wahrnehmungseinstellung ist in der Psychoanalyse der intrapsychische Raum der inneren Welt der Fantasien und Vorstellungen sowie der interpsychische Raum der zwischenmenschlichen Beziehungen. In der Achtsamkeitsmeditation wird der Fokus der Aufmerksamkeit bei den formellen Übungen z.B. auf den eigenen Atem gerichtet und bei informellen Übungen z.B. auf Alltagshandlungen wie Essen oder Abspülen mit dem Ziel, *„im gegenwärtigen Augenblick zu sein und nur das Vorhandene bewusst wahrzunehmen"* (Heidenreich & Michalak, 2003, S. 265), was dem Menschen erlaubt, sich seiner conditio humana bewusst zu werden. Im Rahmen der Psychoanalyse als therapeutischer Situation sollen die hier aktualisierten Vorstellungen, Affekte und Verhaltensweisen vergegenwärtigt werden. Dies entspricht dem Ziel der psychoanalytischen Methode, die eine einsichtsorientierte Technik der Krankenbehandlung darstellt. Dem ging die Erfahrung Freuds voraus, die er Ende des 19. Jahrhunderts mit der Behandlung neurotischer Symptome machte. Er erkannte,

> ... daß die einzelnen hysterischen Symptome sogleich und ohne Wiederkehr verschwanden, wenn es gelungen war, die Erinnerung an den veranlassenden Vorgang zu voller Helligkeit zu erwecken, damit auch den begleitenden Affekt wachzurufen, und wenn dann der Kranke den Vorgang in möglichst ausführlicher Weise schilderte und dem Affekt Worte gab. (Freud, 1895, S. 85)

Hierzu setzte Freud ab 1887 die Hypnose ein. Er merkte jedoch, dass die damit erreichten Erfolge unbefriedigend und wenig dauerhaft waren und dass die Kräfte im Kranken, die sich gegen ein Bewusstwerden der krankmachenden Vorstellung sträuben, damit nur unzureichend wahrgenommen und verändert werden können (vgl. Greenson, 1995).

Allgemeine Definition der Psychoanalyse[1]

Die Psychoanalyse geht davon aus, dass die frühen Erfahrungen des Menschen mit seiner primären Umwelt die innere Welt des Menschen konstituieren. Ein Beispiel hierfür ist die vom englischen Psychoanalytiker John Bowlby (1907–1990) begründete *Bindungstheorie,* die empirisch nachweisen kann, wie die Erfahrungen mit den primären Objekten (Mutter, Vater) bereits im Alter von 18 Monaten das spätere Bindungsverhalten determinieren. Diese unbewussten – im Sinne von nicht semantisch erinnerbaren – Erfahrungen werden verhaltensbestimmend und können aus der Art und Weise, wie ein Mensch über seinen späteren Umgang mit Bindungspartnern (Partner, Kinder) spricht, erschlossen werden (vgl. Fonagy, 2003). In der psychoanalytischen Objektbeziehungstheorie wird postuliert, dass das Kind die frühen Bezie-

1 Das Wort „Psychoanalyse“ wird hier allgemein als Oberbegriff für alle tiefenpsychologischen Theorien und Behandlungsansätze verwendet.

hungserfahrungen verinnerlicht und sich diese in den strukturbildenden Selbst-Objektrepräsentanzen (also kognitiv-emotionale Schemata über das Selbst und die Objekte) niederschlagen. Erfährt ein Kind Sicherheit und Geborgenheit in den frühen Beziehungen, führt dies zur Internalisierung eines guten Objektes, das den Selbstwert begründet. Das Selbst, welches ständig - mehr oder weniger unbewusst und automatisch - durch die verinnerlichten Objekte bewertet wird, erlebt sich dann als grundsätzlich angenommen und nicht durch Idealforderungen und Beschämungsdrohungen gequält. Im ungünstigen Fall führt die Internalisierung von entwertenden Beziehungserfahrungen dazu, dass dem Selbst jede innere Zustimmung abhanden kommt und dysfunktionale Anstrengungen unternommen werden müssen, um das psychische Überleben zu sichern (vgl. Rudolf, 1996). Aber nicht nur Aspekte des Menschen wie Selbstwertregulation und Bindungsverhalten werden durch die frühen Erfahrungen konstituiert, auch grundlegende Ich-Funktionen wie das Denken entstehen aus dieser primären Beziehungsmatrix. Nach Bion (1962) benötigt der Säugling eine Mutter (= Bezugsperson), die die undifferenzierten sensorisch-somatischen Spannungszustände *(Beta-Elemente)* des Säuglings aufnimmt, indem sie sich davon „infizieren" lässt und sich dann mit einer angemessenen Antwort dem Säugling zuwendet, sodass dieser sich damit identifizieren kann. So werden die primären sensorisch-somatischen Spannungszustände in *Alpha-Elemente* mit psychischen Eigenschaften transformiert, die die Grundlage für das Denken darstellen. Dieser komplexe Transformationsvorgang wird als *„Containment"* bezeichnet, als die Fähigkeit psychische Zustände halten und transformieren zu können.

Psychische Störungen werden aus Sicht der Psychoanalyse unter zwei sich ergänzenden polaren Blickwinkeln betrachtet (vgl. Arbeitskreis OPD, 1996): Der eine Pol stellt die Konfliktgenese psychischer Symptome dar. Unbewusste Konflikte werden hier ursächlich für die Symptomgenese betrachtet. Diese Konflikte sind lebensgeschichtlich begründet und betreffen den Umgang mit grundlegenden menschlichen Bedürfnissen. Im Versuch einer Operationalisierung der kreativen psychoanalytischen Theorien hat man unterschiedliche Konfliktkonstellationen beschrieben, wie z.B. die Konflikte von Autonomie versus Abhängigkeit, Unterwerfung versus Kontrolle und ödipale Konflikte. Die Symptome stellen hier dysfunktionale Lösungsversuche dieser menschlichen Grundbedürfnisse dar. Den anderen Pol bildet die Betrachtung psychischer Störungen unter dem Aspekt der psychischen Struktur. Bei strukturellen Störungen handelt es sich in der Regel um Folgen sehr belastender Entwicklungsbedingungen, die entsprechende Verhaltensanpassung im Dienste des psychischen Überlebens notwendig machten und die die Entwicklung mentaler Fähigkeiten beeinträchtigten oder nicht möglich machten. Ein klinisches Beispiel hierfür ist z.B. die Borderline-Persönlichkeitsstörung.

Die psychoanalytische Behandlungstechnik geht davon aus, dass der Patient sich nicht von alleine die aufrechterhaltenden Entstehensbedingungen seiner Symptome bewusst machen kann, sondern dass er die verursachende Beziehungsgeschichte in der Beziehung zum Arzt wiederholt statt erinnert. Erst durch die Bearbeitung des so genannten Widerstandes - also all der Abwehrmaßnahmen und Beziehungsstile, die ein Patient in seinem Leben benutzt hat, um sich an seine primäre Umwelt (Vater, Mutter) anzupassen und um damit schmerzliche Gefühle zu vermeiden - können diese Bedingungen erkannt und durchgearbeitet werden. Heilung im Sinne der Psychoanalyse bedeutet, dass der Mensch sich selbst bewusst wird, er die vorher abgewehrten Vorstellungen in sein Selbst integrieren kann und dadurch wieder mehr Handlungskompetenz erhält. So wird im Laufe der Therapie aus dem neurotischen Elend normales menschliches Leid.

Die psychoanalytische Grundregel der freien Assoziation

In der Psychoanalyse und in den von ihr abgeleiteten Verfahren stellt die *„freie Assoziation"* die Hauptmethode dar, klinisches Material zu produzieren. Es handelt sich dabei um eine Technik der *„kritiklosen Selbstbeobachtung"*, die auf Seiten des Patienten als *„freie Assoziation"* und beim Psychoanalytiker als *„gleichschwebende Aufmerksamkeit“* bezeichnet wird. Nachfolgend werden einige längere Zitate von Sigmund Freud aufgeführt, worin er diese Technik beschreibt.

Erstmals äußerte sich Freud in seinem Werk die *„Traumdeutung“* von 1900 zur Technik der „kritiklosen Selbstbeobachtung“. Er wies in der „Traumdeutung“ einen Weg der Selbstanalyse, der ihm als Vorbild für die spätere psychoanalytische Behandlungstechnik diente (Freud, 1900, S. 106ff.):

> Bei den psychoanalytischen Arbeiten habe ich gemerkt, daß die psychische Verfassung des Mannes, welcher nachdenkt, eine ganz andere ist als die desjenigen, welcher seine psychischen Vorgänge beobachtet. Beim Nachdenken tritt eine psychische Aktion mehr ins Spiel als bei der aufmerksamsten Selbstbeobachtung, wie es auch die gespannte Miene und die in Falten gezogene Stirne des Nachdenklichen im Gegensatz zur mimischen Ruhe des Selbstbeobachters erweist. In beiden Fällen muß eine Sammlung der Aufmerksamkeit vorhanden sein, aber der Nachdenkende übt außerdem eine Kritik aus, infolge deren er einen Teil der ihm aufsteigenden Einfälle verwirft, nachdem er sie wahrgenommen hat, andere kurz abbricht, so daß er den Gedankenwegen nicht folgt, welche sie eröffnen würden, und gegen noch andere Gedanken weiß er sich so zu benehmen, daß sie überhaupt nicht bewusst, also vor ihrer Wahrnehmung unterdrückt werden. Der Selbstbeobachter hingegen hat nur die Mühe, die Kritik zu unterdrücken; gelingt ihm dies, so kommt ihm eine Unzahl von Einfällen zum Bewusstsein, die sonst unfaßbar geblieben wären. Mit Hilfe dieses für die Selbstwahrnehmung neu gewonnenen Materials läßt sich die Deutung der pathologischen Ideen sowie der Traumgebilde vollziehen. Wie man sieht, handelt es sich darum, einen psychischen Zustand herzustellen, der mit dem vor dem Einschlafen (und sicherlich auch mit dem hypnotischen) eine gewisse Analogie in der Verteilung der psychischen Energie (der beweglichen Aufmerksamkeit) gemein hat. Beim Einschlafen treten die „ungewollten Vorstellungen“ hervor durch den Nachlaß einer gewissen willkürlichen (und gewiß auch kritischen) Aktion, die wir auf den Ablauf unserer Vorstellungen einwirken lassen; als Grund dieses Nachlasses pflegen wir „Ermüdung“ anzugeben; die auftauchenden ungewollten Vorstellungen verwandeln sich in visuelle und akustische Bilder. Bei dem Zustand, den man zur Analyse der Träume und pathologischen Ideen benützt, verzichtet man absichtlich und willkürlich auf jene Aktivität und verwendet die ersparte

> psychische Energie (oder ein Stück derselben) zur aufmerksamen Verfolgung der jetzt auftauchenden ungewollten Gedanken, die ihren Charakter der Vorstellungen (dies der Unterschied gegen den Zustand beim Einschlafen) beibehalten. *Man macht so die „ungewollten" Vorstellungen zu „gewollten"*. Die hier geforderte Einstellung auf anscheinend „freisteigende" Einfälle mit Verzicht auf die sonst gegen diese geübte Kritik scheint manchen Personen nicht leicht zu werden. Die ungewollten Gedanken pflegen den heftigsten Widerstand, der sie am Auftauchen hindern will zu entfesseln. ... Und doch ist ein „solches Zurückziehen der Wache von den Toren des Verstandes", wie Schiller es nennt, ein derartiges sich in den Zustand der kritiklosen Selbstbeobachtung Versetzen keineswegs schwer. Die meisten meiner Patienten bringen es nach der ersten Unterweisung zustande; ich selbst kann es sehr vollkommen, wenn ich mich dabei durch Niederschreiben meiner Einfälle unterstütze.

In diesem Exzerpt finden sich die wesentlichen Aspekte der Prinzipien der *Achtsamkeit und Akzeptanz* wieder: Nämlich die besondere Form der Aufmerksamkeitslenkung, die Freud hier *„kritiklose Selbstbeobachtung"* nennt. Kritiklos entspricht hier vollkommen dem, was gemäß der Mindfulness-Konzeption als Akzeptanz oder nicht-wertende Haltung bezeichnet wird. Die Selbstbeobachtung richtet sich auf alle Einfälle, die zum Bewusstsein kommen. Das Absichtsvolle an dieser Technik ist der Verzicht *auf die sonst gegen diese geübte Kritik,* sodass Gedanken, die man üblicherweise nicht denken will, gedacht werden können. Fokus der Aufmerksamkeit ist hier also die Oberfläche des eigenen Bewusstseins. Dies geschieht in einem besonderen psychischen Zustand, den Freud mit dem Zustand vor dem Einschlafen oder dem Hypnotischen vergleicht, was die Weise der Aufmerksamkeit betrifft, die durch eine größere Offenheit gegenüber dem Vorstellungserleben gekennzeichnet ist. Damit wird implizit das quasi Meditative an dieser Technik der kritiklosen Selbstbeobachtung benannt. Dass allerdings ein derartiges Sich-in-den-Zustand-der-kritiklosen-Selbstbeobachtung-Versetzen nicht schwer sei, muss hier mit Vorsicht gelesen werden, denn 1897 bei Abschluss der „Traumdeutung" stand Freud mit der therapeutischen Analyse erst am Anfang und erst später lernte er sehen, wie der Kampf um die Befolgung der Grundregel – d.h. die Arbeit am und mit dem Widerstand –, das eigentliche therapeutische Arbeitsfeld war (vgl. Freud, 1937).

In dem Aufsatz *„Psychoanalyse und Libidotheorie"* gibt Sigmund Freud (1923, S. 214) zur Einleitung der psychoanalytischen Behandlung folgende Empfehlung:

> Man leitet die Behandlung ein, indem man den Patienten auffordert, sich in die Lage eines aufmerksamen und leidenschaftslosen Selbstbeobachters zu versetzen, immer nur die Oberfläche seines Bewusstseins abzulesen und einerseits sich die vollste Aufrichtigkeit zur Pflicht zu machen, andererseits keinen Einfall von der Mitteilung auszuschließen, auch wenn man 1) ihn allzu unangenehm empfinden sollte, 2) urteilen müsste, er sei unsinnig, 3) allzu unwichtig, 4) gehöre nicht zu dem, was man suche. Es zeigt sich regelmäßig, daß gerade Einfälle, welche die letzterwähnten Ausstellungen hervorrufen, für die Auffindung des Vergessenen von besonderem Wert sind.

In diesem Abschnitt formuliert Freud in einem schon mahnenden Ton die Notwendigkeit eines bewussten Entschlusses und eines festen Willens, sich ohne Scheu und Schranken zu beobachten und dies offen mitzuteilen.

In dem Aufsatz *„Erinnern, Wiederholen und Durcharbeiten"* (Freud, 1914, S. 130) geht Freud konkreter auf die Notwendigkeit der Achtsamkeit gegenüber den eigenen seelischen Abläufen ein. Insbesondere betont er die Notwendigkeit einer die Realität anerkennenden Haltung auch gegenüber der eigenen Krankheit:

> Vor allem bringt es schon die Einleitung der Behandlung mit sich, daß der Kranke seine bewusste Einstellung zur Krankheit ändere. Er hat sich gewöhnlich damit begnügt, sie zu bejammern, sie als Unsinn zu verachten, in ihrer Bedeutung zu unterschätzen, hat aber sonst das verdrängende Verhalten, die Vogel-Strauß-Politik, die er gegen die Ursprünge übte, auf ihre Äußerungen fortgesetzt. So kann es kommen, daß er die Bedingungen seiner Phobie nicht ordentlich kennt, den richtigen Wortlaut seiner Zwangsideen nicht anhört oder die eigentliche Absicht seines Zwangsimpulses nicht erfasst. Das kann die Kur natürlich nicht brauchen. Er muß den Mut erwerben, seine Aufmerksamkeit mit den Erscheinungen seiner Krankheit zu beschäftigen. Die Krankheit selbst darf ihm nichts verächtliches mehr

> sein, vielmehr ein würdiger Gegner werden, ein Stück seines Wesens, das sich auf gute Motive stützt, aus dem es Wertvolles für sein späteres Leben zu holen gilt. Die Versöhnung mit dem Verdrängten, welches sich in den Symptomen äußert, wird so von Anfang an vorbereitet, aber es wird auch eine gewisse Toleranz fürs Kranksein eingeräumt.

In seiner Schrift *„Zur Einleitung der Behandlung"* äußert er sich sehr anschaulich zur Technik der kritiklosen Selbstbeobachtung (Freud, 1913, S. 468):

> Sie werden beobachten, daß Ihnen während Ihrer Erzählung verschiedene Gedanken kommen, welche Sie mit gewissen kritischen Einwendungen zurückweisen möchten. Sie werden versucht sein, sich zu sagen: dies oder jenes gehört nicht hierher, oder es ist ganz unwichtig, oder es ist unsinnig, man braucht es darum nicht zu sagen. Geben Sie dieser Kritik niemals nach und sagen Sie es trotzdem, ja gerade darum, weil Sie eine Abneigung dagegen verspüren. Den Grund für diese Vorschrift - eigentlich die einzige, die Sie befolgen sollen - werden Sie später erfahren und einsehen lernen. Sagen Sie also alles, was Ihnen durch den Sinn geht. Benehmen Sie sich so, wie zum Beispiel ein Reisender, der am Fensterplatz des Eisenbahnwagens sitzt und dem im Inneren Untergebrachten beschreibt, wie sich vor seinen Blicken die Aussicht verändert. Endlich vergessen Sie nie daran, daß Sie volle Aufrichtigkeit versprochen haben, und gehen Sie nie über etwas hinweg, weil Ihnen dessen Mitteilung aus irgendeinem Grunde unangenehm ist.

In dem schönen Bild von der Eisenbahnfahrt wird ein weiterer wichtiger Aspekt der „Achtsamkeit und Akzeptanz" benannt, welcher in der Arbeit von Heidenreich und Michalak (2003, S. 266) als *„Sich nicht mit seinen Gedanken und Gefühlen identifizieren"* überschrieben wurde. Die Oberfläche des eigenen Bewusstseins - also die eigenen Vorstellungen und Empfindungen - werden wie eine vorüberziehende Landschaft betrachtet, d.h. man nimmt eine dezentrierte Haltung sich selbst gegenüber ein. Diese Haltung wurde später von Sterba (1934) als „therapeutische Ich-Spaltung" bezeichnet, als Spaltung in ein vernünftiges, beobachtendes und analysierendes Ich einerseits und ein erlebendes, subjektives irrationales Ich andererseits. Der Patient muss dabei zu einer Oszillation zwischen diesen beiden Ich-Tätigkeiten in der Lage sein, was ein relativ reifes Ausmaß an Ich-Stärke (Affekttoleranz, Impulskontrolle, Reflektionsvermögen) erfordert. Dabei geht das gesunde Ich des Patienten ein Arbeitsbündnis mit dem Therapeuten ein. Dem Patient wird durch dieses analytische Vorgehen ermöglicht, die lebensgeschichtlichen Identifizierungen mit seinen primären Objekten zu erkennen und sich davon zu befreien.

Gleichschwebende Aufmerksamkeit

Die Prinzipien der „Achtsamkeit und Akzeptanz" gelten jedoch nicht nur für den Patienten. Das Gegenstück dieser Wahrnehmungseinstellung wird beim Analytiker „gleichschwebende Aufmerksamkeit" genannt. Freud, der sich hierzu weniger oft und weniger ausführlich als zur „freien Assoziation" äußerte, empfahl dem Psychotherapeuten in seinen „Ratschlägen für den Arzt bei der psychoanalytischen Behandlung" (ebd., 1912, S. 377):

> Man halte alle bewussten Einwirkungen von seiner Merkfähigkeit ferne und überlasse sich völlig seinem „unbewussten Gedächtnisse", oder rein technisch ausgedrückt: man höre zu und kümmere sich nicht darum, ob man sich etwas merke.

> Die Erfahrung zeigte bald, daß der analysierende Arzt sich dabei am zweckmäßigsten verhalte, wenn er sich selbst bei *gleichschwebender Aufmerksamkeit* seiner eigenen unbewussten Geistestätigkeit überlasse, Nachdenken und Bildung bewusster Erwartungen möglichst vermeide, nichts von dem gehörten sich besonders im Gedächtnis fixieren wolle, und solcher Art das Unbewusste des Patienten mit seinem eigenen Unbewussten auffange. Dann merkte man, wenn die Verhältnisse nicht allzu ungünstig waren, daß die Einfälle des Patienten sich gewissermaßen wie Anspielungen an ein bestimmtes Thema herantasteten, und brauchte selbst nur einen Schritt weiter zu wagen, um das ihm selbst Verborgene zu erraten und ihm mitteilen zu können. (Freud, 1923, S. 215)

> Sie wollen alle beim Arzt das Gegenstück zu der für den Analysierten aufgestellten „psychoanalytischen Grundregel" schaffen. Wie der Analysierte alles mitteilen soll, was er in seiner Selbstbeobachtung erhascht, mit Hintanhaltung aller logischen und affektiven Einwendungen, die ihn bewegen

> wollen, eine Auswahl zu treffen, so soll sich der Arzt in den Stand setzen, alles ihm Mitgeteilte für die Zwecke der Deutung, der Erkennung des verborgenen Unbewussten zu verwerten, ohne die vom Kranken aufgegebene Auswahl durch eine eigene Zensur zu ersetzen, in eine Formel gefaßt: er soll dem gebenden Unbewussten des Kranken sein eigenes Unbewusstes als empfangendes Organ zuwenden, sich auf den Analysierten einstellen wie der Receiver des Telefons zum Teller eingestellt ist. Wie der Receiver die von Schallwellen angeregten elektrischen Schwankungen der Leitung wieder in Schallwellen verwandelt, so ist das Unbewusste des Arztes befähigt, aus den ihm mitgeteilten Abkömmlingen des Unbewussten dieses Unbewusste, welches die Einfälle des Kranken determiniert hat, wieder herzustellen. (Freud, 1912, S. 381)

Die hier wichtigen Sätze betreffen die Annahme Freuds, das Unbewusste des Patienten mit dem eigenen Unbewussten auffangen zu können, d.h. dass Therapeut und Patient eine sehr komplexe Beziehung miteinander eingehen, die zu kognitiv-emotionalen Veränderungen im Therapeuten führt, die in einem psychodynamischen Zusammenhang mit dem Patienten stehen. Dieses Einbezogensein in die therapeutische Situation wird als *Gegenübertragung* bezeichnet. Die Arbeit mit der eigenen Gegenübertragung (Gegenübertragungsanalyse) gilt heute als wesentlich für das Gelingen einer psychodynamischen Psychotherapie (vgl. Ermann, 2000; Götzmann & Holzapfel, 2004). Hierzu soll der Therapeut die Wahrnehmungseinstellung eines *„kritiklosen Selbstbeobachters"* einnehmen, wie es von Freud auch für die *„freie Assoziation"* beschrieben wurde.

Damit es hierbei nicht zu unentwirrbaren Vermischungen der eigenen Geschichte mit der des Patienten kommt, ist die *psychoanalytische Selbsterfahrung* (Lehranalyse, tiefenpsychologische Selbsterfahrung usw.) absolut notwendig. Die Arbeit mit der eigenen Gegenübertragung ist gerade auch deshalb für die Psychoanalyse entscheidend, da die Beziehungsgeschichte des Patienten automatisch in der Beziehung zum Therapeuten reinszeniert wird. Der Therapeut wird nämlich unbewusst und automatisch in Rollen gedrängt, die eine mehr oder weniger verhüllte Wiederholung früherer Erlebnisse und Beziehungen darstellen. Der Therapeut muss hier die Bereitschaft haben, dies zuzulassen und gleichzeitig die Fähigkeit, seine ihm zugewiesene Rolle zu erkennen, damit es nicht zu einer reinen Neuauflage der pathologischen Beziehungen kommt, sondern diese konflikthafte Beziehungsstruktur dem Patienten bewusst gemacht werden kann, um progressive Lösungsmöglichkeiten zu eröffnen. Wie in der schönen Eisenbahn-Metapher von Sigmund Freud ist der Therapeut gleichzeitig ein leidenschaftsloser beobachtender Analytiker und jemand, der die ihm auf der Bühne des Patienten zugewiesenen Rollen in seinem Vorstellungsraum annimmt.

Eine noch tiefergehende Form der gleichschwebenden Aufmerksamkeit wurde von dem indisch-britischen Psychoanalytiker Bion (1897–1979) als *rêverie* bezeichnet, welches meist mit *träumerischem Ahnungsvermögen* übersetzt wird (vgl. Grabska, 2000). Der Psychoanalytiker bedarf hierzu der so genannten *negative capability,* einem von dem englischen Dichter John Keats (1795–1821) übernommenen Ausdruck, der folgende Fähigkeit bezeichnet: „... when a man is capable of being in uncertainties, mysteries, doubts, without any irritable reaching after fact and reason" (zitiert nach Bion, 1970, S. 125). Der Analytiker soll eine Haltung „ohne Erinnerung, Wunsch und Verständnis" einnehmen, denn nach Bion (1970, zitiert nach Grabksa, 2000, S. 247ff.) geht es „weder um das was geschehen ist, noch um das was geschehen wird, sondern um das was tatsächlich geschieht. Denn das Einzige was in einer Stunde wichtig ist, ist das Unbekannte. Nichts darf davon ablenken, dieses Unbekannte zu erfassen". Diese wie ein Koan[2] anmutenden Worte weisen darauf hin, dass die therapeutische Situation eine au-

---

[2] Ein Koan ist einfach die Zeit und der Ort, an dem sich die Wahrheit offenbart. Grundsätzlich gibt es keine Zeit und keinen Ort, wo sich die Wahrheit nicht offenbart. Jeder Ort, jeder Tag, jeder Vorgang, jeder Gedanke, jede Tat und jeder Mensch ist ein Koan. In diesem Sinne ist ein Koan weder undurchsichtig noch rätselhaft. Dennoch wird ein Koan meist als ein Instrument verstanden, um wahre Einsicht zu lehren (Shimano, 1988, S. 70, Übersetzung aus dem Englischen von M. Michal).
Die berühmten Wörter Bions „... ohne Erinnerung, Wunsch und Verständnis" erinnern an das Koan eines anonymen Zen-Meisters „Der Verstand, der nicht versteht, das ist der Buddha. Es gibt keinen anderen", welchen

thentische Begegnung ermöglichen soll, ohne dass die Situation durch die Vorannahmen des Therapeuten - seine Erinnerung, seine Wünsche und sein Verstehen - eingeengt wird, denn

> je mehr der Analytiker Experte darin wird, Erinnern, Wünschen und Verstehen von seiner geistigen Aktivität auszuklammern, um so mehr ist er geeignet, ... schmerzhafte Gefühle wahrzunehmen, die gewöhnlicher Weise ausgeschlossen oder verdeckt werden. (Bion, 1970, zitiert nach Grabska, 2000, S. 253)

Ich denke, man kann sagen, hier wurden die Prinzipien der Achtsamkeit und Akzeptanz in einer absoluten Radikalität formuliert. Wie eingangs erwähnt, hat sich Bion mit den frühesten Erfahrungen und grundlegenden mentalen Prozessen wie dem Denken beschäftigt. Die Begegnung zwischen Analytiker und Patient wird von Bion analog zur Begegnung Mutter - Baby konzipiert. In der Haltung der *rêverie* soll der Analytiker fähig werden, die prä-repräsentanziellen Modi des Erlebens des Analysanden aufzunehmen, zu halten und zu transformieren *(= Containment)*, sodass neue Selbst- und Objektrepräsentanzen für bis dahin nicht symbolisch repräsentierte emotionale Erfahrungen geschaffen werden können (Grabska, 2000). Dies ist eine radikale Vertiefung das Konzept der gleichschwebenden Aufmerksamkeit, die für den Zugang zu den bereits symbolisierten Selbst-Objektrepräsentanzen entworfen wurde.

Mark Epstein (1998) dem Teil I seines Buches zum Wechselspiel von Buddhismus und Psychotherapie voranstellte. Zur weiteren vertiefenden Erklärung sei noch ausführlicher Bion zitiert (1970, S. 69, Übersetzung aus dem Englischen von M. Michal): Das Wichtige ist das Unbekannte und darauf muss der Psycho-Analytiker seine Aufmerksamkeit lenken. Deshalb stellt ‚Erinnerung' ein Verweilen beim Unwichtigen auf Kosten des Wichtigen dar. Ähnlich stellt der ‚Wunsch' eine Intrusion in den Geisteszustand des Analytikers dar, der verhüllt, verstellt und ihn blind macht gegenüber dem entscheidenden Punkt: dem Anblick des O, das gegenwärtig das Unbekannte aufzeigt und unerkennbar ist, obgleich es sich den zwei Menschen in seiner Entwicklung offenbart. Dies ist das ‚Dunkle', das durch ‚Blindheit' erhellt werden muss. Erinnerung und Wunsch sind ‚Lichter', die den Wert der Beobachtungsfähigkeit des Analytikers zerstören, wie ein Lichteinfall in die Kamera den Wert des belichteten Filmes zerstören mag.

Die Fähigkeit zu Achtsamkeit und Akzeptanz und die psychische Struktur

Im psychoanalytischen Strukturmodell (Es, Über-Ich, Ich/Selbst) bezeichnet das Ich eine der drei Instanzen des seelischen Apparates (vgl. Rudolf, 1996). Das Ich reguliert die innere und äußere Anpassung; es vermittelt zwischen innerer und äußerer Realität. Das Ich wird als eine präreflexive Struktur verstanden, bei der unterschiedliche Ich-Funktionen abgegrenzt werden können. Das Selbst hingegen wird als reflexive Struktur verstanden, d.h. das Ich wird sich selbst zum Objekt der Wahrnehmung. Das Ich hat, wie das Selbst, eine Entwicklungsgeschichte, d.h. Ich-Funktionen reifen in Interaktion mit der primären Umwelt heran. Nach Rudolf (1996) lassen sich unterschiedliche Ich-Funktionen beschreiben. Folgende werden der äußeren Regulationsebene (Anpassung an die Außenwelt) zugeordnet: Die Außenwahrnehmung, die Innenwahrnehmung, das Denken, das Urteilen, die Antizipation und steuernde Ich-Funktionen (Impulssteuerung, Affektsteuerung und Regressionssteuerung). Das Regulationssystem der unbewussten inneren Welt umfasst psychische Mechanismen, die als Abwehr bezeichnet werden. Die Abwehr reguliert dabei den Zugang von Wünschen (Gefühlsregungen, Bedürfnissen, Handlungsimpulsen, Erinnerungen, Vorstellungen) zum Bewusstsein. Das Motiv der Abwehr ist dabei immer das Vermeiden-Wollen von Unlust (Angst, Schmerz usw.). Wenn zum Beispiel der Wunsch nach Nähe und Zuwendung mit frühen Erfahrungen von Verachtung und Demütigung verknüpft ist, wird ein entsprechender Beziehungswunsch abgewehrt, um der befürchteten Verletzung zu entgehen. Das Regulationssystem der inneren Welt steht dabei in enger Wechselbeziehung zu den Ich-Funktionen, die der Anpassung an die äußere Welt dienen. So führen Abwehrmechanismen zu einer mehr oder weniger verzerrten Wahrnehmung der inneren und äußeren Welt. Unter dem psychoanalytischen Begriff der strukturellen Ich-Störung oder Ich-Schwäche versteht man nun schwerwiegende Defizite in den Ich-Funktionen. Diese betreffen v.a. auch das Niveau der Abwehr. Reife Abwehrmechanismen wie z.B. Verdrängung ermöglichen eine bessere Anpassung an die äußere Welt als unreife wie z.B. Spaltung.[3]

Wie bereits erwähnt, entwickeln sich die Ich-Funktionen und die psychische Struktur in der Beziehungsmatrix der primären Objektbeziehungen. Damit hängt die Qualität der Ich-Funktionen und das Strukturniveau entscheidend von der Qualität der verinnerlichten Objektbeziehungen ab. In der Terminologie der Bindungstheorie ausgedrückt, bedeutet dies, dass eine sichere Bindung - als Ergebnis einer feinfühligen Bemutterung - zu reiferen Ich-Funktionen führt. Nach Fonagy (2003) setzt die Basis einer sicheren Bindung Aufmerksamkeitsressourcen frei, die der Entwicklung symbolisch kognitiver Funktionen förderlich sind. Fonagy (2003) bezeichnet diese kognitiven Funktionen als *Mentalisierungsfähigkeit*. Es handelt sich dabei um eine reflexive Funktion, die das Kind befähigt (Fonagy, 2003, S. 175),

> ... sich anderer Personen Überzeugungen, Gefühle, Meinungen, Wünsche, Hoffnungen, Kenntnisse, Phantasien, Heucheleien, Pläne und ähnliches mehr vorzustellen. Während das Kind das Verhalten anderer deutet und vorhersagbar macht, kann es gleichzeitig flexibel aus den vielfältigen Selbst-Objekt-Repräsentationen diejenigen aktivieren, die sich für einen speziellen interpersonalen Kontext am besten eignen. Das Kind erforscht, was die Handlungen anderer bedeuten, und diese Exploration ist wiederum von ausschlaggebender Wichtigkeit, damit das Kind lernt, seine eigenen psychischen Erfahrungen zu definieren und als sinnvoll zu erkennen.

Diese Mentalisierungsfähigkeit wird als entscheidend für Ich-Funktionen wie Affektregulierung, Impulskontrolle, Selbstbeobachtung und

---

3 Bei der Verdrängung werden bestimmte konflikthafte Inhalte aus dem Bewusstsein ausgeblendet, vergessen oder übersehen. Die inneren Bilder des Patienten von sich Selbst und Anderen (Selbst- und Objektrepräsentanzen) sowie die Bezogenheit auf Andere bleibt dabei im Wesentlichen unbeeinträchtigt. Bei der Spaltung (Spaltung der Selbst-Objektrepräsentanzen) hingegen werden das Selbst und die Objekte als einseitig nur „gut" oder nur „böse" erlebt. Das Erkennen dieser Widersprüche führt zu keiner Korrektur oder Modifizierung der Selbst-Objektrepräsentanzen. Die Abgrenzung und Bezogenheit auf Andere ist hierdurch beeinträchtigt, da diese Abwehr die Selbst-Objekt-Grenzen verändert (vgl. Arbeitskreis OPD, 1996).

dem Erleben von Selbstorganisation angesehen. Dieser Zusammenhang mit der Struktur bildenden Erfahrung einer *feinfühligen Bemutterung* und Reife der Ich-Funktionen wird auch in vergleichbarer Weise mit unterschiedlicher Akzentsetzung von anderen psychoanalytischen Autoren beschrieben. So machte sich der britische Kinderarzt und Psychoanalytiker Winnicott (1958) Gedanken über die *Fähigkeit zum Alleinsein* in der Anwesenheit eines anderen. Diese Fähigkeit ist nach Winnicott eine wesentliche Vorraussetzung, das eigene personale *wahre Selbst*[4] erkennen zu können. Winnicott sah, dass diese Fähigkeit ein Gefühl der inneren Sicherheit und Geborgenheit voraussetzt, als Folge primär ausreichend guter Erfahrungen mit der Mutter. Die Mutter muss einerseits so unaufdringlich sein, dass das Kind ihre Anwesenheit vergessen und sich ganz auf die Selbsterkundung konzentrieren kann und andererseits ausreichend verfügbar sein, damit das Kind nicht ständig Kontakt zur Mutter suchen muss, sodass es keine Gelegenheit erhält, mit seiner Aufmerksamkeit bei sich zu sein.

Es bietet sich hier an, um den Aspekt der Akzeptanz und Achtsamkeit als erworbene Fähigkeit noch mehr herauszuarbeiten, das *Konzept der Feinfühligkeit* aus der Bindungstheorie mit dem *Konzept der Achtsamkeit* in einen Zusammenhang zu stellen. Der Terminus *Feinfühligkeit*

---

4 Winnicott (1960, S. 193ff.) über das „wahre Selbst“:
„Das Konzept von einem ‚falschen Selbst‘ braucht als Gegengewicht eine Formulierung dessen, was man angemessen als das wahre Selbst bezeichnen könnte. Im frühesten Stadium ist das wahre Selbst die theoretische Position, von der die spontane Geste und die persönliche Idee ausgehen. Die spontane Geste ist das wahre Selbst in Aktion. Nur das wahre Selbst kann kreativ sein, und nur das wahre Selbst kann sich real fühlen. Während ein reales Selbst sich real fühlt, führt die Existenz eines falschen Selbst zu einem Gefühl der Unwirklichkeit oder einem Gefühl der Nichtigkeit. ... Das wahre Selbst kommt von der Lebendigkeit der Körpergewebe und dem Wirken der Körperfunktionen, einschließlich der Herzarbeit und der Atmung. Es ist eng verknüpft mit der Vorstellung vom Primärvorgang und ist am Anfang im wesentlichen nicht reaktiv gegenüber äußeren Reizen, sondern primär. Es hat wenig Sinn, eine Idee vom wahren Selbst zu formulieren, es sei denn, um zu versuchen, das falsche Selbst zu verstehen, denn eine solche Formulierung tut nichts weiter, als die Details der Erfahrung des Lebendigseins zusammenzusammeln ...“

steht in der Bindungstheorie für die Fähigkeit der Mutter, die kindlichen Bedürfnisse aufmerksam wahrzunehmen und darauf angemessen antworten zu können und stellt die wesentliche Vorraussetzung einer *sicher-autonomen Bindung* dar. Diese Fähigkeit wird beeinträchtigt, wenn die Mutter zu sehr mit ihren eigenen Bedürfnissen und Befindlichkeiten beschäftigt ist und wenn die Signale des Säuglings verzerrt oder falsch wahrgenommen bzw. interpretiert werden (vgl. Brisch, 1999). Eine Mutter, die nicht die Fähigkeit der Achtsamkeit hat, also die Fähigkeit, „im Kontakt mit dem gegenwärtigen Augenblick zu sein und nicht in Erinnerungen oder Zukunftsplanungen bzw. -grübeleien gefangen zu sein" (Heidenreich & Michalak, 2003, S. 265) wird deshalb auch nicht mit ausreichender *Feinfühligkeit* dem Baby begegnen können. Eine depressive Mutter beispielsweise mit unverarbeiteter Lebensgeschichte, gefangen in depressiven Kognitionen und Stimmungen wird nicht in der Lage sein, auf die Signale des Säuglings angemessen zu reagieren, mit all den negativen Folgen für die Selbstentwicklung des Kindes wie sie von der Bindungstheorie beschrieben werden.

Integration von Achtsamkeit und Akzeptanz

Reddemann (2001) entwickelte für Patienten mit komplexen posttraumatischen Störungsbildern ein integratives dreiphasiges Therapiekonzept auf psychoanalytischer Grundlage. Das Wissen um Übertragung, Gegenübertragung und das Unbewusste bildet dabei den Verständnishintergrund. Am Anfang des stationären dreiphasigen Therapiekonzepts steht die Stabilisierungsphase als Voraussetzung für eine erfolgreiche Trauma-Konfrontation und anschließende Integration. In der Stabilisierungsphase werden den Patienten klassische Achtsamkeitsübungen nach der Art von *Kabat Zinn* und *Thich Nhat Hanh* in Verbindungen mit aktiven Imaginationsübungen, die der Erschaffung von Gegenbildern zu den Schreckensbildern der Traumatisierung dienen, beigebracht. Diese Interventionen werden im psychoanalytischen Bezugsrahmen als Methoden der Ich-Stärkung angesehen. Durch diese Interventionen werden Ich-Funktionen wie Aufmerksamkeitskontrolle und Beobachten geübt und gleichzeitig wird der Aufbau oder die Stärkung guter innerer Objektrepräsentanzen gefördert. Mittels der Achtsamkeitsmeditation lernen die Patienten, Kontrolle über den Fokus ihrer Aufmerksamkeit und damit auch über ihre Gedanken und ihr Erleben zurückzugewinnen. Allein diese Erfahrung, Einfluss auf das bewusste Erleben nehmen zu können, indem man seine Aufmerksamkeit auf etwas Gewolltes richtet, ist heilsam, da es gegen den Eindruck des Ohnmächtig-ausgeliefert-Seins gerichtet ist. Die Übungen wurden so modifiziert, dass sie besonders für Traumatisierte geeignet sind, d.h. oberstes Ziel ist das Schaffen von Sicherheit und Geborgenheit. Reddemann empfiehlt z.B. für die Atemmeditation nicht die Fokussierung der Aufmerksamkeit auf den Atem, sondern auf die Bewegung des Körpers beim Atmen. Dadurch werden die Körpergrenzen, die aufgrund der dissoziativen Pathologie oft nicht gespürt werden, erlebbar, was mehr Sicherheit vermittelt als die Konzentration auf den Atem, was zu bedrohlichen Entgrenzungsängsten führen kann. Weiterhin wird durch die Achtsamkeitsmeditation die Ich-Funktion der Beobachtung und Distanzierung gestärkt mit Suggestionen wie: „Ich kann meine Gedanken beobachten, also bin ich mehr als meine Gedanken ..." (Reddemann, 2001, S. 34).

Die Ausführungen zum Behandlungskonzept von Reddemann mögen zu dem bisher Dargestellten im Widerspruch erscheinen, da hier „Achtsamkeit und Akzeptanz" nicht im Sinne der „freien Assoziation" vorkommen, sondern – im Gegenteil – der Unterdrückung von ungewollten Vorstellungen dienen. Wie wir aber bereits oben gesehen haben, setzt die psychoanalytische Grundregel die Fähigkeit zur therapeutischen Ich-Spaltung voraus, die insbesondere bei Patienten mit komplexen posttraumatischen Störungsbildern nur sehr eingeschränkt vorhanden ist. Dieses Training zielt demnach darauf ab, grundlegende Fähigkeiten der therapeutischen Ich-Spaltung zu üben und aufzubauen, indem ein Gefühl der inneren Sicherheit etabliert wird.

Fazit

Das Konzept der Achtsamkeit und Akzeptanz und die psychoanalytische Grundregel der freien Assoziation und gleichschwebenden Aufmerksamkeit überschneiden sich darin, dass beide Methoden der kritiklosen Selbstbeobachtung darstellen. Der Psychoanalytiker Mark Epstein (1998) hat in seinem Buch „Gedanken ohne den Denker - Das Wechselspiel von Buddhismus und Psychotherapie" noch tiefergehende Zusammenhänge von Psychoanalyse und dem buddhistischen Hintergrund der Achtsamkeitsmeditation herausgearbeitet. Einen zentralen Platz in seiner Diskussion der Unterschiede und Gemeinsamkeiten von psychoanalytischer und buddhistischer Psychologie nimmt dabei das Thema des Narzissmus ein. Aus buddhistischer Perspektive spiegelt nach Epstein (1998) letztendlich jeder Narzissmus das Verhaftet-Sein an illusorischen falschen Kohärenzen, die nur eine Scheinsicherheit bieten können, wider. Auch wenn hier jetzt nicht näher darauf eingegangen werden soll, ist doch festzuhalten, dass die abendländische Kultur und der Buddhismus nicht einfach ineinander aufgehen. Auf Probleme, die sich aus diesen unterschiedlichen kulturellen Hintergründen ergeben können, hat jüngst Huppertz (2003) am Beispiel der *dialektisch-behavioralen Therapie* hingewiesen.

Wichtiger erscheint mir jedoch zu betonen, wie ähnlich auch von Epstein (1998) ausgeführt, dass - bei aller Fruchtbarkeit der Achsamkeitsmeditation für unterschiedliche therapeutische Ansätze und den Therapeuten selbst - die monadische Achtsamkeitsmeditation, nicht die Notwendigkeit einer therapeutischen Beziehung aufhebt. Diese Notwendigkeit ist nicht nur bei schwer traumatisierten Patienten gegeben, die durch ungeleitete Achtsamkeitsmeditation in Gefahr sind, mit unerträglichen Schrecken konfrontiert zu werden, sondern auch aus anders gelagerten Gründen bei Patienten ohne posttraumatische Symptombildung.

Man darf nämlich nicht vergessen, dass die Widerstände und Abwehrmechanismen, die zu einer Vermeidung der Wahrnehmung der Realität führen, Schutzmechanismen gegen seelischen Schmerz darstellen, die zum Zeitpunkt ihrer Verwendung, das psychische Gleichgewicht und oft auch Überleben sicherten. Objektbeziehungspsychologisch ausgedrückt, handelt es sich bei der Aufgabe der Widerstände gegen eine Heilung (Verhaltensänderung, Einsicht usw.) auch um die Trennung bzw. Abschiednahme von den primären Objekten, die damals im Säuglings- und Kleinkindalter bei aller Schlechtigkeit aufgrund der existenziellen Abhängigkeit auch unverzichtbar waren. Deshalb ist die analytische Technik in den Worten Fairbairns (1943, S. 104) unter anderem bestrebt,

> ... es dem Patienten erstens zu ermöglichen, seine unbewussten, „vergrabenen" schlechten Objekte freizusetzen, die internalisiert wurden, weil sie ursprünglich unverzichtbar erschienen. Zweitens sollte sie eine Auflösung der libidinösen Bindungen herbeiführen, durch die der Patient an die bislang unverzichtbaren schlechten Objekte gefesselt blieb.

Unverzichtbar erscheint also für die Zurücknahme der Besetzung internalisierter schlechter Objekte die Anziehungskraft eines guten Objektes. Damit geht die Psychoanalyse bei aller Betonung der Einsicht auch von der Notwendigkeit einer korrigierenden Beziehungserfahrung aus. Es hieße in der Regel, die im Menschen wirksamen Kräfte zu unterschätzen, wenn man glaubt, ohne einen anderen diese frühen Identifizierungen überwinden zu können.

Zuletzt soll durch Mark Epstein (1998, S. 86) noch einmal Sigmund Freud zu Wort kommen. Epstein zitiert in dem Kapitel *„Erlösung – die Dritte Wahrheit des Buddha"* ausführlich aus Sigmund Freuds Arbeit über Leonardo da Vinci. Hier findet Mark Epstein bei *Leonardo da Vinci* von Sigmund Freud Eigenschaften beschrieben, die ebenso auch auf Buddha zutreffen, nämlich die Bändigung der Affekte, die Verwandlung von Liebe und Hass in intellektuelles Interesse und der Vorrang des Wissensdrangs:

> Seine Affekte waren gebändigt ... er liebte und haßte nicht, sondern fragte sich, woher das komme, was er lieben oder hassen solle, und was es bedeute, und so mußte er zunächst indifferent erscheinen gegen Gut und Böse, gegen Schönes und Hässliches. ... In Wirklichkeit war Leonardo nicht

leidenschaftslos ... Er hatte die Leidenschaft nur in Wissensdrang verwandelt ... (Freud, 1910, S. 141)

Literatur

Arbeitskreis OPD (Hrsg.) (1996). *Operationalisierte Psychodynamische Diagnostik: Grundlagen und Manual.* Bern: Huber.

Bion, W.R. (1962). *Lernen durch Erfahrung.* Frankfurt/Main: Suhrkamp.

Bion, W.R. (1970). *Attention and Interpretation.* London: Karnac Books.

Brisch, K.H. (1999). *Bindungsstörungen: Von der Bindungstheorie zur Therapie.* Stuttgart: Klett-Cotta.

Götzmann, L. & Holzapfel, M. (2003). Zur Natur des „Sechsten Sinnes" - Die Gegenübertragung im Kontext der Psychoanalyse und der kognitiven Neurosciences. *Forum Psychoanal, 19,* 116–128.

Epstein, M. (1998). *Gedanken ohne den Denker. Das Wechselspiel von Buddhismus und Psychotherapie.* Frankfurt/Main: Fischer.

Ermann, M. (2000). Gegenübertragung. In W. Mertens & B. Waldvogel (Hrsg.), *Handbuch Psychoanalytischer Grundbegriffe* (S. 226–231). Stuttgart: Kohlhammer.

Fairbairn, W.R.D. (1943). Die Verdrängung und die Wiederkehr schlechter Objekte (unter besonderer Berücksichtigung der „Kriegsneurosen"). In B. Hensel & R. Rehberg (2000). *Das Selbst und die Inneren Objektbeziehungen. Eine psychoanalytische Objektbeziehungstheorie* (S. 89–114). Gießen: Psychosozial-Verlag.

Fonagy, P. (2003). *Bindungstheorie und Psychoanalyse.* Stuttgart: Klett-Cotta.

Freud, A. (1936). Das Ich und die Abwehrmechanismen. In S. Freud, *Die Schriften der Anna Freud* (Band I, 1922–1936) (S. 193–256). Frankfurt/Main: Fischer.

Freud, S. (1895). Studien über Hysterie. In S. Freud, *Gesammelte Werke* (Bd. I) (S. 75–312). Frankfurt/Main: Fischer.

Freud, S. (1900). Die Traumdeutung. In S. Freud, *Gesammelte Werke* (Bd. II & III). Frankfurt/Main: Fischer.

Freud, S. (1910). Eine Kindheitserinnerung des Leonardo da Vinci. In S. Freud, *Gesammelte Werke* (Bd. VIII) (S. 127–211). Frankfurt/Main: Fischer.

Freud, S. (1912). Ratschläge für den Arzt bei der psychoanalytischen Behandlung. In S. Freud, *Gesammelte Werke* (Bd. VIII) (S. 375–388). Frankfurt/Main: Fischer.

Freud, S. (1913). Zur Einleitung der Behandlung. In S. Freud, *Gesammelte Werke* (Bd. VIII) (S. 453–478). Frankfurt/Main: Fischer.

Freud, S. (1914). Erinnern, Wiederholen und Durcharbeiten. In S. Freud, *Gesammelte Werke* (Bd. X) (S. 125–136). Frankfurt/Main: Fischer.

Freud, S. (1923). Psychoanalyse und Libidotheorie. In S. Freud, *Gesammelte Werke* (Bd. XIII) (S. 209–234). Frankfurt/Main: Fischer.

Freud, S. (1937). Die endliche und die unendliche Analyse. In S. Freud, *Gesammelte Werke* (Bd. XVI) (S. 57–100). Frankfurt/Main: Fischer.

Grabska, K. (2000). Gleichschwebende Aufmerksamkeit und träumerisches Ahnungsvermögen (Rêverie). *Forum Psychoanal, 16,* 247-260.

Greenson, R. (1995). *Technik und Praxis der Psychoanalyse.* Stuttgart: Klett-Cotta.

Heidenreich, T. & Michalak, J. (2003). Achtsamkeit („Mindfulness") als Therapieansatz in Verhaltenstherapie und Verhaltensmedizin. *Verhaltenstherapie, 13,* 264–274.

Huppertz, M. (2003). Die Bedeutung des Zen-Buddhismus für die Dialektisch behaviorale Therapie. *Psychother. Psych. Med., 53,* 376–383.

Reddemann, L. (2001). *Imagination als heilsame Kraft. Zur Behandlung von Traumafolgen mit ressourcenorientierten Verfahren.* Stuttgart: Pfeiffer bei Klett-Cotta.

Rudolf, G. (1996). *Psychotherapeutische Medizin. Ein einführendes Lehrbuch auf psychodynamischer Grundlage.* Stuttgart: Ferdinand Enke.

Shimano, E.T. (1988) Zen Koans. In Kraft & Kenneth (Eds.), *Zen: Tradition and Transition – An Overview of Zen in the Modern World* (pp. 70–87). London/Melbourne: Rider.

Sterba, R. (1934). The fate of the ego in psychoanalytic therapy. *International Journal of Psychoanalysis, 15,* 117–127.

Winnicott, D.W. (1958). Die Fähigkeit zum Alleinsein. In D.W. Winnicott (1990), *Reifungsprozesse und fördernde Umwelt* (S. 36–46). Frankfurt/Main: Fischer.

Winnicott, D.W. (1960). Ich-Verzerrung in Form des wahren und des falschen Selbst. In D.W. Winnicott (1990), *Reifungsprozesse und fördernde Umwelt* (S. 182–206). Frankfurt/Main: Fischer.

Kapitel 12

Achtsamkeit und Akzeptanz in der existenziellen Psychotherapie

Alexander Noyon

Zusammenfassung: *In diesem Kapitel sollen Querverbindungen zwischen dem Mindfulness-Ansatz und der existenziellen Psychotherapie herausgearbeitet werden. Einleitend wird letztere in ihren wesentlichen Grundlagen geschildert. Anschließend werden konkrete Anwendungsmöglichkeiten einer Kombination der Ansätze in der Psychotherapie beschrieben. Dabei stehen zuerst unspezifische Gesichtspunkte im Vordergrund, die generell die therapeutische Grundhaltung betreffen, bevor auf mögliche Modifikationen spezieller therapeutischer Techniken eingegangen wird. Im letzten Abschnitt werden die dargestellten Gesichtspunkte zusammengefasst und kritisch bewertet.*

Achtsamkeit besitzt in der Psychotherapie eine Bedeutung sowohl als therapeutische Technik (situationsabhängiger Ansatz wie etwa bei einer Entspannungstechnik) als auch im Sinne einer grundlegenden Haltung, die zu einer adaptiveren Lebenseinstellung führen kann (etwa im Sinne der Aufrechterhaltung eines dauerhaften antidepressiven Aktivitätsniveaus). Beide Perspektiven der Achtsamkeit eröffnen aus Sicht der existenziellen Psychotherapie interessante Möglichkeiten, worauf im Folgenden eingegangen werden soll. Da die existenzielle Perspektive nicht zu den etablierten Therapieformen zählt und insofern auch weniger bekannt ist, werden einleitend grundlegende Kenntnisse zu diesem Ansatz vermittelt.

Korrespondenzadresse: noyon@online.de
Heidenreich, T. & Michalak, J. (2009). *Achtsamkeit und Akzeptanz in der Psychotherapie – Ein Handbuch* (3., überarbeitete und erweiterte Auflage). Tübingen: dgvt-Verlag.

Einführung in die existenzielle Psychotherapie

Es ist nicht einfach, eine eindeutige Definition des existenziellen Modells zu liefern. Wesentliche Grundlagen gehen auf Existenzialphilosophische Thesen und Betrachtungen beispielsweise Kierkegaards, Sartres, Husserls und Heideggers zurück. Die in den Systemen dieser Denker verwendeten Begriffe sind in ihren Bedeutungen und Konnotationen zum Teil derart komplex, dass eine einheitliche Betrachtung nahezu unmöglich erscheint. Entsprechend haben sich auch in der existenziellen Psychotherapie mehrere unterschiedliche Richtungen entwickelt. Zu nennen sind hier unter anderem Ludwig Binswanger (1942), Medard Boss (1979) und Rollo May (1967).

Einer der gegenwärtig sowohl im englisch- als auch im deutschsprachigen Raum bekanntesten Vertreter des existenziellen Ansatzes ist Irving Yalom (1989). Große Bedeutung hat des Weiteren Viktor Frankl (1994) erlangt. Die von ihm begründete Logotherapie stellt ein auf existenziellen Prinzipien basierendes und vergleichsweise geschlossenes System dar. Auf diese beiden Autoren werden wir uns im Folgenden wesentlich beziehen.

Definitorische Kennzeichnung des existenziellen Ansatzes

Alle oben genannten Protagonisten der existenziellen Psychotherapie haben ihre Wurzeln in der Psychoanalyse. Insbesondere Binswanger und Boss waren zumindest zu Beginn ihrer Entwicklung Freud sehr zugetan. Letzterer absolvierte bei Freud auch seine Lehranalyse. May und Frankl hingegen standen Alfred Adler näher und sind in der Ausgestaltung ihrer therapeutischen Grundhaltung auch stark von dessen Gedankengut beeinflusst.

Insofern wundert es nicht, dass Yalom (1989, S. 16) die existenzielle Psychotherapie als eine eindeutig *dynamische Psychotherapie* charakterisiert. Sie ist wesentlich gekennzeichnet durch die Annahme des Freudschen dynamischen Modells, nach dem es Kräfte gibt, die innerhalb einer Person miteinander in konflikthafte Wechselwirkung treten, „und dass Gedanken, Gefühle und Verhalten, sowohl adaptiver als auch psychopathologischer Art, das Resultat dieser miteinander in Konflikt stehenden Kräfte sind" (Yalom, 1989, S. 16). Auch im Postulat einer unbewussten Ebene stimmt der existenzielle Ansatz mit der Psychoanalyse überein: die genannten Kräfte werden auf unterschiedlichen Bewusstseinsebenen aktiv, können mithin auch völlig unbewusst sein. Eine kategoriale Abweichung von der Psychoanalyse ergibt sich erst im inhaltlichen Bezug: die existenzielle Psychotherapie konzentriert sich auf Konflikte, die sich aus der Konfrontation mit existenziellen Grundtatsachen des Lebens ergeben - so genannten „Existenzialien". Dieser Begriff stammt von Heidegger und wurde in dessen Werk „Sein und Zeit" dargestellt (Heidegger, 1993). Er verstand darunter fundamental-ontologische Wesensmerkmale des Seins. Auf eine zentrale Auswahl dieser die Existenz bestimmenden und kennzeichnenden „letzten Dinge" soll im Folgenden eingegangen werden.

Existenzielle Grundgegebenheiten des menschlichen Seins

Yalom (1989; 1999) benennt vier Grundtatsachen, die im Leben eines jeden menschlichen Individuums zu einem existenziell-dynamischen Konflikt führen können: Tod, Freiheit, Isolation und Sinnlosigkeit.

Tod

Nach Ansicht Yaloms (1989) spielt „die Todesfurcht ... eine wesentliche Rolle in unserer inneren Erfahrung; sie verfolgt uns wie nichts anderes; sie rumort ständig unter der Oberfläche; sie ist eine dunkle, unstete Präsenz am Rande des Bewußtseins" (S. 42). Bereits ein flüchtiger Blick auf die vorherrschenden gesellschaftlich prägenden Strömungen zeigt, dass Krankheit in ihrer Assoziation mit dem Tod und natürlich der Tod selbst Bereiche mit gewaltigem Potenzial sind: unterschiedlichste Methoden zum Erhalt der Jugend, der Gesundheit, der Fitness, der Potenz usw. boomen auf dem Markt immer mehr. Dieser Erfolg geht mit Sicherheit in nicht geringem Ausmaß auf die verbreitete menschliche Neigung zurück, alles mit Tod und Sterben Zusammenhängende zu verdrängen. Die existenzielle Psychotherapie richtet sich gegen diese Verdrängung: Schafft man es, sich dem Tod auf angemessene Weise zu stellen, so kann dies „unsere Lebensperspektive verändern und ein wahrhaft authentisches Eintauchen ins Leben fördern" (Yalom, 1989, S. 225). Damit ist gemeint, dass letztlich erst die Vergänglichkeit die Bedeutung des Lebens erfahren lässt: Hätten wir Lebenszeit in unbegrenzter Menge zur Verfügung, so besäße der einzelne Moment keine Bedeutung mehr, da er potenziell unendlich oft wiederholbar ist. Und so verleiht erst die Sterblichkeit unserem Leben einen Wert, denn wertvoll ist uns nur das Verlierbare. Wer sich dies deutlich macht und sich somit dem Todesgedanken stellt, der wird sich dem Leben mit größerer Bewusstheit zuwenden und „eintauchen" in den Augenblick. In diesem Sinne bezeichnet auch Frankl (1996) den Tod als „Schrittmacher des Seins" (S. 52).

Entsprechend schreibt Yalom dem Todesgedanken eine zentrale und auch für die Psychotherapie wichtige Dimension zu: „Der Tod ist eine ursprüngliche Quelle der Angst, und als solche ist er die primäre Quelle der Psychopathologie" (Yalom, 1989, S. 43). Für die Psychotherapie erwächst ein Problem daraus, dass der solchermaßen wirksame Todesgedanke insbesondere zum Aufbau psychischer Abwehrstrategien führt, weshalb „Todesangst *per se* ... nicht leicht im klinischen Bild der meisten Patienten erkennbar (ist)" (Yalom, 1989, S. 225).

Dies macht deutlich, dass die Todesfurcht – inklusive des von ihr entfalteten motivationalen Drucks oder Zugs – nicht nur im Rahmen von offensichtlichen Angsterkrankungen zu berücksichtigen ist, sondern auch generell, wenn die psychotherapeutische Arbeit beispielsweise durch heftigen Widerstand des Patienten ins Stocken gerät. Yalom (1989, S. 231ff.) berichtet von dem Beispiel eines verheirateten Patienten, der sich wegen einer fast schon zwanghaften Neigung zum Fremdgehen in Therapie begab: stets auf berufsbedingten Reisen oder auch zu Hause, wenn er allein war, ging er „auf die Jagd". Mehrere vorherige Therapien hatten nicht dazu geführt, dass es zu einer Veränderung in dieser Verhaltenstendenz kam. In der Therapie mit Yalom wurde bald deutlich, dass Angst vor dem Alleinsein ein starkes Motiv für den Patienten war. Als er dies Alleinsein jedoch auf Vorschlag des Therapeuten einen Abend auszuhalten versuchte, wurde der Patient von intensiven Bildern und Schrecken überfallen, die sich ausnahmslos um das Thema Tod drehten. Es zeigte sich, dass die Todesangst bei dem Patienten tief verwurzelt war und die übersteigerte Sexualität starke kontraphobische Wirkung hatte. Über diese Betrachtung ergab sich auch eine Querverbindung zu anderen Verhaltensweisen des Patienten wie Fallschirmspringen und Motorradfahren. Diese Erkenntnisse erwiesen sich als sehr fruchtbar für die weitere Therapie des Patienten und führten ihn dazu, sich intensiver auch mit weiteren Themen wie seiner Beziehungsfähigkeit, seinen Werten und Zielen auseinander zu setzen, was schließlich zu Veränderungen in seinem sexuellen Verhalten führte. Neben der Bedeutung der Todesangst verdeutlicht dieses Fallbeispiel somit, wie sich bei einem Patienten die verschiedenen Existenzialien (im konkreten Beispiel insbesondere Tod, Isolation und Sinn; siehe unten zu den beiden Letzteren) miteinander verbinden können.

Freiheit

Mit dem Existenzial der Freiheit haben sich sowohl Yalom (1989) als auch Frankl (1995) eingehend beschäftigt, letzterer insbesondere im Zusammenhang mit dem Begriff „Verantwortung" (z.B. Frankl, 1995, S. 118ff.). Darin stimmt Frankl mit Yalom überein, der in seinem Buch „Existenzielle Psychotherapie" das Kapitel über Freiheit in die beiden Unterkapitel „Verantwortung" und „Wollen" unterteilt (Yalom, 1989, S. 257–416).

Frankl betont in seiner Konzeption dabei insbesondere die Rolle des Menschen im Angesicht des Schicksals und seine Verpflichtung, gegebene Freiräume zu sinnvollem Handeln zu nutzen. In den Grundaussagen unterscheiden sich Frankl und Yalom nur graduell, allerdings geht Yalom detaillierter auf die Folgen verdrängter oder verschobener Verantwortung ein. So beschreibt er beispielsweise die Rolle der Verantwortung bei der Entstehung von Zwanghaftigkeit:

> Eine der üblicheren dynamischen Abwehrstrategien gegen die Bewußtheit von Verantwortung ist die Erschaffung einer psychischen Welt, in der man keine Freiheit erfährt, sondern unter der Herrschaft irgendeiner unwiderstehlichen egofremden (‚nicht-Ich') Macht existiert. Wir nennen diese Abwehrstrategie ‚Zwanghaftigkeit'. (Yalom, 1989, S. 268)

In dieser Vorstellung ergibt sich ein klinisches Syndrom somit aus der Nichtakzeptanz von Verantwortlichkeit, aus dem Bestreben, dem Druck der Verantwortung dadurch zu entkommen, dass das Leben unter rigide Handlungsanweisungen gestellt wird; diese werden in ihrer Herkunft ich-dyston (Yaloms „egofremd") erlebt. Somit liegt noch nicht einmal die Verantwortung dieser *Verantwortungs-Losigkeit* beim Patienten. In ähnlicher Weise lässt sich das Existenzial „Freiheit" auch für das Verständnis weiterer Störungen verwenden, wobei der wichtigste Umstand in dem Motiv zur Vermeidung von Verantwortungsübernahme besteht.

Isolation

Mit dem Thema des prinzipiellen Alleinseins des Menschen haben sich unüberschaubar viele Denker befasst. Yalom (1989) unterscheidet drei verschiedene Arten von Isolation:

Interpersonale Isolation: Diese Form der Isolation bezieht sich auf die Abwesenheit angemessener sozialer Beziehungen, wobei dies auf die verschiedensten Gründe zurückgehen kann (geographische Distanz, mangelnde soziale Kompetenz usw.). Es handelt sich somit um ein Alleinsein bzw. eine Einsamkeit in dem Sinne, in welchem diese Begriffe alltagssprachlich gebraucht werden.

Intrapersonale Isolation: Dieser Begriff ist inhaltlich weniger gut zugänglich und erscheint zumindest vor dem Hintergrund des deutschen Sprachgebrauches auch nicht sehr glücklich gewählt. Yalom meint damit jede Form des Auseinanderfallens des Selbst in dem Sinne, dass eigene Anteile wie beispielsweise Wünsche, Gefühle oder Bedürfnisse abgespalten werden. Klinisch kann dieses Phänomen somit darauf hinauslaufen, dass jemand zu seinen eigenen Gefühlen keinen Zugang mehr hat. Therapeutisches Ziel ist dann die Integration der abgespaltenen Teile bzw. die Verbesserung der Selbstwahrnehmung oder anderer Funktionen, die diese Form der Isolation aufheben.

Existenzielle Isolation: Das ist die Isolationsform, die uns hier wesentlich interessiert. Es handelt sich dabei um die grundlegendste Form der Isolation, die tiefer liegt als die beiden anderen genannten und die auch dann gegeben ist, wenn ansonsten gar keine Isolation vorzuliegen scheint. Sie besteht selbst dann weiter, wenn eine Person über ein stabiles soziales Netz verfügt, in befriedigende und reichhaltige Beziehungen eingebunden ist und sich auch selbst vollständig integriert fühlt. „Existenzielle Isolation bezeichnet einen unüberbrückbaren Abgrund zwischen sich selbst und anderen Lebewesen" (Yalom, 1989, S. 421). Wir existieren als Einzelwesen, denen zu anderen immer nur eine Nähe möglich ist, nicht aber ein Eins-Sein. Somit bleiben wir Zeit unseres Lebens letztlich allein – egal wie sehr wir uns bemühen, dieses Alleinsein aufzulösen. Freundschaft und Liebe sind zwei Formen des Ausdrucks für den Versuch, die existenzielle Isolation aufzulösen, doch auch bei größtmöglicher Nähe ändert sich nichts an der Tatsache, dass zwei Menschen zwei einzelne Menschen bleiben. Tatsächlich ist es gerade die hergestellte größtmögliche Nähe zu einem Menschen, die einen den auch dann noch verbleibenden und unüberbrückbaren Spalt besonders deutlich und schmerzhaft fühlen lässt. Eingehüllt in oberflächliche und bedeutungslose Beziehungen kann sich der Mensch einreden, nicht alleine zu sein. Erst im ehrlichen Versuch, die Isolation aufzuheben und einem anderen Menschen in der größten Tiefe zu begegnen, wird man der undurchdringlichen Grenze gewahr, die jeden Menschen vom anderen trennt.

Es gibt mehrere Verhaltensweisen, die auf den Versuch zurückgehen, die existenzielle Isolation aufzuheben. Dazu gehören promiskuitives Verhalten, Verleugnung, Vermeidung des Alleinseins und anderes mehr. Tatsächlich lindern auch manche Versuche den Schmerz der existenziellen Isolation: das Alleinsein kann in einer tiefen Beziehung zu einem anderen Menschen geteilt und somit besser ertragen werden. Doch ausgelöscht wird die Isolation dadurch nicht.

Die Angst des Menschen vor der Isolation ist einer der zentralen Beweggründe menschlichen Handelns. Sie veranlasst uns trotz aller zwischenmenschlicher Probleme immer wieder dazu, uns auf andere zuzubewegen und ist damit auch mit dafür verantwortlich, dass sich Menschen trotz aller Probleme und negativer Vorzeichen immer wieder zu Paaren zusammenfinden (vgl. Willi, 1997). Die zentrale Bedeutung der zwischenmenschlichen Beziehungen wurde am stärksten von Sullivan (1953) in seiner „interpersonellen Psychotherapie" in den Vordergrund gestellt (siehe auch Anchin & Kiesler, 1982).

Sinnlosigkeit

In Frankls (1994, 1995) Logotherapie nimmt die Sinnfrage die zentrale Position ein. Er betrachtet Sinn als etwas Gegebenes, das dem Menschen in jeder beliebigen Situation mittels der Verwirklichung von Werten offensteht. Werte werden im Sinne der materialen Wertethik Schelers (1980) als gegeben und existent gedacht; der Mensch muss sie nur erkennen und verwirklichen, um sinnvoll zu handeln. Das Organ, das dem Menschen diese Erkenntnis ermöglicht, ist das Gewissen. Sinn, Werte und Gewissen haben den Charakter von Postulaten: keines der Konzepte ist im wissenschaftlichen Sinne „beweisbar", sondern nur „glaubbar". Ein weiteres derartiges Postulat ist der Franklsche Über-Sinn (1995), auf den hin alles Irdische ausgerichtet ist. Für Frankl selbst war dieser Über-Sinn Gott. Diese „Glaubensinhalte" haben vielfach dazu geführt, dass die Logotherapie von Außenstehenden als eine Art religiöser Zirkel betrachtet wurde.

Auch die Philosophen des Existenzialismus haben die Sinnfrage gestellt und eine radikale Antwort gegeben: im Letzten betrachtet, ist das Leben sinnlos, das menschliche Dasein ist „absurd" (Camus). Allerdings ist der Mensch aufgrund seiner absoluten Freiheit dazu in der Lage, sein Dasein zu entwerfen. Diese Freiheit ist im Existenzialismus jedoch nur ohne Gott denkbar; es handelt sich somit um eine atheistische Philosophie. Diesem Standpunkt ist auch Yalom (1989) nahe, weshalb er sein Existenzial „Sinnlosigkeit" nennt.

Diese beiden Gegenpositionen machen deutlich, dass ab einer bestimmten Stufe der Hinterfragung nur noch mit einer Option (die man auch „Glaube" nennen kann) geantwortet werden kann,

- entweder im Glauben an Sinn, zum Beispiel: „Warum soll ich nicht töten?" - „Weil das Leben wertvoll ist." - „Warum ist das Leben wertvoll?" - „Weil es auf einen Über-Sinn ausgerichtet ist." - „Auf welchen Übersinn?" - „Auf einen göttlichen Plan."
- oder in der Negierung des Sinns: „Wie soll ich mich verhalten?" - „Du sollst dein Leben in Freiheit entwerfen." - „Woher habe ich diese Freiheit?" - „Aus der Existenz heraus. Es gibt kein höheres Wesen, das diese lenken würde." - „Wozu lebe ich dann?" - „Zu keinem anderen Zweck, als deine Existenz frei zu entfalten." - „Und welchen Sinn hat das?" - „Gar keinen, das menschliche Leben ist absurd." - „Warum soll ich es dann weiterführen?" - „Weil nur der heroische Trotz angesichts der Absurdität des Menschen Würde bewahrt."

Beides sind Optionen - sowohl der Sinn des Über-Sinns (als gegebener Sinn; die Position Frankls) als auch der Sinn des würdevollen Trotzes (der vom Menschen selbst konstruierte Sinn; die Position Yaloms). An Gottesbeweisen und nicht anzweifelbaren Gesetzen moralischen Handelns haben sich Denker verschiedenster Richtungen während mehrerer Jahrhunderte ohne Erfolg versucht. Mit dem Anzweifeln des letzten Gliedes fällt jedoch auch der Antwortzusammenhang der restlichen Kette auseinander.

Unabhängig von dieser Unterscheidung ist sowohl durch die empirische Forschung als auch durch die klinische Erfahrung unstrittig, dass der Sinngedanke für den Menschen eine zentrale Rolle spielt (Becker, 1997). Dieses Grundbedürfnis nach Sinn ist es, das Frankl als einziger Kliniker so deutlich in das Zentrum seiner Betrachtungen gestellt hat (ein umfassender Überblick zur Logotherapie findet sich in Riedel, Deckart und Noyon, 2002). Im konkreten Umgang mit Patienten spielt es dabei durchaus eine Rolle, wie man mit der Sinnfrage umgeht. Besonders schwierig dürfte dies mit gleichzeitig radikal nihilistischen und hochintelligenten Patienten sein. Die obigen Ausführungen sollten verdeutlichen, dass Sinn nicht beweisbar ist. Auf rationale Art und Weise wird man somit auch einen Patienten nicht „überzeugen" können. Ein Therapeut, der in der Arbeit mit einem solchen Patienten behauptet, dass Sinn und Werte „da draußen" seien, wird möglicherweise seine Glaubwürdigkeit verlieren. Der Umgang mit solchen Patienten ist ein schwieriges Problem, um welches jedoch gerade existenzielle Psychotherapeuten sich nicht herumwinden sollten, sind doch gerade sie es, die sich mit der Sinnfrage auseinander setzen.

Wirksamkeitsstudien zur existenziellen Psychotherapie

Die existenzielle Psychotherapie gehört nicht zu den wissenschaftlich anerkannten Therapieformen. Ein Antrag ist bislang auch noch von keinem Vertreter dieser Ausrichtung gestellt worden und das nur zum geringen Teil deshalb, weil es praktisch keine empirischen Studien gibt, die hierfür berücksichtigt werden könnten. Der Hauptgrund ist in einer Verweigerungshaltung gegen empirische Forschung zu sehen, die bei den Protagonisten des existenziellen Paradigmas nach wie vor gegeben ist. Das gilt mit Einschränkungen auch für Yalom (1989), der zwar einen Zugang zu empirischen Herangehensweisen besitzt, jedoch weitgehend die insbesondere von psychoanalytischen Denkern vorgebrachte Kritik teilt, dass sich die für Psychotherapie wesentlichen Phänomene und Prozesse empirisch nicht befriedigend erfassen lassen:

> Jedes Dasein erschafft ... seine eigene Welt; alle Wesen mit einem standardisierten Instrument zu erforschen, als wenn sie in der gleichen objektiven Welt lebten, bedeutet, dass man einen monumentalen Irrtum in seine Beobachtungen einführt. ... Ich glaube, ... dass in einem empirischen Studium der Psychotherapie unglaubliche Probleme stecken. (Yalom, 1989, S. 36)

In der Therapieerfolgs-Metaanalyse von Grawe, Donati und Bernauer (1994) existiert kein separater Unterpunkt „Existenzielle Psychotherapie". Am nächsten kommt dem Gegenstandsbereich noch der Abschnitt 4.4.10 des Buches mit dem Titel „Daseinsanalyse". Dieser von Binswanger (1942) entwickelte Ansatz ist der Gruppe der existenziellen Psychotherapien zuzuordnen. Grawe, Donati und Bernauer (1994, S. 242) fanden in ihrer Totalerhebung lediglich eine Studie, in welcher die Daseinsanalyse in einem kontrollierten Versuchsplan angewandt wurde. Die Studie weist in dem von den Autoren entwickelten Bewertungssystem unterdurchschnittliche Werte auf. Darüber hinaus liefert die Studie keine differenziellen Ergebnisse, sondern lediglich eine globale Erfolgseinschätzung. Die Autoren kommen zu dem Schluss, dass sich „über die Wirksamkeit der daseinsanalytischen Therapie ... bislang keine empirisch fundierten Aussagen machen (lassen), so dass sie den ungeprüften Verfahren zuzurechnen ist" (Grawe, Donati & Bernauer, 1994, S. 241).

Bei der Überprüfung spezifischer therapeutischer Techniken ist die empirische Befundlage nur wenig besser. Die paradoxe Intention der Logotherapie ist die einzige Technik, die Grawe, Donati und Bernauer (1994) in ihrer Metaanalyse berücksichtigen. Sie fanden zehn Studien, welche sie dieser therapeutischen Vorgehensweise zurechnen. Eine Durchsicht dieser Studien durch den Autor ergab jedoch, dass lediglich eine der zehn Studien tatsächlich die paradoxe Intention im Sinne Frankls (1991) überprüft, während die Vorgehensweisen in den anderen neun Studien zumeist deutliche Abweichungen aufweisen. Mehrheitlich handelt es sich um paradoxe Interventionen im Sinne von Symptomverschreibungen, was bei der paradoxen Intention sensu Frankl (1991) jedoch nicht versucht wird (siehe ausführlicher hierzu Noyon, 2002, S. 152ff.).

Die eine Studie, in welcher tatsächlich eine paradoxe Intention verwirklicht wird, stammt von Mavissakalian, Michelson, Greenwald, Kornblith und Greenwald (1983). Auf sie wird auch unten in dem Abschnitt „Achtsamkeit und paradoxe Intention“ eingegangen. Im Bewertungsschema von Grawe, Donati und Bernauer (1994) erreicht die Studie das beste Bewertungsprofil der zehn der paradoxen Intention zugeordneten Studien; auch relativ zu den anderen Therapieerfolgsstudien ist die Güte der Untersuchung von Mavissakalian, Michelson, Greenwald, Kornblith und Greenwald (1983) als mindestens durchschnittlich zu bezeichnen. Inhaltlich vergleichen die Autoren in ihrer Studie die paradoxe Intention in ihrer Wirksamkeit bei der Behandlung von agoraphobischen Patienten mit einem Selbstinstruktionsprogramm. Zur Erfolgsmessung setzten sie eine Testbatterie ein, die unterschiedliche klinische Parameter erfasste. Messzeitpunkte zum Therapieende sowie nach einem Katamnesezeitraum zeigten auf, dass beide Bedingungen zu signifikanten Verbesserungen in den klinischen Messwerten führten, wobei die paradoxe Intention schneller wirkte. Sechs Monate nach Therapieende ging es den beiden untersuchten Patientengruppen vergleichbar gut, was die Wirksamkeit der paradoxen Intention bestätigt. Als Rückschluss zugunsten der Wirksamkeit existenzieller Psychotherapie dient diese Studie jedoch kaum, da lediglich eine Therapietechnik mit einer anderen verglichen wurde. Aussagekräftiger wäre hier eine Studie, in der ein definiert existenziell-psychotherapeutisches Vorgehen (mit paradoxer Intention als einer der verwendeten Techniken) auf der einen Seite mit einem modernen kognitiv-behavioralen Therapieansatz auf der anderen Seite verglichen wird.

Eine weitere Studie zur paradoxen Intention hat Lukas (1991) durchgeführt. In dieser Studie wurden phobische Patienten mit systematischer Desensibilisierung bzw. paradoxer Intention behandelt. Therapieerfolgsmaße waren die „Therapiedauer bis zum ersten sichtbaren Erfolg“, die „Therapiedauer bis zur völligen Normalisierung“, die „durchschnittliche Angstintensität nach der Therapie“ sowie die „Zahl der Rückfälle innerhalb eines Jahres“ nach Therapieende. Operationale Aussagen dazu, was unter „sichtbarem Therapieerfolg“ sowie „völliger Normalisierung" zu verstehen ist, fehlen in der Studie jedoch genauso wie Signifikanzberechnungen, was die Aussagekraft stark einschränkt. In den genannten Maßen erwies sich die paradoxe Intention der systematischen Desensibilisierung jedoch per Augenschein der ermittelten Rohwerte als mindestens gleichwertig bis überlegen (z.B. im Mittel 51 Stunden bis zur völligen Normalisierung in der paradox-intendierenden Bedingung im Vergleich zu 74 Stunden in der Bedingung systematische Desensibilisierung; Lukas, 1991, S. 38).

Insgesamt betrachtet ist die Befundlage zur Überprüfung der Wirksamkeit existenzieller Psychotherapie somit durchweg ungenügend. Die Vielschichtigkeit existenzieller Themen und die besonderen Probleme in ihrer Behandlung sind dabei kein hinreichender Grund, von einer empirisch überzeugenden Therapieforschung in diesem Bereich abzusehen. Durch den Wissenschaftlichen Beirat Psychotherapie wurden definierte Anforderungskriterien vorgelegt, die an Studien zum Nachweis der Wirksamkeit eines Verfahrens anzulegen sind (vgl. Wissenschaftlicher Beirat Psychotherapie, 2004). Es bleibt zu hoffen, dass anspruchsvolle Studien im Bereich der existenziellen Psychotherapie durchgeführt werden, die eine bessere Beurteilung dieser Ausrichtung ermöglichen.

Achtsamkeit als Grundhaltung in der existenziellen Psychotherapie

Die Charakterisierung der geschilderten Existenzialien macht deutlich, dass es sich um unvermeidbare und letztlich nicht auflösbare Gegebenheiten des menschlichen Daseins handelt, die somit auch nicht Gegenstand einer wie auch immer gearteten *lösungs*orientierten Psychotherapie sein können. Der Therapeut kann letztlich nur einen Raum zur offenen Auseinandersetzung bieten, ohne ein „existenzielles Manual" zur Lösung der Fragen des Daseins in der Hinterhand zu haben. Die therapeutische Möglichkeit beschränkt sich auf die Grundhaltung, in der der Therapeut den genannten Gegebenheiten der Existenz begegnet, worin er vorbildhaft auf den Patienten einwirken kann. Eine der Facetten, die hierbei Bedeutung erlangt, bezeichnet Frankl (1996, S. 51) als „tragischen Optimismus". Dieser bezieht sich auf die Einstellung und Bereitschaft, auch den negativen Phänomenen des Seins einen individuellen Sinn abzuringen. Frankl (1996) konzentriert sich dabei auf die von ihm so genannte „tragische Trias", die drei grundlegendsten Schattenseiten der Existenz: das Leiden, die Schuld und den Tod. Diese können nicht gelöst, sondern nur transformiert werden und zwar „das Leid in Leistung – die Schuld in Wandlung – den Tod in einen Ansporn zu verantwortlichem Tun" (Frankl, 1996, S. 51). Hier ist also ein Perspektivenwechsel gefordert, der es ermöglicht, das Aushalten unabwendbaren Leids als persönlichen Triumph zu betrachten, erlebte und gefühlte Schuld per Reifung zur Weiterentwicklung zu nutzen und den Tod, der unsere Lebenszeit und somit auch unsere Gestaltungsmöglichkeiten begrenzt, als Motiv für Verantwortlichkeit im Leben zu sehen. Die Notwendigkeit für diesen Perspektivenwechsel sieht Lukas (1998) vor allem beim im „Protest erstarrten Menschen" (S. 73) gegeben:

> Manche Menschen reagieren auf jede Schicksalsherausforderung primär mit einem sich aufbäumenden Nein, das über kurz oder lang in eine starre Protesthaltung einmündet, aus der sie nicht leicht herauszuholen sind. Dadurch machen sie sich das Leben schwerer, als es ohnehin schon ist. (Ebd., S. 73)

Gerade die Transformation des Leidens in Leistung stellt sich dabei in Therapien sehr häufig als Aufgabe, da nicht wenige Patienten mit schicksalhaft gegebenen Leidenszuständen belastet sind. Solche therapeutischen Situationen sind nicht leicht zu handhaben, da die Wanderung auf einem schmalen Grat gefordert ist: lässt der Therapeut fortgesetztes Klagen des Patienten über seine Missstände zu, so stärkt dies sicherlich den Eindruck von großer Empathie, den sich der Patient vom Therapeuten bildet, aber es verändert sich nichts; schlägt der Therapeut indes zu früh oder zu forsch Perspektivenveränderungen vor, so fühlt sich der Patient brüskiert und nicht ernst genommen in seinem Leid, was die Gefahr eines Therapieabbruchs stark erhöht. Somit ist vom Therapeuten initial gerade so viel empathisches Mitleiden zu fordern, dass der Patient zu spüren bekommt, dass sein Leiden ernst genommen und nicht bagatellisiert wird, anschließend jedoch eine dosierte Konfrontationsstrategie, die - ohne zu verschrecken - Veränderungsmöglichkeiten anbietet. Gerade die Franklsche Idee der Transformation von Leiden in Leistung bietet dabei die Übergangsmöglichkeit, indem der Therapeut seine Achtung davor ausdrückt, dass (und ggf. wie) der Patient sein Schicksal trägt. Bei unabänderlichen Leidenszuständen kann es so nach und nach zum Therapieziel werden, das Schicksal in einer menschenwürdigen Weise zu tragen und möglicherweise sogar noch Sinnverwirklichungsmöglichkeiten zu finden, die erst durch das Leiden möglich geworden sind. Sehr wichtig ist jedoch, dass dies vom Therapeuten nie gefordert werden darf, will er sich nicht einer zynischen Haltung dem Patienten gegenüber auszeichnen: ein solcher sich selbst überschreitender Umgang mit dem Leiden kann behutsam in Aussicht gestellt, nicht jedoch gefordert werden. Gelingt dies, so können konstruktive neue Möglichkeiten aufscheinen. Ein Beispiel aus der eigenen Praxis soll dies verdeutlichen: Die Patientin hatte sich in Therapie begeben, weil es zu einer wiederholten depressiven Krise gekommen war. Deren Ursache war ihr klar: vor fünf Jahren hatte sich ihre Tochter suizidiert. Eine große Rolle spielte in dieser Therapie natürlich auch der Schuldaspekt. Angehörige von Suizidenten fühlen sich fast immer schuldig eines Versäumnisses und das war auch im vorliegenden Fall nicht anders. Neben der Arbeit an der Schuld ergab sich für die Patientin jedoch auch eine weitere konstruktive Perspektive: sie gründete eine Selbsthilfegruppe für Eltern von Suizidenten. Das ist eine Transformation von Leiden in Leistung auf mindestens zwei unterschiedliche Arten und Weisen: einerseits lässt die Patientin nicht zu, dass ihr Leiden am Verlust des Kindes zu einer Lebensverneinung bei sich selber führt, was weiteren hoffnungslosen depressiven Krisen Tür und Tor öffnen würden; andererseits „nutzt" sie ihr Schicksal, um Menschen in ähnlicher Situation eine Hilfe anbieten zu können (und auf diese Weise gleichzeitig natürlich auch sich selbst zu helfen). Nichts davon änderte etwas am Suizid der Tochter, doch sie eröffnete sich Optionen, die auch im Alltagsleben zu einer spürbaren Erleichterung führten.

Diese Ausführungen machen deutlich, welch große Rolle Akzeptanz und Perspektivenwechsel in der Logotherapie bzw. existenziellen Psychotherapie spielen. Eine dem korrespondierende Charakterisierung des Ansatzes der Achtsamkeit geben Segal, Williams und Teasdale (2002/2008): „The stance of the mindfulness approach is one of *welcoming* and allowing. ... It encourages ‚opening' to the difficult and adopting an attitude of gentleness to all experience" (ebd., S. 58; Hervorhebung im Original). Die „Ermutigung zur Öffnung" lässt sich unverändert auf die Herangehensweise der existenziellen Psychotherapie übertragen: die oben genannten Existenzialien sind in ihrer Unausweichlichkeit und in ihrer weit reichenden Bedeutung unter Umständen Furcht einflößend. Trotzdem ist die akzeptierende Öffnung eine wichtige Option in der Frage, wie ein Mensch sich diesen Gegebenheiten stellen sollte. Es wurde beispielsweise ausgeführt, dass Yalom (1989, S. 43) den Tod als die primäre Quelle der Angst betrachtet und somit auch als einen Hauptmotor der Psychopathologie, „denn die Verleugnung des Todes verzehrt einen beträchtlichen Teil der Lebensenergie" (Yalom, 1989, S. 57).

Stellt man sich diesem Existenzial jedoch, so kann der Todesgedanke das Leben sogar bereichern, weil er Verantwortlichkeit verdeutlicht und den Wert des gegebenen Spielraumes akzentuiert. Dieses „Sich-dem-Todesgedanken-Stellen" kann durch eine achtsamkeitsbasierte Herangehensweise gefördert und erleichtert werden.

Was hier am Beispiel des Todes sowie der „tragischen Trias" dargestellt wurde, lässt sich ähnlich auch auf die anderen genannten Existenzialien übertragen. Kurz eingegangen werden soll hier noch auf das Existenzial der Freiheit, da der im Achtsamkeitsansatz beschriebene (und zu überwindende) Autopilotenmodus (vgl. Michalak & Heidenreich, in diesem Band) für dieses von besonderer Bedeutung ist. Dieser Modus ist es, der beispielsweise bei einer Person mit übersteigerten selbstunsicheren oder abhängigen Persönlichkeitstendenzen das Abwälzen von Verantwortlichkeit fördert, was einem Negieren der Anforderungen und Realitäten des Freiheitsexistenzials gleichkommt.

Die existenzanalytische Arbeit mit diesen Patienten kann von den theoretischen Erörterungen und praktischen Implikationen zum Autopilotenmodus profitieren.

Achtsamkeit als situativ eingesetzte therapeutische Technik

In der existenziellen Psychotherapie bieten sich mehrere Möglichkeiten, Achtsamkeit über die im bisherigen herausgearbeitete Grundhaltung hinaus situations- bzw. problemspezifisch einzusetzen.

Achtsamkeit als Hilfe zur Dereflexion

In verschiedenen Schriften kennzeichnet Frankl (z.B. 1994, 1995, 1997) die Hyperreflexion als pathogenes gedankliches Kreisen um sich selbst. Schädlich wird eine solche Fixierung auf die eigene Befindlichkeit dadurch, dass durch den Wirkmechanismus der unterschiedlichen bekannten Teufelskreise das Beobachtete in seiner störenden Wirkung verstärkt wird, wodurch die Aufmerksamkeitsbindung noch weiter vergrößert wird und so weiter. Was Frankl bereits Ende der 40er Jahre des vorigen Jahrhunderts (vgl. Frankl, 1991, S. 54) mit seinem Terminus der Hyperreflexion beschrieben hat, firmiert in der aktuellen klinisch-psychologischen Literatur teilweise unter dem Begriff der „dysfunktionalen Selbstaufmerksamkeit" (vgl. z.B. Hoyer, 2000). Allerdings geht der Franklsche Begriff noch weiter, da nicht nur das Selbst Gegenstand einer dysfunktionalen Aufmerksamkeit sein kann, sondern auch äußere Gegebenheiten, die nicht mit dem Selbst deckungsgleich sind (z.B. Hyperreflexion der Ungerechtigkeit in der Welt).

Die logotherapeutische Antwort auf hyperreflektive Neigungen ist die Methode der Dereflexion. In den meisten Fällen ist es tatsächlich das Selbst, das Gegenstand der überzogenen Aufmerksamkeit ist, und entsprechend strebt die Dereflexion an, einen selbsttranszendenten Bezug herzustellen:

> Substantiell geht es darum, den Patienten von einer krankhaften Selbstbeobachtung zu befreien, indem andere Inhalte vorrangig im Blickfeld erscheinen. Es ist das herrliche ‚Sich-selbst-vergessen-Können', das allein schon den halben Therapieerfolg ausmacht, das mittels dieser Methode gelingen soll. Die Dereflexion ist praktisch eine therapeutische Aufmerksamkeitsregulierung, denn es genügt nicht, an einen bestimmten Inhalt nicht zu denken, die Aufmerksamkeit muß zugleich auf einen anderen, positiven Inhalt hingelenkt werden. (Lukas, 1991, S. 84)

Die praktische Durchführung läuft dabei zumeist darauf hinaus, die Aufmerksamkeit des Patienten auf ein Sinnziel bzw. eine Wertverwirklichungsmöglichkeit zu richten. Es ist zu vermuten, dass eine solche Umorientierung der Aufmerksamkeit weg von sich selbst und hin zu werthaltigen Sinnzielen erheblich von einer achtsamkeitsbasierten Therapie profitieren könnte, da sie dem Patienten mehr Möglichkeiten im Umgang mit seinen Aufmerksamkeitsprozessen zur Verfügung stellt. Außerdem ergibt sich in existenziell orientierten Therapien häufig das Problem, dass nicht ohne weiteres eine Bereitschaft zur Fokussierung unterschiedlicher Werte oder Sinnziele gegeben ist. Werden diese vom Therapeuten trotzdem in die Behandlung eingebracht, so reagieren Patienten nicht selten mit Widerstand, da sie sich dann in der Problemhaftigkeit ihres Lebens nicht gewürdigt fühlen. In solchen Fällen wäre eine achtsamkeitsbasierte Vorgehensweise ein günstiger Zwischenschritt, bevor die Aufmerksamkeit auf Wertverwirklichungsmöglichkeiten gelenkt wird.

Achtsamkeit in der Sinn- und Wertklärung

Die existenzielle Psychotherapie, insbesondere die Logotherapie, fokussiert mit ihrer Sinnorientierung eine der verhaltenstherapeutischen Ziel- und Wertklärung (vgl. Kanfer, Reinecker & Schmelzer, 1996) sehr ähnliche Dimension. Mit unterschiedlichen Methoden wird dabei unter anderem versucht, in den jeweiligen Lebenssituationen der Patienten die Wert- und Sinnmöglichkeiten aufzuspüren. Das wichtigste Medium ist dabei das sinn- und wertzentrierte therapeutische Gespräch;

hervorzuheben ist jedoch auch die auf Böschemeyer (1999) zurückgehende wertorientierte Imagination. Hierbei wird mit Techniken, die dem katathymen Bilderleben (Leuner, 1999) ähnlich sind, versucht, Wertverwirklichungsmöglichkeiten bewusst zu machen. Während diese Vorgehensweisen gegenwarts- bzw. zukunftsorientiert sind, gibt es insbesondere in der Logotherapie auch die sinnorientierte Betrachtung der Vergangenheit. Hierbei soll bewusst gemacht werden, welche Werte in der Vergangenheit bereits verwirklicht wurden; der Blick wird somit auf die mit Sinn gefüllten „Scheunen der Vergangenheit" (Frankl, 1997, S. 56) gerichtet, was insbesondere bei Patienten angestrebt wird, die auf ihr bisheriges Leben mit großer Verzweiflung und gefühlter Leere zurückblicken.

Der Achtsamkeitsansatz ist insbesondere für den Gegenwartsbezug der Wert- und Sinnperspektive bedeutsam. Heidenreich und Michalak (2003) formulieren in Anlehnung an Kabat-Zinn (1990), dass die spezifische Form der Aufmerksamkeitslenkung in der Achtsamkeitstherapie das Ziel verfolgt, „im ‚Kontakt' mit dem gegenwärtigen Augenblick zu sein und nicht in Erinnerungen oder Zukunftsplanungen bzw. -grübeleien gefangen zu sein" (ebd., S. 265). Gerade angesichts verborgener Sinnmöglichkeiten dürfte ein solches „im Kontakt sein mit dem Augenblick" eine große Erleichterung auf dem Weg zum Auffinden konkreter Wertverwirklichungsoptionen sein. Häufig liegt die Sinn bietende Möglichkeit nicht auf der Hand, sondern ist nur im Ansatz vorhanden, sodass ablenkende Faktoren sie leicht in den Hintergrund drängen. Achtsamkeitsübungen dürften Erfolg versprechend sein im Hinblick auf das Kontrollieren derartiger ablenkender Faktoren.

Achtsamkeit bei der Einstellungsmodulation

Bei der Einstellungsmodulation (ausführlich siehe Noyon, 2002, S. 172ff.) handelt es sich um eine logotherapeutische Technik, die in Ähnlichkeit zur kognitiven Therapie bestrebt ist, pathogene Grundeinstellungen zu modifizieren. Sie wird insbesondere dann angewandt, wenn Sachverhalte bestehen, die einer realen Veränderung schwer oder nicht zugänglich sind und somit nur die Person selber durch eine intrapsychische Adaption eine Verbesserung ihrer Lebensqualität erzielen kann. Es geht somit vor allem um die „schicksalhaften Gegebenheiten" (Frankl, 1995, S. 124), die sich der individuellen Kontrolle entziehen. Zumeist werden dabei negative Schicksalsschläge zu beachten sein, die sich entweder physisch (z.B. Querschnittslähmung), psychisch (z.B. kognitiver Leistungsverlust im Alter) oder sozial (z.B. Arbeitslosigkeit) auswirken. Grundsätzlich sind jedoch auch „positive Schicksale" von Bedeutung: So handelt es sich beispielsweise auch bei großer körperlicher Attraktivität um ein physisches Schicksal, in dessen Kontext problematische Einstellungen entstehen können (im Beispielsfalle etwa eine herablassende Grundhaltung anderen Menschen gegenüber).

Eine von mehreren Techniken zur Einstellungsmodulation, wie sie von Logotherapeuten angewendet wird, ist die auch in anderen Therapieansätzen verbreitete Zeitreise. Dabei wird der Patient in einem imaginativen Kontext angeleitet, die aktuell problematische Situation aus einer weit in der Zukunft liegenden Perspektive zu betrachten. Dies soll zu einer Entemotionalisierung der Belastungssituation führen, die schließlich den Boden für eine Neubewertung bilden kann.

Es wird deutlich, dass ein wesentliches Medium der Einstellungsmodulation in der Veränderung von Bewertungen zu sehen ist. Eine Umwertung ist jedoch nur möglich, wenn ein Minimum an Distanz zu dem zu Bewertenden hergestellt wird. Der Achtsamkeitsansatz mit seinem Prinzip der Bewertungsfreiheit kann als hilfreiche Technik genutzt werden, einer Person überhaupt Möglichkeiten zur Neubewertung unterschiedlicher Gegebenheiten zu verschaffen. Nicht selten sind Patienten derart verbissen in problematische schicksalhafte Gegebenheiten, dass eine konstruktive Herangehensweise gar nicht möglich erscheint. Achtsamkeitsbasierte Übungen könnten dabei helfen, derartige (chronifizierte) Einstellungen überhaupt erst einer Einstellungsmodulation zugänglich zu machen.

Achtsamkeit und paradoxe Intention

Die paradoxe Intention ist die bekannteste und älteste Technik der Logotherapie (Frankl, 1991; aktuelle Darstellung z.B. in Noyon, 2002, S. 152ff.). Sie wurde insbesondere zur Behandlung von Angststörungen konzipiert um versuchen, die Entstehung von Angst-Teufelskreisen auf kognitivem Weg zu verhindern bzw. bereits bestehende Teufelskreise zu durchbrechen. Der Begriff signalisiert eine Nähe zu anderen paradoxen Ansätzen. Es handelt sich bei der paradoxen Intention jedoch nicht - wie häufig fälschlich dargestellt - um eine Symptomverschreibungstechnik. Stattdessen wird der Patient darin unterwiesen, „genau das, wovor er sich immer so sehr gefürchtet hatte, nunmehr sich zu wünschen (Angstneurose) bzw. sich vorzunehmen (Zwangsneurose)" (Frankl, 1993, S. 37). Das Paradoxon liegt somit nicht in der Handlung, sondern in der Kognition. Dies wird auf humorvolle Weise angestrebt, sodass idealerweise die Angst vor der Angst zusammenbricht und das Symptom gar nicht erst entsteht. Es ist von hoher Bedeutung, dass die paradoxe Formel durchschlagskräftig und durch Humor befreiend ist.

In ihrer bereits oben angeführten Therapieerfolgsstudie haben Mavissakalian, Michelson, Greenwald, Kornblith und Greenwald (1983) die paradoxe Intention überprüft, wobei sie - um nur ein Beispiel zu nennen - eine Person mit Agoraphobie, die starke Angst vorm Schwitzen hatte, unter anderem mit folgender paradox-intendierender Formel behandelten: „Ich kann nur hoffen, dass die Leute hier in der Gegend gut schwimmen können, denn ich werde wirklich mal so richtig schwitzen" (Mavissakalian, Michelson, Greenwald, Kornblith und Greenwald, 1983, S. 79; Übersetzung vom Autor).

Die Technik macht deutlich, dass im Mittelpunkt der Behandlungsintention eine Veränderung der Bewertung körperlicher (Dys-)Funktionen bzw. problematischer Kognitionen steht. Es geht somit um die Herstellung von Distanz zu problematischen somato-psychischen Abläufen und dies wird mittels Humor verwirklicht. Eine sehr ähnliche Zielrichtung - wenngleich ohne humorvolle Komponente - findet sich auch in der Achtsamkeitstherapie. „Situationen, Gedanken, Gefühle und Körperempfindungen sollen als vorübergehende mentale Ereignisse achtsam wahrgenommen werden. Teasdale, Moore, Hayhurst, Pope, Williams und Segal (2002) bezeichnen diese Haltung als „decentering" oder „disidentification" (Heidenreich & Michalak, 2003, S. 266). Ein solches „decentering" wird auch durch die paradoxe Intention verwirklicht. Die Verbindung beider Methoden eröffnet interessante Möglichkeiten, beispielsweise im Umgang mit Patienten, bei welchen ihre Persönlichkeit oder die spezifische Art des Problems einen humorvollen Ansatz begrenzen.

Abschließende Bewertung

Ein zentraler Schwerpunkt existenzieller Therapieansätze ist der Umgang mit schicksalhaften Gegebenheiten. Diese können sowohl sehr grundlegender Natur sein und die Natur der menschlichen Existenz betreffen (Tod, Freiheit, Isolation und Sinn) als auch sehr spezifisch, beispielsweise im Sinne von einzelnen Schicksalsschlägen, Bedeutung im Leben einer Person erlangen.

Therapeutisch machen diese Bereiche einen speziellen Zugang erforderlich: In den meisten Fällen sind einem rein kognitiv-behavioral orientierten lösungszentrierten Therapieansatz enge Grenzen gesetzt, da sich existenzielle Probleme in der Regel nicht „lösen" lassen. Entsprechend sind Verhaltenstherapeuten nicht selten überfordert, wenn sie in der Therapie mit solchen „letzten Dingen" konfrontiert werden. Existenzielle Psychotherapeuten sind auf derartige Fragestellungen speziell vorbereitet und verfügen über Ansätze, auch in solchen therapeutischen Situationen eine fruchtbare Zusammenarbeit zu gewährleisten.

Im vorliegenden Beitrag wurde herausgearbeitet, an welchen Stellen die existenzielle Psychotherapie vom Achtsamkeitsansatz profitieren kann. Einen gemeinsamen Nenner finden die unterschiedlichen Anwendungsmöglichkeiten, wie sie oben beschrieben wurden, dabei vor allem in dem Mittel der Distanzherstellung. Viele existenzielle Fragestellungen erfordern vom Patienten das Einnehmen einer Distanz zum Problem, um einen adaptiveren Umgang zu ermöglichen. Die entsprechenden Einzelbeiträge in diesem Band wie auch die Ausführungen im vorliegenden Kapitel zeigen auf, dass der Ansatz der Achtsamkeit eine wichtige zusätzliche Methode zur Herstellung einer veränderungsbegünstigenden Distanz zu verschiedensten Phänomenen darstellt, wie sie beispielsweise bei der Dereflexion und der paradoxen Intention angestrebt wird. Eine weitere Bereicherung stellt die Achtsamkeitstherapie immer dann dar, wenn es darum geht, einem Patienten zu einem authentischeren Erleben im Sinne eines „In-Kontakt-mit-dem-Augenblick-Sein" zu verhelfen. Dies ist vor allem dann gefordert, wenn die „großen Fragen der Existenz" (Tod, Isolation, Freiheit, Sinn) gestellt werden. Insofern stellt der Ansatz der Achtsamkeit für die existenzielle Psychotherapie eine wichtige Perspektive dar, aus welcher sich sowohl für die therapeutische Grundhaltung als auch für die konkrete methodische Arbeit wertvolle Anregungen ergeben.

Literatur

Anchin, J. & Kiesler, D.J. (1982) (Eds.). *Handbook of interpersonal psychotherapy.* New York: Pergamon Press.

Becker, P. (1997). *Psychologie der seelischen Gesundheit* (Band 1: Theorien, Modelle, Diagnostik) (2. Auflage). Göttingen: Hogrefe.

Binswanger, L. (1942). *Grundformen und Erkenntnis des menschlichen Daseins.* Zürich: Niehans.

Böschemeyer, U. (1999). *Dein Unbewußtes weiß mehr, als du denkst. Wertorientierte Imagination als Weg zum Sinn.* Lüneburg: Hamburger Institut für Existenzanalyse und Logotherapie.

Boss, M. (1979). *Von der Psychoanalyse zur Daseinsanalyse.* Wien: Europa.

Comer, R. (1995). *Klinische Psychologie.* Heidelberg: Spektrum.

Frankl, V.E. (1991). *Die Psychotherapie in der Praxis.* München: Piper.

Frankl, V.E. (1993). *Theorie und Therapie der Neurosen. Einführung in Logotherapie und Existenzanalyse* (7., aktualisierte Auflage). München/Basel: Ernst Reinhard Verlag.

Frankl, V.E. (1994). *Die Sinnfrage in der Psychotherapie.* München: Piper.

Frankl, V.E. (1995). *Ärztliche Seelsorge. Grundlagen der Logotherapie und Existenzanalyse.* Frankfurt/Main: Fischer Taschenbuch Verlag.
Frankl, V.E. (1996). *Der leidende Mensch. Anthropologische Grundlagen der Psychotherapie* (2., unveränderte Auflage). Bern: Verlag Hans Huber.
Frankl, V.E. (1997). *Der Wille zum Sinn. Ausgewählte Vorträge über Logotherapie.* München: Piper.
Grawe, K., Donati, R. & Bernauer, F. (1994). *Psychotherapie im Wandel. Von der Konfession zur Profession.* Göttingen: Hogrefe.
Heidenreich, T. & Michalak, J. (2003). Achtsamkeit („Mindfulness") als Therapieprinzip in Verhaltenstherapie und Verhaltensmedizin. *Verhaltenstherapie, 13,* 264–274.
Heidegger, M. (1993). *Sein und Zeit* (17. Auflage; unveränderter Nachdruck der 15. Auflage). Tübingen: Niemeyer.
Hoyer, J. (2000). *Dysfunktionale Selbstaufmerksamkeit. Klinisch-psychologische und gesundheitspsychologische Untersuchungen.* Heidelberg: Asanger.
Kabat-Zinn, J. (1990). *Full catastrophe living.* New York: Delta.
Kanfer, F.H., Reinecker, H. & Schmelzer, D. (1996). *Selbstmanagement-Therapie* (2. Auflage). Berlin: Springer.
Kriz, J. (1994). *Grundkonzepte der Psychotherapie. Eine Einführung* (4. Auflage). Weinheim: Psychologie Verlags Union.
Leuner, H. (1999). *Lehrbuch der katathym-imaginativen Psychotherapie. Grundstufe, Mittelstufe, Oberstufe* (3., korrigierte und erweiterte Auflage). Bern: Huber.
Lukas, E. (1991). *Auch Dein Leben hat Sinn. Logotherapeutische Wege zur Gesundung.* Freiburg: Herder.
Lukas, E. (1998). *Lehrbuch der Logotherapie.* München: Profil Verlag.
Mavissakalian, M., Michelson, L, Greenwald, D., Kornblith, S. & Greenwald, M. (1983). Cognitive-behavioral treatment of agoraphobia: paradoxical intention vs self-statement training. *Behavior Research and Therapy, 21,* 75–86.
May, R. (1967). *Psychology and the human dilemma.* New York: Basic Books.
Noyon, A. (2002). Methoden der Logotherapie. In C. Riedel, R. Deckart & A. Noyon (Hrsg.), *Existenzanalyse und Logotherapie. Ein Handbuch für Studium und Praxis* (S. 151–185). Darmstadt: Primus Verlag.
Riedel, C., Deckart, R. & Noyon, A. (2002). *Existenzanalyse und Logotherapie. Ein Handbuch für Studium und Praxis.* Darmstadt: Primus Verlag.
Scheler, M. (1980). *Der Formalismus in der Ethik und die materiale Wertethik.* Bonn: Bouvier.
Segal, Z., Williams, M. & Teasdale, J. (2002). *Mindfulness-Based Cognitive Therapy for Depression. A New Approach to Preventing Relapse.* New York: Guilford. (Deutsch erschienen 2008: *Die Achtsamkeitsbasierte Kognitive Therapie der Depression – Ein neuer Ansatz zur Rückfallprävention.* Tübingen: dgvt-Verlag.)

Sullivan, H.S. (1953). *The interpersonal theory of psychiatry.* New York: Norton.
Teasdale, J.D., Moore, R.G., Hayhurst, H., Pope, M., Williams, S. & Segal, Z.V. (2002). Metacognitive awareness and prevention of relapse in depression: empirical evidence. *Journal of Consulting and Clinical Psychology, 70,* 275–287.
Willi, J. (1997). *Was hält Paare zusammen? Der Prozeß des Zusammenlebens in psycho-ökologischer Sicht.* Reinbek bei Hamburg: Rowohlt.
Wissenschaftlicher Beirat Psychotherapie (2004). Mindestanforderungen für die Begutachtung von Wirksamkeitsstudien im Bereich der Psychotherapie. *Deutsches Ärzteblatt PP, 2,* 81.
Yalom, I.D. (1989). *Existenzielle Psychotherapie.* Köln: Edition Humanistische Psychologie.
Yalom, I.D. (1999). *Die Liebe und ihr Henker & andere Geschichten aus der Psychotherapie.* München: btb.

Kapitel 13

„Es ist was es ist sagt die Liebe …“ Achtsamkeit und Akzeptanz in der Personzentrierten und Experientiellen Psychotherapie

Karin Bundschuh-Müller

If there is something bad, sick, or unsound,
let it inwardly be and breathe. That is the only way it can evolve and change
into the form it needs.
Eugene Gendlin

Zusammenfassung: *Achtsamkeit – Sorgetragen, Behutsamkeit, Nichtbewerten – und Akzeptanz sind Schlüsselbegriffe der Personzentrierten Experientiellen Psychotherapie (PEPT) und des Focusing. Im vorliegenden Artikel wird die Thematik unter drei Fragestellungen behandelt: Wie handelt die TherapeutIn in der PEPT achtsam und akzeptierend (Aspekt der Therapeutenvariablen)? Wie regt die TherapeutIn die KlientIn an, achtsam und akzeptierend ihrer eigenen Person gegenüber zu sein (Aspekt der Klientenvariablen)? Wie kann die KlientIn einen achtsamen und akzeptierenden Umgang mit sich selbst erlernen (Aspekt der Selbsthilfe durch Focusing)? Es werden die therapeutischen Kernvariablen (unbedingte positive Wertschätzung, Empathie und Kongruenz) unter Hervorhebung der unbedingten positiven Wertschätzung dargestellt. Die seit den 80er Jahren diskutierte Variable Präsenz wird als Basisvariable verstanden und beschrieben. Durch Eugene Gendlin, dem Nachfolger von Carl Rogers, wurde in der Personzentrierten Psychotherapie (PPT) eine Umorientierung vollzogen: Die Aufmerksamkeit der TherapeutIn richtet sich jetzt weniger auf Gefühlsäußerungen und Meinungen der Person, sondern das körperlich Gespürte,*

Korrespondenzadresse: bundschuh.mueller@t-online.de
Heidenreich, T. & Michalak, J. (2009). *Achtsamkeit und Akzeptanz in der Psychotherapie – Ein Handbuch* (3., überarbeitete und erweiterte Auflage). Tübingen: dgvt-Verlag.

aber noch Unklare rückt in den Mittelpunkt und wird als Ursprung von Veränderungsprozessen gesehen. Dadurch kommt es zu einer Präzisierung der therapeutischen Aufgabe: Die TherapeutIn soll sich auf den Felt Sense beziehen. Der Bezug auf dieses gegenwärtig körperlich gespürte, aber noch nicht klare innere Erleben (Experiencing) führt zu einer gravierenden Änderung im Konzept der PPT: der Disidentifikation bzw. dem Aufbau einer konstruktiven inneren Beziehung. Im Focusing, das KlientInnen in die Lage versetzt, die Kernvariablen der PEPT auf ihre eigene Person anzuwenden und einen konstruktiven eigenen inneren Erlebens- und Veränderungsprozess eigenständig zu initiieren, werden diese Änderungen in komprimierter Form zusammengefasst. Zum Thema „Achtsamkeit und Akzeptanz im personzentrierten Konzept“ werden Aussagen von Rogers selbst, vor allem aber die von Gendlin und jüngeren Autoren wie Greenberg, Hendrix, Iberg und Moore herangezogen. Am Beispiel des japanischen Gesprächstherapeuten Kuno wird ein Vergleich zwischen PEPT und Buddhismus gezogen. In der Diskussion werden Unterschiede und Gemeinsamkeiten beider Konzepte gegenübergestellt. Dabei wird auf die Theorien von Thich Nhat Hanh und Kabat-Zinn eingegangen, die mit Aussagen von Rogers und Gendlin verglichen werden.

Einleitung

Die Personzentrierte Psychotherapie (besser bekannt als Klientzentrierte oder Gesprächstherapie) wurde von Carl R. Rogers (1902–1987) in den vierziger Jahren des vorigen Jahrhunderts begründet. Sie entstand etwa zur gleichen Zeit wie die Verhaltenstherapie und ist die bedeutendste Repräsentantin der Humanistischen Psychotherapien. Ihre Grundlage ist ein Menschenbild, das Selbstentwicklungsfähigkeit, Entscheidungsfreiheit und Selbstverantwortung hervorhebt. Anders als z.B. die Verhaltenstherapie setzt die Personzentrierte Therapie die Beziehung zwischen KlientIn und TherapeutIn in den Mittelpunkt. Als heilendes und Veränderungen stiftendes Agens gelten bestimmte grundlegende Haltungen und Verhaltensweisen, mit denen die TherapeutIn der KlientIn entgegentritt, d.h. ihr begegnet. Sie schafft damit ein heilendes Klima.

Wie andere Therapierichtungen hat auch die Personzentrierte Psychotherapie (PPT) in den letzten Jahren grundlegende Veränderungen erfahren; insbesondere durch Eugene Gendlin, der – komplementär zu

Rogers – die Frage erörterte, was KlientInnen tun sollten, damit ihre Therapie erfolgreich verläuft. Aufgrund seiner Untersuchungen stellte er den Körper und das gegenwärtige körperlich spürbare Erleben als Hauptinstanz menschlicher Veränderungen ins Zentrum. *„Experiencing“*, gegenwärtiges spürbares Erleben, sei die Qualität, die in der KlientIn angeregt werden müsse, bzw. auf die die TherapeutIn sich beziehen müsse. Diese Sichtweise wird heute von vielen TherapeutInnen dieser Richtung geteilt. Gendlin entwickelte außerdem eine Methode, mit deren Hilfe KlientInnen auf eine systematische Weise lernen, wie sie sich in einer Therapie verhalten können, um Therapieerfolge zu erzielen. Diese Methode nannte er Focusing. Jüngere Theoretiker wie z.B. Leslie Greenberg und Robert Elliott (Prozessorientierte und Emotionsfokussierte Experientielle Psychotherapie) kombinieren die Grundhaltungen der PPT mit Focusing- und Gestalttherapie-Elementen.

In dem folgenden Artikel werde ich das Thema Achtsamkeit und Akzeptanz in der PPT unter drei Aspekten behandeln:

- In welcher Weise handelt die TherapeutIn in der PPT akzeptierend und achtsam (Aspekt der TherapeutInnen-Variablen)?
- In welcher Weise regt die TherapeutIn die KlientIn an, achtsam und akzeptierend ihrer eigenen Person gegenüber zu sein (Aspekt der KlientInnen-Variablen)?
- Wie kann die KlientIn lernen, mit sich selbst achtsam und akzeptierend umzugehen (Aspekt der Selbsthilfe)?

Vorab möchte ich darauf hinweisen, dass die Begriffe „Achtsamkeit“ in der Bedeutung von Sorglichkeit, Sorgfältigkeit, Aufmerksamkeit, Wachsamkeit und „Akzeptanz“ ganz unbestritten auch im westlichen (Europa und USA) Sprach-, Therapie- und Philosophieraum eine wichtige Funktion, ihren eigenen Wert und ihre eigene Tradition haben. In der Personzentrierten Psychotherapie bilden sie sogar das Grundgerüst. Wie zu zeigen sein wird, unterscheiden sie sich inhaltlich wenig von der Definition im östlichen Kulturraum. So definiert Jon Kabat-Zinn Achtsamkeit („mindfulness“) als eine besondere Form der Aufmerksamkeitslenkung: Den aktuellen Erlebensinhalten wird bewusst und intentional, im gegenwärtigen Moment und ohne Bewertung Aufmerksamkeit entgegengebracht (Heidenreich & Michalak, 2003; Kabat-Zinn, 2003).

Achtsamkeit und Akzeptanz im TherapeutInnenverhalten

Die „klassischen" Therapeutenvariablen

In der von Carl R. Rogers entwickelten Personzentrierten Psychotherapie steht nicht die Anwendung von Methoden oder Trainingsmodulen, sondern Erleben und Erfahrung der Person im Mittelpunkt der Aufmerksamkeit der gemeinsamen Bemühungen von KlientIn und TherapeutIn. Rogers entwickelte zentrale Kriterien für ein TherapeutInnenverhalten, das in der KlientIn einen Prozess der konstruktiven Veränderung bewirkt. Diese Haltungen und Beziehungsangebote gelten in der PPT als notwendige und hinreichende Bedingungen für konstruktive Veränderungsprozesse - nicht nur für seelisch kranke, sondern für alle Menschen. In seiner grundsätzlich positiven und optimistischen Sichtweise war er tief davon überzeugt, dass das Entgegenbringen von bestimmten Haltungen, die er die „Kernvariablen menschlicher Begegnung" nannte, in einem Menschen einen Wachstumsprozess in Richtung größerer Vollständigkeit und Gesundheit anregt. In jedem Menschen existiert eine Kraft, die Heilung und Weiterentwicklung möglich macht. Diese entwicklungsorientierte Eigenschaft wurde von Rogers *„Aktualisierungstendenz"* genannt.

Heute gelten die von ihm formulierten und vielfach empirisch überprüften Basisvariablen für ein wirksames TherapeutInnenverhalten als die wesentlichen Merkmale einer helfenden Beziehung und konstruktiver menschlicher Beziehungen schlechthin. Es handelt sich dabei um die Grundhaltungen der Empathie, der bedingungslosen positiven Wertschätzung und der Kongruenz (Echtheit).

Unbedingte positive Wertschätzung

Unbedingte positive Wertschätzung („unconditional positive regard") beschreibt die Haltung, die eine Klientzentrierte TherapeutIn der KlientIn entgegenbringt. Rogers hat sie wiederholt beschrieben:

> Die Art von Wertschätzung (Anteilnahme, Sorgetragen), über die ich hier spreche, ist dann am hilfreichsten, wenn sie nicht Besitz ergreifend ist, keine bewertende Anteilnahme, wenn sie vielleicht sehr ähnlich der Sorge ist, die Eltern gegenüber ihrem Kind fühlen. Auch wenn sich das Kind in den Augen der Eltern schlecht benimmt, achten sie das Kind, betrachten es als eine wertvolle Person, lieben es und sorgen sich um es ohne Rücksicht auf bestimmte Verhaltensweisen. (Rogers, 1992, S. 25)

An dieser Stelle möchte ich auf eine wichtige Differenzierung hinweisen, die bei der im deutschen Sprachraum üblich gewordenen Benennung dieser Variablen leicht vergessen wird: In der amerikanischen Originalversion heißt sie „unconditional positive *regard*", es handelt sich also um eine nicht beurteilende positiv getönte Beachtung oder Aufmerksamkeitzuwendung, an die keinerlei Bedingungen gestellt werden. Die geläufige deutsche Vokabel lautet „unbedingte positive Wertschätzung" (die ich in diesem Artikel auch überwiegend verwende). Darin ist jedoch eine Wertung enthalten. Die Person wird „geschätzt", gern gemocht. Diese Haltung ist ebenfalls heilsam, allerdings insgesamt enger gefasst. Wer „wertgeschätzt" wird, kann diese Wertschätzung auch wieder verlieren, hat vielleicht den Eindruck, sie sich verdienen zu müssen. Für die TherapeutIn ist es eine Überforderung, einen Klienten immer *wertzuschätzen.* Meine *Aufmerksamkeit* kann jedoch positiv getönt und nicht an Bedingungen geknüpft sein. Diese Haltung kann ich selbst kontrollieren und üben. Der Mensch mir gegenüber kann von mir mit Respekt und Akzeptanz behandelt werden, aber ob ich ihn *schätze,* kann ich nicht garantieren und kollidiert manchmal mit meiner Echtheit.

Allerdings wird positive Beachtung und Aufmerksamkeitszuwendung als wertschätzend *erfahren.* „Zuwendung" und „Beachtung" lassen einen gemeinsamen, positiv erlebten Raum entstehen, der durch

„Abwendung“ wieder verschwindet. Cameron (2001) hat darauf hingewiesen, dass KlientInnen diese „Abwendung“ bzw. das Erlöschen von Aufmerksamkeit manchmal als Kränkung erleben.

Empathisches Verstehen

Unter Empathie/empathischem Zuhören verstehen wir die Einfühlung in die innere Welt des anderen Menschen: „Sie ist eine Erfahrung, unmittelbar der Gefühlslage des anderen teilhaftig zu werden und sie so zu verstehen. Trotz dieser Teilhabe bleibt das Gefühl aber anschaulich dem anderen zugehörig“ (Binder & Binder, 2003, S. 82ff.). Im deutschsprachigen Raum wird diese Variable auch „Spiegeln“, „Reflektieren“ oder „aktives Zuhören“ genannt. Ich selbst habe sie noch unter der Bezeichnung „Verbalisierung emotionaler Erlebensinhalte“ kennengelernt und trainiert. Empathie setzt Achtsamkeit, Sorgfalt und Akzeptanz voraus. Um in die Welt eines anderen auf heilsame Weise eintreten zu können, benötigt der Therapeut eine Haltung der freundlichen wertschätzenden, respektvollen Aufmerksamkeit - ein „Dabei-Sein“. Dies wird am Beispiel der Kompetenzen von Momo, einer Romanfigur von Michael Ende, anschaulich erklärt:

> Wirklich zuhören können nur ganz wenige Menschen. Und so wie Momo sich aufs Zuhören verstand, war es ganz und gar einmalig. Momo konnte so zuhören, dass dummen Leuten plötzlich sehr gescheite Gedanken kamen. Nicht etwa, weil sie etwas sagte oder fragte, was den anderen auf solche Gedanken brachte, nein, sie saß nur da und hörte einfach zu, mit aller Aufmerksamkeit und aller Anteilnahme. Dabei schaute sie den anderen mit ihren großen, dunklen Augen an, und der Betreffende fühlte, wie in ihm auf einmal Gedanken auftauchten, von denen er nie geahnt hatte, dass sie in ihm stecken. (Ende, 1973, S. 15)

Rud (2003) nennt die Fähigkeit des empathischen Zuhörens („empathic listening“) einen kontemplativen Zustand, der zu einer Transformation führt.

Kongruenz

Die Kernvariable „Echtheit" („congruency") wurde von Rogers auch mit „genuineness" bezeichnet, die Übereinstimmung einer Person mit dem eigenen Da- und So-Sein. Wenn eigene Erfahrungen exakt symbolisiert und in das Selbstkonzept integriert werden, tritt Kongruenz von Selbst und (organismischer) Erfahrung ein. Eine Person wird umso reifer und selbstverantwortlicher handeln, umso differenzierter in der Wahrnehmung und umso offener bzw. weniger abwehrend gegenüber der eigenen Erfahrung sein, je mehr Kongruenz in ihren verschiedenen Erfahrungsbereichen vorhanden ist. Im Rahmen der notwendigen und hinreichenden Bedingungen für Persönlichkeitsveränderungen wurde von Rogers (1991) neben der Empathie und der unbedingten Wertschätzung die Echtheit der Psychotherapeuten in der jeweiligen Beziehung gefordert. Rogers nannte sie später die fundamentalste therapeutische Grundhaltung. Kongruenz verleiht der Empathie persönliche Farbe und Tiefgang, und Kongruenz/Echtheit fungiert als „Interaktions-Barometer" für das, was sich in der Hier-und-Jetzt-Beziehung zwischen Klient und Therapeut abspielt (Lietaer, 2003, S. 79ff.).

Die Grundvariablen verschmelzen zu einer ganzheitlichen Grundhaltung, in der die verschiedenen Aspekte in unterschiedlichen Situationen mehr oder weniger in den Vordergrund treten. Durch kongruentes Verhalten wird die Person der TherapeutIn zu einem wirklichen Gegenüber und eine symmetrische Beziehung zwischen KlientIn und TherapeutIn kann entstehen. Die TherapeutIn ist in einer bestimmten Weise transparent und handelt nicht als undurchschaubare ExpertIn. Die Qualität der unbedingten Wertschätzung kommuniziert ein tiefes Engagement für die Person der KlientIn. Durch einfühlendes Zuhören, mit dessen Hilfe die PsychotherapeutIn ihre Selbstäußerung auf die Person der KlientIn abstimmt, sich bemüht, ihre Welt mit deren Augen zu sehen, versucht, sie wirklich zu verstehen und sie so der Person transparenter zu machen, wird in der KlientIn ein Klima für konstruktive Veränderungsschritte geschaffen. Empathisches Verstehen, Einfühlung in die KlientIn und ihre individuelle Welt ermöglicht es der TherapeutIn, der KlientIn ihre wertschätzende Haltung zu kommunizieren (Wiltschko, 1992).

Achtsamkeit und Akzeptanz am Beispiel der Kernvariable „unbedingte positive Wertschätzung“

Insbesondere die Haltung der unbedingten positiven Wertschätzung kann als direktes Äquivalent für Achtsamkeit und Akzeptanz gesehen werden. Biermann-Ratjen (2003, S. 333) führt zum Thema „unbedingte positive Wertschätzung“ aus, dass sie weniger eine Technik des Psychotherapeuten und nicht nur Bestandteil des Verfahrens Gesprächspsychotherapie ist, sondern ebenso ein wesentlicher Bestandteil der zwischenmenschlichen Beziehung, die die notwendige und hinreichende Bedingung für Selbstentwicklung ist. Das Bedürfnis eines Menschen nach unbedingter positiver Beachtung entsteht etwa zum gleichen Zeitpunkt, an dem er beginnt, ein Bewusstsein seines Selbst zu entwickeln (Iberg, 2001). Die Haltung der unbedingten positiven Beachtung kann nicht erzwungen oder automatisch an- und ausgeknipst werden, sie ist nicht einfach da, sondern entwickelt sich als Prozess. Sie kann im Laufe der therapeutischen Beziehung wachsen und unterschiedliche Ausmaße annehmen. Sie wird reguliert durch die Kongruenz der TherapeutIn.

Die Bedeutung der unbedingten positiven Wertschätzung liegt in ihrer Kraft, in der Person, die sie empfängt, eine unbedingte positive Selbstwertschätzung aufzubauen oder beschädigten Selbstwert zu reparieren. Im Selbstkonzept nach Rogers hat die unbedingte positive Beachtung, die ein Mensch von anderen erfährt, in seinem Entwicklungsprozess einen größeren Einfluss als das Erleben von innerer gefühlter Stimmigkeit und Authentizität. Die Unbedingtheit, mit der wir einen Menschen wertschätzen, muss jedoch sehr umfassend sein (Wilkins, zitiert nach Iberg, 2001). Sie muss *alle* Teile des Erlebens und Fühlens eines Klienten akzeptieren, *einschließlich sogar des/r Teils/e, die/der an einer Veränderung uninteressiert ist* (Iberg, 2001, S. 114). Bozarth benennt die unbedingte positive Wertschätzung als den „kurativen Faktor" der (personzentrierten) Theorie. Rogers' Krankheitstheorie hebt die Fähigkeit der unbedingten positiven Wertschätzung hervor, sogar eine gehemmte/beschädigte Aktualisierungstendenz wieder herzustellen oder zu reparieren (Bozarth, 2001).

> Auch wenn Klienten nicht immer konstruktiv handeln, so können wir doch davon ausgehen, dass diese - so sehr unseres Vertrauens würdige - Kraft, die den Klienten zu konstruktiven Aktionen bewegt, im Kontext von (oder als Resultat von) einer Beziehung stattfindet, in der unbedingte positive Wertschätzung und Empathie angeboten werden. (Iberg, 2001, S. 114)

Nähe und Verwandtschaft zwischen unbedingter positiver Wertschätzung und Zen-Buddhismus

Die Nähe und Verwandtschaft, die die Haltung der unbedingten positiven Wertschätzung zu der Haltung der Achtsamkeit östlicher Tradition aufweist, wird durch die Einschätzung japanischer, buddhistisch orientierter Gesprächspsychotherapeuten unterstrichen. In der japanischen Schule werde schon seit Einführung der Personzentrierten Psychotherapie in Japan ein besonderer Fokus auf die Qualität der unbedingten positiven Beachtung gelegt (Kuno, 2001). Kuno, der den Standpunkt einer auf Buddhismus basierenden Psychotherapie vertritt, erkennt in dem, was Rogers unbedingte positive Beachtung nannte, gleichzeitig den Kern des Buddhismus. Unbedingte positive Beachtung sei aber auch äquivalent zu dem christlichen Konzept von Liebe (Murase & Hosako, 1990, zitiert nach Kuno, 2001). Kuno interpretiert die verschiedenen Elemente der unbedingten positiven Wertschätzung aus buddhistischer Sicht:

„Unbedingtheit" bedeute, dass eine Person genau so akzeptiert werde, wie sie ist, sowohl wenn sie „schlechte", schmerzhafte, furchtsame, unnormale Gefühle äußere, wie auch wenn sie „gutes", positives, erwachsenes, vertrauensvolles Erleben ausdrücke. Sich jemandem

in einem unbedingten Zustand zu nähern, heiße auch, dass sie (die TherapeutIn) selbst ihre negativen Gefühle in der gleichen Art zu akzeptieren lernen müsse, wie sie ihre positiven Gefühle akzeptiere.

Die Lehren des Buddha zeigen, dass jeder diesen Zustand erreichen kann, wenn er die „Vier Edlen Wahrheiten“ („The Four Noble Truths“), die Buddha niederschrieb, nachdem er Erleuchtung erlangte, vollständig verstehen kann.

Die Vier Edlen Wahrheiten:

- Die Wahrheit, dass es Betrübnis und Not gibt
- Die Wahrheit, dass es eine Ursache für Betrübnis und Not gibt
- Die Wahrheit, dass es ein Ende des Leidens gibt
- Die Wahrheit, dass es einen Weg gibt, um das Leiden zu beenden.

Zum besseren Verständnis der dritten Wahrheit zitiert Kuno (2001) Braziers (1995) Interpretation der zweiten Wahrheit, die auf folgender Logik beruhe: Wenn man die Emotionen, die mit dem Leiden einhergehen, nicht unterdrückt oder unnötig erweitert, dann werden diese Emotionen mit der Zeit verschwinden, ohne eine Spur zu hinterlassen. Allerdings versuchen wir normalerweise, vor dem Leiden zu fliehen. Das Endresultat ist, dass dies das Leiden nur noch schlimmer macht. Also lehrt Buddha uns, dass wir unserem Leiden gelassen ins Gesicht schauen, Selbstkontrolle üben und uns bemühen sollen, im täglichen Leben auf dem rechten Weg zu gehen.

Neben der „*Unbedingtheit*“ beschreibt Kuno auch das zweite Element der Kernvariable „*positive Aufmerksamkeit*“ aus dem buddhistischen Ansatz heraus: Rogers nannte „*positive Aufmerksamkeit*“ „eine liebevolle, warmherzige, mitfühlende Haltung der KlientIn einer anderen Person gegenüber, mit der Erlaubnis, ihre eigenen Gefühle, ihr eigenes Erleben zu haben“ (Rogers, 1957). Rogers’ Begriff der positiven Wertschätzung korrespondiert laut Kuno mit den Lehren des Mahayana-Buddhismus darin, dass man der Rettung anderer vor der Rettung der eigenen Seele Vorrang geben sollte. Kuno meint, viele Japaner verstünden die Variable „*Unbedingte positive Aufmerksamkeit/Beachtung*“ auf eine natürliche Weise vom Standpunkt der Lehren des Mahayana-Buddhismus aus. In der Personzentrierten Therapie haben die Gefühle, das Erleben und die Erfahrungen der KlientIn Vorrang vor den Gefühlen und Erfahrungen der TherapeutIn. Diese bringt der KlientIn ein Verhalten entgegen, das den „Four Means of Embracement" („Vier Mittel/Möglichkeiten des Annehmens") entspricht, die da lauten: „Geben", „sanfte Worte", „menschenfreundliche Taten" und „Verbindung mit anderen" (Kuno, 2001).

Auch im westlichen Raum weisen einige Autoren auf die Parallelen zwischen der Variablen *„Unbedingte positive Wertschätzung"* und buddhistischen Praktiken hin. Die englische Autorin Judy Moore, die in ihrer Arbeit Klientzentrierte Psychotherapie mit Soto-Zen-Buddhismus verbindet, hebt in ihrem Artikel „Acceptance of the Truth of the Present Moment as a Trustworthy Foundation of Unconditional Positive Regard" das tiefe Bedürfnis hervor, die Wahrheit/Wahrhaftigkeit des inneren Erlebens zu akzeptieren. Dies sei für das menschliche Wachstum von lebenswichtiger Bedeutung. Moore nennt die Haltung der unbedingten positiven Wertschätzung ein außerordentliches Loslassen, innerliches Weichwerden/Schmelzen („letting go"), ein Vergessen oder Verlieren des Selbst. So verstandene unbedingte positive Wertschätzung sei eine Kernbedingung. Sie führt dazu, dass in der KlientIn ebenfalls eine besondere innere Haltung der Akzeptanz und des Geschehenlassens entstehen kann.

Ausführliche Fallstudien findet man bei den Autoren Iberg (2001), Moore (2001) und Sikkema (2002). Sie stellen dar, wie die Variable „unbedingte positive Wertschätzung" in schwierigen therapeutischen Situationen eingesetzt werden kann und eine signifikante Veränderung in der KlientIn bewirkt. Sie belegen, wie in therapeutischen Situationen, in denen eine KlientIn durch Worte nicht mehr erreicht werden kann, ein Dabei-Sein („to stay with"), ein bloßes Gesellschaft-Leisten, den therapeutischen Prozess weiterführen kann. Das Erleben von bloßem Gesehen-, Gehalten- und Getragen-Sein durch einen anderen Menschen bringt Heilung. Wenn die TherapeutIn in einer bestimmten Haltung „dabei ist" und mit der KlientIn zusammen „deren innerem Erleben zuhört", können innere Transformationsprozesse stattfinden.

Der amerikanische Psychologe Dr. Garry Prouty (1998) arbeitet mit schwerstgestörten – nicht der Sprache mächtigen, autistischen, hirnorganisch erkrankten und psychiatrischen – Klienten auf der Basis existentieller Einfühlung. Er nennt das von ihm entwickelte Verfahren „Prätherapie“ und es geht dabei ausschließlich um die Vermittlung des Erlebens von Kontakt.

Unbedingte positive Wertschätzung als Freude an der Wahrhaftigkeit des Gegenübers

Iberg (2001) zitiert Thomas von Aquin, der im 12. Jahrhundert über die Schönheit schrieb: „Schönheit erfreut uns dadurch, dass sie gesehen wird“. Iberg (2001) unterscheidet zwischen der Schönheit, die uns erfreut und der Schönheit, die wir bewundern. Die Freude, Schönheit zu erleben, beinhaltet nur, das Objekt zu *sehen* – eine Art von Freude, die nicht besitzergreifend und kontrollierend ist. Die Freude an Schönheit ist „desinteressiert“. Sie will nicht besitzen, haben, konsumieren oder kontrollieren. Wir sind zufrieden damit, das Objekt zu betrachten oder es anzusehen. Diese Haltung klingt in der Arbeit von Carl Rogers und vielen anderen wider, wenn sie die Haltung einer Person, die einem anderen Menschen unbedingte positive Aufmerksamkeit schenkt, beschreiben. Santorelli (1999, zitiert nach Iberg, 2001, S. 124) fügt diesem noch einen besonderen Aspekt hinzu: „Wenn wir ohne zu werten dicht bei jemandem sind, der Schmerzhaftes erkundet, dann finden wir Schönheit inmitten der Ruinen“. Es sei berührend, zugegen zu sein, wenn Menschen sich voller Wahrhaftigkeit und Echtheit mit ihren Problemen konfrontieren. Es ist die Wahrhaftigkeit, die einer begleitenden Person „das Herz aufgehen lässt“ und Gefühle von Achtung und Respekt hervorruft. Sie führt zu tiefer, heilender Begegnung von Mensch zu Mensch.

Die Beschreibung dieser drei Kernvariablen – insbesondere der Variable der unbedingten positiven Beachtung, machen deutlich – dass Achtsamkeit und Akzeptanz unverzichtbare implizite Merkmale und Grundlagen der Personorientierten Experientiellen Therapie sind.

Präsenz

Bereits am Ende seines Lebens und auch beeinflusst durch die intensive Auseinandersetzung mit den Untersuchungen seines Mitarbeiters Eugene Gendlin stellte Rogers Vermutungen über eine weitere bedeutsame Variable an, die er „Präsenz“ nannte. Diese zusätzliche Charakteristik existiere im Bereich des Mystischen und Spirituellen (Rogers, 1979, 1980, 1986). Er beschreibt in „A Way of Being“ (1980), was in einer helfenden Beziehung geschieht, wenn er sehr eng bei seinem „inneren intuitiven Selbst“ ist:

> … wenn ich irgendwie im Berührung bin mit dem Unbekannten in mir, wenn ich vielleicht in einem leicht veränderten Bewusstseinszustand bin, dann - was auch immer ich tue - scheint voller Heilung zu sein. Dann ist einfach nur meine *Präsenz* erlösend und hilfreich für den anderen. Es gibt nichts was ich tun könnte, um diese Erfahrung zu erzwingen, aber wenn ich mich entspanne und dem transzendentalen Kern in mir nahe bin, … scheint es mir, dass mein Geist/meine Seele (my inner spirit) sich hinausgestreckt (to reach out), und die Seele (the inner spirit) des anderen berührt hat. Unsere Beziehung geht über sich selbst hinaus (transcends) und wird ein Teil von etwas Größerem. Tiefgehendes Wachstum und Heilung und Energie sind gegenwärtig. (Rogers, 1980, S. 129, Originalhervorhebung)

Rogers entwickelte kein ausformuliertes Verständnis von Präsenz. Dieses war gerade dabei, sich zu entfalten, bevor er starb. In einem Interview mit Baldwin (das dieser im Jahr 2000 veröffentlichte) dachte Rogers über die mögliche essenzielle Natur von Präsenz nach:

> Ich bin geneigt zu denken, dass ich in meinen Schriften zu viel Gewicht auf die drei Basisbedingungen (Kongruenz, unbedingte positive Aufmerksamkeit und empathisches Verstehen) gelegt habe. Vielleicht ist es etwas um den Rand dieser Bedingungen herum, das wirklich das wichtigste Element der Therapie darstellt - wenn mein Selbst sehr klar und offensichtlich präsent ist. (Rogers, in Baldwin, 2000, S. 309)

Wir werden diese Haltung jedoch in den experientiellen Ansätzen und im Focusing wiederfinden. Die „Charakteristik der Präsenz“ wurde von klientzentrierten Autoren unter verschiedenen Aspekten betrachtet. Thorne (1992) sieht sie als eine mögliche vierte Bedingung von gleicher Güte wie die drei anderen Kernbedingungen, Mearns (1994, 1997) als eine Mischung der Beziehungsbedingungen, Moore (2001) als vertiefte Form von unbedingter positiver Wertschätzung und ein „blending together“ aller Variablen zu einer einzigen inneren Bewegung. Peter Schmid, Psychotherapeut und Theologe, einer unserer kreativsten Theoretiker, sieht Präsenz als eine Kombination aller drei Grundhaltungen zur gleichen Zeit. Er bezeichnet sie als „Triasvariablen“. Geller und Greenberg (2002) diskutieren diese Variable hingegen unter der Prämisse einer *Grundlage* für die drei Basisbedingungen.

Allgemeine Beschreibung von Präsenz

Die Variable der Präsenz ist nicht ausschließlich in der Klientzentrierten Psychotherapie zu finden. Sie gilt als eines der besten Geschenke, die ein Therapeut seinen Klienten machen kann. Einer anderen Person gegenüber vollständig präsent und vollständig menschlich zu sein wurde als heilsam in sich selbst betrachtet. In der Literatur über Psychotherapie wird „Präsenz“ als essentiell für gute Therapie gesehen und als der Schlüssel dazu, ein guter Therapeut zu sein (Geller & Greenberg, 2002).

Bugenthal (1978, 1983, 1987, 1989, zitiert nach Geller & Greenberg, 2002) definiert Präsenz durch die Komponenten Erreichbarkeit („availability“ – Verfügbarkeit, Vorhandensein), Offenheit für alle Aspekte des Erlebens des Klienten, Offenheit den eigenen Erfahrungen/dem eigenen Erleben gegenüber, wenn man mit und bei dem Klienten ist, sowie die Fähigkeit, zu antworten, mitzuschwingen und auf das Erleben des Klienten zu reagieren.

Therapeutische Präsenz wird auch definiert als „das gesamte Selbst in die Begegnung mit der KlientIn einbringen und vollständig im Moment sein mit und für die KlientIn, mit nur geringer Absicht, eigene selbst entworfene Ziele oder Zwecke zu verfolgen“ (Craig, 1986; Hycner, 1993; Hycner & Jacobs, 1995; Kempler, 1970; Moustakas, 1986; Robbins, 1998; Webster, 1998, zitiert nach Geller & Greenberg, 2002).

EIN ARBEITSMODELL ZUR THERAPEUTISCHEN PRÄSENZ (NACH GELLER UND GREENBERG)

Geller und Greenberg (2002) kritisieren, dass die oben angeführten Definitionen von Präsenz nur global seien und auf Theorien basieren. In einer Studie, an der erfahrene TherapeutInnen - allesamt BefürworterInnen des Präsenz-Konzeptes - teilnahmen, wurde eine qualitative Analyse von TherapeutInnenberichten durchgeführt. Auf dieser Basis wurde von Geller und Greenberg ein *Arbeitsmodell zu therapeutischer Präsenz* entwickelt.

Das Modell der therapeutischen Präsenz in der therapeutischen Beziehung beinhaltet drei Stufen, um drei Hauptdomänen zu repräsentieren, die aus der Befragung herausdestilliert wurden.

Domäne A umfasst - wie in Tabelle 1 dargestellt - den Aspekt „Grundlagen für Präsenz schaffen" oder auch „den Boden für Präsenz bereiten". Die dargestellten Maßnahmen beziehen sich sowohl auf Vorbereitungen, die direkt vor der Sitzung zu treffen sind, als auch auf eine generelle Haltung im Leben.

Tabelle 1: *Domäne A: Die Grundlagen für Präsenz schaffen („preparing the ground")*

Vor der Sitzung:*	*Im Leben:*
➢ die Absicht für Präsenz entwickeln ➢ den inneren Raum klären ➢ eigene Sorgen zur Seite stellen ➢ Theorien, Vor-Konzepte, Therapiepläne „in Klammern setzen" ➢ Haltung von Offenheit, Akzeptanz, Interesse und Nichtbewertung einnehmen	➢ eine philosophische Verpflichtung der Präsenz gegenüber eingehen ➢ persönliches Wachstum ➢ „Präsenz" im eigenen Leben praktizieren ➢ Meditation ➢ fortlaufende Sorgfalt für sich selbst und die eigenen Bedürfnisse
***Ziel:** Einem Klienten mit einer Haltung von Neugier, Offenheit, Interesse, Akzeptanz und ohne zu werten zu begegnen. Diese Haltung wird auch „empty mind", „Zen mind" oder „Anfänger-Geist" genannt (Hycner, 1993; Welwood, 2000).	

Domäne B (Tabelle 2) bezeichnet den *Prozess* der Präsenz. Unterschieden und intern differenziert werden die Kategorien „Aufnahmefähigkeit/Empfänglichkeit“, „Aufmerksamkeit nach innen richten können“ und „Angebote machen und Kontakt herstellen können“.

Tabelle 2: *Domäne B: Der Prozess der Präsenz (Was mache ich/wie bin ich, um den Zustand der Präsenz herzustellen? Welche Qualitäten muss ich entwickeln?)*

Aufnahmefähigkeit/ Empfänglichkeit („receptivity“)	**Aufmerksamkeit nach innen richten können („inwardly attending“)**	**Angebote machen („extending“) und Kontakt**
➢ offen, akzeptierend, erlaubend ➢ sensorische/körperliche Rezeptivität ➢ zuhören („listening“) mit dem „dritten Ohr“ ➢ extrasensorische (außersinnliche) Wahrnehmung/Kommunikation („Spürsinn“)	➢ das Selbst als Instrument nutzen ➢ erhöhte Spontaneität/Kreativität ➢ Vertrauen/Glauben („trust“) ➢ Authentizität/Kongruenz ➢ zum gegenwärtigen Moment zurückkehren	➢ zur Verfügung stehen ➢ jemanden dort treffen, wo er ist („meeting“) (auch „Begegnung“) ➢ Transparenz/Kongruenz ➢ intuitives Responding (Antworten)

Domäne C (siehe Tabelle 3) beschreibt die Qualität des *Erlebens* („Experiencing“) von Präsenz und umfasst die Kompetenzen „Eintauchen oder sich vertiefen“, „Ausdehnung und Erweiterung“, „Erdung“ sowie „mit und für den Klienten sein“.

Therapeutische Präsenz bedeutet, sein gesamtes Selbst in die Begegnung mit der KlientIn einzubringen: Vollständig im Moment sein – auf einer Vielzahl von Ebenen: physisch, emotional, kognitiv und spirituell. Therapeutische Präsenz ist im eigenen Selbst begründet, während die Ganzheit/Vollständigkeit („fullness“) des Erlebens des Moments (des gegenwärtigen Erlebens) der KlientIn in sich aufgenommen wird. Therapeutische Präsenz erlaubt ein kinästhetisches und emotionales Spüren der Affekte und des Erlebens durch ein Sich-Verbinden („connecting“) mit der KlientIn auf einer tiefen Ebene.

Tabelle 3: *Domäne C: Präsenz erleben/erfahren („Experiencing": Wie fühle ich mich im Zustand der Präsenz? Das direkte Erleben von Präsenz in der Sitzung)*

Eintauchen, sich vertiefen („immersion")	**Ausdehnung, Erweiterung**	**Grounding – sich erden**	**Mit und für den Klienten sein („being with")**
➢ Absorbtion ➢ tiefes Erleben, ohne selbst an etwas zu hängen („non-attachement") ➢ Gegenwartszentriert (Vertrautheit/Intimität mit dem Moment) ➢ Bewusst, wach/lebendig („alert"), fokussiert	➢ Zeitlosigkeit ➢ Energie und Flow ➢ innere Geräumigkeit/Weitläufigkeit ➢ verbessertes Bewusstsein, Gefühl/Empfinden und Wahrnehmung ➢ verbesserte Qualität des gedanklichen und emotionalen Erlebens	➢ zentriert sein, stetig sein, geerdet sein ➢ Inklusion, etwas einschließen/einbeziehen können (dies meint eine Ausdehnung von Zentrierung, Stabilität und Ganzsein, auch wenn eine Bandbreite von verschiedenen schwierigen Gefühlen gleichzeitig aufgenommen werden muss) ➢ Vertrauen/Glauben und Behaglichkeit/Ungezwungenheit/Leichtigkeit („ease")	➢ in heilender Absicht sein ➢ Ehrfurcht, Respekt, Liebe ➢ ein Fehlen von im Selbst gefangener Bewusstheit

Der innere Status des *Aufnehmens* ist das ultimative Werkzeug des Verstehens und des sensiblen Antwortens („responding") auf das Erleben und die Bedürfnisse der KlientIn. Dieser Zustand wird verbessert, wenn TherapeutInnen ihre eigenen Bedürfnisse, Hoffnungen, Befürchtungen, Glaubenssätze oder Annahmen zur Seite schieben oder den Fokus von ihnen wegnehmen und sich stattdessen mit ihrer gesamten

Aufmerksamkeit auf den Prozess der KlientIn fokussieren sowie auf das, was zwischen ihnen in diesem Moment geschieht.

Präsenz bedeutet, gleichzeitig bei sich und beim anderen sein zu können und dabei nicht verwirrt zu werden oder sich zu verlieren.

Präsenz kann als eine Weise gesehen werden, mit der TherapeutInnen ihr eigenes Erleben beobachten. Durch eine verbesserte Empfänglichkeit dem Erleben der KlientIn gegenüber können TherapeutInnen ihr Selbst als Werkzeug des Verstehens und Reagierens auf die KlientIn nutzen, genauso wie sie spüren können, wie ihre Antworten die KlientIn beeinflussen.

Das körperliche Erleben der TherapeutIn ist dann, wenn sie therapeutisch präsent ist, eine Reflektion einer inneren Synthese der von der KlientIn ausgedrückten und gefühlten Erfahrung plus des von der TherapeutIn selbst empfundenen Erlebens plus ihres professionellen Sachverstandes. In therapeutischer Präsenz ist der Körper der TherapeutIn ein Rezeptor und ein Führer im Therapieprozess. Diesen Aspekt werden wir auch im Focusing wiederfinden. Der Körper ist ein Instrument, er „schwingt" und entwickelt eine Resonanz - stimmig oder dissonant - auf das, was ihm mitgeteilt wird.

Therapeutische Präsenz und Rogers' Beziehungsbedingungen

Geller und Greenberg (2002) betrachten in ihrer Untersuchung die therapeutische Präsenz aus der Perspektive eines Fundaments für die Beziehungsbedingungen Empathie, Kongruenz und unbedingte positive Wertschätzung.

Im Zustand der Präsenz erlaubt die rezeptive Position der TherapeutIn, das Erleben der KlientIn in sich aufzunehmen und offen für das zu sein, was im Moment präsentiert wird. Präsenz ermöglicht es, einen Rahmen anzubieten, um in der KlientIn lebendigeres, einfühlsameres Hören und Spüren stattfinden zu lassen. Rezeptivität wird als notwendig angesehen - als eine Basis für genaues Verstehen, Akzeptanz und Kongruenz.

Therapeutische Präsenz scheint der unbedingten positiven Aufmerksamkeit, Empathie und Kongruenz die vorbereitende Notwendigkeit der rezeptiven Leere hinzuzufügen und die TherapeutIn damit für das Empfangen des Erlebens der KlientIn in seiner gesamten Vollständigkeit offen zu machen.

Therapeutische Präsenz fügt den Relationsbedingungen eine Qualität der Erdung hinzu. Dies schließt ein, dass die TherapeutIn ihrem eigenen gefühlten und ausgedrückten Erleben vertraut. Im Zustand der Präsenz ist die TherapeutIn so nah wie möglich am Erleben der KlientIn, während sie ein Gefühl ihres Selbst als separat und ganz aufrechterhalten kann.

Präsenz kann - wenn wir der Sicht von Geller und Greenberg folgen - als ein größeres Ganzes gesehen werden, als eine übergeordnete Bedingung, durch die Empathie, Kongruenz und unbedingte positive Wertschätzung *ausgedrückt* werden können. Sie sehen die auch „Relationsbedingungen" genannten Basisvariablen als eine Möglichkeit, der Klientin „das vollständige Im-Moment-da-Sein" zu kommunizieren. Das Vorhandensein von Präsenz werde durch die Relationsbedingungen *vermittelt*. Es ist möglich, dass empathische Kommunikation zum Beispiel nicht nur die Form der TherapeutIn ist, ihr zu sagen „Ich höre dich", sondern außerdem „Ich bin offen für alles - was auch immer du ausdrücken möchtest."

Die Transparenz-Komponente der Kongruenz kann ein Ausdruck sein von „Ich bin offen und verbunden mit dem, was ich in der Begegnung mit dir erlebe und ich respektiere dich genug, um das mit dir zu teilen." Diese Antworten können auch kommunizieren: „Ich bin hier für dich in diesem Moment, ich bin hier in einer heilenden Begegnung mit und für dich."

Die TherapeutIn fungiert hier als ein Modell, das der KlientIn neue Verhaltensweisen, neue heilende Erfahrungen und Beziehungsangebote durch ihr Da- und So-Sein erlebbar macht.

Die Gegenwart als konstituierendes Moment von Begegnung

Peter F. Schmid (1994) nennt Gegenwärtigkeit (Präsenz) als Bedingung für Begegnung.

In der Entwicklung eines personzentrierten Begegnungsbegriffes sind von der Etymologie bis zu Rogers immer wieder die Begriffe „Gegenwart“ und „Gegenwärtigkeit“ aufgetaucht.

Zu den konstituierenden Momenten der personalen Begegnung zählt das Ernstnehmen der Gegenwart, also des Lebens und Erlebens, wie es sich im Augenblick ereignet. Die personale Vergegenwärtigung ist der Moment, in dem einer dem anderen Gegenwart wird.

Der personzentrierte Ansatz setzt auf das „unmittelbar gegenwärtige Erleben“, auf die reale Beziehung, wie sie zwischen den beteiligten Personen im Moment des Geschehens existiert, auf Begegnung und daraus erwachsende Aktualisierung, auf das Angebot und die Erfahrung der Grundhaltungen von Wahrhaftigkeit, Wertschätzung und Einfühlung. Die Gegenwart hat also höchste Bedeutung.

Der jetzige Augenblick ist der Zustand, der wirklich ist. Im Augenblick, wenn ich das Leben nach vorne lebe, liegt die Chance für die Zukunft. Der Augenblick birgt das Neue. Der Augenblick fordert Mut, er fordert Glauben an die eigenen Augen. Im Augenblick fällt der Blick auf das, was bislang nicht gesehen wurde. Daher ist der Augenblick nicht erzwingbar, nicht machbar, nicht berechenbar, er ist ein Geschenk.

Der Augenblick als die Identität von Zeitlichkeit und Zeitlosigkeit ist die Vertiefung des faktischen Augenblicks zur *ewigen Gegenwart*. Die Gegenwart ist Bezugspunkt des Erlebens.

Brian Thorne (1985) hat für den Begriff „Präsenz“ das Wort „Zärtlichkeit“ benutzt. Ganz aus der Erfahrung des Augenblicks heraus zur Antwort bereit sein. Letztlich ziele alles darauf ab, die Implikationen dessen, was Liebe bedeutet, für die Therapie zu entdecken.

Diese „Zärtlichkeit“ findet ihren vollkommensten Ausdruck in der Art, wie ein Mensch einen anderen berührt oder anblickt, und im Ton der Stimme. Diese Qualität entwickelt sich nur im Kontext des Vertrauens und als ein Hinausgehen über die Angst.

Vertrauen ist eine Vorbedingung von Empathie. In der Empathie kann man einen Austausch von Betroffenwerden, Berührtwerden und Loslassen sehen, durch den wir uns wechselseitig erleben. Maureen O'Haara (2000) nennt Präsenz „moments of eternity", die durch Beziehungen unbedingter Liebe erreichbar werde.

Gegenwart ist „gemeinsames Jetzt". In der Gegenwart der Partner empfängt der Mensch - und er empfängt nicht einen „Inhalt", sondern eine Gegenwart, eine Gegenwart als Kraft. Die Gegenwart ist der Ort der Begegnung. Thorne (1991) sagt, alles ist möglich, wenn Therapeut und Klient „dem Augenblick vertrauen".

Sich des anderen zu vergegenwärtigen bedeutet: Staunender Respekt vor dem anderen.

Auf was richtet sich achtsames und akzeptierendes Therapeutenverhalten?

Konnte im Obigen dargelegt werden, wie sehr Achtsamkeit und Akzeptanz die Grundhaltungen der Gesprächspsychotherapie prägen, soll im Folgenden der Frage nachgegangen werden, auf was sich diese therapeutischen Haltungen in der KlientIn beziehen.

Die Experiencing Scale

Eine wesentliche Erweiterung und ein neuer Aspekt wurde durch Eugene Gendlin in die Personzentrierte Psychotherapie eingeführt. Gendlin, Mitarbeiter von Carl Rogers an der Universität von Chicago und späterer Nachfolger auf seinem Lehrstuhl, untersuchte - anders als Rogers - die Frage, was KlientInnen tun, damit eine Therapie erfolgreich verläuft. Er fand heraus, dass schon in den ersten drei Sitzungen prognostiziert werden konnte, ob eine KlientIn ihre Therapie erfolgreich würde abschließen können oder nicht, und entwickelte daraufhin 1969 ein „Experiencing Scale" genanntes Verfahren, mit der dieses Verhalten gemessen werden konnte. Die Skala misst, wie sehr KlientInnen sich direkt ihrem momentanen Spüren, dem Unklaren, für das es noch keine Worte oder Bilder gibt, zuwenden. Diese Zuwendung zu *implizitem,* d.h. sofort gespürtem, aber noch nicht entfaltetem Erleben ist ein entscheidender Schritt zu einer therapeutischen Veränderung. Eine KlientIn erhält hohe Werte auf der Experiencing-Skala, wenn sie „über ein klares Bild von ihrem unmittelbar ablaufenden Erleben verfügt und in der Lage ist, die Bedeutungen des Erlebens für sich selbst zu verstehen, und dieses Erleben zur Basis ihres Handelns machen kann" (Dahlhoff & Bommert, 1978, S. 4). Auf einem hohen *Experiencing-Niveau* beziehen sich KlientInnen auf die implizite Bedeutung ihres Erlebens. Dies ist kein spekulativer Versuch, etwas „herauszufinden" oder gar eine deduktive Rekonstruktion. Auch erkennbare Emotionen spielen hier keine Rolle. Die implizite Bedeutung liegt in einem konkreten, körperlich spürbaren „Empfinden", dem Felt Sense einer gesamten Situation. Dieser ist präverbal, ein körperlich gefühltes „Gesamt", das nicht sofort klar ist. Wenn eine KlientIn mit den Worten kämpft oder sagt: „Es ist so schwer in Worte zu fassen …", ihr Erleben „erkundet", Worte hin und her wendet, bis sie „passen", d.h. stimmig sind und sie ihrem Inneren „zuhört", hat sie eine höhere Chance auf Therapieerfolg (Hendrix, 1986). Die Experiencing Scale wurde 1975 von Dahlhoff und Bommert (1975, 1978) ins Deutsche übersetzt. Im deutschsprachigen Raum führt Sachse (1992) Studien über die Effektivität von Focusing durch. Er benutzt dazu das von Gendlin und anderen (Klein, Mathieu, Gendlin & Kiesler, 1969) entwickelte Messinstrument, hat aber auch eigene Methoden geschaffen.

Die Bedeutung des gegenwärtig gespürten körperlichen Erleben (Experiencing)

In seinen weiteren Untersuchungen hat Gendlin zwar die grundsätzliche Haltung der Personzentrierten Psychotherapie – die Person in den Mittelpunkt der Aufmerksamkeit zu stellen – beibehalten, er hat diese jedoch insoweit präzisiert, als dass er sich gefragt hat, auf *was* beziehen wir uns im Menschen? Was bewirkt überhaupt Veränderung? Gendlin zufolge ist dafür nötig, die Aufmerksamkeit in freundlicher Weise nach innen zu richten und bei dem körperlich spürbaren Erleben eines Problems zu verweilen. Er nannte das in einem Vortrag auch „daneben bleiben" (Gendlin, 1997).

Das gegenwärtige Erleben („experiencing") der Person, so wie es momentan im Körper gespürt wird, sei das Agens des Veränderungsprozesses. Erleben im Sinne von Gene Gendlin äußert sich als körperlich gespürtes „Etwas". In seinem Artikel „The Client's Client: The Edge of Awareness" (1984) fragt er, woher die Veränderungen im therapeutischen Prozess kommen. Die Klientenseite des Veränderungsprozesses sei bislang im Hinblick auf die Frage diskutiert worden, auf was genau in der KlientIn die TherapeutIn reagieren solle. Die übliche Antwort in der Personzentrierten Therapie sei gewesen: „auf die Gefühle". Dieser Begriff könne jedoch verwirrend sein. Es seien nicht exakt die Gefühle, von denen die Veränderungsschritte kämen – jedenfalls nicht die bekannten, identifizierbaren Gefühle wie Angst, Wut, Freude etc. Veränderungsschritte kommen seiner Meinung nach eher von einem unklaren „Rand", einem „Gefühl" von mehr als jemand sagt und weiß. Gendlin nennt diesen unklaren „Rand" einen „Felt Sense" und sagt, er sei undeutlich, uneindeutig und wenig intensiv im Vergleich zu gewöhnlichen Gefühlen. Typischerweise gibt es ebenso eine merkwürdige Art von Dankbarkeit, die von diesem körperlichen Unbehagen herkommt, als ob „es" für die eigene Aufmerksamkeit dankbar wäre (Gendlin, 1984). Der Körper-Sinn einer Situation (der Felt Sense) ist immer neu, frisch, die Art, in der der Körper *jetzt* das Problem erfährt, immer in der Gegenwart. Die Charakteristik des Felt Sense ist seine Ganzheitlichkeit. Veränderungsprozesse, die aus ihm heraus entstehen, haben eine erstaunliche Weisheit und Kreativität. Dieser Felt Sense ist „the edge of awareness", das Zentrum der Persönlichkeit. Er tritt zwischen die übliche bewusste Person und die tiefen universellen Bereiche der menschlichen Person. Er fühlt sich an wie „really me" – „wirklich ich" (Gendlin, 1984). Auf diesen Felt Sense beziehen wir uns in der Therapie. Er ist „der Klient des Klienten“! An diesem inneren Ort kann „Stimmigkeit“, „Authentizität“, Ganzheit und Heilsein erfahren werden. Der Felt Sense ist die körperliche Empfindung irgendeiner Situation, eines Problems oder eines Aspekts des eigenen Lebens.

> Gewöhnlich muss man einem *Felt Sense* erst erlauben zu kommen; er ist nicht bereits da. Er *entsteht* neu in uns, ähnlich wie (etwa) *Weinerlichkeit* oder *Gähnen* in uns *entsteht*. Der *Felt Sense* ist nicht das Gefühl der Angst …, obwohl die Angst ein Teil von ihm ist, wie jeder andere Aspekt des ganzen Problems auch. Er ist nicht das Herzklopfen, nicht die Erinnerungen, nicht der Wunsch nach Annäherung, nicht die Wut über unsere Unfähigkeit. Wenn wir die Aufmerksamkeit auf die Körpermitte richten, kann dem *Felt Sense* gestattet werden zu kommen. Er kommt sozusagen „um“ die Wut „herum“ oder „unter“ ihr „hervor“ oder „zusammen mit“ dem Herzklopfen oder als körperliche Qualität, welche die Erinnerung mit sich bringt … Mit dem Auftauchen einer solchen Körpererfahrung ist Erleichterung verbunden, als sei der Körper dankbar dafür, seine Seinsweise als ein Ganzes bilden zu dürfen. Die Körpererfahrung wird zu etwas aus sich selbst heraus Eigenem, zu einer Tatsache, einem Eindruck, einem Etwas, das da ist … Es ist etwas, das man *hat*, aber nicht etwas, das man ist. Zuvor *war* man jene Art des Seins. Nun ist man das neue Leben, das weitergeht …
> Wenn ein Schritt aus einem *Felt Sense* kommt, verändert er die gesamte Konstellation. Eine derartige Veränderung oder ein *Felt Shift* wird unmissverständlich im Körper erlebt. Man hat eine Empfindung von Kontinuität, das gespürte Ganze verändert sich, und man spürt diese Veränderung direkt und körperlich … Bei einem solchen Schritt oder *Felt Shift* spürt man sich selbst anders … Ein derartiger Schritt ist eine (möglicherweise geringe) Entwicklung der ganzen Person.
> Während man eine Empfindung für dieses Ganze als ein Objekt bekommt, entsteht eine Unterscheidung zwischen einem selbst und dieser Empfindung. „Sie ist dort. Ich bin hier.“ Es ist eine konkrete Disidentifikation vorhanden. „Oh … das bin *nicht ich!*“ Ein *Felt Sense* lässt einen entdecken, dass man nicht der *Felt Sense* ist. Wenn man einen *Felt Sense* hat, wird man tiefergehend man selbst … Wenn sich der zentrale Kern oder das innere Selbst eines Menschen entfaltet, … dann entwickelt es sich und wird stärker – das „Ich“ wird stärker. Die Person – damit meine ich denjenigen, der aus den Augen herausschaut – kommt mehr zur Geltung. (Gendlin, 1998a, S. 39ff.)

Gendlin sagt, dass die Person, die ihre Aufmerksamkeit ihrem körperlich gespürten Problem mit einer Haltung der unbedingten positiven Wertschätzung zuwendet, auf ihren Felt Sense *fokussiert.* Es ist der körperlich gespürte Felt Sense, dem man vertrauen kann, dass er die KlientIn dazu bewegt, Dinge zu tun, die in die Richtung von Gesundheit, Befriedigung und Weiterentwicklung („further living") führen. So ist der Begriff „bodily felt sense" ein von Gendlin sorgfältig geschaffener Begriff. Er ist eng auf die Aktualisierungstendenz bezogen, die eine sehr lange Geschichte im personzentrierten Gedankengebäude hat, ist aber viel spezifischer als sie. Der körperlich gespürte Felt Sense bezieht sich auf die bemerkenswerte körperliche Fähigkeit, bei einer gegebenen Gelegenheit, unter speziellen Umständen, als ein ganzheitlicher Sinn alle relevanten Betrachtungen und Einflüsse der persönlichen Vergangenheit und der externen Umständen zu registrieren, die die Bedeutung der Situation beinhalten. Die Aktualisierungstendenz dagegen hat die Konnotation eines gewissen Strebens und Drängens des Organismus in Richtung auf die Ausschöpfung aller Kapazitäten/Fähigkeiten/Entwicklungsmöglichkeiten hin.

Moore (2001) schreibt, die tiefsten Veränderungen entstehen durch die Akzeptanz dessen, was auf einer experientiellen (erlebensbezogenen) Ebene im Körper geschieht. Diese unterscheidet sich deutlich von anderen Bereichen des Erlebens. Von diesem Platz aus sind wir in der Lage, die purste und tiefste Form unbedingter positiver Wertschätzung anzubieten. Iberg (2001) empfiehlt, den *körperlich spürbaren Felt Sense* als etwas zu betrachten, dem wir eine Haltung von unbedingter Wertschätzung entgegenbringen können.

Wenn die TherapeutIn die KlientIn dazu anregt, auf ihr inneres Erleben Bezug zu nehmen, dann gibt sie ihr damit die Möglichkeit, eine Erfahrung von innerer Stimmigkeit zu machen. Nicht nur Akzeptanz dessen, was da ist, sondern „im Einklang sein mit sich", „sich selbst innerlich zustimmen", innere Überzeugung spüren und zu dem stehen können, was ich spüre, ist das Resultat des „Sich-selbst-innerlich-Zuhörens auf der Basis des körperlich gespürten Felt Sense", wie es im gesamten Werk von Gene Gendlin hervorgehoben wird. Sein Kommentar zu Rogers’ Theorie in „Experiencing and the Creation of Meaning“ (Gendlin, 1997) verstärkt Rogers’ eigene Meinung über die Bedeutung, dem Körpererleben zuzuhören und Bedeutungen sich von innen heraus entwickeln zu lassen, anstatt von außen angenommen zu werden (Moore, 2001, S. 202).

„Menschen sind immer wieder in die Falle getappt, ihr Erleben nur durch stereotype Konzepte zu interpretieren, wobei der aktuelle Strom des Erlebens zum größten Teil übergangen wird“ (Gendlin, 1997, S. 17). Nicht die Konzepte spielen eine Rolle, sondern wie sie sich innerlich anfühlen und letztendlich spürbar werden. Von diesem Erleben kommen neue Schritte und Überzeugungen.

Gendlin (1997) betont, dass das auf der Physis basierende Erleben einer inneren Veränderung nicht nur für die Fragen oder die Situation, die der ursprüngliche Fokus waren, sondern für das gesamte Empfinden der Person Implikationen mit sich bringt. „Ich bin nicht dieses ängstliche Gefühl“, „Ich bin nicht dieses körperliche Gefühl der gesamten Situation“, sondern vielmehr „Ich/die Person, das, was herausschaut von hinter den Augen, das ist das neue Leben, das weitergeht“.

Disidentifikation oder der Aufbau einer konstruktiven inneren Beziehung

> Wenn etwas Unerfreuliches, Verwirrendes, Peinigendes, Steckengebliebenes gefühlt wird, dann mache ich das zu etwas, das ich anschauen kann. Ich bin nicht einfach in dieser Art, sondern ich wende mich ihm zu, wie zu etwas, von dem ich Informationen über diesen Moment bekommen kann. (Gendlin, 1968, S. 223)

Weiser Cornell (1996) schlug für den Schlüssel-Begriff in Gendlins Theorie den Ausdruck „Disidentification“ vor. Sie sagt zu dieser inneren Bewegung:

> Die Essenz der Disidentifikation ist, sich zu bewegen von „Ich bin (dieses Gefühl)“ zu „Ich habe (dieses Gefühl)“. In den meisten Fällen kann Disidentifikation einfach durch empathisches Zuhören oder Zurücksagen/

> Spiegeln erleichtert werden, wenn der Therapeut Sätze wie „ein Teil von dir“ oder „ein Ort in dir“ oder „etwas in dir“ hinzufügt. (Weiser Cornell, 1996, S. 4)

Wiltschko (1995) diskutierte die gleiche Idee im Hinblick auf das „Ich“, das vom Inhalt des Erlebens unterschieden werden muss.

Weiser Cornell (1996) beschreibt drei weitere „innere Beziehungs-Techniken“: „Acknowledging“ (Anerkennen) was da ist, „resonating“ (Mitschwingen) und „Spüren von seiner Seite/von seinem Blickwinkel aus“. Diese drei Beziehungs-Techniken destillieren die essentiellen Merkmale dessen heraus, was Gendlin im Detail in den Bewegungen beschreibt, die dabei helfen sollen, jemanden durch den Focusing-Prozess zu führen (Gendlin, 1981).

Anerkennen oder erkennen („acknowledging“), was da ist, beinhaltet ausschließlich das Anerkennen ohne Wertung oder Auswahl. Zusätzlich zu dem Bemerken („noticing“) von jedem Aspekt unseres Erlebens legt Cornell Wert auf den Schwerpunkt, „eine Geste des Anerkennens zu machen“, wie zum Beispiel „Hallo sagen“, oder „Ich weiß, du bist da“ - zu jedem Aspekt des Empfindens. Cornell hat dies auch in Bezug auf das Wort „Präsenz“ diskutiert:

> Präsenz ist, was wir den Zustand der nicht bewertenden Bewusstheit („awareness“) nennen, die jedem Teil in uns Gesellschaft leisten kann … wir reservieren das Wort „Ich“ für Präsenz, wie in: „Ich spüre etwas in mir, das ihm sagen möchte, er soll zur Hölle gehen …“
> Meistens ist alles, was du brauchst, um dich in den Zustand der Präsenz zu begeben, beide (oder alle) Teile anzuerkennen, indem du die Präsenzform der Sprache benutzt: „Ich nehme wahr/spüre, dass etwas in mir ihm sagen möchte, dass er zur Hölle gehen soll, und es gibt einen anderen Teil in mir, der da nicht so sicher ist.“ „Ich nehme den Teil in mir wahr, der zurück zur Schule gehen möchte und den Teil von mir, der sich fühlt wie: Oh, das ist aber eine große Veränderung.“ „Ich bin mir des Teils von mir bewusst, der die richtige Person finden möchte und des Teils von mir, der sich fühlt, wie wenn er aufgeben möchte.“
> Präsenz muss durch den gesamten Prozess hindurch aufrechterhalten werden. Es ist nichts, zu dem du dich einmal hinwendest und dann wieder vergisst. Wenn du dich dabei erwischt, zu bewerten oder eine Seite zu übernehmen oder zu versuchen, zu bestimmen, wer „recht hat“, dann hast du

die Präsenz verloren und du musst sie wieder finden. (Weiser Cornell, 2000, Beitrag auf der Diskussionsliste des Focusing Institutes)

„Resonating“ (Mitschwingen) heißt, zu überprüfen, ob ein Wort oder ein anderes Symbol oder eine größere Bedeutungseinheit zu dem passt, was der Felt Sense fühlt. Um dies tun zu können, muss der Fokussierende im direkten Kontakt mit dem Felt Sense sein und die Perspektive eines neutralen Beobachters (d.h. nicht die eines Opfers) einnehmen.

Von seiner Sichtweise aus spüren

> ... ist ein machtvolle und Kraft gebende innere Bewegung, wenn der Klient fähig ist, von seiner Perspektive (die vielleicht „überwältigt“ oder „Opfer“ sein kann) zu der Perspektive des Felt Sense, zu seinem Gesichtpunkt zu wechseln. Dies bringt die Möglichkeit von Empathie und Mitgefühl mit hinein. Der Aspekt des Selbst, das die Möglichkeit für Empathie und Mitgefühl hat, ist kein Opfer. (Weiser Cornell, 1996, zitiert nach Iberg, 2001)

Inneres Erleben kann von einer Haltung der Zeugenschaft aus betrachtet werden.

Man kann von einer disidentifizierten Distanz aus lernen, dass man mehr ist als irgendein symbolisierter Teil der Bewusstheit und dass man in dieser Haltung besser verweilen kann als in den Inhalten von Erfahrungen, Verhaltensmustern oder in vertrauten Weisen des Selbstverständnisses. Der bezeugende Zustand kann ein respektvolles, freundliches Hören auf *alle* Teile des inneren Erlebens sein - auch wenn sie im inneren Konflikt sind. Die unbedingte positive Aufmerksamkeit der TherapeutIn gilt der Person, die sich in dieser Position befindet und in Beziehung zu der Gesamtheit der in ihrem Inneren stattfindenden Prozesse steht. Aus dieser intrapersonellen Beziehung können wir oft gesundes, „sich weiter entwickelndes Leben“ („further living“) entstehen sehen (Iberg, 2001).

Die Haltung der Achtsamkeit in der experientiellen (erlebensbezogenen) Therapie

Der Begriff „Achtsamkeit" verbunden mit dem Adjektiv „absichtslos" wurde erst in den 1980er Jahren von Wiltschko (2001) in die Sprache der experientiellen Psychotherapie und des Focusing eingeführt. Er schreibt, dass er diesen Formulierungen in seiner Ausbildung in Hakomi-Therapie und dem Studium buddhistischer Praxis begegnet sei. Gendlin selbst benutzt diesen Terminus nicht. Er sagt einfach: „pay your attention to ..."/„richte deine Aufmerksamkeit auf ..." oder „check in your body". Gendlins Anliegen ist es jedoch auch, einen „sicheren Ort" zu schaffen. Die Haltung, mit der er einer KlientIn entgegentritt, schafft einen Raum der Geborgenheit. In einem Workshop formulierte er es einmal folgendermaßen:

> Und so sagen wir, dass wir das eigene Innere wie ein scheues Kind behandeln, das unseres Schutzes, unserer Aufmerksamkeit und unseres Verständnisses bedarf. Etwas, das wirklich gesehen werden möchte, ohne sich verändern zu müssen. – Und manchmal legen wir unseren Arm um es. Dann wird es von selbst kleine Schritte tun, wird wachsen und uns mit seiner Entwicklung erstaunen, verwundern und oft tief berühren. (Bundschuh-Müller, 2000, S. 31)

Die Anweisung der TherapeutIn, „achtsam zu sein mit dem, was ist", ist in der experientiellen Psychotherapie ursächlich damit verbunden, dass wir die KlientIn anregen und darin unterstützen möchten, eine konstruktive innere Beziehung zu sich selbst aufzunehmen. Oder, um mit Wiltschko (2001) zu sprechen: „Focusing lädt die Person ein, sich selbst als Subjekt der je eigenen (inneren und äußeren) Welt wiederzuerlangen" (ebd., S. 3).

Achtsamkeit und Focusing sind Haltungen und Verhalten, um Inhalte „halten" zu können – statt sich mit ihnen zu identifizieren oder sich von ihnen dirigieren zu lassen. Achtsam sein und Focusing sind Vorgehensweisen, es sind Werkzeuge, um Dinge, um Inhalte wahrzunehmen, zu verstehen, mit ihnen zu leben. „Etwas, was immer es ist, mit Achtsamkeit zu ‚halten', ist das Beste, was wir gegenwärtig in und mit uns und mit anderen tun können. Denn daraus folgen Schritte, die Denkschritte und Heilungsschritte zugleich sind, wie Gene Gendlin sagt“ (Wiltschko, 2001, S. 3).

Achtsamkeit ist jedoch kein statischer Zustand. Es ist kein Verharren, sondern ein Tun, ein sich Bewegen. Achtsamkeit erfordert Willenskraft, das Aufsuchen bestimmter Perspektiven, die Aufmerksamkeit zu richten, zu halten, zu bündeln, zu erweitern - alles, was bewertend, interpretierend, konstruierend in die Quere kommt, abzuhalten und das, worauf man achtsam ist, zu halten. Achtsamsein bedeutet also beides: Etwas in Achtsamkeit halten - so wie es in dem Holding-Begriff von Winnicott (1973) gemeint ist -, aber auch gleichzeitig „festzuhalten“, zu beharren, auszuwählen. Achtsamsein ist ein Muskel, der trainiert werden muss. Er muss in Aktivität und Passivität, Greifen, Halten und Loslassen elastisch bleiben. Und: Das Richten der Aufmerksamkeit auf etwas - ein inneres Bezugsobjekt -, dieser Prozess allein kann schon einen weiteren Schritt hervorbringen. „Das aufmerksame Wohnen im Noch-Nicht-Gesagten, im noch Ungeformten bringt Wachstum, Entwicklung, Veränderung“ (Wiltschko, 2001). Also heißt Achtsam-Sein, die Sache, wie sie sich von sich selbst her zeigt, wahrzunehmen. - „Es ist was es ist, sagt die Liebe“ (Erich Fried).

Focusing, oder: „Sich selbst eine gute FreundIn sein“

Entwicklung des Focusing

Auf seine empirischen Befunde aufbauend entwickelte Gendlin eine Methode, die es allen Personen möglich machen sollte, Zugang zu ihrem körperlich gespürten inneren Erleben zu bekommen. Diese - aus sechs Schritten oder Bewegungen bestehende - Methode nannte er „Focusing“. Historisch gesehen war Gendlins primäres Ziel, KlientInnen die Möglichkeit zu geben, konstruktiver am Therapieprozess mitzuwirken und ihn erfolgreich zu gestalten. In seinen späteren Schriften geht Gendlin jedoch immer mehr dazu über, „Therapie fortzugeben“

(ebd., 1995). Die Prinzipien erfolgreicher Therapie müssten allen Menschen zur Verfügung stehen und lehr- und lernbar werden. Dies ist für ihn ein politisches Anliegen. Er selbst sagt, er habe Focusing nicht *er*funden, sondern *ge*funden. Focusing sei der Prozess, der in einer Person stattfinde, wenn sie sich verändere. Allen Menschen sei die Fähigkeit, sich auf ihr Inneres zu fokussieren, ihr körperlich gespürtes Befinden im Hinblick auf ein bestimmtes Thema, Problem oder eine bestimmte Situation, „in den Fokus zu nehmen", prinzipiell zugänglich. Ebenso wie das Gespür dafür, was richtig und stimmig sei, sei dies eine *natürliche* Kompetenz. Diese Kompetenzen müssten nur wieder gefunden und als persönlich bedeutsam/wichtig bewertet werden. Focusing sei am hilfreichsten, wenn es im Rahmen einer Partnerschaft - als gegenseitiges Begleiten - erfahren werde. Er betont immer wieder, wie wichtig es für Menschen sei, in Beziehung zu sein (1968). Zunehmend häufiger wird Focusing als Selbsthilfe-Methode angewandt, aber vor allem hat es auch in Psychotherapie und Beratung einen festen Platz gefunden.

Beschreibung der Methode

Focusing ist - vereinfacht gesagt - eine bestimmte Form von Selbstaufmerksamkeit, in der ein Mensch lernt, die Prinzipien der personzentrierten Theorie auf sein eigenes Erleben anzuwenden. Focusing bedeutet nicht einfach, mit Emotionen oder Gefühlen in Kontakt zu sein, und es bedeutet auch nicht, sich über sich selbst „im Kopf" Gedanken zu machen und Vermutungen anzustellen. Es geht vielmehr darum, eine körperliche Empfindung - einen Felt Sense - dafür zu bekommen, wie es der Person in einer bestimmten Lebenssituation geht.

Es ist schwierig, ein erlebensbezogenes Verfahren in klaren Worten zu beschreiben. Man läuft Gefahr, ausschweifend und „unwissenschaftlich" zu wirken. Huppertz (2003, S. 376) schreibt, „über Haltungen und Erleben zu sprechen und zu schreiben, ist riskant". Das Wesentliche ist unaussprechbar, es muss gefühlt und erlebt werden. Diese

Art von Erfahrung muss jeder selbst machen. Erfahrungswissen, wenn es in eine wissenschaftliche Sprache gefasst wird, büßt seinen Reichtum, sein „mehr als jeder sagen und fühlen kann“ ein. Die Beschreibung dieser Art von Erfahrung bedarf oft der Hilfe des „Als-Ob“ von Bildern, Vergleichen und Metaphern. Ebenso muss jeder in sich hineinhören und spüren, wie es sich im Organismus anfühlt, wenn Focusing und Experientielle Therapie beschrieben werden. Um der folgenden Beschreibung auch präzise Informationen hinzuzufügen, ist im Anhang dieses Kapitels das *Focusing Manual* (www.focusing.org), eine genaue Anleitung der Focusing-Schritte, wie sie auf der deutschen Seite der Homepage des Internationalen Focusing Instituts New York angeboten wird, aufgeführt.

Die Focusing-Haltung

Damit ein Felt Sense, die grundlegende Qualität menschlichen Spürens, sich entfalten kann, benötigt er eine bestimmte Haltung, eine Atmosphäre, Stimmung oder Ausrichtung, die die Basis für die Entwicklung weiterer Schritte bildet. Die Grundlage für Focusing-Prozesse ist die radikale Akzeptanz von allem, was da ist. Die *Focusing-Haltung* besteht darin, eine achtsame Haltung gegenüber der eigenen Person einzunehmen. Diese Haltung beinhaltet Freundlichkeit, Sanftheit, Nicht-Eindringen, Nicht-Bewerten, Gewaltfreiheit, Neugier, Akzeptanz dessen, was im gegenwärtigen Moment geschieht, was im Erleben der Person auftaucht. Es gibt kein Richtig oder Falsch – das, was passiert, ist das, was dem Organismus möglich ist. Es darf auch „nichts“ geschehen. Das Bestreben, ein Ergebnis zu erzielen, wird aufgegeben. Die fokussierende Person entwickelt einen „guten Abstand“ und eine „gute Relation“ zu ihrem Problem, sie ist „weder zu nah noch zu weit weg“, sie „fällt nicht in das Problem hinein oder wird von ihm überwältigt“. Sie nimmt die Position einer liebevollen, aufmerksamen, behutsamen BeobachterIn oder ModeratorIn ein. Sie kann spüren: „Ich habe ein Problem, aber ich bin es nicht“.

Wir können auch sagen, dass wir uns unserem Inneren zuwenden, wie etwas besonders Wertvollem und Zerbrechlichem, wie etwa einem kleinen Kind, das Behutsamkeit braucht, oder wie einem guten Freund. Bei manchen Autoren finden wir auch die Metapher des „Inneren Kindes" (McGuire, 1991).

Die Rolle der BegleiterIn

Als Focusing-BegleiterIn sind wir nur „dabei", wir sind ein „Companion" und helfen, den inneren Raum der Fokussierenden zu schützen und ihr zu helfen, die achtsame liebevolle Haltung aufrechtzuerhalten und die „richtige Distanz" zu dem inneren Erleben zu wahren. Der Focusing-Prozess führt die BegleiterIn, diese folgt ihm. Die begleitende Person interveniert nur dann mit „führenden" Maßnahmen, wenn der Prozess ins Stocken gerät. Sie ist dafür da, ihn zu unterstützen.

Astrid Schillings (2000) schreibt, Focusing erschiene ihr als eine Verbindung von östlichen und westlichen Theorien. Diese Parallele sehen auch Judy Moore (2001) und Barbara Chutroo (2003).

Die Einleitung einer Focusing-Sitzung

Eine Focusing-Sitzung wird in der Regel durch eine kleine Entspannung eingeleitet. Die Person soll jedoch nicht zu entspannt sein, da der Focusing-Prozess Wachheit und entspannte Aufmerksamkeit benötigt. Der Symbolisierungsprozess des inneren Erlebens findet in einem „Zick-Zack"-Muster statt, in dem der Felt Sense sich entfaltet: Vom Spüren der eigenen Körpermitte und des organismischen Erlebens („Zick") hin zu einer Bedeutungsfindung. Wie fühlt sich das an? Mit was, mit welchen Worten und Bildern kann dieses Erleben verglichen werden („Zack")?

Der erste Schritt: Freiraum schaffen

Im ersten Schritt wird eine weitere Voraussetzung geschaffen, um sich innerem Erleben entspannt und achtsam zuwenden zu können: Wir schaffen einen inneren Freiraum.

Die Person wird angewiesen, in den inneren Raum hineinzuspüren und alles/alle Themen wahrzunehmen, die im gegenwärtigen Moment auftauchen, auch Hintergrundsgefühle. Diese Themen, Probleme und Störungen werden achtsam begrüßt („sag ‚Hallo‘ zu ihnen …“) und auf respektvolle Weise zur Seite gestellt. Es gilt hier das Motto: „Auch wenn du einen Rucksack auf dem Rücken hast, so darfst du ihn doch auch absetzen. Die Last wird nicht leichter, aber dein Körper kann sich erholen.“ Auch wenn es nicht möglich ist, Störungen wertzuschätzen, so ist es vielleicht doch möglich, sie zu registrieren und wahrzunehmen: Sie sind da. Es ist möglich, eine Form von innerer Inventur oder innerem Aufräumen vorzunehmen. Alle Themen werden dann in der Fantasie „zur Seite gestellt“ oder „eingepackt“. Die Person wird angeregt, einen „guten Ort“ dafür zu finden. Die „zur Seite gestellten“ Inhalte sollen sich dort gut aufgehoben fühlen und nach der Focusing-Sitzung „wieder mitgenommen werden können“. Die Person wird weiterhin gefragt, was geschehen müsse, damit sie sich in dieser Situation sicher und geschützt fühlen kann. Ein wichtiger Aspekt ist die Beziehung zur Focusing-BegleiterIn. Wenn diese nicht tragfähig und vertrauensvoll ist, kann die Person sich nicht absichtslos und offen ihrem Inneren zuwenden.

Einen Felt Sense „einladen“

In den nun entstandenen freien Raum lädt die Person eine Situation oder ein Thema ein und fragt, wie sich der Körper *von innen anfühlt*, wenn er dieses Thema trägt. Sie kann aber auch achtsam und freundlich nach innen fragen: „Was möchte jetzt, im Moment, gesehen werden?“, „Was möchte jetzt meine Aufmerksamkeit haben?“ und dann warten, was sich zeigt. Es braucht etwa eine Minute, bis der Körper eine spürbare Reaktion auf ein Thema oder eine Situation entwickeln kann. Wenn die fokussierende Person nicht freundlich und behutsam bei ihrem inneren Erleben verweilen kann, wird sich auch kein Felt Sense zeigen oder entwickeln. Der körperlich gespürte Felt Sense eines Themas oder einer Situation ist immer vage oder unklar. Er ist neu, unberechenbar und unerwartet, primärprozesshaft, manchmal ungewöhnlich und mit logischen Kategorien nicht zu erklären. Er fordert manchmal innere kritische Stimmen heraus, vor denen er geschützt werden muss. Er ist scheu und fragil, am Rande des Gewahrseins und leicht zu „überspüren". Andere Formen von Erleben sind deutlicher, klarer, überzeugender. Der Felt Sense, der Klient des Klienten, braucht Achtsamkeit und Akzeptanz, um sich entwickeln zu können.

Einen Felt Sense gut und stimmig beschreiben

Wenn sich dieses ganzheitliche Empfinden von „alles über das Thema, die Situation, das innere Erleben" gebildet hat, versuchen wir, seine körperlich spürbare Qualität zu beschreiben.

Wo im Körper ist der Felt Sense spürbar, welche Eigenschaften hat er? In absichtsloser Haltung, in einer Haltung von „sich selbst Gesellschaft leisten", erlaubt sich die Person, Worte, Begriffe, Bilder, Stimmungen, Fantasien aufsteigen und sich aus dem Felt Sense heraus entwickeln zu lassen. Das entscheidende Kriterium für die „gute Beschreibung" ist die „gefühlte Stimmigkeit". Der Körper merkt, wenn's richtig ist. Wenn das körperlich gespürte Empfinden der Bedeutung/des Sinns eines Themas/einer Situation angemessen symbolisiert worden ist, löst das im Körper eine spürbare Erleichterung und Entspannung aus. Wenn körperlich Gespürtes sich gut beschrieben fühlt, entsteht eine „Resonanz", ein innerer Gleichklang. Dieser wird „Felt Shift" genannt: eine körperlich gespürte Veränderung. Dieses Empfinden führt zu einer Erhöhung des Vertrauens in die eigene Urteilsbildung und Entscheidungsfindung und des Kongruenzerlebens.

„Der Körper zeigt mir den Weg dessen, was für mich richtig und stimmig ist." Ich lerne, ihm zuzuhören. Dafür muss es mir gelingen, still zu werden und „der kleinen inneren Stimme zuzuhören", sie zu achten und zu fördern, diesem inneren Ort gegenüber sanft zu werden.

Beispiel für einen Felt Sense und Felt Shift:
Ich treffe eine Person in der Stadt und kann sie zunächst nicht „unterbringen", woher kenne ich sie? Ich weiß jedoch mit Sicherheit, dass ich sie kenne. Nun entwickelt sich ein körperliches Gefühl von Unbehagen oder Spannung, vielleicht im Brustbereich (Felt Sense), mir fällt jedoch nicht ein, woher ich sie kenne und wie sie heißt. Es beginnt ein innerer Suchprozess. Als mir dann schließlich einfällt, woher ich die Person kenne, erlebe ich ein Gefühl von körperlich spürbarer Erleichterung (Felt Shift).

Den gut beschriebenen Felt Sense mit dem Thema in Verbindung bringen

An den gut beschriebenen Felt Sense kann ich Fragen stellen, um ihn weiter zu entfalten. Ich kann ihn in Verbindung zu dem ursprünglichen Thema bringen. Was hat die Situation/das Thema mit dem gefundenen Felt Sense zu tun? Wie kann ich das Gespürte im Leben umsetzen? Aus diesen Fragestellungen entwickeln sich - wenn der Organismus dazu bereit ist - neue kleine Schritte, die oft zu einer Veränderung, neuen Gedanken, Handlungsschritten, einer stimmigen Lösung, einer Klärung oder Entscheidung führen können.

Das Ergebnis „empfangen", würdigen und schützen

Ein Focusing-Prozess hat seine eigene Dynamik und Entwicklung. Er verläuft nach seinen eigenen Gesetzen: kreativ, vielleicht chaotisch, mäandernd, unberechenbar, aber immer in Richtung auf eine Lösung und Weiterentwicklung hin, die für die Person passend ist. Der Focusing-Prozess ist wie das Leben selbst, er trägt seine eigene Wachstumsrichtung in sich. Darauf kann man vertrauen. Der Körper weiß mehr, als wir wissen, dass er weiß. Wir müssen ihm nur die richtigen Rahmenbedingungen schaffen. Das, was er uns gebracht hat, als neue Erkenntnis und neue Erfahrung, will „empfangen“ werden, so wie ein neu geborenes Kind empfangen werden möchte: mit Freundlichkeit, Dankbarkeit und Fürsorge.

Um den Prozess zu einem guten Ende zu führen, sollte die fokussierende Person noch einmal die Stationen des Weges vor ihrem inneren Auge Revue passieren lassen. Was genau hat sie gefühlt und gespürt, an welchen Stellen entwickelten sich körperlich gespürte Veränderungen? Diese können innerlich „markiert“ werden. Dadurch kann man an diese Stellen zurückkommen. Im Körpergedächtnis bleiben die Spürqualitäten erinnerbar.

Den Focusing-Prozess verarbeiten

Um „die Sache rund zu machen“, sollte die fokussierende Person jetzt noch eine Reflexionsphase anschließen, um das Gefundene festzuhalten und sinnvoll zu nutzen. Auf der „erwachsenen“ kognitiven Ebene kann darüber nachgedacht werden, was es heißen könnte, die - auf einer kreativen und vielleicht verschlüsselten Ebene - gefundenen Ergebnisse in das Leben und auf das konkrete Verhalten zu übertragen.

Anwendungsmöglichkeiten von Focusing

Die Focusing-Methode wird bereits in zahlreichen Bereichen von Medizin, Psychotherapie und Gesundheitsprophylaxe nutzbringend angewandt: In der Stressprophylaxe (Müller & Feuerstein, 2000), bei Schmerz (ebd.), in der Traumatherapie (Armstrong, 2000; Coffeng, 2000; Levine, 1998), in der Psychosomatik (Ringswelski, 2003), bei Kopfschmerz (Baerlocher, 2002), bei KrebspatientInnen (Grindler-Kathona, 1999).

Spezialanwendungen befassen sich mit dem Herstellen von innerem Freiraum (z.B. bei Ängsten und Reizüberflutung; Grindler-Kathona, 1999) oder nutzen Focusing zum Erwerb von höherer Selbstsicherheit (Bundschuh-Müller, 2000) und Redeangst (Berckhan, Krause & Röder, 1993). Ein interessanter Ansatz wird von McMullin (1986) in einem Aufsatz über kognitives Focusing beschrieben: Hier wird der Schritt des „Freiraum-Schaffens" umgedreht und alles das, was in Boxen aufbewahrt wird, in achtsamer Weise ausgepackt. Mit diesen bisher vermiedenen Inhalten soll sich die Person nun auf eine gut dosierte und erträgliche Weise konfrontieren. Focusing wurde auch als Methode für Entscheidungsfindung in komplexen Situationen und als Problemlösetraining (Müller & Feuerstein, 2000) eingesetzt. Ein weiteres Anwendungsgebiet ist die Kunsttherapie (Groddeck, 2000).

Stand der empirischen Forschung

Carl Rogers war einer der Ersten, der Psychotherapie und empirische Forschung verknüpft hat. Dieser Tradition fühlen sich auch seine Nachfolger verpflichtet. Im vorliegenden Artikel wurde ein besonderer Schwerpunkt auf Experientielle Therapie und den Focusing-Ansatz gelegt. Ein Überblick über den derzeitigen Forschungsstand findet sich bei Hendrix (2002).

Die belgische Forschergruppe um G. Lietaer an der Universität von Leuven hat sich besonders darum bemüht, die Erkenntnisse der Experientiellen Theorie Eugene Gendlins zu überprüfen und in die klassische Personzentrierte Therapie zu integrieren. Zunehmend häufiger kommt es deshalb zu der zusammenfassenden Bezeichnung „Personzentrierte Experientielle Psychotherapie". Auch der internationale Verband Personzentrierter Therapeuten hat diesen Namen übernommen (PCEPC – Person-Centered and Experiential Psychotherapy and Counseling). Eine Sonderposition nimmt L. Greenberg (Universität Toronto) ein. Er ist zwar dem klientzentrierten Konzept verbunden und sieht es als die Grundlage seiner Therapie, kombiniert diese aber nicht nur mit

Focusing, sondern insbesondere auch mit Methoden der Gestalttherapie - ebenfalls der humanistischen Richtung angehörend. Ein Hauptprinzip ihres Begründers Fritz Perls (1893–1970) war es, im „Hier und Jetzt" zu arbeiten und Gefühle auszuagieren.

Für die Gesprächstherapie - eines der bedeutendsten Therapieverfahren im deutschsprachigen Raum - hat sich bis jetzt die Hoffnung, endlich die verdiente Anerkennung zu bekommen und in das Gesundheitssystem als anerkanntes Kassenverfahren integriert zu werden, nicht erfüllt, obwohl die Wirksamkeit der Gesprächspsychotherapie seit Langem wissenschaftlich belegt ist und sie eine hohe Anerkennung genießt. Ein Klageverfahren ist vermutlich die einzige noch bleibende Alternative zum Erfolg.

Diskussion

In der Personzentrierten Psychotherapie bilden Grundprinzipien wie unbedingte positive Aufmerksamkeit und Wertschätzung, Akzeptanz, respektvolles, nicht wertendes, nicht urteilendes Zuhören, Behutsamkeit und Nichteindringen seit jeher die Basis für konstruktive Veränderung. Gesprächstherapie findet auch immer „in der Situation" statt, im „Hier und Jetzt".

Begriffe wie „Präsenz", „Achtsamkeit", „Akzeptanz aller im gegenwärtigen Moment gespürten Erlebensinhalte", „Offenheit dem inneren Erleben gegenüber", „im gegenwärtigen Moment verweilen", „einen freien inneren Raum schaffen", „Richtigkeit spüren", „ich habe ein Problem, aber ich bin es nicht", finden sich erst mit der zunehmenden Entwicklung und Verfeinerung der Klientzentrierten und Experientiellen Psychotherapie und des Focusing. Eugene Gendlin, im Alter von 12 Jahren aus Wien vor den Nationalsozialisten geflohen, von Haus aus Philosoph in der Tradition der Existentialisten Dilthey, Binswanger und Heidegger, hat diese Erweiterung der PPT durch die Aufmerksamkeitsverlagerung auf das Erleben, das körperlich Gespürte, eingeleitet und auf die vielfältigen Erkenntnisse von Carl Rogers aufgebaut.

Diese Veränderung des therapeutischen Schwerpunkts (der Felt Sense ist der Klient des Klienten) erfordert eine andere Beziehungsgestaltung sowohl zwischen der TherapeutIn und der KlientIn als auch im internen Beziehungsgefüge der KlientIn. Sie steht nicht mehr als Gesamtperson in direkter Beziehung zur TherapeutIn, sondern nur noch ein Teil von ihr: der des bewussten, urteilenden, handelnden, „erwachsenen“ Selbst, der zwischen der TherapeutIn, der Welt, den anderen und der Situation als Vermittler eintritt. Die TherapeutIn wird u.a. zu einer ModeratorIn, die der KlientIn Vorschläge macht, wie sie mit sich selbst in einer guten Weise umgehen könnte, um Veränderungen zu bewirken. Das „Innere“ ist der Klient von beiden. Es kommt dadurch zu einer „Disidentifikation“. Eine „innere Beziehung“ wird aufgebaut. Dem „Inneren“ muss man mit einer bestimmten Haltung begegnen, damit es sich verändern kann. Diese Haltung ist durch Achtsamkeit und Akzeptanz gekennzeichnet. KlientIn und TherapeutIn sollen dem „Felt Sense“ - ein Kunstwort, das für das im Moment gespürte aber noch nicht verstandene Erleben steht - „Gesellschaft leisten“, sie sollen „dabei sein“ und „präsent sein“.

Die Ähnlichkeit zwischen Experientieller Personzentrierter Psychotherapie und dem Konzept der buddhistischen „Achtsamkeit“ ist also bis in die Gemeinsamkeit der Vokabeln hinein zu verfolgen. Verschiedene AutorInnen (Chutroo, 2003; Kuno, 2001; Moore, 2001, 2003; Schillings, 2000) vertreten die Meinung, dass Gendlins Theorie eine Brücke zwischen der östlichen und westlichen Welt schlägt.

Die folgenden Zitate von Thich Nhat Hanh („Schritte der Achtsamkeit“, 1998) zeigen deutlich, dass es in dieser Thematik nicht unbedingt klar ist, aus welcher theoretischen Heimat - der personzentrierten oder der buddhistischen - die Äußerungen kommen:

> Nur im gegenwärtigen Augenblick können wir das Leben wirklich berühren (S. 17). … Achtsamkeit ist die Fähigkeit, in jedem Augenblick unseres Lebens wirklich präsent zu sein … Achtsamkeit lässt uns erkennen, was im gegenwärtigen Augenblick in uns und um uns herum wirklich geschieht (S. 19). … Wenn du dich nicht selbst lieben kannst, wenn du nicht imstande bist, gut für dich zu sorgen, wie kannst du dann einen anderen Menschen

> lieben und gut für ihn sorgen (S. 49)? … Wenn die Kraft der Achtsamkeit und des mitfühlenden Zuhörens in dir ist, kann deine Gegenwart eine heilende und beruhigende Wirkung auf andere ausüben. Du brauchst nur dazusitzen und dem Menschen, der sich dir anvertraut, zuzuhören (S. 64). … Zu leben bedeutet also, tief in den anderen Menschen hineinzuschauen. Dann wirst du seine Schwierigkeiten, sein Leiden, seinen Schmerz und seine tiefsten Sehnsüchte erkennen. Um das zu erreichen, musst du wirklich ganz präsent sein (S. 66). … Wenn es dir gelingt, ganz da zu sein, und du mit deiner Präsenz und Achtsamkeit das berührst, was ist, wird sich dir die wahre Natur dessen, was du betrachtest, erschließen. Du wirst verstehen (S. 105). … Je tiefer du schaust, desto mehr wirst du entdecken, denn in dir befindet sich die Quelle der Weisheit, des Verstehens und des Erwachens, du brauchst sie nur zu berühren. (Ebd., S. 115)

Ähnliche Beschreibungen findet Kabat-Zinn (2003), der sich als Verhaltensmediziner besonders darauf spezialisiert hat, das Achtsamkeitskonzept in eine moderne Form der Stressbewältigungstherapie zu integrieren. Er schreibt, „Achtsamkeit" („mindfulness") hat mit besonderen Eigenschaften von Aufmerksamkeit und Bewusstheit zu tun, die durch Meditation kultiviert und entwickelt werden können. Seine operationale Arbeitshypothese für *Achtsamkeit* lautet: Die Bewusstheit, die durch das intentionale, absichtlich herbeigeführte Schenken von Aufmerksamkeit im gegenwärtigen Moment und ohne Bewertung auf das Entfalten des Erlebens auf einer von Moment-zu-Moment-Basis gerichtet wird. Hier findet sich eine Parallele zu Gendlins Aussage: „Erleben beginnt im Körper".

Mindfulness wurde „das Herz" der buddhistischen Meditation genannt. Die Worte für „Geist" („mind") und „Herz" sind in der asiatischen Sprache gleich. Deswegen schließt der Begriff *Mindfulness* eine herzliche, mitfühlende Komponente in das „Beachtung schenken" ein. *Achtsamkeit* beinhaltet ein Gefühl von offenherziger, freundlicher Präsenz und ebensolchem Interesse. Sie ist eine gewaltfreie Praxis und in einer gewissen Form aktiv – ein tiefes, eindringendes, nicht-konzeptuelles Hineinsehen in die Natur von Geist und Welt.

Baer (2003) weist in ihrem Übersichtsreferat über Achtsamkeit und Akzeptanz in der Verhaltenstherapie darauf hin, dass viele Fachautoren Menschen dazu ermutigen, die Aufmerksamkeit auf ihr internales Erleben – Körperempfinden, Gedanken und Emotionen, so wie sie in jedem Moment auftauchen – zu richten. Alle schlagen vor, dass Mindfulness mit einer Haltung nicht-bewertender Akzeptanz praktiziert werden sollte. Heidenreich und Michalak beschreiben in dem Artikel „Achtsamkeit als Therapieziel in Verhaltenstherapie und Verhaltensmedizin“ (2003, S. 266) Achtsamkeit als möglichst umfassende Wahrnehmung der Gegenwart: „Eine achtsame Haltung ist dadurch gekennzeichnet, möglichst offen gegenüber allen Erfahrungen des gegenwärtigen Augenblicks zu sein … und sich nicht mit seinen Gefühlen und Gedanken zu identifizieren“.

Personzentrierte und experientiell ausgerichtete Psychotherapeuten definieren die Ähnlichkeit zum buddhistischen Denken wie folgt:

1. Moore (2001, S. 12) schreibt etwa: „… ich glaube, dass Gendlins Werk eine Brücke zwischen der östlichen und der westlichen Perspektive des Selbst innerhalb des personzentrierten Ansatzes anbietet. Zen-Buddhismus legt besondere Betonung auf das physische Erleben der Gefühle innerhalb des Körpers“. „Dogen sagt: „Erlangung des Weges kann nur mit dem eigenen Körper geschafft werden“ (Perry, 2000, zitiert nach Moore, 2001). Während die individuelle Erleuchtung nicht das Ziel von Focusing ist, bietet uns das Fokussieren auf die inneren körperlichen Empfindungen ein Mittel, tiefer in uns hineinzugehen, wie Gendlin sagt, auf „the still small voice“ zu hören (ebd., 1964, S. 139). Dieser „ruhigen, kleinen Stimme“ zuzuhören, ihr zu lauschen, erscheint mir als ein vitaler Aspekt von Kongruenz im Sinne der Personzentrierten und Experientiellen Theorie.
2. Chutroo (2003) sieht als Hauptaspekt der Verwandtschaft, dass manche Menschen „Richtigkeit“ durch das finden, was sie eine innere Stimme nennen: „die ruhige, stille innere Stimme“. Diese Stimme wird nicht im Ohr oder im Geist gehört, sondern ist mehr als ein „Gefühl“ oder eine Stimmung im Körper zu verstehen. Sie ist etwas, das irgendwie durch den Körper signalisiert, dass eine gegebene Aktion „richtig“ ist. Die zur Ruhe bringende Konzentration der Meditation, wie das Raum-Schaffen im Focusing, schwemmt die üb-

> lichen Geist-Körper-Aktivitäten, die im Weg stehen, fort. Die ruhige stille Stimme, die im Focusing „Felt Sense" genannt wird, benötigt diesen Raum. Erst dann kann es möglich werden, ihn zu erleben. Der Raum gibt erst die Erlaubnis dazu. Hendrix (2003) bezeichnet dies als ein „Pausieren", ein Pausieren des üblichen Verhaltens und Fühlens, ein Pausieren der kulturellen Geschichte des eigenen Lebens. Es ist Teil des Prozesses, der einen Raum für neues Verstehen öffnet, für eine neue Aktion, eine neue Idee, die Form annehmen kann. Der Felt Sense oder die „stille kleine Stimme im Inneren" kommt in diesen Raum des Pausierens, des Innehaltens, Hinhörens und Hinspürens. In diesem Ort räumlicher/geräumiger Aufmerksamkeit können die körperlichen Signale ihre „Richtigkeit" durch den visceralen Sinn, das innere Gefühl der Erleichterung oder des „Loslassens", entwickeln.

Als weitere Entwicklung deutet sich an, dass Experientielle Personzentrierte Psychotherapie und Achtsamkeitsmeditation nutzbringend zusammenwirken können (Geller, 2003).

Focusing und Experientielle Psychotherapie haben nicht die grandiosen Ziele wie der Buddhismus. Focusing ist eine Methode, die Problemlösung und Veränderung anstrebt – kein Lebensprinzip, jedenfalls nicht primär. Focusing und Experientielle Therapie sollen Prozesse in Gang bringen. Achtsamkeit und Akzeptanz sind Mittel, dies zu erreichen. Gendlin sagt dazu: „Wenn wir dem Felt Sense eine freundliche Aufmerksamkeit schenken, wird er beginnen, sich zu verändern" (mündliche Mitteilung). Insbesondere im Focusing verfolgen wir ein Ziel: Wir wollen eine günstige Lernsituation schaffen. Die „Absichtslosigkeit" ist Absicht. Ich habe dies einmal „einen Zauberkreis schaffen" genannt. Kreativität und Entwicklung entstehen nur in einer stress- und angstfreien Zone. Neugier und Entdeckungsfreude können sich nur in einem angstarmen Zustand entfalten. Um dem Stress, den Spannungen und Erwartungen zu entkommen, brauchen wir die Haltung der Absichtslosigkeit, der inneren Erlaubnis und Fehlerfreundlichkeit.

Wie der Focusing-Trainer Clemens Steier es ausdrückt: Focusing ist Achtsamkeit für die westliche Welt. Wir sind zielbewusster und lösungsorientierter. Insofern hilft Achtsamkeit uns auch sehr, im gegenwärtigen Moment zu verharren. „Absichtslose Absichtlichkeit" ist ein wenig ein Paradox. Um etwas verändern zu können, müssen wir zuerst ganz absichtslos werden, eine Haltung von Geschehenlassen und Wahrnehmen einnehmen, dann wird alles andere wie von selbst geschehen. Wie in dem Buch „Jim Knopf und die Wilde 13" von Michael Ende (1990) machen wir auch im Focusing und in der Experientiellen Psychotherapie „das Ungerade gerade" und schaffen dadurch einen anderen Kontext, in dem anderes - gesünderes - Erleben und Verhalten möglich wird.

Literatur

Armstrong, M. (2000). Focusing und Trauma. In H. Feuerstein, D. Müller & A. Weiser Cornell (Hrsg.), *Focusing im Prozess – ein Lesebuch* (S. 9–26). Köln: GwG-Verlag.

Baer, R. (2003). Mindfulness training as a clinical intervention: a conceptual and empirical review. *Clinical Psychology: Science and Practice, 10*(2), 125–143.

Baerlocher, D. (2002). *Schmerzen lindern mit Focusing.* München: Ehrenwirth.

Baldwin M. (2000). Interview with Carl Rogers on the use of the self in therapy. In M. Baldwin (Ed.), *The use of self in therapy* (2nd Ed.) (pp. 29–38). New York: Haworth Press.

Berckhan, B., Krause, C. & Röder, U. (1993). *Schreck lass nach!* München: Kösel.

Biermann-Ratjen, E.-M. (2003). Wertschätzung, unbedingte. In G. Stumm, J. Wiltschko & W. Keil (Hrsg.), *Grundbegriffe der Personzentrierten und Focusing-orientierten Psychotherapie und Beratung* (S. 333–335). Stuttgart: Pfeiffer bei Klett-Cotta.

Binder, U. & Binder, J. (2003). Empathie. In G. Stumm, J. Wiltschko & W. Keil (Hrsg.), *Grundbegriffe der Personzentrierten und Focusing-orientierten Psychotherapie und Beratung* (S. 82–86). Stuttgart: Pfeiffer bei Klett-Cotta.

Bozarth, J.D. (2001). *Forty years of dialogue with the Rogerian hypothesis.* Verfügbar unter: http://personcentered.com/dialogue.htm.

Brazier, D. (1995). *Zen therapy.* London: Constable.

Bugenthal, J.F.T. (1978). *Psychotherapy and process.* Menlo Park, CA: Addison-Wesley.

Bugenthal, J.F.T. (1983). The one absolute necessity in psychotherapy. *The Script, 13,* 1f.
Bugenthal, J.F.T. (1987). *The art of the psychotherapist.* New York: Norton.
Bugenthal, J.F.T. (1989). *The search for existential identity.* San Francisco, CA: Jossey-Bass.
Bundschuh-Müller, K. (2000). Ein Netzwerk für die Seele knüpfen. In H. Feuerstein, D. Müller & A. Weiser Cornell (Hrsg.), *Focusing im Prozeß – Ein Lesebuch* (S. 26–37). Köln: GwG-Verlag.
Bundschuh-Müller, K. (2006). Akzeptieren heißt verändern – Achtsamkeit und Akzeptanz in der Personzentrierten und Experientiellen Psychotherapie. *Psychotherapie im Dialog,* 3, 258–263.
Bundschuh-Müller, K. (2007). Von Augenblick zu Augenblick – von Angesicht zu Angesicht. Gesprächspsychotherapie als achtsamkeitsbasiertes personzentriertes Verfahren. *Gesprächspsychotherapie und Personzentrierte Beratung,* 2, 75–83.
Cameron, R. (2001). In the space between. In G. Wyatt & P. Sanders (Eds.), *Rogers' therapeutic conditions: evolution, theory and practice* (Volume 4: contact and perception) (pp. 249–273). Ross-on-Wye: PCCS-Books.
Chutroo, B. (2003). *On focusing and buddhism.* Verfügbar unter: www.focusing.org/spirituality/chutroo_buddhism.html.
Coffeng, T. (2000). Prä-experientieller Kontakt mit Trauma und Dissoziation. In H. Feuerstein, D. Müller & A. Weiser Cornell (Hrsg.), *Focusing im Prozess – Ein Lesebuch* (S. 51–61). Köln: GwG-Verlag.
Craig, P.E. (1986). Sanctuary and presence: An existential view of the therapist's contribution. *The Humanistic Psychologist, 14,* 22–8.
Dahlhoff, H.-D. & Bommert, H. (1975). *Eine deutsche Fassung der Experiencing-Skala.* Beitrag zum 4. Symposium für Gesprächspsychotherapie, Zürich.
Dahlhoff, H.-D. & Bommert, H. (1978). Forschungs- und Trainingsmanual zur deutschen Fassung der Experiencing-Skala. In H. Bommert & H.-D. Dahlhoff (Hrsg.), *Das Selbsterleben (Experiencing) in der Psychotherapie* (S. 63–128). München: Urban & Schwarzenberg.
Elliott, R., Davis, K. & Slatick, E. (1998). Process-experiential therapy for posttraumatic stress difficulties. In L. Greenberg, G. Lietaer & J. Watson (Eds.), *Handbook of experiential psychotherapy.* New York: Guildford.
Ende, M. (1973). *Momo.* Stuttgart: Thienemann.
Ende, M. (1990). *Jim Knopf und die Wilde 13.* Stuttgart: Thienemann.
Feuerstein, H. & Heringer, H.J. (o.J.). *Freiraum schaffen* [CD zu bestellen über: Focusing Zentrum Karlsruhe, www.focusing.de].
Feuerstein, H., Heringer, H.J. & Müller, D. (o.J.). *Entscheiden: Mit Verstand und Gefühl* [CD zu bestellen über: Focusing Zentrum Karlsruhe, www.focusing.de].

Feuerstein, H., Müller, D. & Weiser Cornell, A. (Eds.). (2000). *Focusing im Prozess – Ein Lesebuch.* Köln: GwG-Verlag.

Fried, E. (2003). *Als ich mich nach dir verzehrte – Gedichte der Liebe.* Berlin: Wagenbach.

Geller, S.M. (2003). Becoming whole: A collaboration between experiential psychotherapies and mindfulness meditation. *Person-Centered & Experiential Psychotherapies, 2*(4), 258–273.

Geller, S. & Greenberg, L. (2002). Therapeutic presence: Therapists' experience of presence in the psychotherapy encounter. *Person-Centered & Experiential Psychotherapies, 1*(1 & 2), 71–86.

Gendlin, E.T. (1964). A theory of personality change. In P. Worckel & D. Byrne (Eds.), *Personality change* (pp. 102–148). New York: John Wiley and Sons.

Gendlin, E.T. (1968). The experiential response. In E. Hammer (Ed.), *Use of interpretation in treatment* (pp. 208 - 227). New York: Grune & Stratton.

Gendlin, E.T. (1970). A short summary and some long predictions. *The Chicago Theological Seminary Register, 61* (12/2).

Gendlin, E.T. (1981). *Focusing* (2nd Ed.). New York: Bantam.

Gendlin, E.T. (1984). The clients client: The edge of awareness. In R.L. Levant & J.M. Shlien (Eds.), *Client-centered therapy and the person-centered approach: new directions in theory, research and practice.* New York: Praeger.

Gendlin, E.T. (1995). The politics of giving therapy away: listening and focusing. *The Folio: a Journal for Focusing and Experiential Therapy, 14*(1), 33–42.

Gendlin, E.T. (1997). *Focusing – Philosophie und Praxis.* Vortrag anlässlich des zehnjährigen Bestehens des Focusing Zentrums Karlsruhe [FZK-Materialien verfügbar unter www.focusing.de].

Gendlin, E.T. (1998a). *Focusing-orientierte Psychotherapie.* München: Pfeifer.

Gendlin, E.T. (1998b). *Focusing.* Hamburg: Rowohlt.

Greenberg, L., Lietaer, G. & Watson, J. (Eds.). (1998). *Handbook of experiential psychotherapy.* New York: Guildford.

Greenberg, L. & Safran, J.D. (1987). *Emotion in psychotherapy.* New York: Guildford.

Greenberg, L.S. & Geller, S.M. (2001). Congruence and therapeutic presence. In G. Wyatt (Ed.), *Rogers' therapeutic conditions: evolution, theory and practice* (Vol. 1: Congruence) (pp. 131–149). Ross-on-Wye: PCCS-Books.

Grindler Katonah, D. (1999a). Case study: a six-week training in focusing with someone who has cancer. *The Folio: a Journal for Focusing and Experiential Therapy, 10*(1), 36–41.

Grindler Katonah, D. (1999b). Clearing a space with someone who has cancer. *The Folio: a Journal for Focusing and Experiential Therapy, 18*(1), 19–26.

Groddeck, N. (2000). Kunsttherapie als Focusing-Prozess. In H. Feuerstein, D. Müller & A. Weiser Cornell (Hrsg.), *Focusing im Prozess – ein Lesebuch* (S. 117–132). Köln: GwG-Verlag.

Hanh, T.N. (1998). *Schritte der Achtsamkeit.* Freiburg: Herder.

Hanh, T.N. (2002). *Das Wunder der Achtsamkeit.* Berlin: Theseus.

Heidenreich, T. & Michalak, J. (2003). Achtsamkeit („Mindfulness") als Therapieprinzip in Verhaltenstherapie und Verhaltensmedizin. *Verhaltenstherapie, 13,* 264–274.

Hendrix, M.N. (1986). Experiencing level as a therapeutic variable. *Person-Centered Review, 1*(2/5), 141-162.

Hendrix, M.N. (2001). An experiential version of unconditional positive regard. In J.D. Bozarth & P. Wilkins (Eds.), *Rogers' therapeutic conditions: evolution, theory and practice* (Volume 3: Unconditional positive regard). Ross-on-Wye: PCCS-Books.

Hendrix, M.N. (2002). Focusing-oriented/experiential psychotherapy. In D.J. Cain & J. Seeman (Eds.), *Humanistic psychotherapies – handbook of research and practice* (pp. 221–252). Washington, D.C.: American Psychological Association.

Hendrix, M. (2003). Focusing as a force for peace: The revolutionary pause. *Staying In Focus, 3*(2), 4–7.

Huppertz, M. (2003). Die Bedeutung des Zen-Buddhismus für die Dialektisch-behaviorale Therapie. *Psychotherapie, Psychologie, Medizin, 53,* 376–383.

Hycner, R. (1993). *Between person and person: towards a dialogical psychotherapy.* New York: Gestalt Journal Press.

Hycner, R. & Jacobs, L. (1995). *The healing relationship in Gestalt therapy: A dialogical/self psychology approach.* New York: Gestalt Journal Press.

Iberg, J.R. (2001). Unconditional positive regard, constituent activities. In J.D. Bozarth & P. Wilkins (Eds.), *Rogers' therapeutic conditions: evolution, theory and practice* (Volume 3: Unconditional positive regard). Ross-on-Wye: PCCS-Books.

Kabat-Zinn, J. (2003). Mindfulness-based interventions in context: past, present, and future. *Clinical Psychology: Science and Practice, 10*(2), 144–156.

Kabat-Zinn, J. & Kabat-Zinn, M. (1997). *Achtsamkeit.* Freiburg: Herder.

Kempler, W. (1970). The therapist's merchandise. *Voice, 5,* 57–60.

Klein, M.H., Mathieu, P.L., Gendlin, E.T. & Kiesler, D.L. (1969). *The experiencing scale. A research and training manual* (Vol. I & II). Madison: University of Wisconsin.

Kuno, T. (2001). An interpretation of unconditional positive regard from the standpoint of Buddhist-based psychology. In J.D. Bozarth & P. Wilkins (Eds.), *Rogers' therapeutic conditions: evolution, theory and practice* (Volume 3: Unconditional positive regard). Ross-on-Wye: PCCS-Books.

Levine, P.A. (1998). *Trauma-Heilung.* Essen: Synthesis.

Lietaer, G. (2003). Echtheit. In G. Stumm, J. Wiltschko & W. Keil (Hrsg.), *Grundbegriffe der Personzentrierten und Focusing-orientierten Psychotherapie und Beratung* (S. 79–82). Stuttgart: Pfeiffer bei Klett-Cotta.

McGuire, M. (1991). Healing the inner child. *The Folio: a Journal for Focusing and Experiential Therapy, 10*(1), 38–40.

McMullin, R. (1986). Cognitive focusing. In R.E. McMullin (Ed.), *Handbook of cognitive therapy techniques* (pp. 144–150). New York: W.W. Norton & Company.

Mearns, D. (1994). *Developing person-centred counselling.* London: Sage.

Mearns, D. (1997). *Person-centred counselling training.* London: Sage.

Moore, J. (2001). Acceptance of the truth of the present moment as a trustworthy foundation for unconditional positive regard. In J.D. Bozarth & P. Wilkins (Eds.), *Rogers' therapeutic conditions: evolution, theory and practice* (Volume 3: Unconditional positive regard). Ross-on-Wye: PCCS-Books.

Moore, J. (2003). *Letting go of what I think I am* (Manuskript eines Vortrages, gehalten auf dem PCEPC-Kongress 7/2003 in Egmond/Niederlande).

Moore, J. & Purton, C. (2006). (Eds.). *Spirituality and counselling.* Ross-on-Wye: PCCS Books

Moustakas, C. (1986). Being in, being for, and being with. *The Humanistic Psychologist, 14,* 100–104.

Müller, D. & Feuerstein, H. (2000). Chronische körperliche Schmerzen: dein Körper weiß die Antwort? In H. Feuerstein, D. Müller & A. Weiser Cornell (Hrsg.), *Focusing im Prozess – ein Lesebuch* (S. 265–287). Köln: GwG-Verlag.

O'Haara, M. (2000). Moments of Eternity. *Person, 4*(1), 5–17.

Perry, J. (Ed.). (2000). *Soto Zen: An Introduction to the thought of the serene reflection meditation School of Buddhism by the very Reverend Keido Chisan Koho Zenji.* Mt. Shasta: Shasta Abbey Press.

Prouty, G., Pörtner, M. & Van der Werde, D. (1998). *Prä-Therapie.* Stuttgart: Klett-Cotta.

Ringswelski, B. (2003). *Focusing – Ein integrativer Weg der Psychosomatik.* Stuttgart: Pfeiffer bei Klett-Cotta.

Robbins, A. (Ed.). (1998). *Therapeutic presence: bridging expression and form.* London: Jessica Kingsley Publishers.

Rogers, C.R. (1957). The necessary and sufficient conditions of therapeutic personality change. *Journal of Consulting Psychology, 21*(2), 95–103.

Rogers, C.R. (1959). *A theory of therapy, personality, and interpersonal relationships as developed in the client-centered framework.* (Reprinted in H. Kirschenbaum and V. Henderson [Eds.], *The Carl Rogers reader* [1989]. Boston: Houghton Mifflin.)

Rogers, C.R. (1979). The foundations of the person-centered approach. *Education, 100,* 96–107.

Rogers, C.R. (1980). *A way of being.* Boston: Houghton Mifflin.

Rogers, C.R. (1986). Client-centered therapy. In I.L. Kutash & A. Wolf (Eds.), *Psychotherapist's casebook: Theory and technique in the practice of modern therapies.* San Francisco, CA: Jossey-Bass.

Rogers, C.R. (1991). Die notwendigen und hinreichenden Bedingungen für Persönlichkeitsentwicklung durch Psychotherapie. In C.R. Rogers & P.F. Schmidt, *Personzentriert – Grundlagen von Theorie und Praxis* (S. 165–185). Mainz: Grünewald.

Rogers, C.R. (1992). Die beste Therapieschule ist die selbst entwickelte. In P. Frenzel, P.F. Schmid & M. Winkler (Hrsg.), *Handbuch der Personzentrierten Psychotherapie* (S. 21–29). Köln: Edition Humanistische Psychologie.

Rud, C. (2003). Empathy: The adventure of being present. *Person-Centered & Experiential Psychotherapy, 2*(3), 162–171.

Sachse, R. (1992). *Focusing*. Bern: Huber.

Santorelli, S. (1999). *Heal thy self: lessons on mindfulness in medicine*. New York: Bell Tower.

Schillings, A. (2000). Focusing? – Ein Weg zwischen Ost und West. In H. Feuerstein, D. Müller & A. Weiser Cornell (Hrsg.), *Focusing im Prozess – ein Lesebuch* (S. 288–295). Köln: GwG-Verlag.

Schillings, A. (2007). *Stille und Gewahrsein von Mensch zu Mensch*. Verfügbar unter: www.focusing.org/spirituality/chutroo_buddhism.html.

Schmid, P. (1994). *Personzentrierte Gruppenpsychotherapie – Ein Handbuch, 1. Solidarität und Autonomie*. Köln: Edition Humanistische Psychologie.

Schmid, P. (2002). Anspruch und Antwort: Personzentrierte Psychotherapie als Begegnung von Person zu Person. In W.W. Keil & G. Stumm (Hrsg.), *Die vielen Gesichter der personzentrierten Psychotherapie* (S. 75–107). Wien: Springer.

Segal, Z.V., Williams, J.M. & Teasdale, J.D. (2002). *Mindfulness-based cognitive therapy for depressions*. New York: Guildford Press. (Deutsch erschienen 2008: *Die Achtsamkeitsbasierte Kognitive Therapie der Depression – Ein neuer Ansatz zur Rückfallprävention*. Tübingen: dgvt-Verlag.)

Sikkema, B. (2002). Unconditionality: Being present in an attentive way to help translate thoughts into the language of feeling. In J.C. Watson, R.N. Goldman & M.S. Warner (Eds.), *Client-centered and experiential psychotherapy in the 21st century: advances in theory, research and practice*. Ross-on-Wye: PCCS-Books.

Stumm, G., Wiltschko, J., Keil, W. & Wolfgang, W. (2003). *Grundbegriffe der Personzentrierten und Focusing-orientierten Psychotherapie und Beratung*. Stuttgart: Pfeiffer bei Klett-Cotta.

Thorne, B. (1991). *Person-centred counselling*. Therapeutic and spiritual dimensions, London: Whurr.

Thorne, B. (1992). *Carl Rogers*. London: Sage.

Webster, M. (1998). Blue suede shoes: The therapist's presence. *Australian and New Zealand Journal of Family Therapy, 19*, 184–189.

Weiser Cornell, A. (1996). Relationship = distance + connection: A comparison of inner relationship techniques to finding distance techniques in focusing. *The Folio: a Journal for Focusing and Experiential Therapy, 15*(1), 1–8.

Weiser Cornell, A. (2000) [verfügbar unter: Focusing-discuss@focusing.org, 21.08.2003; Eintrag im Literaturverzeichnis von James Iberg; Beitrag um 16:25 Uhr auf der Diskussionsliste des Focusing Instituts].

Wiltschko, J. (1992). *Von der Sprache zum Körper* (herausgegeben vom Deutschen Ausbildungsinstitut für Focusing-Therapie). Würzburg: DAF.

Wiltschko, J. (1995). *Focusing-Therapie. Focusing Bibliothek* (Spezialausgabe). Würzburg, Deutsches Ausbildungsinstitut für Focusing und Focusing-Therapie.

Wiltschko, J. (2001). Der Drehspieß – Über zwei Formen des achtsamen Seins. *Focusing Journal, 6*, 2–5.

Winnicott, D. (1973). *Vom Spiel zur Kreativität*. Stuttgart: Klett.

Anhang

Focusing-Manual[1]

Der innere Akt des Focusing lässt sich in sechs Hauptteile oder -bewegungen aufteilen. Sobald Sie darin einige Erfahrung haben, werden Sie den Prozess als ein Ganzes und nicht mehr in verschiedene Teile zergliedert durchführen können. Diese Aufteilung lässt ihn mechanischer erscheinen, als er ist oder als er Sie später anmuten wird. Ich habe den Prozess auf diese Weise unterteilt, weil ich aus jahrelanger Erfahrung zu der Einsicht gekommen bin, dass es eine gute Methode ist, Focusing zu vermitteln. Betrachten Sie dieses Kapitel lediglich als Einführung. Später werden wir diese Grundkenntnisse erweitern, vertiefen und aus anderen Blickwinkeln betrachten. Schließlich – vielleicht nicht beim ersten Versuch, aber am Ende – werden Sie die bereichernde neue Erfahrung einer inneren Bewegung erleben können. Zu Beginn gebe ich Ihnen die Anleitung zum Focusing in kurzer Form, im nächsten Kapitel beschreibe ich die sechs Schritte ausführlicher, erkläre und vertiefe sie.

Einen Raum schaffen

Erst bitte ich Sie, einmal ganz ruhig zu sein. Entspannen Sie sich einen Moment. Nun achten Sie auf Ihr Inneres, auf Ihren Körper, vielleicht auf Ihren Magen oder Ihre Brust. Achten Sie darauf, was dort vor sich geht, wenn Sie fragen: „Wie steht es mit meinem Leben? Was ist im Moment für mich das Wichtigste?" Horchen Sie auf Ihren Körper und las-

1 Eine genaue Anleitung der Focusing-Schritte, wie sie auf der deutschen Seite der Homepage des Internationalen Focusing Instituts New York angeboten wird, verfügbar unter: www.focusing.org

sen Sie die Antworten langsam von dort kommen. Wenn etwas auftaucht, dringen Sie nicht hinein. Treten Sie einen Schritt zurück, sagen Sie: „Ja, das ist da. Ich kann es hier fühlen“. Lassen Sie einen kleinen Raum offen zwischen ihm und Ihnen. Dann fragen Sie, was Sie sonst noch fühlen. Warten Sie erneut auf die Antwort. Normalerweise sind es mehrere Dinge.

Felt Sense

Wählen Sie eines unter den soeben aufgetauchten Problemen aus. Dringen Sie aber nicht hinein. Treten Sie einen Schritt zurück. Natürlich hat das Problem, mit dem Sie sich beschäftigen, viele Aspekte – zu viele, um an jeden davon einzeln zu denken. Sie können aber alle diese Aspekte gleichzeitig fühlen. Achten Sie auf die Stelle, an der Sie gewöhnlich Gefühle empfinden und sehen Sie, welches Gefühl das Problem in seiner Gesamtheit in Ihnen auslöst. Lassen Sie dieses komplexe Gefühl auf sich wirken.

Finden eines „Griffs“

Welcher Art ist dieser unklare „Felt Sense?“ Lassen Sie ein Wort, einen Satz, ein Bild aus dem „Felt Sense“ entstehen. Es kann ein Eigenschaftswort sein wie „eng“, „schmutzig“, „Angst einflößend“, „blockiert“, „schwer“, „nervös“, ein Satz oder ein Bild. Bleiben Sie in Berührung mit dem „Felt Sense“, bis Worte oder Bilder kommen, die genau dazu passen.

Vergleich

Gehen Sie hin und her zwischen dem Felt Sense und dem Wort (oder Satz oder Bild). Prüfen Sie, wie gut beide zusammenpassen. Achten Sie darauf, ob ein kleines körperliches Signal Ihnen bestätigt, dass Sie das richtige Wort gefunden haben.

Um das herauszufinden, müssen Sie sich sowohl den „Felt Sense" als auch das Wort vergegenwärtigen.

Wenn sich der „Felt Sense" verändert, muss sich auch das Wort oder das Bild verändern, bis es genau die Eigenschaft des „Felt Sense" trifft.

Fragen

Nun fragen Sie: „Woran liegt es, dass dieses Problem in mir dieses bestimmte Gefühl hervorruft?" (das Sie soeben benannt oder mit einem Bild umschrieben haben).

Achten Sie dabei darauf, dass Sie den „Felt Sense" wieder spüren, frisch und lebendig (und nicht nur in der Erinnerung). Wenn er da ist, berühren Sie ihn, fühlen Sie ihn, fragen Sie: „Was ist in diesem Gefühl?" Sollten Sie darauf eine schnelle Antwort erhalten, ohne dass ein „shift" im „Felt Sense" eintrifft, lassen Sie diese Antwort an sich vorübergehen. Wenden Sie Ihre Aufmerksamkeit wieder Ihrem Körper zu und suchen Sie den „Felt Sense" erneut. Dann fragen Sie wieder. Bleiben Sie in Kontakt mit dem „Felt Sense", bis die Antwort mit einem „shift", einer körperlichen Erleichterung und Entspannung, eintrifft.

Aufnahme

Empfangen Sie alles, was mit einem „shift" kommt, in einer entgegenkommenden Haltung. Lassen Sie es eine Weile auf sich wirken, selbst dann, wenn es nur eine leichte Entspannung war. Was auch immer kommt, es handelt sich nur um einen einzelnen „shift" unter mehreren, die noch eintreffen werden. Nach einer kleinen Weile werden Sie weiterfahren wollen, doch vorerst halten Sie einen Moment ein.

Wenn Sie beim Lesen dieser Instruktionen irgendwo eine kleine Weile damit verbracht haben, auf ein unklares, umfassendes körperliches Empfinden eines Problems zu horchen, dann war das Focusing. Es spielt dabei keine Rolle, ob ein „body shift“ eintrat oder nicht. Er kommt ohne unser Dazutun. Wir haben keine Kontrolle darüber.

Kapitel 14

Aufmerksamkeitslenkung als psychotherapeutischer Wirkfaktor

Emma C. Smith

Love says ‚I am everything'.
Wisdom says ‚I am nothing'.
Between the two, my life flows.
Nisargadatta Maharaj

Zusammenfassung: *Ausgehend von den zwei unterschiedlichen Traditionen der buddhistischen Achtsamkeitsmeditation und der klinisch-psychologischen Informationsverarbeitungsmodelle wird aufgezeigt, warum gerade jetzt die Aufmerksamkeitslenkung als Wirkfaktor großes Interesse findet, aber auch, welche Schwierigkeiten dabei zu überwinden sind. Bei den bisherigen therapeutischen Umsetzungen zeigen sich Unterschiede im Verständnis des Wirkmechanismus, die sich vor allem in der Frage nach dem notwendigen Fokus der Aufmerksamkeitslenkung und in der Rolle, die einer nicht-wertenden Haltung zugeschrieben wird, manifestieren. Die Konsistenztheorie von Grawe (1998; 2004) wird als theoretische Grundlage vorgeschlagen, die zu einem Überwinden gegensätzlicher Positionen und zu einem besseren Verständnis der Aufmerksamkeitslenkung als psychotherapeutischer Wirkfaktor beitragen könnte.*

Aufmerksamkeitslenkung spielt wohl bei allen psychotherapeutischen Behandlungsansätzen eine wichtige Rolle. Schulenspezifische Therapieansätze sind sich zumindest darin einig, dass bestimmte Aspekte des psychischen Funktionierens des Patienten verändert werden müssen, damit neues Erleben und Verhalten möglich wird und dazu ist eine Lenkung der Aufmerksamkeit des Patienten auf bisher unbeachtete Informationen unumgänglich.

Korrespondenzadresse: emma.schmied@ptp.unibe.ch
Heidenreich, T. & Michalak, J. (2009). *Achtsamkeit und Akzeptanz in der Psychotherapie – Ein Handbuch* (3., überarbeitete und erweiterte Auflage). Tübingen: dgvt-Verlag.

Während bei manchen psychotherapeutischen Ansätzen die Aufmerksamkeitslenkung als selbstverständlicher Aspekt therapeutischer Interventionen betrachtet und nicht gezielt gefördert wird, macht sich insbesondere die Hypnosetherapie (Bongartz & Bongartz, 2000) den Mechanismus der Aufmerksamkeitslenkung explizit zunutze. Bei der hypnotherapeutischen Tranceinduktion wird die Aufmerksamkeit des Patienten bewusst gelenkt, um ihn in jenen besonderen Zustand zu bringen, in dem er sowohl für die Nutzung eigener Ressourcen als auch für Suggestionen zugänglicher und offener ist.

In den letzten Jahren sind mehrere neue Therapieansätze ausgearbeitet und erprobt worden, welche die Aufmerksamkeitslenkung nicht (wie bei der Hypnosetherapie) als Mittel zur Vorbereitung des Patienten auf die eigentlichen therapeutischen Interventionen betrachten, sondern als Hauptwirkfaktor ins Zentrum stellen (Baer, 2003; Heidenreich & Michalak, 2003; Roemer & Orsillo, 2003). Es handelt sich dabei um eine besondere Art von Aufmerksamkeitslenkung, die auch als Achtsamkeit bezeichnet wird. Auch wenn diese Ansätze viele Ähnlichkeiten aufweisen, sodass man von einem neuen Trend in der Psychotherapieszene sprechen könnte, wird die Rolle dieses neu- oder wiederentdeckten Wirkfaktors von den einzelnen Vertretern sehr unterschiedlich verstanden.

In diesem Kapitel[1] möchte ich nun den Versuch machen, die unterschiedlichen Positionen, die in diesem Feld eingenommen werden, miteinander zu kontrastieren und Unterschiede im Verständnis des Wirkmechanismus der Aufmerksamkeitslenkung aufzuzeigen. Wie der Wirkmechanismus verstanden wird, hängt natürlich stark von der zugrunde liegenden Theorie menschlichen Funktionierens, von Dysfunktionen und deren Veränderung ab. Die Konsistenztheorie von Grawe (1998, 2004) wird als theoretische Grundlage vorgeschlagen, die

[1] Herzlichen Dank an Klaus Grawe, Daniel Regli, Roger Schmied und an alle TeilnehmerInnen des Seminars „Aufmerksamkeitslenkung als psychotherapeutischer Wirkfaktor" für ihre Anregungen und Unterstützung bei der Verfassung dieses Kapitels.

zu einem Überwinden gegensätzlicher Positionen und zu einem besseren Verständnis der Rolle von Aufmerksamkeitslenkung beitragen könnte.

Bevor auf die einzelnen Therapieansätze eingegangen wird, soll kurz auf zwei unterschiedliche Traditionen Bezug genommen werden, von denen alle Ansätze ein Stück weit zehren: Die erste Tradition ist der Buddhismus, in dessen Kontext die Achtsamkeitsmeditation entwickelt wurde (Goldstein & Kornfield, 1987). Mit Achtsamkeit wird hier eine Lenkung der Aufmerksamkeit auf das „Hier und Jetzt" verstanden, wobei der damit einhergehenden nicht-wertenden, akzeptierenden Haltung eine große Bedeutung beigemessen wird. Die andere Tradition ist die der klinisch-psychologischen Informationsverarbeitungsmodelle, deren Entwicklung in Richtung Mehrebenenmodelle den Einbezug gezielter Techniken der Aufmerksamkeitslenkung für die Psychotherapie erst attraktiv erscheinen ließ (Dalgleish & Power, 1999). Während bei der Achtsamkeit das subjektive Erleben einer akzeptierenden Haltung wichtig ist, handelt es sich bei der Aufmerksamkeitslenkung um ein Konstrukt aus der Beobachterperspektive, das bezüglich dieser subjektiven Qualitäten neutral bleibt. Alle vorgestellten therapeutischen Ansätze bewegen sich im Spannungsfeld dieser sehr unterschiedlichen Traditionen und sind von ihnen in unterschiedlichem Maße beeinflusst. Während manche sich stark bemühen, den buddhistischen Kontext mitzuberücksichtigen, damit die Essenz der Achtsamkeitsmeditation bei der Anwendung im psychotherapeutischen Kontext nicht verloren geht, gehen andere davon aus, dass in den modernen Informationsverarbeitungsmodellen schon alles enthalten ist, was zum Verständnis dieser besonderen Form von Aufmerksamkeitslenkung als psychotherapeutischer Wirkfaktor nötig ist. Da die vorzustellenden Ansätze sich in ihrem Verständnis so stark unterscheiden, wurde für dieses Kapitel bewusst der etwas umfassendere und neutralere Begriff „Aufmerksamkeitslenkung" als Titel gewählt.

Buddhistische Achtsamkeitsmeditation

Auf die historischen und spirituellen Hintergründe des Buddhismus wurde schon an anderer Stelle dieses Buches ausführlich eingegangen. Die folgenden Erläuterungen beschränken sich daher vor allem darauf, die Rolle von Achtsamkeitsmeditation innerhalb dieses ursprünglichen Kontextes zu verdeutlichen.

Vier zentrale Annahmen des Buddhismus sind, dass das Leiden allgegenwärtig ist, dass es eine Folge unserer automatischen Tendenz ist, uns an Phänomene zu klammern, dass ein Ende dieses Leidens möglich ist und dass dieses Ende durch den Einsatz bestimmter Lebensprinzipien und Techniken, die diese Tendenz zu reduzieren helfen, erreicht werden kann (Kumar, 2002; Rose & Walach, in diesem Band).

Die Annahme, dass Leiden zur menschlichen Natur gehört, unterscheidet sich stark von der Sichtweise der „Mainstream"-Psychologie, die Gesundheit und Glück als normal und Abweichungen von dieser Norm als erklärungsbedürftig betrachtet. Die Ursache des Leidens wird im Essenzialismus, d.h. in der Annahme eines stabilen, kontinuierlichen sowie unabhängigen, von anderen abgetrennten Selbst gesehen.

Das Ziel, ein solches Selbst aufrechtzuerhalten, führt automatisch zur Tendenz, bestimmte Erfahrungen zu wollen und sich gegen andere zu sträuben. Die natürliche Vergänglichkeit und Interdependenz aller Phänomene wird somit zur ständigen Herausforderung für das Selbst und zur Quelle des Leidens. Auch diese Annahme kontrastiert mit den Annahmen der Psychologie, wo gerade die Herausbildung einer kontinuierlichen, aber gleichzeitig flexiblen Identität und die Verfolgung persönlicher Ziele als wichtige Voraussetzungen eines glücklichen Lebens betrachtet werden (Filipp, 1984).

Ein gemeinsames Ziel sowohl buddhistischer Praktiken als auch der Psychotherapie ist natürlich eine Verminderung oder Überwindung des Leidens. Der Buddhismus sieht den Weg dazu in einer tief greifenden Einsicht in die Natur der Phänomene, die zu einer Auflösung des Essenzialismus führt: Einzelne Phänomene entstehen durch dialektische Interaktion ihrer Komponenten und sind nur als zeitlich begrenztes Zusammenfließen multipler Ursachen zu verstehen. Die Welt der Phänomene ist ein komplexes, miteinander verbundenes Netzwerk von Ursachen und Wirkungen, das sich ständig neu formt und immer neue Phänomene hervorbringt. Auch wenn diese Sichtweise stark an die moderne Systemtheorie denken lässt (Shapiro & Schwartz, 2000), bleibt doch der Unterschied, dass im Buddhismus die Überwindung des Selbst als Voraussetzung zur Überwindung des Leidens betrachtet wird, während die Psychotherapie eine Verminderung von Leiden durch eine Förderung der individuellen Entwicklung anstrebt.

Die Befreiung vom andauernden Streben nach bestimmten Erfahrungen und dem Vermeiden anderer Erfahrungen (das im Buddhismus die Wurzel des Leidens darstellt) wird durch die Pflege einer achtsamen Haltung erreicht. Übt man, sich den Erfahrungen im Hier und Jetzt mit einer nicht-wertenden Haltung zuzuwenden, so kultiviert man eine Haltung von unbedingter Akzeptanz gegenüber dem „Selbst" und Mitgefühl gegenüber dem „Anderen", die letztlich zu einer Überwindung der Dualität „Selbst vs. Andere" beitragen kann. Psychische Störungen oder Probleme werden in dieser Auffassung als Teilaspekt des Leidens verstanden, können also ebenfalls durch eine achtsame Haltung, die zur Aufhebung der dualistischen Weltsicht führt, überwunden werden. Anders stellt sich die Sachlage dar, wenn die Achtsamkeitsmeditation nicht mit dem Ziel der umfassenden Befreiung von Leiden durch Überwindung der Dualität „Selbst vs. Andere" geübt wird, sondern mit dem Ziel der Beseitigung umgrenzter psychischer Störungen, wodurch in erster Linie ein für das Individuum positiv bewerteter Zustand wiederhergestellt werden soll. Das Streben nach einem solchen Zustand an sich wäre aus buddhistischer Sicht ja gerade der Kern des Leidens und ein solcher Einsatz der Achtsamkeitsmeditation daher kontraindiziert. Achtsamkeit wird in dieser Tradition also als Lebensprinzip betrachtet, das in allen Bereichen zu fördern ist und im Dienste der spirituellen Entwicklung und einer umfassenden Überwindung des Leidens steht.

Klinisch-psychologische Informationsverarbeitungsmodelle

Klinisch-psychologische Theorien über das menschliche Leiden und dessen Linderung haben sich zum Teil aufgrund klinischer Erfahrungen, zum Teil aufgrund einer Interaktion mit der psychologischen Grundlagenwissenschaft herausgebildet. Nach den Lerntheorien waren es vor allem die Netzwerktheorien (Foa & Kozak, 1986) und die Bewertungstheorien (Beck, 1976), welche die klinisch-psychologische Theorienbildung, insbesondere jene der kognitiven Verhaltenstherapie, befruchtet haben. Mit der Überwindung künstlicher, schulenspezifischer Grenzen und der Integration emotionaler und motivationaler Aspekte in die kognitive Verhaltenstherapie wird nun zunehmend klar, dass klinisch-psychologische Theorien sich auf komplexere Mehrebenenmodelle der Informationsverarbeitung stützen müssen, wenn sie sich weiterentwickeln wollen (Teasdale, 1999). Die mit diesen Modellen einhergehende Verlagerung des Fokusses von den Inhalten der Informationsverarbeitung zu den Prozessen der Selbstregulation ist es, welche die Aufmerksamkeitslenkung als potenziellen Wirkfaktor besonders attraktiv erscheinen lässt. Im Folgenden wird aufgezeigt, wie die Psyche als ein sich selbst regulierendes System verstanden werden kann und welche Rolle der Aufmerksamkeitslenkung dabei zukommt.

Die Psyche als ein sich selbst regulierendes System

Selbstorganisation ist ein richtungsübergreifendes Phänomen und meint, dass in energetisch offenen Systemen durch die nichtlineare Wechselwirkung von Elementen Strukturen entstehen, welche die ablaufenden Prozesse ordnen, die Freiheitsgrade der Elemente wieder einschränken und sich dadurch aufrechterhalten (Shapiro & Schwartz, 2000). Auf menschliche Informationsverarbeitungssysteme angewandt bedeutet dies, dass es hierarchisch geordnete Ebenen der Informationsverarbeitung gibt, wobei Informationen der untergeordneten Ebenen auf einer übergeordneten Ebene zu Ordnungsmustern zusammengebunden werden. Diese so genannten emergenten Strukturen repräsentieren mehr als die Summe der darin eingehenden Teile. Einmal entstanden, lenken sie die Informationsverarbeitung auf den unteren Ebenen mit und halten sich selber somit weiterhin aufrecht.

Die Relevanz dieser hierarchisch geordneten Informationsverarbeitung für klinisch-psychologische Fragestellungen wird im „Interacting Cognitive Subsystems" (ICS)-Modell (Teasdale, 1997; Teasdale & Barnard, 1993) deutlich. Teasdale geht in seinem Modell davon aus, dass Sinneseindrücke, Wahrnehmungen körperlicher Zustände und Propositionen mit „spezifischen Bedeutungen" (d.h. sprachlich direkt fassbare Konzepte und deren gegenseitige Beziehungen) alle auf einer übergeordneten Ebene zu holistischen Ordnungsmustern (den so genannten schematischen Modellen) zusammengebunden werden, welche die jeweilige Konstellation der Informationen repräsentieren. Beispielsweise werden negative automatische Gedanken, physiologische Veränderungen, Körperhaltungen etc. zum schematischen Modell „Depression" zusammengebunden. Schematische Modelle sind (im Gegensatz zu den einzelnen Komponenten auf der untergeordneten Ebene) an der Auslösung von Emotionen beteiligt. So lässt sich auch der Unterschied zwischen den so genannten „cold cognitions" (Kognitionen auf den untergeordneten Ebenen, die keine Emotionen auslösen) und „hot cognitions" (Kognitionen als Komponenten eines schematischen Modells, das Emotionen auslöst) erklären (Teasdale, 1993). Durch Aktivierung einzelner Komponenten, wie z.B. die Einnahme einer bestimmten Körperhaltung, kann das gesamte schematische Modell „Depression" aktiviert werden. Einmal aktiviert, ordnet dieses Modell die nachfolgende Informationsverarbeitung, wie z.B. die kognitiven Interpretationen von Ereignissen, sodass die eigene Aktivierung aufrechterhalten wird. Dies kann vielleicht mit der Aktivität eines Automotors verglichen werden, der – einmal angeworfen – von alleine weiterläuft.

Wie Erleben und Verhalten des Menschen als Produkte dieses sich selbst regulierenden Informationsverarbeitungssystems zu verstehen sind, wird in der Kontrolltheorie von Powers (1973) noch deutlicher.

Diese geht einen Schritt weiter als die oben dargestellten hierarchischen Informationsverarbeitungsmodelle, indem zusätzlich berücksichtigt wird, dass sich der Mensch grundsätzlich zielgerichtet zu seiner Umgebung in Beziehung setzt. Der Input aus den unteren Informationsverarbeitungsebenen wird jeweils mit den gespeicherten Sollwerten der übergeordneten Ebenen verglichen und Wahrnehmungen und Verhalten des Menschen werden als Versuche verstanden, die jeweiligen Diskrepanzen zu verringern. Auf der untersten Ebene steht der Mensch nur über seine Sinnesrezeptoren und Muskeln mit der Umwelt in Verbindung, wobei lediglich die Intensität der Reizung variieren kann. Auf der nächst höheren Ebene werden diese Signale integriert und eine neue Qualität der Empfindung wird kreiert und gespeichert. Beispielsweise werden einzelne geschmackliche Sinneseindrücke zur Wahrnehmung „Limonadegeschmack" integriert. Beim Trinken einer neuen Sorte von Limonade werden nun die neuen Sinneseindrücke mit der gespeicherten Empfindungserwartung verglichen und die Diskrepanzen werden verringert, indem die Wahrnehmung ergänzt und der „Limonadegeschmack" identifiziert wird. Auf den oberen Ebenen des Modells werden Wahrnehmungen, die aus den Transformationen der unteren Ebenen resultieren, mit auf der nächsthöheren Ebene gespeicherten Zielen verglichen und das Verhalten kann als Versuch verstanden werden, Wahrnehmungen im Sinne der Ziele herbeizuführen und so die entstehenden Diskrepanzen zu verringern. Beispielsweise wird die Wahrnehmung einer trockenen Kehle mit dem Ziel, den Durst zu löschen, verglichen, wobei das Trinken diese Diskrepanz verringern hilft.

Die Relevanz dieser nicht nur hierarchisch geordneten, sondern auch zielgerichteten Informationsverarbeitung für klinisch-psychologische Fragestellungen wird im „Schematic, Propositional, Analogical and Associative Representation Systems" (SPAARS)-Modell (Power & Dalgleish, 1998; 1999) deutlich. Ähnlich wie Teasdale nehmen Power und Dalgleish in ihrem Modell eine übergeordnete Ebene schematischer Modelle an, die an der Auslösung von Emotionen beteiligt ist. Diese Ebene schematischer Modelle wird jedoch nicht als ein Ort aufgefasst, wo Muster von Repräsentationen lediglich aktiviert werden, sondern als Ort, wo Wahrnehmungsrepräsentationen auf die Zielrepräsentationen der Person treffen und aus den Diskrepanzen Emotionen entstehen. Beispielsweise könnte die Wahrnehmung einer Bewertungssituation, der man sich nicht gewachsen fühlt, auf das Ziel „immer einen guten Eindruck zu machen" treffen, wobei die Bedrohung dieses Zieles zur Emotion Angst führt. Wurde die Aufrechterhaltung schematischer Modelle beim ICS-Modell mit der Aktivität eines Automotors verglichen, so kommt durch die Berücksichtigung motivationaler Aspekte beim SPAARS-Modell die Idee hinzu, dass die Aktivität des Motors auf ein Ziel ausgerichtet ist. Dies kann vielleicht mit den Gängen des Autos verdeutlicht werden, die dafür sorgen, dass die Kraft des Motors sich auf die Bewegung des Autos überträgt.

Vergleicht man das Konzept der Selbstregulation mit älteren Auffassungen des psychischen Geschehens, so wird deutlich, dass einem sich selbst regulierenden System viel mehr Freiheitsgrade zugesprochen werden (Boekaerts, Pintrich & Zeidner, 2000), was jedoch die Möglichkeiten, von außen auf das System Einfluss zu nehmen, erschwert. Bei den ursprünglichen lerntheoretischen Modellen ging man von einer Steuerung des Verhaltens durch Umweltfaktoren (auslösende Reize und Verhaltenskonsequenzen) aus, wobei die automatisierten Reiz-Reaktionsverbindungen durch Manipulation dieser Umweltbedingungen durchbrochen werden konnten. Durch die anschließende Hinzunahme von Organismusvariablen (inklusive Kognitionen) in den theoretischen Modellen konnte man der Tatsache Rechnung tragen, dass die kognitive Verarbeitung zwischen Reiz und Reaktion es dem Menschen ermöglichen, selber auf die Steuerung des eigenen Verhaltens Einfluss zu nehmen. Auch die Kognitionen wurden aber als Ergebnis von Umwelteinflüssen aufgefasst, womit die Möglichkeit bestand, sie durch Interventionen wie sokratische Dialoge oder Realitätsprüfung zu revidieren. Das Konzept der Selbstregulation geht nun eine Stufe weiter, indem Erleben und Verhalten des Menschen als Ergebnis eines Versuches verstanden werden, bei ständig wechselnden Umweltbedingungen die eigenen Strukturen aufrechtzuerhalten. Somit kann sich der Mensch noch ein Stück weiter aus der direkten Bestimmung durch Umweltfaktoren lösen: Der Versuch, durch Manipulation von Umweltbedingungen oder kognitiven Interpretationen das Funktionieren des Systems zu verändern, droht zur therapeutischen Sisyphusarbeit zu werden, denn die selbstregulativen Prozesse des Systems sind darauf ausgerichtet, diese Inhalte immer wieder von Neuem herzustellen.

Wells hat in seinem „Self-Regulatory Executive Function" (S-REF)-Modell (2000; Wells & Matthews, 1994; 1996) die Folgen dieser Idee für klinisch-psychologische Fragestellungen verdeutlicht. Ähnlich wie Power und Dalgleish geht auch Wells in seinem Modell davon aus, dass es die Diskrepanzen zwischen Wahrnehmungen und im Wissensspeicher repräsentierte Ziele sind, die zur Auslösung von Emotionen führen. In Abgrenzung zur Konzeption schematischer Modelle wird aber hier nicht von latent vorhandenen kognitiv-emotionalen Strukturen ausgegangen, die aktiviert werden und in der Folge das psychische Geschehen bestimmen. Wells vertritt vielmehr eine dynamischere Konzeption, wobei es die so genannten metakognitiven Informationsverarbeitungsstrategien sind, die gespeichert werden und deren Einsatz die für die Person typische Konstellation kognitiv-emotionaler Erlebnisinhalte immer wieder von Neuem hervorbringt. Eine Person, die unter generalisierter Angststörung leidet, geht beispielsweise davon aus, dass Grübeln helfen kann, sich auf mögliche zukünftige Bedrohungen vorzubereiten. Erst das durch diese metakognitive Annahme gesteuerte Grübeln bringt die für diese Störung typischen Gedankenketten hervor. Das metakognitive Wissen steuert also die Informationsverarbeitungsprozesse der Person und diese Informationsverarbeitungsprozesse produzieren wiederum die Inhalte des Erlebens und Verhaltens. Folglich muss man, um die selbstregulativen Prozesse eines Systems zu verändern, nicht an den Inhalten (bzw. am Output dieses Systems) ansetzen, sondern an den Determinanten der Selbstregulation. Um beim Automodell zu bleiben, könnte man sagen, dass es die Bedienung der Gangschaltung ist, die entscheidet, auf welche Art und Weise sich das Auto fortbewegt.

Die Rolle der Aufmerksamkeitslenkung in einem sich selbst regulierenden System

Die Frage, wie sich die selbstregulativen Prozesse im psychischen System beeinflussen lassen, setzt ein Verständnis der Rolle von Bewusstsein und Aufmerksamkeitslenkung voraus. Nach Grawe (1998) sind auf physiologischer Ebene alle psychischen Prozesse (inklusive Wahrnehmungen, Handlungen, Motive, Verhaltensprogramme, Emotionen und Kognitionen) nichts anderes als neuronale Erregungsmuster, die mehr oder weniger aktiviert sein können. Die Aktivität dieser neuronalen Erregungsmuster kann man sich wie einen Weihnachtsbaum vorstellen, der mit verschiedenen Lichtern behangen ist: Ein neuronales Erregungsmuster ist dann aktiviert, wenn eine Gruppe verbundener Lämpchen im gleichen Rhythmus zu blinken beginnt. Das Bewusstsein kann man sich nun als Lichtkegel eines Scheinwerfers vorstellen, der jeweils einen kleinen Ausschnitt des Baumes beleuchten kann. Ist oder war mal ein Muster im Lichtkegel des Bewusstseins, so wird es Teil des expliziten Gedächtnissystems. War ein Muster noch nie vom Scheinwerfer des Bewusstseins beleuchtet, so bildet es Teil des impliziten Gedächtnissystems. Der entscheidende Unterschied zwischen diesen beiden Arten neuronaler Erregungsmuster ist, dass die Muster des impliziten Systems nur datengeleitet, d.h. durch sensorische Erfahrungen (neuen Input aus der Umwelt), die Muster des expliziten Systems jedoch zudem konzeptgeleitet aktiviert werden können (d.h. die Erregung kann von einem aktuell bewussten Muster auf ein ehemals bewusstes Muster übergehen). Das Bewusstsein ermöglicht somit eine gewisse absichtliche Kontrolle darüber, welche der vorhandenen neuronalen Möglichkeiten aktuell das psychische Geschehen bestimmen soll.

Aufmerksamkeit kann nun als Mechanismus zur Lenkung des Bewusstseins verstanden werden. Üblicherweise ist unsere Aufmerksamkeit auf die Outputs der eigenen Informationsverarbeitungsprozesse gerichtet. Im Arbeitsgedächtnis befinden sich also gemäß Kontrolltheorie (Powers, 1973) Wahrnehmungen und Verhaltensprogramme, die schon stark durch die eigenen Erwartungen und Ziele mitbestimmt sind. Dieser Zustand kann mit dem Tragen einer gefärbten Brille verglichen werden: Ist die Brille blau gefärbt, so wird die ganze Umgebung als blau wahrgenommen, ohne dass man ein Bewusstsein dafür hat, dass es auch anders sein könnte. So werden auch die Outputs der eigenen Informationsverarbeitung als korrekte Abbildungen der Realität aufgefasst, ohne dass man ein Bewusstsein dafür hat, dass diese Outputs aufgrund von Informationsverarbeitungsprozessen zustande kommen, die durch die Interaktion der eigenen Veranlagung und Lerngeschichte geprägt sind. Vorausgesetzt, dass diese Interaktion zu adaptiven Strukturen geführt hat, ist dieser Zustand, indem man sich sozusagen selbstvergessen auf die schon bewerteten Inhalte konzentriert und wie bei einem guten Film darin aufgeht, unproblematisch. Probleme entstehen erst, wenn diese Voraussetzung nicht gegeben ist.

Achtsamkeit kann nach Kabat-Zinn (1990) als eine bestimmte Form der absichtlichen Aufmerksamkeitslenkung verstanden werden, nämlich eine Aufmerksamkeitslenkung auf den aktuellen Moment. Diese kann entweder bedeuten, dass man sich auf die Wahrnehmungen der Außenwelt oder auf jene der eigenen Innenwelt konzentriert. Im ersten Fall kommen die Inputs der untersten Ebenen des Informationsverarbeitungssystems ins Arbeitsgedächtnis, auf denen die Reize aus der Umgebung noch nicht oder nur wenig transformiert und bewertet wurden. Entsprach die Aufmerksamkeitslenkung auf die Outputs der Informationsverarbeitung dem Tragen einer gefärbten Brille, so kann die Aufmerksamkeitslenkung auf die Inputs mit dem Tragen einer möglichst ungefärbten Brille verglichen werden (ganz ohne Brille, d.h. ganz ohne Einfluss des eigenen Systems, lässt sich die Umgebung vermutlich nicht wahrnehmen). Im zweiten Fall kommen anstelle der Inhalte die Transformationsprozesse des Informationsverarbeitungssystems selbst ins Arbeitsgedächtnis. Dies entspricht dem Tragen der gefärbten Brille, die allerdings weiter vorne auf der Nase platziert ist, sodass man gleichzeitig die Brille selbst und die Welt, wie sie sich durch die Brille präsentiert, sehen kann.

Wie kann nun Achtsamkeit bzw. Aufmerksamkeitslenkung auf die Inputs und auf den Prozess der Informationsverarbeitung, dabei helfen, die Selbstregulation zu beeinflussen? In der Regel werden Wahrnehmungen automatisch durch vorhandene Erwartungen und Verhaltenstendenzen durch vorhandene Ziele beeinflusst. Beim Automodell würde dies wohl am ehesten dem Fahren mit automatischer Gangschaltung entsprechen. Gelingt es nun – durch Richten der Aufmerksamkeit auf die ursprünglichen Reize –, die automatischen Transformationen zu umgehen, so kann man sich öffnen für neue, unerwartete Aspekte der Umgebung, die wiederum zu einer Revision vorhandener Erwartungen beitragen und somit die Selbstregulation längerfristig verändern können. Gelingt es auch – durch Richten der Aufmerksamkeit auf die eigenen Bewertungsprozesse –, sich aus der automatischen Auslösung von Verhaltensreaktionen zu lösen, so bekommt man den Spielraum, zwischen unterschiedlichen Handlungsoptionen zu wählen, was wiederum zu neuen Erfahrungen und einer Revision vorhandener Sollwerte beitragen kann. Beim Automodell würde das heißen, dass man von der automatischen Gangschaltung zur Handschaltung wechseln muss. Soll die Aufmerksamkeitslenkung allerdings auf diese Weise dazu benutzt werden, die automatischen Mechanismen, durch die das sich selbst regulierende System die eigenen Strukturen immer wieder herstellt, zu umgehen und durch bewusstere Lenkung der Informationsverarbeitung zu modifizieren, dann setzt dies voraus, dass man sich von der Identifikation mit den Outputs der eigenen Informationsverarbeitung lange genug lösen kann. Dies lässt sich nur über eine nicht-wertende Haltung erreichen, d.h. über den bewussten Verzicht darauf, Inputs ständig mit den eigenen Erwartungen und Zielen zu vergleichen und sich von dem Bemühen, anfallende Diskrepanzen zu reduzieren, lenken zu lassen. Diese nicht-wertende Haltung würde im Automodell vielleicht am ehesten dem Einlegen des Leerlaufes entsprechen.

Die Entwicklung klinisch-psychologischer Informationsverarbeitungsmodelle hat also in den letzten Jahren dahin geführt, dass man psychische Systeme als selbstregulierende Systeme konzipiert, die sich durch die gezielte Herstellung bestimmter Wahrnehmungen selber aufrechterhalten. Logische Folge für die Therapie ist, dass es keinen Sinn macht, dieser Tendenz entgegenzuarbeiten, indem man sich einzig auf die Korrektur bestimmter Wahrnehmungen konzentriert, sondern dass man stattdessen versuchen sollte, direkt die Selbstregulationsmechanismen zu modifizieren, durch die diese Wahrnehmungen immer wieder hergestellt werden. Auf diesem Hintergrund scheint Achtsamkeit (als besondere Form der Aufmerksamkeitslenkung konzipiert) eine Methode zu sein, die dabei helfen kann, einen gewissen Abstand von den automatisch ablaufenden Prozessen zu gewinnen, was wiederum die notwendigen Freiheitsgrade schafft, diese Prozesse zu modifizieren. Manche Vertreter sehen in dieser Neuerung sogar eine „dritte Welle“ umfassender theoretischer und praktischer Innovationen der Verhaltenstherapie (Hayes, Masuda & De Mey, 2003).

Achtsamkeit als Lebensprinzip versus Aufmerksamkeitslenkung als psychotherapeutische Technik

Ich habe versucht aufzuzeigen, wie die Achtsamkeitsmeditation im buddhistischen Kontext verstanden wird und wie die Entwicklung klinisch-psychologischer Informationsverarbeitungsmodelle dazu geführt hat, dass die Achtsamkeitsmeditation als Mittel zur Beeinflussung der eigenen Selbstregulationsprozesse für die Psychotherapie interessant geworden ist.

Es wäre nun verlockend, einfach die Praktiken der Achtsamkeitsmeditation zu übernehmen und für die psychotherapeutischen Zwecke einzusetzen. Sowohl von buddhistischer als auch von klinisch-psychologischer Seite her gibt es aber einige Hürden (Campos, 2002): Zurecht wird von buddhistischer Seite her gewarnt, dass man die Achtsamkeitsmeditation nicht einfach aus ihrem ursprünglichen Kontext, der ihr Bedeutung und Sinn verleiht, herausreißen und in einen völlig anderen Kontext hineinpflanzen kann, ohne dass dabei die Essenz dieser Praxis gefährdet ist. Schließlich ist die buddhistische Achtsamkeitsmeditation gerade nicht dazu gedacht, als Technik zur Veränderung und Verbesserung der Informationsverarbeitung mit dem mittelfristigen Ziel einer besseren individuellen Zielerreichung eingesetzt zu werden

(Kabat-Zinn, 2003). Zurecht wird aber auch von klinisch-psychologischer Seite her gewarnt, dass die Aufgabe der Psychotherapie nicht in der Vermittlung eines Lebensprinzips bestehen kann, das im Dienste der spirituellen Entwicklung liegt. Die Aufgaben der Psychotherapie sind gesellschaftlich vorgegeben und Techniken müssen jeweils auf der Basis wissenschaftlicher Theorien eingesetzt werden, wenn sie zum kumulativen Fortschritt dieser Disziplin beitragen sollen (Hayes, 2002).

Es stellt sich nun die Frage, auf welche Art und Weise sich die Psychotherapie diese lange Tradition der Achtsamkeitsmeditation zunutze machen kann. Alle Ansätze, die sich bisher dieser Herausforderung gestellt haben, mussten die Frage beantworten, wie der Wirkmechanismus der Aufmerksamkeitslenkung in ihren Augen zu verstehen ist. Im Folgenden möchte ich diese verschiedenen Positionen miteinander vergleichen. Eine vollkommen neutrale Darstellung der verschiedenen Positionen ist allerdings kaum möglich, weshalb bestimmte Grundannahmen der Autorin an dieser Stelle kurz vorweggenommen werden sollen.

Die Fähigkeit des Menschen zur Selbstdistanzierung und damit das Bewusstsein von Freiheit in der individuellen Selbstentfaltung sind in den letzten Jahrhunderten stark angewachsen. Die Fähigkeiten zur Regulation dieser zunehmenden Möglichkeiten hinken jedoch in ihrer Entwicklung hinterher (Elias, 1969; Zwilgmeyer, 1981). Psychotherapie kann nun als Versuch verstanden werden, zur Überbrückung dieser Kluft beizutragen, indem sie Menschen hilft, über psychische Störungen hinwegzukommen, ein größeres Bewusstsein für das eigene Funktionieren zu erlangen und die Lebensqualität zu verbessern. Somit ist die Psychotherapie eine Anwendungswissenschaft, welche in erster Linie danach zu bewerten ist, inwieweit sie sich bei der Erfüllung ihrer gesellschaftlichen Aufgabenstellungen als nützlich erweist (Grawe, 1985). Unterdessen hat sich diese Wissenschaft auch eine große Menge von Spielregeln gegeben (Lambert, 2004), die sicherstellen sollen, dass Theorien nach gleichen Richtlinien bewertet werden und somit kumulativ zur immer besseren Erfüllung dieser gesellschaftlichen Aufgabenstellungen beitragen können. Aus dieser Sicht hat die Psychotherapie also einen ganz bestimmten vorgegebenen Zweck, der sich von dem religiös-philosophischer Weltanschauungen grundlegend unterscheidet. Man kann folglich nicht erwarten, dass Patienten, die sich zu einer Psychotherapie bereit erklären, sich ebenfalls zu einer bestimmten Form spiritueller Entwicklung verpflichten. Gleichzeitig birgt jedoch das Ziel, eine verbindliche zusammenhängende Wissensbasis für die Psychotherapie zu schaffen, die Gefahr, dass ursprünglich innovative Ideen mit Gewalt in die bestehenden Strukturen hineingepresst werden und dabei ihre Essenz und ihr Potenzial, zu einer wahren Wissenserweiterung beizutragen, verlieren. In diesem Kapitel wird daher die Haltung vertreten, dass der Einsatz von Achtsamkeit auf der Grundlage moderner, an den gesellschaftlichen Zwecken der Psychotherapie ausgerichteter Theorien geschehen sollte, dass aber besonderer Wert darauf gelegt werden sollte, dass bei der Integration des von der östlichen Kultur geprägten Konstruktes der Achtsamkeit in die von der westlichen Kultur geprägten klinisch-psychologischen Modelle die entscheidenden neuen Qualitäten nicht verloren gehen. Vielleicht kann auf diese Weise gerade das Aufeinandertreffen der beiden unterschiedlichen Traditionen den Weg zu neuen Sichtweisen und zu einem tatsächlichen Wissensfortschritt öffnen.

Unterschiedliche Sichtweisen von Aufmerksamkeitslenkung als psychotherapeutischem Wirkfaktor

Ansätze, die gezielt Aufmerksamkeitslenkung als Wirkfaktor benutzen, unterscheiden sich in der Beantwortung zweier Fragen. Die erste Frage ist: Worauf sollte die Aufmerksamkeit gelenkt werden? Störungsspezifische Ansätze gehen in der Regel davon aus, dass die Aufmerksamkeit auf bestimmte störungsaufrechterhaltende Mechanismen gelenkt werden muss, um diese zu modifizieren. Störungsübergreifende Ansätze gehen hingegen davon aus, dass die eigentlichen maladaptiven Mechanismen viel grundlegenderer und störungsübergreifenderer Natur sind. Die zweite Frage ist: Auf welche Art und Weise sollte die Aufmerksamkeitslenkung geschehen? Während manche Ansätze davon ausgehen, dass eine nicht-wertende Haltung sehr wichtig ist und als solche den Wirkfaktor darstellt, gehen andere davon aus, dass eine nicht-wertende Haltung lediglich den notwendigen Abstand gewährt, den es braucht, damit andere psychotherapeutische Wirkmechanismen zum Einsatz kommen können. Da bezüglich beider Fragen auch Zwischenpositionen denkbar sind, können sie vielleicht als zwei Dimensionen dargestellt werden, auf denen die einzelnen Ansätze unterschiedliche Positionen einnehmen (Abbildung 1). Im Folgenden soll anhand von fünf gut etablierten Ansätzen exemplarisch aufgezeigt werden, wie unterschiedlich die obigen Fragen beantwortet werden.

Abbildung 1: *Einteilung der fünf Ansätze zur Aufmerksamkeitslenkung entlang zweier Dimensionen*

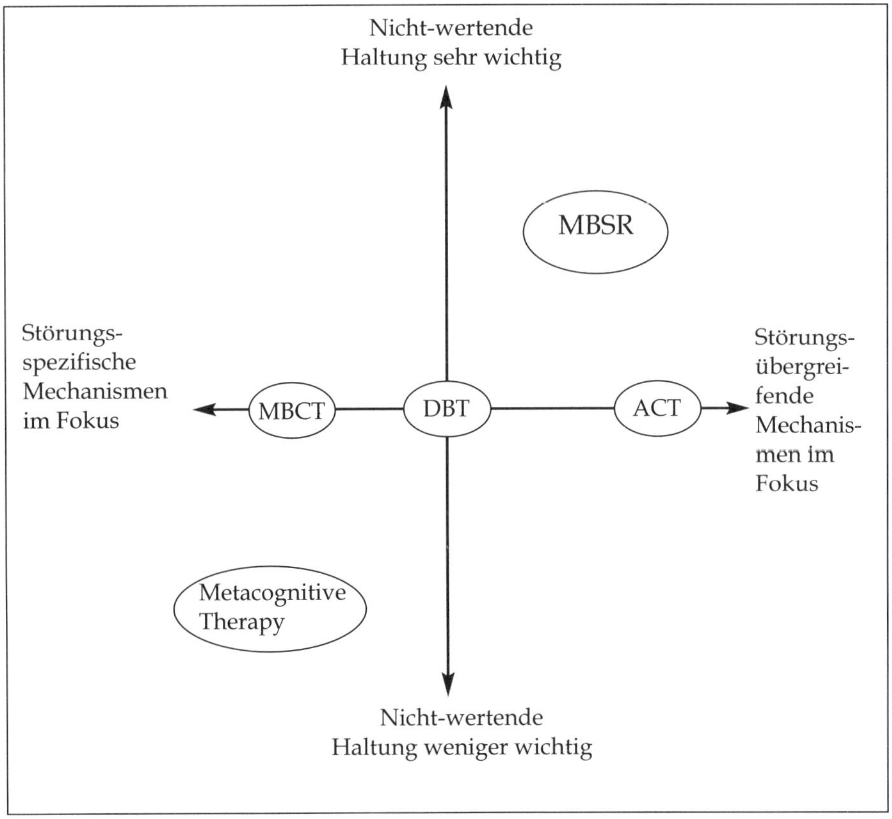

Mindfulness-Based Stress Reduction

An einem Ende dieses zweidimensionalen Raumes (störungsübergreifende Mechanismen im Fokus / nicht-wertende Haltung sehr wichtig) befindet sich die „Mindfulness-Based Stress Reduction" (MBSR) von Jon Kabat-Zinn (1990; 2003). Achtsamkeitsmeditation ist bei diesem Ansatz die Hauptform der Intervention und wird in unterschiedlichen Formen (Sitzmeditation, „Body-Scan", Yoga und Gehmeditation) eingeübt (siehe Meibert, Michalak & Heidenreich, in diesem Band).

Auch wenn man im Rahmen des MBSR-Ansatzes davon ausgeht, dass es störungsübergreifende maladaptive Bewältigungsversuche sind, die verändert werden müssen, wurde der Ansatz ursprünglich im verhaltensmedizinischen Bereich für Menschen mit stressinduzierten und chronischen körperlichen Krankheiten entwickelt und erst später auf andere Störungen und Probleme übertragen. Krankheit wird bei diesem Ansatz als gescheiterte Selbstregulation verstanden (Schwartz, 1984). Selbstregulation ist der Prozess, durch den ein Organismus stabiles Funktionieren und gleichzeitig Anpassungsfähigkeit an neue Umweltbedingungen bewahrt. Dazu muss das System seinen Energieinput und -output regulieren und die Interaktionen mit der Umwelt dazu benutzen, seine eigene Organisation aufrechtzuerhalten und weiterzuentwickeln. Dies kann nur gelingen, wenn die komplexen Feedbackprozesse, welche die verschiedenen Aspekte des Organismus miteinander und mit seiner Umwelt verbinden, gut funktionieren. Stress entsteht durch Veränderungen in den Lebensbedingungen, an die sich ein Mensch anpassen muss. Achtet er nicht auf die vielen Feedbacksignale, die der Körper unter Stress aussendet, sondern versucht, sie zu ignorieren, zu unterdrücken oder wegzumachen, so werden wichtige Feedbackschleifen, die für eine gesunde Selbstregulation sorgen könnten, unterbrochen. Wenn eine Person beispielsweise nicht auf die Anzeichen zunehmender Erschöpfung achtet, wird sie sich die notwendige Erholung nicht gönnen. Zudem werden oft maladaptive automatische Reaktionen ausgelöst, die auf kurzfristige Erleichterung ausgerichtet sind, langfristig aber selbst eine weitere Quelle von Stress darstellen. Eine Person könnte sich beispielsweise durch übermäßiges Essen oder durch Suchtmittelkonsum kurzfristige Erleichterung verschaffen. Schließlich führt diese Entwicklung zur physiologischen Dysregulation und zur Krankheit. Zur chronischen Erschöpfung kommen beispielsweise Übergewicht oder Abhängigkeit hinzu. Ziel der therapeutischen Interventionen muss also sein, diesen Prozess umzukehren und durch die Wiederherstellung der Feedbackschlaufen den Organismus zu befähigen, adaptiv auf Stress zu reagieren und eine gesunde Selbstregulation wieder herzustellen.

Die Wiederherstellung der Feedbackschlaufen geschieht, indem man lernt, in Stresssituationen achtsam zu sein. Wenn man sowohl auf den Stress und auf die Rückmeldungen des eigenen Körpers achtet, ohne die Situation zu bewerten und sofort verändern zu wollen, so kann es gelingen, die eigenen maladaptiven Reaktionstendenzen zu umgehen und sich für längerfristig adaptivere Handlungsoptionen zu entscheiden. Die Person merkt, dass es nicht gesunde Hungergefühle sind, die sie zum Essen bewegen, dass das übermäßige Essen auch nicht zu Wohlgefühl führt und dass es eigentlich Erholung ist, die sie braucht. Achtsamkeit beinhaltet hier die Haltung, dass man sich als Ganzheit erlebt und annimmt: Anstatt sich auf die eigenen Schwierigkeiten reduziert zu erleben und davon auszugehen, dass man sich erst wieder annehmen kann, wenn diese Schwierigkeiten eliminiert sind, soll man durch Achtsamkeitsmeditation zu einem ruhigen Kern zurückfinden, von dem aus man sich selbst mehr als die aktuellen Schwierigkeiten erleben kann, diese aber dadurch besser annehmen kann. Eine übergewichtige Person sollte sich nicht in erster Linie darauf konzentrieren, die überflüssigen Pfunde loszuwerden, damit sie sich besser annehmen kann, denn diese Haltung schirmt sie noch stärker von den körpereigenen Feedbackprozessen ab. Erst wenn es ihr gelingt, sich mit ihrem Übergewicht als ganze Person anzunehmen, wird sie offen für die aktuellen Rückmeldungen des eigenen Körpers und kann diese als Leitplanken für einen gesünderen Umgang mit sich selbst benutzen. Es ist folglich die selbst-akzeptierende Haltung, die als eigentlicher Wirkfaktor betrachtet wird und es wird davon ausgegangen, dass sich durch die

Pflege einer achtsamen Haltung die gesunde Selbstregulation von selber wieder einstellt. Versucht man hingegen die Achtsamkeitsmeditation direkt als Mittel der Veränderung (d.h. ohne die selbst-akzeptierende Haltung) einzusetzen, dann kann sie nicht zu einer besseren Wahrnehmung der eigenen Feedbackprozese und zur verbesserten Selbstregulation beitragen. Besser ist es daher gemäß Kabat-Zinn, die Achtsamkeitsmeditation als Selbstzweck zu betrachten, denn die Konzentration auf das Hier und Jetzt ist ganz abgesehen von gesundheitlichen Vorteilen eine Bereicherung des Lebens und die gesundheitlichen Vorteile ergeben sich daraus automatisch.

Vergleicht man die maladaptiven automatischen Stressreaktionen mit dem Autofahren in einem hochtourigen Gang, so wäre die hier vorgeschlagene Lösung, dass man erst mal vom Gas geht und den Leerlauf einlegt, um wahrnehmen zu können, in welchem Gelände man sich befindet, zumal dies grundsätzlich wichtige Informationen sind – nicht nur um ans Ziel zu kommen, sondern auch um etwas von der Fahrt zu haben.

Metacognitive Therapy

Der metakognitive Ansatz von Adrian Wells (2000; 2002) befindet sich wohl am entgegengesetzten Ende dieses zweidimensionalen Raumes (störungsspezifische Mechanismen im Fokus/nicht-wertende Haltung weniger wichtig). Bei diesem Ansatz wird Achtsamkeitsmeditation als mögliche Technik der Aufmerksamkeitslenkung anerkannt. Allerdings wird bei der metakognitiven Auffassung psychischer Störungen eine habituell erhöhte Selbstaufmerksamkeit als Teil der Pathologie aufgefasst, weshalb Techniken der außen-fokussierten Aufmerksamkeitslenkung als Mittel zur Verbesserung der Selbstregulation bevorzugt werden.

Beim metakognitiven Ansatz wird davon ausgegangen, dass störungsspezifische Selbstregulationsmechanismen in den Fokus der Aufmerksamkeit gelangen müssen, um verändert werden zu können.

Auch wenn Wells mit seinem S-REF-Modell ein störungsübergreifendes Modell der Informationsverarbeitung vorschlägt (ebd., 2000; Wells & Matthews, 1994; 1996), geht er dennoch davon aus, dass maladaptive Selbstregulationsprozesse störungsspezifischer Natur sind. Für die Zwangsstörung und die generalisierte Angststörung, bei denen vermutlich metakognitive Mechanismen im Vordergrund stehen, liegen auch schon empirisch fundierte Störungsmodelle vor (Wells, 1997). Bei der generalisierten Angststörung wird beispielsweise davon ausgegangen, dass die Person eine Bedrohung wahrnimmt, von der sie annimmt, sie nicht bewältigen zu können. Diese Diskrepanz zwischen der Wahrnehmung der Bedrohung und dem Ziel, sie zu bewältigen, führt dazu, dass die Person ihre Aufmerksamkeit auf das eigene Selbst richtet und nach einer Strategie sucht, diese Diskrepanz zu reduzieren. Bei einer Person mit einer generalisierten Angststörung steuern sowohl positive als auch negative metakognitive Annahmen (d.h. Annahmen über die eigenen Kognitionen) die Informationsverarbeitungsprozesse. Positive metakognitive Annahmen, wie z.B. „Sorge ist gleich Vorsorge", führen dazu, dass sich die Person um mögliche zukünftige Ereignisse Sorgen macht. Negative metakognitive Annahmen, wie z.B. „Ich kann meine Sorgen nicht mehr kontrollieren und sie schaden mir", führen dazu, dass die Person versucht, die eigenen Sorgen zu unterdrücken. Beide Strategien sind jedoch maladaptiv, denn das „sich Sorgen machen" beinhaltet keine konkreten Bewältigungspläne und kann daher nicht helfen, die Diskrepanz zwischen Wahrnehmung und Ziel zu reduzieren. Der Versuch, die Sorgen zu unterdrücken, führt paradoxerweise dazu, dass diese sich auf scheinbar unkontrollierbare Art und Weise immer wieder aufdrängen. Diese Strategien haben zudem eine selbst-immunisierende Wirkung, denn solange jemand sich Sorgen macht, kann er nicht die Erfahrung machen, dass die befürchtete Katastrophe auch ohne das „sich sorgen" nicht eingetroffen wäre; und solange jemand die eigenen Sorgen zu unterdrücken versucht, kann er nicht die Erfahrung machen, dass Sorgen an sich nicht schädlich sind. Die Schwierigkeit bei der generalisierten Angststörung wird also aus metakognitiver Sicht darin gesehen, dass die maladaptiven Metakognitionen nicht revidiert werden und die Person daher weiterhin Informationsverarbeitungsstrategien benutzt, die nicht dazu geeignet sind, die Diskrepanzen zwischen Wahrnehmungen und Zielen zu reduzieren, sondern die typischen Störungssymptome - inklusive chronische selbst-fokussierte Aufmerksamkeit - immer wieder von Neuem hervorbringen. Ziel der therapeutischen Interventionen muss daher sein, die störungsspezifischen maladaptiven Metakognitionen einer Modifikation zugänglich zu machen, um damit die persönliche Zielerreichung des Patienten zu verbessern.

Voraussetzung für die Modifikation der Metakognitionen ist die Einnahme eines „metakognitiven Verarbeitungsmodusses". Im Gegensatz zum alltäglichen „Objekt Verarbeitungsmodus", wo Wahrnehmungen und Gedanken als Abbilder der Realität betrachtet werden, werden diese im „metakognitiven Verarbeitungsmodus" als Produkte der eigenen Informationsverarbeitungsprozesse betrachtet. In diesem Modus kann der Patient beobachten, wie die eigenen Selbstregulationsstrategien funktionieren und deren Wirksamkeit an der Realität überprüfen. Ein Patient, der unter einer generalisierten Angststörung leidet, kann beispielsweise beobachten, wie seine Versuche, die eigenen Sorgen zu unterdrücken, sich ungünstig auf die Auftretenshäufigkeit dieser Sorgen auswirken. Er kann auch durch absichtliche Übertreibung des „sich Sorgens" überprüfen, ob dies schädliche Auswirkungen hat oder nicht. Metakognitionen werden auf diese Weise revidiert und mit adaptiveren Plänen ersetzt. Ein Patient könnte sich beispielsweise vornehmen, bewusst nicht auf auftretende Sorgen zu reagieren, sondern sich wieder den Alltagsbeschäftigungen zuzuwenden. Die neuen Informationsverarbeitungsstrategien beinhalten gewöhnlich eine stärker außen-fokussierte Aufmerksamkeitslenkung, die durch die so genannte „Attention Training Technique" eingeübt werden kann (Mulkens, Bögels, de Jong & Louwers, 2001; Wells, 2000). Nach der Revision der maladaptiven Metakognitionen soll der Patient wieder zum „Objekt Modus" zurückkehren, wobei die verbesserten Metakognitionen zu einer verbesserten Zielerreichung beitragen. Der metakognitive Verarbeitungsmodus geht auch in dieser Konzeption mit einer nicht-wertenden Haltung einher: Nur durch den Verzicht auf die automatische Bewertung der eigenen Wahrnehmungen ist es möglich, sie nicht als Realität, sondern als Produkte der eigenen Informationsverarbeitung zu betrachten und diese Informationsverarbeitung in der Folge zu hinterfragen. Wenn der Patient hingegen insistiert, dass seine Angstgefühle die unweigerlichen Konsequenzen realer Gefahren sind, ist es nicht möglich, den Prozess des „sich Sorgens", der diese Bedrohungsgefühle immer wieder von Neuem hervorbringt, zu hinterfragen. Die nicht-wertende Haltung ist in dieser Konzeption aber nur eine kurzfristige Maßnahme, damit die metakognitiven Inhalte überhaupt einer Veränderung zugänglich gemacht werden können. Sie schafft lediglich die Grundlage, auf der klassisch kognitiv-verhaltenstherapeutische Wirkmechanismen auf der Ebene der Metakognitionen zum Einsatz kommen können. Sobald die verbesserten Selbstregulationsmechanismen wirksamer Diskrepanzen zwischen Wahrnehmungen und Zielen reduzieren helfen, wird dieser Haltung keine weitere Bedeutung mehr zugeschrieben.

In der Auto-Analogie würde dies bedeuten, dass man vom Gas geht und nur kurz die Kupplung drückt, um aus dem ungünstigen Gang, der das Vorwärtskommen behindert, rauszugehen, und einen günstigeren Gang einzulegen.

Mindfulness-Based Cognitive Therapy

Die „Mindfulness-Based Cognitive Therapy for Depression" (MBCT) von Segal, Williams & Teasdale (2002/2008; Teasdale, Segal & Williams, 2003) ist ein störungsspezifischer Ansatz, der bezüglich der Wichtigkeit einer nicht-wertenden Haltung eine Zwischenposition einnimmt. Bei diesem Ansatz wird Achtsamkeitsmeditation mit kognitiv-verhaltenstherapeutischen Techniken integriert (siehe Michalak & Heidenreich, in diesem Band).

Ähnlich dem metakognitiven Ansatz wird auch bei der MBCT davon ausgegangen, dass störungsspezifische Mechanismen im Zentrum der Interventionen stehen sollen. Da es sich aber bei der MBCT um einen rückfallprophylaktischen Ansatz für die Depression handelt, sind hier weniger die störungsaufrechterhaltenden Mechanismen interessant, sondern vielmehr diejenigen Faktoren, die zu einer Reaktivierung latent vorhandener „schematischer Modelle" beitragen könnten (Teasdale, 1997; Teasdale & Barnard, 1993). Die Aktivierung eines depressiven schematischen Modells kann durch Aktivierung einzelner Komponenten, wie z.B. die Interpretation spezifischer Ereignisse oder die Körperhaltung, ausgelöst werden. Ist das ganze Muster einmal aktiviert, so wirkt es auf die Komponenten zurück und trägt somit zu einer Aufrechterhaltung seiner eigenen Aktivierung bei. Das Ziel der Rückfallprophylaxe muss daher darin bestehen, die volle Reaktivierung des schematischen Modells „Depression" zu verhindern und – für den Fall einer Aktivierung einzelner Komponenten des Modells – die Aktivierung alternativer schematischer Modelle zu stärken.

Achtsamkeitsmeditation dient bei dieser Konzeption beiden Zwecken. Durch Achtsamkeitsmeditation wird anstelle des „doing"-Modus der „being"-Modus gefördert. Während der „doing"-Modus auf die Reduktion von Diskrepanzen zwischen Wahrnehmungen und Zielen ausgerichtet ist, entspricht der „being"-Modus dem metakognitiven Modus, in dem Gedanken und Gefühle nicht als Abbild der Realität aufgefasst werden und automatisch Handlungstendenzen auslösen, sondern als vorübergehende Phänomene wahrgenommen werden, die man beobachten kann, ohne automatisch darauf zu reagieren. Werden einzelne Komponenten des depressiven schematischen Modells aktiviert, kann die Einnahme des „being"-Modus zum einen die volle Reaktivierung des gesamten schematischen Modells verhindern. Zum anderen stellt der „being"-Modus an sich ein alternatives schematisches Modell dar, dank dessen die aktivierten Komponenten im Bewusstsein gehalten werden können, ohne dass sie gleich sich selbst aufrechterhaltende Prozesse in Gang bringen. Wie Wells gingen ursprünglich auch Segal, Williams und Teasdale davon aus, dass es genügen könnte, die Achtsamkeitsmeditation als Technik zur Verhinderung einer Reaktivierung maladaptiver schematischer Modelle (bei Wells wäre das die Verhinderung des Einsatzes maladaptiver metakognitiver Strategien) einzusetzen. Entsprechend hieß ihr ursprünglicher Ansatz auch nicht „Mindfulness-Based Cognitive Therapy", sondern „Attentional Control Training" (Teasdale, Segal & Williams, 1995). Ihre Erfahrung bei der Umsetzung von „Attentional Control Training" war jedoch, dass die Patienten Mühe hatten, sich von den sie beschäftigenden Inhalten zu lösen, was die Therapeuten wiederum bewog, auf kognitiv-verhaltenstherapeutische Problemlösestrategien umzusteigen.

Die Vermittlung einer Technik, die die Reaktivierung unangenehmer Zustände verhindern helfen soll, impliziert gleichzeitig die Haltung, dass man den unangenehmen Zustand weghaben will, was wiederum die nicht-wertende Distanz als Voraussetzung der erfolgreichen Anwendung dieser Technik untergräbt. Die Schlussfolgerung dieser Autoren aus dem gescheiterten Anwendungsversuch war, dass die nicht-wertende Haltung ein viel wichtigerer Aspekt ist als ursprünglich angenommen und gezielt gefördert werden muss: Die Einnahme des „being"-Modus sollte nicht als Mittel zum Zweck vermittelt werden, sondern als alternativer schematischer Modus, der an sich heilsam ist. In diesem Punkt zeigen sich also große Ähnlichkeiten zur Stellung der nicht-wertenden Haltung bei der MBSR. Da das oberste Ziel der Therapie die Verhinderung einer Reaktivierung depressiver schematischer Modelle bleibt und die störungsunabhängigen Vorteile einer nicht wertenden, selbst-akzeptierenden Haltung weniger fokussiert werden, wurde hier die Wichtigkeit dieser Haltung bei der MBCT trotzdem etwas tiefer eingestuft als bei der MBSR.

Bei der Entwicklung von MBCT wurde die Erfahrung gemacht, dass Patienten, die sich zu sehr auf einen Gangwechsel konzentrieren, gar nicht fest genug die Kupplung drücken und somit nicht aus dem ungünstigen Gang rauswechseln können. Wenn das Ziel aber darin besteht – als Alternative zum Fahren im ungünstigen Gang – eine Weile im Leerlauf zu fahren, so konnten sich die Patienten besser aus dem ungünstigen Gang lösen.

Acceptance and Commitment Therapy

Die „Acceptance and Commitment Therapy" (ACT) von Hayes, Strosahl und Wilson (1999; Hayes & Wilson, 2003; Sonntag, in diesem Band) nimmt bezüglich der Wichtigkeit einer nicht-wertenden Haltung ebenfalls eine Zwischenposition ein. Im Gegensatz zur MBCT handelt es sich aber bei diesem Ansatz um eine explizit störungsübergreifende Konzeption menschlicher Probleme. Neben vielen anderen werden auch Techniken der Achtsamkeitsmeditation eingesetzt, um störungsübergreifenden maladaptiven Mechanismen entgegenzuwirken.

ACT geht davon aus, dass die eigentlichen Wurzeln psychischer Störungen nicht in den einzelnen störungsspezifischen Mechanismen liegen, sondern in deren gemeinsamem Nenner, nämlich in der mangelnden Bereitschaft, unangenehme Erfahrungsinhalte zu akzeptieren. Erst diese mangelnde Bereitschaft führt dazu, dass der Mensch seine verbalen Fähigkeiten (z.B. planen, bewerten, manipulieren), die – auf die Außenwelt angewandt – sehr erfolgreich funktionieren, auch auf die innere Erlebniswelt anwendet. Die Gesetzmäßigkeiten der Erlebniswelt sind jedoch andere als die in der Außenwelt (Hayes, Barnes-Holmes & Roche, 2001): Die Anwendung der verbalen Regel, dass bestimmte Inhalte zu vermeiden sind, beinhaltet die Spezifizierung dieser Inhalte und hält sie somit paradoxerweise aktiviert. Somit führt erst der Versuch, Kontrolle über die Inhalte der inneren Erfahrungswelt auszuüben, dazu, dass unangenehme Erfahrungen nicht auf natürlichem Wege fluktuieren können, sondern hochgeschaukelt werden und sich als psychische Störungen manifestieren. Erlebt eine Person beispielsweise einen Panikanfall, so ist dies an sich noch keine psychische Störung. Erst wenn die Person sich im Bemühen, eine Wiederholung dieser unangenehmen Erfahrung zu vermeiden, in der eigenen Flexibilität einschränkt und durch Kontrollversuche, wie beispielsweise konstante Selbstüberwachung, ungewollt die Wahrscheinlichkeit weiterer Anfälle erhöht, kann von einer psychischen Störung die Rede sein. Ziel der Interventionen muss folglich sein, die Anwendung verbaler Kontrollversuche auf die private Erlebniswelt zu unterbinden und die damit einhergehende emotionale

Vermeidung aufzuheben, damit sich eine gesunde, flexible Selbstregulation wieder einstellen kann. Legt man den Fokus auf die störungsspezifischen Mechanismen, die zur Aufrechterhaltung der einzelnen Störungen beitragen, besteht gemäß dieser Konzeption die Gefahr, dass der Patient die Therapie einfach als weiteres Mittel interpretiert, Kontrolle über seine Erlebnisinhalte zu bekommen. Somit würde gerade der Mechanismus, welcher der ursprünglichen Einengung der Flexibilität des Systems zugrunde liegt, gestärkt statt geschwächt.

Achtsamkeitsmeditation dient hier der Förderung einer neuen Haltung gegenüber den eigenen Erfahrungsinhalten. Ähnlich wie bei der MBSR und der MBCT geht es nicht darum, vorübergehend Abstand zu nehmen, um die Kontrollversuche optimieren zu können, sondern um die Einnahme einer neuen, nicht-wertenden Haltung gegenüber den eigenen Erfahrungen, die an sich als heilsam erachtet wird. Im Unterschied zu diesen beiden Ansätzen wird jedoch zur Verbesserung der Selbstregulation neben einer Reduktion verbaler Kontrollversuche im Bereich innerer Erfahrungen auch die aktive Förderung verbaler Kontrolle im Bereich der Handlungslenkung empfohlen. Im Bereich privater Erfahrungen wird es als wichtig erachtet, die Fluktuation von Gefühlen zulassen zu können, ohne darauf reagieren und diese kontrollieren zu müssen. Der Person mit Panikanfällen ist damit nicht garantiert, dass sie keine weiteren Anfälle erleben wird; sie kann aber verhindern, dass sie zu einer behindernden, einschränkenden Störung heranwachsen. Im Bereich der Handlungsleitung hingegen sollte man – statt sich von Reaktionen auf private Erfahrungen leiten zu lassen – die eigenen Handlungen stärker kontrollieren, indem man sie an den selbstgesetzten Werten ausrichtet. Die Person mit den gelegentlichen Panikanfällen sollte sich also statt auf die Kontrolle dieser Gefühle auf die Verfolgung wichtiger Lebensziele konzentrieren. Indem man auf diese Art und Weise die Parameter der eigenen Selbstregulation selber setzt, wird ein motivationaler Kontext geschaffen, innerhalb dessen die Annahme auch unangenehmer privater Erfahrungen Sinn macht und sich Störungen durch den Wegfall wiederholter Kontrollversuche von alleine zurückbilden können.

Um beim Automodell zu bleiben, wird hier empfohlen, die Aufmerksamkeit weniger auf die Gangschaltung und mehr auf das Ziel der Reise und auf die Wahl des Weges zu richten. So kann es zwar immer noch geschehen, dass man nicht immer im optimalen Gang für das jeweilige Gelände ist. Dies wird aber in Kauf genommen, denn die Wahl des Weges wird vom Endziel bestimmt und nicht von der Passung von Gelände und Gang.

Dialectical Behaviour Therapy

Die „Dialektisch-Behaviorale Therapie der Borderline-Persönlichkeitsstörung" (DBT) von Marsha Linehan (Dimidjian & Linehan, 2003; Linehan, 1993a; 1993b; Lammers & Stiglmayr, in diesem Band) habe ich schließlich in der Mitte beider Dimensionen positioniert, denn in diesem Ansatz mischen sich sowohl störungsspezifische und störungsübergreifende als auch akzeptanz- und veränderungs-fokussierte Interventionen. Die Achtsamkeitsmeditation stellt in diesem Ansatz eine unter vielen (vor allem auch kognitiv-verhaltenstherapeutischen) Techniken zur Förderung der Entwicklung der Patienten dar.

Bei der DBT wird davon ausgegangen, dass das Hauptproblem von Menschen mit einer Borderline-Persönlichkeitsstörung in der Emotionsregulation liegt. Die Therapie bietet Hilfestellungen zu Verbesserung dieser Emotionsregulation. Auch wenn die Patienten mit dieser Störung wahrscheinlich diejenigen mit den größten Schwierigkeiten in diesem Bereich sind, sind Schwierigkeiten in der Emotionsregulation vermutlich grundlegend für viele verschiedene Störungen. So kann der Hauptfokus dieser Behandlung - auch wenn sie sich sehr eingehend mit den spezifischen Eigenarten der Borderline-Persönlichkeitsstörung befasst - zugleich als störungsübergreifend verstanden werden. Die Störung der Emotionsregulation bei der Borderline-Persönlichkeitsstörung wird als Resultat der Interaktion zwischen einer biologischen Disposition zur emotionalen Überreaktivität und einer invalidierenden Umgebung, die ungenügend Strategien zum Umgang mit diesen Emotionen vermittelt, verstanden. Eine invalidierende Umgebung reagiert unangemessen und unberechenbar auf die persönlichen Erfahrungen des Kindes und versäumt es dadurch, dem Kinde beizubringen, wie es die eigene emotionale Erregung benennen und regulieren kann (eine typische invalidierende Reaktion auf das Weinen eines Kindes wäre beispielsweise: „Hör auf, es gibt keinen Grund zu weinen" oder gar: „Wenn du weitermachst, gebe ich dir einen echten Grund zum Weinen"). Ein Kind, das sich nicht auf die eigenen Interpretationen von Ereignissen verlassen kann, kann auch kein stabiles Identitätsgefühl aufbauen und sucht ständig in der Umgebung nach Hinweisen, wie es zu handeln und zu fühlen hat. Gleichzeitig leidet es aber unter den ungewöhnlich starken Spannungszuständen, die bei ihm ausgelöst werden. So entsteht ein Muster von Verhalten und Erleben, das von einem Kippen zwischen Extremen (Selbstinvalidierung versus überschießende Emotionen) gekennzeichnet und häufig auch von maladaptiven Strategien zur Emotionsregulation, wie z.B. Selbstverletzungen, begleitet ist. Ziel der therapeutischen Intervention muss daher sein, eine therapeutische Umgebung zu kreieren, in der es möglich wird, maladaptive Verhaltensmuster abzubauen, Defizite in der Emotionsregulation auszugleichen und adaptivere Verhaltensmuster zu entwickeln.

Grundlage für eine erfolgreiche Therapie ist ein ausgeglichenes Verhältnis zwischen Validierung und Problemlösung. Validierung bedeutet, dass man dem Patienten eindeutig vermittelt, dass sein Verhalten sinnvoll und im aktuellen Kontext verstehbar ist. Problemlösung hingegen setzt genaue Verhaltensanalysen schwieriger Situationen voraus, um Ansatzpunkte für Veränderungen identifizieren zu können. Liegt der Schwerpunkt der Therapie zu stark auf der Problemlösung, so kann dies vom Patienten als wiederholte Invalidierung erlebt werden. Die DBT geht davon aus, dass Veränderung grundsätzlich nur in einem Umfeld erfolgen kann, in dem das Gegebene akzeptiert und validiert wird. Nur unter diesen Voraussetzungen können therapeutische Verfahren wie Kontingenzmanagement, Exposition, kognitive Umstrukturierung und Training von Fertigkeiten erfolgreich zum Zuge kommen. In der DBT wird nicht nur die gesamte Therapiegestaltung an diesem dialektischen Prinzip (Kegan, 1982) ausgerichtet; es wird auch Wert darauf gelegt, den Patienten einen Umgang mit sich selbst beizubringen, in dem jeweils eine Synthese einander entgegengesetzter Pole verwirklicht wird. Die einzelnen Module des so genannten Fertigkeitentrainings richten sich nach den Bereichen, in denen Borderline-Patienten typischerweise Anzeichen von Dysregulation, d.h. ein Kippen zwischen den Extrempolen der überschießenden Emotionen und der verstandesgeleiteten Selbstinvalidierung zeigen. Fertigkeiten der inneren Achtsamkeit spielen in allen Modulen eine zentrale Rolle und werden als Weg verstanden, Gefühl und Verstand in ein Gleichgewicht zu bringen und so zu intuitivem Verstehen und Wissen (als Synthese der beiden Pole) zu gelangen. In diesem Ansatz ist die nicht-wertende Haltung also wichtig – sie ist jedoch nicht alleine für die Weiterentwicklung verantwortlich. Der dialektische Entwicklungsprozess wird in der DBT mit einer Wippe verglichen, auf der Patient und Therapeut sitzen. Nur durch sorgfältige Dosierung von Validierung (ausgleichen) und Veränderung (sich vorwärts bewegen) kann es den beiden gelingen, sich in die Mitte der Wippe zu bewegen, ohne die Balance zu verlieren und dadurch auf die nächste Stufe steigen zu können, auf der sich durch die Synthese von These und Antithese neue Lösungsmöglichkeiten ergeben.

Die Borderline-Persönlichkeitsstörung könnte man im Automodell mit einem unkontrollierten Hin- und Herkippen des Automaten zwischen verschiedenen Gängen vergleichen. Gemäß DBT müssen daher gerade diese Patienten besonders gut lernen, die Handschaltung selbst zu bedienen. Bei diesem Ansatz beinhaltet dies sowohl den Leerlauf als auch das Einlegen dem Gelände angemessener Gänge, denn erst das Zusammenwirken dieser gegensätzlichen Fähigkeiten ermöglicht diesen Patienten eine gute Fahrt.

Die Konsistenztheorie als neue theoretische Grundlage für das Verständnis von Aufmerksamkeitslenkung als psychotherapeutischem Wirkfaktor

Die Beantwortung der Fragen nach dem notwendigen Fokus der Aufmerksamkeitslenkung und der Rolle der nicht-wertenden Haltung, aber auch das damit einhergehende Verständnis von Aufmerksamkeitslenkung als psychotherapeutischem Wirkfaktor hängen stark von der zugrunde liegenden Theorie ab. Auf der Grundlage traditioneller Informationsverarbeitungsmodelle wird Aufmerksamkeitslenkung beispielsweise als Mittel verstanden, die Effektivität von Konfrontationsverfahren und von Interventionen zur kognitiven Restrukturierung zu steigern (Baer, 2003; Buchheld & Walach, 2001; Marlatt & Kristeller, 1999). Mehrebenenmodelle der Informationsverarbeitung (Power & Dalgleish, 1999; Teasdale & Barnard, 1993; Wells & Matthews, 1996) führen über dieses Verständnis hinaus, indem sie das Augenmerk auf den selbst-regulativen Charakter des psychischen Geschehens richten (Schwartz, 1984; Wiener, 1948) und die Aufmerksamkeitslenkung als Mittel verstehen – anstelle der Inhalte –, direkt die Selbstregulationsprozesse zu modifizieren (Shapiro & Schwartz, 2000). In diesem Kapitel wird die Konsistenztheorie von Grawe (1998, 2004), die sich sowohl auf allgemeinpsychologische als auch auf neurowissenschaftliche Erkenntnisse stützt, als theoretische Grundlage für das Verständnis des Wirkmechanismus vorgeschlagen.

Übereinstimmend mit den bisher vorgestellten Mehrebenenmodellen der Informationsverarbeitung geht auch die Konsistenztheorie davon aus, dass die menschliche Psyche als ein sich selbst regulierendes System verstanden werden kann und die Aufmerksamkeitslenkung ein Mittel zur Beeinflussung dieser Selbstregulationsprozesse darstellt. Die Konsistenztheorie geht allerdings in zwei Punkten über diese Annahmen hinaus: Erstens wird die Konsistenzsicherung als oberstes Ziel der Selbstregulation des Systems betrachtet. Zweitens wird der Inkonsistenzreduktion bei der Entstehung und Aufrechterhaltung psychischer Störungen von Fall zu Fall eine unterschiedliche Rolle zugeschrieben. Diese beiden Postulate, die im Folgenden ausführlich erläutert werden, eröffnen eine neue Sichtweise auf die Möglichkeiten der Aufmerksamkeitslenkung und bilden die Grundlage für eine konsistenztheoretische Stellungnahme zum notwendigen Fokus der Aufmerksamkeitslenkung und zur Rolle einer nicht-wertenden Haltung.

Konsistenzsicherung als oberstes Ziel der Selbstregulation

Bisherige Mehrebenenmodelle gehen zum einen davon aus, dass motivationale Ziele die obersten Sollwerte der Selbstregulation darstellen. Da eine Zielerreichung mit positiven, eine verfehlte Zielerreichung hingegen mit negativen Gefühlen einhergeht, wird in diesen Modellen der Vermehrung positiver und der Vermeidung negativer Gefühle eine bestimmende Rolle zugeschrieben. Zum anderen nehmen die meisten bisherigen Ansätze an, dass man durch Training Aufmerksamkeit auf die Inputs und den Prozess der eigenen Informationsverarbeitung lenken und somit vorübergehend Abstand von den eigenen Zielen gewinnen kann. Dank diesem Abstand gewinnt man die Freiheit, die eigenen Handlungen unabhängig von der Erreichung positiver und der Vermeidung negativer Gefühle zu lenken. Wie hartnäckig die Zielverfolgung und wie schwierig deren Überwindung eingeschätzt wird, bestimmt, welche Wichtigkeit die einzelnen Vertreter der gezielten Förderung einer nicht-wertenden Haltung beimessen.

Die Konsistenztheorie hingegen geht davon aus, dass die Befriedigung von Grundbedürfnissen und die Aufrechterhaltung der systeminternen Konsistenz (d.h. der Vereinbarkeit der gleichzeitig ablaufenden psychischen Prozesse) den motivationalen Zielen als Sollwerte übergeordnet sind. Auch wenn der Vermehrung positiver und der Vermeidung negativer Gefühle eine bestimmte Rolle im psychischen Geschehen zukommt, stellen sie nicht das zentrale Prinzip dar, das es durch Trainieren der Aufmerksamkeitslenkung zu überwinden gilt. Gemäß Konsistenztheorie stehen allerdings nicht nur die üblichen selbstregulativen Prozesse, sondern auch die Aufmerksamkeitslenkung selber im Dienste der Grundbedürfnisse und des Konsistenzprinzips. Somit kann eine Person nicht einfach durch Training die Aufmerksamkeit beliebig auf die eigenen Selbstregulationsprozesse lenken, um somit neue Freiheitsgrade zu erschließen, denn der Flexibilität der Aufmerksamkeitslenkung werden durch das Konsistenzprinzip Grenzen gesetzt. Diese beiden Punkte werden im Folgenden näher erläutert.

Auf den ersten Blick scheint es so zu sein, dass die Selbstregulation im psychischen System dazu dient, Wahrnehmungen im Sinne bestimmter Ziele herzustellen und somit die eigenen Ordnungsmuster des psychischen Geschehens (oder anders ausgedrückt: die motivationalen Schemata) aufrechtzuerhalten. Woher stammen aber die Ziele der motivationalen Schemata? Die Konsistenztheorie geht davon aus, dass alle Menschen bestimmte angeborene Grundbedürfnisse haben. Der evolutionäre Sinn dieser Grundbedürfnisse ist, bei Mangelzuständen in überlebenswichtigen Bereichen dafür zu sorgen, dass die Aktivität des Organismus so ausgerichtet wird, dass der Mangel behoben und das Überleben gesichert wird. Neben den physiologischen Grundbedürfnissen postuliert die Konsistenztheorie vier für die psychische Entwicklung besonders relevante Grundbedürfnisse: Das Bindungsbedürfnis, das Bedürfnis nach Orientierung und Kontrolle, das Bedürfnis nach Lustgewinn und Unlustvermeidung und das Bedürfnis nach Selbstwerterhöhung und Selbstwertschutz. Im Verlauf des Lebens macht jeder Mensch bestimmte Erfahrungen, auf welchem Weg diese Bedürfnisse in seiner aktuellen Umwelt am ehesten zu befriedigen sind. Diese Erfahrungen schlagen sich als motivationale Schemata nieder, die sich um die einzelnen Grundbedürfnisse herum bilden. Die Ziele der motivationalen Schemata können also letztlich als die Mittel verstanden werden, die der Mensch zur Befriedigung seiner Grundbedürfnisse entwickelt hat.

Gemäß Konsistenztheorie sind aber weder die motivationalen Ziele noch die Grundbedürfnisse die obersten Parameter, nach denen sich die Selbstregulationsprozesse des Systems zu richten haben. Den Grundbedürfnissen übergeordnet ist nämlich das so genannte Konsistenzprinzip. In einem komplexen System, das gleichzeitig verschiedene Grundbedürfnisse zu erfüllen und dazu eine Vielzahl verschiedener motivationaler Schemata herausgebildet hat, stellt sich das Problem, dass sehr viele Prozesse parallel ablaufen und sich gegenseitig behindern könnten. Soll sich das System wirksam im Sinne seiner Grundbedürfnisse mit der Umgebung auseinander setzen, muss dafür gesorgt sein, dass ein Minimum an Konsistenz bzw. Vereinbarkeit der gleichzeitig ablaufenden psychischen Prozesse, gewährleistet ist. Auf die Befriedigung eines Grundbedürfnisses kann sogar vorübergehend verzichtet werden, solange dies zugunsten der Gesamtkonsistenz im System geschieht. Das Konsistenzprinzip stellt auf diese Weise sicher, dass sich das System nicht nur auf die unmittelbare Bedürfnisbefriedigung ausrichtet, sondern auch Bedingungen im System aufrechterhält, die für die längerfristige Bedürfnisbefriedigung wichtig sind.

Das Konsistenzprinzip ist also oberster Sollwert der Selbstregulation und bestimmt zusammen mit den Grundbedürfnissen die motivationale Ausrichtung (das „Wollen") des Systems. Das Streben nach der Vermehrung positiver und der Vermeidung negativer Gefühle, also die Ausrichtung an der hedonistischen Bewertung (dem „Mögen"), spielt dabei eine untergeordnete Rolle. Ob eine Sache als positiv oder negativ erlebt wird, ist Resultat komplexer Bewertungsprozesse, bei denen die vielen verschiedenen motivationalen Tendenzen des Systems integriert werden. Wird eine Sache als positiv bewertet, so wird zwar das Bedürfnis nach Lustgewinn aktiviert und somit ein Bestreben, dieses Erlebnis zu maximieren. Ob dieses Bestreben verhaltenswirksam wird, ist jedoch im gesunden System nach wie vor von der Gesamtheit der Grundbedürfnisse und dem Streben nach Konsistenz bestimmt. Die emotionale Bewertung kann zwar ein nützliches Hilfsmittel sein, um die Bedürfnisbefriedigung zu optimieren. Die Maximierung positiver Gefühle wird damit jedoch nicht zum obersten Prinzip im psychischen Geschehen. Interessanterweise scheint es sogar so zu sein, dass gerade eine Überbewertung des kurzfristigen Lustgewinns (wie sie bei psychischen Dysregulationen, wie beispielsweise Süchten, vorkommt) längerfristig zu vermindertem Wohlbefinden führt. Längerfristiges Wohlbefinden lässt sich also nicht direkt anstreben, sondern stellt sich vielmehr als Resultat einer umfassenden gelungenen Bedürfnisbefriedigung ein.

Wenn das Konsistenzprinzip für die Selbstregulation des Systems eine solch entscheidende Rolle spielt, dann stellt sich die Frage, auf welche Art und Weise die Konsistenz im psychischen System gesichert wird. Inkonsistenz im psychischen System kann viele unterschiedliche Formen annehmen. Zwei wichtige Formen sind die Inkongruenz und die Diskordanz. Inkongruenz bezeichnet eine Inkonsistenz zwischen einerseits Zielen und Erwartungen (z.B. das Ziel, eine Prüfung zu bestehen) und andererseits realen Wahrnehmungen (z.B. die Wahrnehmung, wichtige Übungsaufgaben nicht lösen zu können). Wichtigstes Mittel zum Abbau von Inkongruenz zwischen Zielen und Wahrnehmungen sind die motivationalen Schemata selber (z.B. ein motivationales Schema, das die Person dazu anleitet, sich ausführlich auf die Prüfung vorzubereiten). Diskordanz hingegen bezeichnet eine Inkonsistenz zwischen verschiedenen motivationalen Zielen, die sich gegenseitig hemmen (z.B. das Ziel, den Sommer im Schwimmbad zu verbringen vs. das Ziel, sich ausführlich auf die Prüfung vorzubereiten). Dem Abbau von Diskordanz dienen die so genannten Konsistenzsicherungsmechanismen, zu denen auch die Aufmerksamkeitlenkung gehört. Handelt es sich um eine potenziell kontrollierbare Inkonsistenz, so wird die Aufmerksamkeit darauf gerichtet, sodass die Möglichkeiten der gezielten Handlungssteuerung zur Verringerung der Inkonsistenz mobilisiert werden können (d.h. der Konflikt zwischen Schwimmbad und Prüfungsvorbereitung wird ins Bewusstsein gerückt, sodass eine Wahl getroffen oder ein Kompromiss zwischen diesen beiden Zielen gefunden werden kann). Das Bewusstsein hat jedoch grundsätzlich eine relativ niedrige Toleranz für Inkonsistenz, denn die Fähigkeiten zum bewussten zielorientierten Handeln können nur dann optimal genutzt werden, wenn die aktuelle Zielverfolgung gegenüber Störungen abgeschirmt wird. Aus diesem Grunde sind gleichzeitig Mechanismen wirksam, die dafür sorgen, dass die Aufmerksamkeit von Inhalten weggelenkt wird, die mit den aktuellen Inhalten des Arbeitsgedächtnisses unvereinbar scheinen (d.h. der Wunsch, ins

Schwimmbad zu gehen, könnte auch aktiv vom Bewusstsein ferngehalten werden, damit sich die Person ungestört auf die Prüfung vorbereiten kann). Ob aber die Aufmerksamkeit „hin zu“ oder „weg von“ den vorhandenen Inkonsistenzen gelenkt wird, geschieht stets im Dienste der Konsistenzsicherung.

Wie die bisherigen Ansätze geht auch die Konsistenztheorie davon aus, dass eine Lenkung der Aufmerksamkeit auf die eigenen Selbstregulationsprozesse und der damit gewonnene Abstand eine wichtige Voraussetzung für die Modifizierung dieser Prozesse darstellt. Nach wie vor muss man dabei vor den automatischen Bewertungstendenzen, die den angestrebten Abstand zu untergraben drohen, auf der Hut sein, auch wenn diesen Tendenzen aus konsistenztheoretischer Sicht nicht die gleiche zentrale Rolle zugeschrieben wird, wie das bei den bisherigen Ansätzen der Fall ist. Steht die Aufmerksamkeitslenkung aber selber im Dienste der Konsistenzsicherung, ergibt sich zusätzlich ein neues Problem, denn die Aufmerksamkeit ist in diesem Fall nicht vollkommen frei auf die aktuellen Selbstregulationsprozesse lenkbar. Es stellt sich also die Frage, welche Bedingungen im psychischen System gegeben sein müssen, damit die in den Fokus der Aufmerksamkeit zu rückende Inkonsistenz potenziell kontrollierbar erscheint.

Die Antwort der Konsistenztheorie hat Ähnlichkeiten mit der von Hayes vorgeschlagenen Lösung (Hayes, Strosahl & Wilson, 1999): Wenn man innerhalb eines hierarchisch geordneten Systems auf einer übergeordneten Ebene die Wahrung von Konsistenz gewährleistet, erscheint eine Inkonsistenz auf den untergeordneten Ebenen des Systems kontrollierbar und somit vorübergehend tolerierbar. Wenn eine Person sich beispielsweise auf ihre wichtigsten Werte (d.h. auf Lebensziele, die unmittelbar mit der längerfristigen Befriedigung der Grundbedürfnisse zusammenhängen) besinnt und die therapeutische Arbeit als Mittel zur besseren Verwirklichung dieser Werte erlebt, dann wird es eher möglich, die Aufmerksamkeit auf problematische Aspekte des aktuellen psychischen Funktionierens zu richten, auf die automatische Verfolgung hierarchisch untergeordneter Ziele zu verzichten und Inkonsistenz, die dabei entsteht, in Kauf zu nehmen. Diese Lösung unterscheidet sich von den vorgestellten buddhistischen Vorstellungen: Es wird nicht davon ausgegangen, dass der Mensch auf die Erfüllung seiner eigenen Bedürfnisse verzichten muss, um sich von seinem Leiden zu befreien, denn die Verfolgung übergeordneter Lebensziele stellt gerade den Kontext dar, innerhalb dessen Abstand von den untergeordneten Selbstregulationsmechanismen möglich wird. Sie unterscheidet sich aber auch von den traditionelleren klinisch-psychologischen Vorstellungen: Eine Modifikation der eigenen Selbstregulation dient nicht in erster Linie dem hedonistischen Ziel eines besseren Wohlbefindens, sondern soll letztlich der besseren langfristigen Befriedigung aller Grundbedürfnisse dienen, wobei das Bedürfnis nach Lustgewinn und Unlustvermeidung neben den Bedürfnissen nach Bindung, Kontrolle und Selbstwert nur einen Gesichtspunkt unter mehreren darstellt.

Wichtig ist bei der hier vorgeschlagenen Lösung, dass weder von einer völligen Freiheit der Aufmerksamkeitslenkung, noch von einer durchgehenden Versklavung durch das Konsistenzprinzip ausgegangen wird. Die Tatsache, dass es sich beim motivationalen System um ein hierarchisch organisiertes System handelt, eröffnet die Möglichkeit, einen Kontext zu schaffen, innerhalb dessen eine relative Freiheit der Aufmerksamkeitslenkung möglich wird. Es ist gerade die Verfolgung wichtiger längerfristiger Ziele auf den übergeordneten Ebenen, welche die Freiheit, von kurzfristigen Zielen Abstand zu nehmen, möglich macht. Die Förderung wichtiger positiver Ziele, die direkt im Dienste der längerfristigen Bedürfnisbefriedigung stehen, ist folglich für die Therapie mindestens genauso wichtig wie die Modifikation ungünstiger motivationaler Schemata (Seligman & Csikszentmihalyi, 2000).

Die Rolle der Inkonsistenzreduktion bei der Entstehung und Aufrechterhaltung psychischer Störungen

Die vorgestellten störungsübergreifenden Modelle psychischer Dysregulation gehen davon aus, dass der gemeinsame Nenner psychischer Störungen in der Vermeidung unangenehmer Erlebnisinhalte liegt, weshalb es therapeutisch auch am viel versprechendsten erscheint, direkt diese Vermeidung zu bearbeiten. Die Bearbeitung der Vermeidung sollte zu einer gesünderen Selbstregulation führen, wodurch sich die Störung zurückbilden kann, ohne dass eine gezielte Auseinandersetzung mit deren spezifischen Inhalten notwendig wäre. Störungsspezifische Modelle hingegen gehen davon aus, dass jede Störung ihre eigenen Aufrechterhaltungsmechanismen hat, die bei der Behandlung mitberücksichtigt werden müssen. Die Reduktion von Vermeidungstendenzen, die ebenfalls bei der Aufrechterhaltung der Störung eine Rolle spielen, dient hier einer besseren Behandlung der störungsspezifischen Inhalte.

Wie oben erläutert wurde, sieht die Konsistenztheorie nicht unangenehme Erlebnisinhalte, sondern unkontrollierbare Inkonsistenz als das Hauptproblem psychischer Systeme. Ob es zur psychischen Dysregulation kommt, hängt also nicht vom Umgang mit unangenehmen Erlebnisinhalten, sondern vom Umgang mit Inkonsistenz ab. Ähnlich wie bei der Vermeidung unangenehmer Erlebnisinhalte, können Mechanismen zur Reduktion von Inkonsistenz kurzfristig eine gewisse Erleichterung bringen, tragen jedoch längerfristig zu einer Vermehrung der Schwierigkeiten bei. Zur Beantwortung der Frage, ob störungsübergreifende oder störungsspezifische Mechanismen in der Therapie bearbeitet werden müssen, muss also zuerst die Rolle der kurzfristigen Inkonsistenzreduktion bei der Entstehung und Aufrechterhaltung psychischer Störungen geklärt werden. Im Folgenden wird ein Verständnis psychischer Störungen skizziert, bei dem der viel versprechendste Bearbeitungsfokus von Fall zu Fall verschieden sein kann (Abbildung 2).

Auch wenn die Konsistenztheorie davon ausgeht, dass das oberste Prinzip des psychischen Systems darin besteht, die Konsistenz gleichzeitig ablaufender Prozesse zu sichern und somit die eigenen Strukturen aufrechtzuerhalten, ist ein gewisses Ausmaß an Inkonsistenz bei den ständig wechselnden Umweltbedingungen, in denen sich das System behaupten muss, unumgänglich. Falls diese Inkonsistenz in einem günstigen Kontext stattfindet, kann sie das System dazu antreiben, sich verändernden Umweltbedingungen anzupassen und sich entsprechend weiterzuentwickeln.

Abbildung 2: *Konsistenztheoretisches Verständnis der Rolle von nicht-wertender Aufmerksamkeitslenkung in der Psychotherapie*

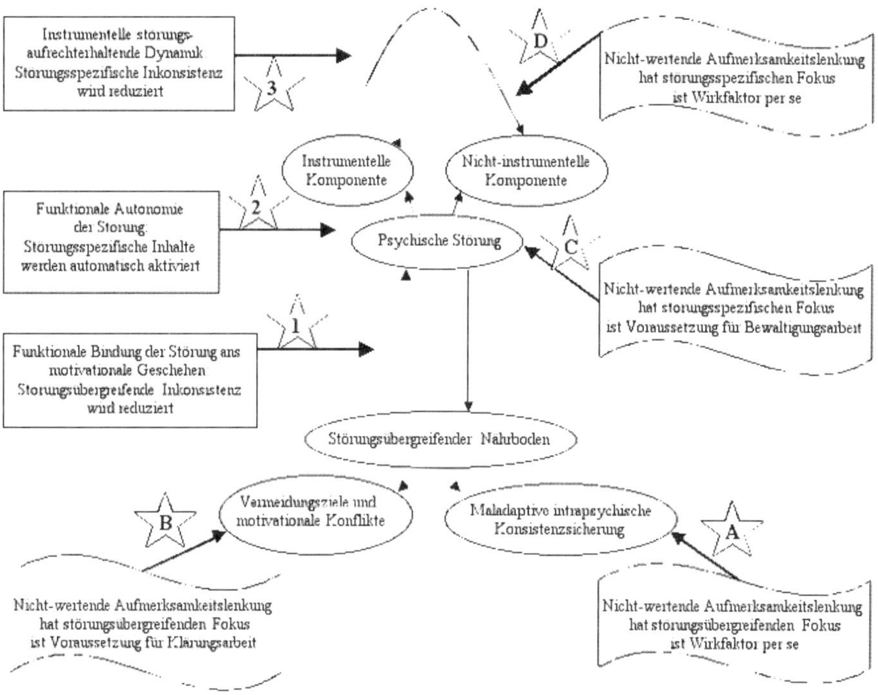

Insofern kann kontrollierbare Inkonsistenz als Motor der psychischen Entwicklung verstanden werden. Überschreitet allerdings die Inkonsistenz ein kontrollierbares Maß, so kann dies zu negativen Auswirkungen für das System führen.

Unkontrollierbare Inkonsistenz ist das Produkt vererbter Vulnerabilitäten und ungünstiger Lernerfahrungen, die in Form von Vermeidungsschemata und maladaptiven Konsistenzsicherungsmechanismen auf das weitere psychische Geschehen Einfluss nehmen. Kinder kommen schon mit einer genetisch vererbten Annäherungs- oder Vermeidungstendenz zur Welt (Tellegen, Lykken, Bouchard, Wilcox, Segal

& Rich, 1988). Diese genetische Tendenz und die Erfahrungen, die das Kind mit seinen Bezugspersonen macht, wirken zusammen, um einerseits die motivationalen Schemata (die sich um die Grundbedürfnisse herum bilden) zu formen und um andererseits die intrapsychischen Konsistenzsicherungsmechanismen (die nötig sind, um parallele Abläufe zu koordinieren) auszubilden. Falls die Erfahrungen, die das Kind macht, günstig sind, können sich um die Grundbedürfnisse herum Annäherungsziele bilden, die auf die Verringerung der Diskrepanz zu einem positiv bewerteten Zustand ausgerichtet sind (z.B. das Ziel „sei autonom").

Zudem schlägt sich eine günstige interpersonale Emotionsregulation mit der Zeit in guten intrapsychischen Konsistenzsicherungskompetenzen nieder (z.B. in der Fähigkeit, sich bei heftigen Gefühlen selbst zu beruhigen). Beides trägt dazu bei, dass Inkonsistenzen zukünftig besser kontrollierbar sind. Falls die Erfahrungen allerdings unbefriedigend oder sogar traumatisierend sind, etablieren sich stattdessen Vermeidungsziele, die auf die Maximierung der Diskrepanz zu einem negativ bewerteten Zustand ausgerichtet sind (z.B. das Ziel „vermeide, alleingelassen zu werden"). Vermeidungsziele entstehen, wenn es dem Kind nicht gelingt, seine Bedürfnisse mit den ihm zur Verfügung stehenden Mitteln zu befriedigen und die Inkongruenz so groß wird, dass nichts anderes übrig bleibt, als die Erreichung eines positiven Ziels zugunsten einer besseren Kontrollierbarkeit negativer Erfahrungen zu opfern. Zudem können ungünstige Erfahrungen bei der interpersonalen Emotionsregulation dazu führen, dass maladaptive intrapsychische Konsistenzsicherungsmechanismen (z.B. habituelle Verdrängung unangenehmer Gefühle) aufgebaut werden. Diese ungünstigen Voraussetzungen bestimmen in der Folge stark mit, welche interaktionellen Erfahrungen das Kind mit seiner Umgebung macht. Vermeidungsziele und habituelle Verdrängung schützen zwar kurzfristig vor allzu starken Inkonsistenzen, tragen jedoch längerfristig zur Zunahme der unkontrollierbaren Inkonsistenz bei, da sie zu einer Dissoziation von Repräsentationen im expliziten und im impliziten Gedächtnissystem beitragen, die Bedürfnisbefriedigung behindern und Ressourcen aufbrauchen, die für die Verfolgung positiver Ziele nicht mehr zur Verfügung stehen.

Wird aufgrund von Vermeidungszielen und von ungünstigen Konsistenzsicherungsmechanismen die Inkonsistenz im System dauerhaft hoch, ohne dass sie durch vorhandene Muster abgebaut werden kann, kommt das neuronale System in einen labilen Zustand, in dem neue Muster entstehen können, solange sie irgendeine Form von Kontrollerfahrung ermöglichen. Diese neuen Muster können psychische Störungen sein (z.B. eine Depression). Psychische Störungen haben jeweils eine instrumentelle Komponente, die als Versuch gesehen werden kann, eine akut unerträglich gewordene Inkonsistenzspannung herabzuregulieren (z.B. kann ein depressiver Rückzug als Versuch verstanden werden, weitere schmerzhafte Verlusterlebnisse zu vermeiden). Gelingt die kurzfristige Inkonsistenzsenkung, wird die jeweilige instrumentelle Komponente zusammen mit den anderen neuronalen Mustern, die gleichzeitig aktiviert sind (wie z.B. eine negative Sicht der Welt, der eigenen Person und der Zukunft), verstärkt gebahnt und zu einem zusammenhängenden Störungsmuster verbunden. Ähnlich wie die Vermeidungsziele und die maladaptiven Konsistenzsicherungsmechanismen, tragen also auch psychische Störungen kurzfristig zum Abbau der Inkonsistenz bei, erhöhen jedoch längerfristig das Inkonsistenzniveau, da sie selber der Befriedigung der Grundbedürfnisse im Weg stehen. Die Konsistenztheorie postuliert hier eine störungsübergreifende Rolle der Inkonsistenzreduktion bei der Entstehung psychischer Störungen (siehe Abbildung 2, Ziffer 1).

Hat sich die psychische Störung allerdings etabliert, kann sie entweder mit oder auch ohne ihre ursprüngliche Aufgabe der kurzfristigen Inkonsistenzreduktion weiter bestehen. Im ersten Fall tragen die ursprünglichen Quellen der Inkonsistenz weiterhin zu einer erhöhten Spannung im System bei, die von den geordneten Abläufen der psychischen Störung zumindest kurzfristig abgebaut wird (d.h. die Depression dient nach wie vor dem Zweck, weitere schmerzhafte Verlusterlebnisse zu vermeiden). Im zweiten Fall haben sich die ursprünglichen Quellen der Inkonsistenz im Zuge der psychischen Entwicklung aufgelöst. Die neuronalen Muster, die der Störung zugrunde liegen, haben sich jedoch durch wiederholte Bahnung von ihrem ursprünglichen instrumentellen Zweck gelöst und können auch ohne aktuelle Inkonsistenzspannung aktiviert werden (d.h. die Depression ist funktional autonom und kann ohne die Notwendigkeit, Verlusterlebnisse zu vermeiden, aktiviert werden). Vermutlich kann die funktionale Autonomie je nach Störung unterschiedlich ausgeprägt sein: Während die Depression vermutlich stärker funktional ans motivationale Geschehen gebunden bleibt, scheinen sich Angststörungen leichter zu verselbstständigen. Die störungsspezifischen Erlebens- und Verhaltensmuster, die zu einem im Gedächtnis verbundenen Netzwerk zusammengewachsen sind, können dann von beliebigen Elementen des Netzwerkes aus aktiviert werden und das psychische Gesehen bestimmen. Gemäß Konsistenztheorie stehen in einem solchen Fall also die störungsspezifischen Inhalte im Vordergrund und die Inkonsistenzreduktion spielt für die Aufrechterhaltung der Störung keine große Rolle mehr (siehe Abb. 2, Ziffer 2).

Auch bei einer funktional autonomen Störung kann allerdings die Inkonsistenzreduktion weiterhin eine wichtige Rolle spielen. Bei Angststörungen ist beispielsweise die instrumentelle Komponente durch den Versuch, Kontrolle zu behalten, charakterisiert. Gelten die Kontrollversuche ursprünglich der nicht mehr kontrollierbaren Inkonsistenz im System, so werden sie im Verlauf der Störung auf die Angst selber angewandt. Nach Schulte (2000) wird auf verschiedene Arten versucht, die Angst unter Kontrolle zu behalten: durch Vermeiden, durch übermäßiges Bekämpfen oder durch übermäßige Beachtung. All diese Methoden tragen längerfristig zur Aufrechterhaltung der Angst bei, spielen also bei der störungsspezifischen Dynamik eine sehr wichtige Rolle, auch wenn sich die Störung von ihren motivationalen Entstehungsbedingungen gelöst hat, also funktional autonom geworden ist. Von der störungsübergreifenden Rolle der Inkonsistenzreduktion bei der Entstehung psychischer Störungen unterscheidet die Konsistenztheorie also eine störungsspezifische Form der Inkonsistenzreduktion, die zumindest bei manchen Störungen maßgeblich die Aufrechterhaltung der Störung mitbestimmt (siehe Abbildung 2, Ziffer 3).

Schlussfolgerungen für die Frage nach dem Fokus der Aufmerksamkeitslenkung und für die Frage nach der Rolle der nicht-wertenden Haltung

Aus den Ausführungen zur Konsistenzsicherung als oberstes Ziel der Selbstregulation wurde deutlich, dass ein guter Kontext, bei dem die Konsistenz bezüglich wichtiger Werte gewährleistet ist, die Aufmerksamkeitslenkung auf die aktuellen Selbstregulationsprozesse und den damit einhergehenden Verzicht auf automatisierte kurzfristige Inkonsistenzreduktion erleichtern kann. Die Erläuterungen zur Rolle der Inkonsistenzreduktion bei der Entstehung und Aufrechterhaltung psychischer Störungen machten anschließend deutlich, um welche Formen der maladaptiven Inkonsistenzreduktion es sich dabei handeln kann. Auf dieser Grundlage wird nun eine Stellungsnahme zu den Kontroversen um den geeigneten Fokus und um die geeignete Art und Weise der Aufmerksamkeitslenkung möglich. Grundsätzlich sind verschiedene Fälle denkbar, bei denen mal störungsübergreifende, mal störungsspezifische Mechanismen fokussiert werden müssen, wobei eine nicht-wertende Haltung mal als Wirkfaktor per se, mal als Voraussetzung für den erfolgreichen Einsatz weiterer Wirkfaktoren dient. Diese unterschiedlichen Fälle werden im Folgenden erläutert.

Falls eine Inkonsistenz, die zur Entstehung der psychischen Störung beigetragen hat, noch besteht und durch die Störung selber herabreguliert wird, so ist ein störungsspezifisches Herangehen ohne Berücksichtigung dieses störungsübergreifenden Nährbodens relativ aussichtslos. Werden maladaptive Konsistenzsicherungsmechanismen (wie beispielsweise habituelle Verdrängung) als Hauptquelle der zugrunde liegenden Inkonsistenz identifiziert (Znoj & Grawe, 2000), so können Achtsamkeitsübungen, bei denen die Aufmerksamkeit bewusst auf das aktuelle Erleben und Verhalten gelenkt und Inhalte betrachtet werden, ohne sie zu bewerten, als Mittel verstanden werden, die Konsistenzsicherung direkt zu verbessern, d.h. als therapeutischer Wirkfaktor per se (siehe Abbildung 2, Buchstabe A). Werden Vermeidungsziele oder motivationale Konflikte als Hauptquelle der Inkonsistenz identifiziert, so stellt die nicht-wertende Aufmerksamkeitslenkung auf aktivierte Prozesse im impliziten System und das Aushalten der vorübergehend erhöhten Inkonsistenzspannung eine wichtige Voraussetzung motivationaler Klärungsarbeit dar (siehe Abbildung 2, Buchstabe B). Motivationale Klärung bedeutet, dass man problematische internale Determinanten des Erlebens und Verhaltens (z.B. das Schema „vermeide, alleingelassen zu werden") bewusst macht, sodass sie durch gleichzeitige Aktivierung adaptiverer Schemata (z.B. das Schema „sei eine selbstständige Person") in einen neuen Kontext gestellt werden können, der ihre Wirkung auf Erleben und Verhalten modifiziert (Sachse, 1996). Die Aufmerksamkeitslenkung auf störungsübergreifende Mechanismen kann also sowohl direkt zur Verbesserung der Selbstregulation beitragen als auch die Voraussetzung zur motivationalen Klärungsarbeit schaffen. Beide Maßnahmen dienen letztlich dazu, das Inkonsistenzniveau im System zu senken und der psychischen Störung somit den Nährboden zu entziehen.

Falls psychische Störungen sich von ihrem ursprünglichen Zweck der Reduktion motivationaler Inkonsistenzspannung gelöst und verselbstständigt haben, so sind es die gut gebahnten und zu einem Muster zusammengewachsenen störungsspezifischen Erlebens- und Verhaltensmuster, die längerfristig zur Inkonsistenz beitragen und daher in ihrer Aktivität gestört werden müssen. Die nicht-wertende Aufmerksamkeitslenkung auf automatische Erlebens- und Verhaltensmuster und die damit einhergehende Öffnung für neue Wahrnehmungen und Verhaltensweisen stellt in diesem Fall eine wichtige Voraussetzung für erfolgreiche Bewältigungsarbeit dar (Kanfer et al., 1991; siehe Abbildung 2, Buchstabe C). Bewältigung bedeutet, dass man in schwierigen Situationen, in denen automatisch bestimmte eingeschliffene Muster aktiviert werden, maladaptive Muster (z.B. negative automatische Gedanken und Rückzugsverhalten bei der Depression) aktiv hemmt und adaptivere Muster (z.B. positive Gegengedanken und belohnende Aktivitäten) bewusst bevorzugt, sodass sie verstärkt gebahnt werden können. Durch die Schwächung der Aktivität störungsspezifischer Muster wird die durch die Störung entstandene Inkonsistenz ebenfalls reduziert.

Falls Inkonsistenzreduktion als Teil der störungsspezifischen Dynamik maßgeblich zur Aufrechterhaltung der Störung beiträgt, würden vermutlich Versuche, eingeschliffene Erlebens- und Verhaltensmuster durch neue zu ersetzen, auf Widerstand stoßen. Solange z.B. ein Angstpatient bemüht ist, seine Angst unter Kontrolle zu halten, werden neue Bewältigungsstrategien lediglich in den Dienst dieser Kontrollbemühungen gestellt, was den zentralen Aufrechterhaltungsmechanismus der Störung unverändert lässt. Eine Aufmerksamkeitslenkung auf den eigenen Umgang mit der Angst und die Einnahme einer nicht-wertenden Haltung – wobei nicht die Veränderung, sondern die Akzeptanz der eigenen Erfahrungsinhalte betont wird – kann als Alternative zu den bisherigen Kontrollversuchen und somit als Mittel zur direkten Bekämpfung störungsaufrechterhaltender Mechanismen verstanden werden. Wie bei der Verbesserung störungsübergreifender Konsistenzsicherungsmechanismen, kann auch hier die Einnahme einer nichtwertenden Haltung als therapeutischer Wirkfaktor per se verstanden werden. Hier handelt es sich allerdings um störungsspezifische Mechanismen, deren Modifikation die Störung und die dadurch entstandene Inkonsistenz reduziert (siehe Abb. 2, Buchstabe D).

Gemäß Konsistenztheorie kann die Lenkung der Aufmerksamkeit auf die eigenen Informationsverarbeitungsprozesse – wobei eine nichtwertende Haltung, trotz kurzfristiger Steigerung der Inkonsistenzspannung, den nötigen Abstand von den Inhalten bewahren hilft – in vielen Fällen eine nützliche therapeutische Maßnahme sein. Der geeignete Fokus der Aufmerksamkeitslenkung und die Rolle des durch die nichtwertende Haltung gewonnenen Abstandes lassen sich erst aus einer individuellen Analyse der Inkonsistenzquellen des jeweiligen Patienten erschließen. Viele der im ersten Teil dieses Kapitels vorgestellten Ansätze zur Achtsamkeitsmeditation lassen sich in die beschriebene konsistenztheoretische Konzeption einordnen: Während die Verbesserung der Emotionsregulation in der DBT der Verbesserung störungsübergreifender Konsistenzsicherungsmechanismen entspricht (siehe Abb. 2, Buchstabe A), lässt sich die Revision metakognitiver Strategien in der metakognitiven Therapie mit der Schwächung störungsspezifischer Erlebens- und Verhaltensmuster (siehe Abb. 2, Buchstabe C) und die Bekämpfung von Kontrollversuchen über die innere Erfahrungswelt in ACT mit der Bearbeitung einer störungsaufrechterhaltenden Dynamik (siehe Abb. 2, Buchstabe D) vergleichen. Ein Aspekt von Achtsamkeit, der in manchen Anwendungen (insbesondere MBSR) betont wird, in dieser sehr an der Störungsbearbeitung orientierten Auslegung der Konsistenztheorie jedoch zu kurz kommt, sind allerdings die von der Behandlung psychischer Störungen unabhängigen Vorteile einer Pflege des „being"-Modus als ebenbürtige Ergänzung des in unserer heutigen westlichen Welt wohl allzu strapazierten „doing"-Modus.

Die Synthese östlich geprägter Spiritualität und westlich geprägter Psychotherapie

Am Beginn dieses Kapitels stand die Frage, auf welche Weise die im buddhistischen Kontext entwickelte Achtsamkeitsmeditation für die Zwecke der heutigen Psychotherapie nutzbar gemacht werden könnte. Es wurde davon ausgegangen, dass Psychotherapeuten nicht die Verpflichtung zu einer bestimmten Form spiritueller Entwicklung als Voraussetzung zur Reduktion des individuellen Leidens betrachten dürfen. Es wurde aber auch als wichtig erachtet, dass die Essenz der Achtsamkeitsmeditation nicht durch den Einsatz in einem völlig neuen Kontext verloren gehen darf. Inwieweit kann dieses Ziel auf dem Hintergrund eines konsistenztheoretischen Verständnisses der Aufmerksamkeitslenkung als psychotherapeutischen Wirkfaktors erreicht werden?

Sowohl gemäß buddhistischer Philosophie (Goldstein & Kornfield, 1987) als auch gemäß Konsistenztheorie (Grawe, 1998, 2004) hat das Leiden des Menschen seinen Ursprung im motivierten psychischen Geschehen. Leiden wird erst möglich, wenn man ein von der Umwelt abgetrenntes System ist, das zum Überleben auf bestimmte Interaktionen mit dieser Umwelt angewiesen ist. Dies führt unweigerlich dazu, dass man bestimmte Sachen anstrebt, andere aber zu vermeiden trachtet und in diesen Annäherungs- und Vermeidungszielen auch frustriert und verletzt werden kann. Das ständige Hin- und Hergeworfensein zwischen Anstreben und Vermeiden bestimmt so sehr unser Alltagserleben, dass oft nichts wichtiger erscheint, als unseren individuellen Zielen nachzugehen. Hält sich die dabei erfahrene Frustration in erträglichen Grenzen, so kann man vielleicht von Angetriebenheit oder auch von Leidenschaftlichkeit als Lebensgefühl sprechen. Wird die Inkonsistenz aber dauerhaft zu hoch, kann die Schwelle von der Leidenschaftlichkeit zum Leiden überschritten werden.

Dieser permanenten Zielorientierung stellt der Buddhismus eine gegensätzliche Vision gegenüber. Wenn das Leiden dadurch zustande kommt, dass man sich als ein abgetrenntes System erlebt, müsste ein Ende des Leidens durch die tiefe Einsicht in die Verbundenheit unseres Lebens mit den uns umgebenden Systemen bestehen. Achtsamkeit soll helfen, die eigene Unfreiheit zu erkennen, sich von der Identifikation mit den individuellen Zielen zu lösen und sich schließlich als vergänglichen Teil eines größeren Ganzen zu erleben. War das frühere Leben von einem Gefühl der Abgetrenntheit und der Angetriebenheit geprägt, so tritt an dessen Stelle nun ein Gefühl von Verbundenheit und Freiheit. Ganz abgesehen davon, dass dieser Weg einen großen Einsatz an Zeit, Energie und Verpflichtung voraussetzt, ist zu bedenken, dass auch die positiven Seiten der leidenschaftlichen Zielverfolgung dabei geopfert werden.

Vielleicht kann es als eines der grundlegenden Dilemmata des Menschen angesehen werden, dass er sich unweigerlich mit den eigenen Zielen, die sich aus seiner Lebensgeschichte ergeben haben, identifiziert (und die eigenen Ziele daher sehr wichtig nimmt), andererseits aber die Zufälligkeit dieser Geschichte und die Verbundenheit mit der Entwicklung von übergeordneten Systemen, deren Parameter ihm nicht bekannt sind, erkennt (und die Wichtigkeit der eigenen Ziele daher relativiert). Die Lösung der Konsistenztheorie liegt in einer Integration dieser beiden Pole. Da das gesamte psychische Geschehen in dieser Theorie als motiviert betrachtet wird, gibt es im Gegensatz zum Buddhismus nicht die Möglichkeit, sich über die Grenzen des eigenen psychischen Systems hinwegzusetzen. Trotzdem kann – dank des hierarchischen Aufbaus des motivationalen Systems – gerade die Einsicht in die obersten Parameter der eigenen Entwicklung zu einer Erhöhung der Freiheitsgrade gegenüber den unteren Ebenen des Systems führen. Achtsamkeit kann hier als ein Ernstnehmen der eigenen Grundbedürfnisse verstanden werden. Dies stellt einen Kontext dar, innerhalb dessen es möglich wird, von den diesen Grundbedürfnissen untergeordneten Zielen Abstand zu nehmen, Inkonsistenz vorübergehend zu tolerieren, Automatismen zu durchbrechen und das eigene Verhalten an der längerfristigen Verbesserung der Konsistenz auszurichten. Das entsprechende Lebensgefühl ist weder von reiner Angetriebenheit noch von vollständiger Befreiung von den eigenen Zielen geprägt. Es besteht vielmehr in einer Kombination von Akzeptanz der eigenen Grenzen, bzw. der Parameter, die der eigenen Selbstregulation gesetzt sind, und von Verantwortungsübernahme, innerhalb dieser Grenzen ein möglichst selbstbestimmtes und würdiges Leben zu führen.

Ziele verfolgen und relativieren sind Aufgaben, denen sich alle Menschen stellen müssen. Die Kunst besteht darin, eine gute Mischung von „doing" und „being" zu erreichen, sodass man mit Rückgriff auf die Vergangenheit die Zukunft aktiv gestalten kann, ohne aber die Gegenwart zu verpassen. Menschen, die wenige Schwierigkeiten mit der Konsistenzregulation haben (d.h. wenige maladaptive Konsistenzsicherungsmaßnahmen ausgebildet haben), nutzen wohl viele verschiedene Wege der Zielrelativierung und der Besinnung auf die Gegenwart. In jeder Kultur haben sich Mittel herausgebildet, die diesen Zwecken dienen. Neben unterschiedlichen spirituellen Praktiken kann möglicherweise auch der Humor, insbesondere die Ironie, als Möglichkeit verstanden werden, von der eigenen Zielverfolgung vorübergehend Abstand zu nehmen. In der Psychotherapie geht es allerdings um Menschen, die an den längerfristigen Folgen ihrer maladaptiven Konsistenzsicherung leiden, sich aber nur sehr schwer von diesen kurzfristigen Zielen lösen können. Hier braucht es vermutlich ein längeres und gezielteres Training, um bestehende Widerstände zu überwinden und eine gesunde Selbstregulation wieder zu etablieren. Nicht nur Patienten könnten von einem Training der Achtsamkeit profitieren, sondern auch die Therapeuten (Epstein, 1999). Wenn man bedenkt, dass auch interpersonelle Strategien dazu eingesetzt werden, kurzfristig die eigene Konsistenz zu sichern, besteht in der Therapie immer die Gefahr, dass der Therapeut in Muster eingespannt wird, die der Aufrechterhaltung der ungünstigen Selbstregulation des Patienten dienen. Ein achtsamer Therapeut kann vermutlich besser diesen Automatismen widerstehen. Achtsamkeitsmeditation, wie sie heute in der Psychotherapie eingesetzt wird, ist vielleicht nicht das einzige Mittel, um von maladaptiven Selbstregulationsstrategien Abstand zu gewinnen (in der ACT wird beispielsweise eine Vielzahl weiterer therapeutischer Methoden vorgeschlagen); sie stellt aber einen gut ausgearbeiteten und von spezifischen religiösen Vorgaben freien Ansatz dar, der sich gemäß erster empirischer Untersuchungen auch gut bewährt (Baer, 2003; Grossman, in diesem Band).

In diesem Kapitel wurde die Konsistenztheorie als theoretische Grundlage für das Verständnis der Aufmerksamkeitslenkung als psychotherapeutischer Wirkfaktor vorgeschlagen. Es wurde aufgezeigt, welche Schlussfolgerungen sich auf dieser Basis für die aktuellen Kontroversen in diesem Feld anbieten und es wurde erläutert, inwieweit Aspekte des ursprünglich buddhistischen Kontextes der Achtsamkeitsmeditation sich in der wissenschaftlich begründeten Konsistenztheorie wiederfinden lassen. Wie nützlich aber die vorgestellten Überlegungen tatsächlich für die psychotherapeutischen Zwecke sein werden, lässt sich erst aufgrund der praktischen Umsetzung dieser Ideen und deren empirischer Überprüfung entscheiden – ein Vorhaben, zu dem dieses Kapitel hoffentlich Anregungen geben wird.

Literatur

Baer, R.A. (2003). Mindfulness training as a clinical intervention: A conceptual and empirical review. *Clinical Psychology: Science and Practice, 10,* 125–143.

Beck, A.T. (1976). *Cognitive therapy and the emotional disorders.* New York: International Universities Press.

Boekaerts, M., Pintrich, P.R. & Zeidner, M. (Eds.) (2000). *Handbook of self-regulation.* San Diego, CA: Academic Press.

Bongartz, W. & Bongartz, B. (2000). *Hypnosetherapie.* Göttingen: Hogrefe.

Buchheld, N. & Walach, H. (2001). Achtsamkeit in Vipassana-Meditation und Psychotherapie. In W. Belschner, J. Galuska, H. Walach & E. Zundel (Eds.), *Perspektiven transpersonaler Forschung* (pp. 65–86). Oldenburg: BIS.

Campos, P.E. (2002). Special series integrating buddhist philosophy with cognitive and behavioral practice. *Cognitive and Behavioral Practice, 9,* 38–40.

Dalgleish, T. & Power, M. (1999). *Handbook of cognition and emotion.* New York: John Wiley & Sons.

Dimidjian, S. & Linehan, M.M. (2003). Defining an agenda for future research on the clinical application of mindfulness practice. *Clinical Psychology: Science and Practice, 10,* 166–171.

Elias, N. (1969). *Über den Prozess der Zivilisation. Soziogenetische und psychogenetische Untersuchungen.* Bern: Francke.

Epstein, R.M. (1999). Mindful practice. *Journal of the American Medical Association, 282,* 833–839.

Filipp, S.-H. (Ed.) (1984). *Selbstkonzeptforschung: Probleme, Befunde, Perspektiven.* Stuttgart: Klett-Cotta.

Foa, E.B. & Kozak, M.J. (1986). Emotional processing of fear: Exposure to corrective information. *Psychological Bulletin, 99,* 20–35.

Goldstein, J. & Kornfield, J. (1987). *Seeking the heart of wisdom: The path of insight meditation.* Boston, IL: Shambhala.

Grawe, K. (1985). Kulturelle und gesellschaftliche Funktionen einer Anwendungswissenschaft Psychotherapie. *Zeitschrift für personenzentrierte Psychologie und Psychotherapie, 4,* 91–102.

Grawe, K. (1998). *Psychologische Therapie.* Göttingen: Hogrefe.

Grawe, K. (2004). *Neuropsychotherapie.* Göttingen: Hogrefe & Huber.

Hayes, S.C. (2002). Acceptance, mindfulness, and science. *Clinical Psychology: Science and Practice,* 9, 101–106.

Hayes, S.C., Strosahl, K.D. & Wilson, K.G. (1999). *Acceptance and commitment therapy. An experiential approach to behavior change.* New York: Guilford.

Hayes, S.C., Barnes-Holmes, D. & Roche, B. (Eds.) (2001). *Relational frame theory: A post-Skinnerian account of human language and cognition.* New York: Plenum Press.

Hayes, S.C. & Wilson, K.G. (2003). Mindfulness: Method and process. *Clinical Psychology: Science and Practice, 10,* 161–165.

Hayes, S.C., Masuda, A. & De Mey, H. (2003). Acceptance and commitment therapy and the third wave of behavior therapy. *Gedragstherapie, 2,* 69–96.

Heidenreich, T. & Michalak, J. (2003). Achtsamkeit („Mindfulness“) als Therapieprinzip in Verhaltenstherapie und Verhaltensmedizin. *Verhaltenstherapie, 13,* 264–274.

Kabat-Zinn, J. (1990). *Full catastrophe living: Using the wisdom of your body and mind to face stress, pain, and illness.* New York: Delacorte.

Kabat-Zinn, J. (2003). Mindfulness-based interventions in context: Past, present, and future. *Clinical Psychology: Science and Practice, 10,* 144–156.
Kanfer, F., Reinecker, H. & Schmelzer, D. (1991). *Selbstmanagement-Therapie.* Berlin: Springer.
Kegan, R. (1982). *The evolving self: Problem and process in human development.* Cambridge, MA: Harvard University Press.
Kumar, S.M. (2002). An introduction to buddhism for the cognitive-behavioral therapist. *Cognitive and Behavioral Practice, 9,* 40–43.
Lambert, M.J. (Ed.) (2004). *Bergin and Garfield's handbook of psychotherapy and behavior change* (5th Ed.). New York: Wiley.
Linehan, M.M. (1993a). *Cognitive-behavioral treatment of borderline personality disorder.* New York: Guilford Press.
Linehan, M.M. (1993b). *Skills training manual for treating borderline personality disorder.* New York: Guilford Press.
Marlatt, G.A. & Kristeller, J.L. (1999). Mindfulness and meditation. In W.R. Miller (Ed.), *Integrating spirituality into treatment* (pp. 67–84). Washington, DC: American Psychological Association.
Mulkens, S., Bögels, S.M., de Jong, P. & Louwers, J. (2001). Fear of blushing: Effects of task concentration training versus exposure in vivo on fear and physiology. *Journal of Anxiety Disorders, 15,* 413–432.
Power, M. & Dalgleish, T. (1998). *Cognition and emotion: From order to disorder.* Hove: Psychology Press.
Power, M. & Dalgleish, T. (1999). Two routes to emotion: Some implications of multi-level theories of emotion for therapeutic practice. *Behavioural & Cognitive Psychotherapy, 27,* 129–141.
Powers, W.T. (1973). *Behavior: The control of perception.* New York: Aldine.
Roemer, L. & Orsillo, S.M. (2003). Mindfulness: A promising intervention strategy in need of further study. *Clinical Psychology: Science and Practice, 10,* 172–178.
Sachse, R. (1996). *Praxis der zielorientierten Gesprächspsychotherapie.* Göttingen: Hogrefe.
Schulte, D. (2000). Angststörungen. In G. Lazarus-Mainka & S. Siebeneick (Hrsg.), *Angst und Ängstlichkeit. Ein Lehrbuch.* Göttingen: Hogrefe.
Schwartz, G.E. (1984). Psychobiology of health: A new synthesis. In B.L. Hammonds & C.J. Scheirer (Eds.), *Psychology and health: Master lecture series* (Vol. 3) (pp. 145–195). Washington, DC: APA.
Segal, Z.V., Williams, J.M.G. & Teasdale, J.D. (2002). *Mindfulness-based cognitive therapy for depression: A new approach to preventing relapse.* New York: Guilford. (Deutsch ersch. 2008: *Die Achtsamkeitsbasierte Kognitive Therapie der Depression – Ein neuer Ansatz zur Rückfallprävention.* Tübingen: dgvt-Verlag.)
Seligman, M.E.P. & Csikszentmihalyi, M. (2000). Positive Psychology. *American Psychologist, 55,* 5–14.

Shapiro, S.L. & Schwartz, G.E. (2000). The role of intention in self-regulation. Toward intentional systemic mindfulness. In M. Boekaerts, P.R. Pintrich & M. Zeidner (Eds.), *Handbook of self-regulation* (pp. 253–273). San Diego, CA: Academic Press.

Teasdale, J.D. (1993). Emotion and two kinds of meaning: Cognitive therapy and applied cognitive science. *Behaviour Research & Therapy, 31,* 339–354.

Teasdale, J.D. (1997). The relationship between cognition and emotion: The mind-in-place in mood disorders. In D.M. Clark & C.G. Fairburn (Eds.), *Science and practice of cognitive behaviour therapy* (pp. 67–93). London: Oxford University Press.

Teasdale, J.D. (1999). Multi-level theories of cognition-emotion relations. In T. Dalgleish & M. Power (Eds.), *Handbook of cognition and emotion* (pp. 665–681). New York: John Wiley & Sons.

Teasdale, J.D. & Barnard, P.J. (1993). *Affect, cognition and change: Remodelling depressive thought.* Hove: Erlbaum.

Teasdale, J.D., Segal, Z. & Williams, J.M.G. (1995). How does cognitive therapy prevent depressive relapse and why should attentional control (mindfulness) training help? *Behaviour Research and Therapy, 33,* 25–39.

Teasdale, J.D., Segal, Z.V. & Williams, J.M.G. (2003). Mindfulness training and problem formulation. *Clinical Psychology: Science and Practice, 10,* 157–160.

Tellegen, A., Lykken, D.T., Bouchard, T.J., Wilcox, K.J., Segal, N.L. & Rich, S. (1988). Personality similarity in twins reared apart and together. *Journal of Personality and Social Psychology, 54,* 1031–1039.

Wells, A. (1997). *Cognitive therapy of anxiety disorders: A practice manual and conceptual guide.* New York: John Wiley & Sons.

Wells, A. (2000). *Emotional disorders and metacognition. Innovative cognitive therapy.* Chichester: John Wiley and Sons.

Wells, A. (2002). GAD, metacognition, and mindfulness: An information processing analysis. *Clinical Psychology: Science and Practice, 9,* 95–100.

Wells, A. & Matthews, G. (1994). *Attention and emotion: A clinical perspective.* Hillsdale, NJ: Lawrence Erlbaum.

Wells, A. & Matthews, G. (1996). Modelling cognition in emotional disorder: The S-REF model. *Behaviour Research & Therapy, 34,* 881–888.

Wiener, N. (1948). *Cybernetics; Control and communication in the animal and the machine.* New York: Wiley.

Znoj, H. & Grawe, K. (2000). The control of unwanted states and psychological health. In W. J. Perrig & A. Grob (Eds.), *Control of human behavior, mental processes, and consciousness: Essays in honor of the 60th birthday of August Flammer* (pp. 263–282). Mahwah, NJ: Lawrence Erlbaum Associates.

Zwilgmeyer, K. (1981). *Stufen des Ich. Bewusstseinsentwicklung der Menschheit in Gesellschaft und Kultur.* Bonz: Fellbach.

Teil 4

Weitere Anwendungsperspektiven

Kapitel 15

Sorge dich nicht – erlebe! Akzeptanzbasierte Verhaltenstherapie und Sorgenexposition bei der Generalisierten Angststörung

Jürgen Hoyer & Katja Beesdo

Zusammenfassung: *Im vorliegenden Beitrag möchten wir zunächst das Störungsbild der Generalisierten Angststörung und die Rolle, die der Vermeidung emotionaler Erfahrungen dabei zukommt, näher erläutern. Im Folgenden werden dann die Perspektiven der akzeptanzbasierten Verhaltenstherapie und der kognitiven Verhaltenstherapie, hier speziell der Sorgenexposition, kritisch miteinander verglichen. Dabei wird die Position vertreten, dass die von der akzeptanzbasierten Verhaltenstherapie intendierten Effekte auch mit verhaltenstherapeutischen Methoden erreicht werden können: nämlich eine Reduktion oder ein Aufgeben der Befürchtung, ohne die Kontrolle der Gedanken komme es zu katastrophalen Konsequenzen, wie beispielsweise, „verrückt" zu werden.*

Einlcitung

Häufige und intensive Sorgen bzw. ängstliche Erwartungen stehen im Vordergrund des Störungsbildes der Generalisierten Angststörung (GAS). Diese Sorgen werden zugleich als unkontrollierbar erlebt (vollständige diagnostische Kriterien siehe Tabelle 1). Sorgen sind bei diesen Patienten deutlich häufiger und dauern länger an als bei Gesun-

Korrespondenzadresse: hoyer@psychologie.tu.dresden.de
Heidenreich, T. & Michalak, J. (2009). *Achtsamkeit und Akzeptanz in der Psychotherapie – Ein Handbuch* (3., überarbeitete und erweiterte Auflage). Tübingen: dgvt-Verlag.

den, aber auch als bei anderen klinischen Gruppen (Hoyer, Becker & Roth, 2001; Hoyer, Becker & Margraf, 2002).

Trotz dieser extensiven Beschäftigung mit Sorgen spricht einiges dafür, dass GAS-Patienten die Auseinandersetzung mit emotionalen Erlebnissen eher vermeiden. Es verwundert deshalb nicht, dass zwischen Ansätzen wie der akzeptanzbasierten Verhaltenstherapie (Acceptance and Commitment Therapy/ACT; z.B. Eifert & Forsyth, 2005; Hayes & Batten, 2000) oder der Mindfulness-Based Cognitive Therapy (MBCT; z.B. Teasdale, 1999), in deren Mittelpunkt die Zielsetzung eines möglichst „vollständigen" emotionalen Erlebens steht, und der Therapie der GAS neuerdings Verbindungen hergestellt werden (Evans et al., 2008; Lejeune, 2007; Roemer & Orsillo, 2002, 2007, 2008).

Tabelle 1: *Diagnostische Kriterien für die Generalisierte Angststörung nach DSM-IV (Saß, Wittchen & Zaudig, 1998, S. 500)*

A. Übermäßige Angst und Sorge (furchtsame Erwartung) bezüglich mehrerer Ereignisse oder Tätigkeiten, die während mindestens sechs Monaten an der Mehrzahl der Tage auftraten.
B. Die Person hat Schwierigkeiten, die Sorgen zu kontrollieren.
C. Die Angst und Sorge sind mit mindestens drei der folgenden sechs Symptome verbunden (wobei zumindest einige der Symptome in den vergangenen sechs Monaten an der Mehrzahl der Tage vorlagen): Ruhelosigkeit, leichte Ermüdbarkeit, Konzentrationsschwierigkeiten oder Leere im Kopf, Reizbarkeit, Muskelspannung, Schlafstörungen/Ein- oder Durchschlafschwierigkeiten oder unruhiger, nicht erholsamer Schlaf.
D. Die Angst und Sorgen sind nicht auf Merkmale einer psychischen Störung beschränkt (z.B. die Angst und Sorgen beziehen sich nicht darauf, eine Panikattacke zu erleiden).
E. Die Angst, Sorge oder körperliche Symptome verursachen in klinisch bedeutsamer Weise Leiden oder Beeinträchtigung in sozialen, beruflichen oder anderen wichtigen Funktionsbereichen.
F. Das Störungsbild geht nicht auf die direkte körperliche Wirkung einer Substanz oder eines medizinischen Krankheitsfaktors zurück und tritt nicht ausschließlich im Verlauf einer affektiven Störung, einer psychotischen Störung oder einer tiefgreifenden Entwicklungsstörung auf.

Generalisierte Angststörung und die Vermeidung emotionaler Erlebnisse

Wohl die Allermeisten sorgen sich ab und an. GAS-Patienten (Borkovec & Roemer, 1995) genauso wie Gesunde (Freeston, Rheaume, Letarte, Dugas & Ladouceur, 1994) glauben, dass Sorgen helfen können, Probleme zu lösen und auf unangenehme Ereignisse besser vorbereitet zu sein. Experimentelle Analysen zeigen jedoch, dass Sorgen in Wirklichkeit die Wahrscheinlichkeit effektiver Bewältigung eher senken: Sorgenprozesse sind durch relativ abstrakte Problemelaborationen charakterisiert. Sie führen deshalb nicht zu verhaltensnahen, effektiven und konkreten Problemlösungen (Stöber, 1998; Stöber & Borkovec, 2002; Stöber, Tepperwien & Stark, 2000).

Sorgenaktivität ist vornehmlich verbaler bzw. rein gedanklicher Natur und die Inhalte sind kaum bildhaft oder vorstellungsmäßig repräsentiert (Borkovec & Inz, 1990). Da abstrakte sprachliche Aktivität weniger eng an physiologische Aktivität geknüpft ist als Vorstellungsaktivität (Vrana, Cuthbert & Lang, 1986), beschwören Sorgen einerseits zwar ängstliche Erwartungen herauf, andererseits wirken sie aber wie ein Puffer gegen wirklich starke physiologisch spürbare Angsterregung. So zeigten Borkovec und Hu (1990), dass der Erregungs*anstieg* bei Redeängstlichen *geringer* ist, wenn sie sich vor der Rede sorgenvolle Gedanken machen – allerdings war die Erregung dafür auch schon *vor* der Rede höher als bei einer Vergleichsgruppe (die sich entspannen sollte). Es wird vermutet, dass dieser Mechanismus, die Vermeidung internaler Erregungsprozesse, im Sinne negativer Verstärkung dazu beiträgt, den Bewältigungsstil des Sich-Sorgens aufrechtzuerhalten.

„Experiential avoidance", also die Vermeidung interner Erfahrungen, findet auch auf folgende Weise statt (Roemer & Orsillo, 2002): So lange Personen sich sorgen, können sie sich nicht mit möglicherweise noch stärker emotional belastenden Themen auseinandersetzen (Borkovec, Roemer & Stöber, 1998). So gaben GAS-Patienten bei Borkovec und Roemer (1995) an, durch die Sorgen könnten sie sich effektiv von anderen, emotional noch belastenderen Themen ablenken. Die Studie lässt offen, welches diese „Themen" sind, und ob es überhaupt bestimmte, inhaltlich typische Ängste sind, die von GAS-Patienten vermieden werden. *Dass* sich diese Patienten aber in endlosen Sorgenketten verfangen können, ohne mit den belastenden Situationen wirklich emotional in Kontakt zu kommen, zeigt auch die therapeutische Erfahrung mit GAS-Patienten (vgl. Becker & Hoyer, 2005; Hoyer & Heidrich, 2009).

An der Aufrechterhaltung pathologischer Sorgen ist auch folgender psychologischer Ablauf beteiligt: Patienten mit Generalisierter Angststörung erwarten häufig Ereignisse, die unwahrscheinlich sind und normalerweise gar nicht eintreten. Wenn diese Ereignisse dann tatsächlich *nicht* eintreten, führen Patienten dies fälschlich auf die Sorgen zurück („Immer wenn ich mir ausreichend Sorgen mache, geht hinterher alles gut"). Auch auf diese Weise verstärkt das System sich selbst (abergläubische Verstärkung). Sorgen helfen somit außerdem, das Gefühl der Unsicherheit zu reduzieren, das bei GAS-Patienten besonders ausgeprägt ist (Gerlach, Andor & Patzelt, 2008; Ladouceur, Talbot & Dugas, 1997). Wenn jemand überzeugt ist, dass Sorgen das Eintreten negativer Ereignisse verhindern, dann sind sie auch hilfreich, Unsicherheit zu reduzieren. Sorgen sind also bei Unsicherheitsintoleranten besonders „verstärkungswirksam", weil subjektiv die Erfahrung der Unsicherheit durch das Sorgen vermindert wird – auch wenn dieses Denken abergläubischer Natur ist.

Um zu erklären, warum sich das Störungsbild der GAS verfestigen kann, sind noch weitere Mechanismen anzunehmen: Insbesondere kommt es aufgrund der unvollständigen Verarbeitung der Sorgen nicht zu einer Habituation. Dies fördert negative Annahmen über die Sorgen („Meine Sorgen machen mich fertig!"; „Wenn ich meine Sorgen nicht in den Griff bekomme, verliere ich meine Arbeit/meine Freundin etc."), die wiederum häufig kontraproduktive Kontrollversuche nach sich ziehen (vgl. Abbildung 1; für eine nähere Beschreibung dieses Modells vgl. Becker & Hoyer, 2005, oder Hoyer & Becker, 2004).

Diese Ausführungen machen insgesamt deutlich, dass Vermeidungsprozesse neben anderen aufrechterhaltenden Mechanismen bei der Generalisierten Angststörung eine zentrale Rolle spielen. Die Vermeidung bezieht sich vor allem auf innere Erlebnisse und Erregungsprozesse und weniger auf die Verhaltensebene (obwohl dies bei Patienten mit Generalisierter Angst sehr wohl vorkommen kann). Nach unserer Auffassung muss eine effektive Behandlung möglichst direkt bei den Vermeidungsprozessen ansetzen.

Abbildung 1: *Modell pathologischer Sorgen (vgl. Becker & Hoyer, 2005)*

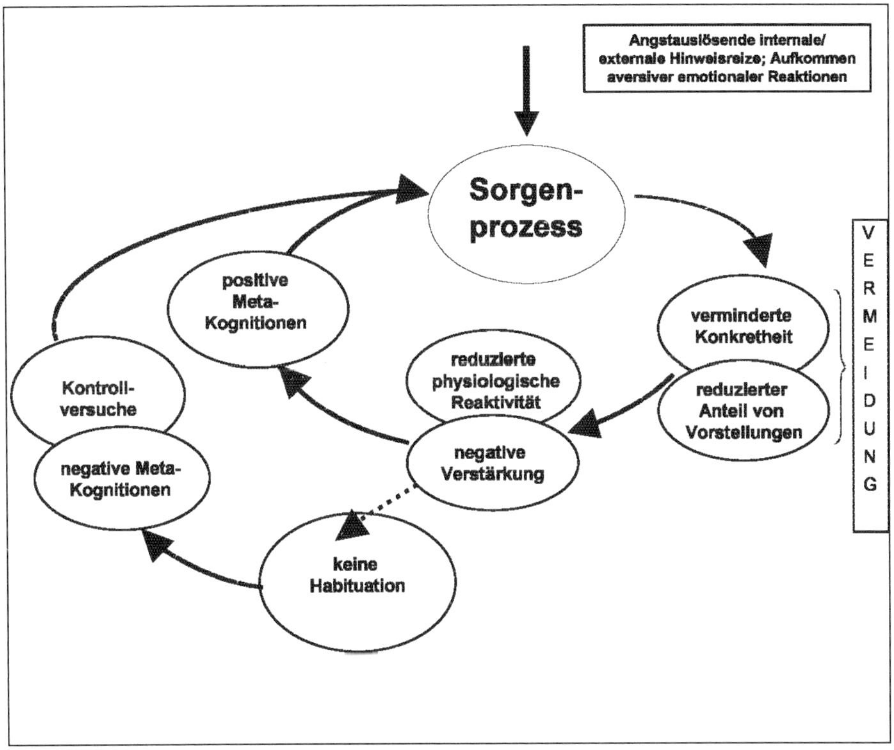

Anmerkung: Die negative Verstärkungswirkung, positive und negative Metakognitionen und Kontrollversuche machen allesamt den Einstieg in den Sorgenprozess wahrscheinlicher.

Bisherige verhaltenstherapeutische Behandlungsansätze

Meta-Analysen (Hunot, Churchill, Silva de Lima & Teixeira, 2007; Mitte, 2005) zeigen, dass kognitive Verhaltenstherapie bei der GAS erfolgreich ist und der Erfolg auch langfristig stabil bleibt. Dies gilt für Vergleiche mit Wartekontrollgruppen und unspezifisch behandelten Kontrollgruppen. Allerdings ist der Anteil von Patienten, der nach der Behandlung wieder vollständig funktionsfähig ist, mit ca. 50 Prozent geringer als bei anderen Angststörungen.

Die Behandlungsansätze in bisherigen kontrollierten Therapiestudien sind insgesamt eher als eklektisch zu beschreiben und setzen sich aus verschiedenen Behandlungstechniken zusammen, deren jeweilige Begründungen nicht immer gut zusammenpassen (zum Beispiel Entspannungstraining und Exposition; vgl. Hoyer & Becker, 2004). Sie sind eher auf eine multimodale Behandlung der verschiedenen Symptombereiche der GAS hin konzipiert und verfügen damit nicht über ein Behandlungsrational und -vorgehen, das spezifisch auf die Reduktion des zentralen Aufrechterhaltungsmechanismus, der „experiential avoidance", abzielt. Es muss aus unserer Sicht offen bleiben, wie Patienten einen solchen Methodencocktail verstehen und ob dies nicht in manchen Fällen verwirrend und vielleicht sogar kontraproduktiv wirkt (vgl. Hoyer & Heidrich, 2009).

Das erklärte Ziel einer Therapie der GAS sollte angesichts der oben referierten Grundlagenergebnisse spezifisch auf die Modifikation der internalen Vermeidungsstrategien von GAS-Patienten ausgerichtet sein. In Abwandlung eines bekannten Buchtitels könnte man dieses Ziel vereinfachend mit dem Motto „Sorge dich nicht – erlebe!" charakterisieren. Da Aufmerksamkeit und Akzeptanz für augenblickliche internale Erlebnisse aber ein erklärtes Ziel achtsamkeitstherapeutischer Ansätze darstellen, ist deshalb eine naheliegende Überlegung, dass sie die Therapie der GAS in sinnvoller Weise ergänzen können.

Achtsamkeit und Akzeptanz

Achtsamkeit ist eine Technik, die ursprünglich aus fernöstlichen Traditionen, v.a. aus der Meditation, stammt. Das Bewusstsein wird dabei aktiv auf die gegenwärtige Realität gerichtet, was zur Entwicklung alternativer Sichtweisen und zur Ablösung von rein gewohnheitsmäßigen Reaktionsweisen führen soll. Gerade Patienten mit GAS zeichnen sich durch Versuche aus, ihre Gedanken zu kontrollieren - hier gilt es zunächst, zu überzeugen, dass Kontrolle nicht die Lösung darstellt, sondern das Problem („control is the problem"; Hayes & Batten, 2000):

> ... in the outside world, conscious, deliberate, purposeful control works great. Figure out how to get rid of what we want to get rid of and do it. But in the areas of consciousness, history, self, emotions, thoughts, feelings, behavioral predispositions, memories, attitudes, bodily sensations, and so on, it often is not helpful. In these situations, the solution is not deliberate control. If you try to avoid your own history and what it brings automatically into the situation, you are in an impossible struggle. (Hayes & Batten, 2000, S. 4)

Das Ziel von Therapien, die auf Elementen der Achtsamkeit bzw. Akzeptanz basieren, ist es, Patienten zu ermuntern, dieses nicht zu gewinnende Spiel zu beenden, das dann in Form „dysfunktionaler Selbstaufmerksamkeit" (Hoyer, 2000) selbst zum Problem wird. Stattdessen lernen Patienten, die Bedeutung von Gedanken zu reduzieren und Kontakt zu ihren psychologischen Erfahrungen in direkter Form und ohne unbegründete Abwehr aufzunehmen. Ferner ist ein Ziel, sich nach seinen selbst gewählten Werten zu verhalten (zur praktischen Durchführung vgl. Hayes & Batten, 2000; Heidenreich & Michalak, 2003; Eifert & Forsyth, 2005). Es gibt viel versprechende, jedoch vorläufige Daten über die Effektivität dieser Therapietechnik bei verschiedenen psychischen Problemen (z.B. Depression, Soziale Phobie, Substanzstörungen, Stress; Kabat-Zinn et al., 1992; siehe auch Hayes, Luoma, Bond, Masuda & Lillis, 2006).

Bei Patienten mit GAS stehen Sorgen im Vordergrund, die auf mögliche *in der Zukunft liegende* Gefahren ausgerichtet sind und die Vermeidung aktueller interner Erfahrungen bewirken. Achtsamkeit bedeutet, die Aufmerksamkeitsstrategie umzukehren, d.h. das Fokussieren auf die Erfahrungen *im gegenwärtigen Moment*. Dass dies für die Therapie der GAS als zielführend angesehen wird (vgl. Roemer & Orsillo, 2002), erscheint plausibel: Die achtsame Wahrnehmung von Reizen und eigener Reaktionen sollte es ermöglichen, gewohnheitsmäßige und automatische Muster (Sorgenprozesse) durch neue, gewählte Reaktionsweisen, die intentionaler und flexibler Natur sind, zu ersetzen.

Ausgangspunkt für Roemer und Orsillo (2002) ist dabei wie erwähnt, dass GAS vor allem durch „experiential avoidance" – d.h. die Vermeidung interner Erfahrungen – charakterisiert ist. Die Sorgen bleiben dadurch aufrechterhalten, dass das Sorgen kurzfristig die somatische Aktivierung bzw. die erlebte „Aufregung" reduziert. Das bedrohliche Thema bleibt allerdings unverarbeitet und kehrt früher oder später ins Bewusstsein zurück. Damit werden auch die Sorgen exzessiv und lösen schließlich Versuche aus, erstere zu kontrollieren, da diese selbst als ungewollte internale Stimuli wahrgenommen werden. Ein Therapierational, welches das willentliche Zulassen von internalen Reizen betont (ACT-Prinzip: „willingness"), kann diese negative Spirale durchbrechen. Zusätzlich soll das Fokussieren auf erwünschte Handlungen und Wahlmöglichkeiten die positive Kontrolle des eigenen Verhaltens erhöhen und Defizite in der Lösung von Problemen und beim Treffen von Entscheidungen reduzieren helfen.

Die von Roemer und Orsillo (2002) vorgenommene Integration von traditionellen Ansätzen zur Therapie der GAS und den Konzepten der Achtsamkeit zielt hauptsächlich auf die Modifikation der gewohnheitsmäßigen Reaktionen der Patienten mit GAS ab. Der Ansatz ermuntert zu Achtsamkeit, Akzeptanz von internalen Erfahrungen und achtsamen Handlungen – als Alternative zu gewohnheitsmäßigen Handlungsreaktionen, die den Sorgenprozess begleiten. Erste Ergebnisse weisen darauf hin, dass sich Achtsamkeits- und Akzeptanztechniken erfolgreich in traditionelle kognitiv-behaviorale Therapieansätze zur Behandlung der GAS einbetten lassen, (Evans et al., 2008; Roemer & Orsillo, 2002, 2007, 2008). Als wesentliche drei Elemente eines 16 Sitzungen umfassenden integrativen Behandlungskonzeptes beschreiben Roemer und Orsillo (2007): (1.) die Einführung und Demonstration eines Modells für GAS und die Behandlung, (2.) Achtsamkeits- und Akzeptanzbasierte Strategien, und (3.) Verhaltensänderung und achtsames Handeln. Diese Elemente sollen im Folgenden genauer vorgestellt werden.

1. Es wird ein Modell der GAS eingeführt, das folgende Aspekte betont: (a) die gewohnheitsmäßige Natur ängstlicher Reaktionen, (b) die Funktion emotionaler Reaktionen, und (c) die Rolle, die beurteilende Reaktionen auf internale Erfahrungen bzw. deren Vermeidung bei der Verschlechterung des Befindens und des Funktionsniveaus spielen, indem sie subtiles und offenes Vermeidungsverhalten motivieren. Diese Elemente werden durch Handouts und durch Erklärungen, durch erfahrungsmäßige Demonstrationen und durch Selbstbeobachtungen zwischen den Sitzungen präsentiert. Ziel ist die Erstellung eines idiosynkratischen Modells, das die Rolle von „experiential avoidance" bei den Schwierigkeiten des Patienten aufzeigt. Dieses Modell wird schließlich mit dem Behandlungsmodell in Verbindung gebracht. Patienten lernen, (a) ihre Beziehung zu ihren internalen Erfahrungen zu verändern (indem sie stärker auf ihre Gedanken und Gefühle achten, aber weniger mit diesen fusionieren, und indem sie ihre emotionalen Reaktionen als Informationen nutzen und wählen, ob sie diesen handlungsmäßig folgen wollen oder nicht), (b) Anstrengungen zur Vermeidung von internalen und externalen Erfahrungen zu reduzieren, und (c) adaptive Handlungen in wichtigen Lebensbereichen zu erhöhen.
2. Das zweite Behandlungselement fokussiert auf das Erlernen von achtsamkeits- und akzeptanzbasierten Strategien. Hierbei wird ein alternatives, durch Achtsamkeit, Akzeptanz und Bereitwilligkeit charakterisiertes – im Gegensatz zu einem kritischen und vermeidenden – Reagieren auf internale Erfahrungen angeregt. Dies erfolgt durch traditionelle Achtsamkeitsübungen (achten auf Atmung und Empfindungen, später auf Emotionen und Gedanken), aber auch durch das Erlernen von diaphragmatischem Atmen und der Progressiven

Muskelrelaxation. Aus ACT entlehnte Metaphern und Übungen werden zur Illustration dafür genutzt, dass Personen nicht gegen ihre internalen Erfahrungen angehen müssen, sondern sich diese erlauben und „mit ihnen" wichtigen Handlungen nachgehen können (vgl. auch Lejeune, 2007). Dabei wird betont, dass Achtsamkeit eine Fähigkeit und ein Prozess ist und nicht ein erwünschter Endzustand.

3. Als drittes Behandlungselement spielt die Verhaltensänderung und das achtsame, durch Wertvorstellungen geleitete Handeln eine bedeutende Rolle. Patienten wird geholfen, das Leben zu leben, das sie sich wählen, indem der Fokus nicht auf der Veränderung internaler Erfahrungen liegt, sondern auf Handlungsschritten, um externale Erfahrungen zu verändern. Dazu werden Übungen zur Emotionsverarbeitung durchgeführt, um zu erkennen, wie „experiential avoidance" die Lebensqualität beeinträchtigt und die Verbindung zu wichtigen Aspekten in interpersonellen, beruflichen und persönlichen Interessensbereichen verhindert. Durch Selbstbeobachtung gewinnen Patienten einen Eindruck davon, wie oft sie persönlich geschätzte Aktivitäten im Alltag durchführen und welche Hindernisse bestehen, die mit verpassten Möglichkeiten zur Verfolgung geschätzter Aktivitäten einhergehen. Übungen zur Emotionsverarbeitung zielen darauf ab, die Bereitschaft zu erhöhen, geschätzten Aktivitäten auch in dem Wissen nachzugehen, dass schmerzvolle Gedanken, Gefühle und Emotionen entstehen könnten. Verhaltensänderungen werden schließlich wöchentlich geplant und verfolgt. Diese können zum einen daraus bestehen, dass Patienten achtsam auf Aktivitäten achten, denen sie bereits nachgehen (z.B. mit dem Kind spielen), andererseits aber aus tatsächlichen Änderungen im Verhalten (z.B. den Partner um etwas bitten). Parallel werden Achtsamkeitsübungen weitergeführt und die Patienten werden angehalten, ihre Fähigkeiten zur Achtsamkeit und Akzeptanz einzusetzen, um ihre Reaktionen in Situationen zu bemerken und sich daraufhin bewusst-intentional und nicht reaktiv zu verhalten. Es werden in diesem Behandlungselement also neben den achtsamkeits- und akzeptanzbasierten Techniken auch traditionelle Expositionstechniken

angewendet, wobei der Fokus allerdings etwas verschoben ist. Patienten suchen nicht wiederholt Situationen auf, um die Ängste zu reduzieren, sondern sie werden ermuntert, entsprechend ihrer Werte im Leben zu handeln - unabhängig von ihren Ängsten.

In einer ersten, offenen Studie zur Wirksamkeit dieser akzeptanzbasierten Verhaltenstherapie für GAS wurden signifikante Reduktionen von Angst und Depressivitätssymptomen sowie von Furcht und Vermeidung internaler Erfahrungen sowie signifikante Verbesserungen in der Lebensqualität auch im 3-Monats-Follow-up nachgewiesen (Roemer & Orsillo, 2007). Eine kürzlich veröffentlichte randomisiert-kontrollierte Studie zeigte herausragende Erfolgsraten von bis zu 80 % (Roemer & Orsillo, 2008; vgl. auch Hoyer & Gloster, in press). Allerdings sind weitere kontrollierte Studien - vor allem auch außerhalb der Arbeitsgruppe um Roemer und Orsillo - notwendig, um die Effektivität dieser neuen Therapietechniken zur Reduktion von „experiential avoidance", die den chronischen Sorgen bei GAS vermutlich zugrunde liegt, zufriedenstellend zu prüfen. Ebenso sind die grundlegenden Veränderungsmechanismen der Achtsamkeits- und Akzeptanzelemente aktuell noch weitgehend unklar.

Einen alternativen, im Grunde eher „klassisch" verhaltenstherapeutischen Ansatz zur Bearbeitung der Emotionsvermeidung bei Patienten mit Generalisierter Angststörung stellen wir im Folgenden dar.

Sorgenexposition statt Sorgenketten

Bei der Generalisierten Angststörung spielt Vermeidungsverhalten - wie oben geschildert - eine ebenso bedeutende Rolle wie bei anderen Angststörungen (vgl. z.B. Becker & Hoyer, 2005; Hoyer, Beesdo & Becker, 2007), auch wenn dies erst auf den zweiten Blick deutlich wird. Oft verstricken sich Patienten in endlosen Sorgenketten (Becker & Margraf, 2007), es kann nicht zu einer Habituation kommen und deshalb treten die Besorgnisse immer wieder in ungeminderter Form ins Gedächtnis. Sie werden als unkontrollierbar wahrgenommen, was zu negativen Annahmen über die Sorgen führt (z.B.: „Die Sorgen schaden mir"). Patienten werden an diesem Punkt versuchen, ihre Sorgen zu reduzieren oder sie zu vermeiden. *Ein* derartiger Kontrollversuch ist Ablenkung. Dies funktioniert in der Regel jedoch nur kurzfristig. Personen mit GAS versuchen ferner häufig, ihre Sorgengedanken zu unterdrücken. Der Versuch einer Gedankenunterdrückung führt jedoch paradoxerweise oft zur Verstärkung der Sorgen (Wegner & Zanakos, 1994). Rückversicherungsverhalten wird von Personen mit GAS ebenfalls häufig eingesetzt, um ihre Sorgen zu kontrollieren. So werden beispielsweise Ehepartner oder Kinder häufig telefonisch kontaktiert, um die Sicherheit zu bekommen, dass es ihnen auch gut gehe. Auch ein solches Verhalten reduziert die ängstliche Erwartung und die damit verbundene Anspannung nur kurzfristig (und nur, so lange die den Sorgenprozess auslösende Person auch wirklich ausnahmslos ans Telefon geht). Um Sorgen zu vermeiden, findet sich bei GAS-Patienten weiterhin offenes Vermeidungsverhalten, indem angstauslösende Situationen und Informationen umgangen werden. So vermeiden es Patienten beispielsweise, Nachrichtensendungen zu sehen oder Zeitungen zu lesen. Allerdings ist bei dieser Strategie fraglich, ob es tatsächlich langfristig möglich ist, angstauslösende Situationen zu vermeiden. Wie bereits angedeutet, haben also alle diese genannten Kontrollstrategien – wenn überhaupt – nur kurzfristige Effekte. Langfristig führen sie eher zur Verstärkung und Aufrechterhaltung der Sorgen. An diesem Punkt zeigt sich die Logik der Sorgenkonfrontation: ein Zu-Ende-Denken konkreter Sorgen (vgl. Becker & Margraf, 2007), ein Austesten der Befürchtung, ohne Kontrolle der Gedanken könne man verrückt werden, statt einer Kontrolle, die niemals vollständig sein kann und die stets mit Anspannung und Unsicherheit einhergeht.

Um ein zu den Sorgenketten alternatives Verhalten zu etablieren, sollen die Patienten lernen, sich intensiv mit den einzelnen Sorgen auseinanderzusetzen. Dies sollte allerdings nicht – wie zuvor – in Form von Gedanken, sondern in bildlich-imaginativen Vorstellungsbildern geschehen. So kann es zu einer intensiven emotionalen Verarbeitung kommen, die zunächst zu einem Anstieg der Angst, schließlich jedoch zur Habituation führt: Die Befürchtung, man könne die konkreten Vorstellungen „nicht aushalten“ oder „drehe durch“ (etc.), wird durch eine solche Erfahrung widerlegt.

Die Sorgenkonfrontationen werden zusammen mit dem Patienten erarbeitet und durchgeführt. Selbstständige und regelmäßige Übungen zu Hause sind allerdings unerlässlich. Schließlich soll den Patienten eine neue und andere Art, sich zu sorgen, vermittelt werden - eine Fähigkeit, die die Patienten nach Beendigung einer Therapie selbstständig anwenden können sollen. Neben den Sorgenkonfrontationen - oder auch Konfrontation in sensu - erfolgen auch Konfrontationen in vivo, d.h. bisher offen vermiedene Situationen werden aufgesucht und Rückversicherungsverhalten so weit wie möglich unterlassen. Die Behandlung von Patienten mit GAS mittels Sorgenexposition lässt sich grob in vier Bestandteile gliedern: (a) Psychoedukation, (b) Vermittlung des Therapierationals, (c) Konfrontationsübungen (zunächst in sensu, dann ergänzend in vivo) und (d) Rückfallprophylaxe. Im Weiteren sollen die einzelnen Komponenten etwas ausführlicher vorgestellt werden.

a) Psychoedukation

Die Informationsvermittlung stellt auch bei der Sorgenkonfrontation eine wichtige Komponente dar. Den Patienten wird die Bedeutung und Funktion der Angst vermittelt. Zudem werden Informationen zur GAS und den Sorgen gegeben und ein individuelles Genesemodell aus der Anamnese der Patienten gemeinsam erarbeitet.

b) Vermittlung des Behandlungsrationals

Die Patienten werden während des gesamten Behandlungszeitraums dazu angehalten, ein strukturiertes Angst- bzw. Sorgentagebuch zu führen. Anlehnend an diese systematische Selbstbeobachtung können einzelne Angst- bzw. Sorgenepisoden herausgegriffen und analysiert werden. Dabei ist hilfreich, für ausgewählte Tage eine Angstkurve über den gesamten Tagesverlauf zu zeichnen. Besonderes Augenmerk gilt dabei den aufrechterhaltenden Faktoren der GAS - Ablenkung, Vermeidung und Rückversicherung - wobei diese Faktoren bei den Patienten unterschiedlich stark ausgeprägt sein können. Ziel ist es, die für den jeweiligen Patienten spezifischen aufrechterhaltenden Verhaltensweisen herauszuarbeiten und zu verdeutlichen, dass diese die Angst und Sorgen nur kurzfristig reduzieren und eigentlich dafür verantwortlich sind, dass die Sorgen immer wiederkehren. Die GAS ist durch ein chronisch erhöhtes Angst- und Anspannungsniveau charakterisiert. Es kommt zu keiner massiven Steigerung der Angst, aber auch nicht zu einer Gewöhnung, da Personen mit GAS häufig Themensprünge in ihren Sorgen - so genannte Sorgenketten - haben. Für die Ableitung des Behandlungsrationales ist es weiterhin sinnvoll, die paradoxe Wirkung der Gedankenunterdrückung zu demonstrieren. Hier kann z.B. ein bekanntes Gedankenexperiment („Denken Sie nicht an einen weißen Bären") herangezogen werden: Die Person wird aufgefordert, für einen kurzen Zeitraum (zwei oder drei Minuten) nicht an einen bestimmten Inhalt (z.B. einen weißen Bären) zu denken und sie wird feststellen, dass ihr das nicht gelingt (oder dass die Gedanken danach umso stärker in den Kopf kommen). Die Unmöglichkeit, Sorgen zu unterdrücken, kann dadurch überzeugend vermittelt werden.

Ferner sollte mit den Patienten besprochen werden, wie sich physiologische Erregung durch das Sich-Sorgen in Gedanken statt in Vorstellungsbildern verringert. Gleichzeitig sollte aber Verständnis für die Vermeidungsstrategien (Ablenkung, mentale Vermeidung, Gedankenunterdrückung, Rückversicherung, Sorgenketten, Gedanken statt Bilder, offenes Vermeidungsverhalten) der Patienten aufgebracht und signalisiert werden, denn kurzfristig können diese durchaus zur Angstreduktion führen. Auch die Selbstmedikation mit Sedativa oder Alkohol kann diese Funktion erfüllen.

Auf dieser Basis leitet sich schließlich das Behandlungsrational der Sorgenkonfrontation als ein Weg ab, der sich grundsätzlich von den bisherigen Strategien unterscheidet: Einzelne Sorgen sollen systematisch bis zu ihrem schlimmsten Ausgang durchgearbeitet werden. Zunächst kann mit dem Patienten ein Gedankenexperiment durchgeführt werden, in dem erarbeitet wird, was wäre, wenn der Patient eine Sorge konsequent bis zum Ende durchdenken würde, ohne sich dabei abzulenken. Zur Verdeutlichung können an dieser Stelle Angstkurven gezeichnet werden, in denen das erwartete Ausmaß der Angst bzw. Sorge über die Zeit abgetragen wird. In den meisten Fällen kommen die Patienten nach einiger Zeit selbst auf den Gedanken, dass es nach einem deutlichen Angstanstieg zu einem Angstabfall kommt. Dies wird ausführlich mit dem Patienten besprochen und die Wirkungsweise der Habituation beschrieben. Dabei ist es wichtig, zu klären, dass die Angst nur dann von selbst zurückgeht, wenn die Person sie vollständig zulässt - ohne Ablenkungs- oder Vermeidungsversuche zu unternehmen. Je häufiger die Konfrontation mit einzelnen Sorgen durchgeführt wird, desto weniger stark und desto kürzer wird die Angst. Bei der Erarbeitung der aufrechterhaltenden Faktoren und der Ableitung des Behandlungsrationals hat sich vor allem die Gesprächsführung des geleiteten Entdeckens als hilfreich erwiesen (vgl. Hoyer, Jacobi & Leibing, 2003). Der Therapeut erläutert schließlich, wie die Konfrontation genau ablaufen soll.

c) Konfrontationsübungen

Die Konfrontationsübungen mit den Sorgen gliedern sich in zwei Teile: Zunächst wird die Konfrontation in sensu durchgeführt. Dies bedeutet, dass erst gemeinsam mit dem Patienten für jeden Sorgenbereich detailliert die Befürchtungen und Sorgenfacetten herausgearbeitet und nach dem Grad der Angst hierarchisch geordnet werden. Es wird eine aktuell relevante und stark beängstigende Sorge ausgewählt und ein Sorgendrehbuch entwickelt, in dem die Sorge bis zum schlimmsten Ende durchdacht wird. Da für eine Sorge verschiedene katastrophale

Ausgänge denkbar sind, können nacheinander unterschiedliche Sorgendrehbücher entworfen und in der Konfrontation in sensu bearbeitet werden. Die detaillierte Aufsplittung der Sorgenbereiche, die Hierarchisierung der jeweiligen Befürchtungen und die Beschreibung der katastrophalen Ausgänge ist für den Patienten an sich schon eine andere Art, mit den Sorgen umzugehen. Diesen Prozess therapeutisch anzuleiten, ist nicht immer einfach und verlangt Fingerspitzengefühl und zugleich konsequent zielorientierte Gesprächsführung.

Wenn aus einem Bereich eine relevante Sorge mit einem katastrophalen Ende ausgewählt wurde, wird ein Sorgendrehbuch erstellt. Darin wird eine Vorstellungsszene en detail beschrieben, sodass sich der Patient in der In-sensu-Übung so fühlt, als ob er direkt beteiligt ist (und nicht nur als distanzierter Zuschauer beobachtet). Dazu ist es notwendig, neben den Handlungen die verschiedenen Sinnesmodalitäten in das Szenario einzubeziehen. Das bedeutet also einerseits, dass die Szene möglichst bildhaft beschrieben wird: Wo befindet sich der Patient gerade? Wer ist noch dabei? Was passiert genau? Welche Tageszeit ist es? Was ist zu sehen? Wonach riecht es? Usw. Andererseits sollen auch möglichst physiologische, respondente Komponenten der Angst (Schwitzen, Zittern, Herzklopfen, kalte Hände, schwerer Atem, Schwindel), Gefühle (Angst, Nervosität) und konkrete Gedanken, die dem Patienten in der Situation möglicherweise durch den Kopf gehen (z.B.: „Es ist etwas Schlimmes passiert"), in das Szenario eingebaut werden. Ziel ist es, dass der Patient die Situation in der Vorstellung so lebendig wie möglich erlebt, die Angst intensiv spürt und auch zulässt, um anschließend die Erfahrung machen zu können, dass die Angst von selbst an Intensität verliert.

Wenn das Sorgenszenario entwickelt ist, kann die eigentliche Sorgenkonfrontation beginnen. Sie wird zunächst in der Therapiestunde durchgeführt, wobei der Therapeut die erarbeitete Szene wiedergibt. Er beobachtet während der Konfrontation den Patienten und lässt an den Stellen, an denen Angst auftritt, längere Pausen. Die Aufgabe des Therapeuten ist es auch, Teile des Szenarios zu wiederholen, um den Patienten in die Vorstellung zurückzuführen, wenn er diese verloren hat. Hierfür kann ein Handzeichen (z.B. Finger heben) vereinbart werden. Insgesamt sollte eine komplette Übung 10 bis 20 Minuten dauern. Es sollten mehrere Übungen hintereinander durchgeführt werden, wobei von Übung zu Übung das Szenario noch besser angepasst werden kann, wenn der Patient einige Stellen nicht als echt empfand oder keine Angst aufgetreten ist. Es ist sehr wichtig, die Übungen im Anschluss intensiv nachzubesprechen, wobei anhand der Angst-Ratings Habituationskurven verdeutlicht werden können. Dies stärkt das Rational und die Übungsmotivation. Die Patienten werden angehalten, die Konfrontation mit dem gleichen Szenario auch zu Hause durchzuführen. Wenn sich eine deutliche Habituation an eine Sorge zeigt, d.h. nach mehreren Übungen auch die initiale Angst deutlich nachgelassen hat, wird das nächste Drehbuch mit einer anderen Sorge erarbeitet. Dem Patienten werden dabei die Kriterien für ein solches Drehbuch (Auswahl eines katastrophalen Ausgangs, Konkretheit, Anschaulichkeit, Einbauen verschiedener Sinnesmodalitäten) explizit verdeutlicht, damit er nach der Therapie in der Lage ist, selbstständig emotionale relevante Drehbücher zu entwickeln und sich zu konfrontieren, wenn erneut unkontrollierbare Sorgen auftreten.

Den zweiten Teil der Konfrontationsbehandlung stellt in der Therapie die Konfrontation in vivo da. Hier werden zunächst noch einmal die Situationen wiederholt bzw. ergänzend herausgearbeitet, die der Patient vermeidet, weil sie als Auslöser für Sorgen fungieren (z.B. politische Fernsehsendungen oder Nachrichten nicht schauen). Diese sollen zwischen den Therapiesitzungen gezielt aufgesucht werden. Ziel ist es wiederum, einen Anstieg der Angst zu erleben, um anschließend die Erfahrung der Habituation machen zu können. Auch das Rückversicherungsverhalten (z.B. Mann anrufen, ob alles in Ordnung ist) soll im Rahmen der Konfrontation in vivo aufgegeben werden. Es ist auch hier zu erwarten, dass die Angst kurzfristig ansteigt, es langfristig jedoch zu einer Angst- und Sorgenreduktion kommt. Auch hier ist das Ziel, dass der Patient am Ende der Therapie selbständig Vermeidungs- und Rückversicherungsverhaltensweisen erkennt und ihnen aktiv entgegenwirken kann.

d) Rückfallprophylaxe

Zum Abschluss der Therapie wird das therapeutische Vorgehen mit dem Patienten gemeinsam rekapituliert und die entscheidenden Faktoren (v.a. die Konfrontationsregeln) im Umgang mit der Angst hervorgehoben. Es wird zudem erarbeitet, wie mit möglicherweise neu auftretenden Sorgen umgegangen werden kann. Dabei ist die Verdeutlichung des Unterschieds zwischen Rückschlag (eine beängstigende Situation kann vorübergehend nicht bewältigt werden) und Rückfall (Angst und Sorgen treten in genauso vielen Situationen und genauso stark wie vor der Therapie auf) von besonderer Relevanz. Hilfreich ist es, Risikosituationen (z.B. Eintreten von Krankheiten, Arbeitsplatzverlust, Auszug des Kindes usw.), in denen das erneute Auftreten von Angst oder Sorgen wahrscheinlich ist, zu antizipieren und gedanklich die Anwendung der neuen Fähigkeit zum Umgang mit Ängsten und Sorgen zu erproben.

Bisher gibt es nur eine Studie, die die Wirksamkeit der Sorgenexposition als *alleinige* Komponente in der Behandlung der GAS überprüft hat – mit vielversprechenden Ergebnissen (Hoyer et al., 2009). Andere Studien beinhalteten zwar ebenfalls die Sorgenexposition, allerdings nur als eine integrierte Teilkomponente ihrer verhaltenstherapeutischen Behandlung und auch nicht in massierter Form (Borkovec & Costello, 1993; Butler, Fennell, Robson & Gelder, 1991; Ladouceur et al., 2000). Neben den Therapieerfolgen in diesen Studien lässt auch die Tatsache, dass die Konfrontationsbehandlung bei Angststörungen generell als die Therapiemethode der Wahl gilt, auf die Wirksamkeit der Sorgenexposition schließen.

Wiedergewinn des Gefühls der Kontrolle

Achtsamkeitstherapie, aber auch kognitiv-verhaltenstherapeutische Ansätze verfolgen aus unserer Sicht bei der Generalisierten Angststörung eine gleichgerichtete Zielsetzung: statt einer auf die Kontrolle der eigenen ängstlichen Erwartungen ausgerichteten Strategie wird ein alternatives Verhalten eingeübt. Letzteres unterscheidet sich zwischen den oben beschriebenen Ansätzen (Achtsamkeitsmeditation, Sorgenexposition) deutlich. Aber in beiden Fällen wird gelernt, dass die Befürchtung, man müsse die eigenen Gedanken (Sorgen, ängstliche Erwartungen) kontrollieren, sonst werde man „verrückt" etc., unnötig sind. Ein (angeleitetes) Aufgeben der Kontrolle - ob über Achtsamkeitsübungen oder über die Sorgenexposition - ist dafür die Voraussetzung.

Tabelle 2: *Zwei Formen der Informationsverarbeitung: Objektiver und metakognitiver Modus (nach Wells, 2000)*

	OBJEKTMODUS	**METAKOGNITIVER MODUS**
Metakognitives Wissen	Gedanken geben die Realität wider (Furcht ist realistisch)	Gedanken sind mentale Ereignisse, nicht Fakten (Furcht ist subjektiv)
	Gedanken müssen Handlungen nach sich ziehen (um die Angst zu reduzieren)	Gedanken können überprüft werden (im Hinblick auf ihre Realitätsangemessenheit)
Ziel	Furcht ausschließen	das Denken ändern
Strategien	Gefühle (z.B. Furcht) überprüfen Furcht reduzierende Handlungen ausführen (Sorgen, Vermeidung)	Gedanken überprüfen Metakognitives Kontrollverhalten (Sorgen bewusst fallen lassen, Aufmerksamkeit neu ausrichten oder rezentrieren)
Wahrscheinlicher Effekt	Maladaptive Wissensstrukturen werden gestärkt	Restrukturierung des Wissens Entwicklung neuer Pläne

Eine grundlegende Theorie dafür, wie die Auswahl kognitiver Schemata und Problemlösungsroutinen vom Individuum selbst durch kontinuierliche Monitoring- und Kontrollprozesse metakognitiv gesteuert wird, hat Wells (Wells & Matthews, 1994; Wells, 2000; vgl. auch Hoyer, 2000) vorgelegt. Danach ist es für den Patienten vor allem wesentlich zu lernen, dass seine Interpretation dessen, was um ihn herum geschieht, von ihm selbst generiert wird (vgl. Tabelle 2). Die Sorgen laufen also nicht wirklich (obwohl das so erlebt wird) unkontrolliert ab, sondern es sind die Vermeidungsstrategien der Patienten, die das Problem erst erzeugen (vgl. oben: „control is the problem").

Augenblicklich bieten beide von uns dargestellten Ansätze ein taugliches Rational dafür, dass Patienten vom „objektiven Modus" („Es läuft einfach ab") in den metakognitiven Modus („Es hängt von meinen Strategien ab") geführt werden können. Explizit für diesen Schritt geeignet sind natürlich auch die von Wells selbst vorgeschlagenen metakognitiven Therapieansätze bei der GAS (Wells, 1997, 1999, 2000), die an dieser Stelle nicht näher dargestellt werden können. Dass die Sorgenexposition (im Sinne eines Verhaltensexperiments) auch Teil dieses Vorgehens ist, sei jedoch erwähnt. Der Befund, dass mit erfolgreicher Sorgenexposition auch eine Reduktion negativer Metakognitionen einhergeht, ist insofern erwartungskonform (Hoyer et al., 2009).

Eine weitere Gemeinsamkeit zwischen Achtsamkeitstherapie und Sorgenexposition: Es ist wahrscheinlich, dass beide Ansätze für Patienten in dem positiven Gefühl resultieren, die Kontrolle wiedergewonnen zu haben und zwar (paradoxerweise), weil die bisherigen kontraproduktiven Kontrollversuche – wenn auch auf unterschiedlichen Wegen! – eingestellt werden konnten. Nach der einflussreichen Angsttheorie von Barlow (2002) ist es gerade die subjektive Gefährdung dieses Kontrollbedürfnisses, welche die gemeinsame Vulnerabilität der Angststörungen darstellt.

Der Erfolg einer Angsttherapie müsste sich demnach (unter anderem) daran ablesen lassen, ob und inwieweit Patienten das Gefühl der Kontrolle wiedergewinnen. Warum sollte dies nicht mit so unterschiedlichen Zugängen wie der Achtsamkeitstherapie und der Sorgenexposition gelingen? Auch weitere Ansätze mit noch anderer theoretischer Begründung könnten für dieses spezifische Ziel erfolgversprechend sein. So ist das augenblicklich bei der GAS am besten bewährte Verfahren die Angewandte Entspannung, eine von Öst (1987) entwickelte Modifikation der Progressiven Muskelrelaxation (vgl. auch Becker & Hoyer, 2005). Auch hier wird der Aufmerksamkeitsfokus „zwangsläufig" modifiziert - auch wenn das Behandlungsrational zunächst eine ganz andere Zielsetzung, nämlich Entspannung, hat.

Es erscheint gut möglich, dass die genannten Ansätze allesamt effektiv sind und grundsätzlich nebeneinander bestehen können. Gleichzeitig ist es aber auch möglich, dass keiner der Ansätze „aus dem Grund funktioniert, aus dem er zu funktionieren glaubt".

Sollte sich in der späteren Therapieforschung herausstellen, dass die hier diskutierten Vorgehensweisen ähnlich erfolgreich sind, dann wäre dies nicht unbedingt auf die bekannten allgemeinen Wirkfaktoren zurückzuführen. Vielmehr dürfte - aus unserer Sicht - der Zugewinn an erlebter Kontrollierbarkeit das für GAS-Patienten wesentliche Therapieelement sein. Die Selbstwirksamkeitserwartung wird vermutlich in jedem der drei genannten Ansätze (akzeptanzbasierte Verhaltenstherapie bzw. Achtsamkeitstherapie, Sorgenexposition, Angewandte Entspannung) gesteigert und wirkt als beeinträchtigend erlebten ängstlichen Erwartungen entgegen, nur die Zugangswege sind verschieden. Das eröffnet Therapeuten (und Patienten) neue Spielräume in der Therapie der GAS. Aufgrund der unterschiedlichen Logik der einzelnen Verfahren liegt es unserer Auffassung nach allerdings nur bedingt nahe, die Verfahren zu kombinieren. Eine Kombination widerspräche dem sozialpsychologisch gut zu begründenden Sparsamkeitsprinzip und die Gefahr, Patienten zu verwirren, sollte nicht übersehen werden. Speziell zwischen ACT und der Sorgenexposition gibt es allerdings einen naheliegenden Ansatzpunkt, beide therapeutisch zu verknüpfen. Im dritten Schritt von ACT („take action") geht es um achtsames, durch Wertvorstellungen geleitetes Handeln. Hier könnten Patienten sich entscheiden, sich ihren Ängsten zu stellen: Die motivationale Voraussetzung für die Sorgenexposition wäre damit gegeben.

Zusammenfassung

Die Vermeidung emotionaler Erfahrungen spielt für die Aufrechterhaltung der GAS eine wichtige Rolle. Der Einsatz von Verfahren wie ACT und MBCT liegt deshalb nahe, denn durch sie können Patienten Alternativen zu den von ihnen eingesetzten (mentalen) Kontrollstrategien erlernen. Die Autoren zeigten am Beispiel anderer verhaltenstherapeutischer Methoden (Sorgenexposition, Angewandte Entspannung), dass die von ACT und Achtsamkeitstherapie intendierten Effekte jedoch auch mit spezifisch für die Behandlung der GAS entwickelten verhaltenstherapeutischen Methoden erreicht werden können. In diesem Zusammenhang wurde besonders die so genannte Sorgenexposition näher beschrieben.

Literatur

Barlow, D.H. (2002). *Anxiety and its disorders* (2nd Ed.). New York: Guilford Press.

Becker, E. & Margraf, J. (2007). *Generalisierte Angststörung – Ein Therapieprogramm.* Weinheim: Beltz.

Becker, E.S. & Hoyer, J. (2005). *Generalisierte Angststörung.* Göttingen: Hogrefe.

Borkovec, T.D. & Costello, E. (1993). Efficacy of applied relaxation and cognitive-behavioral therapy in the treatment of generalized anxiety disorder. *Behaviour Research and Therapy, 61,* 611–619.

Borkovec, T.D. & Hu, S. (1990). The effect of worry on cardiovascular response to phobic imagery. *Behaviour Research and Therapy, 28,* 69–73.

Borkovec, T.D. & Inz, J. (1990). The nature of worry in generalised anxiety disorder: A predominance of thought activity. *Behaviour Research and Therapy, 28,* 153–158.

Borkovec, T.D., Ray, W.J. & Stöber, J. (1998). Worry: A cognitive phenomenon intimately linked to affective, physiological, and interpersonal behavioral processes. *Cognitive Therapy and Research, 22,* 561–576.

Borkovec, T.D. & Roemer, L. (1995). Perceived functions of worry among generalized anxiety disorder subjects: Distraction from more emotional topics. *Journal of Behavior Therapy and Experimental Psychiatry, 26,* 25–30.

Butler, G., Fennell, M., Robson, P. & Gelder, M. (1991). Comparison of behavior therapy and of cognitive behavior therapy in the treatment of generalized anxiety disorder. *Journal of Consulting and Clinical Psychology, 59,* 167–175.

Craske, M.G., Barlow, D.H. & O'Leary, T.A. (1992). *Mastery of your anxiety and worry: client workbook.* San Antonio, TX: The Psychological Corporation.

Craske, M.G. & Hazlett-Stevens, H. (2002). Facilitating symptom reduction and behavior change in GAD: the issue of control. *Clinical Psychology: Science & Practice, 9,* 69–75.

Dugas, M.J., Gagnon, F., Ladouceur, R. & Freeston, M.H. (1998). Generalized anxiety disorder: A preliminary test of a conceptual model. *Behaviour Research and Therapy, 36,* 215–226.

Evans, S., Ferrando, S., Findler, M., Stowell, C., Smart, C. & Haglin, D. (2008). Mindfulness-based cognitive therapy for generalized anxiety disorder. *Journal of Anxiety Disorders, 22,* 716–721.

Eifert, G. & Forsyth, J. (2005). *Acceptance and commitment therapy for anxiety disorders: A practitioner's guide to using mindfulness, acceptance, and values-based behavior change strategies.* Oakland, CA: New Harbinger Publications, Inc.

Freeston, M., Rheaume, J., Letarte, H., Dugas, M.J. & Ladouceur, R. (1994). Why do people worry? *Personality and Individual Differences, 17,* 791–802.

Gerlach, A., Andor, T. & Patzelt, J. (2008). Die Bedeutung der Unsicherheitsintoleranz für die Generalisierte Angststörung. *Zeitschrift für Klinische Psychologie und Psychotherapie, 37,* 190–199.

Hayes, S.C. & Batten, S.V. (2000). Acceptance and commitment therapy. *European Psychotherapy, 1,* 2–9.

Hayes, S.C., Luoma, J.B., Bond, F.W., Masuda, A. & Lillis, J. (2006). Acceptance and commitment therapy: Model, processes, and outcome. *Behaviour Research and Therapy, 44,* 1–25.

Heidenreich, T. & Michalak, J. (2003). Achtsamkeit („Mindfulness") als Therapieprinzip in Verhaltenstherapie und Verhaltensmedizin. *Verhaltenstherapie, 13,* 264–274.

Hoyer, J. (2000). *Dysfunktionale Selbstaufmerksamkeit.* Heidelberg: Asanger.

Hoyer, J. & Becker, E.S. (2004). Sorgenexposition bei Generalisierter Angststörung. In P. Neudeck & H.-U. Wittchen (Hrsg.), *Konfrontationsbehandlung in Theorie und Praxis* (S. 95–123). Göttingen: Hogrefe.

Hoyer, J., Becker, E.S. & Margraf, J. (2002). Generalized anxiety disorder and clinical worry episodes in young women. *Psychological Medicine, 32,* 1227–1237.

Hoyer, J., Becker, E.S. & Roth, W.T. (2001). Subjective features of worry in GAD patients, social phobics and controls. *Depression & Anxiety, 13,* 89–96.

Hoyer, J., Beesdo, K. & Becker, E.S. (2007). *Ratgeber Generalisierte Angststörung.* Göttingen: Hogrefe.

Hoyer, J., Beesdo, K., Gloster, A., Höfler, M., Runge, J. & Becker, E.S. (2009). Worry exposure versus applied relaxation in the treatment of generalized anxiety disorder. *Psychotherapy and Psychosomatics, 78,* 106–115.

Hoyer, J. & Gloster, A.T. (in press). Psychotherapy for GAD: Don't worry – it works! *Psychiatric Clinics of North America.*

Hoyer, J. & Heidrich, S. (2009). Wann sind Sorgen pathologisch? *Verhaltenstherapie, 19*(1), 2.

Hoyer, J., Jacobi, F. & Leibing, E. (2003). Gesprächsführung in der Verhaltenstherapie. In W. Hiller, E. Leibing & S.K.D. Sulz (Hrsg.), *Verhaltenstherapie* (Lehrbuch der Psychotherapie, Band 3) (S. 85–102). München: CIP-Medien.

Hunot, V., Churchill, R., Silva de Lima, M. & Teixeira, V. (2007). Psychological therapies for generalised anxiety disorder (Review). *Cochrane Database of Systematic Reviews, 1*(CD001848).

Kabat-Zinn, J., Massion, A.O., Kristeller, J., Peterson, L.G., Fletcher, K.E., Pbert, L., Lenderking, W.R. & Santorelli, S.F. (1992). Effectiveness of a meditation-based stress reduction program in the treatment of anxiety disorder. *American Journal of Psychiatry, 149,* 936–943.

Ladouceur, R., Dugas, M.J., Freeston, M.H., Léger, E., Gagnon, F. & Thibodeau, N. (2000). Efficacy of a new cognitive-behavioural treatment for generalized anxiety disorder: Evaluation in a controlled clinical trial. *Journal of Consulting and Clinial Psychology, 68,* 957–964.

Ladouceur, R., Talbot, F. & Dugas, M.J. (1997). Behavioral expressions of intolerance of uncertainty in worry-experimental findings. *Behavior Modification, 21,* 355–371.

Lejeune, C. (2007). *The worry trap: how to free yourself from worry and anxiety using acceptance and commitment therapy.* Oakland, CA: New Harbinger.

Mitte, K. (2005). Meta-analysis of cognitive-behavioral treatments for generalized anxiety disorder: A comparison with pharmacotherapy. *Psychological Bulletin, 131,* 785–795.

Öst, L.G. (1987). Applied relaxation: Description of a coping technique and review of controlled studies. *Behaviour Research and Therapy, 25,* 397–409.

Roemer, L. & Orsillo, S.M. (2002). Expanding our conceptualization of and treatment for generalized anxiety disorder: integrating mindfulness/acceptance-based approaches with existing cognitive-behavioral models. *Clinical Psychology: Science & Practice, 9,* 54–68.

Roemer, E. & Orsillo, S.M. (2007). An open trial of an acceptance-based behaviour therapy for generalized anxiety disorder. *Behavior Therapy, 38,* 72–85.

Roemer, L. & Orsillo, S.M. (2008). Efficacy of an acceptance-based behavior therapy for generalized anxiety disorder: Evaluation in a randomized controlled trial. *Journal of Consulting and Clinical Psychology, 76*(6), 1083–1089.

Saß, H., Wittchen, H.-U. & Zaudig, M. (1998). *Diagnostisches und statistisches Manual psychischer Störungen (DSM IV)* (2. Auflage). Göttingen: Hogrefe.

Stöber, J. (1998). Worry, problem elaboration and suppression of imagery: the role of concreteness. *Behaviour Research and Therapy, 36,* 751–756.

Stöber, J. & Borkovec, T.D. (2002). Reduced concreteness of worry in generalized anxiety disorder: findings from a therapy study. *Cognitive Therapy and Research, 26*(1), 89–96.

Stöber, J., Tepperwien, S. & Staak, M. (2000). Worrying leads to reduced concreteness of problem elaborations: evidence for the avoidance theory of worry. *Anxiety, Stress, and Coping, 13,* 217–227.

Teasdale, J.D. (1999). Metacognition, mindfulness and the modification of mood disorders. *Clinical Psychology and Psychotherapy, 6,* 146–155.

Vrana, S.R., Cuthbert, B.N. & Lang, A.R. (1986). Fear imagery and text processing. *Psychophysiology, 23,* 247–253.

Wegner, D.M. & Zanakos, S. (1994). Chronic thought suppression. *Journal of Personality, 62,* 615–640.

Wells, A. (1997). *Cognitive therapy of anxiety disorders: a practice manual and conceptual guide.* Chichester: Wiley.

Wells, A. (1999). A metacognitive model and therapy for generalized anxiety disorder. *Clinical Psychology and Psychotherapy, 6,* 86–95.

Wells, A. (2000). *Emotional disorders and metacognition: innovative cognitive therapy.* Chichester: Wiley.

Wells, A. & Matthews, G. (1994). *Attention and emotion: a clinical perspective.* Chicester: Wiley.

Kapitel 16

Achtsamkeit und Akzeptanz bei Suchterkrankungen

Thomas Heidenreich, Ralf Schneider & Johannes Michalak

Zusammenfassung: *Im vorliegenden Kapitel soll die Bedeutung von Achtsamkeit und Akzeptanz für das Verständnis von Suchterkrankungen dargestellt werden. Ausgehend von Arbeitsdefinitionen der Begriffe Achtsamkeit und Akzeptanz wird kurz auf die gesellschaftliche Bedeutung von Abhängigkeit und die Rolle psychologischer Theorien für das Verständnis dieser Erkrankungen eingegangen. Theorien, die für das Verständnis achtsamkeitsbasierter Interventionen hilfreich sind (wie das sozial-kognitive Rückfallmodell von Marlatt, Arbeiten zur „Cue Exposure Therapy" und das Modell der „Stadien der Veränderung"), werden kurz referiert. Im Zentrum des Kapitels stehen erste Überlegungen für die konkrete Anwendung achtsamkeits- und akzeptanzbasierter Prinzipien, wie sie beispielsweise von Marlatt (1994), Breslin, Zack und McMain (2002) und Witkiewitz, Marlatt und Walker (2005) vorgeschlagen wurden. Die Prinzipien des „urge surfing" und die „achtsamkeitsbasierte Rückfallprophylaxe" werden ausführlich vorgestellt. Das Kapitel schließt mit Überlegungen zum praktischen Vorgehen, konkreten Ausblicken zur Anwendung von und Forschung zu Achtsamkeit und Akzeptanz im Suchtbereich.*

Einführung

> Gott gebe mir die Gelassenheit, Dinge hinzunehmen, die ich nicht ändern kann, den Mut, Dinge zu ändern, die sich ändern lassen, und die Weisheit, das eine vom andern zu unterscheiden.
>
> *Reinhold Niebuhr (Übers.: Wilhelm)*

Korrespondenzadresse: thheiden@hs-esslingen.de

Heidenreich, T. & Michalak, J. (2009). *Achtsamkeit und Akzeptanz in der Psychotherapie – Ein Handbuch* (3., überarbeitete und erweiterte Auflage). Tübingen: dgvt-Verlag.

Das „Gelassenheitsgebet", im englischsprachigen Raum als „serenity prayer"[1] bekannt, dürfte – vor allem durch Aktivitäten der „Anonymen Alkoholiker" – einer der im Suchtbereich populärsten Sinnsprüche sein. In ihm kommt eine Haltung zum Ausdruck, die Veränderung und Akzeptanz als je nach Lage einer spezifischen Situation zu bevorzugende Handlungsalternativen sieht. Gleichzeitig beklagte Ralf Schneider bereits Anfang der 80er Jahre des letzten Jahrhunderts bezogen auf die verhaltenstherapeutische Forschung zu Suchterkrankungen:

> Aber gerade die Gelassenheit, das „Sich-Annehmen", „Sich-Eingliedern" und „Loslassen" ist der Verhaltenstherapie (VT) bisher fremd. Sie ist es gewohnt zu kämpfen, zu rackern und zu üben und „sich die Erde untertan zu machen". Der amerikanische Pioniergeist weht oft noch in ihr mit. Über „Sinnfindung" oder „Selbstakzeptanz" lächelt man eher müde im VT-Lager. (Schneider, 1982, S. 82)

Aus unserer Sicht bezieht sich diese Haltung nicht nur auf die verhaltenstherapeutische Forschung im engeren Sinne, sondern auch auf einen großen Teil der empirisch- psychologischen Forschung zu Sucht und Abhängigkeit generell (vgl. Demmel & Rist, 2001).

Anliegen dieses Kapitels ist es daher, Entwicklungen aufzugreifen, die Achtsamkeit und Akzeptanz im Suchtbereich eine wichtige Rolle zuschreiben und diese im Hinblick auf die mögliche Bedeutung für die weitere Therapieentwicklung und Forschung darzustellen. Die Prinzipien „Akzeptanz" und „Achtsamkeit" wurden bereits an anderer Stelle ausführlich diskutiert (vgl. Heidenreich & Michalak, in diesem Band). An dieser Stelle begnügen wir uns deshalb mit einer kurzen Erläuterung: Wir verstehen unter Akzeptanz eine Haltung, „Ereignisse ganz und ohne Abwehr, so wie sie sind" (Hayes, Strosahl & Wilson, 1999, S. 30, Übers. T.H.) zu erleben. Unter „Achtsamkeit" soll an dieser Stelle in Anlehnung an Kabat-Zinn (1990) eine Ausrichtung der Aufmerksamkeit verstanden werden, die durch die drei Merkmale „present mo-

1 Reinhold Niebuhr: *God, give me the serenity to accept what can not be changed, the courage to change what can be changed, and the wisdom to know the difference.*

ment" (auf den gegenwärtigen Moment im Gegensatz zu Vergangenheit oder Zukunft bezogen), „on purpose" (im Sinne der bewussten Entscheidung, sich beim Abschweifen immer wieder in die Gegenwart zurückzuholen) und „non-judgemental" (d.h., ohne die wahrgenommenen Bewusstseinsinhalte zu bewerten) charakterisiert ist.

Breslin, Zack und McMain (2002, S. 275) nennen folgende Argumente für eine intensivere Beschäftigung mit Achtsamkeit und Akzeptanz in der Suchtforschung:

1. Es existieren bisher nur wenige Studien über Meditation und Alkoholismus.
2. Neuere Arbeiten zu anderen Störungen wie Depression, die positive Effekte von achtsamkeitsbasierten Behandlungen belegen, geben Grund für Optimismus, dass dies auch für Abhängigkeiten gelten könnte.
3. Bisher verfügbares Wissen zur Informationsverarbeitung bei Abhängigkeit sowie Erkenntnisse zu Auswirkungen von Achtsamkeit auf Kognition und Affekt legt die Hypothese nahe, dass achtsamkeits- und akzeptanzbasierte Ansätze eine wichtige Ergänzung bisher existierender kognitiv-verhaltenstherapeutischer Ansätze darstellen könnten.

In diesem Sinne betrachten wir achtsamkeits- und akzeptanzbasierte Ansätze als wichtige – und notwendige – Ergänzung veränderungsorientierter Therapieprinzipien wie beispielsweise die Verhaltenstherapie (vgl. Hayes, Jacobson, Follette & Dougher, 1994; Hayes et al., 1999; Linehan, 1994). Marsha Linehan (1994) spricht in diesem Sinne von Veränderung und Akzeptanz als der zentralen Dialektik der Psychotherapie. Eine vergleichbare Dualität gibt es in der abstinenzorientierten Suchttherapie: Auf der einen Seite soll die Abhängigkeit als chronische Erkrankung akzeptiert werden – also als Tatsache, für die es keine variable Zielsetzung bezüglich des Konsums der Substanz gibt, die dauerhaften Erfolg verspräche –, andererseits werden die Süchtigen zur Veränderung etlicher Einstellungen und Verhaltensweisen aufgefordert, die mit der Fähigkeit zur Aufrechterhaltung einer abstinenten Lebensweise in Verbindung gebracht werden. In der Sprache der Anonymen Alkoholiker findet sich diese Dualität in den Begriffen der „Gelassenheit“ und des „Mutes“ sowie der „Weisheit“, unterscheiden zu können, wann Änderungsmut und wann Akzeptanzgelassenheit angemessen sind, wieder.

Sucht: die Bedeutung des Problems

Neueren Untersuchungen zufolge stellen Suchterkrankungen, insbesondere Alkoholabhängigkeit, eines der ernstesten medizinischen und gesellschaftlichen Probleme unserer Zeit dar. Wanke (1985, zit. nach Tretter & Müller, 2001) definiert: „Sucht ist ein unabweisbares Verlangen nach einem bestimmten Erlebniszustand, dem die Kräfte des Verstandes untergeordnet werden. Es verhindert die freie Entfaltung der Persönlichkeit und mindert die sozialen Chancen des Individuums“.

Dieser „weite“ Suchtbegriff umfasst demnach stoffgebundene (z.B. Alkohol, Nikotin, Drogen, Medikamente) und nicht-stoffgebundene Süchte (vgl. unten). Im Gegensatz dazu definieren moderne Klassifikationssysteme wie das DSM-IV (American Psychiatric Association, 1994) und ICD-10 (World Health Organisation, 1991) Abhängigkeitserkrankungen, die durch spezifische Kriterien wie z.B. „starker Wunsch oder Zwang, Substanzen oder Alkohol zu konsumieren“, „verminderte Kontrollfähigkeit“ bezüglich des Einnahmemusters, „körperliches Entzugssyndrom“ sowie „Toleranzentwicklung“ charakterisiert sind. In der ICD-10 werden dabei explizit Stoffklassen genannt (vgl. Tabelle 1), auf die sich Missbrauch bzw. Abhängigkeit beziehen können.

Nicht-stoffgebundene Süchte bezeichnen demgegenüber exzessive Verhaltensweisen wie „Arbeitssucht“, „Sexsucht“, „Spielsucht“ etc. Diese Verhaltensweisen werden in modernen Klassifikationssystemen in der Regel in der Kategorie „Störungen der Impulskontrolle“ (Ebert, 1999) subsumiert. Wie die Abhängigkeiten im engeren Sinne sind auch diese Störungen der Impulskontrolle dadurch charakterisiert, dass sie die psychische und teilweise körperliche Gesundheit der Betroffenen stark beeinträchtigen.

Tabelle 1: *Substanzen, die mit problematischem Gebrauch einhergehen können (nach ICD-10, Kapitel V, Abschnitt F)*

F10	Alkohol
F11	Opioide
F12	Cannabinoide
F13	Sedativa oder Hypnotika
F14	Kokain
F15	andere Stimulanzien, einschließlich Koffein
F16	Halluzinogene
F17	Tabak
F18	Flüchtige Lösungsmittel
F19	Multipler Substanzgebrauch

Der deutschen Suchthilfestatistik zufolge leiden mehrere Millionen Menschen in Deutschland unter einer Abhängigkeit von psychotropen Substanzen, wobei Alkohol und Nikotin mit Abstand die häufigsten Substanzen darstellen (ca. drei Millionen Menschen mit Alkoholabhängigkeit, vgl. Mann & Günthner, 1999). Es wird geschätzt, dass weltweit ca. 208 Millionen Menschen oder 4,9% der Weltpopulation (zwischen 15 und 64 Jahren) Drogen konsumieren bzw. Drogen mindestens einmalig in den vergangenen 12 Monaten konsumiert haben. Diese Zahlen haben sich in den vergangenen vier Jahren kaum verändert (United Nations Office for Drug Control and Crime Prevention/ UNODCCP, 2008).

Modelle für Suchtverhalten

Bei Alkohol- und Drogeneinnahme handelt es sich um komplex determinierte Verhaltensweisen, zu deren Verständnis die Berücksichtigung einer Vielzahl von Prozessen notwendig ist. Die Berücksichtigung von Achtsamkeit und Akzeptanz kann aus unserer Sicht demnach lediglich eine – unserer Einschätzung nach potenziell gewichtige – Ergänzung bisher bestehender Ansätze darstellen. Zwischenzeitlich kann als gesichert gelten, dass neben psychischen und sozialen Prozessen biologische Veränderungen in der Entwicklung der für Sucht charakteristischen Merkmale wie Toleranzentwicklung und Entzugssymptome eine große Rolle spielen (vgl. Mann & Günthner, 1999). Tretter und Müller (2001) benennen im Sinne eines multifaktoriellen Modells drei Klassen von Variablen, die einen problematischen Substanzgebrauch aufrechterhalten:

1. Somatische Faktoren spielen sowohl bei stoffgebundenen als auch bei nicht-stoffgebundenen Süchten eine bedeutende Rolle: Die jüngere neurobiologische Forschung konnte zeigen, dass einzelnen Neurotransmittersystemen (vgl. z.B. der als „Lustsubstanz" apostrophierte Neurotransmitter Dopamin) in der Suchtentwicklung eine herausragende Rolle zukommt (Spanagel, 2001; Tretter, 2001). Die Einnahme von Substanzen mit Suchtpotential führt demnach zu Veränderungen der Informationsverarbeitung im Gehirn (das so genannte „Suchtgedächtnis").
2. Soziale Faktoren bzw. kulturelle Faktoren (Normen und Werte) werden in sozialwissenschaftlichen Modellen der Sucht hervorgehoben. In der Regel werden die *Makroebene* der umfassenden Gesellschaft, die *Mesoebene* der Gemeinde und die *Mikroebene* der Familie unterschieden (Tretter & Müller, 2001). Auf der gesellschaftlichen Makroebene zeigt sich zunächst, dass Suchtprobleme in verschiedenen Ländern und Kulturen nicht gleichermaßen verbreitet sind, sondern dass spezifische Konsum- und Suchtmuster bestehen. Ebenso zeigen sich auf der Mesoebene deutliche Unterschiede, z.B. im Hinblick auf die Abhängigkeit von illegalen Drogen in verschiedenen deut-

schen Großstädten (Tretter, 1998 schätzt z.B. eine Prävalenz von knapp einem Prozent für Opiatkonsum in Frankfurt am Main im Gegensatz zu ca. einem Drittel oder einem Viertel dieser Quote in München). Auf der mikrosozialen Ebene schließlich werden Faktoren zusammengefasst, die den Erwerb von Risikofaktoren bzw. protektiven Faktoren in der Familie bezeichnen.

3. Wissenschaftlich orientierte psychologische Modelle lassen sich grob in lerntheoretisch fundierte und kognitive Modelle einordnen. In der Forschung spielten initial lerntheoretische Analysen eine herausragende Rolle: Im Sinne der klassischen Konditionierung werden Umgebungsvariablen mit dem Suchtmittel assoziiert (vgl. die Ausführungen zu „cue exposure" im nächsten Abschnitt), instrumentelle bzw. operante Konditionierung bewirkt, dass Drogenkonsum positiv (durch das Auftreten angenehmer Konsequenzen) und negativ (Reduktion unangenehmer Zustände) verstärkt wird. Schließlich wird die Substanzeinnahme durch Lernen am Modell schon lange vor Erreichen der „Trinkmündigkeit" verdeckt gelernt. Kognitive Theorien betonen demgegenüber „innere Abläufe" wie Wahrnehmung, Erwartungen, automatisierte Denkabläufe und Bewertungsprozesse etc. (vgl. Tretter & Müller, 2001, S. 54). Diese Modelle werden in den folgenden Abschnitten jeweils ausführlicher erläutert.

Das Problem des Rückfalls

Während es in der Regel unter medizinischer Kontrolle gut möglich ist, Abhängige von ihren entsprechenden Suchtstoffen körperlich zu entziehen, stellt die sehr hohe Rückfallgefährdung das Kardinalproblem der Suchtbehandlung dar: Auch nach erfolgreicher Entzugsbehandlung wird ein Großteil der Patienten erneut rückfällig. Marlatt und Gordon (1985) gehen in ihrem Rückfallmodell (vgl. Abbildung 1) davon aus, dass der Dreh- und Angelpunkt für Rückfälle so genannte Hochrisikosituationen sind (vgl. unten): Diese werden entweder effektiv bewältigt, was zu einer Erhöhung der Selbstwirksamkeitserwartung und damit zu einer verminderten Rückfallwahrscheinlichkeit führt, oder sie können nicht effektiv bewältigt werden, was zu einer Beeinträchtigung der Selbstwirksamkeitserwartung, initialem Substanzgebrauch und damit einer erhöhten Rückfallgefährdung führt. Initialer Substanzgebrauch muss nach Marlatt und Gordon (1985) jedoch nicht mit einem „Rückfall" („relapse") im Sinne eines längeren und ausgeprägteren Konsums einhergehen: Dass ein Ausrutscher („lapse") sich zu einem Relapse entwickelt, hängt unter anderem vom so genannten Abstinenzverletzungseffekt ab: Dieser ist der psychologischen Dissonanztheorie zufolge dann zu erwarten, wenn Patienten trotz eines starken Abstinenzvorsatzes die entsprechende Substanz konsumiert haben, was zu ausgeprägten Schuld- und Schamgefühlen führt, die wiederum mit der entsprechenden Substanz „bekämpft" werden.

Abbildung 1: *Das sozial-kognitive Rückfallmodell von Marlatt und Gordon (1985)*

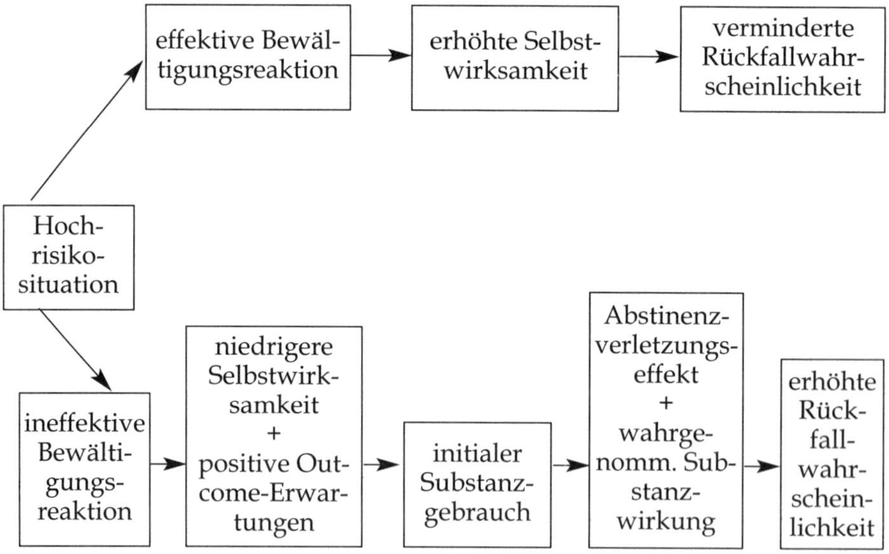

Marlatt legte eine Taxonomie von Hochrisikosituationen vor, die in der Folgezeit eine große Anzahl empirischer Arbeiten zur Überprüfung dieser Taxonomie anregte (z.B. de Jong-Meyer & Heyden, 1993; Veltrup, 1995). Die ursprüngliche Formulierung des Modells von Marlatt wurde dabei kritisiert (vgl. z.B. Donovan, 1996), was zu einer weiteren Ausdifferenzierung führte. Tabelle 2 zeigt typische Hochrisikosituationen, die sich in faktorenanalytischen Studien den Kategorien (1) Situationen mit negativem Affekt, (2) Situationen mit positivem Affekt sowie (3) Verlangen/Kontrolle testen, zuordnen ließen (vgl. auch Küfner & Feuerlein, 1998; sowie Süss, 1995).

Tabelle 2: *Rückfallsituationen bei Abhängigkeiten nach Breslin et al. (2002)*

1. negative Gefühlszustände
2. negative körperliche Zustände
3. positive Gefühlszustände
4. Austesten persönlicher Kontrolle
5. Verlangen und Versuchungen
6. zwischenmenschliche Konflikte
7. sozialer Druck, zu trinken
8. angenehme Zeiten mit anderen Menschen

Einzelne Autoren betonen dabei, dass Situationen mit negativem Affekt im Rückfallgeschehen eine besondere Rolle spielen: Sowohl retrospektive Befragungen (z.B. Lowman, Allen & Stout, 1996) als auch prospektive Studien (Brown et al., 1990) konnten diese Annahme empirisch erhärten.

Auf der Basis neuerer empirischer Ergebnisse formulierten Witkiewitz und Marlatt (2004) ein komplexeres dynamisches Rückfallmodell, das wesentliche Forschungsergebnisse der zurückliegenden 20 Jahre berücksichtigt: Neben „tonischen Prozessen" wie Familiengeschichte, soziale Unterstützung und kognitive Prozesse werden auch „phasische Reaktionen" wie Copingverhalten und Substanzgebrauch in einzelnen Situationen berücksichtigt. Hochrisikosituationen werden dabei als kontextuelle Faktoren aufgefasst, die neben intrapersonellen und interpersonellen Determinanten (vgl. Tabelle 3) eine Rolle für den Rückfallverlauf spielen.

Tabelle 3: *Determinanten eines Rückfalls in problematischer Substanzeinnahme nach Witkiewitz & Marlatt (2004)*

Intrapersonelle Determinanten

- Selbstwirksamkeitserwartung (das Ausmaß, in welchem ein Individuum sich sicher fühlt, ein bestimmtes Verhalten in einer spezifischen Situation vollziehen zu können)
- Outcome-Erwartungen (Erwartungen an die Effekte einer zukünftigen Erfahrung)
- Craving (Verlangen, bestimmte Drogen einzunehmen)
- Motivation (sowohl für Verhaltensänderung als auch für weitere Substanzeinnahme)
- Bewältigung (verschiedene Varianten wie z.B. emotionales Coping, behaviorales Coping)
- Emotionale Zustände (vor allem negativer Affekt)

Interpersonelle Determinanten (soziale und emotionale Unterstützung)

Für die zukünftige Rückfallforschung regen Witkiewitz und Marlatt (2004) an, dynamische Modelle zu konzipieren, welche die Komplexität des Rückfallgeschehens adäquater abbilden können als bisher entwickelte Modelle.

Psychologische Interventionen bei Abhängigkeiten

Auf der Basis der oben kurz dargestellten psychologischen Modellbildung wurden verschiedene psychologische Interventionsmethoden entwickelt, die sich sowohl auf die Rückfallprävention als auch auf Interventionen zu anderen Zeitpunkten der Suchtentwicklung beziehen (z.B. Interventionen mit nicht abhängigen aber viel Alkohol konsumierenden Studenten). Wir werden an dieser Stelle einige der aus unserer

Sicht wichtigsten Interventionen ohne Anspruch auf Vollständigkeit referieren (für eine Übersicht siehe z.B. Tretter & Müller, 2001).

Rückfallprävention („Relapse Prevention")

Auf der Basis des oben vorgestellten Modells entwickelten Marlatt und Gordon ein Behandlungskonzept, das als „Relapse Prevention" bezeichnet wird: Diese Intervention zielt auf Patienten ab, die bereits eine Behandlung für Suchtprobleme erhalten haben. Zentraler Ansatzpunkt ist zunächst die Identifikation von Hochrisikosituationen (vgl. oben), wobei im weiteren Verlauf je nach Lage der Probleme eine Vielzahl etablierter verhaltenstherapeutischer Strategien zum Einsatz kommen kann. Übersichtsarbeiten deuten darauf hin, dass Relapse Prevention für die Rückfallprophylaxe bei Abhängigkeit von verschiedenen Substanzen (u.a. Alkohol, Marihuana) effektiv ist (Carroll, 1996; Irvin, Bowers, Dunn & Wang, 1999).

Kognitive Verhaltenstherapie

Im Rahmen der kognitiv-behavioralen Forschung wurden eine Vielzahl von Behandlungsformen entwickelt, die an dieser Stelle nicht hinreichend referiert werden können (für eine Übersicht vgl. Kadden, 2001): Als erfolgreiche kognitive und behaviorale Behandlungselemente gelten u.a. „cue exposure" (vgl. unten), Kontingenzmanagement und verhaltenstherapeutische Paartherapie sowie die kognitive Therapie der Sucht von Beck, Wright, Newman und Liese (1993). Kognitiv-behaviorale Strategien zielen dabei in der Regel auf eine Verbesserung der Bewältigung ab, z.B. das Ersetzen der dysfunktionalen Strategie kognitiver Vermeidung durch verhaltensmäßige Annäherung. Analog der Relapse Prevention sind auch kognitiv-behaviorale Behandlungselemente empirisch abgesichert (z.B. Finney & Monahan, 1996; Kadden, 2001; Longabaugh & Morganstern, 1999).

Therapiemotivation und Motivational Interviewing

Die Frage, inwiefern Patienten mit einer Abhängigkeit von den Behandlern grundsätzlich „akzeptiert" werden, stellt sich vor allem im Bereich der Therapiemotivation: Miller (1985) belegt, dass bis vor ca. 20 Jahren (vielleicht auch noch vereinzelt heute) so genannte Trait-Modelle der Therapiemotivation populär waren: Therapiemisserfolge wurden dabei häufig auf persönliche Defizite der Patienten attribuiert (wie z.B. Leugnung, Verdrängung etc.):

> Ein Klient wird in der Regel dann als motiviert eingeschätzt, wenn er die Problemsicht des Therapeuten (inklusive Notwendigkeit einer Behandlung und Diagnose) teilt, sich schlecht fühlt und mit den vorgeschlagenen Behandlungen einverstanden ist. Ein Patient, der gegensätzliches Verhalten zeigt - Ablehnung, Weigerung, die Diagnose zu akzeptieren, kein Leidensdruck und Ablehnung der Behandlungsempfehlungen - wird wahrscheinlich als unmotiviert, verleugnend und widerständig wahrgenommen. (Miller, 1985, S. 87, Übers. T.H.)

Analog argumentiert Bühringer (1994), dass Behandlungsabbrüche häufig als ausschließliches Problem der Patienten betrachtet wurden (vgl. auch Hadler, 1981). Im deutschen Sprachraum hat sich Petry (1993) intensiv mit der Rolle der Behandlungsmotivation im Suchtbereich auseinandergesetzt.

In den vergangenen Jahren rückten zunehmend Ansätze in den Vordergrund, die abhängige Patienten - auch mit ihren motivationalen Ambivalenzen - zunächst so akzeptieren, wie sie sind. Im Rahmen der von Fred Kanfer konzipierten Selbstmanagement-Therapie finden sich bereits früher entsprechende Überlegungen, die allerdings nicht primär auf den Suchtbereich bezogen sind (vgl. Kanfer, Reinecker & Schmelzer, 1996): Motivationale Gesprächsführung (Motivational Interviewing; Miller & Rollnick, 1991) beinhaltet aus unserer Sicht wesentliche Aspekte eines achtsamkeits- bzw. akzeptanzbasierten Prinzips. Das Grundprinzip dieses Ansatzes ist es, eine Veränderungsmotivation dadurch herzustellen, dass auf empathische, nicht-konfrontative Art auf die aktuell bestehende Lebens- und Konsumsituation eingegangen wird und mögliche motivationale Ambivalenzen exploriert werden. Der Therapeut verzichtet dabei auf Interventionen, die Überredung oder Druck beinhalten, sondern unterstützt die beim Patienten bereits vorhandenen Veränderungskräfte. Das Vorgehen umfasst neben der Vermittlung von Information und der Betonung selbstbestimmter Entscheidungsmöglichkeiten auch das klare Setzen von Zielen sowie im entscheidungstheoretischen Modell verankerte Kosten-Nutzen-Analysen abhängigen Verhaltens (Berg & Miller, 1993; Miller & Rollnick, 1991).

Ein besonderer Schwerpunkt wird dabei auf eine Beziehungsgestaltung gelegt, die die Autonomie und Entscheidungsfähigkeit des Patienten betont. Von besonderem Interesse für die hier thematisierte Frage zur Rolle von Achtsamkeit und Akzeptanz im Suchtbereich ist die Tatsache, dass der Begründer des „Motivational Interviewing", William Miller, sich seit langer Zeit mit der Bedeutung spiritueller Themen in der Behandlung beschäftigt (vgl. den Reader „Integrating Spirituality into Treatment" von W.R. Miller, 1999).

Cue-Exposure-Therapie

Theoretischer Ausgangspunkt für dieses Behandlungsprinzip sind lerntheoretisch fundierte Ansätze, die Verlangen nach bestimmten Substanzen als konditionierte Reaktionen auffassen (Ludwig, 1986): Beim Auftreten bestimmter internaler (z.B. negativer Affekt) oder externaler (z.B. drogenbezogene) Stimuli wird Verlangen ausgelöst. Bezogen auf Alkoholeinnahme konnte dies in einer experimentellen Arbeit von Greeley, Swift und Heather (1992) nachgewiesen werden. Dieses Verlangen darf man sich keinesfalls als bewusstes Erleben vorstellen, das mit intensiven Gefühlen einhergeht, wie es die Begriffe „Craving" oder „Verlangen" suggerieren. Die Messung des Speichelflusses oder bildgebende Verfahren zeigen vielmehr, dass viele Personen von den relevanten Prozessen, die dem konditionierten Verlangen zugeordnet werden, nichts bewusst merken.

Gemäß lerntheoretischer Überlegungen zum Löschungsprinzip ist davon auszugehen, dass eine wiederholte Konfrontation mit den entsprechenden auslösenden Reizen - ohne die Möglichkeit, Substanzen zu konsumieren - zu einem Rückgang der konditionierten Verhaltensweisen führt. Dementsprechend werden in der Therapie häufig der Anblick und Geruch von Alkohol als Reize verwendet. Dieses Vorgehen hat den Vorteil, dass die Exposition zeitlich und inhaltlich exakt geplant werden kann. Im Gegensatz dazu erfolgt jedoch nicht notwendig eine Konfrontation mit der gedrückten Stimmung, die sonst eine große Rolle im Rückfallgeschehen spielt: Einer der wesentlichen Rückfallfaktoren dürfte allerdings darüber hinaus in durch die Patienten schwer tolerierbaren internen Zuständen liegen - eine dysphorische Stimmungslage geht beispielsweise Rückfällen häufig voraus (Strowig, 2000; Veltrup, 1995).

Im Hinblick auf die potentielle Bedeutung von Achtsamkeit für die Rückfallprophylaxe ist die Arbeit von Rohsenow et al. (1994) von Bedeutung (vgl. auch Heidenreich & Michalak, 2003): Es besteht ein Zusammenhang zwischen dem Ausmaß bewusster Aufmerksamkeitszuwendung bei Cue-Exposure-Behandlung und der Anzahl abstinenter Tage nach Abschluss der Behandlung. Lindenmeyer, Kolling und Zimdars (2002) diskutieren die Rolle, die dem Suchtgedächtnis in diesem Zusammenhang zukommt.

Stadien der Veränderung

Im Rahmen ihres „transtheoretischen Modells" von Verhaltensänderungen formulierten Prochaska, DiClemente und Norcross (1992) ihr Modell der „Stadien der Veränderung", das sehr häufig auf den Suchtbereich angewandt wurde. Davidson (1992) beschreibt die Veränderung suchtmittelbezogener Einstellungen als in Stadien oder Phasen ablaufend: Im Stadium der „precontemplation" weisen Abhängige keine oder nur geringe Veränderungsbereitschaft auf, das Problemverhalten ist ihnen als solches nicht bewusst. Im Rahmen der „Contemplation"-Phase wird ein Problem zunehmend als solches anerkannt, es findet eine aktive Auseinandersetzung damit statt, allerdings ohne dass es bereits zu Verhaltensänderungen kommt. Erst im Rahmen der „preparation" kommt es zur Ausbildung von Handlungsabsichten und schließlich in der „Action"-Phase zur konkreten Verhaltensänderung. Die „maintenance", also Aufrechterhaltung einer Verhaltensänderung, stellt schließlich das letzte Stadium des Modells dar. Es wird angenommen, dass Patienten die einzelnen Stadien dieses Modells häufig wiederholt durchlaufen, bis es zu einer dauerhaften Verhaltensänderung kommt.

Achtsamkeit, Akzeptanz und Abhängigkeiten: einige Überlegungen

> Im Abhängigkeitsbereich könnte Achtsamkeit bedeuten, sich der Auslöser für Verlangen bewusst zu werden … und sich zu entscheiden, etwas anderes zu tun, das das Verlangen vermindern oder verhindern könnte und so die habituierte Reaktion schwächen.
>
> *Groves & Farmer (1994, S. 189, Übers. T.H.)*

Eine Beschäftigung mit der Rolle von Achtsamkeit und Akzeptanz in der Behandlung von Abhängigkeiten wirft zunächst die Frage auf, wie weit entsprechende Überlegungen bisher in Behandlungsprogrammen berücksichtigt werden. Eine Durchsicht der Literatur belegt, dass in keiner der aktuellen Übersichtsarbeiten zur „Mindfulness-Based Stress Reduction" (Baer, 2003; Bishop, 2002; Grossman, Niemann, Schmidt & Walach, 2004) Hinweise auf die Behandlung von Patienten mit Abhängigkeiten zu finden sind. Als einzige Ausnahme ist zu verzeichnen, dass in der Übersicht von Baer auf Essanfälle Bezug genommen wird, denen häufig „Suchtcharakter" attestiert wird. Im Gegensatz dazu liegen vereinzelt Arbeiten vor, die die Auswirkungen anderer Meditationsformen auf Alkoholkonsum empirisch überprüft haben: Bereits Mitte der 90er Jahre publizierten Taub, Steiner, Weingarten und Walton (1994) eine Arbeit, die nachweisen konnte, dass Transzendentale Meditation für die Behandlung von Alkoholabhängigkeit effektiv eingesetzt werden kann (neben EMG-Biofeedback). Marlatt, Pagano, Rose und Marques (1984) verglichen in einer randomisierten Studie Transzendentale Meditation, Muskelentspannung und tägliches Lesen zur Entspannung bei stark trinkenden College-Studenten. In allen Gruppen ergab sich eine signifikante Reduktion der Trinkmenge, während die Teilnehmer an der TM-Gruppe die konsistentesten Alkohol-Reduktionen angaben.

Bereits im letzten Abschnitt wurde darauf eingegangen, dass einige modernere Behandlungsformen wie z.B. das Motivational Interviewing und das Modell der Stadien der Veränderung das Selbstbestimmungsrecht von Suchtpatienten stärker respektieren als frühere Betrachtungsweisen. Ein weiterer Ansatz, der hinsichtlich des Substanzgebrauchs eine akzeptierende Grundhaltung einnimmt, ist die so genannte „harm reduction", die maßgeblich von Alan Marlatt entwickelt wurde (Marlatt, 1996; Marlatt & Witkiewitz, 2002). Diese ist durch fünf Grundannahmen charakterisiert:

1. Im Gegensatz zu anderen Modellen lenkt Harm Reduction die Aufmerksamkeit weg von Drogen- oder Alkoholeinnahme hin zu den Konsequenzen oder Effekten dieses Verhaltens (Marlatt, 1998) - und diese werden ausschließlich dahingehend bewertet, ob sie für den Konsumenten selbst oder die Gesellschaft hilfreich oder problematisch sind und nicht, ob sie moralisch richtig oder falsch sind.
2. Harm Reduction akzeptiert andere Behandlungsziele als Abstinenz, wenn Patienten sich dafür entscheiden.
3. Harm Reduction ist ein Ansatz, der sich aus Initiative „von unten" entwickelt hat und nicht sozusagen „von oben", d.h. politisch, implementiert wurde.
4. Bei Harm Reduction handelt es sich um ein „niedrigschwelliges" Angebot, das nicht bereits ein hohes Maß an Motivation voraussetzt.
5. Die zugrunde liegende Philosophie wird von Marlatt „compassionate pragmatism" genannt und gegen moralischen Idealismus abgegrenzt. Im Fokus steht somit nicht mehr die Beschreibung eines Menschen als „süchtig", sondern die Beschreibung süchtiger Verhaltensweisen.

Im Sinne von Grawe (1998) lässt sich die Formulierung „harm reduction" als ein – zweifellos sinnvolles – Vermeidungsziel begreifen: Dies darf nicht darüber hinwegtäuschen, dass erst positiv formulierte Annäherungsziele zu dauerhaft positiven Veränderungen führen dürften.

Die Rolle von Achtsamkeit und Akzeptanz bei Alan Marlatt

Alan Marlatt, der mit seinen oben kurz vorgestellten Arbeiten zum Rückfallgeschehen bei Abhängigkeit einen wesentlichen Beitrag zur Suchtforschung geleistet hat, schlug bereits früh vor, achtsamkeitsbasierte Prinzipien in der Behandlung von Abhängigkeiten explizit zu berücksichtigen (Marlatt & Marques, 1977). Das übergeordnete Ziel stellt dabei die von ihm an anderer Stelle (Marlatt, 1985) so bezeichnete „lifestyle balance" dar: ein grundsätzliches Gefühl von Balance und Harmonie in den (all)täglichen Verrichtungen. Ausgangspunkt seiner Überlegungen zur Integration achtsamkeitsbasierter Prinzipien in die Suchttherapie stellt die Beobachtung dar, dass ein wesentliches Kennzeichen abhängigen Verhaltens darin besteht, den aktuellen Zustand nicht akzeptieren zu können (Marlatt, 1994, S. 175f.): Das Kernproblem bei Abhängigkeiten besteht demnach darin, dass Abhängige im „nüchternen" Zustand ihre Erfahrungen, so wie sie sind, nicht akzeptieren können – so dass erst eine erneute Substanzeinnahme dazu führt, dass „die Welt wieder stimmt". Damit einher geht die Fixierung auf – antizipiertes – zukünftiges Erleben und eine Ablehnung des Hier-und-Jetzt-Erlebens. Diese Haltung findet sich im folgenden Aphorismus wieder: „Manche Menschen trinken, um ihre Nüchternheit besser ertragen zu können".

Achtsamkeitsübungen bestehen demgegenüber darin, sich der ablaufenden Gedanken und Gefühle bewusst zu werden, sie zu akzeptieren und damit das Leben von Moment zu Moment zu akzeptieren. Eine achtsame Haltung versucht demnach nicht, innere Abläufe (wie z.B. „Craving") zu „bezwingen" – das Prinzip, die spontane Veränderlichkeit auch solcher Empfindungen zu erleben, wird von Marlatt als „urge surfing" apostrophiert: Verlangen ist wie alle anderen Wahrnehmungen und Empfindungen nicht dauerhaft, sondern entsteht und vergeht, wobei „dem Drang nachgeben, wenn er am stärksten ist, lediglich dazu führt, das Suchtverhalten weiter zu verstärken. Nicht dem Drang nachgeben schwächt auf der anderen Seite die Suchtkonditionierung und stärkt Akzeptanz und Selbstwirksamkeitserwartung" (Marlatt, 2002, S. 47). Eine wesentliche Rolle spielen achtsamkeitsbezogene Ansätze auch für den Fall, dass ein einstellungskonträrer Alkoholkonsum („lapse") aufgetreten ist: Der von Marlatt beschriebene „Abstinenzverletzungseffekt" stellt aus dieser Sicht einen automatisierten und damit „achtlosen" Ablauf dar, der durch achtsames Wahrnehmen der Situation unterbrochen werden kann. Das heißt, Achtsamkeit könnte nach einem Lapse gefährdete Personen dabei unterstützen, diese automatisierten Abläufe möglichst frühzeitig bewusst wahrzunehmen und aus ihnen auszusteigen.

Das Modell von Breslin, Zack und McMain

Die Analyse von Breslin et al. (2002) beginnt mit der Annahme, dass es im Laufe der Suchtentwicklung zu einer Koppelung von Substanzeinnahme und negativem Affekt kommt – der Versuch, unangenehme Empfindungen zu vermeiden, stehe dabei in diametralem Gegensatz zur Unvermeidbarkeit gerade solcher Empfindungen. Breslin et al. gründen dabei ihre Annahmen auf kognitive Analysen: Achtsamkeit wird als Behandlungs- und Erklärungsprinzip integriert. Da es unmöglich ist, ein Leben ohne negativen Affekt zu führen, ergebe sich daraus eine schwierige Situation: (a) der negative Affekt und alle damit verbundenen diskriminativen Stimuli werden mit Substanzeinnahme „bewältigt", (b) im Laufe der Suchtentwicklung kommt es zur zunehmend häufigeren Auslösung negativer Zustände und (c) zu einer verminderten Toleranz, so dass immer unbedeutendere Stimuli den Substanzkonsum auslösen. Ein zentrales Anliegen einer erfolgreichen

Suchttherapie müsse demnach darin bestehen, die Koppelungen von negativem Affekt und Subtanzeinnahme wieder zu lösen.

Ergänzend zu bereits existierenden Ansätzen zur „cue exposure" (vgl. oben) komme dabei dem Prinzip „Achtsamkeit" eine potentiell große Bedeutung zu: Achtsamkeit ermögliche es, mit starken - auch negativen - Gefühlen in Kontakt zu kommen, ohne von ihnen vollständig erfasst zu werden (vgl. den Begriff der Dezentrierung bei Segal, Williams & Teasdale [2002/2008] im Beitrag von Michalak & Heidenreich, 2004a, sowie in diesem Band). Analog zu Therapieprinzipien bei Menschen mit traumatischen Erlebnissen dürfte der Schaffung eines „sicheren Raumes", der den Patienten gestattet, sich auch gefürchteten Erfahrungen auszusetzen, von großer Bedeutung sein.

Im Zentrum der Arbeit von Breslin et al. (2002) steht ein Informationsverarbeitungsmodell des Rückfallgeschehens bei Abhängigkeit: Abhängiges Verhalten wird als großteils automatisiert verstanden, wobei bewusstes Verlangen erst dann entsteht, wenn ein automatisierter Impuls zum Drogen- oder Alkoholkonsum von einem bewussten Abstinenzwunsch „gebremst" wird (damit zusammentrifft). Rückfälle können demnach aufgrund verschiedener Abläufe entstehen: einerseits „unbewusst" durch Ablaufen einer automatischen „Aufmerksamkeits-Sensorik-Schleife", andererseits durch Fehlschlagen einer kontrollierenden bewussten Veränderung (vgl. Abbildung 2).

Die Aufmerksamkeits-Sensorik-Schleife verarbeitet Reize, die potenziell Drogen- bzw. Alkoholeinnahme auslösen können: Diese können die Gedächtnisnetzwerke direkt aktivieren, ohne dass bewusst Verlangen (Craving) oder negativer Affekt erlebt wird. Bestätigung für diese Annahme ergab sich in experimentellen Arbeiten u.a. mit Hilfe des modifizierten Stroop-Paradigmas: Patienten mit Alkoholabhängigkeit wiesen dabei größere Schwierigkeiten auf, alkoholbezogene Wörter zu ignorieren als nicht alkoholabhängige Probanden (Stetter, Ackermann, Bizer & Straube, 1995). McCusker und Gettings (1997) konnten zeigen, dass ähnliches für pathologische Spieler gilt.

Abbildung 2: *Informationsverarbeitungsmodell nach Breslin, Zack & McMain (2002, S. 285)*

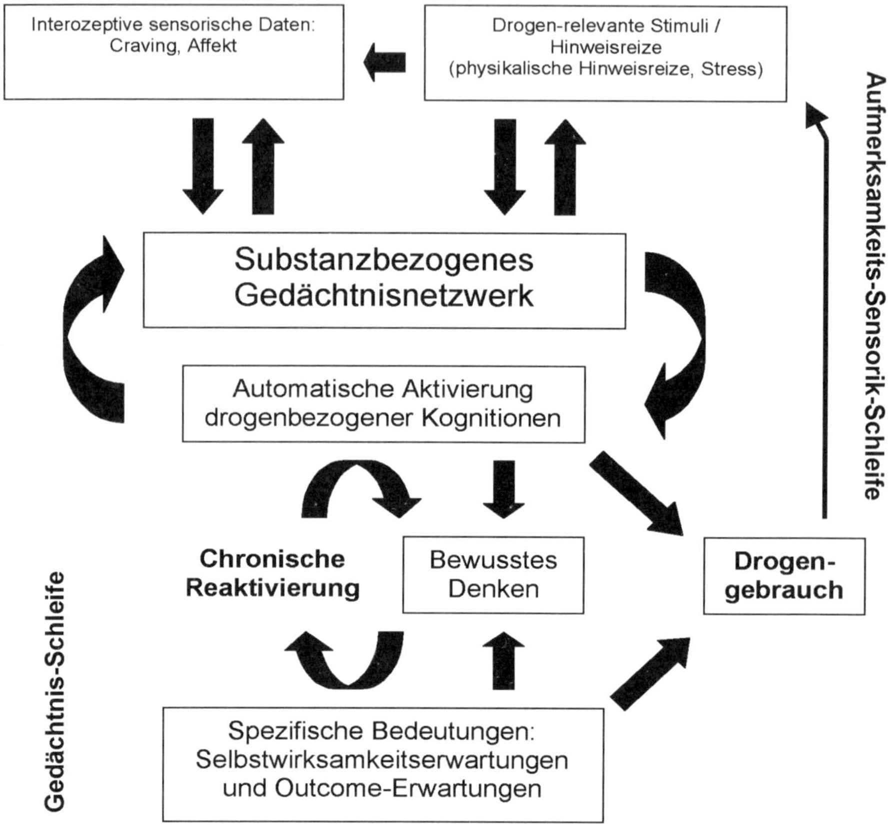

Gedächtnisprozesse könnten im Rückfallgeschehen auch dahingehend von Bedeutung sein, dass drogenbezogene Gedanken fast „zwanghaften" Charakter annehmen können, d.h. ständig im Bewusstsein präsent sind (chronische Reaktivierung drogenbezogener Kognitionen; vgl. die Parallelen bei Teasdale [1999], der auf Depression bezogen ähnliche Phänomene beschreibt). Nach der Auffassung von Teasdale kann Achtsamkeit dazu führen, einen Zustand „unachtsamer Gemütsbewegung" („mindless emoting") zu verlassen, indem die Gedanken, die sonst das entsprechende problematische Netz aktivieren, wahrgenommen werden. In einer experimentellen Studie konnten Stormark, Laberg, Norby und Hughdahl (1998) zeigen, dass alkoholabhängige Patienten ebenfalls eine „Locked-in"-Aufmerksamkeit zeigen. Sind entsprechende substanzbezogene Gedächtnisnetzwerke durch frühere Erfahrungen ausgebildet, werden zur Aktivierung von „Handlungsplänen" zur Drogeneinnahme nur wenig Ressourcen und Anstrengungen benötigt. Im Gegensatz dazu erfordert die Aufrechterhaltung von „Abstinenzplänen" viel Aufmerksamkeit und Ressourcen, sodass es nach Breslin und Kollegen (2002) nicht verwundert, dass süchtige Betroffene unter Umständen den Weg des geringeren Widerstandes gehen und zu ihrem Suchtverhalten zurückkehren. Wenn es durch Achtsamkeit gelingt, diese Spirale zu unterbrechen, könnte eine geringere Eskalation in die drogenbezogenen Kognitionen erfolgen.

Achtsamkeit geht somit mit einer *Sensibilisierung* einher, bei der sie eine bewusste Wahrnehmung der aktuellen Situation fördert – ein direktes Gegenteil der unachtsamen „automatischen" Verarbeitungsweise, die weiter oben beschrieben wurde. Im Gegensatz zur Formulierung von Tiffany (1990) bewirkt Achtsamkeit dabei keine Hemmung von Plänen zur Einnahme von Drogen, sondern dient dem Zweck, den mentalen und emotionalen Prozess des Gedächtnisnetzwerks zu beobachten: „Verlangen und emotionale Reaktionen auf auslösende Reize beobachten, statt auf sie zu reagieren" (Breslin et al., 2002, S. 288; Übersetzung T.H.). Wie unschwer zu erkennen ist, entspricht diese Analyse weitgehend dem von Marlatt apostrophierten „urge surfing". Neben dem oben dargelegten Prozess einer Sensibilisierung im Sinne einer bewussteren Wahrnehmung der aktuellen Situation kann auch angenommen werden, dass eine *Desensibilisierung* gegenüber (negativen) emotionalen Zuständen stattfindet, die sonst eine Drogeneinnahme auslösen. Achtsamkeit ist demnach mit einer erhöhten Emotionstoleranz verbunden: „Alternativ [zur Einnahme der Droge] könnte der Patient den emotionalen Auslöser auf achtsame Art wahrnehmen, sich ihm psychisch annähern und seine Merkmale (z.B. Intensität, Körperstelle) von einem objektiven Standpunkt aus beobachten" (Breslin et al., 2002, S. 288; Übersetzung T.H.).

Es kann somit angenommen werden, dass Achtsamkeit eine kognitiv-verhaltenstherapeutische Behandlung sinnvoll ergänzen kann. Neben einer Reihe von Gemeinsamkeiten (z.B. bewusstes Beobachten von Gedanken, Gefühlen und Verhalten) bestehen auch bedeutsame Unterschiede: Im Gegensatz zu Versuchen, auslösende Reize zu verändern wie in der CBT (vgl. etwa Tiffany, 1990), wird beim Achtsamkeitstraining versucht, Toleranz auf Trigger wie negativen Affekt zu entwickeln. Es soll somit nicht primär der Gedanke oder Affekt selbst verändert werden, sondern das Verhältnis zu diesem. Negative (automatische) Gedanken werden demnach nicht disputiert wie in der kognitiven Therapie von Beck et al. (1993), sondern der Übende kehrt zum Objekt der Meditation (z.B. Atmung) zurück, nachdem der Gedanke oder das Gefühl bewusst und ohne sie zu beeinflussen, wahrgenommen wurden.

Zu bedenken und in die Planung einer Behandlung einzubeziehen sind der aktuelle Zustand und die Veränderungsphase, in der sich der Süchtige befindet. Ohne eine ernsthafte Änderungsabsicht des Klienten kann man meditative Elemente meistens nicht erfolgreich in die Therapie integrieren, insbesondere nicht bei jüngeren Drogenabhängigen. In ähnlicher Weise muss bei Klienten die Bereitschaft, sich von einer Droge zu lösen, zumindest ansatzweise hergestellt sein, damit sich Achtsamkeit und nicht positives, sich zum Verlangen aufschaukelndes Drogeninteresse, entwickeln kann.

Acceptance and Commitment Therapy (ACT)

Zu dieser behavioralen Behandlung, die im Kapitel von Sonntag (in diesem Band) ausführlich vorgestellt wird, liegen mittlerweile erste Anwendungen im Suchtbereich vor (Batten & Hayes, 2005; Hayes et al., 2002; Luciano, Gómez, Hernández & Cabello, 2001). Ein wesentliches Prinzip dieses Ansatzes ist es, Gedanken und Gefühle, so wie sie auftreten, zu akzeptieren und nicht beeinflussen zu wollen. Bissett (2001) untersuchte Patienten mit polyvalentem Drogengebrauch in

Methadon-Behandlung. 114 Teilnehmer wurden randomisiert entweder einer Routinebehandlung („treatment as usual", TAU), ACT oder einer Gruppe der Anonymen Alkoholiker zugewiesen. Direkt nach der Behandlung fanden sich keine signifikanten Unterschiede zwischen den aktiven Behandlungsgruppen, nach sechs Monten nahm die mit ACT behandelte Gruppe weniger Drogen ein. Dieser Effekt ließ sich bei der Gruppe der Anonymen Alkoholiker nicht finden. Gifford (2002) untersuchte ACT im Vergleich zu Nikotinsubstitution mittels Pflaster im Hinblick auf Nikotinabstinenz. In der Postmessung fanden sich vergleichbare Raten von Rauchabstinenz – allerdings zeigte sich in der 1-Jahres-Katamnese, dass 35 % der ACT-Gruppe abstinent waren, im Gegensatz zu 10 % der Nikotinersatzgruppe.

Weitere Wirkmechanismen

Trotz der umfassenden Analyse von Breslin et al. (2002) wurden verschiedentlich andere Wirkmechanismen diskutiert, die den Einsatz von achtsamkeitsbasierten Interventionen im Suchtbereich als sinnvoll erscheinen lassen. Marlatt und Kristeller (1999) betrachten in Anlehnung an Glasser (1976) Meditationsübungen als „positive Sucht". Diese sind nach Glasser dadurch charakterisiert, dass sie selbstverstärkend sind (wie z.B. körperliche Übungen und andere Gewohnheiten). Positive Süchte weisen demnach sechs Merkmale auf: Die Aktivität ist nicht-kompetitiv, kann leicht umgesetzt werden, kann alleine gemacht werden, hat einen positiven Wert, Fortschritte müssen nur durch die Person selbst festgestellt werden und sie kann gemacht werden, ohne sich selbst zu kritisieren.

Als Kontrast hierzu beschreibt Marlatt (1994) „negative Süchte" als Verhaltensweisen, die sich in kurzer Sicht gut anfühlen, aber langfristig negative Konsequenzen haben. Im Gegensatz dazu erfordern „positive Süchte" zunächst ein gewisses Maß an Selbstüberwindung („den inneren Schweinehund bezwingen"), haben aber langfristig positive Effekte.

Aufgrund der nur wenigen empirischen Studien, die bisher im Suchtbereich vorliegen, lassen sich aktuell keine gesicherten Aussagen zu potentiellen weiteren Wirkmechanismen treffen. Außerhalb des Suchtbereiches liegen mittlerweile mehrere Studien vor, die sich auf Wirkmechanismen beziehen: Neben der Auffassung, dass Achtsamkeit und Akzeptanz quasi eine behaviorale Technik analog zur Exposition darstellt (Linehan, 1993), betonen Segal, Williams und Teasdale (2002/2008) sowohl die Rolle der Dezentrierung (vgl. den Beitrag von Michalak & Heidenreich, 2004a, sowie in diesem Band) als auch der Aufnahme positiver Aktivitäten.

Praktisches Vorgehen

Die hier zusammengefassten Überlegungen sind bisher im Wesentlichen theoretischer Natur. Eine wichtige Frage dürfte darin bestehen, wie diese Ansätze konkret in die Behandlung von Patienten mit Suchtproblemen integriert werden können. Aus unserer Sicht ist es dazu zunächst sinnvoll, bisherige Behandlungsformate bei anderen Störungen zu betrachten und im Hinblick auf ihre Anwendbarkeit im Suchtbereich zu überprüfen. Unter den derzeit etablierten und empirisch abgesicherten achtsamkeitsbasierten Interventionen lassen sich solche unterscheiden, die vom Patienten ein sehr hohes Engagement in Form von längeren täglichen formellen Meditationsübungen verlangen und andere, die zeitlich kürzere Übungssequenzen einsetzen. Zur ersteren Gruppe gehören die „Achtsamkeitsbasierte Stressreduktion" (Mindfulness-Based Stress Reduction/MBSR, vgl. Kapitel 7) nach Kabat-Zinn (1990) sowie die „Achtsamkeitsbasierte Kognitive Therapie" (Mindfulness-Based Cognitive Therapy/MBCT, vgl. Kapitel 8) nach Segal et al. (2002/2008), zur zweiten Gruppe die dialektisch-behaviorale Therapie nach Linehan (1993, vgl. Kapitel 9).

Auch in nicht primär auf Achtsamkeit abzielenden Behandlungen lassen sich Parallelen zu MBSR-Elementen finden: Häufig werden Atemtherapie, Progressive Relaxation nach Jacobson und „Sensory-awareness"-Übungen in der Suchtbehandlung eingesetzt. Ähnlich wie beim „Body-Scan" werden in der Progressiven Relaxation die Muskelgruppen des gesamten Körpers in festgelegter Reihenfolge auf ihren Spannungszustand hin geprüft und in der Kurzform nur noch losgelassen. Durch „Sensory-awareness"-Übungen kann die reine Wahrnehmung ohne Änderungsabsicht die bewusste Körpererfahrung ergänzen und sich zu einem Zustand zusammenfügen, der der Achtsamkeit sehr nahe kommt. Ähnliche Effekte haben auch Übungen aus der „Kleinen Schule des Genießens" von Koppenhöfer (2004), die insgesamt auf die Achtsamkeit für alle Sinneserfahrungen im Alltag gerichtet ist, ähnlich dem hier geschilderten Vorgehen bei der MBSR.

Im Rahmen der Dialektisch-behavioralen Therapie (Linehan, 1993) wird Achtsamkeit im Rahmen des in der Gruppe durchgeführten Fertigkeitentrainings (das durch wöchentliche Einzeltermine bei einem Therapeuten ergänzt wird) eingeübt. Achtsamkeit ist dabei jedoch nicht auf den ersten Abschnitt des Fertigkeitentrainings beschränkt, sondern findet sich auch an allen anderen Stellen der Behandlung wieder. Von großer Bedeutung ist die Empfehlung, dass die ersten Achtsamkeitsübungen nicht länger als 30 Sekunden bis zu einer Minute dauern sollten (vgl. Lammers & Stiglmayr, 2004, S. 277), da davon ausgegangen wird, dass die PatientInnen ihre Aufmerksamkeit zu Beginn nicht lange aufrechterhalten können.

Ein konkretes Beispiel für separate Achtsamkeitsgruppen wird von Lammers und Stiglmayr (siehe Kapitel 9) geschildert: die Fünf-Sinne-Gruppe. In dieser Gruppe werden die Sinnesmodalitäten nacheinander durchgegangen, d.h. über einen Zeitraum von je zwei Wochen wird besondere Aufmerksamkeit auf das Sehen, Hören, Riechen etc. gelegt. Im Hinblick auf die Achtsamkeit gegenüber inneren Prozessen wie Gedanken und Gefühle werden die TeilnehmerInnen angehalten, Gedanken anhand des „inneren Beobachters" zu beschreiben.

Aus diesen unterschiedlichen Formaten lassen sich aus unserer Sicht Anregungen für die Anwendung achtsamkeitsbasierter Interventionen im Suchtbereich ableiten: Es dürfte maßgeblich vom Behandlungssetting abhängen (ambulant vs. stationär, präventiv vs. rehabilitativ), wie viel realisiert werden kann. Im Bereich der stationären Rehabilitation etwa könnte es sinnvoll sein, sich an der Empfehlung von Linehan zu orientieren und die Patienten zunächst mit vergleichsweise kurzen Übungen an das Achtsamkeitsprinzip heranzuführen. Im Laufe mehrerer Wochen können dann Zeiten formeller Meditation eingeführt werden, die zunehmend weiter ausgedehnt werden. Eine wichtige Rolle für die Bereitschaft der Patienten, an entsprechenden Übungen teilzunehmen, dürfte sicherlich auch der Grad sein, in dem sie sich der Problematik ihres Substanzkonsums bewusst sind: Patienten in der nach Prochaska et al. (1992) benannten „Precontemplation"-Phase, die keine Einsicht in die Problemhaftigkeit ihres Substanzkonsums haben, dürften beispielsweise schwer motivierbar sein, entsprechende Anstrengungen zu unternehmen:

- ➢ Wenn Patienten in der „Contemplation"-Phase sind, kann achtsames Wahrnehmen des Körpergefühls/des „Felt Sense" zur Klärung der Alternativen beitragen. Dies könnte gezielt durch Achtsamkeitsübungen vorbereitet und begleitet werden.
- ➢ Achtsamkeitstraining als Vorbereitung für Cue Exposure könnte die achtsame Wahrnehmung und das Nichtreagieren fördern – in der Expositionssituation selbst, aber auch später im Alltag.

Achtsamkeit kann die Lebendigkeit der Alltagserfahrung steigern: Vorher neutrale Dinge/Situationen etc. bekommen größere Bedeutung, größere Lebendigkeit – dadurch wird der Alltag als reicher erlebt und der Patient ist nicht mehr so auf den Kick angewiesen.

In ihrer Arbeit zur „Mindfulness-Based Relapse Prevention" stellen Witkiewitz, Marlatt und Walker (2005) ein Behandlungsprogramm vor, das neben Elementen der klassischen Rückfallprävention und kognitiv-behavioraler Strategien auch Achtsamkeits-Elemente enthält. Als Ziel der Behandlung formulieren sie, Achtsamkeit und Akzeptanz von Gedanken, Gefühlen und Körperempfindungen zu entwickeln und diese Bewältigungsstrategien in Hochrisikosituationen einzusetzen. Neben der Vermittlung von Wissen über Verlangen wird die Akzeptanz psychischer und körperlicher Entzugserscheinungen (wenn Letztere nicht medizinisch bedenklich sind) betont. Etablierte Strategien wie die Vermittlung von Bewältigungsstrategien, Erhöhung der Selbstwirksamkeitserwartung, Hinterfragen positiver Outcome-Erwartungen stellen ebenso Teil der Behandlung dar wie regelmäßige Achtsamkeitspraxis. Analog der klassischen Relapse Prevention stellt die Identifikation von Hochrisikosituationen auch weiterhin eine zentrale Komponente der Behandlung dar. Die zusätzliche Berücksichtigung von Achtsamkeit zielt darauf ab, Patienten in die Lage zu versetzen, auf situationale Reize und eigene Reaktionen (angenehme und unangenehme Empfindungen, Gedanken und Gefühle) weniger automatisiert zu reagieren. Dabei muss es sich durchaus nicht nur um substanzbezogene Erlebnisse handeln: Auch die „daily hassles“, wie beispielsweise ein nicht vollständig funktionierender Drucker, bieten Möglichkeiten, die eigenen Reaktionen achtsam wahrzunehmen.

> Letztendlich führt die erhöhte Bewusstheit und Akzeptanz von Gedanken und Empfindungen in Hochrisikosituationen zu adaptiveren Reaktionen auf situationale Hinweisreize und damit zu einer niedrigeren Rückfallwahrscheinlichkeit. Die wiederholte Erfahrung, Hochrisikosituationen achtsam zu erleben, ohne der Versuchung nachzugeben, die Substanz einzunehmen oder bei Anwesenheit der Substanz impulsiv zu reagieren, führt zu einer erhöhten Selbstwirksamkeitserwartung und bewirkt eine Gegenkonditionierung der positiven und negativen Verstärker, die zuvor mit der Wirkung einer Abhängigkeit erzeugenden Substanz verbunden sind. (Witkiewitz et al., 2005, S. 25, Übersetzung T.H.)

Die Integration von klassischer kognitiver Verhaltenstherapie und Achtsamkeit erfordert laut Breslin et al. (2002) ein genaues Eingehen auf die aktuellen Bedürfnisse des Patienten: Im Umgang mit negativem Affekt stünden Akzeptanz und Veränderung in einem dialektischen Verhältnis. Die Einführung formeller Achtsamkeitsübungen (etwa im Sinne und Umfang von MBCT bzw. MBSR) stellt dabei eine vergleichsweise hohe Anforderung dar: Die Autoren empfehlen deshalb, initial wie in der Dialektisch-behavioralen Therapie der Borderline-Störung vorzugehen (vgl. den Beitrag von Lammers & Stiglmayr, 2004, sowie in diesem Band) – das heißt, zunächst keine tägliche formale Praxis und später systematisch Achtsamkeitsübungen im Sinne von MBSR und MBCT einzuführen. Gegen intensive formelle Übungen zu Beginn der Behandlung spricht aus ihrer Sicht vor allem die Gefahr, dass die Patienten in intoxikiertem Zustand meditieren würden.

Einige deutsche Fachkliniken führen unterschiedlich gestaltete Meditationsübungen durch, die eine achtsame Haltung fördern sollen. Diese können mit Körperübungen, Leitsätzen, Geschichten, Metaphern und Imaginationen verbunden sein.

Eine empirische Untersuchung zum Einsatz von Achtsamkeitsmeditation in der Behandlung von Patienten mit Drogen- und Alkoholproblemen

Witkiewitz et al. (2005; vgl. auch Marlatt et al., 2004) untersuchten Achtsamkeitsmeditation als „Stand-alone"-Behandlung (d.h., dass in den entsprechenden Gruppen keine zusätzlichen weiteren therapeutischen Ansätze eingeführt wurden) für Alkohol- und Drogenprobleme von Insassen eines Gefängnisses in Seattle. Insgesamt wurden 306 Gefangene untersucht, von denen vor ihrer Aufnahme viele Alkohol und Drogen konsumierten. Die Teilnehmer absolvierten einen 10-Tageskurs in Vipassana-Meditation nach Goenka (vgl. Hart, 1987): Dabei handelt es sich um ein standardisiertes Meditationsprogramm, bei dem wesentliche buddhistische Lehrinhalte vermittelt werden. Die Experimentalgruppe bestand aus Strafgefangenen, die sich bei der Aufnahme bereiterklärten, an der Behandlung teilzunehmen; die Kontrollgruppe bestand aus Patienten, die „treatment as usual" (u.a. ein Training sozialer Kompetenz etc.) erhielten – demnach erfolgte keine randomisierte Zuteilung. Beide Gruppen konnten am sonstigen Angebot der Anstalt teilnehmen, das unter anderem aus Fertigkeitentraining und Treffen der Anonymen Alkoholiker bestand. Nur ca. 30% beider Gruppen konnten nachuntersucht werden, wobei als häufigste Begründung für das Herausfallen aus der Studie angegeben wurde, dass die Patienten für eine Nachuntersuchung nicht mehr zur Verfügung standen, entlassen worden waren oder sich weigerten, nochmals untersucht zu werden. Eine erste Auswertung mit Daten von 29 Teilnehmern der Meditationsgruppe und 59 Patienten der Kontrollgruppe liegt vor. Die beiden Gruppen unterschieden sich dahingehend, dass Teilnehmer des Vipassana-Kurses zusätzlich mehr Trainingsstunden in psychoedukativen Programmen als die Kontrollgruppe absolvierten – der Unterschied ist allerdings nicht signifikant. Erste Ergebnisse beziehen sich auf Unterschiede in der Alkohol- und Drogeneinnahme in den drei Monaten vor Aufnahme und drei Monaten nach Aufnahme (eine Analyse mit gematchter Kontrollgruppe ist geplant). Im Prä-Post-Vergleich verbesserten sich beide Gruppen signifikant hinsichtlich Alkohol- und Drogeneinnahme. Signifikante Zeit-mal-Gruppen-Interaktionen ergaben sich für den Drug Abuse Severity Test, die durchschnittliche wöchentliche Drogeneinnahme sowie den maximalen Marihuana- und Kokaingebrauch. Aktuell werden die 6-Monats-Katamnesen erhoben. Es ist geplant, auch andere Gruppen zu untersuchen.

Aus methodischer Sicht ist diese Studie sicherlich in mehrerlei Hinsicht zu kritisieren: Es werden keine spezifischen Abhängigkeitsindikatoren berichtet (z.B. DSM-IV-Diagnosen), sodass unklar bleiben muss, welches Klientel konkret untersucht wurde. Da die Zuteilung nicht randomisiert erfolgte und die Teilnehmer der Vipassana-Gruppe auch mehr Zeit in anderen Gruppen verbrachten, kann spekuliert werden, dass es sich hierbei um die motiviertere Gruppe handelte, bzw. es kann nicht ausgeschlossen werden, dass die höhere Behandlungsdosis in diesen Gruppen einen Teil der Unterschiede erklären kann. Trotz dieser methodischen Schwächen liegt damit erstmals eine Studie vor, die sich der interessanten Frage nach der Anwendung von Achtsamkeitsprinzipien auf empirische Weise nähert.

Ausblick

Wie wir an anderer Stelle dargelegt haben (Heidenreich & Michalak, 2003), halten wir die weitere Einordnung des Prinzips „Achtsamkeit“

in bestehende psychologische Theorien für eine vordringliche Aufgabe. Diese Aufgabe stellt sich insbesondere auch für den Bereich der Abhängigkeitserkrankungen, in dem sich die wissenschaftliche Theorienbildung dieses Themas noch kaum angenommen hat. Diese Tatsache steht in bemerkenswertem Kontrast zu dem großen Interesse, das viele praktisch tätige Therapeuten dem Thema „Achtsamkeit und Akzeptanz" beimessen - bis hin zu kurzen Meditationsübungen zu Beginn von Gruppensitzungen (für praktisch orientierte Ausführungen vgl. Alexander, 1997, sowie Bien & Bien, 2002). Auch im Gedankengebäude der Anonymen Alkoholiker finden sich viele Parallelen zu den hier angestellten Überlegungen, u.a. in der Aufforderung, sich auf den jeweils aktuellen Tag zu beziehen. Obwohl sich der größte Teil dieses Kapitels mit der Behandlung von Substanzabhängigkeit beschäftigt, sehen wir das langfristig wichtigste Anwendungsgebiet im gesellschaftlich äußerst relevanten Bereich des Umgangs mit riskantem und schädlichem Konsum.

Für die weitere Beschäftigung mit dem Thema „Achtsamkeit" im Kontext süchtigen Verhaltens scheint es zunächst wesentlich, in empirischen Studien zu überprüfen, inwiefern Interventionen, die zusätzlich Achtsamkeitsansätze berücksichtigen, zu einer Erhöhung der Wirksamkeit führen. Hierzu sollten methodisch anspruchsvolle, kontrollierte Studien durchgeführt werden, die auch Fragen nach der differentiellen Indikation aufgreifen. Auch auf theoretischer Ebene sollten mögliche Wirkprinzipien der Achtsamkeit eingehender untersucht werden: Obwohl mit dem Ansatz von Breslin et al. (2002) ein interessantes Rahmenmodell vorliegt, könnten auch andere Wirkmechanismen eine relevante Rolle spielen.

Allerdings darf nicht übersehen werden, dass die Integration achtsamkeitsbasierter (und damit auf meditativen Ansätzen basierender) Prinzipien in das wissenschaftliche Gebäude nicht unproblematisch ist - unterscheiden sich doch die wissenschaftliche und die meditative Tradition unter anderem im Hinblick auf das Menschenbild, die Auffassung von Empirie und die Rolle persönlicher Erfahrungen (für eine ausführlichere Diskussion siehe Heidenreich & Michalak, 2003; sowie

Kapitel 23). Der wissenschaftlichen Forderung nach Objektivität, Reliabilität, Explikation und Operationalisierungen steht demnach eine Auffassung gegenüber, die der unmittelbaren, persönlichen achtsamen Erfahrung einen großen Stellenwert einräumt.

Wie zu Beginn dieses Kapitels wollen wir zu seinem Abschluss noch einmal Schneider (1982) zu Wort kommen lassen: Er hebt darauf ab, dass hinter den meisten psychotherapeutischen Ansätzen die Annahme stehe: „Ohne Defizite bin ich glücklicher. Ich darf keine Defizite haben, sonst kann ich nicht glücklich sein". Der dahinter stehende Perfektionismus oder die Anspruchshaltung, „das Leben ist dazu da, mich glücklich zu machen, ist dann das eigentliche Problem" (Schneider, 1982, S. 81f.). Wir hoffen, mit diesem Beitrag zu Achtsamkeit und Akzeptanz im Suchtbereich gerade unter diesem Blickwinkel neue und alternative Prinzipien benannt zu haben, die auf eine stärkere Versöhnung mit Defiziten und Schwierigkeiten abzielen und somit auf eine Form des Glücks, das gerade auch im Kontakt mit solchen Bestand hat.

Literatur

Alexander, W. (1997). *Cool water – alcoholism, mindfulness, and ordinary recovery.* Boston, IL: Shambala.

American Psychiatric Association (Ed.). (1994). *Diagnostic and statistical manual of mental disorders (DSM-IV)* (4th Ed.). Washington, D.C.: American Psychiatric Press.

Baer, R.A. (2003). Mindfulness as a clinical intervention: A conceptual and empirical review. *Clinical Psychology: Science and Practice, 10*, 125–143.

Batten, S.V. & Hayes, S.C. (2005). Acceptance and commitment therapy in the treatment of co-morbid substance abuse and posttraumatic stress disorder: A case study. *Clinical Case Studies, 4*, 246–262.

Beck, A.T., Wright, F.D., Newman, C.F. & Liese, B.S. (1993). *Cognitive therapy of substance abuse.* New York: Guilford.

Berg, I.K. & Miller, S.D. (1993). *Kurztherapie bei Alkoholproblemen – Ein lösungsorientierter Ansatz.* Heidelberg: Carl Auer.

Bien, T. & Bien, B. (2002). *Mindful recovery – a spiritual path to healing from addiction.* New York: Wiley.

Bishop, S.R. (2002). What do we really know about mindfulness-based stress reduction? *Psychosomatic Medicine, 64*, 71–84.

Bissett, R.T. (2001). *Processes of change: Acceptance versus 12-step in poly-substance-abusing methadone clients.* Doctoral dissertation, University of Nevada.

Breslin, F.C., Zack, M. & McMain, S. (2002). An information-processing analysis of mindfulness: implications for relapse prevention in the treatment of substance abuse. *Clinical Psychology: Science and Practice, 9,* 275–299.

Brown, S.A., Vik, P.W., McQuaid, J.R., Patterson, T.L., Irwin, M.R. & Grant, I. (1990). Severity of psychosocial stress and outcome of alcoholism treatment. *The International Journal of Psychosocial Rehabilitation, 99,* 344–348.

Bühringer, G. (1994). Mißbrauch und Abhängigkeit von illegalen Drogen und Medikamenten. In H. Reinecker (Hrsg.), *Lehrbuch der Klinischen Psychologie – Modelle psychischer Störungen* (2. Auflage) (S. 299–325). Göttingen: Hogrefe.

Carroll, K.M. (1996). Relapse prevention as a psychosocial treatment: A review of controlled clinical trials. *Experimental and Clinical Psychopharmacology, 4,* 46–54.

Davidson, R. (1992). Prochaska and DiClemente's model of change: a case study? *British Journal of Addictions, 87,* 821–822.

De Jong-Meyer, R. & Heyden, T. (Hrsg.). (1993). *Rückfälle bei Alkoholabhängigen: empirische Untersuchungen zu situativen und internen Bedingungen des Rückfallprozesses.* Baltmannsweiler: Schneider Verlag Hohengehren.

Demmel, R. & Rist, F. (2001). Experimentelle Psychologie. In F. Tretter & A. Müller (Hrsg.), *Psychologische Therapie der Sucht* (S.143–164). Göttingen: Hogrefe.

Donovan, D.M. (1996). Marlatt's classification of relapse precipitants: Is the Emperor still wearing clothes? *Addiction, 91* [Supplement], 131–137.

Ebert, D. (1999). Nicht-stoffgebundene Süchte, Impulskontrollstörungen. In M. Berger (Hrsg.), *Psychiatrie und Psychotherapie* (S. 847–866). München: Urban und Schwarzenberg.

Finney, J.W. & Monahan, S.C. (1996). The cost-effectiveness of treatment for alcoholism: A second approximation. *Journal of Studies on Alcohol, 29,* 229–243.

Gifford, E. (2002). *Acceptance and commitment therapy versus nicotine replacement therapy as methods of smoking cessation.* Doctoral dissertation, University of Nevada, Reno.

Glasser, W. (1976). *Positive addiction.* New York: Harper and Row.

Grawe, K. (1998). *Psychologische Therapie.* Göttingen: Hogrefe.

Greeley, J., Swift, W. & Heather, N. (1992). Depressed affect as a predictor of increased desire for alcohol in current drinkers of alcohol. *British Journal of Addiction, 87,* 1005–1012.

Grossman, P., Niemann, L., Schmidt, S. & Walach, H. (2004). Mindfulness-based stress reduction and health benefits: A meta-analysis. *Journal of Psychosomatic Research, 57,* 35–43.

Groves, P. & Farmer, R. (1994). Buddhism and addictions. *Addiction Research, 2*, 183–194.

Hadler, P. (1981). Motivation als Prozess. In E. Knischewski (Hrsg.), *Alkoholismus-Therapie – Vermittlung von Erfahrungsfeldern im stationären Bereich* (S. 116–124). Kassel: Nicol-Verlag.

Hart, W. (1987). *The art of living: Vipassana by S.N. Goenka*. San Francisco, CA: Harper & Row.

Hayes, S.C., Jacobson, N.S., Follette, V.M. & Dougher, M.J. (Eds.). (1994). *Acceptance and change: content and context in psychotherapy*. Reno, NV: Context Press.

Hayes, S.C., Strosahl, K.D. & Wilson, K.G. (1999). *Acceptance and commitment therapy: an experiential approach to behavior change*. New York: Guilford.

Hayes, S.C., Wilson, K.G., Gifford, E., Bissett, R., Batten, S., Piasecki, M., Byrd, M. & Gregg, J. (May 2002). *The use of acceptance and commitment therapy and 12-step facilitation in the treatment of polysubstance abusing heroin addicts on methadone maintenance: a randomized controlled trial*. Paper presented at the meeting of the Association for Behavior Analysis, Toronto.

Heidenreich, T. & Michalak, J. (2003). Achtsamkeit als Therapieprinzip in Verhaltenstherapie und Verhaltensmedizin. *Verhaltenstherapie, 13*, 264–274.

Irvin, J.E., Bowers, C.A., Dunn, M.E. & Wang, M.C. (1999). Efficacy of relapse prevention: A meta-analytic review. *Journal of Consulting and Clinical Psychology, 67*, 563–570.

Kabat-Zinn, J. (1990). *Full catastrophe living*. New York: Delta.

Kadden, R.M. (2001). Behavioral and cognitive-behavioral treatments for alcoholism: research opportunities. *Addictive Behaviors, 26*, 489–507.

Kanfer, F., Reinecker, H. & Schmelzer, D. (1996). *Selbstmanagement-Therapie* (2. Auflage). Berlin: Springer.

Koppenhöfer, E. (2004). *Kleine Schule des Genießens*. Lengerich: Pabst Science Publishers.

Küfner, H. & Feuerlein, W. (1998). *In-patient treatment for alcoholism: a multi-centre evaluation study*. Berlin: Springer.

Lammers, C.-H. & Stiglmayr, C. (2004). Achtsamkeit und Akzeptanz in der Dialektisch-Behavioralen Therapie der Borderline-Persönlichkeitsstörung. In T. Heidenreich & J. Michalak (Hrsg.), *Achtsamkeit und Akzeptanz in der Psychotherapie – Ein Handbuch* (S. 247–293). Tübingen: dgvt-Verlag.

Lindenmeyer, J., Kolling, R. & Zimdars, P. (2002). Und ewig lockt das Suchtgedächtnis? – Expositionsbehandlung bei Alkoholabhängigkeit. In Fachverband Sucht (Hrsg.), *Die Zukunft der Suchtbehandlung*. Geesthacht: Neuland.

Linehan, M.M. (1993). *Cognitive-behavioral treatment of borderline personality disorder*. New York: Guilford.

Linehan, M.M. (1994). Acceptance and change: The central dialectic in psychotherapy. In S.C. Hayes, N.S. Jacobson, V.M. Follette & M.J. Dougher (Eds.), *Acceptance and change: content and context in psychotherapy* (pp. 73–86). Reno, NV: Context Press.

Longabaugh, R. & Morganstern, J. (1999). Cognitive-behavioral coping-skills therapy for alcohol dependence: current status and future directions. *Alcohol, Research & Health, 23*(2), 78–85.

Lowman, C., Allen, J. & Stout, R.L. (1996). Marlatts taxonomy of high-risk situations for relapse: replication and extension. *Addiction, 91*[Supplement], 51–71.

Luciano, C., Gómez, S., Hernández, M. & Cabello, F. (2001). Alcoholism, experiential avoidance, and acceptance and commitment therapy (ACT). *Análisis y Modificación de Conducta, 27*(113), 333–372.

Ludwig, A.M. (1986). Pavlov's "bells" and alcohol craving. *Addictive Behaviors, 11*, 87–91.

Mann, K. & Günthner, A. (1999). Suchterkrankungen. In M. Berger (Hrsg.), *Psychiatrie und Psychotherapie* (S. 345–403). München: Urban und Schwarzenberg.

Marlatt, G.A. (1985). Lifestyle modification. In G.A. Marlatt & J.R. Gordon (Eds.), *Relapse prevention: Maintenance strategies in the treatment of addictive behaviors* (pp. 280–349). New York: Guilford Press.

Marlatt, G.A. (1994). Addiction, mindfulness, and acceptance. In S.C. Hayes, N.S. Jacobson, V.M. Follette & M.J. Dougher (Eds.), *Acceptance and change – content and context in psychotherapy* (pp. 175–197). Reno, NV: Context Press.

Marlatt, G.A. (1996). Harm reduction: Come as you are. *Addictive Behaviors, 21*, 779–788.

Marlatt, G.A. (1998). *Harm reduction: Pragmatic strategies for managing high-risk behaviors*. New York: Guilford Press.

Marlatt, G.A. (2002). Buddhist philosophy and the treatment of addictive behavior. *Cognitive and Behavioral Practice, 9*, 42–50.

Marlatt, A. & Gordon, J.R. (1985). *Relapse prevention: maintenance strategies in the treatment of addictive behaviors*. New York: Guilford Press.

Marlatt, G.A. & Kristeller, J.L. (1999). Mindfulness and meditation. In W.R. Miller (Ed.), *Integrating spirituality into treatment: resources for practitioners* (pp. 67–84). Washington, D.C.: American Psychological Association.

Marlatt, G.A. & Marques, J.K. (1977). Meditation, self-control, and alcohol use. In R.B. Stuart (Ed.), *Behavioral self-management: strategies, techniques, and outcomes* (pp. 117–153). New York: Brunner/Mazel.

Marlatt, G.A., Pagano, R.R., Rose, R.M. & Marques, J.K. (1984). Effects of meditation and relaxation training upon alcohol use in male social drinkers. In D.H. Shapiro & R.N. Walsh (Eds.), *Meditation: classic and contemporary perspectives* (pp. 105–120). New York: Aldine.

Marlatt, G.A. & Witkiewitz, K. (2002). Harm reduction approaches to alcohol use: health promotion, prevention, and treatment. *Addictive Behaviors, 27,* 867–886.

Marlatt, G.A., Witkiewitz, K., Dillworth, T.M., Bowen, S.W., Parks, G.A., Macpherson, L.M., Lonczak, H.S., Larimer, M.E., Simpson, T., Blume, A.W. & Crutcher, R. (2004). Vipassana meditation as a treatment for alcohol and drug use disorders. In S.C. Hayes, V.M. Follette & M. Linehan (Eds.), *Mindfulness and acceptance: expanding the cognitive-behavioral tradition* (pp. 261–287). New York: Guilford.

McCusker, C.G. & Gettings, B. (1997). Automaticity of cognitive biases in addictive behaviors: further evidence with gamblers. *British Journal of Clinical Psychology, 36,* 543–554.

Miller, W.R. (1985). Motivation for treatment: a review with special emphasis on alcoholism. *Psychological Bulletin, 98,* 84–107.

Miller, W.R. (1999). *Integrating spirituality into treatment: resources for practitioners.* Boston, IL: American Psychological Association.

Miller, W.R. & Rollnick, S. (1991). *Motivational interviewing: preparing people to change addictive behaviors.* New York: Guilford.

Petry, J. (1993). *Behandlungsmotivation.* Weinheim: Beltz.

Prochaska, J.O., DiClemente, C.C. & Norcross, J.C. (1992). In search of how people change. Applications to addictive behaviors. *American Psychologist, 47,* 1002–1114.

Rohsenow, D.J., Monti, P.M., Rubonis, A.V., Sirota, A.D., Niaura, R.S., Colby, S.M., Wunschel, S.M. & Abrams, D.B. (1994). Cue reactivity as a predictor of drinking among male alcoholics. *Journal of Consulting and Clinical Psychology, 62,* 620–626.

Schneider, R. (1982). Das Menschenbild der Verhaltenstherapie und der Alkoholrückfall - Ein Widerspruch? In H. Vollmer & I. Helas (Hrsg.), *Verhaltenstherapie in der Suchtkrankenhilfe. Vorträge der ersten Fachtagung für Sozialtherapeuten* (S. 73–92). München: Röttger.

Segal, Z., Williams, M. & Teasdale, J. (2002). *Mindfulness-based cognitive therapy for depression: A new approach to preventing relapse.* New York: Guilford. (Deutsch erschienen 2008. *Die Achtsamkeitsbasierte Kognitive Therapie der Depression – Ein neuer Ansatz zur Rückfallprävention.* Tübingen: dgvt-Verlag.)

Spanagel, R. (2001). Neuere Tiermodelle in der Suchtforschung. In F. Tretter & A. Müller (Hrsg.), *Psychologische Therapie der Sucht* (S. 99–118). Göttingen: Hogrefe.

Stetter, F., Ackermann, K., Bizer, A. & Straube, E.R. (1995). Effects of disease-related cues in alcoholic inpatients: Results of a controlled „alcohol stroop" study. *Alcoholism: Clinical and Experimental Research, 19,* 539–599.

Stormark, K.M., Laberg, J.C., Nordby, H. & Hughdahl, K. (1998). Heart rate responses indicate locked-in attention in alcoholics immediately prior to drinking. *Addictive Behaviors, 23,* 251–255.

Strowig, A.B. (2000). Relapse determinants reported by men treated for alcohol addiction: the prominence of depressed mood. *Journal of Substance Abuse and Treatment, 19,* 469–474.

Süss, H.M. (1995). Zur Wirksamkeit der Therapie bei Alkoholabhängigen - Ergebnisse einer Meta-Analyse. *Psychologische Rundschau, 46,* 248–266.

Taub, E., Steiner, S.S., Weingarten, E. & Walton, K.G. (1994). Effectiveness of broad spectrum approaches to relapse prevention in severe alcoholism: A long-term, randomized, controlled trial of transcendental meditation, EMG biofeedback and electronic neurotherapy. *Alcoholism Treatment Quarterly, 11,* 122–187.

Teasdale, J.D. (1999). Metacognition, mindfulness, and the modification of mood disorders. *Clinical Psychology and Psychotherapy, 6,* 146–155.

Tiffany, S.T. (1990). A cognitive model of drug urges and drug-use behavior: role of automatic and non-automatic processes. *Psychological Review, 97,* 147–168.

Tretter, F. (1998). *Ökologie der Sucht.* Göttingen: Hogrefe.

Tretter, F. (2001). Drogeneffekte aus pharmakologischer und neurobiologischer Sicht. In F. Tretter & A. Müller (Hrsg.), *Psychologische Therapie der Sucht* (S. 73–98). Göttingen: Hogrefe.

Tretter, F. & Müller, A. (2001). Grundaspekte der Sucht. In F. Tretter & A. Müller (Hrsg.), *Psychologische Therapie der Sucht* (S. 17–33). Göttingen: Hogrefe.

United Nations Office for Drug Control and Crime Prevention (2008). *World drug report 2008.* New York: United Nations.

Veltrup, C. (1995). *Abstinenzgefährdung und Abstinenzbeendigung bei Alkoholabhängigen nach einer umfassenden stationären Entzugsbehandlung.* Münster: Waxmann.

Witkiewitz, K. & Marlatt, G.A. (2004). Relapse prevention for alcohol and drug problems: that was zen, this is tao. *American Psychologist, 59,* 224–235.

Witkiewitz, K., Marlatt, G.A. & Walker, D.D. (2005). Mindfulness-based relapse prevention for alcohol use disorders: The meditative tortoise wins the race. *Journal of Cognitive Psychotherapy, 19,* 211–228.

World Health Organisation (WHO) (1991). *Tenth revision of the international classification of diseases, Chapter V(F): Mental and behavioural disorders (including disorders of psychological development). Clinical descriptions and diagnostic guidelines.* Genf: WHO.

Kapitel 17

Stressbewältigung durch Achtsamkeit als Unterstützung bei der Reduzierung des Tabakkonsums bei Krankenhauspersonal – Eine kontrollierte Interventionsstudie* zur Förderung des rauchfreien Krankenhauses

Nils Altner, Andreas Michalsen, Britta Richarz, Helmut Reichardt & Gustav J. Dobos

Ich mach jetzt keine Rauchpausen mehr, sondern Atempausen. Ich sage dann zu den Kollegen: Kommt, wir machen jetzt 'ne Atempause.
(abstinente Teilnehmerin nach Achtsamkeitskurs)

Zusammenfassung: *Zur Förderung des „Rauchfreien Krankenhauses" wurde allen rauchenden Mitarbeitern eines Akutkrankenhauses eine Nikotinersatztherapie angeboten. Zusätzlich bestand die Möglichkeit zur Teilnahme an einem strukturierten Achtsamkeitsprogramm zur Stressreduktion („Mindfulness-Based Stress Reduction"). Primäres Zielkriterium der Intervention war die Reduzierung des Tabakkonsums, der nach 3, 6 und 15 Monaten erhoben wurde. Im Mittelpunkt des Untersu-*

* Danksagung: Diese Studie wurde durch die freundliche Unterstützung der Firma Pharmacia, Erlangen, ermöglicht.
Korrespondenzadresse: n.altner@kliniken-essen-mitte.de
Heidenreich, T. & Michalak, J. (2009). *Achtsamkeit und Akzeptanz in der Psychotherapie – Ein Handbuch* (3., überarbeitete und erweiterte Auflage). Tübingen: dgvt-Verlag.

chungsinteresses stand das Erlangen grundsätzlicher Erkenntnisse zum Verständnis der Wirkung eines Schulungsangebots zur Kultivierung der als „Achtsamkeit" bezeichneten inneren Haltung auf die Entwicklung des Rauchverhaltens bei reduzierungswilligen RaucherInnen. Darüber hinaus wurden weitere Daten zur Auswirkung der Achtsamkeitspraxis auf den Lebensstil erhoben.
Ergebnisse: 116 der 140 rauchenden Mitarbeiter nahmen an der Aktion teil, wovon sich 53 für das Achtsamkeitsprogramm entschieden. Insgesamt waren nach 3, 6 und 15 Monaten 35 %, 28 % und 23 % aller teilnehmenden Mitarbeiter abstinent. Im Vergleich beider Gruppen fanden sich in der Achtsamkeitsgruppe (B) erheblich höhere Abstinenzraten (3-Monatsabstinenz: A: 35 % vs. B: 42 %; 6-Monatsabstinenz: A: 20 % vs. B: 42 %; 15-Monatsabstinenz: A: 18 % vs. B: 30 %). Signifikante Vorteile für die Achtsamkeitsgruppe ergaben sich durch die deutlichere Senkung der expiratorischen CO-Konzentration ($p = 0.03$) nach sechs Monaten und die ausgeprägtere Reduktion der Anzahl gerauchter Zigaretten bei den Nichtabstinenten in Gruppe B ($p = 0.041$) nach 15 Monaten. Die qualitative Inhaltsanalyse der Tiefeninterviews, die mit den 23 TeilnehmerInnen der Achtsamkeitsgruppe geführt wurden, die nach Beendigung des Programms weiter selbstständig Achtsamkeit praktizierten, ergab Zusammenhänge zwischen der Achtsamkeitspraxis und dem Nichtrauchverhalten, die als Metakognition, Dehabituierung und Einsicht in die Funktion des Rauchens bezeichnet werden können. Darüber hinaus wurden weitere gesundheitsfördernde Verhaltensänderungen vorgenommen.

Einleitung

Nach Prognosen der *Global Burden of Disease Study* wird die Tabakabhängigkeit in den nächsten Jahrzehnten weltweit die häufigste Einzelursache für Krankheiten und vorzeitiges Sterben sein (Murray & Lopez, 1997). In Deutschland sterben jährlich vermutlich zwischen 90 und 140.000 Menschen an den Folgen des Tabakkonsums (Peto, Lopez, Boreham, Thun & Heath, 1994). Während es inzwischen in den USA gelang, mit Unterstützung einer entsprechenden Gesetzgebung den Anteil an Rauchern in der Bevölkerung kontinuierlich zu senken, ist eine solche Entwicklung in Deutschland nicht erkennbar. Es ist schwer, sich vorzustellen, für wie viel Leid diese Zahlen stehen. Zwar ist der Anteil der Raucher bei den Männern in Deutschland zuletzt leicht gesunken, bei den Frauen stieg die Raucherquote hingegen an: So waren 1998 37 % der Männer und 28 % der Frauen Raucher (Junge & Nagel,

1999). Mit der darüber hinaus steigenden Raucherprävalenz bei Jugendlichen ist eine besorgniserregende Entwicklung von tabakinduzierten Erkrankungen für Deutschland zu erwarten.

Neben der zu optimierenden primären Prävention muss es daher eines der obersten Ziele in der medizinischen Versorgung sein, möglichst viele Raucher zu einer erfolgreichen Reduzierung ihres Tabakkonsums bzw. zur Entwöhnung zu bringen. Hierbei ist wünschenswert, dass die Krankenhäuser modellhaft innerhalb des Versorgungssystems wirken. So ist aus amerikanischen Studien bekannt, dass etwa drei Viertel aller Raucher jedes Jahr Einrichtungen des Gesundheitswesens aufsuchen und etwa 70 % mit dem Rauchen aufhören wollen (NN., 2000). Zudem zeigen internationale Erhebungen, dass sich bei Mitarbeitern von Krankenhäusern häufig eine höhere Raucherprävalenz als im Bevölkerungsdurchschnitt findet (Carrion, Hernandez & Plaza, 1998; Hay, 1998; Hughes & Rissel, 1999; Muzo et al., 2001; Varsano, Hevion & Garenkin, 2000). Hierbei finden sich traditionell Berufsgruppen mit hohem Raucheranteil, wie z.B. die Krankenpflege (McKenna, et al., 2001; Ohida, Osaki, Kobayashi, Sekiyama & Minowa, 1999). Für viele Raucher und Raucherinnen bietet das Rauchen eine gesellschaftlich anerkannte Form der Stressbewältigung. Vermutlich verstärken typische Merkmale des modernen Krankenhausarbeitsplatzes wie Schichtdienst, hohes Verantwortungsprofil und Leistungsanforderung den arbeitsbezogenen Stress und damit den Nikotinkonsum. In einer 1992 publizierten deutschen Klinikerhebung fand sich eine Raucherprävalenz von 51 % bei Mitarbeitern der Krankenpflege und von 35 % bei Klinikärzten (Troschke, 1992).

Die zukünftige Gesunderhaltung der Mitarbeiter und die Vorbildfunktion des Krankenhauses als Gesundheitseinrichtung lassen die Notwendigkeit einer Absenkung dieses hohen Raucheranteils im deutschen Krankenhauspersonal klar erkennen. Darüber hinaus sind rauchende Mitarbeiter in geringerem Maße für die aktive therapeutische Raucherentwöhnung am Patienten aktivierbar (McKenna et al., 2001).

Ein spontaner Entwöhnungsversuch ohne Nikotinersatz und ohne akute Erkrankungssituation geht in nur ca. 5 % der Fälle in eine dauerhafte Abstinenz über (Batra, 2000; Deutsche Lungenstiftung & Deutsche Gesellschaft für Pneumologie, 2000). Inzwischen ist zur Raucherentwöhnung die medikamentöse Nikotinersatztherapie (NET) etabliert. Die Wirksamkeit und Sicherheit der NET wurde in zahlreichen Studien nachgewiesen. Es zeigte sich, dass hierdurch bei nicht akut Erkrankten nach einem Jahr Abstinenzraten zwischen 10 und 20 % zu erzielen sind (Balfour, Benowitz, Fagerstrøm, Kunze & Keil, 2000; CEASE Trial, 1999; Kornitzer, Boutsen, Dramaix, Thijs & Gustavsson, 1995). Mit Hilfe intensivierter Begleitmaßnahmen in Form von qualifizierter Beratung unter Einbeziehung verhaltenszentrierter Techniken lässt sich der langfristige Entwöhnungserfolg weiter steigern, allerdings nur selten über 25 % (Dornelas, Sampson, Gray, Waters & Thompson, 2000).

Höhere Abstinenzraten sind zumeist nur in vulnerablen Situationen, wie nach erstem Myokardinfarkt oder operativen Eingriffen, erreichbar (Dornelas, Sampson, Gray, Waters & Thompson, 2000; Silagy, Mant, Fowler & Lancaster, 2000). Für den Bereich der verhaltenstherapeutischen Interventionen und Entspannungsverfahren ist ein zusätzlicher therapeutischer Nutzen nachgewiesen (Cincirpini & McClure, 1998; Lancaster & Stead, 2000), jedoch erschwert die Methodenvielfalt und die unterschiedliche Intensität dieser Verfahren eine zusammenfassende Bewertung. Es ist daher notwendig, klar strukturierte Verfahren in diesem Bereich weiter zu überprüfen.

Seit 1999 propagiert die Bundeszentrale für gesundheitliche Aufklärung in Deutschland die Aktion „Rauchfreies Krankenhaus" als einen Teil des WHO-Projektes „Partnerschaftsprojekt Tabakabhängigkeit 1999–2001" (Weltgesundheitsorganisation, 1999). Vor diesem Hintergrund sowie der aufgezeigten hohen Raucherprävalenz an deutschen Krankenhäusern führten wir eine intensivierte und gemeinschaftliche innerbetriebliche Aktion zur Raucherentwöhnung bei allen Krankenhausmitarbeitern durch. Das Ziel einer möglichst hohen Abstinenzrate bei den an einer Raucherentwöhnung Interessierten sollte durch eine optimierte Beratung und Pharmakotherapie nach publizierten Richtlinien (Haustein, 2000; Weltgesundheitsorganisation, 1999) sowie die motivationsfördernde Wirkung der gemeinschaftlichen Aktion erreicht werden. Darüber hinaus sollte mittels einer kontrollierten Studie der Nutzen einer freiwilligen Teilnahme an einem spezifischen supportiven Achtsamkeits- und Stressreduktionsprogramm geprüft werden, das sich bei der Therapie chronischer Erkrankungen als wirksam gezeigt hat. Vorangestellt wurde eine Erhebung der Rauchgewohnheiten des gesamten Krankenhauspersonals.

Probanden und Methodik

Die Studie wurde am Knappschaftskrankenhaus der Kliniken Essen-Mitte, gesundheitsförderndes Krankenhaus der WHO und akademisches Lehrkrankenhaus der Universität Essen, durchgeführt. Der Standort verfügt über insgesamt 270 vollstationäre Betten und 295 MitarbeiterInnen.

Erhebung der Raucherprävalenz

Nach Einholung des Einverständnisses der Mitarbeitervertretung und der Klinikleitung wurden zunächst alle Mitarbeiter des Knappschaftskrankenhauses der Kliniken Essen-Mitte mit einem hausintern versandten Brief über die geplante Studieninitiative informiert und mittels eines anonymisierten Antwortbogens zu ihrem Rauchverhalten befragt. Neben dem Raucherstatus wurden Geschlecht, Berufsgruppe und Lebensalter abgefragt. Im Rahmen eines nachfolgenden Aktionstages „Rauchfreies Krankenhaus“ wurden die Mitarbeiter über die Möglichkeit einer folgenden kostenfreien und medikamentös begleiteten Raucherentwöhnung im Rahmen einer wissenschaftlichen Studie unterrichtet.

Konsumreduzierungsstudie

Die Studie wurde als kontrollierte, nicht randomisierte Behandlungsstudie konzipiert. Die Zuordnung zur Behandlungs- bzw. Kontrollgruppe erfolgte nach Selbstauswahl der TeilnehmerInnen. Einschlusskriterien waren die Bereitschaft, das Rauchen aufzuhören und an der Studie teilzunehmen, Alter > 18 Jahre, Rauchen von mehr als zehn Zigaretten täglich, Rauchgewohnheit seit mindestens drei Jahren. Bekannte Gegenanzeigen der NET und die außerstudienmäßige Anwendung anderer Maßnahmen zur Tabakentwöhnung bildeten die Ausschlusskriterien. Das positive Votum der zuständigen Ethikkommission zur Studie lag vor.

Konsumreduzierungsverfahren: Alle Teilnehmer (Gruppe A und B) erhielten standardisiert eine begleitende Kurzinformation sowie eine kostenfreie medikamentöse NET durch eine in der Raucherentwöhnung speziell geschulte Studienärztin. Die weitere Begleittherapie umfasste eine Informationsgebung in Gruppen, eine Einzelberatung zur Nikotinentwöhnung mit ausführlicher Anamnese zum Rauchverhalten und Vergegenwärtigung der Gründe, nicht mehr zu rauchen, die antizipierende Bearbeitung möglicher Rückfallsituationen sowie konsekutiv die schriftliche Vereinbarung eines Raucher-Stopp-Tages. Weiter wurde die Option einer persönlichen oder telefonischen Notfallberatung bereitgehalten. Nach Erfassung des Abhängigkeitsprofiles nach Fagerstrøm (Heatherton, Kozlowski, Frecker & Fagerstrøm, 1991) sowie dem früher erfahrenen Auftreten von Entzugssymptomen wurde die NET verordnet und ausgeteilt. Leicht abhängigen Rauchern (Fagerstrøm 0–3 Punkte) wurde Membranpflaster Nicorette® (24,9 mg über vier Wochen, 16,6 mg über acht Wochen) und Nikotinkaugummi Nicorette® 2 mg ad libitum angeboten. Mittel und stark abhängige Raucher (Fagerstrøm 4–10 Punkte) erhielten bei gleicher Basistherapie zusätzlich Nikotinkaugummi Nicorette® 4 mg. Nicorette® Nasalspray 10 mg/ml wurde als Notfallmedikation zur Verfügung gestellt.

Das Achtsamkeitsprogramm: Das Programm, das für die ProbandInnen der Gruppe B offen stand, bestand aus acht Gruppensitzungen von jeweils zweieinhalb Stunden, die einmal wöchentlich stattfanden. Hauptinhalt dieser Sitzungen war die Vermittlung von Methoden, die einen Bewusstseinszustand ermöglichen, der durch eine nicht-wertende, liebe- und achtungsvolle und selbstwahrnehmende Anwesenheit im gegenwärtigen Moment gekennzeichnet ist. Diesen Zustand bezeichnen wir als Achtsamkeit.

Kabat-Zinn (1995) postuliert, dass die Probleme und „Katastrophen" unseres Lebens, auch Krankheiten und Süchte, Chancen für Wachstum und Lebendigkeit in sich bergen, die durch Achtsamkeit entdeckt und genutzt werden können. Die von ihm entwickelte Methode der Mindfulness-Based Stress Reduction verwendet dafür vor allem Elemente der buddhistischen Achtsamkeitsmeditation, die im klinischen Kontext frei von religiösen Elementen unterrichtet werden. Die Methode ist in den USA als verhaltensmedizinisch-gesundheitspädagogisches Verfahren anerkannt und landesweit verbreitet. Im Buch „Full Catastrophe Living", das in deutscher Sprache unter dem Titel „Heilsame Umwege – Meditative Achtsamkeit und Gesundung" vorliegt, äußert Kabat-Zinn sich zum Konzept von Achtsamkeit folgendermaßen:

> In einer Welt, die von Natur aus unbeständig und nicht frei von Leid ist, bringt sie uns Grundsätzliches über das Leben bei, über inneres Wachstum und Gesundheit. Es ist eine Kunst, die uns lehrt, uns selbst und die Welt auf eine andere, neue Weise zu sehen und mit unserem Körper, mit unseren Gedanken, Gefühlen und Wahrnehmungen bewusst umzugehen. Sie bringt uns bei, das Leben und uns selbst nicht ganz so ernst zu nehmen und öfter mal zu lachen, während wir nach bestem Vermögen versuchen, unser Gleichgewicht, den Ort der inneren Mitte, zu finden und in ihm zu bleiben. (Kabat-Zinn, 1995, S. 21)

In der Achtsamkeitsmeditation wird die konzentrierte Aufmerksamkeit für innere und äußere Vorgänge geschult. Nach einigem Üben kann es gelingen, alle Gedanken und Gefühle als im Geist stattfindende Ereignisse von begrenzter Dauer wahrzunehmen, die nicht mit dem Geist identisch sind. Auf diesem Weg ist es möglich, Perioden tiefer innerer Ruhe und Entspannung zu erleben, in denen das unterscheidende und wertende Denken zur Ruhe kommt oder doch im größeren Kontext eines erweiterten Bewusstseinszustandes relativiert als eine sich wandelnde Erscheinung wahrgenommen werden kann. In diesem Zustand des eigentlichen Da-Seins wird jeder Moment genau so angenommen, wie er sich entfaltet. Kabat-Zinn beschreibt diese Momente als „Augenblicke wahren, vollkommenen Seins, die immer vorhanden sind und die jeder Mensch erleben kann. Sie sind der Urstoff des Seins" (ebd., S. 78).

Dieses Ruhen im Moment bzw. das Reiten auf den Wellen der Wahrnehmung, des Denkens und Fühlens eröffnet einen Raum für Einsichten in Handlungsgewohnheiten und Reaktionsmuster, die uns im Zustand des weniger achtsamen Alltagsbewusstseins nicht zugänglich sind. Dem Versuch, eine Schulung in Achtsamkeit als Unterstützung bei der Reduzierung des Konsums von Zigaretten zu evaluieren, lagen neben dem vermuteten generellen Entspannungseffekt folgende Hypothesen zugrunde: Wenn der Raucher oder die Raucherin lernt, den Drang zur Zigarette achtsam und mitfühlend zu betrachten und dabei zu spüren, welche Körperempfindungen, Gedanken, Gefühle und inneren Bilder mit diesem Drang verbunden sind, können daraus Einsichten in die Motive und Bedürfnisse entstehen, die dem eigenen (Sucht-)Verhalten zugrunde liegen. Außerdem kann das achtsame Halten des Verlangens zu der Erkenntnis führen, dass seine Intensität veränderlich ist. Es muss sich wandeln und unweigerlich geringer werden, auch wenn ihm nicht nachgegeben wird.

Die erste im Programm vermittelte Methode ist der Body-Scan, bei dem die übende Person ihre Aufmerksamkeit sukzessive durch den ganzen Körper führt. Später folgen die Meditation im Sitzen und im Gehen sowie Yoga-Dehnungsübungen. Die Aufgabe, eine konzentrierte und akzeptierende Geisteshaltung einzunehmen, steht bei allen diesen Methoden im Zentrum. Im Yoga werden bestimmte vorgegebene Körperhaltungen (Asanas) eingenommen, die der Atrophie entgegenwirkende, dehnende, entspannende und kräftigende Wirkungen haben. Bei dem in Essen durchgeführten Programm wurden zusätzlich noch achtsamkeitsfördernde Ruhe- und Bewegungsübungen aus dem Qigong integriert, die ebenfalls kräftigen, die Eigenwahrnehmung schulen, eine Spannungsregulation ermöglichen (Cimei & Youjun, 1992) und häufig als sehr freudvoll erlebt werden. Li, Chen und Mo (2002) konnten zeigen, dass Qigong als Unterstützung der Entgiftung von Heroinabhängigen wirksam ist.

Die Übungen wurden in den Kurstreffen vorgestellt und sollten dann von den Teilnehmern mit Hilfe von Audiokassetten täglich zu Hause für mindestens eine halbe Stunde geübt werden. Zusätzlich zu diesen Übungen wurde immer wieder daran erinnert, tägliche Aktivitäten wie Essen, Zähneputzen, Duschen, Autofahren, Sprechen, Denken usw. achtsam auszuführen, d.h. ganz mit der Aufmerksamkeit bei dem jeweiligen Tun zu bleiben und das Abschweifen des Geistes vom aktuellen Moment wahrzunehmen. Weiter wurden die TeilnehmerInnen mittels Selbstbeobachtungsbögen angeregt, eigene Wahrnehmungs- und Handlungsmuster zu reflektieren. Die Kurstreffen waren dann Gelegenheit zum Austausch über die Erfahrungen mit den Übungen und mit dem Nichtrauchen während der vorangegangenen Woche. Zusätzlich dazu stand jedes Treffen unter einem der folgenden Themen: „Was ist Achtsamkeit?"; „Umgang mit angenehmen bzw. unangenehmen Erlebnissen"; „Was ist Stress?"; „Achtsamkeit im Alltag"; „Umgang mit Gefühlen"; „Kommunikation"; „Ernährung" und „Rückfallprophylaxe".

Das Programm forderte von den Teilnehmern ein hohes Maß an Eigenaktivität. Ursprünglich wurde das Programm für die Arbeit mit Schmerzpatienten entwickelt, die durch starken Leidensdruck motiviert sind. Zwar kann der Leidensdruck der Probanden in der Nichtraucherstudie im Vergleich dazu als relativ gering eingeschätzt werden, jedoch fungierte hier das Bewusstsein der kollegialen Gemeinsamkeit im Rahmen der Organisation der Kliniken Essen-Mitte als zusätzliche Motivation. Die Gruppentreffen fanden in den frühen Abendstunden statt. Auf Grund der Schichtdienste vieler TeilnehmerInnen wurde jedoch kein Termin gefunden, an dem immer alle Teilnehmer anwesend sein konnten.

Messmethoden: Die initiale Befundaufnahme umfasste Body-Maß-Index und Puls/Blutdruck nach fünfminütiger Ruhe. Die Zielparameter wurden nach drei und sechs Monaten durch persönliches Interview sowie nach fünfzehn Monaten telefonisch erfasst, bei Nicht-Einhaltung des Termins durch Telefongespräch und ein nachfolgendes zeitnahes persönliches Interview. Nach Abschluss des achtwöchigen Interventionsprogramms wurden persönliche Tiefeninterviews zur Qualität der Achtsamkeit im Kontext der Entwöhnung von den Rauchgewohnheiten sowie zu den selbst wahrgenommenen Auswirkungen der Achtsamkeitspraxis auf den Alltag durchgeführt. Die Transkripte der Interviews wurden nach den Maßgaben der qualitativen Inhaltsanalyse nach Mayring (1996) ausgewertet. Die Messung der Kohlenmonoxid-(Co-)Konzentration (Gerät „Smokerlyzer", Fa. Bedfont, Köln) im Expirium erfolgte zur Erhebung objektivierter Kontrolldaten zum Ausmaß des Tabakkonsums bei Studienbeginn sowie nach drei und sechs Monaten.

Quantitative Zielkriterien der Studie waren die Abstinenzraten nach drei, sechs und fünfzehn Monaten. Hierbei wurde von kontinuierlicher Abstinenz ausgegangen. Sekundäre Zielkriterien waren die CO-Konzentration im Expirium nach drei und sechs Monaten und das Ausmaß der Gewichtszunahme nach sechs Monaten. Die Angst vor unkontrollierbarer Gewichtszunahme wird als eine ernstzunehmende Barriere für das Nichtrauchen gesehen (Unland, 1996). Die Anzahl der gerauchten Zigaretten wurde für alle nicht kontinuierlich Abstinenten nach drei und sechs Monaten zum Ausgangswert verglichen und daraus die mittlere Reduktion des Rauchkonsums im Bezugskollektiv der verbleibenden Raucher errechnet. Die Veränderungen der untersuchten Parameter innerhalb der Behandlungsgruppen wurden mittels Vorzeichen-Rang-Test („Wilcoxon Signed Rank Test") geprüft. Für den Vergleich der beiden Behandlungsarme wurde der Wilcoxon-Rangsummentest für unverbundene Stichproben eingesetzt. Für 2x2-Kontingenztafeln wurde der exakte Test nach Fischer verwendet. Auf Grund der Nichtrandomisierung der Gruppen wurde der Einfluss der Kovariaten Geschlecht, Alter, Berufsgruppe, Länge der Raucheranamnese und Fagerstrøm-Score zur Erkennung ungleich verteilter Variablen zwischen den Behandlungsarmen in ein Regressionsmodell in Bezug auf die 3- und 6-Monatsabstinenz einbezogen.

Für die Fallzahlschätzung wurde bei 345 Mitarbeitern nach internen Schätzungen ein Raucheranteil von 50 % erwartet. Aufgrund der gemeinschaftlichen Aktivität mit hoher Zielidentifikation sowie der erfolgten Einbindung der Mitarbeitervertretung und der Geschäftsführung wurde von einem hohen Anteil von etwa 50 % Entwöhnungswilligen in der Vorbefragung ausgegangen. Es wurde eine Abstinenzrate nach drei Monaten von 15 % in der konventionellen Gruppe und 35 % in der additiv behandelten Gruppe erwartet. Die Wahrscheinlichkeit, bei zweiseitiger Hypothesentestung einen signifikanten Unterschied zwischen den Gruppen aufzuzeigen (Power), betrug bei einer Gruppengröße von je 50 Teilnehmern 80 %. Die Schätzung der Effektstärke der Achtsamkeits-Intervention beruhte auf katamnestischen Daten zur Raucherentwöhnung der Klinik der University of Massachusetts.

Ergebnisse

Erhebung der Raucherprävalenz

Von insgesamt 345 Beschäftigten am Knappschaftskrankenhaus der Kliniken Essen-Mitte antworteten 296 in der initialen anonymen Befragung zum Raucherstatus; die Antwortquote lag damit bei 86 %. Bei einem Durchschnittsalter von 38 Jahren bezeichneten sich 140 Mitarbeiter (47,3 %) aktuell als Raucher, 156 als Nichtraucher (52,7 %). Raucher konsumierten im Mittel 25,9 ± 10,3 Zigaretten täglich. Von 138 Mitarbeitern der Krankenpflege waren 79 Raucher (57,2 %), hierbei 24 von 26 der männlichen Mitarbeiter in der Krankenpflege (92,3 %). Im ärztlichen Personal fanden sich neun Raucher bei einem Rücklauf von 38 Fragebögen (23,6 % Raucher). Unter insgesamt 60 männlichen und 236 weiblichen Mitarbeitern war der Raucheranteil bei Männern prozentual höher (63,3 % vs. 43,2 %). Von den 140 Rauchern waren 116 (83 %) zur sofortigen Raucherentwöhnung motiviert und mit der Studienteilnahme einverstanden. 24 Raucher (17 %) hatten kein Interesse an einer Raucherentwöhnung. Unter den zum Raucherstopp motivierten Mitarbeitern wünschten 53 Personen (45 % der Entwöhnungswilligen) die Teilnahme am Stressreduktionsprogramm.

Das mittlere Alter lag in den Behandlungsgruppen bei 37 (A) und 41 Jahren (B). In Gruppe B überwog der Anteil der weiblichen Teilnehmer deutlich den Anteil der männlichen Teilnehmer. Mitarbeiter der Krankenpflege waren in beiden Gruppen am häufigsten vertreten. An beiden Gruppen nahmen jeweils zwei Ärzte teil. Die Ausgangsdaten in beiden Gruppen sind in Tabelle 1 wiedergegeben. Die Daten zum Rauchverhalten sind in Tabelle 2 zusammenfassend dargestellt; es fanden sich hierbei keine signifikanten Gruppenunterschiede. 80 % der Teilnehmer hatten bereits vor dem 20. Lebensjahr zu rauchen begonnen, dementsprechend lag die mittlere Dauer der Raucheranamnese bei etwa 20 Jahren. Die Teilnehmer rauchten im Mittel etwa 25 Zigaretten täglich. Mehr als 90 % der Teilnehmer hatten schon einen oder mehrere Entzugsversuche hinter sich, davon in etwa 30 % mit Nikotinersatz. In der überwiegenden Zahl der Fälle erfolgte die frühere NET ohne ärztliche Anleitung. Mehr als die Hälfte der Teilnehmer gab an, eine mit der Nikotinentwöhnung verbundene Gewichtszunahme zu befürchten.

Tabelle 1: *Ausgangsdaten in der Gesamtpopulation und in beiden Gruppen (BMI = Body-Maß-Index)*

	Gruppe A (n = 63)	Gruppe B (n = 53)	Gesamtpopulation (n = 116)
Alter (Jahre)	37,2 ± 10,7	40,6 ± 9,7	39,0 ± 10,2
BMI (kg/m2)	25,2 ± 4,3	24,2 ± 4,5	24,7 ± 4,3
weibl. Geschlecht (%)	54,0	73,6	63,0
Beruf (%):			
Pflege	43,5	28,9	35,9
Arzt/Ärztin	3,2	3,7	3,4
Sonstige	53,3	67,4	60,7
feste Partnerschaft (%)	85,7	82,7	84,2
rauchender Partner (%)	54,0	47,1	50,9

Tabelle 2: *Rauchverhalten und Raucheranamnese vor Studienbeginn*

	Gruppe A (n = 63)	Gruppe B (n = 53)	Gesamt
Dauer des Rauchens (Jahre)	18,6 ± 9,3	21,1 ± 8,5	19,8 ± 8,9
Beginn des Rauchens bis 20. Lebensjahr (%)	81,5	94,2	87,2
Entwöhnungsversuche (%)			
noch nie	7,4	8,0	7,7
einmal	42,6	44,0	43,3
zwei- bis fünfmal	44,4	40,0	42,3
> fünfmal	5,6	4,0	4,7
mit Nikotinersatz	17,5	41,5	28,4
Anzahl gerauchter Zigaretten/Tag	24,5 ± 10,5	26,4 ± 10,8	25,6 ± 10,7
Angst vor Gewichtszunahme bei Raucherstopp (%)	57,1	58,5	57,8
Fagerstrøm-Score:	4,6 ± 2,3	5,2 ± 2,2	4,9 ± 2,3
0–3 (%)	42,8	28,3	36,2
4–7 (%)	41,2	60,3	50,0
8–10 (%)	15,8	11,3	13,8

Konsumreduzierung

In Gruppe A konnten an den drei Messzeitpunkten die Daten von 60 der 63 Teilnehmer jeweils komplett erhoben werden, in Gruppe B von 50 (sechs Wochen, drei Monate) bzw. 51 von 53 (sechs Monate) Teilnehmern. Nach drei Monaten waren in Gruppe A 21 Teilnehmer (35 %) abstinent, weitere 15 (25 %) gaben eine Reduktion ihres Zigarettenkonsums um wenigstes die Hälfte an. In Gruppe B waren nach drei Monaten 21 Teilnehmer (42 %) abstinent, weitere 12 (24 %) hatten den Zigarettenkonsum reduziert. Nach sechs Monaten waren die Unterschiede zwischen den beiden Behandlungsgruppen mit noch 12 abstinenten Teilnehmern (20 %) in Gruppe A und 21 (42 %) Abstinenten in Gruppe B ausgeprägter. Unter den rückfälligen Rauchern hatten in Gruppe A 21 (35 %) den Zigarettenkonsum reduziert, in Gruppe B 12 (23,5 %). In der Nachuntersuchung nach 15 Monaten waren in Gruppe A noch 11 (18 %) und in der Achtsamkeitsgruppe noch 16 (30 %) der TeilnehmerInnen abstinent. Die Gruppenunterschiede der Abstinenz erreichten jedoch zu keinem Zeitpunkt das Signifikanzniveau (3 Monate: $p = 0.87$; 6 Monate: $p = 0.22$); 15 Monate: $p = 0.28$). Die Abstinenzraten sind in Tabelle 3 zusammengefasst.

Tabelle 3: *Absolute und prozentuale Abstinenzraten (kontinuierliche Abstinenz) zu den vier Messzeitpunkten: 6 Wochen (tel.), 3 Monate, 6 Monate und 15 Monate in beiden Gruppen und in der Gesamtpopulation*

	Abstinenz: 6 Wochen A: n = 60 B: n = 50	Abstinenz: 3 Monate A: n = 60 B: n = 50	Abstinenz: 6 Monate A: n = 60 B: n = 51	Abstinenz: 15 Monate A: n = 62 B: n = 52
Gruppe A	30 (50,0 %)	21 (35,0 %)	12 (20,0 %)	11 (17,7 %)
Gruppe B	37 (74,0 %)	21 (42,0 %)	21 (41,2 %)	16 (30,2 %)
Gesamt	67 (60,9 %)	42 (38,2 %)	33 (29,7 %)	27 (23,7 %)

In der Regressionsanalyse konnte kein signifikanter Einfluss der Kovariaten Alter, Geschlecht, Berufsgruppe, Länge der Raucheranamnese und Fagerstrøm-Score auf die Abstinenzrate festgestellt werden.

Die Reduktion des Rauchkonsums bei rückfälligen Rauchern führte zu einer mittleren Anzahl von im Mittel 10 vs. 4 gerauchten Zigaretten in Gruppe A vs. B nach sechs Monaten. Nach 15 Monaten lag die Ratio bei 13 vs. 7 Zigaretten pro Tag. Die Reduktion war damit in der Behandlungsgruppe B ($p < 0.1$) ausgeprägter. Die Messungen der CO-Konzentration (Beginn, drei und sechs Monate) konnten bei 70 Teilnehmern (38 in Gruppe A und 32 in Gruppe B) durchgeführt werden, darunter alle Teilnehmer, die sich als abstinent bezeichneten (Abbildung 1). In beiden Behandlungsgruppen war eine signifikante Reduktion der mittleren CO-Werte festzustellen ($p < 0.001$), die Reduktion nach sechs Monaten war in Gruppe B ausgeprägter ($p = 0.03$).

Abbildung 1: *CO-Konzentration (parts per minute) im Expirium (Mittelwert, SD) bei Beginn (Monat 0) sowie nach drei und sechs Monaten in den Gruppen A (n = 38) und B (n = 32). Signifikante Reduktion nach drei und sechs Monaten in beiden Gruppen (p < 0.001); p = 0.03 für den Gruppenunterschied nach sechs Monaten*

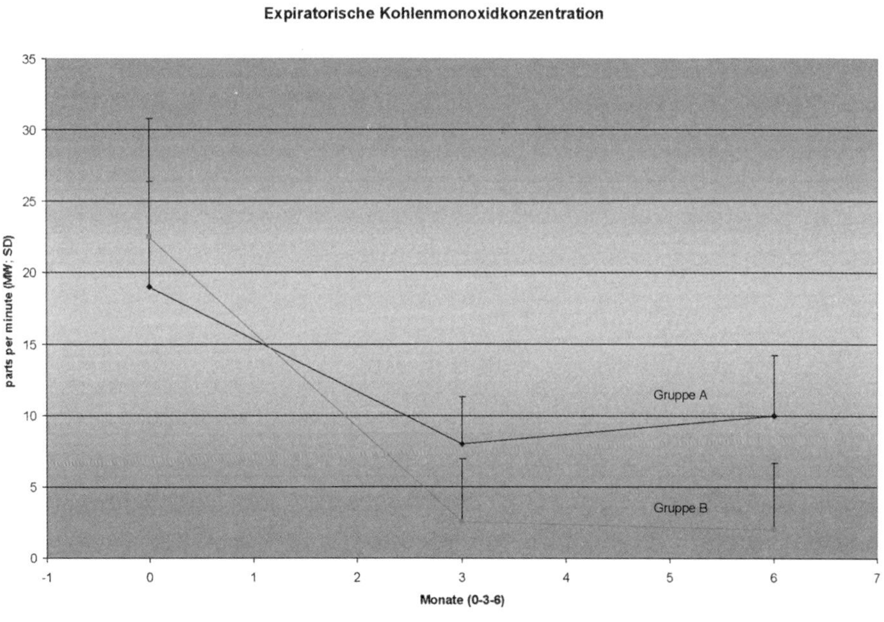

Nikotinersatzpräparate waren bei Aufnahme nahezu allen Patienten verordnet worden. Nach sechs Monaten setzten acht Teilnehmer in Gruppe A und sieben Teilnehmer in Gruppe B noch Nikotinersatzpräparate ein. Jeweils 20 Patienten (31,7 % und 37,7 %) gaben im Verlauf

Beschwerden an, die ihrer Meinung nach in Zusammenhang mit der Anwendung ihres Nikotinersatzpräparates standen. Hierbei wurden am häufigsten Geschmacksstörungen (Kaugummi) und Allergien (Pflaster) registriert. Nikotinspray als Notfallmedikament wurde nicht in Anspruch genommen. Das mittlere Körpergewicht erhöhte sich in beiden Behandlungsgruppen signifikant mit im Mittel 2,4 kg in Gruppe A und 1,72 kg in Gruppe B ($p < 0.001$, jeweils). Die Unterschiede der Gewichtszunahme zwischen den Gruppen waren nicht signifikant.

Adhärenz mit dem Achtsamkeitsprogramm: 19 Probanden (36 %) der Achtsamkeitsgruppe nahmen an vier oder mehr Kurstreffen teil. Die am häufigsten genannten Gründe für das Fernbleiben vom Kurs waren Schichtdienst und Zeitmangel in der Vorweihnachtszeit. 23 Probanden (44 %) gaben nach Ende des Kurses an, selbständig eine oder mehrere Formen der Achtsamkeitspraxis weiterzuüben. Mit diesen 23 Personen wurden Tiefeninterviews zum Zusammenhang zwischen Achtsamkeit und Nichtrauchverhalten sowie zur Qualität der Achtsamkeit im Alltag durchgeführt.

Interviewergebnisse: Die 23 Probanden, die zu Kursende angaben, regelmäßig zu Hause Achtsamkeit zu praktizieren, wurden in einem teilstrukturierten Interview zur Bedeutung der Achtsamkeit in ihrem Leben befragt. Schwerpunkte der Befragung waren

- die wahrgenommene Verbindung von Achtsamkeit, Rauchverlangen und Rauchverhalten sowie
- die Qualität der Achtsamkeit im Alltag.

Die Aussagen zum wahrgenommenen Einfluss der Achtsamkeitspraxis auf das Rauchverhalten, von denen beispielhaft einige wiedergegeben werden, lassen sich in folgende Kategorien ordnen:

- Substitution (achtsam sein statt Rauchen): „… Ich mach jetzt keine Rauchpausen mehr, sondern Atempausen. Ich sage dann zu den Kollegen: Kommt, wir machen jetzt 'ne Atempause."
- Entspannung: „… Ich bin jetzt generell entspannter und muss nicht mehr, wenn ich nach Hause komme, mit der Zigarette entspannen."

- Metakognition: „… Beim Rauchverlangen sage ich mir immer wieder: Die Gedanken kommen jetzt, aber die gehen auch wieder."
- Dehabituierung: „… Rauchen war zum Reflex geworden. Ich hab nicht mehr drüber nachgedacht. Jetzt denke ich nach und erkenne: Du musst nicht rauchen."
- Einsicht in Funktion des Rauchens als Belohnung und als Gemeinschaftserlebnis: „… und das hab ich früher gar nicht so gewusst, dass ich mich damit belohnt habe."

17 Probanden gaben an, neben den strukturierten Übungen kurze Phasen des bewussten Atmens, des Im-Moment-Seins und Spürens in ihren Alltag integriert zu haben:

- „… schon mal fünf Minuten hinsetzen und in mich hineinhören …"
- „… dass ich mir bewusst bin, jetzt fährst du Auto, jetzt lebst du hier, jetzt atmest du hier, du bist jetzt hier, das finde ich ganz toll. Klappt auch sehr gut."
- „… kurz zurückziehen, sitzen oder stehen, in den Körper spüren, atmen. Das gibt Kraft."
- „… in den Körper, auch in Schmerzen hineinatmen. Wenn ich im Park auf der Bank sitze, kann ich jetzt zum Atem spüren."
- „… das ging wunderbar, in meinen Atem zu spüren, auch auf dem Weg zur Straßenbahn und so."
- „… Ich spüre oft nach innen."
- „… spüre jetzt auch tagsüber öfters in mich hinein."

Sieben Probanden berichten, weniger gereizt, aufbrausend und aggressiv zu sein: „… Ich explodiere nicht mehr, wenn Leute sich aufregen. Ich denke: Du regst dich auf, ich muss mich nicht aufregen."

Vier Probanden berichten von größerer Offenheit und Mitteilungsfreude: „… Ich zeige jetzt mehr von mir. Es tut mir gut, mich mitzuteilen."

Zwei Probanden sprechen von inniger gewordenen Beziehungen zu ihren Kindern:

„… Bei meinen Kindern bin ich aufmerksamer geworden. Der Kleine erzählt dann seine Geschichten und die werden soooo lang. Im Grunde weiß ich schon, was kommt. Trotzdem versuche ich, ganz bei seiner Erzählung zu sein. Einfach nur zuhören. Dafür ist die Sitzmeditation die Übung schlechthin. Das ist bei ihm sein. Das bringt uns die Nähe … Die Kinder erzählen dann auch ruhiger. Die spüren ja auch, wenn man ungeduldig ist. Die lächeln dann vielleicht auch ein bisschen anders. Das ist eigentlich mehr so'n Gefühl … Der Kleine ist jetzt sieben. Aber auch die Große kommt wesentlich häufiger und erzählt mir Banalitäten aus der Schule. Für sie sind's keine Banalitäten … Das ist irgendwie so'n bisschen intensiver geworden, die Beziehung zu den Kindern."

Zwei Probanden sprechen von gewachsenem Durchsetzungsvermögen: „… Ich fühle mich nicht mehr für alles und jeden verantwortlich. Ich kann jetzt auch ‚Nein' sagen. Das muss für den anderen nicht immer negativ sein."

Diskussion

In der vorliegenden Studie wurde im Rahmen einer gemeinschaftlichen Aktion in einem Krankenhaus der Regelversorgung die Raucherprävalenz der Mitarbeiter erhoben und nachfolgend ein strukturiertes Raucherentwöhnungsprogramm mit optionaler Achtsamkeitsschulung durchgeführt.

In der initialen Erhebung konnte eine hohe Antwortquote von 86 % erzielt werden. Der dabei gefundene hohe Raucheranteil von über 47 % bestätigte die subjektive Einschätzung, dass sich unter Krankenhausmitarbeitern eine alarmierend hohe Raucherprävalenz findet. Auch in einer früheren Erhebung fand Troschke (1992) eine ähnlich hohe Raucherprävalenz bei deutschem Klinikpersonal. Ein Rückgang des Gesamtanteiles rauchender Mitarbeiter scheint nicht stattzufinden, vermutlich auch infolge des hohen Frauenanteils unter den Mitarbeitern bei steigender Raucherprävalenz von Frauen in der Bevölkerung (Junge & Nagel, 1999). Gegenüber früheren Erhebungen aus Deutschland und anderen europäischen Ländern zeigt sich in der vorliegenden

Studie ein niedriger Anteil rauchender Ärzte, hingegen ein sehr hoher Anteil von Rauchern innerhalb des Krankenpflegepersonals. Insgesamt finden sich bei einem Vergleich mit internationalen Erhebungen der letzten Jahre nur in Spanien (Carrion, Hernandez & Plaza, 1998) höhere Raucherprävalenzen bei Klinikpersonal, in allen anderen Staaten hingegen niedrigere klinikinterne Raucherraten (Hay, 1998; Hughes & Rissel, 1999; McKenna et al., 2001; Muzi et al., 2001; Varsano, Hevion & Garenkin, 2000; Zanetti et al., 1998). Die vorliegenden Daten weisen somit auf die absolute Dringlichkeit der Förderung von Raucherentwöhnungen unter Klinikmitarbeitern in Deutschland hin.

Durch die gemeinschaftliche Intervention in den Kliniken Essen-Mitte konnte bei nicht selektierten gesunden Rauchern eine vergleichsweise hohe Abstinenzrate erzielt werden. Eine Metaanalyse von Interventionsprogrammen mit NET plus intensiver psychologischer Betreuung fand durchschnittliche Abstinenzraten von 28,5 % (26,5–30,6 %) nach sechs Monaten (Cinciripini & McClure, 1998). In den größeren kontrollierten Studien zur NET mit Kurzintervention lagen die Abstinenzraten bei etwa 20 % gegenüber 10 % unter Placebo (Silagy, Mant, Fowler & Lancaster, 2000). In der vorliegenden Untersuchung dürfte die höhere gesamte Abstinenzrate vor allem durch die intensive Motivationsförderung im Rahmen der gemeinschaftlichen innerbetrieblichen Aktion begründet sein. Während der gesamtem Laufzeit der Studie war das Thema Rauchen und „Rauchfreies Krankenhaus" fester Bestandteil der innerbetrieblichen Kommunikation. Vergleichsweise hohe Abstinenzraten wurden auch bei ähnlichen klinikinternen Programmen in Australien und Dänemark berichtet (Backer, Olsen, Enevoldsen, Munk, Schioning, Kann, Mundt, Agner & Tonnessen, 1999).

Zu allen Messzeitpunkten zeigten sich in Gruppe B mit Stressreduktion durch Achtsamkeit höhere, jedoch auch bedingt durch die Gruppengrößen nicht signifikant erhöhte Abstinenzraten. Signifikante Unterschiede zugunsten der Achtsamkeitsgruppe fanden sich für die CO-Konzentration im Expirium sowie für die Anzahl gerauchter Zigaretten bei rückfälligen Rauchern. Da bereits die Verringerung des Tabakkonsums die Prävalenz der tabakabhängigen Erkrankungen reduziert und oftmals der kontinuierlichen Abstinenz zeitlich vorausgeht, konnte damit ein klarer Nutzen des Stressreduktionsprogrammes aufgezeigt werden. Für die Einschätzung der Wirksamkeit der in der Studie durchgeführten „Mindfulness-Based Stress Reduction" (MBSR) ist jedoch auch die Adhärenz mit dem Programm zu berücksichtigen. Trotz oder vielleicht auch aufgrund des kostenfreien Angebotes der Kursdurchführung innerhalb der Klinik und einem hohen Anteil an TeilnehmerInnen, die in Wechselschicht arbeiteten, nahmen nur 36 % der freiwillig in Gruppe B zugeordneten TeilnehmerInnen regelmäßig am Kursprogramm teil und 44 % praktizierten selbständig die Haltung der Achtsamkeit in ihrem Alltag. Hierbei blieb ein höherer Anteil der regelmäßig Übenden gegenüber den Nicht-Übenden im Verlauf abstinent. In den amerikanischen Untersuchungen der Arbeitsgruppe um Kabat-Zinn konnten bei verschiedenen Krankheitsentitäten durchweg höhere Adhärenz-Raten erreicht werden (18–20). Die Wirksamkeit des verwendeten Stressreduktionsprogrammes als Unterstützung in der Raucherentwöhnung sollte daher in Studien mit größeren Fallzahlen und Responderanalyse weiter untersucht werden. Inzwischen wurde der Interventionsansatz von Kollegen an der University of Michigan mit ähnlichem Erfolg repliziert (Davis, Fleming, Bonus & Baker, 2007).

Die Interviewergebnisse zum Zusammenhang zwischen der Achtsamkeitspraxis und dem Umgang mit dem Rauchverlangen legen nahe, dass die TeilnehmerInnen durch die regelmäßige Praxis von Achtsamkeitsmeditation, Yoga und Qigong einen Entspannungseffekt erzielen konnten, der das Bedürfnis nach Entspannung mit der Zigarette reduzierte. Ein wichtiger edukativer Effekt des Programms bestand daher in der Vermittlung von Methoden der Spannungsregulation. Sowohl die Fähigkeiten zur Selbstwahrnehmung als auch die der Selbstregulation stiegen. TeilnehmerInnen wurden in die Lage versetzt, insbesondere diejenigen ihrer Gedanken und Gefühle, die mit dem „Craving" verbunden waren, als mentale Erscheinungen wahrzunehmen und zu akzeptieren, ohne auf sie mit Selbstvorwürfen oder mit maladaptivem Verhalten in Form von Rauchen zu reagieren. Aus der metakognitiven Vigilanz heraus, die mit der Haltung der Achtsamkeit einhergeht, waren sie vermutlich besser in der Lage, sich von gewohnten Reaktionsmustern zu dehabituieren. Die Fähigkeit zum Treffen bewusster Entscheidungen für oder gegen gewohnte alltägliche Handlungen stieg. So wählten einige der abstinenten TeilnehmerInnen statt der Zigarette Phasen der Achtsamkeit mit dem Atem als Aufmerksamkeitsanker, andere entschieden sich bewusst für ein oder zwei Genusszigaretten pro Tag. Die Praxis der Achtsamkeitsmethoden eröffnete den Probanden ein Repertoire an Handlungsalternativen sowohl im Hinblick auf die Entwicklung neuer Alltagsgewohnheiten als auch im Bereich der Selbstregulation des Spannungszustands. Einzelne TeilnehmerInnen gelangten zu Einsichten betreffs der Funktionen des Rauchens als Form der Selbstbelohnung sowie als Gemeinschaftserlebnis. In der Gruppe wurden alternative Möglichkeiten der Selbstbelohnung im Zusammenhang mit der Frage nach der Verwendung der nicht mehr für Zigaretten ausgegebenen Geldbeträge diskutiert.

Unabhängig vom Ziel der Reduzierung des Zigarettenkonsums entstanden für die Probanden, die selbständig Achtsamkeit praktizierten, weitere Verhaltensänderungen: So schenkte sich die Mehrzahl im Alltag selbst mehr wohlwollende Aufmerksamkeit. Einige berichteten, dass sie sich auch in der Kommunikation mit Mitmenschen weniger gereizt, offener, kommunikativer und zugleich bestimmter erlebten. Ein Teilnehmer und eine Teilnehmerin berichteten von intensiver und inniger gewordenen Beziehungen zu ihren Kindern. So befähigte die Achtsamkeitsschulung – neben der beabsichtigten Unterstützung bei der Überwindung der Abhängigkeit – nicht wenige Probanden zu Haltungs- und Verhaltensänderungen im Sinne eines gesundheitsfördernden Lebensstils.

Bei der Dateninterpretation sind die methodischen Limitierungen der Studie zu beachten. Die nicht-randomisierte Gruppenzuteilung wurde gewählt, um den gemeinschaftlichen Charakter der Aktion „Rauchfreies Krankenhaus" zu unterstützen und die externe Validität der Ergebnisse zu betonen. Durch das Fehlen der Randomisierung ist die Vergleichbarkeit der Gruppen im Sinne eines Selektionsbias eingeschränkt, da die Teilnahmebereitschaft am Stressreduktionsprogramm auf eine höhere Motivation zur Raucherentwöhnung oder auch auf eine schwerere Abhängigkeit und frühere frustrierte Rauchstoppversuche mit konventionellen Methoden hinweisen kann. Die Regressionsanalyse, die zur Berechnung des Einflusses der Kovariaten eingesetzt wurde, ergab jedoch, dass die Gruppenunterschiede unabhängig von den soziodemografischen Daten, dem Fagerstrøm-Score sowie der Länge der Raucheranamnese auftraten.

Die mittlere Dauer des Rauchens von etwa 20 Jahren in der Gesamtpopulation und der überwiegend frühe Beginn der Rauchergewohnheit weisen darauf hin, dass die Nikotinabhängigkeit überwiegend berufsunabhängig bereits in Jugendjahren entstand, und unterstreichen die Bedeutung der Primärprävention. Erwartungsgemäß kam es durch die Raucherentwöhnung zu einer signifikanten Gewichtszunahme, etwas geringer ausgeprägt in Gruppe B. Dies könnte als Hinweis auf einen achtsameren Umgang der Probanden in dieser Gruppe mit sich selbst gedeutet werden. Eine Gewichtszunahme war auch von mehr als der Hälfte der Teilnehmer als persönlich relevante Nebenwirkung des Raucher-Stopps befürchtet worden. Angst vor Gewichtszunahme ist vermutlich eine der Hauptbarrieren der Raucherentwöhnung (Russ, Fonseca, Peterson, Blackman & Robbins, 2001).

Zusammenfassend konnte in der Studie gezeigt werden, dass durch eine gemeinschaftliche innerbetriebliche Aktion mit ärztlich geführter medikamentöser NET eine vergleichsweise hohe Abstinenzrate bei Krankenhauspersonal zu erzielen ist. Es erscheint dringlich und machbar, die inakzeptabel hohe Raucherprävalenz an deutschen Kliniken durch entsprechende Aktivitäten sowie fördernde Strukturen, z.B. Etablierung eines „raucherbeauftragten Arztes", zu senken. Das vielversprechende Potenzial additiver Stressreduktions- und Achtsamkeitsprogramme für die Förderung gesundheitsfördernder Lebensstile sollte in größeren randomisierten Studien weiter evaluiert werden.

Literatur

Backer, V., Olsen, A.D., Enevoldsen, H.K., Munk, P., Schioning, H., Kann, A., Mundt, K., Agner, T. & Tonnessen, H. (1999). Smoking intervention among hospital staff at the H.S. Bisperebjerg Hospital. Toward a non-smoking hospital - short term results. *Ugeskrift for laeger, 161,* 3663-3665.

Balfour, D., Benowitz, N., Fagerstrøm, T., Kunze, M. & Keil, U. (2000). Diagnosis and treatment of nicotine dependence with emphasis on nicotine replacement therapy. *European Heart Journal, 21,* 438-445.

Batra, A. (2000). *Tabakabhängigkeit - Biologische und psychosoziale Entstehungsbedingungen und Therapiemöglichkeiten.* Darmstadt: Steinkopff.

Berkel, T., Boersma, H. & Roos-Hesselink, J. (1999). Impact of smoking cessation and smoking interventions in patients with coronary heart disease. *European Heart Journal, 20,* 1773-1782.

Carrion, V.F., Hernandez, L.J. & Plaza, V.P. (1998). Smoking in health care workers. Identification of related factors. *Archivos de Bronconeumologia, 34,* 379-383.

CEASE Trial (Collaborative European Anti Smoking Evaluation). (1999). *The European respiratory journal: official journal of the European Society for Clinical Respiratory Physiology, 13,* 238-247.

Cimei, T. & Youjun, G. (1992). Effects of qigong on reducing stress response. *International Journal of Psychology, 27,* 607.

Cinciripini, P.M. & McClure, J.B. (1998). Smoking cessation: recent developments in behavioural and pharmacologic interventions. *Oncology, 12,* 249-56.

Davis, J.M., Fleming, M.F., Bonus, K.A. & Baker, T.B. (2007). A pilot study on mindfulness based stress reduction for smokers. *BMC Complementary and Alternative Medicine* [electronic resource]. 7:2.

Deutsche Lungenstiftung & Deutsche Gesellschaft für Pneumologie (2000). *Weißbuch Lunge.* Stuttgart: Thieme.

Dornelas, E., Sampson, R., Gray, J.F., Waters, D. & Thompson, P.D. (2000). A randomized controlled trial of smoking cessation counseling after myocardial infarction. *Preventive Medicine, 30,* 261-269.

Hajek, P. (1994). Treatment for smokers. *Addiction, 89,* 1543-1549.

Hajek, P., West, R. & Foulds, J. (1999). Randomized comparative trial of nicotine polacrilex - a transdermal patch, nasal spray, and an inhaler. *Archives of Internal Medicine, 159,* 2033-2038.

Haustein, K.O. (2000). Pharmacotherapy of nicotine dependence. *International Journal of Clinical Pharmacology, 38,* 273-290.

Hay, D.R. (1998). Cigarette smoking by New Zealand doctors and nurses: results from the 1996 population consensus. *The New Zealand Medical Journal, 27,* 102-104.

Heatherton, T.F., Kozlowski, L.T., Frecker, R.C. & Fagerstrøm, K.O. (1991). The

Fagerstrøm test for nicotine dependence: a revision of the Fagerstrøm tolerance questionnaire. *British Journal of Addiction, 86,* 1119–1127.

Hughes, A.M. & Rissel, C. (1999). Smoking: rates and attitudes among nursing staff in central Sidney. *International Journal of Nursing Practice, 5,* 147–154.

Jones, T.E., Crocker, H. & Ruffin, R.E. (1998). Smoking habits and cessation programme in an australian teaching hospital. *Australian and New Zealand Journal of Medicine, 28,* 446–452.

Junge, B. & Nagel, M. (1999). Das Rauchverhalten in Deutschland. *Gesundheitswesen, 61,* 121–125.

Kabat-Zinn, J. (1995). *Heilsame Umwege – Meditative Achtsamkeit und Gesundung*. München: Piper.

Kabat-Zinn, J. & Chapman-Waldrop, A. (1988). Compliance with an outpatient stress reduction program: rates and predictors of program completion. *Journal of Behavioral Medicine, 11,* 333–352.

Kabat-Zinn, J., Massion, A.O., Kristeller, J., Peterson, L.G., Fletcher, K., Pbert, L., Linderking, W. & Santorelli, S.F. (1992). Effictiveness of a meditation-based stress reduction program in the treatment of anxiety disorders. *American Journal of Psychiatry, 149,* 936–943.

Kabat-Zinn, J., Miller, J. & Fletcher, K. (1995). Three-year follow-up and clinical implications of a mindfulness meditation-based stress reduction intervention in the treatment of anxiety disorders. *General Hospital Psychiatry, 17,* 192–200.

Kornitzer, M., Boutsen, M., Dramaix, M., Thijs, J. & Gustavsson, G. (1995). Combined use of nicotine patch and gum in smoking cessation: a placebo-controlled trial. *Preventive Medicine, 24,* 41–47.

Lancaster, T. & Stead, L.F. (2000). Self-help interventions for smoking cessation (Cochrane Review). *The Cochrane Library* (Issue 1). Oxford Update Software.

Li, M., Chen, K. & Mo, Z. (2002). Use of qigong therapy in the detoxification of heroin addicts. *Alternative Therapies in Health and Medicine, 8*(1), 50–59.

Mayring, P. (1996). Qualitative Inhaltsanalyse. In U. Flick , E. von Kardorff & S. Wolff (Hrsg.), *Handbuch qualitative Sozialforschung.* Weinheim: Psychologische Verlagsunion.

McKenna, H., Slater, P., Mc Cance, T., Bunting, B., Spiers, A. & McElwee G. (2001). Qualified nurses smoking prevalence: their reasons for smoking and desire to quit. *Journal of Advanced Nursing, 35,* 769–775.

Murray, C.J.L & Lopez, A.D. (1997). Mortality by cause for eight regions of the world: global burden of disease study. *Lancet, 349,* 1269–1276.

Muzi, G., dell Omo, M., Crespi, E., Madeo, G., Monaco, A., Curradi, F., Diodati, R. & Abbritti, G. (2001). Smoking in the workplace: study at a hospital in central Italy. *La Medicina del Lavoro, 92,* 54–60.

NN. (2000). A Clinical practice guideline for treating tobacco use and dependence: A US public health service report. The tobacco use and dependence clinical practice guideline panel. Staff and consortium representative. *JAMA – The Journal of the American Medical Association, 283,* 3244–3254.

NN. (2000). Medikamentöse Unterstützung bei der Raucherentwöhnung. *Der Arzneimittelbrief, 34,* 25–29.

Ohida, T., Osaki, Y., Kobayashi, Y., Sekiyama, M. & Minowa, M. (1999). Smoking prevalence of female nurses in the national hospitals of Japan. *Tob Control, 8,* 192–195.

Peto, R., Lopez, A.D., Boreham, J., Thun, M. & Heath, J.C. (1994). *Mortality from smoking in developed countries 1950–2000: indirect estimates from national vital statistics.* Oxford: Oxford University Press.

Russ, C.R., Fonseca, V.P., Peterson, A.L., Blackman, L.R. & Robbins, A.S. (2001). Weight gain as a barrier to smoking cessation among military personnel. *American Journal of Health Promotion, 16,* 79–84.

Silagy, C., Mant, D., Fowler, G. & Lancaster, T. (2000). Nicotine replacement therapy for smoking cessation (Cochrane Review). *The Cochrane Library* (Issue 1). Oxford: Update Software.

Simon, J.A., Solkowitz, S.N., Carmody, T.P. & Browner, W.S. (1997). Smoking cessation after surgery: a randomized trial. *Archives of Internal Medicine, 157,* 1371–1376.

Troschke, G. (1992). *Gesundheitsberatung zur Tabakentwöhnung.* Jena: Gustav Fischer.

Unland, H. (1996). Raucherentwöhnung. In J. Margraf (Hrsg.), *Lehrbuch der Verhaltenstherapie* (Bd. 1) (S. 245ff.). Heidelberg: Springer.

Varsano, S., Hevion, G. & Garenkin, M. (2000). Smoking by an Israeli general hospital staff, and attitude to smoking in hospitals: are we in Israel ready to institute "smoke-free-hospitals?". *Harefuah, 138,* 335–340.

Weltgesundheitsorganisation. (1999). *Partnerschaftsprojekt Tabakabhängigkeit 1999–2001.* Heidelberg: Deutsches Krebsforschungszentrum.

Zanetti, F., Gambi, A., Bergamaschi, A., Gentillini, F., De Luca, G., Monti, C. & Stampi, S. (1998). Smoking habits, exposure to passive smoking and attitudes to a non-smoking policy among hospital staff. *Public Health, 112,* 57–62.

Kapitel 18

Achtsamkeitspraxis als Weg zu einer integralen Salutogenese

Nils Altner

Ich lebe mein Leben in wachsenden Ringen,
die sich über die Dinge ziehn.
Ich werde den letzten vielleicht nicht vollbringen,
aber versuchen will ich ihn.
Rainer Maria Rilke (1945, S. 7)

Seit meinem achten Lebensjahr versuche ich, das Menschsein zu ergründen. Dies hier könnte ein Weg sein, den ich gehen kann. Es ist so einfach. Das hätte ich nicht gedacht.
Heinz M.-G. (Teilnehmer eines Achtsamkeitskurses)

Zusammenfassung: *Methoden der Achtsamkeitsschulung sind als Wege der gezielten Schulung der Persönlichkeit im Rahmen spiritueller Traditionen entwickelt und über mehrere tausend Jahre überliefert worden. Seit Ende der 70er Jahre haben einige dieser Methoden Eingang in Programme der Verhaltensmedizin und der Mind-/Body-Medizin gefunden. Vor allem im Rahmen von Stressbewältigungsprogrammen und Behandlungskonzepten für stressbedingte Erkrankungen haben sich Methoden wie Hatha-Yoga, Achtsamkeitsmeditation und Qigong als wirkungsvoll erwiesen. Dieses Kapitel sucht nach den Gemeinsamkeiten dieser unterschiedlichen Übungs-*

Korrespondenzadresse: n.altner@kliniken-essen-mitte.de

Heidenreich, T. & Michalak, J. (2009). *Achtsamkeit und Akzeptanz in der Psychotherapie – Ein Handbuch* (3., überarbeitete und erweiterte Auflage). Tübingen: dgvt-Verlag

wege und definiert die Elemente von Aufmerksamkeit, Präsenz, Achtung und Selbstreferenz als die Grundqualitäten achtsamkeitsfördernder Methoden.
Seit einigen Jahren werden zunehmend auch Achtsamkeitsprogramme mit präventiver Zielrichtung eingesetzt und evaluiert. Anhand von aktuellen Studienergebnissen wird erörtert, welche Bedeutung eine Haltung der Achtsamkeit für die somatische, emotionale, kognitive, soziale, ökologische und spirituelle Dimension von Gesundheit haben kann. Dabei dient Antonovskys ressourcenorientiertes Salutogenesekonzept als Grundlage für ein ganzheitliches Modell der Gesundheitsentwicklung.

Eine japanische Legende berichtet von einem stolzen Samurai, der einst einen Mönch aufforderte, ihm Himmel und Hölle zu erklären. Der angesprochene Mönch erwiderte: „Du bist nichts als ein Flegel. Mit Leuten wie dir vergeude ich nicht meine Zeit." Erbost zog der gekränkte Samurai sein Schwert, um den frechen Mönch zu enthaupten. „Das", sagte der Mönch ruhig, „ist die Hölle". Verblüfft ob der tiefen Erkenntnis über die Wut, die ihn soeben übermannt hatte, steckte der Samurai sein Schwert in die Scheide und dankte dem Mönch mit einer Verbeugung für die Einsicht. „Und das", sagte der Mönch daraufhin, „ist der Himmel".

Bewusstes Leben im Jetzt

In dieser Episode wird der Kern dessen deutlich, was hier als „Achtsamkeit" bezeichnet werden soll. Es geht um das Gewahrwerden des eigenen *Da-Seins* im gegenwärtigen Moment. Dazu zählen der Körper, die Gefühle und Gedanken, aber auch das Eingebundensein in das soziale und ökologische Umfeld. Erreicht werden kann dieses Gewahrwerden, indem der Mensch seine Aufmerksamkeit auf sich selbst richtet. Dann wird das eigene gegenwärtige *Da-Sein* zum Gegenstand der Wahrnehmung. Körperempfindungen, Gefühle und Gedanken treten in den Fokus der Aufmerksamkeit. Der Samurai spürt seine momentane Wut und die damit verbundene Körperspannung. Er nimmt bewusst seine Gefühle, Gedanken und seine automatische aggressive Reaktion im aktuellen Moment wahr.

Als geistige Haltung, in der das Bewusstsein diese Selbstwahrnehmungen empfangen soll, schlagen die Lehrerinnen und Lehrer der Achtsamkeitstraditionen die der liebevoll-begleitenden Achtung vor. Alles, was in den Raum der Aufmerksamkeit tritt, wird mit Offenheit und freundlich-interessierter Gelassenheit akzeptiert. Körperempfindungen, Sinneseindrücke, Gefühle und Gedanken werden als wandelbare Erscheinungen der Wirklichkeit begrüßt. Auch die eigenen Gefühls-, Denk- und Handlungsgewohnheiten werden mit dieser Offenheit wahrgenommen, jedoch ohne dass dabei dem Impuls zur entsprechenden quasi automatischen Reaktion nachgegeben wird. So entsteht ein Raum zwischen Wahrnehmung und Reaktion. In diesem Raum können bewusste Entscheidungen getroffen werden. Der beleidigte Samurai, der bislang nicht anders konnte, als seine Ehre mit einem Gegenangriff zu verteidigen, wird sich seiner Abhängigkeit vom gewohnten Reaktionsmuster bewusst und kann nun freier entscheiden, wie er agieren möchte. Die Haltung des Mönchs ermöglicht diese Befreiung dadurch, dass er selbst nicht auf die Bedrohung reagiert. Er zieht sich weder zurück noch verteidigt er sich, sondern er begleitet und reflektiert diese für ihn potenziell tödliche Situation achtsam.

Verschiedene Schulen der Persönlichkeitsentwicklung haben Methoden entwickelt, die das Selbstgewahrsein oder die Achtsamkeit gezielt entwickeln helfen. Zu den überlieferten Methoden zählen der hinduistische Yoga, die buddhistische Vipassana-Meditation, das daoistische Qigong sowie Formen der muslimisch-sufistischen, kabbalistischen und der christlichen Meditation und Kontemplation. Jede der großen Religionen hat ihre Methode beigesteuert. Allen diesen Methoden gemein ist die *Kon-Zentrierung* der Aufmerksamkeit im gegenwärtigen Moment, das Halten der Konzentration über eine gewisse Zeit und eine nicht abwertende, wahrnehmende und offen-akzeptierende Geisteshaltung. Achtsamkeit wird dabei oft in Verbindung mit regelhaften Bewegungen praktiziert, wie beim Tanz der Sufis und im Qigong oder in bestimmten Körperhaltungen wie im Hatha-Yoga und in der stillen Sitz-Meditation. Alle Achtsamkeitsmethoden führen das Bewusstsein vom Modus des diskursiven Denkens zu einem Zustand, in dem die Körperwahrnehmungen, die Emotionen und Gedanken sowie die Sinneseindrücke aus der Lebenswelt bewusst akzeptiert werden können. Achtsamkeit als Lebensprinzip kann aber auch in alltäglichen Handlungen wie beim Gehen, Stehen, Zähneputzen, Duschen, beim Warten an der Verkehrsampel, beim Einkaufen oder beim miteinander Sprechen und Streiten praktiziert werden. Werden die Qualitäten dieser Haltung im Alltag praktiziert, haben sie das Potenzial, das Verhältnis einer Person zu sich selbst, zu ihren Mitmenschen und zu ihrer Lebenswelt zu formen.

Unabhängig von Methode und Ort – immer schließt die Praxis der Achtsamkeit die Anwesenheit der Aufmerksamkeit im gegenwärtigen Augenblick ein. Hier und Jetzt sind entscheidend. Das direkte Wahrnehmen, das unmittelbare *Er-Leben* sind gefragt. Erinnerungen, Vorstellungen, Konzepte, Gefühle, Werturteile und Meinungen werden dabei als mentale Erscheinungen zur Kenntnis genommen, die zwar Interpretationen der Wirklichkeit darstellen, jedoch nicht mit ihr identisch sind. Wird dabei das Abschweifen der Aufmerksamkeit vom gegenwärtigen Augenblick in Gedanken und Vorstellungen hinein bemerkt, können Atem und Körper als Fokus für die Aufmerksamkeit dienen, da diese immer im Jetzt existieren. Diese Zentrierung nach innen ist jedoch nicht als Flucht vor der Welt gemeint. Achtsames Selbstgewahrsein ist vielmehr als Voraussetzung für und zugleich als Ausübung von Selbstwertschätzung und Verantwortlichkeit zu verstehen. Wer Verantwortung für sich selbst übernimmt, wird auch angemessener und nachhaltiger nach außen in einer verantwortlichen Art und Weise handeln können. Mit zunehmender Selbstbewusstheit wird es möglich, dass der betreffende Mensch sich auch seiner Verbundenheit mit Zusammenhängen bewusst werden kann, die über seine eigene Person hinausreichen. Auf diesem Weg kann die Gewissheit von Aufgehobensein und Zugehörigkeit zum Ganzen wachsen, von der die Mystikerinnen und Mystiker aller spirituellen Traditionen sprechen.

Mindfulness-Based Stress Reduction im klinischen Kontext

Die aktuellen Forschungsergebnisse im Bereich der Mind-/Body-Medizin und der Gesundheitspädagogik legen nahe, dass die Fähigkeit der achtsamen Selbstwahrnehmung als eine Voraussetzung für die bewusste Selbstregulation des Körper-Geist-Organismus und damit für seine Gesundung gelten kann. Dies dokumentieren auch die Studien zur kurativen Wirksamkeit der an der medizinischen Fakultät der University of Massachusetts von Prof. Kabat-Zinn und seinem Team entwickelten Methode der „Mindfulness-Based Stress Reduction" (MBSR). Die inzwischen zahlreichen Untersuchungen sowohl zur kurativen als auch zur präventiven Wirksamkeit dieses Programms bestätigen die Annahme, dass sich die Praxis von Achtsamkeit positiv auf Wohlbefinden und Gesundheit auswirkt (Grossman, Niemann, Schmidt & Walach, 2003; Grossman, in diesem Band; zur detaillierten Darstellung des Programms siehe den Beitrag von Meibert, Michalak & Heidenreich, in diesem Band).

Kern des MBSR-Programms ist die Befähigung der TeilnehmerInnen zur Integration einer achtsamen Haltung in ihren Alltag. Dazu wird PatientInnen mit unterschiedlichsten Erkrankungen die tägliche Praxis von Achtsamkeit in Form von Meditation, Body-Scan, Hatha-Yoga und bei einzelnen Therapeuten auch von Qigong nahegelegt. In den wöchentlichen Gruppentreffen tauschen sie sich dann über ihre Versuche und Erlebnisse mit dieser Praxis aus. Die GruppenleiterInnen nehmen die Berichte von den auftretenden Schwierigkeiten, den Frustrationen, Freuden und Entdeckungen in einer möglichst unvoreingenommenen, achtungsvoll-begleitenden und damit unterstützenden Haltung auf und reflektieren sie mit der Gruppe in dieser Haltung. Die TeilnehmerInnen werden hier wieder und wieder ermutigt, diese achtsame Haltung zu sich selbst und zueinander zu kultivieren. Sie lernen, ihre Aufmerksamkeit bewusst auf den gegenwärtigen Moment zu richten und alles, was jetzt existiert und geschieht, achtungsvoll zu akzeptieren. Dieses hellwache Entspannen in den Moment hinein befreit vom Druck des Tun-und-Verändern-Müssens, der sonst den Alltag beherrscht.

Für die meisten PatientInnen konnte gezeigt werden, dass sich im Laufe des zehnwöchigen Erlebens und Praktizierens dieser Haltung ihre Beschwerden verringerten, dass sie sich durch die Beschwerden weniger beeinträchtigt fühlten und dass ihr Wohlbefinden stieg. Ähnlich wie der Samurai, der sich seiner destruktiven Reaktion auf die äußere Störung seines Selbstwertgefühls bewusst wird, entwickeln die Patientinnen und Patienten eine achtsame Haltung in Beziehung zu sich selbst, zu ihrer Erkrankung und zueinander. In dem Maße, in dem sie lernen, sinnlich-präsent mit der Gegenwart mitzuschwingen und ihre Widerstände gegen die Realität sein zu lassen, öffnet sich der Raum für die Entfaltung ihrer salutogenen Ressourcen.

Eine Studie von Roth und Stanley (2002) bestätigt dies, indem sie zeigt, dass TeilnehmerInnen dieses Achtsamkeitsprogramms in dem auf den Kurs folgenden Jahr insgesamt signifikant weniger medizinische Leistungen in Anspruch nahmen als im Jahr zuvor, was auf eine nachhaltige Erhöhung der Fähigkeit zur Selbstregulation auf körperlicher und psychischer Ebene hindeutet. Mit der Praxis von Achtsamkeit im Alltag scheint sich der Lebensstil im Sinne von Gesundung und Gesundheitsförderung zu verändern. So konnten die kognitiven Psychologen Segal, Williams und Teasdale (2002/2008), die auf der Grundlage von Kabat-Zinns Programm das Psychotherapiekonzept der Mindfulness-Based Cognitive Therapy (MBCT) entwickelt haben, zeigen, dass PatientInnen, die in der Vergangenheit an mehreren Episoden klinischer Depression gelitten hatten, im Jahr nach der Teilnahme an diesem Programm signifikant seltener in depressive Zustände zurückfielen als PatientInnen, die konventionell behandelt wurden (siehe dazu ausführlich Michalak & Heidenreich, in diesem Band). Roth und Creaser (1997) wiesen in ihrer Untersuchung zur Wirkung von MBSR eine Steigerung des Selbstwertgefühls bei sozial benachteiligten Patienten nach. Und die Ergebnisse der Studien von Astin (1997) sowie von Shapiro, Schwartz und Bonner (1998) haben gezeigt, dass die Schulung der Achtsamkeit auch das spirituelle Erleben fördern kann. Sowohl ein positives Selbstwertgefühl als auch die Fähigkeit zu spirituellem Erleben werden von VertreterInnen der modernen Mind-/Body-Medizin als gesundheitsfördernde Ressourcen identifiziert – vgl. z.B. Holland und Lewis (1993), Testerman (1997), Benson und Stark (1997). Die Ergebnisse der Studien zur kurativen Wirkung der Achtsamkeitspraxis deuten also darauf hin, dass mit der Kultivierung von Achtsamkeit die Ressourcen zur Bewältigung von Erkrankungen wachsen. Die Praxis von Achtsamkeit weist jedoch über die Grenzen einer Bewältigungsstrategie hinaus, indem sie den Raum für die Entfaltung der Wachstumspotenziale der Persönlichkeit öffnet.

Integrale Salutogenese

In Antonovskys (1997) weit gefasstem Verständnis von Gesundheit beziehen sich diese Potenziale auf die Fähigkeiten, die Ereignisse, die im Verlauf eines Lebens auftreten, verstehen und handhaben zu können und ihnen Sinn beizumessen. Die drei Fähigkeiten fasst Antonovsky im Konzept des „Sense of Coherence" zusammen. Je mehr ein Mensch diesen Sinn für Kohärenz ausgeprägt hat, so Antonovsky, desto größer ist seine oder ihre Fähigkeit, trotz auftretender Widrigkeiten und Belastungen die eigene Gesundheit zu erhalten bzw. wiederzuerlangen. Kabat-Zinn (1990) findet für diese Fähigkeit den Begriff „Full Catastrophe Living".

Mit der Zunahme von Anzahl und Komplexität der Lebensereignisse steigen die Anforderungen an eine Person. Bis zum Erwachsenenalter wachsen auch die potenziellen Möglichkeiten, das Leben zu bewältigen und zu gestalten. Dabei sind die Fähigkeiten der Differenzierung und der Integration gefragt. Jeder Mensch muss und darf aus der Vielzahl der Möglichkeiten auswählen, um das Gewählte dann zu seinem Leben zusammenzufügen. Von Partner, Beruf und Wohnung über Nahrung, Sport, Sprache, Mediengebrauch, Ansichten und Meinungen bis hin zur Religion oder spirituellen Praxis sind die Lebenselemente in der postmodernen Gesellschaft in gewissen Maßen „frei" wählbar. Die „Lebenskunst" besteht darin, das fortschreitende lebendige Kunstwerk in dem kontinuierlichen Spannungsfeld zwischen Anforderungen und Möglichkeiten im jeweils aktuellen Lebensraum als ein gelungenes Ganzes zu gestalten. So betrachtet, kann Gesundheit nicht als Zustand verstanden werden. Gesundheit ist dann immer auch im Werden begriffen. Der Begriff der Salutogenese bringt dies treffend zum Ausdruck.

Das Konzept der Salutogenese erweitert den auf die Bekämpfung von Krankheit gerichteten naturwissenschaftlich-mechanistischen Blick der Medizin des 19. Jahrhunderts um eine Sicht, die die menschlichen Potenziale für Gesundung, Gesunderhaltung und erfülltes Leben einschließt. Schüffel, Brucks, Johnen, Köllner, Lamprecht und Schnyder (1998, S. 1) sprechen davon, dass das salutogenetische Verständnis des Menschen einer Wirklichkeit entspricht, die von der Medizin in den Industrieländern einen „dreifachen Paradigmenwechsel" verlangt. Erstens bewirken die aktuellen Lebensbedingungen eine Prävalenz von chronischen Erkrankungen und von Gesundheitsbeeinträchtigungen, die im Zusammenhang mit Sinnkrisen stehen.

Zweitens muss vom Maschinen- und Leistungsmodell der „alten Medizin" Abschied genommen werden, das normativ Krankheitsbilder und -verläufe postuliert, Behandlungsschemata trainiert und Gesundheit als Produkt versteht. Stattdessen sollte, so die Autoren, ein „ökologisches Denken" in die Medizin Einzug halten, das sich mit „der Anpassungsfähigkeit lebender Systeme" beschäftigt. Schüffel und seine KollegInnen plädieren für eine Beschäftigung mit „den Handlungsspielräumen von Menschen und sozialen Gruppen, sich mit Krankheit und ihren Folgen zu arrangieren" (ebd., S. 1). Drittens findet eine Wandlung des Rollenverständnisses von Patienten und Medizinern in Richtung eines gleichberechtigten Zusammenwirkens zweier autonomer Subjekte statt, was mit einem höheren Maß an Selbstverantwortung der Patienten einhergeht.

Mir scheint der Fokus auf das sich Arrangieren mit Krankheit noch zu eng gefasst. Die besondere Qualität der salutogenetischen Sicht sehe ich in der Hinwendung zu den Fähigkeiten der bewussten Lebensgestaltung. Wie gestalte ich mein Leben in meinem Umfeld? Wie gestalten wir unser Leben in unserer Lebenswelt? Das sind die Dimensionen, auf die die drei Aspekte des Kohärenzsinns Verstehbarkeit, Handhabbarkeit und Sinnhaftigkeit hinzielen. Sie beschreiben Fähigkeiten, die es ermöglichen, Stressoren und auch Erkrankungen zu akzeptieren und als Herausforderungen für die Lebensgestaltung sehen zu können (vgl. Jork, 2003). Sack und Lamprecht (1998, S. 328) vergleichen Antonovskys Modell mit anderen Konzepten der Stressbewältigung. Sie zeigen, dass der Salutogeneseansatz im Unterschied zu Rotters (1966) Kontrollüberzeugung, Banduras (1997) Selbstwirksamkeit, Kobasas (1979) Widerstandsfähigkeit sowie Scheiers und Carvers (1985) Optimismuskonzept über die Beschränkungen der auf angemessenes Coping-Verhalten abzielenden Modelle hinausgeht. Der erweiterte salutogenetische Blick schenkt vielmehr auch den weitgefassteren Themen von Bedeutsamkeit und Sinnhaftigkeit Beachtung, die nicht nur bewahrend und sichernd im Falle von Belastung und Anforderung eine Rolle spielen, sondern auch für Entfaltung und Entwicklung der Persönlichkeit sorgen.

Zur Abbildung der Ebenen von Gesundheit, auf denen Anforderungen und Möglichkeiten im Laufe des Lebens erscheinen, bietet sich eine systemische Herangehensweise an. Welche Ebenen lassen sich dabei identifizieren? Der Mediziner Melchart (2002) nennt in Bezugnahme auf Heim folgende Systemebenen des Menschen: die physikalische, die vegetative, die emotionale und die mentale. Der Psychologe Paulus (1994, 1997) beschreibt die interpersonellen Ebenen von Gesundheit in Form der sozialen Unterstützung und der gesellschaftlichen Verantwortung.

Gesundheitswissenschaftler wie Hurrelmann (2000) beschäftigen sich mit den politischen Aspekten von Gesundheit in ihren lokalen, regionalen, nationalen und weltpolitischen Dimensionen. Stand, Aufgaben und Perspektiven einer ökologischen Gesundheitsförderung beschreibt der Mediziner Fehr (2001). Der transpersonale Psychologe Belschner (2002) betont in seinem integralen Gesundheitsmodell die gesundheitliche Bedeutung der Suche nach Sinn und Aufgehobensein in den transpersonalen oder spirituellen Zusammenhängen eines großen Ganzen.

Auf allen diesen Systemebenen findet der salutogenetische Prozess sowohl jedes einzelnen Menschen als auch der gesamten Menschheit statt. Der Versuch, dieses weite Spektrum von der physikalischen, emotionalen und mentalen Ebene über die soziale, ökologische und politische bis hin zur spirituellen Dimension im prozessorientierten Verständnis von Gesundheit durchscheinend und präsent zu halten, führt uns zu dem Begriff der integralen Salutogenese. Die Qualität des Integralen bezieht sich dabei zum einen auf die Gesamtheit der das menschliche Erleben und Leben prägenden, miteinander verwobenen Dimensionen des Daseins. Auf einer zweiten Ebene bezeichnet „integral" im Sinne des Schweizer Philosophen Gebser (1949, 1953) die Stufe der Bewusstseinsentwicklung, auf der der Geist fähig wird, die komplexe Vielfalt der Erscheinungen nicht nur rational differenzierend zu erfassen, um sie bewerten, kontrollieren und verändern zu müssen, sondern sie auch als durchscheinendes Ganzes in Geistesgegenwart achtsam sein lassen zu können (vgl. auch Wilber, 2001).

Das Konzept der Achtsamkeit

Der Begriff der Achtsamkeit, englisch „mindfulness", taucht in der Literatur auch außerhalb von Veröffentlichungen zu den bereits erwähnten Programmen der Mindfulness-Based Stress Reduction und der Mindfulness-Based Cognitive Therapy auf. So verwendet ihn beispielsweise die Harvard Psychologin Langer (1997) für ihr pädagogisches Konzept, das interessegeleitetes und kreatives Lehren und Lernen befürwortet. Mills und Allen (2000) untersuchten die achtsame Qualität von Bewegungen aus dem Qigong in ihrer Wirkung auf das Befinden von PatientInnen mit Multipler Sklerose. Auch der vietnamesische Meditationslehrer und Friedensaktivist Thich Nhat Hanh (1976) verwendet den Begriff der Achtsamkeit. Für ihn reicht das „Wunder der Achtsamkeit" – so einer seiner Buchtitel – über die individuelle und zwischenmenschliche Ebene hinaus bis in weltpolitische Dimensionen. „Achtsamkeit" ist also ein vielfältig verwendeter

Begriff. Was die wissenschaftliche Literatur betrifft, so stellen Grossman, Niemann, Schmidt und Walach (2004) in ihrer Metaanalyse fest, dass das Konstrukt „Achtsamkeit“ in den von ihnen untersuchten Studien weder operationalisiert noch auf Veränderung geprüft wurde.

Ich verstehe Achtsamkeit als eine besondere Form der Aufmerksamkeit. Erst wenn die Aufmerksamkeit bestimmte Qualitäten annimmt, lässt sich von einer achtsamen Haltung sprechen. Diese Qualitäten der Aufmerksamkeit beziehen sich auf die Fähigkeiten von Präsenz, Achtung und Selbstreflexion. Aus meiner Sicht schwingen immer diese vier Aspekte mit, wenn von der Haltung der Achtsamkeit die Rede ist – auch wenn die Gewichtung der Einzelaspekte veränderlich sein mag.

Aufmerksamkeit

Der Fokus der Wahrnehmung und des Denkens lässt sich willentlich richten und halten. Zumeist wird dieser Fokus jedoch mehr oder weniger unwillkürlich von äußeren oder inneren Reizen angezogen und gelenkt. Er bewegt sich von Reiz zu Reiz, von Gedanke zu Gedanke. Dies geschieht meist, ohne dass wir uns dessen bewusst sind, obwohl wir mit dem Fokus der Aufmerksamkeit wesentlich unsere Realität gestalten. Da unsere Wahrnehmung immer nur Ausschnitte der Realität wiedergibt, wird jeweils das, worauf wir die Aufmerksamkeit lenken, zum bedeutsamen Teil unserer Welt. Wir „konstruieren“ unsere Welt und uns selbst durch die Wahl der Foki unserer Aufmerksamkeit. Der Autor des Flow-Konzepts Csikszentmihalyi (1993, S. 218) bringt diese Erkenntnis auf den Punkt: „… we are what we attend to. But it is not just *what* we pay attention to that will constitute the self; it matters also *how* we do so“.

Schon vor der Etablierung einer konstruktivistischen Weltsicht sprach Gebser (1949) in diesem Zusammenhang von Wahrnehmung und Wahrgebung als zwei untrennbare Aktivitäten des Bewusstseins.

Die Haltung der Achtsamkeit erkennt diese schöpferische Qualität der Aufmerksamkeit an und kultiviert sie bewusst durch die Schulung von Konzentration, Wachheit und einer liebevoll akzeptierenden Grundhaltung.

Präsenz

Der Fokus der Aufmerksamkeit wird in der Haltung der Achtsamkeit wieder und wieder auf den gegenwärtigen Moment gerichtet. Häufig wird dabei der Atem als Anker gewählt. Diese bewusste Zentrierung der Aufmerksamkeit im Moment ermöglicht das wache Anwesend-Sein im Augenblick. Dadurch gewinnt das aktuelle Dasein im Verhältnis zum Erinnern an Vergangenes und dem Vorstellen von Zukünftigem oder Abstraktem an Präsenz und Bedeutung. Das heißt: Wir nehmen im Jetzt die Welt inklusive uns selbst weniger als etwas Erinnertes oder Vorgestelltes wahr, sondern mehr als etwas konkret hier und jetzt Er- und Gelebtes. Achtsamkeit als spirituelle Praxis widmet dem Hier-und-Jetzt-Sein in der Verbundenheit mit dem Ganzen die ungeteilte Aufmerksamkeit. Gebser (1949) bezeichnet die Fähigkeit zum Gegenwärtig-Sein als *die* bedeutsamste Qualität des integralen Bewusstseins.

Achtung

Die Haltung der Achtsamkeit schlägt vor, diesem hier und jetzt Erlebten mit einer liebevoll zugewandten, möglichst unvoreingenommen wahrnehmenden, achtungsvollen Geisteshaltung zu begegnen. Diese Haltung ist der modernen christlichen Ethik nicht fremd. So formulierte Albert Schweitzer (1986) zu Beginn des 20. Jahrhunderts die Achtung vor dem Leben als Grundlage seiner spirituellen Ethik. Achtsamkeit, wie ich sie verstehe, weitet diese Achtung auch auf alles Unbelebte aus. Dem liegt die Überzeugung zugrunde, dass alles, was existiert, eine Daseinsberechtigung hat, die es zu achten gilt.

Aus buddhistischer Sicht befreit die Haltung des achtungsvollen Sein-Lassens von der Not, alles Wahrgenommene nach gut oder schlecht bewerten zu müssen, um es dann entweder besitzen zu wollen oder um es zurückzuweisen bzw. zu verändern (J. Goldstein, 2002). Die Achtung vor dem Sein legt einen verantwortlichen Umgang mit dem eigenen Selbst nahe, in dem Körper, Geist und Seele integriert sind. Darüber hinaus kann der achtsame, d.h. der verantwortliche Umgang auch die Mitmenschen, die Mitlebewesen und die Lebenswelt einschließen. Im integralen Verständnis von Achtsamkeit lassen sich individuelle Gesundheit, soziale, ethische und ökologische Verantwortung als interdependente Sphären begreifen.

Selbstreferenz

Die Haltung der Achtsamkeit ist eine Form des Seins in der Welt, die uns umgibt, und des Seins in uns selbst inmitten dieser Welt. Sie vermittelt eine Innenansicht von der Welt und von uns selbst, da sie sich weniger auf vorgefasste, unter Umständen nicht mehr aktuelle Konzepte beruft, sondern immer wieder zum konkret-sinnlichen Erleben zurückkehrt. Der Zugang zur Innenansicht der Welt findet sich im eigenen inneren Leben. Indem die Aufmerksamkeit immer wieder sowohl auf die leibhaftige Gegenwart als auch auf das eigene Bewusstsein gerichtet wird, können die Konzepte, die der Geist bildet, mit dem aktuellen Erleben Schritt halten. Werden diese Konzepte in liebevoller Achtung wahrgenommen, wird es mehr und mehr möglich, auch das eigene Selbst achtungsvoll sein zu lassen. Indem das Bewusstsein die Möglichkeit erhält, dicht an der aktuellen Realität zu sein, bleiben Wahrnehmen, Denken und Handeln im lebendigen Fluss des Daseins und das Selbst kann sich dann leichter von Fixierungen befreien, die von seinen vergangenen Erfahrungen her bestimmt sind.

Achtlosigkeit

Aufmerksamkeit, Präsenz, Achtung und Selbstreferenz sind die Qualitäten eines bewussten Seins, die in ihrem komplexen Zusammenwirken die Haltung des Achtsam-Seins ausmachen. Doch es gehört zur Realität, dass der Alltag vieler Menschen - auch vieler junger Menschen - von Achtlosigkeit geprägt ist. Vor allem an Erlebnissen von liebevoller Präsenz und Achtung mangelt es vielen. Verzweifelt wird versucht, den Mangel an sinnlich-konkreter Wahrnehmung und Zuwendung durch virtuell-medialen Nervenkitzel zu kompensieren. Zugleich tobt in den Massenmedien ein zusehends härter werdender Konkurrenzkampf um die Aufmerksamkeit der potenziellen Verbraucher. Die Fähigkeiten der Selbstwahrnehmung, Selbstreferenz und Selbstbestimmung werden in einer zunehmend von der Werbeindustrie bestimmten virtualisierten Kultur nicht gefördert. Das auf Verbrauch und Konsum ausgerichtete Wertverständnis kennt keine Verantwortung für einen achtungsvollen Umgang mit den natürlichen Ressourcen. Dies gilt für die Ressourcen im Inneren des Menschen und für die äußeren Ressourcen in der Natur gleichermaßen. Dieser von den Prinzipien Verbrauch und Verwertung bestimmte Umgang mit den inneren und äußeren Ressourcen muss negative gesundheitliche Konsequenzen mit sich bringen.

Aktuelle Trends der Gesundheitsentwicklung

Die Lebenserwartung der Menschen, die in den entwickelten Industrieländern Europas, Asiens und Nordamerikas leben, hat in den letzten 100 Jahren erheblich zugenommen. Laut Hurrelmann (2000) hat sie sich seit dem Jahr 1900 fast verdoppelt. Diese erfreuliche Entwicklung lässt sich auf verbesserte Arbeits- und Wohnbedingungen, auf die Zunahme eines vernünftigen Ernährungs- und Gesundheitsverhaltens sowie auf eine bessere medizinische und pflegerische Versorgung für viele Menschen zurückführen. Das Wissen und die Fähigkeiten, die für den Erhalt und die Verbesserung der menschlichen Gesundheit nötig sind, existieren also. Und doch herrschen in vielen Entwicklungsländern katastrophale Gesundheitsbedingungen. Aber auch in den materiell reichen Ländern ist Gesundheit nicht für alle gleichermaßen verfügbar. Die ungleiche Verteilung von Wissen und materiellem Reichtum wirkt sich selbstverständlich auch auf die Gesundheit der Menschen aus, die weniger privilegiert sind. Doch auch für die materiell und kulturell Privilegierten sind in den letzten Jahrzehnten neue Gesundheitsrisiken entstanden. Die Auswirkungen dieser neuen Risiken lassen sich besonders deutlich am Gesundheitsstatus der Kinder und Jugendlichen ablesen.

Schon Kinder und Jugendliche sind in ihrem Alltag Belastungen ausgesetzt, die psycho-physische Herausforderungen für die Heranwachsenden darstellen. Settertobulte, Hoepner-Stamos und Hurrelmann (1997), Settertobulte (1998) sowie Hurrelmann (1998) weisen darauf hin, dass sich in allen aktuellen epidemiologischen Studien neue Formen von Gesundheitsbeeinträchtigungen abzeichnen, die auf problematische soziale und ökologische Bedingungen und auf ungünstige Veränderungen im Gesundheitsverhalten zurückzuführen sind. So sind es vor allem chronische Erkrankungen wie Asthma, Neurodermitis und Allergien, Übergewicht, psychosomatische und psychische Beschwerden (Palentin, 1997), Haltungs- und Bewegungsstörungen (Pilz-Aden & Pilz, 1997) sowie Aufmerksamkeits- und Wahrnehmungsstörungen, unter denen Kinder und Jugendliche leiden. Dazu kommen Alkohol-, Nikotin- und Drogenmissbrauch. Aber auch kognitive Störungen, Aufmerksamkeitsdefizite (Hüther, 2002) sowie aggressive Fehlentwicklungen des Sozialverhaltens (Heitmeyer, 1996) nehmen zu. Die Entfremdung von den Mitmenschen und die nachlassende sinnliche Verbundenheit mit der Lebenswelt erzeugen ein existenzielles Defizit, das von der oft verzweifelten Suche nach Sinn geprägt ist (Postman & Richter, 1998). In einem solchen spirituellen Vakuum wächst die Gefahr, dass die Heilsversprechen fundamentalistischer und populistischer Extremgruppierungen unter Jugendlichen und Erwachsenen breiteres Interesse finden (Gruen, 2000).

Die Sicht der integralen Salutogenese eröffnet hier zum einen den Blick auf die Risiken, die mit diesen Entwicklungen auf individueller, sozialer, politischer, ökologischer und spiritueller Ebene verbunden sind. Die aktuellen sozialpolitischen und ökologischen Diskussionen in Deutschland und weltweit sprechen von tiefgreifenden Verunsicherungen betreffs der Zukunft von Schule, Ausbildung und Berufsleben, bei der sozialen und medizinischen Versorgung, bei der Sicherheit bzw. Verfügbarkeit von gesunden Nahrungsmitteln, Wasser und Rohstoffen. Auch die wachsende Aufgabe einer Integration von Menschen mit unterschiedlicher kultureller und religiöser Herkunft ist mit Unsicherheit und Angst verbunden. Zum anderen können dem achtsamen Blick aber auch die Ressourcen deutlich werden, die für ein Bewältigen und Weiterentwickeln unter den gegenwärtigen Bedingungen *notwendig* sind.

Achtsamkeit und integrale Salutogenese

Bei den Bemühungen, die Not zu wenden, kommt den Qualitäten der Achtsamkeit auf allen Ebenen des Systems eine zentrale und zentrierende Rolle zu. Der Hirnforscher Hüther (2001) beschreibt diese systemische Bedeutung des Achtsam-Seins so:

> Was sich durch Achtsamkeit auf der Ebene der Wahrnehmung und Verarbeitung an grundsätzlichen Erweiterungen der Nutzung des Gehirns erreichen läßt, kann auf der Ebene der für unsere Entscheidungen und für unser Handeln verantwortlichen neuronalen Verschaltungen durch eine Haltung erreicht werden, die wir Behutsamkeit nennen. (Ebd., S. 123)

In diesem Zusammenhang assoziiert er weitere Begriffe wie Sinnhaftigkeit, Aufrichtigkeit, Bescheidenheit, Umsicht, Wahrhaftigkeit, Verlässlichkeit, Verbindlichkeit. Für die Vermittlung und Kultivierung dieser Qualitäten sind für Hüther enge emotionale Beziehungen unerlässlich, in denen Menschen einander offen und vorbehaltlos akzeptieren und so sein lassen, wie sie sind. Aus dem Fundus des gegenwärtigen öffentlichen Sprachgebrauchs möchte ich den Begriff der Nachhaltigkeit ergänzen, der für ein Prinzip steht, das - statt auf nur kurzzeitige Veränderungen und oberflächliche, schnelle Lösungen abzuzielen - eine Kultivierung zukunftsweisender Fähigkeiten impliziert. „Behutsamkeit" oder „Achtsamkeit" bezeichnen die Qualität des Umgangs mit dem, was in unsere Obhut gegeben ist. Eine Bestandsaufnahme all dessen führt wieder zu den bereits beschriebenen systemischen Ebenen von Sein und Gesundheit. Nichts bleibt ausgeschlossen. Das Spektrum reicht von den physikalischen Grundlagen unseren Seins über vegetative, emotionale und mentale Vorgänge zu seinen sozialen, ökologischen und spirituellen Dimensionen.

Im Folgenden soll der Versuch unternommen werden, anhand von Untersuchungen zur präventiven Wirkung von Achtsamkeitsprogrammen bei Erwachsenen einige der Potenziale der Achtsamkeitspraxis für die integrale Salutogenese zu beleuchten. Es darf dabei von der Grundannahme ausgegangen werden, dass in allen untersuchten Interventionen ein gewisses Maß an Achtsamkeit in den vier beschriebenen Aspekten der Aufmerksamkeit, Präsenz, Achtung und Selbstreferenz kultiviert werden konnte. Um den Rahmen dieses Aufsatzes nicht zu sprengen, sei für weiterführende Details der Programme und ihrer Evaluationen auf die jeweils angegebenen Veröffentlichungen verwiesen.

Inanspruchnahme medizinischer Leistungen und Selbstachtung

Eine Studie von Roth und Stanley (2002) untersuchte die präventiven Wirkungen des MBSR-Programms bei sozial benachteiligten Klienten des Community Health Centers in Meriden, Connecticut. Dazu wurde die Anzahl der Arztbesuche der KursteilnehmerInnen ein Jahr vor und ein Jahr nach Kursteilnahme verglichen. Es wurden Kurse in englischer und in spanischer Sprache angeboten. Die Ergebnisse zeigen, dass die 47 Klienten, für die komplette Daten vorlagen, im Jahr nach der Teilnahme am Kurs signifikant weniger oft medizinische Leistungen in Verbindung mit chronischen Erkrankungen in Anspruch nahmen. Bei den 36 TeilnehmerInnen der spanischsprachigen Kurse wurde sogar eine signifikante Abnahme der Anspruchnahme aller Arztbesuche festgestellt. Die Autorinnen konstatieren, dass das Achtsamkeitsprogramm auch bei multiethnischen, vorrangig spanisch sprechenden Klientengruppen mit niedrigem sozio-ökonomischem Status, die erfahrungsgemäß für gesundheitsbezogene Lebensstilveränderungen schwer erreichbar sind, eine wirksame präventive Intervention darstellt, die sowohl positiv auf die Lebensqualität der Teilnehmer wirkt als auch Kosten reduziert.

Über Mechanismen, die diesen Wirkungen zugrunde liegen, gibt eine Vorgängerstudie Auskunft, die Roth und Creaser (1997) mit der gleichen Klientel durchführten. Darin stellen sie fest, dass die 79 KursteilnehmerInnen im Prä-/Post-Vergleich statistisch hochsignifikante Reduzierungen körperlicher und psychischer Symptome aufwiesen. Gemessen wurde mit der Medical Symptom Checklist (MSCL; Travis, 1977), der Symptom Checklist (SCL-90-R; Derogatis, 1977) sowie dem Beck Anxiety Inventory (BAI; Beck & Steer, 1990). Gleichzeitig mit der Reduzierung der Symptome ließ sich ein hochsignifikanter Anstieg der Werte für Selbstachtung nachweisen, die sowohl mit dem Coopersmith Self-Esteem Inventory (1967) als auch mit der Rosenberg Self-Esteem Scale (1965) gemessen wurden. Die Autorinnen kommen zu folgender Ansicht: „The experience of significant symptom reduction combined with increased self-esteem facilitated dramatic changes in patient's perceptions of their health, as well as their ability to influence their own health and well-being“ (Roth & Creaser, 1997, S. 170).

Emotionalität, Hirnfunktion und Immunsystem

Aufschluss über die Verbindung zwischen Achtsamkeit, der emotionalen Gestimmtheit einer Person und ihren Gesundheitskompetenzen gibt die jüngste kontrollierte Studie von Davidson, Kabat-Zinn, Schumacher, Rosenkranz, Muller, Santorelli, Urbanowski, Harrington, Bonus und Sheridan (2003). Der Hirnforscher Davidson und sein Team untersuchten die Immunfunktion sowie Veränderungen der Hirntätigkeit bei 25 gesunden Erwachsenen, die an der Achtsamkeitsschulung MBSR im Rahmen einer Maßnahme zur betrieblichen Gesundheitsförderung teilnahmen, und verglichen sie mit den entsprechenden Daten der Wartegruppe. Im Vergleich der Hirnaktivitäten vor und nach dem Achtwochenprogramm wurde deutlich, dass die Hirntätigkeit in linksseitigen Frontalbereichen bei den TeilnehmerInnen am Achtsamkeitsprogramm im Unterschied zu den Probanden der Kontrollgruppe signifikant zunahm. Aktivität in diesen Bereichen wird von den Autoren aufgrund vorhergehender Studienergebnisse mit Freiheit von Angst sowie mit positiven Affekten assoziiert. Aus vorangegangenen psychoneuroimmunologischen Untersuchungen war zudem bekannt, dass positiver Affekt und linksseitige Frontalaktivität des Hirns mit erhöhter Antikörperkonzentration im Blut korrelieren. Um eine mögliche Verbindung von Achtsamkeitspraxis und Immunfunktion zu testen, erhielten alle TeilnehmerInnen nach Abschluss der Achtsamkeitsschulung eine Grippeschutzimpfung. Die nachfolgende Messung der Antikörperkonzentration ergab eine signifikant höhere Immunfunktion bei den TeilnehmerInnen der Achtsamkeitsgruppe. Daraufhin setzten die Untersucher das Ausmaß der Verschiebung der Hirnaktivität nach links mit der Anstiegsgröße des Antikörpertiters in Relation. Sie stellten fest, dass die TeilnehmerInnen der Achtsamkeitsgruppe, die eine starke Veränderung der Hirnaktivität in Richtung positiver Affekte aufwiesen, auch die größte Antikörperzunahme zeigten. In der Kontrollgruppe war ein solcher Zusammenhang nicht nachweisbar. Die Autoren konstatieren, dass schon eine relativ kurze Achtsamkeitsschulung nachweisbare positive Veränderungen der Hirn- und Immunfunktionen bewirken kann.

Stresserleben und gesundheitliche Belastung

Williams, Kolar, Reger und Pearson (2001) haben das MBSR-Programm mit 59 gesunden Personen durchgeführt, evaluiert und mit einer Kontrollgruppe verglichen. Auch sie fanden dabei heraus, dass gesunde Erwachsene von der Achtsamkeitspraxis nachhaltig profitieren. So reduzierte sich in der Interventionsgruppe das tägliche Stresserleben um 24 %, gemessen mit dem Daily Stress Inventory (Brentley & Jones, 1989), die psychische Belastung sank um 44 %, gemessen mit der Revised Hopkins Symptom Checklist (SCL-90-R), und medizinische Symptome sanken um 46 % auf der Medical Symptom Checklist (MSCL). Diese Werte blieben im Katamnesezeitraum von drei Monaten relativ stabil. In der Kontrollgruppe, die Informationsmaterial zum Thema Stress erhielt, veränderten sich die Werte währenddessen kaum.

Kommunikation und Mitgefühl

Die Haltung der Achtsamkeit beeinflusst nicht nur den Umgang einer Person mit sich selbst, sondern wirkt auch auf das zwischenmenschliche Miteinander. Um diese Wirkungen genauer bestimmen zu können, habe ich mit den 23 TeilnehmerInnen unserer Studie zu Achtsamkeit und Rauchverhalten, die drei Monate nach Beginn der Intervention weiterhin selbständig Achtsamkeitsübungen im Alltag praktizierten, Tiefeninterviews zum Einfluss der Achtsamkeit auf ihr alltägliches Erleben und Verhalten durchgeführt und aufgezeichnet (vgl. Altner, Michalsen, Richarz, Reichardt & Dobos, in diesem Band). Zur Veränderung ihres zwischenmenschlichen Miteinanders aufgrund der Achtsamkeitspraxis äußerten die interviewten Personen, dass sie weniger gereizt, aufbrausend und aggressiv seien. Vier Probanden berichteten von größerer Offenheit und Mitteilungsfreude. Zwei Probanden sprachen von gewachsenem Durchsetzungsvermögen und zwei weitere von inniger gewordenen Beziehungen zu ihren Kindern. Diese Ergebnisse illustrieren, wie sich die Achtsamkeitspraxis positiv auf die Eigenschaften Ausgeglichenheit, Offenheit, Bestimmtheit und Empathie auswirken kann.

Roth und Creaser (1997, S. 164), die, wie oben erwähnt, das MBSR-Programm mit 51 spanisch sprechenden und 28 englisch sprechenden sozial benachteiligten Probanden durchführten, bestätigten die positiven Veränderungen der interpersonellen Kompetenzen. Ihre TeilnehmerInnen berichteten im Anschluss an das Programm ebenfalls von „greater peace of mind, more patients, less anger and temper outbursts, more harmonious relations with family members, and improved parenting skills".

Shapiro, Schwartz und Bonner (1998) von der University of Arizona führten mit 78 Medizinstudenten eine kontrollierte Studie zur Schulung der Achtsamkeit (MBSR) durch, bei der sie u.a. die Entwicklung der Empathiefähigkeit mit der Empathy Construct Rating Scale (La Monica, 1981) gemessen haben. Auch sie konnten zeigen, dass die Praxis von Achtsamkeit das Einfühlungsvermögen positiv beeinflusst – eine Fähigkeit, die, wie die Autoren meinen, für gute ÄrztInnen unabdingbar sei. Sie plädieren deshalb für eine Einbeziehung der Achtsamkeitsschulung in die Ausbildung von Medizinern, „helping them to cultivate a ‚way of being' that may foster healing and growth in their own lives as well as skills to effectively help others heal and grow in the future" (Shapiro, Schwartz & Bonner, 1998, S. 597).

Das Center for Mindfulness an der medizinischen Fakultät der University of Massachusetts bietet eine solche Achtsamkeitsschulung für zukünftige ÄrztInnen bereits seit 1987 an. In dem Kurs „The Contemplative Mind in Medicine" erhalten Studierende im ersten und zweiten Studienjahr die Gelegenheit, die Verbindungen zwischen Stress, Gesundheit und mitmenschlichem Umgang zu untersuchen und selbst leibhaftig zu erleben (vgl. Santorelli, 2002).

Ein weiteres Angebot des Centers for Mindfulness mit dem Titel „The Contemplative Mind in Education" richtet sich an Schulen. Das Ziel ist hier, „to educate teachers in mindfulness practice as a means of reducing teacher stress and burn out through the cultivation of ‚contemplative competencies' such as attentiveness and concentration, tolerance and equanimity" (ebd., o.S.). Santorellis „working hypothesis suggests that the establishment of an inner foundation for the further development of these human qualities will, in turn, provide educators a substantive base from which to draw forth these same qualities in their students" (ebd., o.S.). Das Thema Achtsamkeit in der Schule wird in dem Abschnitt „Achtsamkeitspraxis in der Schule" weitergeführt.

Spirituelles Erleben und Kohärenzsinn

Die im Programm zur Stressbewältigung durch Achtsamkeitsschulung zusammengefassten meditativen Methoden sind im Rahmen spiritueller Traditionen entwickelt und überliefert worden. Die Bedeutung von Spiritualität als Gesundheitsressource wird in den Untersuchungen zur Wirksamkeit von MBSR von Astin (1997) sowie Shapiro, Schwartz und Bonner (1998) betont. Sie stützen sich dabei auf Studienergebnisse von Kass, Friedman, Leserman, Zuttermeister und Benson (1991), die den Zusammenhang von Gesundheit und spirituellem Erleben darstellen. Astin sowie Shapiro, Schwartz und Bonner verwendeten den von Kass, Friedman, Leserman, Zuttermeister und Benson (1991) entwickelten Fragebogen INSPIRIT (Index of Core Spiritual Experiences), um Veränderungen im spirituellen Erleben festzustellen, die mit der Achtsamkeitspraxis einhergehen. Der Fragebogen besteht aus sieben Items, die sich auf Erlebnisse beziehen, die zur Überzeugung vom Vorhandensein Gottes oder einer „höheren Macht" führen sowie auf die internalisierte Beziehung zwischen der betreffenden Person und der „höheren Macht". Zu der im Test vorgeschlagenen Liste spiritueller Erlebnisse gehören auch Phasen von „complete joy and ecstasy" (vgl. Shapiro, Schwartz & Bonner, 1998, S. 587).

Astin (1997) vom Department of Psychology and Social Behavior der University of California in Irvine führte mit 28 gesunden Medizinstudenten eine kontrollierte Vergleichsstudie zu MBSR durch. Von den 14 Teilnehmern der Intervention beendeten 12 das Acht-Wochen-Programm. Von 7 der 14 Vergleichspersonen liegen vollständige Datensätze vor. Astin hypothetisiert, dass die Teilnahme am Programm neben verstärkt auftretenden spirituellen Erlebnissen zu einer Reduzierung der allgemeinen psychischen Belastung sowie zu einer Veränderung des Kontrollverhaltens führen kann. Abgebildet wurden diese drei Bereiche mit dem schon erwähnten INSPIRIT-Fragebogen von Kass und KollegInnen (1991), mit der Syptom-Checkliste SCL-90 von Hopkins sowie dem Shapiro Control Inventory (SCI; Shapiro, 1994). Wie vermutet, stieg nur bei den Teilnehmern des Achtsamkeitsprogramms die Vergleichszahl für spirituelles Erleben statistisch signifikant an (von 2,78 auf 2,94). Weitere Ergebnisse sind die signifikante Abnahme von Symptomen von bzw. Tendenzen zu (in dieser Reihenfolge) Depressivität, Somatisierung, Zwanghaftigkeit, Psychotizismus, Ängstlichkeit und Paranoidität. Der SCL-90-R-Gesamtwert GSI für psychische Belastung sank in der Interventionsgruppe um durchschnittlich 64 %, während er in der Kontrollgruppe um 14 % abnahm.

Anhand des Shapiro Control Inventory konnte Astin (1997) bei den TeilnehmerInnen der Achtsamkeitsgruppe statistisch signifikant größere Veränderungen des Kontrollverhaltens messen als bei der Vergleichsgruppe. So veränderte sich die Art der Kontrolle bei den Achtsamkeitsübenden in Richtung eines mehr akzeptierenden Kontrollstils; Tendenzen zu Überkontrolle und Kontrollaufgabe nahmen dagegen ab. Auch zeigten die Teilnehmer der Achtsamkeitsgruppe eine größere Zunahme der Zufriedenheit mit ihrem Kontrollverhalten. Trotz der methodischen Einschränkungen der Studie wie der kleinen Teilnehmerzahl, der Zugehörigkeit der Teilnehmer zu nur einer sozialen Schicht und der Übereinstimmung von Experimentator und Gruppenanleiter konstatiert Astin, dass das Achtsamkeitsprogramm spirituelles Erleben, die Fähigkeiten zur Selbstwahrnehmung und Selbstregulation sowie die Ausprägung eines gesunden Kontrollverhaltens fördert. In Bezugnahme auf aktuelle theoretische Konzepte zu gesundheitsfördernden Aspekten von Spiritualität, Selbstregulation und Kontrollverhalten betont Astin das protektive Potenzial der Achtsamkeitspraxis. Er bezieht sich dabei unter anderem auf eine 1995 erschienene Studie zur Bedeutung von Spiritualität für die Gesundheit. Die Autoren dieser Studie, Hawks, Hull, Thalman und Richins (1995), definieren spirituelle Gesundheit als:

> A high level of faith, hope, and commitment in relation to a well-defined world-view or belief system that provides a sense of meaning and purpose to existence in general, and that offers an ethical path to personal fulfillment which includes connectedness with self, others, and a higher power or larger reality. (Zitiert nach Astin, 1997, S. 99)

Glaube, Hoffnung und Sinn – ein ethischer Pfad zu persönlicher Erfüllung in Verbindung zum eigenen Selbst sowie zum sozialen und transpersonalen Umfeld –, das sind die Elemente spiritueller Gesundheit, wie sie hier verstanden wird. Astin (1997, S. 99) nennt Spiritualität eine wichtige und doch regelmäßig übersehene Komponente von Gesundheit und Wohlbefinden. Er beschreibt seine Studie als einen Versuch, die Verbindungen von spirituellem Erleben und Gesundheit zu erfassen. Seine Ergebnisse legen nahe, dass die Achtsamkeitspraxis beides fördert.

Astin weist bei den von ihm untersuchten Probanden auch die Herausbildung eines akzeptierenden Kontrollstils nach. Ein solcher Kontrollstil setzt voraus, dass die Person erkennt und versteht, welche Lebensereignisse sich von ihr beeinflussend handhaben lassen und welche nicht. Hier ergeben sich Parallelen zu Antonovskys (1997) Konzepten der Verstehbarkeit und Handhabbarkeit. Ebenso sind die Gemeinsamkeiten zwischen der von Astin (1997) bei den TeilnehmerInnen seiner Achtsamkeitsgruppe festgestellten Zunahme eines Bewusstseins für das Eingebettet-Sein in ein sinnvolles Ganzes mit Antonovskys Konstrukt der Sinnhaftigkeit nicht zu übersehen. Daher ist es interessant, zu überprüfen, ob sich der Score auf Antonovskys Kohärenz-Fragebogen durch die Teilnahme an einem MBSR-Kurs verändern lässt. Majumdar (2000) hat diese Prüfung bei 21 deutschen MBSR-TeilnehmerInnen unternommen.

Bei diesen Probanden stieg der Gesamt-Kohärenzwert im Verlauf des Achtwochenkurses von durchschnittlich 126,52 auf 129,95. Diese leichte Steigerung wird zwar als statistisch nicht signifikant gewertet. Wenn jedoch Antonovskys Annahme stimmen würde, dass das Kohärenzgefühl bei Erwachsenen ein relativ stabiler Persönlichkeitsfaktor sei, wäre schon eine geringe Verbesserung aufgrund einer Intervention als Erfolg zu verbuchen.

Spiritualität, Angst, Empathie und Gesundheit

Spiritualität und transpersonales Erleben wird von diversen Autoren als ein protektiver und wachstumsorientierter Lebensfaktor beschrieben. So gibt Testerman (1997) einen Überblick über 20 Untersuchungen, die eine Verbindung von Spiritualität bzw. Religiosität und Gesundheit/Mortalität aufzeigen. Holland und Lewis (1993) beschreiben Zuversicht und Hoffnung, Gebetspraxis, das Gefühl von Zugehörigkeit zu einem größeren Ganzen sowie soziale Unterstützung als gesundheitsfördernde Aspekte von Spiritualität, die sich positiv auf das Lebensgefühl und eventuell auch auf die Tätigkeit des Immunsystems auswirken könnten. Diese vermuteten Zusammenhänge konnten inzwischen experimentell bekräftigt werden, legt doch die Untersuchung von Astin (1997) nahe, dass die Achtsamkeitspraxis spirituelles Erleben positiv beeinflusst. Davidson, Kabat-Zinn, Schumacher, Rosenkranz, Muller, Santorelli, Urbanowski, Harrington, Bonus und Sheridan (2003) lieferten außerdem Evidenz für die immunfördernde Wirkung von Achtsamkeit in Korrelation mit positiver Emotionalität.

Weitere Evidenz zur Verbindung von Achtsamkeitspraxis, Spiritualität und Gesundheit haben Shapiro, Schwartz und Bonner (1998) gefunden. Wie oben erwähnt, führten sie mit 78 Medizinstudenten eine durch Wartegruppe kontrollierte und randomisierte Behandlungsstudie durch, die die Wirkung von MBSR auf das spirituelle Erleben, auf Empathie sowie auf den psychischen Belastungszustand – insbesondere State- und Trait-Angst sowie Depressivität – untersuchte. Ziel war es, zu prüfen, ob das Achtsamkeitsprogramm ein sinnvoller Bestandteil in der Ausbildung von Ärzten sein kann, die ja sowohl während des Studiums als auch später im Beruf beträchtlichen Stressfaktoren ausgesetzt sind. Die gesundheitsbezogene Rolle von Spiritualität wird dabei als „Puffer" gegen Stress beschrieben (ebd., S. 583). Als Messinstrument für spirituelles Erleben diente wieder der INSPIRIT-Fragebogen. Empathie wurde mit einer Kurzfassung der Empathy Rating Scale von La Monica gemessen. Der General Severity Index (GSI) der Symptomcheckliste SCL-90-R diente als Instrument zur Feststellung der allgemeinen psychischen Belastung, die Subskala 4 der Checkliste bildete Depressivität ab, das State-Trait Anxiety Inventory (STAI) von Spielberger, Gorsuch und Lushede (1970) maß Angst. Gemessen wurde in der Interventions- und der Vergleichsgruppe zu Beginn des Programms sowie nach seinem Ende, wobei der Posttest in der Prüfungszeit am Semesterende lag, um den Wert des Programms für den Umgang mit hoher Stressbelastung festzustellen.

Die Pretest-Ergebnisse beider Gruppen unterschieden sich kaum. Die Ergebnisse der Interventionsgruppe nach Abschluss des Programms dagegen zeigten statistisch signifikante Unterschiede. Wie vermutet, verringerten sich in der Interventionsgruppe die Werte für Angst, allgemeine psychische Belastung und Depressivität, während sie für Empathie und Spiritualität stiegen. In der Vergleichsgruppe sanken im gleichen Zeitraum die Werte für Empathie leicht, dagegen stiegen sie für State-Angst und Depressivität etwas an. Nachdem die Vergleichsgruppe das Programm durchlaufen hatte, wurden auch bei diesen TeilnehmerInnen für alle sechs Merkmale Werte gemessen, die das Ergebnis der ersten Interventionsgruppe bestätigten, d.h. State- und Trait-Angst, psychische Belastung sowie Depressivität nahmen auch hier ab, Empathie und Spiritualität nahmen ebenfalls zu.

Angsterleben scheint eine zentrale Rolle für Lebensqualität und Gesundheit zu spielen. Eine Studie von Nakao und KollegInnen (2001) zeigte, dass bei 911 TeilnehmerInnen an Mind-/Body-Stressbewältigungskursen der Harvard Medical School ein hoher Eingangswert für Angst der zuverlässigste Prädiktor für positive Ergebnisse nach Abschluss des Programms war. Gemessen wurden außerdem die Häufigkeit medizinischer Beschwerden, die Beeinträchtigung des täglichen Lebens dadurch sowie psychische Belastung und wahrgenommener Stress. Je höher die Werte für Angst waren, desto mehr verbesserten sich alle Werte im Laufe des Programms, zu dessem Curriculum neben reinen Entspannungs- auch Achtsamkeitsmethoden gehörten.

Wenn gezeigt werden kann, dass Achtsamkeitspraxis Angst, Stress und Depressivität mindert und Spiritualität fördert, erwächst die Frage, ob auch der Umkehrschluss zulässig ist, wonach sich Spiritualität vermindernd auf Angst und Depressivität auswirkt und Empathie fördert. Die christliche Religion verheißt ja – wie andere auch – Trost und Beistand für die Gläubigen. So heißt es z.B. im Buch Jeremia des Alten Testaments: „‚Ihr Nachkommen Jakobs, habt keine Angst!' sagt der Herr. ‚Ihr steht unter meinem Schutz!'" (Jer 30, 10).

Bei diesen Überlegungen sollte nicht vergessen werden, dass die Achtsamkeitpraxis in Form von Vipassana-Meditation, Hatha-Yoga und Qigong selbst spirituelle Praktiken darstellt und als solche tradiert wurde. Ihre Reduzierung auf bloße Entspannungstechniken oder Bewältigungsstrategien verkennt ihre auf Transzendenzerfahrung und auf die transpersonale Entwicklung der Persönlichkeit hin angelegten Potenziale. Wie schon die Studienerkenntnisse zu MBSR bei PatientInnen mit Angst- und Panikstörungen nahelegten (Kabat-Zinn, Massion, Kristeller, Peterson, Fletcher, Pbert, Linderking & Santorelli, 1992; Kabat-Zinn, Chapman & Salmon, 1997; Miller, Fletcher & Kabat-Zinn, 1995), befähigt die in ihren Wurzeln eindeutig spirituell motivierte Praxis der Achtsamkeit zu einem angstfreieren und psychisch gesünderen Leben. Das Verweilen in einer achtsamen Haltung lässt sich als spirituelle Praxis verstehen, die von der religiösen Überzeugung der Ausübenden unabhängig ist. Und das achtungsvolle Präsent-Sein mit allem, was hier und jetzt existiert, kann den Raum für spirituelles Erleben öffnen.

Ein Teilnehmer unserer Studie zu Achtsamkeit und Rauchverhalten äußerte sich wie folgt zur spirituellen Bedeutung, die die Praxis der Achtsamkeit für ihn hat: „... Seit meinem achten Lebensjahr versuche ich, das Menschsein zu ergründen. Dies hier könnte ein Weg sein, den ich gehen kann. Es ist so einfach. Das hätte ich nicht gedacht" (Heinz M.-G.).

Achtsamkeitspraxis in der Schule

TeilnehmerInnen an meinen Achtsamkeitskursen äußern hin und wieder ihr Bedauern darüber, dass sie nicht schon eher in ihrem Leben auf die Qualität des Achtsam-Seins aufmerksam geworden sind. Die vielversprechenden Erfahrungen und Studienergebnisse zur gesundheitsfördernden Wirkung der Achtsamkeitspraxis sprechen für eine stärkere Vermittlung von Wegen der Achtsamkeitspraxis möglichst frühzeitig in der Biographie. Besonders sinnvoll erscheint die präventive Integration von Übungswegen der Achtsamkeit in den Schulalltag, zumal seit der Neuformulierung des Präventionsparagraphen 20 des SGB V Schulen in Deutschland als „Settings der Gesundheitsförderung" wieder mit finanzieller Unterstützung durch die Krankenkassen rechnen dürfen (Leitfaden, 2001). Dass Schulen nicht (nur) freudvolle Orte sind, werden viele bestätigen können. Wie Singer (2000) eindrucksvoll zeigt, kann Unachtsamkeit im schulischen Miteinander bei Kindern und Erwachsenen sogar krankheitsfördernd wirken. So weisen LehrerInnen den höchsten Krankenstand und die meisten gesundheitsbedingten Frühpensionierungen aller deutschen Beamten auf (Sieland, 1999). Sowohl PädagogInnen als auch Kindern und Jugendlichen sollten daher Gelegenheiten eröffnet werden, Achtsamkeitspraxis kennenzulernen, bevor ernste Gesundheitsbeeinträchtigungen eintreten.

In den letzten Jahren konnten junge WissenschaftlerInnen in ihren Dissertationen den gesundheitlichen Nutzen verschiedener Formen der Achtsamkeitsentwicklung im Kontext der Schule nachweisen. Dabei handelt es sich um eine Studie zu Qigong für Schulkinder von Becker (2000), um das Entspannungstraining mit Yoga-Elementen für ängstliche SchülerInnen von Stück (1998), um ein Hatha-Yoga-Programm als Therapiekonzept für Kinder mit hyperkinetischen Störungen von N. Goldstein (2002) sowie um das von Augenstein (2003) entwickelte „Körperorientierte Programm" für GrundschülerInnen, das ebenfalls auf Meditations- und Bewegungselementen aus dem Hatha-Yoga beruht. Die Ergebnisse dieser Studien bestätigen allesamt, dass es möglich und sinnvoll ist, die Praxis der Achtsamkeit in den Schulalltag zu integrieren.

Jon und Myla Kabat-Zinn (1997) haben die Basis für positive Wirkungen der Achtsamkeitspraxis mit Kindern im Kontext der Schule folgendermaßen beschrieben:

> Learning at a young age to touch silence and stillness within oneself, especially if it is taught in school in an open and non-manipulative or coercive way, can be valuable in balancing out and dealing with the stimulation and outward orientation of the school day. Among other things, children can discover how to tap into their innate ability to go into deep states of concentration, and use it to focus on the task at hand. (Ebd., S. 303)

Doch die Förderung von Achtsamkeit in der Schule wird nur von PädagogInnen ausgehen können, die darin auch für sich selbst einen Weg der Entwicklung gefunden haben. Impulse und Anregungen dazu können das Themenangebot der pädagogischen Aus- und Weiterbildung sinnvoll ergänzen. Beispiele für die Integration von Achtsamkeitsschulung in das Curriculum des Lehramts- und Pädagogikstudiums sind die Seminare zu Stressbewältigung, emotionaler Intelligenz und zum Lernen und Lehren mit allen Sinnen, die seit dem Jahr 2002 von mir am Institut für Erziehungswissenschaft der Universität Duisburg-Essen angeboten werden. Dabei handelt es sich um Lehr- und Erfahrungsveranstaltungen, in denen sowohl eine rational-akademische Auseinandersetzung mit den Themen erfolgt als auch eine sinnlich-konkrete Annäherung an die Praxis der Achtsamkeit in Form von Qigong, Hatha-Yoga und Vipassana-Meditation. In der Kultivierung von Achtsamkeit im Rahmen der Schule sehe ich ein bedeutendes, doch bisher nur sehr zaghaft erschlossenes Potenzial für die individuelle Prävention bei LehrerInnen und SchülerInnen sowie für die Förderung achtsamer Qualitäten in unserer Gesellschaft im Sinne einer integralen Salutogenese. Eine handhabbare Auswahl an Möglichkeiten zur freudvollen Integration der Achtsamkeitspraxis in den Alltag mit Kindern stellt das Buch „Achtsam mit Kindern leben“ vor (Altner, 2009).

Achtsamkeit und Verantwortung in der Welt: Eine Vision

In der Praxis der Achtsamkeit erleben Menschen, wie wohltuend der achtsame Umgang mit sich selbst sein kann. Die mit der Praxis wachsende Fähigkeit, sich selbst Zuwendung, Aufmerksamkeit und Zeit zu schenken, wird häufig als kostbares Geschenk erlebt. Mit der Praxis der Selbstreferenz verfeinert und differenziert sich die Selbstwahrnehmung, mit zunehmender Aufmerksamkeit und Präsenz entwickelt sich die Spürfähigkeit für die eigenen Grenzen und Potenziale, die Fähigkeiten zur angemessenen und freudvollen Gestaltung des eigenen Seins wachsen und mit der wachsenden Fähigkeit, uns selbst zu akzeptieren, zu achten und so sein zu lassen, wie wir sind, öffnet sich der Raum für Gelassenheit und ein Gefühl von Aufgehobensein. Der Sinn für Kohärenz im eigenen Leben kann wachsen, und mit ihm die gesundheitserhaltenden und -fördernden Kräfte. Letztendlich kann die Haltung der Achtsamkeit, wie wir gezeigt haben, nicht nur einen verantwortlichen Umgang mit uns selbst fördern, sondern auch die Fähigkeiten der Einfühlung in die Mitmenschen und die Achtung ihres Seins.

Vom Buddha selbst stammt die Vision der Befreiung vom Leid, die erst vollkommen wäre, wenn alle fühlenden Wesen befreit sind. Das hier entworfene Konzept der integralen Salutogenese möchte in diesem Sinne anregen, den Blick über ein individuelles und zwischenmenschliches Verständnis von Gesundheit hinaus auch für die soziale, politische, ökologische und spirituelle Dimension zu weiten.

Das vorliegende Buch selbst ist ein Zeugnis des wachsenden Interesses für die Qualität der Achtsamkeit und für ihre Kultivierung im Kontext von Therapie, Prävention und Gesundheitsförderung. Je mehr Menschen die Kunst der Achtsamkeit in ihr Leben integrieren und sich dabei zum großen Teil Leistungen „fremder" Kulturen zu Eigen machen, desto leichter wird vielleicht auch die Achtung, Akzeptanz und Integration von „Fremden" und Außenseitern in unsere Kulturen fallen. Je mehr Menschen die Kunst kultivieren, Dinge und Lebewesen achtungsvoll wahrzunehmen, ohne sie verwenden, verbrauchen oder konsumieren zu müssen, desto mehr können die menschlichen Ressourcen wachsen, die für einen nachhaltigen Schutz der Natur und ihrer Schätze so sehr von Nöten sind. Auf dem achtsamen Weg der Transzendierung persönlicher Beschränkungen lassen wir die Ringe, von denen Rilke im Eingangszitat spricht, sich weiten. In dem sich weitenden Raum können Fragen nach dem Sinn des Seins an Bedeutsamkeit gewinnen und es können sich Momente eines glückhaften Da-Seins einstellen, das sich im gegenwärtigen Moment in seiner integralen Ganzheit *erleben* lässt.

Literatur

Altner, N. (2009). *Achtsam mit Kindern leben – Wie wir uns die Freude am Leben erhalten*. München: Kösel.

Antonovsky, A. (1997). *Salutogenese – Zur Entmystifizierung von Gesundheit*. Tübingen: dgvt-Verlag.

Astin, J.A. (1997). Stress reduction through mindfulness meditation: effects on psychological symptomatology, sense of control and spiritual experience. *Psychotherapy and Psychosomatics, 6*, 97–106.

Augenstein, S. (2003). *Yoga und Konzentration – Theoretische Überlegungen und empirische Untersuchungsergebnisse* (Reihe Bewegungslehre und Bewegungsforschung, Band 16). Immenhausen: Prolog-Verlag.

Bandura, A. (1997). *Self efficacy: the exercise of control*. New York: W.H. Freeman & Company.

Beck, A.T. & Steer, R.A. (1990). *Manual for the Beck anxiety inventory*. San Antonio, TX: Psychological Corporation.

Becker, M. (2000). *Qigongunterricht für Schulkinder – Eine kontrollierte Pilotstudie zur Evaluation von Durchführbarkeit und Nutzen* (Dissertation). Medizinische Fakultät Charité der Humboldt-Universität zu Berlin.

Belschner, W. (2002). *Integrale Gesundheitsförderung*. Bibliotheks- und Informationssystem der Carl von Ossietzky Universität, Oldenburg.

Benson, H. & Stark, M. (1997). *Timeless healing: The power and biology of belief*. New York: Simon & Schuster.

Brentley, F.J. & Jones, C.N. (1989). *Daily stress inventory professional manual*. Odessa, FL: Psychological Assessment Resources Inc.

Coopersmith, S. (1967). *The antecedents of self-esteem*. San Francisco, CA: Freeman.

Csikszentmihalyi, M. (1993). *The evolving self*. New York: HarperCollins.

Davidson, R., Kabat-Zinn, J., Schumacher, J., Rosenkranz, M., Muller, D., Santorelli, S., Urbanowski, F., Harrington, A., Bonus, K. & Sheridan, J. (2003). Alterations in brain and immune function produced by mindfulness meditation. *Psychosomatic Medicine, 65*, 564–570.

Derogatis, L. (1977). *The SCL-90-R: administration, scoring and procedures manual 1*. Baltimore, MD: Clinical Psychometric Research.

Fehr, R. (2001). *Ökologische Gesundheitsförderung*. Bern: Hans Huber.

Gebser, J. (1949). *Ursprung und Gegenwart* (2 Bände). Stuttgart: Deutsche Verlags-Anstalt.

Goldstein, J. (2002). *One dharma.* San Francisco, CA: Harper Collins.

Goldstein, N. (2002). *Körperzentrierte Übungen des klassischen Hatha-Yogas als Therapiekonzept bei Kindern mit expansiven Störungen* (Dissertation). Päd. Hochschule Heidelberg.

Grossman, P., Niemann, L., Schmidt, S. & Walach, H. (2004). Mindfulness-based stress reduction and health benefits: a meta-analysis. *Journal of Psychosomatic Research, 57,* 35–43.

Gruen, A. (2000). *Der Fremde in uns.* Stuttgart: Klett-Cotta.

Hawks, S.R., Hull, M.L., Thalman, R.L. & Richins, P.M. (1995). Review of spiritual health: Definition, role, and intervention strategies in health promotion. *American Journal of Health Promotion, 9,* 371–378.

Heitmeyer, W. (1996). *Gewalt ist sehr attraktiv* (Interview. In Info 110. Land Brandenburg). Verfügbar unter: www.brandenburg.de/land/mi/polizei/info110/5_96/heitmeye.htm [Mai 1996].

Holland, J.C. & Lewis, S. (1993). Emotions and cancer: What do we really know? In D. Goleman & J. Gurin (Eds.), *Mind/body medicine* (pp. 85–109). New York: Consumer Reports Books.

Hurrelmann, K. (2000). *Gesundheitssoziologie.* Weinheim/München: Juventa.

Hurrelmann, K. (1998). Gesundheitserziehung und Gesundheitsberatung in der Schule. In *Protokoll der Fachkonferenz Gesundheitserziehung und Gesundheitsberatung in der Schule – Neue Konzepte der Kooperation von Lehrern und Ärzten.* Universität Bielefeld.

Hüther, G. (2001). *Bedienungsanleitung für ein menschliches Gehirn.* Göttingen: Vandenhoeck & Ruprecht.

Hüther, G. (2002). Funkstille im Frontalhirn. *Der Spiegel, 11.* Verfügbar unter: www.spiegel.de/spiegel/0,1518,187383,00.html [04.02.2003].

Jork, K. (2003). Das Modell der Salutogenese von Aaron Antonovsky. In K. Jork & N. Peseschkian (Hrsg.), *Salutogenese und Positive Psychotherapie.* Bern: Hans Huber.

Kabat-Zinn, J. (1990). *Full catastrophe living.* New York: Delacorte Press.

Kabat-Zinn, J., Chapman, A. & Salmon, P. (1997). The relationship of cognitive and somatic components of anxiety to patient preference for alternative relaxation techniques. *Mind/Body Medicine, 2,* 101–109.

Kabat-Zinn, J. & Kabat-Zinn, M. (1997). *Everyday blessings: the inner work of mindful parenting.* New York: Hyperion.

Kabat-Zinn, J., Massion, A.O., Kristeller, J., Peterson, L.G., Fletcher, K., Pbert, L., Linderking, W. & Santorelli, S.F. (1992). Effectiveness of a meditation-based stress reduction program in the treatment of anxiety disorders. *American Journal of Psychiatry, 149,* 936–943.

Kass, J., Friedman, R., Leserman, J., Zuttermeister, P. & Benson, H. (1991).

Health outcomes and a new measure of spiritual experience. *Journal for the Scientific Study of Religion, 30*(2), 203–211.
Kobasa, S.C. (1979). Stressful life events, personality, and health: An inquiry into hardiness. *Journal of Personality and Social Psychology, 37*(1), 1–11.
La Monica, E. (1981). Construct validity of an empathy instrument. *Research in Nursing & Health, 4,* 389–400.
Langer, E. (1997). *The power of mindful learning.* Reading: Addison-Wesley.
Leitfaden (2001). *Gemeinsame und einheitliche Handlungsfelder und Kriterien der Spitzenverbände der Krankenkassen zur Umsetzung von § 20 Abs. 1 und 2 SGB V* (Fassung 2001). Bergisch Gladbach: Bundesverband der Innungskrankenkassen.
Majumdar, M. (2000). *Meditation und Gesundheit – Eine Beobachtungsstudie.* Essen: KVC-Verlag, Karl und Veronika Carstens-Stiftung.
Melchart, D. (2002). Prinzip der Selbstheilung als eine zentrale Rahmentheorie für Naturheilverfahren. In D. Melchart, R. Brenke, G. Dobos, M. Gaisbauer & R. Saller (Hrsg.), *Naturheilverfahren.* Stuttgart: Schattauer.
Miller, J., Fletcher, K. & Kabat-Zinn, J. (1995). Three-year follow-up and clinical implications of a mindfulness-based stress reduction intervention in the treatment of anxiety disorders. *General Hospital Psychiatry, 17,* 192–200.
Mills, N. & Allen, J. (2000). Mindfulness of movement as a coping strategy in multiple sclerosis. *General Hospital Psychiatry, 22,* 425–431.
Nakao, M., Friccione, G., Myers, P., Zuttermeister, P.C., Baim, M., Mandle, C.L., Medich, C., Wells-Federmann, C.L., Martin Arcari, P., Ennis, M., Barsky, A.J. & Benson, H. (2001). Anxiety is a good indicator for somatic symptom reduction through behavioral medicine intervention in a mind/body medicine clinic. *Psychotherapy and Psychosomatics, 70*(1), 50–7.
Palentien, C. (1997). *Jugend und Stress – Ursachen, Entstehung und Bewältigung.* Neuwied: Luchterhand.
Paulus, P. (1994). *Selbstverwirklichung und psychische Gesundheit.* Göttingen: Hogrefe.
Paulus, P. (1997). Soziale Netze, soziale Unterstützung und Gesundheit. In H. Homfeldt, H. Günther & B. Hünersdorf (Hrsg.), *Soziale Arbeit und Gesundheit* (S. 175ff.). Neuwied: Luchterhand.
Pilz-Aden, H. & Pilz, G.A. (1997). Gewalterfahrungen in den Bewegungs- und Lebenswelten junger Menschen: Folgen und Forderungen an Kindergärten, Schulen, Sportvereine und kommunale Jugendarbeit. In L. Peiffer (Hrsg.), *Kindliche Bewegungswelt im High-Tech-Zeitalter* (4. Symposium der Dt. Olymp. Gesellschaft) (S. 125–139). Celle: Pohl.
Postman, N. & Richter, T. (1998). *Der Auftrag der Schule heute – Wirklichkeit und Unwirklichkeit in der Erziehung.* Stuttgart/Berlin: Mayer.
Rilke, R.M. (1945). *Das Stundenbuch.* Leipzig: Insel.

Rosenberg, M. (1965). *Society and the adolescent self-image.* Princeton, NJ: Princeton University Press.

Roth, B. & Creaser, T. (1997). Mindfulness meditation-based stress reduction: experience with a bilingual inner-city program. *Nurse Practitioner, 22,* 150–176.

Roth, B. & Stanley, T.W. (2002). Mindfulness-based stress reduction and healthcare utilization in the inner city: preliminary findings. *Alternative Therapies in Health and Medicine, 8*(1), 60–66.

Rotter, J.B. (1966). Generalized expectancies for internal vs. external control of reinforcement. *Psychological Monographs: General and Applied, 80.*

Sack, M. & Lamprecht, F. (1998). Forschungsaspekte zum „Sense of Coherence". In W. Schüffel, K. Brucks, U. Johnen, V. Köllner, F. Lamprecht & U. Schnyder (Hrsg.), *Handbuch der Salutogenese.* Wiesbaden: Ullstein Medical.

Santorelli, S. (2002) *Mindfulness-based stress reduction professional training resource manual.* Worcester: Center for Mindfulness, University of Massachusetts Medical School.

Scheier, M.F. & Carver, C.S. (1985). Optimism, coping, and health: assessment and implications of generalized outcome expectancies. *Health Psychology, 4,* 219–247.

Schüffel, W., Brucks, K., Johnen, U., Köllner, V., Lamprecht, F. & Schnyder, U. (1998). Einführung. In W. Schüffel, K. Brucks, U. Johnen, V. Köllner, F. Lamprecht & U. Schnyder (Hrsg.), *Handbuch der Salutogenese.* Wiesbaden: Ullstein Medical.

Schweitzer, A. (1986). *Was sollen wir tun?* Heidelberg: Lambert Schneider.

Segal, Z.V., Williams, J.M.G. & Teasdale, J.D. (2002). *Mindfulness-based cognitive therapy for depression: a new approach to preventing relapse.* New York: Guilford. (Deutsch erschienen 2008: *Die Achtsamkeitsbasierte Kognitive Therapie der Depression – Ein neuer Ansatz zur Rückfallprävention.* Tübingen: dgvt-Verlag.)

Settertobulte, W. (1998). *Gesundheit von Jugendlichen im internationalen Vergleich – Eine vergleichende Studie in 20 Ländern.* Universität Bielefeld.

Settertobulte, W., Hoepner-Stamos, F. & Hurrelmann, K. (1997). Gesundheitsstörungen im Kindesalter – Ergebnisse des Bielefelder „Grundschulsurveys". *Prävention, 20*(1), 3–6.

Shapiro, D.H. (1994). *Manual for the Shapiro control inventory.* Palo Alto, CA: Behaviordyne.

Shapiro, S.L., Schwartz, G.E. & Bonner, G. (1998). Effects of mindfulness-based stress reduction on medical and premedical students. *Journal of Behavior Medicine, 21*(6), 581–599.

Sieland, B. (1999). *Ansätze zur Förderung von Lehrergesundheit* (Vortrag gehalten auf der Tagung Arbeitszufriedenheit und Schulgesundheit am 22.09.1999 an der Universität Flensburg).

Singer, K. (2000). *Wenn Schule krank macht.* Weinheim/Basel: Beltz.
Spielberger, C.D., Gorsuch, R.C. & Lushede, R.E. (1970). *Manual for the state-trait-anxiety inventory.* Palo Alto, CA: Consulting Psychologists.
Stück, M. (1998). *Entspannungstraining mit Yogaelementen in der Schule.* Donauwörth: Auer.
Testerman, J.K. (1997). *Spirituality vs. religion: implications for healthcare.* Loma Linda University School of Medicine. Verfügbar unter: www.aiias.edu/ict/vol_19/19cc_283-297.pdf [22.11.2003].
Thich Nhat Hanh (1976). *The miracle of mindfulness.* Boston, IL: Beacon Press.
Travis, J.W. (1977). *Wellness workbook for health professionals.* Mill Valley, CA: Wellness Resource Center.
Wilber, K. (2001). *Integrale Psychologie.* Freiamt: Arbor.
Williams, K., Kolar, M., Reger, B. & Pearson, J. (2001). Evaluation of a wellness-based mindfulness stress reduction intervention: A controlled trial. *American Journal of Health Promotion, 15*(6), 422–432.

Kapitel 19

Achtsamkeit und Akzeptanz in der Krebsbehandlung

Jürgen Stepien & Johannes Lerch

Zusammenfassung: *Folgender Artikel zeigt auf, dass der achtsamkeitsbasierte Ansatz in der Betreuung onkologischer Patienten eine wertvolle und sinnvolle Ergänzung der standardmäßigen psychoonkologischen Behandlungsmaßnahmen einnimmt.*

Achtsamkeit und Akzeptanz wird als eine Fähigkeit verstanden, die Dinge wahrzunehmen wie sie sich im Augenblick zeigen, verbunden mit der inneren Haltung, sich auf das augenblickliche Erleben einzulassen ohne es abwehren oder verändern zu wollen.

Die Bedeutung von Achtsamkeit und Akzeptanz wird im Kontext der verschiedenen Phasen der Erkrankung, der subjektiven Krankheitstheorien sowie der häufigsten psychischen Belastungen onkologischer Patienten wie Progredienzangst, Todesdrohung, Kontrollverlust, Verlusterlebnisse und soziale Isolation reflektiert. Ebenso wird der achtsamkeitsbasierte Ansatz in Bezug auf die psychoonkologischen Behandlungsmaßnahmen wie psychotherapeutische Einzelbetreuung, Gruppentherapien und Entspannungs- und Imaginationstherapien diskutiert.

Schließlich wird der Stellenwert der achtsamkeitsbasierten Meditation im klinischen Kontext allgemein, in der Onkologie und insbesondere in der psychoonkologischen Rehabilitation dargestellt. Dabei wird gezeigt, wie durch die absichtslose Haltung, die durch eine achtsamkeitsbasierte Meditation eingeübt werden kann, das personale Wünschen, Wollen, Urteilen und Tun in den Hintergrund rückt und sich dadurch für Patienten eine Erfahrungsmöglichkeit eröffnet, in der erlebt werden kann, dass innere Gelöstheit, Ruhe, das Gefühl von Heil-Sein und In-Ordnung-Sein auch jenseits der Polarität von Gesundheit und Krankheit möglich und erfahrbar ist.

Korrespondenzadresse: stepien@t-online.de
Heidenreich, T. & Michalak, J. (2009). *Achtsamkeit und Akzeptanz in der Psychotherapie – Ein Handbuch* (3., überarbeitete und erweiterte Auflage). Tübingen: dgvt-Verlag.

Einleitung

Die Diagnose einer Krebserkrankung trifft Menschen zumeist wie ein Blitz aus heiterem Himmel. Unerwartet und unvorbereitet wird das bis dahin sicher erachtete Leben als massiv bedroht erlebt. Die dramatische und unausweichliche Konfrontation mit der Endlichkeit des Lebens wirkt auf viele Menschen schockierend und paralysierend. Die normal empfundene Wirklichkeit wird fragil und viele Menschen verlieren das Gefühl von Normalität und Kontrolle über ihr Leben.

Obwohl die Heilungschancen verschiedener Krebserkrankungen wie z.B. bei diversen Formen von Hodenkrebs oder Morbus Hodgkin aufgrund immer besser werdender Früherkennungsmöglichkeiten und effektiveren Therapiemethoden steigen und die Zahl der Menschen wächst, die Krebs überleben oder länger mit Krebs leben, ist die Krankheit nach wie vor stark assoziiert mit Vorstellungen von Tod, qualvollem Sterben, Leiden und Schmerzen. Ängste und Unsicherheiten sind die Folgen.

Selbst bei günstigster Prognose und sehr hoher Wahrscheinlichkeit eines rezidivfreien Verlaufes spukt das Gespenst Krebs im Leben umher und verursacht bei oft harmlosen körperlichen Reaktionen panisches Erschrecken. Regelmäßige und notwendige Nachsorgeuntersuchungen konfrontieren Menschen immer wieder mit der Möglichkeit, dass erneut ein Ausbruch oder Wiederauftreten der Erkrankung festgestellt werden könnte.

Schmale, Morrow, Schmitt, Adler, Enelow, Murawski und Gates (1983) konnten in einer Untersuchung an Langzeitüberlebenden nach Karzinomerkrankungen zeigen, dass diese zwar nicht mehr als gesunde Kontrollpersonen an Ängsten und Depressionen litten, gesundheitsbezogene Sorgen aber viel häufiger auftraten. Darüber hinaus hatten die ehemaligen Krebspatienten weniger das Gefühl, das Leben selber bestimmen zu können.

Viele Krebspatienten müssen aber nicht nur für die Dauer ihres Lebens lernen, mit der Angst zu leben, sondern müssen auch irreversible Funktionsverluste (z.B. Impotenz, Sterilität), Körperbildveränderungen durch Organverluste (z.B. Ablatio) und erhebliche Einschränkungen (z.B. Bewegungseinschränkungen) hinnehmen.

Schreitet die Krankheit gar fort, bedrohen zunehmend mehr körperliche und seelische Beschwerden, vor allem Ängste, Schmerzen, Schwäche und Funktionsverluste die Lebensqualität des Patienten.

Die Auseinandersetzung mit der ständigen Bedrohung und das Leben mit vielen Einschränkungen erfordern zur Wiedererlangung und Aufrechterhaltung einer guten Lebensqualität vielfältige Anpassungsleistungen und Anstrengungen der Betroffenen und deren Familien.

Die psychoonkologische Forschung hat in den letzten Jahren viele empirische Arbeiten vorgelegt, in denen das Bewältigungsverhalten, Kontrollattributionen, Kausalattributionen, die psychosoziale Belastungssituation und die Auswirkung auf die Lebensqualität ausführlich untersucht wurden (Koch & Weis, 1998; Muthny, 1990).

Darüber hinaus liegen erste empirische Befunde vor, die einen Einfluss psychologischer Variablen wie Copingstrategien (Greer & Pettingale, 1979; Pettingale, 1984; Heim, 1988) oder Gruppeninterventionen (Spiegel, Bloom, Kraemer & Gottheil, 1989) auf die Überlebenszeit von Krebspatienten nachweisen konnten.

Aus all diesen Studien lassen sich therapeutische Empfehlungen und Strategien gewinnen, die zu effektiven Einzel- und Gruppeninterventionen führen, um Menschen in der Bewältigung ihrer Krebserkrankung erfolgreich zu helfen, die Lebensqualität zu verbessern und vielleicht sogar auf den weiteren Krankheitsverlauf günstig einzuwirken.

Bei all diesen Empfehlungen spielt das Konzept der Achtsamkeit und der Akzeptanz sowie der Einsatz achtsamkeitsbasierter Meditationsformen bis heute in der empirischen Literatur eher eine marginale bis gar keine Rolle.

So finden sich in den deutschsprachigen neueren Übersichtsarbeiten zur Psychoonkologie, zu psychologischen Interventionen (Larbig & Tschuschke, 2000) oder in den seriösen Ratgeberbüchern für Krebspatienten (Kappauf & Gallmeier, 1999) überhaupt keine Hinweise auf Achtsamkeit und Meditation als Elemente psychoonkologischer Betreuung. Dies überrascht umso mehr, da bereits 1995 Grawe, Donati und Bernauer in ihrer Metaanalyse zur Wirksamkeit von Psychotherapie zu folgendem Ergebnis kamen:

> In Anbetracht der geringen Dauer und Intensität der Behandlung muß die festgestellte Wirksamkeit der Meditation als überraschend gut angesehen werden.
> Bei Patienten mit Spannungs- und Angstgefühlen, mit Schlafstörungen bewirkte Meditation zuverlässige bedeutsame Verbesserungen, sowohl was die jeweilige Symptomatik als auch was das Erregungsniveau angeht. Auch in 6 monatigen Katamnesen erwiesen sich die erzielten Behandlungserfolge als längerfristig stabil. (Grawe, Donati & Bernauer, 1995, S. 618)

Da die methodische Qualität der Untersuchungen eher überdurchschnittlich war, und die Meditationstechniken sich therapeutisch wirkungsvoller zeigten als das im deutschen Sprachraum weit verbreitete Autogene Training, spricht einiges dafür, Achtsamkeit und Meditation stärker in psychotherapeutische Behandlungsansätze einzubauen.

Wir möchten im folgenden Artikel aufzeigen, dass der achtsamkeitsbasierte Ansatz gerade in der Betreuung onkologischer Patienten eine wertvolle Ergänzung bisheriger psychoonkologischer Behandlungsansätze darstellt. Onkologische Patienten, deren ganze Welt in Unruhe geraten ist und die durch heftige Emotionen in ihrer Lebensqualität bedroht werden, könnten von einer Implementierung der Schulung der Achtsamkeit in gängige Behandlungsansätze ganz besonders profitieren.

Im folgenden Beitrag soll deshalb die Bedeutung von Achtsamkeit und Akzeptanz im Kontext onkologischer Behandlung herausgestellt werden.

Unser Verständnis von Achtsamkeit und Akzeptanz

Was auch immer kommen mag, sei es gut oder schlecht,
tue nichts, um ihm auszuweichen.
Maurine Stuart Roshi

Bevor wir die Bedeutung von Achtsamkeit und Akzeptanz sowie achtsamkeitsbasierter Meditationsformen im Kontext onkologischer Erkrankungen für das Verständnis von Krankheitsprozessen, Krankheitsbewältigung und Behandlung reflektieren, ist es sinnvoll, unser Verständnis dieser Konzepte kurz darzustellen.

Achtsamkeit

Unter Achtsamkeit verstehen wir eine zu entwickelnde Fähigkeit, Dinge so zu sehen wie sie sind, verbunden mit der inneren Haltung, sie nicht verändern zu wollen.

Ziel der Achtsamkeit ist es, uns näher an die erlebbare Gegenwart heranzuführen. Es geht um den direkten Kontakt mit der nackten und unverfälschten Erfahrung des Augenblicks.

Achtsamkeit impliziert das Gewahrsein dessen, was im Augenblick ist, was in Körper und Geist genau in dem Moment vorgeht und wo es geschieht. Nach Kabat-Zinn (1991) ist Achtsamkeit eine spezifische Form der Aufmerksamkeitslenkung auf das Gegenwärtige ohne Urteil und Absicht. Da zu sein, wo man gerade ist, jetzt voll und ganz hier zu sein, in Berührung und Gewahrsein dessen, was ist (v. Allmen, 1990). Achtsamkeit als Haltung dem Leben gegenüber setzt ständiges Üben voraus, um eine Kontinuität der Aufmerksamkeit zu entwickeln, die alle Lebensbereiche durchdringt und in allen Aktivitäten und Lebenssituationen lebendig ist (v. Allmen, 1990). Damit ist gemeint, Alltagshandlungen mit voller Bewusstheit zu tun wie z.B. Warten, in der Schlange stehen, Abwaschen, Essen zubereiten.

Akzeptanz

Ein zentrales Anliegen achtsamkeitsbasierter Ansätze ist die Fertigkeit, sich auf die Realität einzulassen, wie sie ist.

Akzeptanz meint das Annehmen und sich Einlassen auf das, was ist, ohne es abwehren, ausblenden, abschwächen oder verändern zu wollen.

Diese Haltung der Akzeptanz, sich auf Empfindungen, Wahrnehmungen, Emotionen, Kognitionen und Verhaltensweisen ohne Bewertung und Veränderungsabsicht einzulassen, steht in einem scheinbaren Gegensatz zu allen veränderungsmotivierten Ansätzen der Verhaltenstherapie. Hier geht es ja zumeist darum, über operante oder klassische Konditionierungsprozesse sowie über kognitive Umstrukturierungsverfahren dysfunktionales Verhalten und irrationale Kognitionen zu verändern. Diese Interventionsansätze, das zu verändern, worunter das Ich leidet, sind aber nicht der einzige Weg, effektiv mit leidvollen Emotionen, störenden Verhaltensweisen und belastendem Denken umzugehen.

Ein anderer Weg bietet sich an über das Annehmen und Wahrnehmen emotionalen Leidens. Dieser Prozess der Akzeptanz wird häufig missverstanden, indem Akzeptanz mit Gutheißen verwechselt wird. Die Herausnahme des Widerstandes in Form von Bewertung und Dagegensein heißt aber nicht, dass emotionales Leiden erwünscht und positiv bewertet wird. Vielmehr geht es bei der Akzeptanz darum, positive wie negative Bewertungen zugunsten des sich Einlassens und Wahrnehmens aufzugeben. Annehmen der Realität heißt also: sich einlassen, weder dafür noch dagegen sein, mitgehen, mitschwingen und übereinstimmen mit dem was im Augenblick ist. Weder bewertende Zustimmung noch missbilligende Ablehnung, sondern die Wahrnehmung und die Teilnahme an der Wirklichkeit ist die grundlegende Haltung der Akzeptanz. Indem wir aus der Opposition zum Leiden heraustreten und in die Haltung des Sich-Einlassens und Einverstandenseins kommen, verringert sich der Widerstand zum Leid und damit wird den leidvollen Emotionen ihr Nährboden entzogen.

Akzeptanz setzt also zentral an der Veränderung der Widerstandsenergie im Sinne der Aufgabe einer Oppositionshaltung zur Realität und nicht an Veränderungen der behavioralen oder kognitiven Seite des Menschen an. Ein weiterer Veränderungsimpuls bei der Haltung der Akzeptanz zielt auf eine Deidentifikation von Wahrnehmendem und Wahrgenommenem. Im Sinne eines metakognitiven Bewusstseins (Teasdale, Moore, Hayhurst, Pope, Williams & Segal, 2002) wird durch Akzeptanz eine Veränderung der Haltung gegenüber Kognitionen und Affekten erreicht. Diese deidentifizierende Haltung zeichnet sich dadurch aus, dass zwischen dem wahrnehmenden Bewusstsein und den mentalen sowie emotionalen Ereignissen Distanz erlebt wird.

Darüber hinaus ermöglicht die akzeptierende Wahrnehmung und Haltung die Erfahrung der Flüchtigkeit alles Seienden oder wie Buddha es ausdrückt: Es liegt in der Natur aller Dinge, Form anzunehmen, um sich wieder aufzulösen.

Als Wirkfaktoren und zugrunde liegende Wirkmechanismen der Achtsamkeit und achtsamkeitsbasierter Meditation werden in der Literatur Entspannung, globale Desensibilisierung gegenüber stresserzeugenden Reizen, Deautomatisierung von Denk- und Wahrnehmungsprozessen und Disidentifikation von Inhalten des Bewusstsein angeführt (vgl. Fricker, 1987, zitiert nach Majumdar, 2000).

Versucht man die Wirkfaktoren und Effekte in einem Theoriensystem zu erklären, liegen bisher außerhalb der spirituell gefärbten buddhistischen Psychologie kaum theoriegeleitete Erklärungsmodelle vor. Am ehesten ließen sich noch chaostheoretische und selbstregulative Systeme bemühen, wie sie ansatzweise von Kriz (1997) beschrieben werden.

Ungeachtet dessen, dass über die Wirkfaktoren der Achtsamkeit bisher kaum gesicherte empirische Befunde vorliegen und wenige psychologische Modelle die Effekte beschreiben und erklären können, legt die praktische Erfahrung nahe, dass durch akzeptierende und achtsame Wahrnehmung ein Zuwachs an subjektiv erlebter Kontrolle erfolgt. Genau dieser Effekt ist aber für onkologische Patienten äußerst hilfreich, sodass achtsamkeitsbasierte Interventionen sinnvollerweise in die Betreuungsangebote onkologischer Patienten implementiert werden könnten und sollten.

Die Welt der onkologischen Patienten – Phasen, Belastungen und zentrale Fragen

Im Folgenden sollen die Bedeutung und Wirksamkeit der Konzepte Achtsamkeit und Akzeptanz anhand der Phasen des Krankheitsverlaufs (Fawzy, 1999; Loscalzo & Brintzenhofeszoc, 1998; Rieg-Appleson, 2002), der wesentlichen psychischen Belastungen und der zentralen Fragen onkologischer Patienten reflektiert werden.

Phasen

Diagnosephase, Initialphase

Die Krebsdiagnose löst bei fast jedem Betroffenen eine existenzielle Krise aus (Schwarz, 1994). So ist die erste Reaktion meist ein Schock, Bestürzung, Gefühle der Unwirklichkeit und der Versuch, die Ernsthaftigkeit der Erkrankung zu leugnen bzw. zu bagatellisieren. Bei einem großen Teil der Patienten besteht das Bedürfnis, sich schnell wieder zu orientieren und zu funktionieren. Wichtig in dieser Phase ist, dass die Diagnose realisiert und akzeptiert wird.

Behandlungsphase

Für viele Patienten sind die Behandlungsmaßnahmen (Operation, Chemotherapie, Bestrahlung) sehr belastend. Neben der Angst vor diesen Behandlungen besteht jedoch die Hoffnung, die Tumorerkrankung durch medizinisches Handeln vollständig zu besiegen. Mitunter überwiegen Gefühle wie Ärger, Wut, Hilflosigkeit, Schuldgefühle, Schuldzuweisungen, Trauerreaktionen und Ängste vor dem Sterben und vor dem Tod.

In dieser Phase ist es wichtig, dass die Patienten im Dialog mit dem Arzt in den Entscheidungsprozess, welche medizinische Behandlungsmaßnahme nun erfolgen wird, beteiligt werden. Das Gefühl mitentscheiden zu können, unterstützt die bejahende Haltung zur Behandlung, stärkt das Selbstwertgefühl und gibt dem Patienten das Gefühl, bei der nun anstehenden „Behandlungsreise" mitgestalten zu können.

Nachsorge, Rehabilitations- und Erholungsphase

Nach abgeschlossener Primärbehandlung erstrebt nicht nur der Patient, sondern auch sein Umfeld in aller Regel schnellst mögliche Normalität.

Dennoch besteht bei vielen Patienten eine erhöhte Vulnerabilität gegenüber inneren und äußeren Einflüssen. Zitate wie „ich bin viel dünnhäutiger", „mir geht alles gleich unter die Haut", „ich muss so schnell weinen" machen dies deutlich.

Wenn Kontrolluntersuchungen anstehen, werden Ängste vor einer Wiedererkrankung wach. Beinahe jeder Patient beschäftigt sich früher oder später mit der Möglichkeit eines erneuten Auftretens der Krebserkrankung.

Die Aufgabe der Patienten besteht darin zu lernen, diese Ängste so zu bewältigen, dass sie trotz und mit diesen Ängsten im gegenwärtigen Leben bleiben, wenn nicht sogar durch diese Ängste den Mut zu einem intensiveren Leben finden.

Die Zeit in einer Rehabilitationsklinik ist für viele Patienten eine Zeit der Rekonvaleszenz und der Neuorientierung, in der Fragen auftauchen, die nicht nur die Erkrankung, sondern auch die bisherige Lebensführung oder die eigene Identität betreffen.

Auftreten eines Rezidivs – Fortschreiten der Erkrankung

Jene Patienten, die ein Rezidiv, eine Metastasierung oder Progredienz der Erkrankung erfahren, erleben diese erneute Diagnosemitteilung als die stressvollsten Augenblicke im Kontinuum der gesamten Erkrankung. Sie durchleben abermals - oftmals intensiver als bei der Erstdiagnose - ein Wechselbad an Gefühlen von Angst, Wut, Verzweiflung, Ohnmacht, Verrat und Scheitern. Neben den belastenden Schuldgefühlen, etwas falsch gemacht zu haben, kommt häufig eine unrealistische Erwartungshaltung an die Machbarkeit der Medizin oder eine verzweifelte Suche nach alternativen Heilungsangeboten. Das Fortschreiten der Erkrankung konfrontiert Patienten und Angehörige mit der Unkontrollierbarkeit und Unberechenbarkeit der Krebserkrankung.

In dieser Phase ist es für die Patienten wichtig, immer wieder Hoffnung zu schöpfen und sich auch mit Gedanken der Endlichkeit des Lebens und der Unausweichlichkeit des Sterbens auszusöhnen.

Terminale – palliative Phase

Viele Patienten haben weniger Angst vor dem Tod als davor, wie sie sterben. Es ist die Angst vor einem qualvollen Sterben unter Schmerzen, der erlebten Hilflosigkeit und vor dem Angewiesensein auf die Hilfe anderer. Mitunter leiden sie unter der Isolierung von den Familien und der defizitären Kommunikation mit den Angehörigen.

Die Hauptaufgabe für Patienten und Familie besteht nun darin, sich auf das Sterben einzulassen, eine offene Kommunikation darüber zu führen, Unerledigtes noch in Ordnung zu bringen, um idealerweise in einer versöhnlichen Haltung Abschied von den Angehörigen und vom Leben zu nehmen.

Belastungen

Die wesentlichen physischen, psychischen und sozialen Belastungen bei onkologischen Patienten lassen sich in Anlehnung an Faller (1998) folgendermaßen beschreiben:

- Todesdrohung
- Verletzung der körperlichen Unversehrtheit und körperlichen Integrität
- Autonomieverlust
- Verlust von Lebensräumen und Aktivitäten
- Soziale Isolierung und Stigmatisierungsangst
- Bedrohung der sozialen Identität und des Selbstwertgefühls

Die Bewältigung dieser Belastungen stellt hohe Anforderungen an die Patienten und wird von einem komplexen Wirkgefüge beeinflusst, das sich aus verschiedenen Faktoren zusammensetzt: der Persönlichkeit des Patienten, seinen zentralen Lebenseinstellungen, seinen subjektiven Vorstellungen über Krankheit, seinen Erfahrungen im Umgang mit der Krankheit bzw. früheren traumatischen Ereignissen, seine konkreten Verhaltensweisen und den Einstellungen, Erwartungen und Hilfestellungen seines sozialen Umfeldes.

Achtsamkeit und Akzeptanz können in diesem Wirkgefüge eine wichtige und unterstützende Rolle spielen. Im Folgenden wird dies im Hinblick auf die wichtigsten Belastungen aufgezeigt.

Todesdrohung

Sowohl Gesunde als auch Erkrankte assoziieren mit der Krebsdiagnose am häufigsten Tod und Sterben (Lerch & Kramer, 1994). Im Unterschied zu den Gesunden haben allerdings die Erkrankten nicht nur den assoziativen Gedanken von Tod und Sterben, sondern sie haben die Bedrohung des Lebens psychisch und körperlich durch die Diagnose und die Behandlung erlebt.

Dieser Verlust einer bis dato sicherheitsgebenden Wirklichkeit zeigt sich bei vielen Patienten in verschiedenen Ängsten: Fast jeder zweite Patient leidet an der Angst vor einem Tumorrezidiv, an der Angst früh sterben zu müssen oder irgendwann hilflos zu werden (Stepien, 1992).

Die zutiefst menschliche Angst vor dem Tod, dem Sterben und der Ohnmacht wird bei Tumorpatienten und anderen chronischen Kranken in der aktuellen wissenschaftlichen Literatur als Progredienzangst konzeptualisiert. Progredienzangst wird definiert als Furcht vor einer realen Bedrohung, nämlich einer lebensbedrohlichen körperlichen Erkrankung. Sie unterscheidet sich als eher reale Angst von den psychopathologisch klassifizierten irrealen Ängsten wie den Phobien, den Panikattacken oder den generalisierten Angststörungen. Progredienzangst ist eine angemessene Reaktion und nur bei übermäßiger Ausprägung behandlungsbedürftig. Zur Bewältigung dieser Angst setzen die meisten Patienten Vermeidungs- und Ablenkungsstrategien ein (Dankert, Duran, Engst-Hastreiter, Keller, Waadt, Henrich & Herschbach, 2003).

Allerdings zeigen einige Untersuchungen den maladaptiven Wert eines ablenkenden Copingstils auf, indem Bewältigungsstrategien wie Vermeidung oder Unterdrückung von krebsbezogenen Kognitionen und Gedanken um den Tod mit einer größeren Rezidivwahrscheinlichkeit verknüpft waren (Epping-Jordan, Compas & Howell, 1994; Tschuschke, 2000).

Auch heben Moos und Schäfer (1987) sowie Spiegel (1990) hervor, dass die Konfrontation mit lebensbedrohlichen Aspekten Patienten dazu verhelfen kann, von einem emotionsbezogenen zu einem problembezogenen Copingstil zu wechseln.

Die klinische Erfahrung zeigt, dass – wenn wir Patienten dabei unterstützen sich auf die Todesangst einzulassen – es ihnen möglich wird, genauer zu spezifizieren, vor was sie sich fürchten: ist es die Ohnmacht und der Kontrollverlust durch die Behandlung, die Furcht vor der Trennung von geliebten Menschen, die Furcht vor Schmerzen oder die Angst vor dem großen Unbekannten – dem Tod.

Angst auslösende Bilder und Vorstellungen genauer zu beschrieben, führt in der Regel zu stärkerem Erleben von Emotionen. Der kartharsische Effekt wird von vielen Patienten als entlastend erlebt und ermöglicht häufig erst das Weiterdenken konkreter Befürchtungen. Dieser kognitive Prozess führt zu veränderten Einsichten, neuen Lösungsmöglichkeiten für antizipierte Probleme und veränderten Perspektiven.

Dies ermöglicht dem Patienten, sich – im Sinne der Akzeptanz – auch wieder mehr auf die Erlebnisse in der Gegenwart einzulassen.

> Zu lernen mich mit der Möglichkeit eines frühen und vielleicht auch von starken Schmerzen begleiteten Todes anzufreunden, hat mich viel darüber gelehrt, mich mit mir selbst anzufreunden, so wie ich bin; und es hat mich viel darüber gelehrt, mich mit dem Leben anzufreunden, so wie es ist. Ich weiß, dass es viele Dinge gibt, die ich nicht ändern kann. Ich kann das Leben nicht zwingen, einen Sinn zu ergeben oder fair zu sein. Diese wachsende Akzeptanz des Lebens, so wie es ist, hat mir trotz all des Kummers, des Schmerzes, des Leidens und der Tragödie eine Art Frieden beschert. ... Da ich den Tod nicht länger ignorieren kann, schenke ich dem Leben mehr Aufmerksamkeit. (Wilber, 1996, zitiert nach Armstrong, 2002, S. 25ff.)

Ken Wilber, praktizierender Zen-Schüler und Autor von zahlreichen Büchern über psychische Bewusstseinszustände und transpersonale Psychologie hat das Konzept der Achtsamkeit zusammen mit seiner an Krebs erkrankten Frau Treya Wilber in einem persönlichen Erfahrungsbericht sehr anschaulich dargestellt. Sie beschreiben abwechselnd ihre subjektiven Erfahrungen und den Weg durch den Krankheitsverlauf von der Diagnose bis zum Tod von Treya Wilber.

Außer in solchen persönlichen exemplarischen Kasuistiken taucht das Konzept der Achtsamkeit und Akzeptanz in wissenschaftlichen Studien zum Umgang mit der Todesdrohung nicht auf.

Achtsamkeit und Akzeptanz im Umgang mit der Todesdrohung

In der buddhistischen Tradition ist der Tod ein integrativer Bestandteil des Lebens. Die Beschäftigung mit dem Tod wird schon während des Lebens mit einer beeindruckenden Offenheit geführt, die sich in entsprechenden Sterberitualen ausdrückt.

Im Vergleich dazu wird der Tod in unserer westlichen Kultur häufig tabuisiert. Unsere Gesellschaft ist arm an Ritualen und Formen für ein gutes Sterben (Verres, 1995). Allerdings haben in den letzten Jahrzehnten verschiedene Disziplinen wie die Sterbeforschung (Kübler-Ross, 1992) und die Hospizbewegung (Student, 1999) sich verstärkt diesem Aspekt des Lebens gewidmet.

Nach buddhistischer Auffassung lernt nur der zu leben, der im Leben lernt zu sterben. Hierbei spielt das Einüben der Achtsamkeit eine bedeutende Rolle und ist zentraler Bestandteil aller meditativer Verfahren. In der Lehrrede des Buddha von den Grundlagen der Achtsamkeit wird den Menschen eine Möglichkeit aufgezeigt, sich vom Leiden befreien zu können.

Die Gegenwart auf allen Ebenen (Körper, Gefühle, Gedanken) möglichst umfassend wahrzunehmen und sich dabei auf der Grundlage einer achtsamen, akzeptierenden Haltung nicht mit den Gefühlen und Gedanken zu identifizieren, ermöglicht eine stabilisierende Erfahrung und einen inneren Abstand.

Nach Wilber (2001) wird durch diese achtsame, akzeptierende Grundhaltung und das kontinuierliche Üben der achtsamen Haltung eine innere Instanz gefördert, die er „den inneren Zeugen" nennt. Dieser wird bei allen flüchtigen Gedanken, Gefühlen und Körperempfindungen als etwas Beständiges erlebt.

Teasdale, Moore, Hayhurst, Pope, Williams und Segal (2002) beschreiben einen Teilaspekt dieses Konstrukts bei der mindfulness-based cognitive therapy for depression als „metacognitive awareness" – eine Haltung, bei der Gedanken nicht als Aspekte des Selbst, sondern als mentale Ereignisse erfahren werden. Dies lässt sich gemäß der umfassenden Wahrnehmung der Gegenwart auf Affekte und auch auf Körperempfindungen ausweiten, sodass Gefühle und Körpersensationen nur als vorübergehende Ereignisse wahrgenommen werden können.

Onkologische Patienten lernen durch das achtsame Wahrnehmen, dass etwas geblieben ist, was sie nicht durch die Diagnose verloren haben: der Aspekt von ihnen, der wahrnimmt, der beobachtet, der fühlt, der denkt, der entscheidet, der sich selbst im Leben erlebt. So schreibt Kabat-Zinn (2003, S. 17) „das wichtigste Ziel der Achtsamkeitspraxis ist, in Kontakt zu kommen mit sich selbst".

Hilflosigkeit, Kontrollverlust, Autonomieverlust

Die Diagnose Krebs verunsichert Menschen massiv in ihrer Vorstellung, Kontrolle über das Leben zu haben. Die Grundüberzeugung, das Schicksal bestimmen zu können, ist erschüttert und mitunter verloren gegangen. Das eigenständige Bestimmen und das autonome Gestalten des Lebens ist nicht mehr ohne weiteres möglich. Statt dessen sind Patienten gezwungen, sich einem medizinischen System auszuliefern und sich zumeist völlig fremden Menschen anzuvertrauen.

In vielen Menschen wächst das Bedürfnis, wieder Kontrolle über das Leben erlangen zu wollen, selber bestimmen zu können und die erlebte Hilflosigkeit zu überwinden.

Achtsamkeit und Akzeptanz bei Kontroll- und Autonomieverlust

In der Initialphase der Erkrankung ist das Begreifen der Diagnose wesentlich (Loscalzo & Britzenhofeszoc, 1998). Auf dieser Grundlage sind sowohl die Akzeptanz gegenüber medizinischen Behandlungsmaßnahmen als auch psychische Stabilisierungsstrategien möglich, die dem Patienten das Gefühl von Kontrolle wieder vermitteln können.

Für den Patienten ist es notwendig, die Diagnose als Realität zu begreifen. Dabei ist es hilfreich, einen durch die Diagnose entstandenen emotional-labilen Zustand auszuhalten, der immer wieder durch die notwendigen medizinischen Untersuchungs- und Behandlungsmaßnahmen erzeugt wird.

So kann die Ausrichtung der Aufmerksamkeit auf die nächsten anstehenden Schritte für die Patienten praktische Handlungsstrategien ergeben. Die konkrete Frage „Was ist das Nächstliegende, das zu tun ist?“ zielt auf den Augenblick ab und ergibt somit Halt, Orientierung am Gegenwärtigen und ein Gefühl von Kontrolle.

Die Haltung der Akzeptanz, Gefühle und Erlebnisse achtsam wahrzunehmen und sich einzulassen, erscheint vielen Patienten als nicht geeignet, das Gefühl von Kontrolle zu verstärken. Vielmehr wird versucht, über Ablenkung, Bagatellisierung oder positive Affirmationen ein Kontrollgefühl über Kognitionen und Emotionen zu erlangen. Sehr häufig wird aber erlebt, dass das Ankämpfen gegen das Gefühl des Kontrollverlustes und gegen die unkontrollierbaren Emotionen sowie Kognitionen mehr Energie verbraucht, als sich Stabilität über ein Kontrollgefühl einstellt.

Gelingt es hier, Patienten in die Haltung der Achtsamkeit und Akzeptanz einzufädeln, kann die Effektivität im Sinne der Wiedererlangung eines basalen Kontrollgefühls vom Patienten erlebt werden. So führt die Erfahrung, sich auf die Grundgefühle wie Trauer, Wut und Angst einzulassen, sie zu erleben, sie durch eine achtsame Begleitung auch benennen zu lernen und sich nach Abklingen der Gefühle in der Regel erleichtert und ruhiger zu fühlen, zu einer inneren Gelassenheit.

So erleben sie, dass sie – obwohl sie sich auf Befindlichkeiten einlassen – handlungsfähig bleiben und sich sogar stärker mit sich selbst im Kontakt fühlen.

Sich auf Gefühle einzulassen und zu erleben, dass sie vorübergehen, ist eine erfahrbare Voraussetzung, dass Patienten lernen, sich nicht zu sehr von Gefühlen in ihren Handlungen bestimmen zu lassen.

Sie haben somit die Möglichkeit, automatisierte, mitunter wenig hilfreiche Bewältigungsstile wie z.B. depressive Verarbeitung, Wunschdenken und Bagatellisieren zu unterbrechen und in hilfreichere Bewältigungsmodi zu wandeln wie z.B. Carpe-Diem-Haltung, Selbstermutigung, Vertrauenssetzung in Ärzte oder Kampfgeist (Muthny & Koch 1998).

Augenscheinlich drängt sich der Eindruck auf, dass der Bewältigungsmodus Kampfgeist oder fighting spirit im Widerspruch zu dem Konzept Akzeptanz steht.

Dieser scheinbare Gegensatz bedarf einer Erläuterung.

Akzeptanz bedeutet, sich dem Leben anzuvertrauen und sich auf das Leben einzulassen wie es ist. Dies beinhaltet insbesondere die Hingabebereitschaft an den Fluss des Lebens - auch dann, wenn es sich zu Ende neigt.

Die akzeptierende Grundhaltung dem Leben gegenüber umfasst somit zwei Einstellungen: einerseits, die zur Verfügung stehenden Kräfte und Ressourcen für das eigene Leben zu nutzen (Carpe-diem-Haltung, Kampfgeist, Selbstermutigung) und zum anderen die Bereitschaft, sich einzufügen in das unausweichliche Schicksal, dass das Leben zu Ende geht.

Der Copingstil Kampfgeist kann somit als ein Aspekt der Grundhaltung Akzeptanz verstanden werden.

Der scheinbare Widerspruch zwischen Akzeptanz und Kampfgeist ergibt sich womöglich durch eine mangelnde Berücksichtigung der Zeitqualität. So kann sich Akzeptanz in bestimmten Phasen der Erkrankung im „Mut, das eigenen Leben zu leben“ und zu einem anderen Zeitpunkt in der „Demut, sich in das Leben einzufügen“ zeigen.

Körperliche und psychische Verlusterlebnisse

Ist der Patient durch die Erkrankung und die Folgen der medizinischen Behandlung in seiner Leistungsfähigkeit, seinen bisherigen Gewohnheiten oder angenehmen Aktivitäten sehr eingeschränkt, kann es zu depressiven Reaktionen kommen. Der eingeengte Handlungsspielraum wird vor allem von den Menschen depressiv verarbeitet, die sich bisher sehr über ihre Leistung definiert haben.

Zum Teil konfundiert mit einer depressiven Reaktion ist das in den vergangenen Jahren häufig beschriebene Fatigue-Syndrom (Servaes, Verhagen & Bleijenberg, 2002; Weis & Bartsch, 2000). Es kann zunächst mit der Tumorerkrankung selbst einhergehen. So spielt es mitunter schon in der prädiagnostischen Phase eine Rolle. Häufig ruft aber die Operation und die Nachbehandlung mittels Bestrahlung und Chemotherapie das Fatigue-Syndrom hervor. Es lässt sich am besten beschreiben mit anhaltender Erschöpfung und Müdigkeit, die auch durch Schlaf nicht ausreichend kompensiert wird.

Darüber hinaus verletzen Körperbildveränderungen infolge Ablatio der Brust oder eines künstlichen Darmausgangs die körperliche Integrität.

So kommt es bei der Diagnose eines Mamma-Karzinoms entweder zu einer Brust erhaltenden Operation (Tumorektomie) oder einer Brustamputation (Ablatio mammae). Langer (1991) berichtet, dass Frauen nach Brust erhaltender Operation die Erkrankung insgesamt als weniger belastend beurteilen. Auch Ganz, Coscarelli-Schag und Lee (1992) zeigen auf, dass Patientinnen nach Ablatio größere Schwierigkeiten mit ihrem Körperbild und ihrer Bekleidung haben als jene, die Brust erhaltend operiert wurden.

Patienten reagieren darauf nicht selten mit Anpassungsstörungen, sexuellen Problemen und einem deutlich geminderten Selbstwertgefühl.

Körperliche Anpassungsstörungen werden durch visuelles und haptisches Vermeidungsverhalten aufrechterhalten. So wird z.B. von einer Patientin mit einer Ablatio die Brust mit der Narbe weder angeschaut noch berührt. Dies führt mitunter soweit, dass sie nur noch in der Dunkelheit die Kleidung wechselt. Auch jeglicher körperliche Kontakt mit dem Partner wird vermieden. Beziehungsschwierigkeiten, sexuelle Störungen und sozialer Rückzug mit den bekannten Folgen wie Einsamkeitsgefühlen, Selbstwertproblemen und Freudlosigkeit können daraus resultieren.

Die Vermeidung von unangenehmen Erfahrungsaspekten (experiential avoidance) wird von Hayes, Wilson, Gifford, Folette und Strosahl (1996) als die zentrale ätiologische Bedingung für Anpassungs- und Verhaltensstörungen angesehen.

Achtsamkeit und Akzeptanz bei Verlusterlebnissen

Bei der Behandlung der depressiven Reaktionen und der Körperbildveränderungen stehen verhaltenstherapeutische Interventionen wie

Aufbau von alternativen Aktivitäten, Aktivitätsplanung mit gradueller Steigerung, Körperwahrnehmungsübungen und Arbeit am Körperschema durch Konfrontation zur Verfügung.

Diese Interventionen, bei denen die Veränderung von Verhaltensweisen und dysfunktionalen Kognitionen im Vordergrund steht, können sehr effektiv durch die Haltung der Achtsamkeit und Akzeptanz ergänzt werden. Sich in eine akzeptierende Haltung einzulassen, d.h., auf die Erfahrung was jetzt ist, auf das, was sich verändert hat und wie es sich jetzt in der Gegenwart anfühlt, regt zu einer Trauerreaktion an und ermöglicht Patienten, Abschied zu nehmen, von dem wie es bisher war. Das Durchleben und Zulassen der damit verbundenen Gefühle führt nicht nur zu einem oberflächlichen Aushalten und sich Gewöhnen an das neue Leistungsniveau oder Körperbild, sondern ermöglicht in der Tiefe eine versöhnliche Haltung gegenüber dem, was sich verändert hat und wie es jetzt ist.

> Nach allem was wir über Emotionen und ihre Wirkung auf Gesundheit wissen, sind Akzeptanz und Vergebung (Versöhnung) bessere Verbündete als Selbstbezichtigung, Schuldgefühle und innerer Druck. (Kabat-Zinn, 1991, S. 182)

Soziale Isolierung, Stigmatisierung und verringertes Selbstwertgefühl

Häufig können Angehörige, Freunde oder Arbeitskollegen die psychische Not des Betroffenen kaum nachvollziehen. Sie reagieren mit Unsicherheit, ziehen sich zurück, vermeiden Kontakt und Kommunikation. Selbst für medizinisches Personal, das langjährig mit Krebskranken in Kontakt steht und viele Patienten im Behandlungsverlauf begleitet hat, ist oft nicht nachvollziehbar, wie Patienten reagieren und emotional die Krise durchleben.

So erleben sich viele Patienten durch die Erkrankung von den Anderen getrennt. Sie fühlen sich verunsichert, manche erleben sich stigmatisiert, schämen sich und ziehen sich zurück. Isolation und Einsamkeit können die Folge sein. Dass dies nicht nur emotional schwierig ist, sondern auch einen Risikofaktor darstellt, zeigen Untersuchungen, die eine Korrelation fanden zwischen sozialer Isolation und Sterberisiko (House, Landis & Umberson, 1988; Spiegel & Clasen, 2000). Andererseits unterstreichen diese Studien die Pufferhypothese der sozialen Unterstützung.

Achtsamkeit und Akzeptanz bei reduziertem Selbstwertgefühl und sozialer Isolation

Die nicht-wertende Haltung und die Deidentifikation von kognitiven und emotionalen Ereignissen reduziert die destruktive Wirkung von selbstabwertenden Gedanken und verringert den direkten Einfluss einer depressiven Stimmungslage auf das Selbstwertgefühl.

Die Kognitionen über das Reaktionsverhalten der sozialen Umwelt von einer handlungssteuernden Wirkung zu entkoppeln, mündet in den inneren Freiraum, sich für die Handlungen zu entscheiden, die gut und heilsam für den Betroffenen sind. Dies kann bedeuten, dass Patienten sich entgegen den Kognitionen über das Verhalten der sozialen Umwelt aktiv für emotionale und soziale Unterstützung einsetzen.

So fühlen sich Patienten häufig enttäuscht über die mangelnde Kontaktaufnahme von Freunden und Bekannten nach der Erkrankung. Dies äußert sich dann in Kognitionen wie „jetzt da ich krank bin, wollen sie nichts mehr von mir wissen" oder „gerade dann, wenn ich sie brauche, sind sie nicht da". Auf diese Gedanken und Gefühle reagieren Patienten spontan mit Rückzugsverhalten, das zu weiteren psychischen Belastungen wie Selbstwertproblemen, Einsamkeit und Verbitterung führen kann.

Gelingt es dagegen den Patienten, die angesprochenen Kognitionen und Emotionen als vorübergehende Ereignisse wahrzunehmen und nicht auf sie zu reagieren, bekommen sie die Möglichkeit, sich zu entscheiden, aktiv auf Bekannte und Freunde zuzugehen und somit die soziale Unterstützung zu fördern.

Die philosophischen und religiösen Wurzel der Achtsamkeit basieren auf der Grundlage, dass der Mensch in seinem Inneren in Ordnung ist.

Aus dieser Grundhaltung heraus, können die Patienten lernen, besser auf sich selbst Acht zu geben und eine versöhnlichere Einstellung zu sich selbst - insbesondere zu den verneinenden Aspekten des Selbst - zu finden.

In diesem Kontext fordert Kabat-Zinn (1991) von Patienten, sich auf das zu konzentrieren, was bei ihnen in Ordnung ist. Ärzte und Therapeuten hingegen sollen sich um das kümmern, was in Unordnung ist. Durch Achtsamkeitsübungen und das Erinnern an eine achtsame - wie oben skizzierte - Grundhaltung kann diese grundsätzliche Einstellung erfahren werden. So wird Selbstakzeptanz zu einem innerlichen Erleben und bleibt nicht nur ein kognitives Wissen.

Zentrale Fragen onkologischer Patienten

Wenn Menschen Grenzen und Entfremdungen schmerzlich spüren, beginnen sie häufig mit der Suche nach dem „inneren Kompass".

Dieser innere Prozess spiegelt sich in den Fragen der Patienten wider: nach den Ursachen der Erkrankung, nach eigenen Beeinflussungsmöglichkeiten, nach Sinnzusammenhängen, nach Bedeutungszuschreibungen und nach den Konsequenzen, die die Erkrankung auf den Lebensstil und auf die bisherige Wertehierarchie hat.

In der wissenschaftlichen Diskussion werden diese Prozesse in dem Konstrukt der subjektiven Krankheitstheorien konzeptualisiert.

Nach Filipp und Klauer (1987) beinhalten subjektive Krankheitstheorien eine ganze Reihe von Komponenten. Dazu gehören bildhafte Assoziationen zu der Erkrankung, Kausal- und Kontrollattributionen, Annahmen über den Sinn der Erkrankung, Vorstellungen über den weiteren Verlauf der Erkrankung (Beeinflussbarkeit), Vorstellungen über die Konsequenzen der Erkrankung in verschiedenen Lebensbereichen und medizinisches Wissen.

Ob diese Verknüpfung von Ursachen und Wirkung auch tatsächlich zutrifft, ist nach Kelly (1967) nicht von Bedeutung. Es genügt, dass das Individuum glaubt, das Ursachen-Wirkungsgefüge zu kennen.

So betont Taylor (1983), dass auch illusionäre Kontrollüberzeugungen die Handlungen beeinflussen. Hierbei kommt es darauf an, inwieweit der Betroffene sich durch die für ihn gegebenen Zusammenhänge leiten lässt (Dann, 1983).

Diesem kognitiven attributiven Prozess liegt wohl letztendlich das Leitmotiv, den Verlust der personalen Kontrolle über das eigene Leben zu verhindern oder den eingetretenen Kontrollverlust wieder rückgängig zu machen, zugrunde.

Ferring (2000) vertritt die Ansicht, dass subjektive Krankheitstheorien Realitätskonstruktionen darstellen, die der Regulation der emotionalen Befindlichkeit dienen, um so die individuelle Handlungsfähigkeit zu gewährleisten.

Subjektive Theorien vermitteln Kontrolle und helfen, Sinn zu stiften. Nach Frankl und Kreuzer (1986) ist für die Bewältigung jedes noch so schlimmen Ereignisses die persönliche Sinnfindung das Entscheidende.

Subjektive Theorien sind dabei aber nicht statisch, sondern haben einen prozessualen Charakter (Verres, 1986). Sie können sich ständig verändern in ihrer Qualität durch die innerpsychische Verarbeitung von auftretenden Todesängsten, Kränkungserlebnissen und emotionalen Befindlichkeiten.

Welche Rolle spielen nun die Konzepte Achtsamkeit und Akzeptanz im Umgang mit den subjektiven Krankheitstheorien?

Zentrale Fragen unter dem Aspekt der Achtsamkeit

Die Haltung der Achtsamkeit impliziert, dass diese Fragen und Vorstellung des Patienten grundsätzlich beachtet und geachtet werden.

Dabei ist es wichtig, unabhängig von der eigenen professionellen und persönlichen Haltung und den eigenen Antworten zu diesen Fragen, dem Patienten einen bewertungsfreien und akzeptierenden Raum zu öffnen, in dem die Fragen bewusst da sein dürfen. Sensibilität, Achtung und wahrhafte Zuwendung dem Patienten gegenüber sind dabei unerlässliche Voraussetzungen.

Dabei geht es nicht darum, den Patienten ihre Fragen zu beantworten oder ihre Vorstellungen zurechtzurücken, sondern sie achtsam in ihren Fragen zu begleiten und zu betreuen – also dem Patienten treu zu bleiben – insbesondere dann, wenn er andere Realitätskonstruktionen von Ätiologie, Gesundung und Heilung hat als der Arzt oder der Therapeut. Folgende Fragen werden vom Patienten in diesem Kontext gestellt:

- Warum wurde ich krank? Warum gerade jetzt?
- Was kann ich für meine Gesundung tun?
- Muss ich etwas in meinem Leben verändern wenn ja, was?
- Was will mir die Krankheit sagen?
- Welche Bedeutung hat sie in meinem Leben?
- Wie wird sich durch die Erkrankung mein Leben verändern?

Eine wichtige Hilfe für den Umgang mit diesen Fragen besteht darin, die oft chaotischen Gedankenfetzen zu ordnen oder eine Orientierung zu geben, an der der Patient sie ordnen kann. Dabei sind die Fragen nach den Ursachen, den Beeinflussungsmöglichkeiten und der Neuorientierung besonders wichtig. Es gibt Menschen, denen die Vorstellung hilft, dass sie Anteil an der Ursache ihrer Krankheit haben, denn das bedeutet auch, dass sie etwas zu ihrer Genesung beitragen können. Neben dem Gefühl der Kontrolle können sich aber solche Patienten auch unter einen großen Handlungs- und Aktivitätsdruck setzen, was möglicherweise bei einer Neu- bzw. Wiederkrankung zu starken Schuldvorwürfen führen kann. Über den achtsamkeitsbasierten Ansatz kann die Haltung unterstützt werden, sich mehr auf den Augenblick einzulassen und sich nicht zu sehr von den Kognitionen und Emotionen steuern zu lassen. Dies führt häufig zu einer „entkrampfteren" Haltung gegenüber dem Aktionismus „Gesundheit machen zu müssen" und erlaubt, sich mehr auf die Gegenwart einzulassen. Damit wird die Wahrnehmung stärker auf das gelenkt, was im Augenblick ist

– Emotionen, Bedürfnisse –, anstatt auf das, was zukünftig getan werden sollte.

Letztlich ist noch eine Gruppe von Patienten anzusprechen, die die Frage beschäftigt, wie sie nach der Erkrankung weiterleben möchten. Bei einer Befragung während eines stationären Rehabilitationsaufenthaltes in der Paracelusklinik Scheidegg, gaben 85 % der befragten Brustkrebspatientinnen an, dass sie die Absicht haben, nach der Erkrankung bewusster und mehr „sich selber" zu leben (Lerch & Stepien, 2000). Als Hilfestellung für diese Veränderungsabsicht kann das Konzept der Achtsamkeit dienen. Die Aufmerksamkeit auf den Augenblick zu lenken – die umfassende Wahrnehmung von dem, was jetzt ist –, sich dabei zu entspannen und eindeutiger wahrzunehmen, worin das Selbst begründet ist, sind konkrete Schritte, um diese Absicht im Leben zu realisieren.

Achtsamkeit und Coping

Die übergreifenden Ziele psychoonkologischer Interventionen konzentrieren sich auf das Erreichen und Halten einer optimalen Lebensqualität und auf einen günstigen Einfluss auf die Lebensquantität.

Bezogen auf diese Ziele wurden immer wieder Copingstrategien erforscht, die die Lebensqualität und Überlebenszeit verbessern sollen.

In der klassischen Studie von Derogatis, Abeloff und Melisaratos (1979) wiesen die Langzeitüberlebenden höhere Werte an Dysphorie, Feindseligkeit, Angst und Entfremdung auf. Dagegen fanden Greer, Morris und Pettingale (1979) und Pettingale (1984) heraus, dass Patienten mit kämpferischer Gesinnung („Fighting Spirit") im Gegensatz zu Patienten, bei denen Hoffnungslosigkeit und stoisches Akzeptieren vorherrschte, länger überlebten.

Heim (1988) konnte in seiner Metaanalyse über günstiges und ungünstiges Coping bezogen auf die Überlebensdauer oder die Dauer des rückfallfreien Intervalls zeigen, dass aktiv-zupackendes Verhalten, das gleichzeitig zu entsprechender Zuwendung aus dem sozialen Umfeld führt – verbunden mit einer zuversichtlich optimistischen Grundhaltung –, als adaptiv bewertet werden kann.

Bezogen auf die innere Anspannung konnten McCaul, Sandgren, King, O'Donnell, Bransletter und Foreman (1999) zeigen, dass ablenkendes Coping mehr Distress-Erleben zur Folge hatte. Eine Ablenkung von Bedrohung könnte verhindern, dass notwendige Ressourcen zur Bewältigung aktiviert werden.

Trotz intensiver Copingforschung der letzten Jahrzehnte kann derzeit aufgrund der heterogenen Ergebnisse keine einheitliche Empfehlung ausgesprochen werden, welcher Bewältigungsstil als adaptiv oder maladaptiv bezogen auf Lebensqualität und Überlebenszeit anzusehen ist. Problematisch ist auch die Unschärfe vieler Begriffe, die nicht eindeutig und klar definiert werden (können) und die heterogenen Operationalisierungen der Konstrukte. So muss bezweifelt werden, dass der Copingstil „stoisches Akzeptieren" in der Nähe des Konstruktes Akzeptanz liegt, wie wir es verstehen. Auch der Copingstil „Fighting Spirit" widerspricht nicht zwangsläufig der Haltung der Achtsamkeit, wie wir es – nach unserem Verständnis – schon dargelegt haben. Aber erst begriffliche Klärungen und einheitliche Operationalisierungen können hier weiter und zu mehr Klarheit verhelfen.

Unter einem eher pragmatischen Aspekt der Lebensqualität in der psychosozialen Versorgung kann aber als zentrales Element der Krankheitsbewältigung die Wiedergewinnung eines gewissen Kontrollgefühls des Patienten über seine Lebenssituation angesehen werden (vgl. Kappauf & Gallmeier, 1999, S. 266; Larbig & Tschuschke, 2000, S. 16).

Obwohl die Ziele der achtsamkeitsbasierten Meditation ursprünglich religiös-mystischer Art waren, werden heute unter Zurücksetzung der spirituellen Dimension von Meditation zugunsten der psychologischen Effekte auch profanere Ziele angegeben wie z.B. Gelassenheit, Abstand, innere Ruhe, Deidentifikation, Steigerung der Konzentrationfähigkeit, Verbesserung von Gedächtnis, emotionale Beruhigung (vgl. Scharfetter, 1997).

Das Ziel achtsamkeitsbasierter Interventionen könnte als eine Steigerung der erlebte Selbstwirksamkeit im Sinne Banduras angesehen werden (vgl. Majumdar, 2000). Goldstein und Kornfield (1996) sprechen von einem Balanceakt oder einem dynamischen Fließgleichgewicht, das sich aus nicht-identifizierender, akzeptierender und freundlicher Achtsamkeit allen Erfahrungen gegenüber entwickelt.

Bedarf an Psychotherapie

Obwohl die aufgezeigten Belastungsfaktoren bei den meisten Patienten phasenweise einen starken Leidensdruck und eine Reduzierung ihrer Lebensqualität auslösen, darf daraus nicht geschlossen werden, dass jeder Krebspatient psychotherapeutischer Hilfe bedarf. Viele psycho-soziale Folgewirkungen der Erkrankung können unter dem Gesichtspunkt eines phasenspezifischen und passageren Auftretens mit Hilfe eigener personaler Ressourcen, familiärer Unterstützung, pflegerisch-ärztlicher Hilfestellung oder durch Teilnahme an Selbsthilfegruppen erfolgreich aufgefangen werden, ohne dass Psychotherapie im eigentlichen Sinne indiziert wäre. Bei einer Gruppe von Patienten ist allerdings psychotherapeutische Hilfe indiziert. So wiesen in verschiedenen Studien ca. 35 % bis 50 % der untersuchten onkologischen Patienten eine so starke psychische Belastung auf, dass eine psychotherapeutische Behandlung indiziert erschien (Stepien, 1992; Schwiersch, Stepien & Schröck, 1999; Strittmatter, Mawick & Tilkorn, 1998; Söllner, Maringer, Tingg-Schir & Fritsch, 1996).

Besonderheit onkologischer Patienten

Ungefähr die Hälfte aller onkologischen Patienten, denen man eine psychologische Intervention anbietet, reagiert jedoch ablehnend auf diesen Vorschlag und verweigert auch die Inanspruchnahme psychologischer Hilfe (Stepien, 1992; Schwiersch, Stepien & Schröck, 1999).

Neben dieser begrenzten Motivation zur Inanspruchnahme psychologischer Interventionen zeichnen sich onkologische Patienten durch weitere Besonderheiten gegenüber anderen Patienten mit psychischen Störungen aus: Onkologische Patienten erleben sich nicht primär als psychisch gestört, sondern empfinden sich als normale Menschen, die unter intensiver emotionaler Belastung stehen. Die psychische Problematik entspringt in aller Regel auch nicht neurotischen Fehlentwicklungen, sondern ist eine Reaktion auf eine reale Bedrohung des Lebens, auf belastende Behandlungen und den weiteren unsicheren Verlauf der Erkrankung. In diesem Sinne sind die erlebten Ängste eher existenzieller und realer Art als neurotischen Ursprungs.

Diese Besonderheiten der psychischen Situation onkologischer Patienten haben auch Auswirkungen auf die eingesetzten Interventionen. Diese können weniger aus einem schulenspezifischen Pathogeneseverständnis (z.B. verdrängter Triebkonflikt oder konditionierte Angst) abgeleitet und ursächlich therapiert werden. Vielmehr bevorzugen fast alle psychoonkologisch tätigen Therapeuten verschiedener Schulrichtungen ein handlungs- und symptomoriemtiertes Vorgehen (vgl. Larbig & Tschuschke, 2000; Koch, Lucius-Hoene & Stegie, 988), ist doch die Ursache des Leidens der Krebspatienten im Grunde die Begrenztheit und Brüchigkeit des Lebens selber und die Konfrontation mit der Realität des Todes.

Achtsamkeit und psychotherapeutische Interventionen in der Onkologie

Neben psychologischen Einzelgesprächen, die zumeist supportiven Charakter haben, spielen in der psychoonkologischen Behandlung vor allem Entspannungs-, Imaginations- und Visualisierungsverfahren sowie Gruppentherapien eine wichtige Rolle. Vereinzelt wird auch der Einsatz von Meditation in der Behandlung onkologischer Patienten beschrieben.

Im Folgenden soll die Bedeutung von Achtsamkeit und Akzeptanz bei diesen Interventionen betrachtet werden.

Entspannungstherapien

Entspannungstherapien kommen in der psychosozialen Begleitung und Behandlung onkologischer Patienten häufig zum Einsatz. Im Bereich der stationären Rehabilitation kann das Entspannungstraining als psychologische Basistherapie verstanden werden und ist Standard eines adäquaten Behandlungskonzeptes.

Sehr häufig wird als Entspannung die progressive Muskelrelaxation (PMR) und das Autogene Training (AT) eingesetzt. Beide eignen sich gut für die Stress- und Schmerzbewältigung und führen zu einer Steigerung der Interozeptionsfähigkeit.

Empirische Studien bei onkologischen Patienten belegen therapeutische Effekte auf Nausea und Erbrechen, sowie auf Ängste und Depressionen (Larbig & Tschuschke, 2000).

In der Grundlagenforschung der Psychoneuroimmunologie wurden immer wieder positive Wirkungen von Entspannung auf unserer Immunssystem gefunden (z.B. Lekander, Fürst, Rotstein, Hursti & Frederikson, 1997; Kiecolt-Glaser, Glaser, Williger, Stout, Messick, Sheppart, Ricker, Romisher, Briner Bonnel & Donnersberg, 1985).

Den meisten Entspannungsverfahren liegt suggestive Einflussnahme durch Gedanken und Vorstellungen auf psychophysiologische Parameter mit dem Ziel einer Senkung des psychophysiologischen Aktivierungsniveaus und einer Umschaltung in eine parasympathikotone Reaktionslage des vegetativen Nervensystems zugrunde.

Achtsamkeitsbasierte Meditationsformen verfolgen primär weder die Absicht, suggestiv in den Körper hineinzumanipulieren, noch das Ziel einer trophotropen Umschaltung. Unserer Erfahrung nach lassen sich aber beide Vorgehensweisen miteinander verbinden.

Als Hauptmethoden der Achtsamkeitsmeditation auf der Basis des Vipassana gelten neben dem „Benennen" das „Körperdurchkehren".

Beim „Körper-Durchkehren", auch Body-Scan genannt (Kabat-Zinn, 1990), wird der Körper mit großer Achtsamkeit durchwandert und „abgetastet". Die Aufmerksamkeit wird auf bestimmte Körperteile gerichtet, hineingespürt und eine Weile dort gehalten. Danach bewegt man seine Vorstellung weiter. So wird wahrgenommen und immer wieder losgelassen von allen Empfindungen, Emotionen und Bildern. Gleichzeitig wird Konzentration und Loslassen geübt.

Auch wir kombinieren die Entspannungsverfahren mit einer Variante des Body-Scan und implementieren dadurch Anteile der Achtsamkeitsmeditation in die Entspannungstherapie. Wahrnehmende und suggestive Anteile ergänzen sich dabei und intensivieren gegenseitig den Erlebensprozess der Entspannung.

Imaginationsverfahren

Auf der Grundlage verschiedener weltanschaulicher (z.B. Schamanismus) und psychotherapeutischer Konzepte (z.B. Tiefenpsychologie) wurden zahlreiche, teils stark divergierende Imaginationsverfahren entwickelt, die häufig unter den Begriffen Imagination, Visualisierung oder Meditation zusammengefasst werden.

Diese Imaginationsverfahren existieren in vielfältigen Formen als Bestandteile unterschiedlicher Therapierichtungen und dienen sowohl lediglich Entspannungszwecken als auch dem Ziel der Persönlichkeitsentwicklung und Strukturveränderung im Rahmen einer Psychotherapie.

Neben den in der Psychotherapie angewandten Imaginationsverfahren wie katathymes Bilderleben nach Leuner, aktive Imagination nach C.G. Jung oder verdecktes Modelllernen (Kazdin, 1986) wurden für den Bereich der Psychoonkologie spezielle Imaginations- und Visualisierungsverfahren entwickelt (Achterberg, 1989; Simonton, Matthews, Simonton & Creighton, 1982; Baider, Uziel & Kaplan, 1994).

Der Visualisierungsansatz nach Simonton mit seiner Behauptung, durch Visualisieren positiven Einfluss auf den Krankheitsverlauf nehmen zu können, ist dabei der populärste, aber auch umstrittenste. Dieser Ansatz ist bei Krebspatienten und Therapeuten weit verbreitet, vermittelt doch nicht zuletzt der Titel des Buches „Wieder gesund werden“ Aussicht auf Heilungserfolg durch die Aktivierung der Selbstheilungskräfte.

Beruhend auf der Vorstellung, dass ein gutes Immunsystem für den Therapieerfolg entscheidend ist, sollen Krebspatienten in der Phantasie zum Teil vehemente und aggressive Kämpfe zwischen den guten Immun- und den bösen Krebszellen führen.

Die empirische Überprüfung des Simontonansatzes ist gegenwärtig völlig unzureichend, sodass keine Bewertung des Ansatzes möglich ist.

Dieser Imaginationsansatz von Simonton orientiert sich stark an den allopathischen Grundsätzen, wo es nun darum geht den Krebs auch imaginativ niederzukämpfen. Das Krebszerstörungsmittel „Gift“ oder „Strahlen“ wird ersetzt durch das Kampfmittel Imagination und die Waffe Visualisierung. Dabei wird zudem eine Erwartungshaltung erzeugt, dass sich ein Heilungserfolg durch Verschwinden des Tumor einstellen soll. Dieser erfolgsorientierte Erwartungsdruck kann selber wieder Stressreaktionen auslösen und bei Nichterfolg der Imagination gegen den Krebs massive Versagens- und Schuldgefühle heraufbeschwören.

Aus der Sicht des achtsamkeitsbasierten Imaginationsansatzes degenerieren diese Formen der meditativen Imaginationen zu einer Art mentalen Gymnastik mit Erfolgsversprechen.

Rücken wir Imaginationsverfahren stärker an das Konzept der Achtsamkeit heran, so dominiert in der achtsamkeitsbasierten Imagination das zentrale Prinzip des Gehen-Lassens, Geschehen-Lassens und des Achtsam-Gewahrseins dessen, was sich auf dem Boden einer achtsamen-urteilsfreien Grundhaltung zeigt.

In der achtsamen Haltung des Gewahr-Seins, des Nichts-Tuns, des Auftauchen-Lassens und Loslassens sind Imaginationen nicht ziel- und erfolgsorientiert.

Wie beim Body-Scan geht es in der inneren Haltung des „Nicht-Greifens“, des „Nicht-Beurteilens“, der „Akzeptanz“ und des „Loslassens“ (siehe die Bestandteile der Achtsamkeitspraxis nach Kabat-Zinn, 1990, S. 47ff.) nur darum, sich achtsam einzulassen auf das, was ist. Dabei geht es auch um das „Vertrauen", dass diese achtsame und absichtslose Grundhaltung Selbstregulationsprozesse anstößt, die für dauerhafte Veränderungen mindestens genauso wichtig sind wie Wunschdenken und Zielimagination. Diese rezeptive Form der Achtsamkeit im Sinne der bewussten Beobachtung in einer nicht-eingreifenden Grundhaltung entspricht der Geisteshaltung der Vipassana- und Zen-Meditation.

Mit Interesse, Bewusstheit und Akzeptanz wenden die Patienten ihre Aufmerksamkeit inneren Prozessen zu, die von außen angeregt und ausgelöst werden, z.B. durch Musik oder suggestiv vorgegebene Bildimaginationen.

Durch intensive und achtsame Konzentration auf die inneren Bilder und das Zulassen des Bilderflusses bei nicht-wertender Akzeptanz wird eine Vertiefung und Intensivierung des Erlebens erreicht (Kast, 1995).

Alles was sich an inneren Bildern, Empfindungen, Emotionen, Wahrnehmungen und Kognitionen einstellt und zeigt, soll in der Haltung der Akzeptanz und Achtsamkeit angeschaut werden. Dabei impliziert Achtsamkeit das Gewahrsein dessen, wie Gedanken, Gefühle, Bilder und Empfindungen in Körper und Geist ständig wechseln (Epstein, 2000). Diese Erfahrung der Dynamik des Seins und die beobachtende und damit deidentifizierende Position zu den Ereignissen wirken sich als Erfahrung der Wiedererlangung von Kontrollmöglichkeiten stabilisierend aus.

Wir haben im Rahmen unserer psychoonkologischen Arbeit einen Imaginationsansatz mit geführten Bildern entwickelt, bei dem den Patienten in leichter Entspannung imaginäre Bilder unter Musik, die auf diese Bilder hin speziell abgestimmt ist, vorgegeben werden. Die Aufgabe der Patienten ist es, achtsam den inneren Bilderfluss wahrzunehmen und nicht-wertend alle Empfindungen, Emotionen und Bilder zuzulassen. Auch das Auftauchen anderer als der suggestiv vorgegeben Bilder gilt es achtsam wahrzunehmen.

In einer ersten empirischen Untersuchung (Neyer, 2000) konnten wir zeigen, dass signifikante Unterschiede zwischen dem Autogenen Training und den geleiteten Imaginationen in der Erlebnisintensität und Erlebnistiefe bestehen. Die achtsamkeitsbasierten Imaginationen führten zu einem tieferen „mystischen“ Erleben als klassische Entspannungsübungen.

Gruppentherapie

Im angloamerikanischen Raum werden hauptsächlich Gruppentherapien zur psychoonkologischen Behandlung eingesetzt. Diese Konzepte reichen von offenen, unstrukturierten Gruppen über themenzentrierte, symptomorientierte bis hin zu edukativen Gruppenansätzen.

Trotz einiger methodischer Mängel belegt die empirische Forschung den Nutzen gruppentherapeutischer Verfahren (Koch, Lucius-Hoene & Stegien, 1988; Larbig & Tschuschke, 2000).

So haben z.B. Spiegel und Clasen (2000) ein Basismanual mit sieben Prinzipien für eine supportive-expressive Gruppentherapie für onkologische Patienten zusammengefasst. In Anlehnung an die oben skizzierte Auseinandersetzung mit dem Tod lautet eines der Prinzipien „Entgiften von Tod und Sterben“ (Detoxifying Death and Dying). Die Autoren betonen, dass erst eine bewusste Auseinandersetzung mit dem Thema Tod und Sterben es ermöglicht, die bleibende Lebenszeit in sinnvoller Intensität zu leben (Spiegel, Bloom, Kraemer & Gottheil, 1989).

In einer neu entwickelten Gruppenintervention (Projektgruppe Herschbach, Universität München), die derzeit evaluiert wird, stehen Progredienzängste von chronisch Kranken im Mittelpunkt.

Die Konzeption dieser Gruppentherapie ist durch die Rationale Direktivität, Spezifität und das Weiterdenken gekennzeichnet. Therapieziel ist dabei nicht zu lernen, sich von der Progredienzangst abzulenken bzw. sie durch entspannende Gegenreaktion wie bei der systematischen Desensibilisierung zu reduzieren. Vielmehr werden die Patienten begleitet und angeleitet, Angst erzeugende Gedanken und mit Angst korrelierende Körpersensationen frühzeitig wahrzunehmen und mit einer inneren Distanz genauer zu explorieren, was sie konkret befürchten. Der Therapeut fordert dabei sanft auf, weiterzugehen und weiterzudenken. Durch die Wahrnehmung und Konkretisierung der Ängste sowie den daraus entstehenden Handlungsalternativen wird ein Aufschaukeln der „Katastrophenkognitionen" verhindert.

Die Aufmerksamkeit auf die wesentlichen Ängste zu lenken, diese genauer zu beschreiben und sich dabei nicht mit diesen Gefühlen und dazugehörigen Gedanken zu identifizieren, führt zu einer bewussten inneren Haltung im Kontakt mit der augenblicklichen Erfahrung. Dadurch ergibt sich die Möglichkeit, eine bewusstere Entscheidung zu treffen, welche Gedanken handlungsleitende Funktion haben und welche nicht. Hierdurch wird der „Autopilotenmodus" (Kabat-Zinn, 1990) bzw. die „automatischen Gedanken" (Beck, Rush, Shaw & Emery, 1981) unterbrochen, was zudem beim Patienten die Kontrollüberzeugung stärkt, selbstbestimmt handeln zu können.

Meditation im klinischen Kontext

Im klinischen Bereich wird der Begriff Meditation zumeist unscharf verwendet und z.T. gleichgesetzt mit Imaginations- und Visualisierungsübungen und ebenso wird Meditation in den empirischen Lehrbüchern (vgl. Vaitl & Petermann, 1993) häufig als Entspannungsverfahren definiert (Benson, 1975) und abgehandelt .

Diese Subsumierung aller entspannenden Verfahren unter den Oberbegriff Meditation oder Entspannung, scheint tautologisch und verkürzend. So werden passiv-rezeptive, absichtslose und „nicht-greifende" Verfahren wie z.B. Vipassana oder Zazen zusammengefasst mit zielorientierten Visualisierungen im Sinne Simontons oder mit autosuggestiven Verfahren wie Autogenes Training.

Neben diesen unterschiedlichen therapeutischen Grundvorstellungen legt auch die empirische Befundlage eine differenzierte Handhabung unterschiedlicher Entspannungs- und Meditationsverfahren nahe. Wie bereits erwähnt, fanden Grawe, Donati und Bernauer (1995) Unterschiede in der therapeutischen Wirksamkeit von Meditation und

Autogenem Training. Neyer (2000) konnte in der Erlebenstiefe zwischen Autogenem Training und achtsamkeitsbasierter Imagination signifikante Unterschiede aufzeigen.

Bisher vorliegende Evaluationsergebnisse, die Meditation im engeren Sinne im klinischen Kontext untersucht haben, konnten positive Effekte bei der Reduktion von Angst, Neurotizismus, Drogenkonsum, Hypertonie und bei der Verbesserung des Selbstwertgefühls aufzeigen (vgl. Engel, 1995).

Auch die Studienergebnisse, die Kabat-Zinn (1991) beschreibt, deuten darauf hin, dass Achtsamkeitsmeditationen einen wertvollen ergänzenden Beitrag zu anderen Therapieformen leisten können.

Im deutschen Sprachraum existieren bisher nur wenige empirische Evaluationsstudien zur Achtsamkeitsmeditation (vgl. Majumdar, 2000).

Meditation in der Onkologie

Bisher spielte die Meditation in der Behandlung onkologischer Patienten weder in der akuten noch in der Nachsorgephase eine bedeutende Rolle. Es gibt bisher keine Standards und Empfehlungen, achtsamkeitsbasierte Meditationsübungen als Therapiebaustein in die Behandlung onkologischer Patienten mit aufzunehmen. Im Gegensatz zu Entspannungs- und Visualisierungsübungen gehört Meditation nicht zum Standardrepertoire einer angemessenen psychoonkologischen Betreuung.

Allerdings wird sie in der Betroffenen- und Sachbuchliteratur immer wieder als Möglichkeit beschrieben, den Prozess der Krankheitsbewältigung zu unterstützen, günstig auf den Krankheitsverlauf einwirken zu können oder gar Selbstheilungskräfte zu aktivieren (z.B. Wilber, 1996; Boucher, 2001; Halifax, 1984; Simonton, 1999; Hartmann, 1991). Aber auch hier wird das Konzept Meditation sehr heterogen benutzt. Boucher (2001) z.B. orientiert sich an der buddhistischen Achtsamkeitspraxis, Simonton (1999) dagegen benutzt Meditation und Visualisierung fast synonym.

Bemerkenswert sind die Untersuchungen von Ainslie Meares, die allerdings eher einzelfallanalytisch zu interpretieren sind und nicht den Standards kontrollierter Studien entsprechen.

Er verwendet in seiner Arbeit mit Krebskranken eine einfache und durch „tiefe Natürlichkeit" gekennzeichnete Form der Meditation. Dem Geist wird einfach erlaubt, still zu werden. Ihm geht es weder um Imagination von Heilungsprozessen, noch um das Erreichen einer physiologischen Entspannungsreaktion, sondern einzig um die Verwirklichung einer anstrengungslosen Qualität der Erfahrung, die er geistige Ataraxie nennt, und die eine Stille zentralen Ursprungs sucht (Meares, 1984, S. 28).

Nach seinen Ergebnissen profitieren onkologische Patienten durch dieser Form der Meditation nicht nur von einer Verbesserung der Lebensqualität infolge erheblicher Verminderung von Angst, Depressionen und Schmerzen, sondern teilweise auch von einer Verlangsamung des Tumorwachstums oder Rückgang von Krebs (Meares, 1984; 1980). So beschreibt er „Rückbildungen von Mastdarmkrebs, Remission von massiven Metastasen, undifferenzierter Lungenkarzinome oder Rückbildungen metastasierter Mammakarzinome" (zitiert nach Lerner, 1998, S. 202).

Meares grenzt seine Meditation nicht nur inhaltlich scharf von absichtsorientierten Visualisierungsübungen ab, indem er betont, dass jeder Versuch, Heilungsprozesse zu imaginieren, den von ihm gewünschten Typ der Meditation zerstöre (Meares 1984, S. 28), sondern sieht zuweilen auch eine prognostisch ungünstige Auswirkung von Heilungsimagination. So beschreibt er eine Patientin, bei der nach intensiver Meditation Verbesserung eintrat, die dann aber unter der lebhaften Visualisierung gesunder Zellen einen Rückfall erlebte (Meares, 1978).

Der Hypnosetherapeut Bernauer Newton, der viel über die Einflussmöglichkeit klinischer Hypnose auf Krebs geforscht hat, würdigt die Arbeit von Meares und beschreibt, dass auch seine Arbeitsgruppe allmählich weniger aktionistisch und intentional gegen den Krebs anvisualisiert und den Wert erkannt hat, Patienten täglich über längere Phasen in einen Zustand vollständiger Ruhe zu versetzen:

> Eine weitere Veränderung ist von wirklich fundamentaler Bedeutung für fast alles, was wir heute tun. ... Nach wie vor lassen wir unsere Patienten Visualisierungsübungen durchführen und unterziehen sie einer extensiven und intensiven hypnotisch vorbereiteten Psychotherapie, aber nach unserer Überzeugung ist der entscheidende und absolut unentbehrliche Teil unserer Arbeit das Bemühen, dem Patienten regelmäßig und täglich einen Zustand tiefer innerer Ruhe zugänglich zu machen. (Newton, 1982, zitiert nach Lerner, 1998, S. 227f.)

Meditation in der psychoonkologischen Rehabilitation

Ermutigt durch die - wenn auch schmale - empirische Befundlage über die effektive Wirksamkeit der Meditation (Grawe, Donati & Bernauer, 1995; Engel, 1995; Kabat-Zinn, 1991) und angeregt durch die erfolgreiche Arbeit von Kabat-Zinn (1991) sowie die vielfältigen Erfahrungen von Meares mit onkologischen Patienten haben wir in den letzten Jahren eine Form achtsamkeitsbasierter Meditation in unser Klinikkonzept integriert. Im Mittelpunkt dieser Achtsamkeitsmeditation steht das bewusste Nichts-Tun, die Achtsamkeit, Präsenz und das Gewahrsein des Gegenwärtigen.

Kernstück dieser angeleiteten Gruppenmeditation ist wie bei Kabat-Zinn das stille Sitzen. Hierfür wurde in unserer Klinik ein Raum der Stille geschaffen, der den Patienten jederzeit offen steht. Das achtsame und stille Sitzen findet dreimal die Woche unter Anleitung statt. In den Übungen werden die Patienten in die Grundhaltung der Achtsamkeit eingeführt und motiviert, täglich für die Dauer von 20 Minuten die Achtsamkeitsübung durchzuführen. Die Übertragung der Achtsamkeit in andere therapeutische Behandlungen und eine Verankerung der achtsamen Haltung in den Klinikalltag wird kontinuierlich mit den Patienten reflektiert.

Den Patienten soll durch die absichtslose Haltung der Meditation, die das personale Wünschen, Wollen, Urteilen und Tun in den Hintergrund rückt, eine Erfahrungsmöglichkeit eröffnet werden, in der erlebt werden kann, dass innere Gelöstheit, Ruhe, das Gefühl von Heil-Sein und In-Ordnung-Sein auch jenseits der Polarität „Gesundheit-Krankheit" möglich ist.

Auch wenn Meditation ihrem Grundverständnis nach keine therapeutischen Ziele verfolgt, werden doch von Autoren verschiedenster Schulen ähnliche Wirkungen des Meditierens beschrieben, an deren Vorhandensein „nicht mit Fug gezweifelt werden kann" (Scharfetter, 1983, S. 35). Zusammenfassend beschreibt Scharffetter (1983) die Wirkungen des Meditierens in allgemein-psychologischen Begriffen: Entspannung, Ruhe, Gelassenheit, Wachheit, bessere Selbstakzeptanz und Selbstidentität, größere Stimmungsstabilität, höhere Affektkontrolle, heiter-gelassene Zufriedenheit, bessere Wahrnehmung und Konzentration sowie Steigerung der Kreativität.

Haltung des Therapeuten unter dem Aspekt der Achtsamkeit

So wie der Patient gegenüber seinen Problemaspekten eine nichtwertende, sich einlassende und achtsame Haltung aufbringen soll, so kann der Therapeut dem Patienten gegenüber mit all seinen erlebten Problemaspekten ebenso eine solche Haltung der Achtsamkeit einnehmen. Dabei wird jede achtsame Wahrnehmung und Nicht-Wertung des anderen als Wertschätzung empfunden (Hauskeller, 2001). Im Bewusstsein, dass jede achtsame Wahrnehmung bereits Veränderungspotenzial in sich trägt, reduziert sich nicht nur im Patienten das leidvolle Erleben, sondern auch im Therapeuten der Handlungsdruck und die Veränderungsintention bezogen auf das Problemverhalten des Patienten.

> Dabei geht es aber bei der Haltung der Achtsamkeit genauso wenig wie im Zen darum, Individuationsprozesse und Selbstaktualisierungen hervorzurufen bzw. zu stärken, sondern allein darum, achtsam wahrzunehmen und sich einzulassen auf das, was ist. Das Von-Augenblick-zu-Augenblick-Gewahrsein gestattet es dem Patienten, sich tiefer auf sein eigenes Erleben einzulassen. (Epstein, 2000, S. 198)

Diese Grundhaltung allein wird im Rahmen einer psychoonkologischen Intervention sicherlich nicht ausreichen, um Patienten zu unterstützen, effektiver mit ihrer Erkrankung umzugehen und ihre Lebensqualität zu verbessern. Dennoch bildet diese Haltung eine Ergänzung und einen konstruktiven Hinter- bzw. Untergrund, auf dem erprobte verhaltensmedizinische, tiefenpsychologische und humanistische Ansätze ansetzen können. „Meditation, so scheint es, kann die Art von Ichstärke verleihen die für eine erfolgreiche Psychotherapie notwendig ist, sie kann die Psychotherapie aber nicht ersetzen" (Epstein, 2000, S. 144).

Achtsamkeit und Spontanremission

Unter Spontanremission wird die biologische Rückbildung von Krebs verstanden - vollständig oder teilweise, vorübergehend oder dauerhaft -, die durch eine ärztliche Behandlung nicht zu erklären ist oder nach Maßnahmen auftritt, die einen derartigen Krankheitsverlauf der medizinischen Erfahrung nach nicht schlüssig erklärt (Gallmeier, 1998). Im religiösen Kontext wird dies als Wunderheilung verstanden. Nachdem sich die mehr oder weniger seriöse Sachbuchliteratur auf dieses Thema gestürzt hat, entdeckt auch die empirische Forschung zunehmend dieses äußerst spannende Feld. Entgegen der Laienpresse muss gegenwärtig davon ausgegangen werden, dass Spontanremissionen äußerst selten sind (weniger als ein Fall unter Tausend) und bisher wenig darüber bekannt ist, wie sie initiiert werden könnten. Die vielen heterogenen psychosozial orientierten Erklärungsansätze haben noch einen eher spekulativen Charakter (Heim & Schwarz, 1998).

Dennoch sei erwähnt, dass auch Erklärungskonzepte für ungewöhnliche Genesungsverläufe auftauchen, die eine inhaltliche Nähe zum Konzept Achtsamkeit haben. So beschreibt Ikemi (1998) fünf Fälle von Spontanremissionen, bei denen er auf dem Hintergrund eines östlichen Weltbildes im Akzeptieren des Schicksals und im Sich-einer-höheren-Macht-Unterstellen den Anstoß sieht, der die Aktivierung der angeborenen Selbstheilungskräfte bewirkt.

In der Kasuistik eines Melanompatienten mit unerwarteter Genesung sehen Oda und Jonasch (1998) in der Fähigkeit der Interozeption

eine wesentliche Rolle für Genesung. Die Beziehung mit der inneren oder tieferen Dimension seiner eigenen Existenz war für den Patienten in seiner subjektiven Theorie entscheidend für seine Genesung.
Dies drückt der Patient so aus:

> Ich denke, dass nicht die Veränderung das Wichtige ist, sondern das Wiedererkennen des eigenen Ichs. Und das Dazu-stehen und zu sagen: Ich bin so. (Oda & Jonasch, 1988, S. 151)

Ausklang

Die bisherige empirische Befundlage deutet an, dass in den Achtsamkeitsmeditationen viel therapeutisches Potenzial für den klinischen Einsatz enthalten ist und dass eine Implementierung unser Gesundheitssystem effektiv verbessern könnte (vgl. Engel, 1995); dies gilt vor allem für die Versorgung chronisch Kranker. Dass unter dieser Gruppe die onkologischen Patienten ganz besonders von achtsamkeitsbasierten Meditationen profitieren könnten, machen nicht nur die spezifischen Belastungen deutlich, die zumeist einen Bezug zur existenziellen Dimension des Mensch-Seins aufweisen, sondern auch Erfahrungen verschiedener Therapeuten, die bereits mit dem Konzept der Achtsamkeit und der Akzeptanz praktisch arbeiten. Für einige Therapeuten ist dies sogar der entscheidende und absolut unentbehrliche Teil ihrer Behandlung bei onkologischen Patienten.

Es ist zu wünschen, dass der Ansatz der Achtsamkeit weitere Verbreitung in der Versorgung onkologischer Patienten findet und ein Interesse an kreativen empirischen Forschungsansätzen entsteht.

Literatur

Achterberg, J. (1989). *Heilung durch Gedankenkraft.* Bern: Scherz-Verlag.
Allmen, F. von (1990). *Die Freiheit entdecken. Vipassana Meditation im Westen.* Zürich: Theseus-Verlag.

Baider, L., Uziely, B. & Kaplan De-Nour, A. (1994). Progressive muscle relaxation and guided imagery in cancer patients. *General Hospital Psychiatry, 16,* 340–347.

Beck, A.T., Rush, A.J., Shaw, B.F. & Emery, B. (1981). *Kognitive Therapie der Depression.* München: Urban und Schwarzenberg.

Benson, H. (1975). *The relaxation response.* New York: William Morrow & Co.

Boucher, S. (2001). *Im Herzen des Feuers. Eine buddhistische Frau durchlebt Krebs.* Berlin: Theseus-Verlag.

Dann, H.D. (1983). Subjektive Theorien. Irrweg oder Forschungsprogramm? Zwischenbilanz eines kognitiven Konstrukts. In L. Montada, K. Reusser & G. Steiner (Hrsg.), *Kognition und Handeln* (S. 77–92). Stuttgart: Klett-Cotta.

Dankert, A., Duran, G., Engst-Hastreiter, U., Keller, M., Waadt, S., Henrich, G. & Herschbach, P. (2003). Progredienzangst bei Patienten mit Tumorerkrankung, Diabetes mellitus und entzündlichen-rheumatischen Erkrankungen. *Rehabilitation, 42,* 155–163.

Derogatis, L.R., Abeloff, M.D. & Melisaratos, N. (1979). Psychological coping mechanisms and survival time in metastatic breast cancer. *Journal of the American Medical Association (JAMA) 242,* 1504–1508.

Engel, K. (1995). *Meditation – Geschichte, Systematik, Forschung, Theorie.* Frankfurt/Main: Peter Lang.

Epping-Jordan, J.E., Compas, B.E., Howell, D.C. (1994). Predictors of cancer progression in young adult men and women. Avoidance,intrusive thoughts and psychological symptoms. *The Journal of Psychosomatic Research, 13,* 539–547.

Epstein, M. (2000). *Gedanken ohne den Denker. Das Wechselspiel von Buddhismus und Psychotherapie.* Frankfurt/Main: Krüger.

Faller, H. (1998). *Krankheitsverarbeitung bei Krebskranken.* Göttingen: Verlag für angewandte Psychologie.

Fawzy, I.F. (1999). Psychosocial intervention for patients with cancer: what works and what doesn't? *European Journal of Cancer, 35,* 1559–1564.

Ferring, D. (2000). Subjektive Krankheitstheorien als Realitätskonstruktionen In E. Schneider & S. Wittdorf (Hrsg.), *Subjektive Theorien und implizite Entwürfe in Praxis und Theorie:* Ergebnisbericht der 16/17. Jahrestagung der DAPO. Münster: Tosch-Verlag.

Filipp, S.H. & Klauer, T.H. (1987). *Elemente subjektiver Krankheitstheorien: von Krebspatienten und Nichtbetroffenen.* Universität Trier: Forschungsbericht Nr. 16.

Frankl, V.E. & Kreuzer, F. (1986). *Im Anfang war der Sinn–Von der Logotherapie zur Psychoanalyse.* München: Piper.

Gallmeier, W.M. (1998). Spontanremission bei Krebs – Wissenschaftliche Denkanstöße durch ein klinisches Phänomen. In M.E. Heim & R. Schwarz (Hrsg.), *Spontanremissionen in der Onkologie* (S. 6–11). Stuttgart/New York: Schattauer.

Ganz, P.A., Coscarelli-Schag, C.A. & Lee, J. (1992). Breast conservation versus mastectomy. *Cancer, 7* (69), 1729–1738.
Goldstein, J. & Kornfield, J. (1996). *Einsicht durch Meditation. Die Achtsamkeit des Herzens – Buddhistische Einsichts-Meditation für westliche Menschen.* München: O.W. Barth-Verlag.
Grawe, K., Donati, R. & Bernauer, F. (1995). *Psychotherapie im Wandel. Von der Konfession zur Profession.* Göttingen: Hogrefe.
Greer, S., Morris, T. & Pettingale, K.W. (1979). Psychological response to breast cancer: Effect on outcome. *Lancet, 2,* 785–787.
Greer, S., Morris, T. & Pettingale, K.W. (1990). Psychlogical response to breast cancer and 15 years outcome. *Lancet, 335,* 49–50.
Halifax, J. (1984). *Die andere Wirklichkeit der Schamanen. Erfahrungsberichte von Magiern, Medizinmännern und Visionären.* München: O.W. Barth-Verlag.
Hauskeller, M. (2001). *Versuch über die Grundlagen der Moral.* München: Beck.
Hayes, S.C., Wilson, K.G., Gifford, E.V., Folette, V.M. & Strosahl, K. (1996). Experiental avoidance and behavioral disorder: A functional dimensional approach to diagnosis and treatement. *Journal of Consulting and Clinical Psychology, 64,* 1152–1168.
Hartmann, M.S. (1991). *Praktische Psycho-Onkologie.* München: Pfeiffer
Heim, E. (1988). Coping und Adaptivität: Gibt es geeignetes oder ungeeignetes Coping? *Psychotherapie, Psychosomatik, Medizinische Psychologie, 38,* 8–18.
Heim, M.E. & Schwarz, R. (1998). *Spontanremissionen in der Onkologie.* Stuttgart/New York: Schattauer.
House, I.S., Landis, K.R. & Umberson, D. (1988). Social relationship and Health. *Science, 241,* 540–545.
Huppertz, M. (2003). Die Bedeutung des Zen-Buddhismus für die dialektisch-behaviorale Therapie. *Psychother Psych Med, 53,* 376–383.
Ikemi, Y. (1998). Psychosomatische Betrachtungen über Spontanremissionen bei Krebs. In M.E. Heim & R. Schwarz (Hrsg.), *Spontanremissionen in der Onkologie* (S. 14–109). Stuttgart/New York: Schattauer.
Kazdin, A.E. (1986). Verdecktes Modelllernen. Die therapeutische Anwendung von Imagination. In J.L. Singer & K.S. Pope (Hrsg.), *Imaginative Verfahren in der Psychotherapie.* Paderborn: Junfermann.
Kabat-Zinn, J. (1990). *Full catastrophe living.* New York: Delta.
Kabat-Zinn, J. (1991). *Gesund und stressfrei durch Meditation.* Bern: O.W. Barth-Verlag.
Kabat-Zinn, J. (2003). *Im Alltag Ruhe finden* (Originaltitel: Wherever you got, there you are, 5. Auflage.) Freiburg: Herder-Verlag.
Kappauf, H. & Gallmeier, W.M. (1999). *Nach der Diagnose Krebs – Leben ist eine Alternative.* Freiburg: Herder.
Kast, V. (1995). *Imagination als Raum der Freiheit. Dialog zwischen Ich und Unbewußtem.* München: Deutscher Taschenbuch Verlag dtv.

Kelly, G.A. (1967). *The psychology of personal constructs.* New York: Norton.

Kiecolt-Glaser, J.K., Glaser, R., Williger, D., Stout, J., Messick, G., Sheppard, S., Ricker, D., Romisher, S.C., Briner, W., Bonnel. G. & Donnersberg, R. (1985). Psychosocial enhancement of immunocompetence in a geriatric population. *Health Psychology, 4,* 25–41.

Koch, U., Lucius-Hoene, G. & Stegie, R. (1988). *Handbuch der Rehabilitationspsychologie.* Berlin: Springer.

Koch, U. & Weis, J. (Hrsg.) (1998). *Krankheitsbewältigung bei Krebs und Möglichkeiten der Unterstützung.* Stuttgart: Schattauer.

Kriz, J. (1997). *Chaos, Angst und Ordnung.* Göttingen: Vandenhoeck & Ruprecht.

Kübler-Ross, E. (1992). *Befreiung aus der Angst. Berichte aus den Workshops Leben, Tod und Übergang.* Gütersloh: Gütersloher Verlagshaus

Langer, M. (1991) Krankheitsbewältigung und Körperbild nach unterschiedlichen Operationstechniken bei Brustkrebs. *Psychotherapie, Psychosomatik, Medizinische Psychologie, 41,* 379–384.

Larbig, W. & Tschuschke, V. (2000). *Psychoonkologische Interventionen. Therapeutisches Vorgehen und Ergebnisse.* München/Basel: Ernst Reinhardt Verlag.

Lekander, M., Fürst, C.J., Rotstein, S., Hursti, T.J. & Fredrikson, M. (1997). Immune Effects of Relaxation during Chemotherapy for Ovarian Cancer. *Psychother Psychosom, 66,* 185–191.

Lerch, J. & Kramer, P. (1994). *Laientheorien zu Krebs und Herzinfarkt.* Münster: Lit-Verlag.

Lerch, J. & Stepien J. (2000). *Sinnkonzepte bei der Krankheitsbewältigung von Brustkrebspatientinnen.* Unveröffentliches Manuskript. Paracelsus Klinik Scheidegg.

Lerner, M. (1998). *Wege zur Heilung. Das Buch der Krebstherapien aus Schul- und Alternativmedizin.* München: Piper.

Loscalzo, M. & Brintzenhofeszoc, K. (1998). Brief crisis counseling. In J.C. Holland (Ed.), *Psychooncology* (pp. 662–675). New York: Oxford University Press.

Majumdar, M. (2000). *Meditation und Gesundheit. Eine Beobachtungsstudie.* Essen: KVC Verlag.

McCaul, K.D., Sandgren, A.K., King, B., O'Donnell, S., Branstetter, A. & Foreman, G. (1999). Coping and adjustment to breast cancer. *Psychooncology, 8,* 230–236.

Meares, A. (1978). A Vivid Visualization and Dim Visual Awareness in the Regression of Cancer in Medidation. *Journal of the American Society of Psychosomatic Dental Medicine, 25,* 85–88.

Meares, A. (1980). What Can the Cancer Patient Expect from Intensive Meditation? *Australian Family Physician, 9,* 322–325.

Meares, A. (1984). Eine Form intensiver, mit dem Rückgang von Krebs verbundener Meditation. *Hypnose und Kognition, Einführungsheft, 10,* 27–35.

Moos, R.H. & Schaefer, J.A. (1987). The crisis of physical illness: An overview and conceptual approach. In R.H. Moos (Ed.), *Coping with physical illness, 2. New Perspectives.* New York: Plenum Press.

Muthny, F. (Hrsg.) (1990). *Krankheitsverarbeitung – Hintergrundtheorien, klinische Erfassung und empirische Ergebnisse.* Berlin: Springer.

Muthny, A. & Koch, U. (1998). Spezifität der Krankheitsverarbeitung bei Krebs. In U. Koch & J. Weis (Hrsg.), *Krankheitsbewältigung bei Krebs* (S. 49–58). Stuttgart/New York: Schattauer.

Newton, B. (1982). The Use of Hypnosis in the Treatment of Cancer Patients. *American Journal of Clinical Hypnosis, 25* (2 & 3), 105–107.

Neyer, E. (2000). *Unterschiede im Erleben und Wirkungsweise von Autogenem Training und geleiteten Imaginationen bei Krebspatienten.* Innsbruck: Unveröffentlichte Diplomarbeit.

Oda, H. & Jonasch, K. (1998). Salutogeneseforschung bei unerwarteten Genesungen. In M.E. Heim & R. Schwarz (Hrsg.), *Spontanremissionen in der Onkologie* (S. 145–154). Stuttgart/New York: Schattauer.

Pettingale, K.W. (1984). Coping and cancer prognosis. *Journal of Psychosomatic Research, 28,* 363–364.

Rieg-Appleson, C. (2002). Die psychische Situation und das psychische Erleben von Tumorpatienten während der Krankheitsphasen. In *Manual der Psychoonkologie des Tumorzentrums Münchens.* München: Zuckschwerdt.

Scharfetter, C. (1983). Über Meditation. In H. Petzhold (Hrsg.), *Psychotherapie Meditation Gestalt* (S. 27–52). Paderborn: Junfermann.

Scharfetter, C.H. (1997). *Der spirituelle Weg und seine Gefahren* (4., erweiterte Auflage). Stuttgart: Ferdinand Enke.

Schmale, A.H., Morrow, G.R., Schmitt, M.H., Adler, L.M., Enelow, A., Murawski, B.J. & Gates, C. (1983). Well-being of cancer survivors. *Psychosomatic Medicine, 45,* 163–169.

Schwarz, R. (1994). *Krebspersönlichkeit. Mythos und klinische Realität.* Stuttgart/New York: Schattauer.

Schwiersch, M., Stepien, J. & Schröck, R. (1999). Die Optimierung der Indikationsstellung zu psychotherapeutischen Einzelgesprächen in stationärer onkologischer Rehabiliatation. *Praxis Klinische Verhaltensmedizin und Rehabilitation, 47,* 46–52.

Servaes, P., Verhagen, C. & Bleijenberg, G. (2002). Fatigue in cancer patients during and after treatment: prevalence, correlates and interventions. *Europaen Journal of Cancer, 38,* 27–43.

Simonton, O.C., Matthews-Simonton, S. & Creighton, J.B. (1982). *Wieder gesund werden.* Reinbek bei Hamburg: Rowohlt.

Simonton, O.C. (1999). *Auf dem Wege der Besserung. Schritte zur körperlichen und spirituellen Heilung.* Reinbek bei Hamburg: Rowohlt.

Söllner, W., Mairinger, D., Zingg-Schir, M. & Fritsch P. (1996). Krankheitsprognose, psychosoziale Belastung und Einstellung von Melanompatienten zu unterstützenden psychotherapeutischen Maßnahmen. *Hautarzt, 47,* 200–205.

Spiegel, D. (1990). Facilitating emotional coping during Treatment. *Cancer, 66,* 1422–1426.

Spiegel, D., Bloom, J.R., Kraemer, H.C. & Gottheil, E. (1989). Effect of psychosocial treatment on survival of patients with metastatic breast cancer. *Lancet, 2,* 888–891.

Spiegel, D. & Clasen, C. (2000). *Group Therapy for Cancer Patients: Basic Behavioral Sciences.* New York: Basic Books.

Spiegel, D. & Kato, P.M. (2000). Psychosoziale Einflüsse auf Inzidenz und Progression von Krebs. In W. Larbig & V. Tschuscke (Hrsg.), *Psychonkologische Interventionen. Therapeutisches Vorgehen und Ergebnisse.* München: Reinhardt-Verlag.

Stepien, J. (1992). *Psychosozialer Behandlungsbedarf und Inanspruchnahme psychosozialer Maßnahmen im Bereich der stationären onkologischen Rehabilitation.* Ulm: Dissertation.

Strittmatter, G., Mawick, R. & Tilkorn, M. (1998). Psychosozialer Betreuungsbedarf bei Gesichts- und Hauttumorpatienten. *Psychoth Psychosom, 48,* 349–357.

Student, J.C.H. (1999). *Das Hospitz-Buch.* Freiburg: Lambertus.

Taylor, S.E. (1983). Adjustment to threating events. A theory of cognitive adaption. *American Psychologist, 38,* 1161–1173.

Teasdale, J.D., Moore, R.G., Hayhurst, H., Pope, M., Williams, S. & Segal, Z.V. (2002). Metacognitive awareness and prevention of relapse in depression: Empirical evidence. *Journal of Consulting and Clinincal Psychology, 70,* 275–287.

Tschuschke, V. (2000). Group therapy for cancer patient. A research review. *International Journal of Group Psychotherapy,50,* 269–273.

Tschuscke, V. (2002). *Psychoonkologie. Psychologische Aspekte der Entstehung und Bewältigung von Krebs.* Stuttgart/New York: Schattauer.

Vaitl, D. & Petermann, F. (1993). *Handbuch der Entspannungsverfahren* (Band I: Grundlagen und Methoden). Weinheim: PVU.

Verres, R. (1986). *Krebs und Angst. Subjektive Theorien von Laien über Entstehung, Vorsorge, Früherkennung, Behandlung und die psychosozialen Folgen von Krebserkrankungen.* Berlin: Springer.

Verres, R. (1995). Vom Handlungsdruck zur Begleitung in die innere Ruhe. *Deutsches Ärzteblatt, 92,* 2580–2583.

Weis, J. & Bartsch, H.H. (Hrsg.) (2000). *Fatigue bei Tumorpatienten. Eine neue Herausforderung für Therapie und Rehabilitation.* Freiburg/Basel: Karger.

Wilber, K. (1996). *Mut und Gnade.* München: Goldmann.

Wilber, K. (2001) *Einfach das.* Frankfurt/Main: Fischer.

Kapitel 20

Achtsamkeit, der „innere Zeuge“ und die Schemamodifikation – Aus der Arbeit einer psychosomatischen Akutstation

Eckhard Roediger

Zusammenfassung: *Die mentale Organisationsform, die wiederkehrenden Erlebenszuständen zugrunde liegt, kann man ein „Schema" nennen. Die körperliche Grundlage ist die synchrone Aktivierung von Nervenzellen. Wenn die Psychotherapie diese Schemata bzw. die Nervenzell-Aktivierungszustände verändern will, muss sie die heutigen Kenntnisse der Neurobiologie berücksichtigen, um möglichst effektiv auf die den Schemata zugrunde liegenden Nervenzell-Aktivierungen einwirken zu können. Die neurobiologischen Grundlagen der Schemaentwicklung und -modifikation sind in diesem Beitrag einleitend dargestellt.*

Um die sich selbst stabilisierenden Schemata und die resultierenden, automatisiert ablaufenden Verhaltensmuster modifizieren zu können, muss die anatomisch in Form von fronto-limbischen Feedbackschleifen angelegte Fähigkeit des menschlichen Gehirns zu Selbstreflexion und Selbstregulation geübt und systematisch in den Therapieprozess eingebracht werden. Durch Achtsamkeitsübungen kann dieser selbstreflektive „innere Zeuge" als „innerer Regisseur" zum Ausgangspunkt dieses Schemamodifikationsprozesses werden. Der Beitrag berichtet über Erfahrungen beim Einsatz entsprechender Übungen im Setting einer psychosomatischen Akutstation.

Korrespondenzadresse: kontakt@eroediger.de

Heidenreich, T. & Michalak, J. (2009). *Achtsamkeit und Akzeptanz in der Psychotherapie – Ein Handbuch* (3., überarbeitete und erweiterte Auflage). Tübingen: dgvt-Verlag.

Einleitung

In diesem Kapitel wird die zuvor dargestellte Haltung von Achtsamkeit und Akzeptanz zunächst mit den neurobiologischen Hintergründen der Entstehung unseres Selbsterlebens und dann mit einem darauf aufbauenden schematherapeutischen Ansatz in Beziehung gebracht und die Bedeutung dieser Haltung als „Dreh- und Angelpunkt" (Hypomochlion) des Veränderungsprozesses herausgearbeitet. Anschließend werden Übungen vorgestellt, die den Patienten helfen, diese Haltung eigenverantwortlich einzunehmen und zu einem Teil ihrer Alltagsgestaltung zu machen. Diese Übungen stärken sowohl die Fähigkeit, vorhandene Schemata zu *erkennen,* als auch sie nicht-urteilend zu *benennen* und als Teil des Selbst *anzuerkennen.* Dies bildet die Grundlage, sich von den automatisierten Erlebens- und Handlungsmustern zu *trennen.* Die durch Achtsamkeit und Akzeptanz geförderte liebevoll-begleitende Einstellung wird so einerseits zum inneren Haltepunkt zur Klärung des Erlebten, andererseits zum Ausgangspunkt selbstregulativer Veränderungsprozesse. Abschließend wird über Erfahrungen mit dem Einsatz dieser Übungen im Alltag einer psychosomatischen Akutstation berichtet.

Neurobiologische Grundlagen

Das Gehirn lernt immer, tut nichts lieber und
kann sowieso nichts anderes.
Manfred Spitzer (2003a)

Über die Sinne sind wir mit der Welt verbunden. Das Gehirn „schwingt mit" und bildet entsprechende neuronale Erregungsmuster. Diese neu gebildeten neuronalen Erregungsmuster aktivieren dazu passende, bereits früher gebildete und gespeicherte neuronale Erregungsmuster (so genannte Mustererkennung, Spitzer 2003b). Dadurch können auch durch kleine Reize komplexe Reaktionen ausgelöst werden (Foa & Kozak, 1986). In Verbindung mit dieser Aktivierung erfolgt auf der Ebene des limbischen Systems eine emotionale Bewertung: bedrohliche Ereignisse aktivieren über die Mandelkerne das Furchtsystem, positive das Belohungssystem (Yehuda, Bierer, Schmeidler, Aferiat, Breslau & Dolan, 2000). Das Ausmaß der emotionalen Beteiligung bestimmt mit, wie intensiv diese neuronalen Erregungsmuster fixiert und damit gespeichert werden (Spitzer, 2003b). Bei einer erneuten Exposition mit einem ähnlichen Reiz werden diese Erinnerungen wiederum aktiviert und bilden den Hintergrund für die emotionale Bewertung der neuen Situation und daraus resultierender Handlungsimpulse. Dadurch drängen sich die emotionalen Erfahrungen der Vergangenheit als Grundlage für emotionale Bewertungen in der Gegenwart auf (LeDoux, 1998).

In einem zweiten Schritt versucht unser Gehirn über den Hippocampus aus dem Erlebten Regeln zu extrahieren und im parietalen Kortex abzuspeichern (Spitzer, 2002). Die Bildung dieser Regeln ist uns aber nicht unbedingt bewusst. Aus der Verbindung von emotional gefärbten Annäherungs- oder Vermeidungstendenzen mit den implizit erlernten Regeln werden unsere automatisierten Verhaltens- und Erlebensmuster, so genannte Schemata, gebildet. Sie umfassen neben dem beobachtbaren Verhalten vegetative, emotionale und kognitive Anteile in einer komplexen Verbindung (Übersicht bei Grawe, 1998).

Auf diese weitgehend unbewusst ablaufenden Lernprozesse kann der Mensch Einfluss nehmen, indem er durch im Frontalhirn lokalisierte, bewusste Denkprozesse regulierend auf die emotionalen Prozesse im limbischen System eingreift (Sachsse, 2003). Wird diese emotionsmodulierende fronto-limbische Feedbackschleife nicht in den ersten zwei Lebensjahren angelegt, haben die betreffenden Menschen später Probleme, ihre Emotionen gezielt herunterzuregulieren und in zielgerichtete Problemlösungsprozesse einfließen zu lassen (Schore, 2001). Zur Behandlung dieses emotionalen Selbstregulationsproblems formulierten Greenberger und Padesky (1995) das „Mind-over-mood-Prinzip". Bezogen auf den geschilderten neurobiologischen Hintergrund bedeutet dies: Die Patienten müssen aktivierte emotionale Schemata durch frontalhirngesteuerte Prozesse bewusst modifizieren lernen. In der Sprache Kanfers müssen die Patienten dazu automatisiertes Verhalten zunächst unterbrechen und dann bewusst kontrolliertes Verhalten aufbauen (Kanfer, Reinecker & Schmelzer, 1996). Als Voraussetzung für dieses „Unterbrechen" brauchen die Patienten die Fähigkeit, sich gezielt und systematisch von allen Affekten, egal ob positiv oder negativ, distanzieren zu können (Teasdale, Moore, Hayhurst, Pope, Williams & Segal, 2002). Diese Distanzierungsfähigkeit wird durch die Achtsamkeitsübungen gefördert.

Grundlinien der Schematherapie

Der von Young (1990) sowie Young, Klosko und Weishaar (2005) beschriebene Prozess der Schemaentstehung lässt sich wie folgt kurz skizzieren: Durch negative emotionale Erlebnisse (oft schon in der Primärfamilie) werden so genannte *„negative emotionale Schemata"* bzw. „frühe maladaptive Schemata" (Young, 1990) gebildet und im so genannten „emotionalen Gedächtnis" bewusstseinsfern im entorhinalen Kortex in der Umgebung des limbischen Systems abgespeichert (Yehuda, 2000). Abhängig von den verfügbaren Ressourcen und den implizit erlernten Regeln (Spitzer, 2002) werden Verhaltensweisen aufgebaut, die verhindern sollen, dass die negativen emotionalen Schemata wieder aktiviert werden. Young unterscheidet *Vermeidungs-* und *kompensatorische Schemata* (s. Abbildung 1).

Kompensatorische Schemata können z.B. Machtstreben, Leistungsorientierung oder übermäßige Anpassung an die Bedürfnisse anderer sein. Vermeidungsschemata zeigen sich z.B. darin, wenn Menschen in Beziehungen keine Nähe zulassen oder sich nicht öffnen können. Auf diese Weise können Menschen trotz ihrer „Vulnerabilität" jahrzehntelang stabil „funktionieren". Auf eine Zunahme von Stressoren reagieren die Menschen mit einer Intensivierung dieser Schemata („mehr von demselben"). Diese aus den Problemlösemöglichkeiten der Kindheit heraus entwickelten Strategien werden aber zunehmend dysfunktional und können zu Störungssymptomen führen. In Situationen chronischer Überforderung oder akut belastende Lebenssituationen, die der Ursprungssituation ähneln, in denen die negativen emotionalen Schemata gebildet wurden (z.B. auch in Therapiesituationen), kann die Aktivierung dieser negativen emotionalen Schemata nicht mehr verhindert werden.

Abbildung 1: *Prinzip der Aktivierung alter Schemata in der Gegenwart*

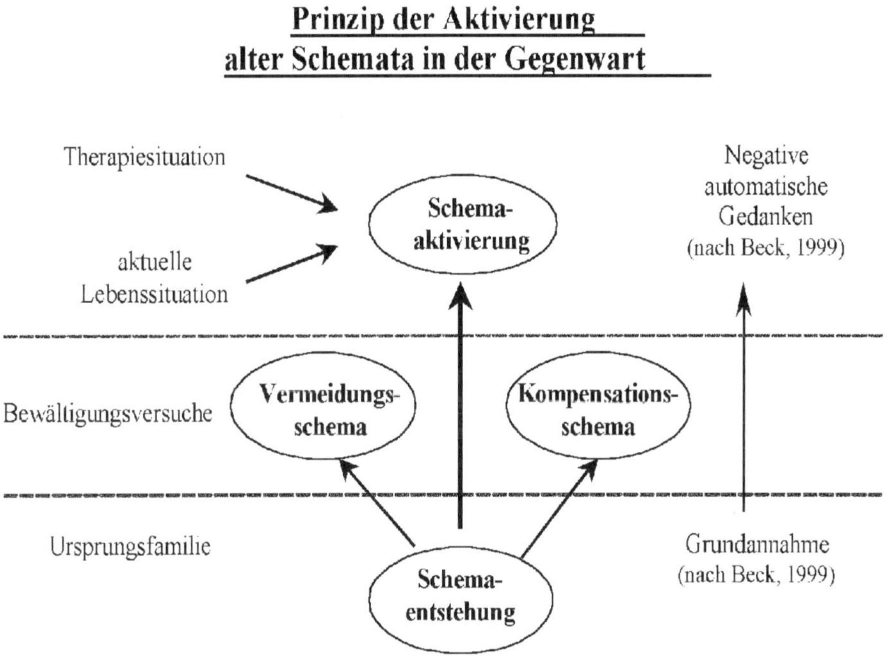

Da die Patienten diese Schemata abgespalten und nicht in ihre bewussten Problemlösungsstrategien integriert haben, trifft sie diese Schemaaktivierung unvorbereitet und bewirkt eine Aktualisierung des früheren Erlebens großer Ohnmacht, Hilflosigkeit und existenzieller Angst (Unfried, 2003). Die Aktivierung dieser Schemata bietet andererseits (z.B. im therapeutischen Kontext) die Möglichkeit, sie mit den reflexiven kognitiven Ressourcen adäquat zu modifizieren und dadurch nachträglich in das bewusste Selbstkonzept zu integrieren, was das Funktionsniveau wieder erhöht.

Prozess der Schemamodifikation

Ziel der Therapie ist der Aufbau funktionalerer Schemata. Es besteht aber die Gefahr, dass in der Therapie neue Schemata neben den unveränderten, alten Schemata aufgebaut werden, z.B. wenn in einer kognitiven Therapie nur die kortikalen Repräsentanzen der Schemata, aber nicht die korrespondierenden subkortikal gespeicherten emotionalen Schemata aktiviert und bearbeitet werden (LeDoux, 1998). Sowohl Sachse (2003) als auch Grawe (1998) betonen, dass nur aktivierte Schemata modifiziert werden können. Die umfassende Aktivierung vor allem der emotionalen Schemata bzw. Schemaanteile ist daher wesentliche Voraussetzung für eine erfolgreiche Schemamodifikation. Das Ausmaß der emotionalen Beteilung ist daher der wichtigste Wegweiser zu den alten negativen emotionalen Schemata (Young, 1990). Ohne Klärung der unbewussten motivationalen Strukturen birgt auch ein Fertigkeitentraining im Sinne der dialektischen Verhaltenstherapie (Linehan, 1996) die Gefahr, dass neue, handlungsorientierte Schemata neben den alten emotionalen aufgebaut werden.

In der Therapie müssen also zunächst gezielt die abgespaltenen emotionalen Schemata aktiviert, gleichzeitig aber die gewohnten maladaptiven kompensatorischen und Vermeidungsschemata unterbrochen werden (Young, 1990). Durch diese Unterbrechung steigt das innere Spannungsniveau stark an und verlangt daher eine entsprechende Unterstützung von therapeutischer Seite, z.B. bei der Reaktionsverhinderung in Expositionssituationen. Diese Fähigkeit zur Desaktualisierung der sonst ablaufenden spontanen und unkontrollierten Handlungsimpulse ist Ausdruck der beschriebenen fronto-limbischen Feedbackschleife. Sie setzt eine Distanzierungsfähigkeit vom emotionalen Erleben voraus und schafft dadurch erst den Raum, in dem eine bewusst begleitete korrigierend emotionale Erfahrung und dadurch eine Schemamodifikation möglich wird (Breslin, Zack & McMain, 2002). Bezogen auf die im ersten Abschnitt beschriebenen neurobiologischen Prozesse führt diese Erfahrung (besonders, wenn sie wiederholt bewusst miterlebt wird) zu einer Synchronisierung von kortikalbewussten und subkortikal-emotionalen Erregungsmuster, die zu einer Veränderung der synaptischen Verbindungsstärken führen (Pöppel, 1997). So können neue Regeln gelernt und Handlungsmuster aufgebaut werden. Es gibt bereits mehrere Befunde in der funktionellen Kernspintomographie, dass etwa bei Depressionen (Brody, Saxena, Stoessel, Gillies, Fairbanks, Alborzian, Phelps, Haung, Wu, Ho, Au, Maidment & Baxter, 2001), sozialer Phobie (Furmark, Tillfors, Marteinsdottir, Fischer, Pissiota, Langstrom & Fredrikson, 2002) oder Zwangsstörungen (Baxter, Schwartz, Bergman, Szuba, Guze, Mazziotta, Alazraki, Selin, Ferng & Munford, 1992) Psychotherapie ohne Berücksichtigung der Wirkmechanismen im Einzelnen zu anhaltenden Veränderungen der neuronalen Erregungsmuster führt.

Die Bedeutung der Achtsamkeit für den Therapieprozess

Die Fähigkeit zur nicht-wertenden, beschreibenden Selbstbeobachtung (Achtsamkeit) ist der zentrale Schritt in der Therapie, um emotionsgesteuerte, automatisierte Handlungsmuster (den so genannten „Autopilotenmodus") zu unterbrechen und überhaupt „den Fuß in die Tür" zu einer Veränderung zu bekommen (Kabat-Zinn, 1990). Diese Fähigkeit ist in uns Menschen potenziell angelegt, muss aber individuell erübt werden. Die Achtsamkeit greift auf ungeformte Aufmerksamkeitskräfte zurück (Kühlewind, 1998) und versucht, die Tendenz, in gewohnte automatisierte Gedanken- oder Gefühlsformen (Schemata) zu fallen, zu bremsen. Damit arbeiten wir der Neigung unseres Gehirns, andauernd neue Erfahrungen auf altes zu beziehen und entsprechend der limbischen Dichotomie („mag ich": Belohnungssystem, „mag ich nicht" bzw. „gefährlich": Furchtsystem) zu bewerten, entgegen. Neben diesen aus emotionalen Erfahrungen extrahierten, unbewussten Annäherungs- und Vermeidungsmustern haben wir Regeln im Sinne von normativen Vorstellungen der Umwelt internalisiert. Die emotionalen Erfahrungen und die internalisierten Regeln können relativ unvermittelt nebeneinander stehen und zu recht unterschiedlichen

Funktions- bzw. Aktivierungszuständen führen (van der Kolk, 1998). Young, Klosko und Weishaar (2003) sprechen in diesem Zusammenhang von „Modi", z.B. dem „hilflosen Kind", dem „wütenden Kind" oder den „strafenden Eltern". Insbesondere Borderline-Patienten „kippen" relativ unvermittelt vom einen Modus in den anderen. Hier wird die Bedeutung der Achtsamkeitshaltung deutlich, denn sie ist die Voraussetzung für eine Vermittlung zwischen den verschiedenen Selbstanteilen bzw. Aktivierungszuständen. Sie ermöglicht eine emotionale Distanzierung, ohne jedoch den mitfühlenden Kontakt zu dem aktivierten Schema zu verlieren (so genannter „being mode", Segal, Williams & Teasdale, 2002/2008). Dies unterscheidet den Zustand der Achtsamkeit von den maladaptiven Schemata, den Abspaltungs- bzw. Abwehrvorgängen. Letztere haben das Ziel, die unangenehmen Erlebniszustände von dem Bewusstsein fernzuhalten. Aus der Haltung der Achtsamkeit heraus erkennen wir bedingungslos an, was ist (Linehan, 1996), ohne uns in die „Wogen des emotionalen Lebensstroms" hineinziehen zu lassen (Antonovsky, 1997). Diese Fähigkeit muss aber immer wieder neu aufgebaut werden; sie ist nur wirksam, wenn sie im Hier und Jetzt ausgeübt wird.

Diese Haltung der Achtsamkeit bzw. der „wohlwollenden Distanzierung" ist in der Regel für die Patienten neu und muss erst in der Therapie aufgebaut werden. Hier tritt der Therapeut konkret als Vermittler auf, der den Patienten zunächst die Notwendigkeit und Bedeutung dieser Haltung darstellt und dann zu konkreten Übungen anregt, wie sie weiter unten dargestellt werden. Für diesen Therapieabschnitt schlüpft er verstärkt in die Rolle eines Lehrers bzw. Coaches und übernimmt eine viel konkretere „Hilfs-Ich"-Funktion als in der tiefenpsychologischen Therapiekonzeption. Ein solch aktives Therapeutenverhalten ist aber indiziert, um den Patienten die zur Schemaveränderung notwendigen Fähigkeiten zu vermitteln. Neben den motivationalen Voraussetzungen des „Verändernwollens" sind auch die Fähigkeiten des „Verändernkönnens" Voraussetzung für einen erfolgreichen Therapieprozess (Sachse, 2003). Für einen anhaltenden Therapieerfolg ist es notwendig, dass der Patient selbst die Fähigkeiten erübt, Schemata zu erkennen und zu benennen und diese in einem bewusst geführten Prozess zu verändern.

Für das Erkennen und Benennen ist die Ausbildung einer *inneren Zeugenschaft* (Kühlewind, 1998) Voraussetzung. Sie ist das Hypomochlion, über das ein ich-hafter Veränderungsprozess geführt werden kann. Die Achtsamkeitshaltung ist die innere Voraussetzung, damit sich unser Ich-Bewusstsein in einer beschreibenden inneren Verbalisierung stabilisieren kann. Ein solches Narrativ (Meichenbaum & Goodman, 1971) wird somit zur kortikalen Repräsentation eines bewusst begleiteten subkortikalen emotionalen Prozesses. Es sichert die zur Schemamodifikation notwendige synchrone Aktivierung subkortikaler und kortikaler Prozesse (Pöppel, 1997) und damit die zur Modifikation notwendige umfassende Schemaaktivierung. Das Narrativ als kortikale Repräsentanz wird zum Garanten eines Zeit übergreifenden Bewusstseins der stattgehabten emotionalen Prozesse (Unfried, 2003), die ihrerseits nur im Moment der aktuellen Aktivierungen erlebbar sind und danach wieder aus der Bewusstheit verschwinden. Ein kontinuierlicher, zielgerichteter Selbstveränderungsprozess setzt zeitstabile, bewusst verfügbare kortikale Repräsentanzen im Sinne eines Narrativs im biographischen Gedächtnis voraus (Le Doux, 1998). In ihnen manifestiert sich das Ich-Bewusstsein. Bildlich gesprochen ist dieses narrativ-vermittelnde Ich-Bewusstsein der Reiter, der die emotionalen Kräfte (das Pferd) führen muss. Wenn der Reiter die Eigenschaften und Fähigkeiten seines Pferdes gut kennt, kann er dessen Kraft behutsam in die von ihm gewünschten Bahnen lenken.

Auf den konkreten Therapieprozess bezogen bedeutet dies: Auf der subkortikalen Ebene muss unser Gehirn eine große Anzahl von Informationen parallel verarbeiten und organisiert daraus Schemata als Ordnungsstrukturen (Spitzer, 2003c). Die Schemata bilden jedoch immer nur Teilaspekte des Erlebens ab und können konfligieren, was wir als Ambivalenz erleben. Auf der subkortikalen Ebene neigen wir daher zu dichotomen Entweder-Oder-Lösungen. Die Aktivierung eines emotionalen Schemas verführt uns dazu, die gesamte Situation aus der Perspektive dieses Schemas zu sehen und nicht dazu passende Informationsanteile auszublenden (LeDoux, 1998). Diese Tendenz zur emotional getriggerten Einseitigkeit manifestiert sich letztlich auch in den interpersonalen, sozialen Konflikten. Wie auch auf der überpersönlichen Ebene ist zur Auflösung intrapsychischer Ambivalenzkonflikte eine Vermittlung zwischen den konfligierenden Parteien bzw. Schemata notwendig. Dazu müssen zunächst die beiden Schemata bewusstseinsmäßig gleichwertig nebeneinander stehen. Dies verlangt eine „Desidentifikation" (Teasdale, Moore, Hayhurst, Pope, Williams & Segal, 2002) von der emotionalen Komponente der Schemata, eine Ent-Emotionalisierung, einen inneren Abstand. Aus dieser Haltung können bewusst die Implikationen verschiedener Schemata gegeneinander angewogen werden und es sind Kompromisse möglich, während sich auf der handlungsbezogenen-emotionalen Ebene (so genannter „doing mode", Segal, Williams & Teasdale, 2002/2008) immer das eine gegen das andere Schema durchsetzen möchte. Hier lässt sich das Bild des Reiters im Sinne Platons zum Bild des Wagenlenkers erweitern, der ein Bewusstsein für alle Pferde von seinem Wagen hat und deren Kräfte so bündelt, dass sie ihre Eigensinnigkeiten der gemeinsamen Richtung unterordnen, in die der Wagen gezogen werden soll (s. Abbildung 2).

Abbildung 2: *Die innere Bewegung in der Psychotherapie*

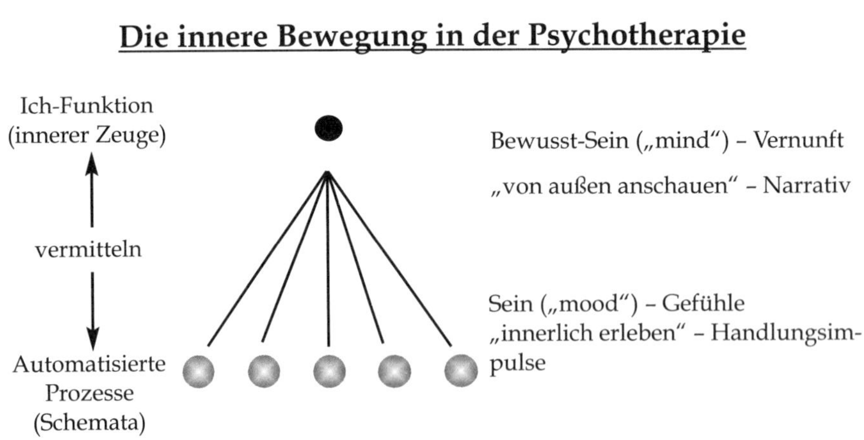

Konkrete Anwendung von Achtsamkeitsübungen auf einer psychosomatischen Akutstation

Achtsamkeit ist nicht nur eine Psychotherapietechnik unter vielen, sondern im Sinne von Heidenreich und Michalak (2003, S. 266) die zentrale therapieermöglichende Haltung: „Eine gezielte Aufmerksamkeitsausrichtung ist nicht nur für die Selbstbeobachtung von ungünstigen Verhaltensweisen notwendig, sondern auch für die weiteren Veränderungsphasen in der Therapie zentral (z.B. beim Aufbau neuer und erweiterter Verhaltensspielräume oder bei der Evaluation der erreichten Veränderungen." Wenn wir Achtsamkeit in diesem Sinne auf den gesamten therapeutischen Veränderungsprozess beziehen, ist sie bedeutsam beim

- ➢ Distanzieren bzw. Unterbrechen von automatisierten Handlungsimpulsen
- ➢ Aufbau eines Ich-Erlebens jenseits der Identifikation mit emotionalen Zuständen
- ➢ Training des „inneren Zeugen", der erkennen kann, dass die emotionalen Zustände kommen und gehen und nicht unmittelbar mit Handlungen beantwortet werden müssen (Marlatt, 1994)
- ➢ Aufbau eines „inneren Regisseurs" (Schwartz, 1997), der als Ich-Funktion jenseits automatisierter Prozesse bzw. Schemata neue Problemlösungen zwischen konfligierenden Schemata „vermitteln" kann (siehe Abbildung 2)
- ➢ Begleiten und Evaluieren der neu etablierten Bewältigungsstrategien im Alltag im Rahmen der „Beibehaltung" von Verhaltensänderungen (Prochaska & di Clemente, 1982).

Für uns wird diese ich-hafte „selbstreflexive" Einstellung zur Welt (Frankl, 1981) somit zum zentralen selbstregulativen Therapieprinzip: Sie ist nicht nur das Mittel bzw. der Weg, sich aus dem Sog der automatisierten Muster zu lösen, sondern wird zum „inneren Therapeuten", der zwischen den einzelnen Therapiestunden die Umsetzung der zunächst auf der gedanklichen Ebene gewonnenen Erkenntnisse im

Alltag geduldig-liebevoll begleitet und zum „Handlungswissen" macht. Wir gehen damit über die reine distanzfördernde Anwendung der Achtsamkeit hinaus, indem wir die aus dieser „losgelösten" Haltung gewonnenen Einsichten wieder in einen schemamodifizierenden Handlungsstrom einfließen lassen.

Obwohl diese modifizierende Einflussnahme aufgrund des eingangs geschilderten Aufbaus des Gehirns jedem Menschen prinzipiell möglich ist, kann – wie erwähnt – der Aufbau der dazu notwendigen fronto-limbischen Bahnen, z.B. durch Bindungsstörungen in den ersten zwei Lebensjahren, gestört werden (Schore, 2001). Diese Patienten können also bei Therapiebeginn noch nicht auf ein funktionierendes, emotionsregulierendes System zurückgreifen, sondern müssen dieses erst durch Training und Bahnungsprozesse aufbauen und stabilisieren. Das ist einer der Gründe, warum Psychotherapien einen längeren Zeitverlauf überbrücken bzw. begleiten müssen.

Um zu veranschaulichen, wie die Fähigkeit zur Achtsamkeit und zur inneren Distanzierung erlernt werden kann, können wir uns an anderen Lebensbereichen orientieren, in denen Fähigkeiten erlernt werden müssen, z.B. beim Sport oder beim Erlernen eines Musikinstrumentes. Zunächst müssen unter Anleitung gewisse Grundfertigkeiten erlernt werden, welche anschließend in häufiger Wiederholung geübt werden müssen, um dadurch die Bahnungsprozesse im Nervensystem zu verstärken (gymnastische Übungen, Etüden). Erst danach können die entwickelten Fertigkeiten in einem komplexeren Zusammenhang in Eigenregie eingesetzt werden (Wettkampf, Konzert). Dieser Dreischritt sollte auch berücksichtigt werden, wenn in der Psychotherapie eine Fähigkeit entwickelt werden soll. Die drei entsprechenden Schritte sind:

1. Psychoedukation
2. Denkübungen
3. Tagesplanung

Psychoedukation

Analog dem Aufbau dieses Artikels wird den Patienten in einer psychoedukativen Gruppe zunächst ein Störungsverständnis mit den sich daraus ableitenden Therapienotwendigkeiten, insbesondere der Bedeutung der Achtsamkeit und der inneren Zeugenschaft vermittelt. Wir bezeichnen diese Haltung als „Geistesgegenwart“ in Übersetzung des Wortes „mindfulness“, weil durch dieses „Wahrnehmen ohne zu bewegen“ ein Raum geschaffen wird, in den das „ich“ als frei handelndes Subjekt eintreten kann. Neben einer allgemein verständlichen Vermittlung des bisher Dargestellten wird die Achtsamkeitshaltung wie folgt eingeführt:

> Versuchen Sie, sich wie von außen anzuschauen, so wie Sie ein wohlwollender Freund, ein weiser Mensch, eine gute Fee oder eine gute Mutter anschauen würden. Der Blick soll nicht bewerten, sondern sachlich, liebevoll-beschreibend sein.

Die Patienten werden angehalten, tagsüber spontan auftretende Gedanken, Gefühle und Bewertungen zu registrieren und ungefiltert, d.h. nicht-wertend aufzuschreiben. Diese Aufzeichnungen können später in der Einzeltherapie oder einer kognitiven Übungsgruppe weiter bearbeitet werden.

Unterstützt wird die Psychoedukative Gruppe durch Printmaterialien, die die Patienten in Eigenregie lesen und die sie auch Angehörigen zeigen können. Das Skript umfasst grundlegende Informationen zur Entstehung von psychosomatischen Störungen (Spannungsreduktionsmodell, schematherapeutische Grundlagen, Teufelskreismodell psychischer Störungen) sowie menschenkundliche Grundlagen eines erweiterten Störungsverständnisses mit Anregungen zu einer hygienisch-salutogenetischen Lebensführung und zur Stressreduktion sowie Gedanken zu lebensabschnittsspezifischen Entwicklungsaufgaben im Sinne einer bewussten Gestaltung der eigenen Biographie. Auf Angststörungen bezogen sind diese Inhalte in dem Patientenratgeber

„Wege aus der Angst“ (Roediger, 2005) nachzulesen. Ein entsprechendes Buch über Depressionen befindet sich in Vorbereitung.

Denkübungen

Sind die Patienten durch die Psychoedukation motiviert, ihre automatisierten Denkprozesse zu unterbrechen und die Verantwortung für die von ihnen fortlaufend gebildeten Gedankenformen zu übernehmen, müssen sie dazu die bewusste Führung der Denkkraft üben. Der einfache Vorsatz auf der Gedankenebene reicht dazu nicht aus. Vielmehr muss der Vorsatz über eine tiefere, innere, willensmäßige Verbindung gewissermaßen „in Fleisch und Blut“ übergehen (Kühlewind, 2000). Dieser Übergang wird durch regelmäßiges Üben gebahnt. In diesem Sinne werden die Denkübungen den Patienten als „Gehirngymnastik“ vermittelt.

Das selbstverständlich vorhandene Bewusstsein, dass zu körperlicher Fitness regelmäßige gymnastische Übungen gehören, erleichtert das Verständnis, dass auch ein Selbstregulationsprozess eine gewisse „mentale Fitness“ braucht. Zudem sind Begriffe wie „Gehirnjogging“ oder „mentales Training“ im öffentlichen Diskurs bzw. im Bereich des Sportes mittlerweile relativ weit verbreitet. Zusammen mit den in der Psychoedukation vermittelten Kenntnissen erhöht dies die Einsichtsbereitschaft, dass auch für einen Selbstveränderungsprozess Übungen notwendig sind. Wir leiten die Patienten zu folgenden Übungen an, die alten Schulungswegen entnommen sind (Steiner, 1979):

a) Konzentrationsübung
b) Willensübung
c) Rückschauübung

a) Konzentrationsübung

Diese Denkübung soll die Fähigkeit stärken, die Denkkräfte bewusst auf einem selbst gewählten Gedankeninhalt zu halten und automatisiertes bzw. assoziatives Denken zu mindern. Sie wird mit folgendem Text eingeführt:

> Stellen Sie sich einen einfachen Gegenstand (z.B. eine Kerze, einen Bleistift, einen Schlüssel o.ä.) vor, schließen Sie die Augen und versuchen Sie, fünf Minuten in Ihrem Bewusstsein nur Gedanken zuzulassen, die unmittelbar mit diesem Gegenstand zu tun haben. Diese Gedanken können z.B. seine äußere Form betreffen, die Art, wie er hergestellt wurde oder wozu er verwendet werden kann.

Die Patienten werden ausdrücklich darauf hingewiesen, dass das Abschweifen der Gedanken völlig normal ist. Sie mögen nicht ärgerlich-bewertend darauf reagieren, sondern sich geduldig-liebevoll wieder auf die eigentliche Übung besinnen. Dadurch wird in der Übung sowohl die reine Denkkraft, als auch der achtsam-liebevolle Umgang mit sich selbst geübt. Die Übung soll täglich fünf Minuten mindestens einen Monat lang durchgeführt werden. Für einen maximalen Übungseffekt ist es sinnvoll, immer wieder denselben Gegenstand zu nehmen, da es zunehmend anstrengender wird, der Langeweile entgegenzuarbeiten und immer wieder neu eigentlich Vertrautes bewusst zu denken. Gegebenenfalls kann den Patienten die Übung erleichtert werden, indem sie die Gegenstände wechseln; einfache Gegenstände sind gedanklich einfacher zu bewältigen als Gestaltungen aus der Natur.

Die Übung bringt einige erwünschte Nebeneffekte mit sich: Wir können z.B. bemerken, wie oberflächlich wir Gegenstände wahrnehmen und wie schnell wir durch ein etikettierendes Urteil eine unbefangene und genauere Beobachtung ablähmen. Die Übung kann also eine gewisse Sensibilisierung und Fähigkeit zum Staunen fördern. Ein zweiter Nebeneffekt ist, dass wir tiefer in die funktionalen Zusammenhänge bei der Gestaltung von Gegenständen eintauchen und verstehen, warum ein Gegenstand gerade so gemacht wurde. Das fördert den Respekt vor den kleinen Dingen und den Gedanken, die sich andere Menschen darum gemacht haben – etwas im Sinne von „form follows function".

b) Willensübung

Die Übung wird mit folgenden Worten eingeleitet:

> Den Zugriff auf Ihre Willenskräfte können Sie immer dann üben, wenn Sie sich bewusst gegen einen spontanen Handlungsimpuls entscheiden. Wenn Sie z.B. auf der Straße einer schönen Frau nachschauen wollen, tun Sie er gerade nicht! Wenn Sie noch bei gelb über eine Ampel fahren wollen, halten Sie bewusst an! Wenn Sie ein Stück Schokolade essen wollen, das auf dem Tisch liegt, lassen Sie es bewusst liegen (zumindest für diesen Moment)! Wenn Sie eine Zigarette rauchen wollen, tun Sie erst etwas anderes und verschieben Sie die Zigarette. Wenn Sie auf der Straße an einem liegengelassenen Papier vorbeigehen wollen, bleiben Sie stehen und heben Sie das Papier bewusst auf und tun es in einen Papierkorb! Wenn Sie morgens erst die Unterhose anziehen möchten, beginnen Sie mit dem Unterhemd. Wenn Sie sich die Zähne mit der rechten Hand putzen, versuchen Sie es einmal mit der linken usw.

Die Patienten sollen diese Übung wie ein Spiel tagsüber anwenden, wann immer sich die Gelegenheit ergibt, aber keinen Zwang daraus machen. Diese Übung stärkt die Fähigkeit, automatisierte Prozesse zu unterbrechen und steuernd Einfluss zu nehmen, indem sie die Tendenz zum „In-die-Handlung-Fallen" mindert.

c) Rückschauübung

Die Rückschauübung wird mit folgendem Text eingeführt:

> Stellen Sie sich (z.B. im Bett vor dem Einschlafen) den Ablauf des vorangegangenen Tages wie einen Film vor, in dem sie der Hauptdarsteller sind und sich als Zuschauer selbst von außen betrachten. Versuchen Sie das Gesehene einfach nur innerlich zu beschreiben, ohne es zu bewerten oder emotional mitzureagieren.

Der distanzierende Effekt kann dadurch verstärkt werden, dass man den Film *rückwärts* ablaufen lässt. Diese Übung erleichtert, eine liebevoll-beschreibende Außenperspektive einzunehmen und die Tendenz, sich zu sehr mit seinen Emotionen zu identifizieren, abzubauen. Auch hier gibt es angenehme Nebeneffekte, indem die Sensibilität für Details gestärkt wird, insbesondere wenn die Übung rückwärts durchgeführt wird und man sich dabei einige *Detailabläufe konkret vorstellt.* Es hat schon seinen Reiz, sich vorzustellen, wie die Zahnpasta von der Zahnbürste zurück in die Tube kommt oder der Schmutz aus dem Spülwasser sich zurück auf den Teller setzt. Auf eine implizite Weise wird so zwanglos die Fähigkeit gefördert, sich im Sinne von Kabat-Zinn (1994) liebevoll mit kleinen Alltagshandlungen zu verbinden. Außerdem fördert die Übung das Einschlafen, da die spielerische Beschäftigung mit neutralen Inhalten das Herauslösen aus den emotionalisierten Denkprozessen erleichtert.

Aus den genannten Beispielen wird deutlich, dass es nicht um ein vollständiges „Abarbeiten“ des zurückliegenden Tages geht, sondern um die innere Haltung, mit der einzelne Abschnitte des Tages gewissermaßen wie aus „Kinderaugen“ angeschaut werden. Das Rückwärts-Ablaufenlassen erleichtert diese Perspektive und wirkt automatisierten Wahrnehmungs- und damit verbundenen Bewertungsprozessen entgegen.

Tagesplanung

Alle Patienten auf der Station müssen am Abend jeden Tages eine Tagesplanung machen, die gemeinsam mit einer Pflegekraft in einer Gruppe von sieben bis acht Patienten besprochen wird. Grundlage dieses Tagesrückblicks ist ein fünfspaltiges Protokollblatt, das die Patienten den Tag über ausfüllen sollen. Es enthält folgende Spalten:

Zeit,	1) Geplante Aktivität	2) Beobachtung	3) Tatsächliche Aktivität (Reaktion)	4) Effekt	5) Lernerfahrung
Fazit des Tages:					

1) Geplante Aktivität

Diese Spalte zeigt die Tendenz zu Verhaltensexzessen oder Verhaltensdefiziten bei den Patienten. Insbesondere ist darauf zu achten, ob ein angemessener Wechsel zwischen Aktivität und Entspannung möglich und euthyme Aktivitäten überhaupt geplant werden oder der Tag überwiegend aus „Pflichten" besteht. So wird die Achtsamkeit und Eigenverantwortlichkeit für die (oft unbewusst-automatisierte) Tagesgestaltung gefördert durch die implizite Frage: Was kann ich dazu beitragen, dass es ein guter Tag werden kann?

2) Beobachtung

In dieser Spalte wird die Aktivität des „inneren Zeugen" dokumentiert: Hat der Patient seine Tätigkeiten überhaupt innerlich begleitet? Wie nimmt er sich wahr/bewertet er sich? Welche Schemata werden deutlich? So könnte ein Patient z.B. ganz sachlich bemerken, dass der Besuch bei den Eltern oder der eines Filmes gar nicht zu einer so positiven Stimmung führt, wie er es sich vorher vorgestellt hat. Auf der kognitiven Ebene könnte er bemerken, mit welchen automatisierten Gedanken (z.B.: „Du kannst deine Eltern nicht einfach sitzen lassen") sich die alten Schemata selbst aufrecht erhalten wollen.

3) Tatsächliche Aktivität (Reaktion)

Diese Spalte dokumentiert, welche „inneren Antworten" der Patient auf die entstandenen Situationen gegeben hat: Hat er seine Beobachtungen ernst genommen, wie flexibel konnte er reagieren, wie weit ist seine Fähigkeit zur Selbstregulation schon ausgebildet? Konnte der Patient z.B. den Besuch bei den Eltern abkürzen bzw. aus dem Film herausgehen oder verharrte er passiv in der unangenehmen Situation? Durch den bewussten Einsatz einer Selbstinstruktion wie „ich bin nicht für das Wohl meiner Eltern verantwortlich" könnte er sich evt. leichter aus der Situation lösen.

4) Effekt

Diese Spalte soll dazu anregen, dass die Patienten bewusst die Wirksamkeit ihrer Interventionen prüfen, um das Selbstwirksamkeitserleben (Bandura, 1977) zu steigern. Bewusst erlebte Situationskontrolle und Steuerungskompetenz aktiviert das Belohnungssystem und dämpft die Aktivierung der Mandelkerne (Sachsse, 2003). Diese Spalte ist wichtig, um sich eine Differenz zwischen befürchtetem oder erhofftem zu dem tatsächlich eingetretenen Effekt zu vergegenwärtigen, da dies die Grundlage bewussten Um- bzw. Neulernens impliziter Regeln im Sinne der korrigierenden emotionalen Erfahrung bildet. So könnte der Patient z.B. erleben, dass eine Verkürzung des Besuchs bei den Eltern nicht zu der befürchteten „Katastrophe" führt bzw. die negativen Gefühle im Sinne einer Exposition ausgehalten werden können oder dass das Gefühl, etwas zu verpassen, wenn man aus dem Kino vorzeitig herausgeht, relativ schnell verfliegt bzw. die Leute im Kino doch nicht so „genervt" reagieren, wenn man an ihrem Sitz beim Herausgehen vorbei muss.

5) Lernerfahrung

Das explizite Formulieren einer aus einer konkreten Situation gewonnenen Lernerfahrung fördert die Extraktionen neuer Regeln und deren Repräsentanz auf einer kortikalen Ebene. Die Patienten lernen so, unreflektiert übernommene Regeln bewusst zu überprüfen und durch ich-vermittelte Regeln zu ersetzen.

Fazit des Tages

Das Fazit soll das Bewusstsein dafür stärken, dass wir täglich „das ernten, was wir zuvor gesät haben". Dies stärkt das Bewusstsein dafür, dass Veränderungen nur durch eigene Aktivitäten errungen werden können. Insbesondere, wenn man die Fazits mehrerer aufeinander folgender Tage vergleicht, wird deutlich, welche Aktivitäten bzw. Einflüsse ein positives Tagesfazit fördern. Eine achtsame, d.h. nicht-wertende Haltung ist auch für den Tagesrückblick bedeutsam, da hier die Gefahr besteht, in alte, dysfunktionale Bewertungsmuster zu verfallen. Solche negativen Bewertungsmuster aktivieren verstärkt übergeneralisierende Schemata und wirken dadurch depressiogen (Williams, Teasdale, Segal & Soulsby, 2000; Teasdale, Segal & Williams, 1995). Durch die tägliche Übung in einem achtsamen, liebevoll-wohlwollenden Umgang mit sich selbst, seinen Bemühungen, seinem (teilweisen) Scheitern, dem geduldigen „Wiederaufstehen" und Weitermachen - vermittelt durch einen selbstwert-fördernden inneren Dialog (Meichenbaum & Goodman, 1971) - kann diesen Depressionstendenzen entgegengearbeitet werden. Der *Blick für kleine Unterschiede* wird geschärft, konkrete Ansätze zur Einleitung einer Veränderung werden deutlicher, *beginnende Erfolge* erkennbar. Der wahrgenommene Erfolg steigert die Motivation („der Erfolg nährt den Erfolg").

Wie auch bei Expositionsbehandlungen (Foa & Kozak, 1986) ist eine achtsame, nicht wertende Betrachtung der *tatsächlich* eingetretenen Effekte ein wichtiger Ansatzpunkt, automatisierte Bewertungsprozesse zu modifizieren und die Sensibilität für kleine, positive Veränderungsschritte zu fördern. Die bewusst wahrgenommene, positive Differenz zwischen erwartetem und tatsächlichem Effekt führt zu einer Aktivierung des Belohnungssystems (Spitzer, 2001) und damit zur Auslösung eines Erfolgserlebnisses. Solche selbst herbeigeführten Erfolgserlebnisse steigern die Selbstwirksamkeitserwartung und sind ein zentraler Prädiktor für anhaltende Therapieerfolge (Bandura, 1977).

Die Psychoedukation und die Tagesrückblicke werden in Gruppen durchgeführt, während die Übungen aus Abschnitt 2 von den Patienten eigenverantwortlich durchgeführt werden müssen. Die Gruppen nutzen die von Yalom (2001) beschriebenen Wirkfaktoren und fördern die Ausbildung eines therapeutischen Milieus auf der Station, helfen eine gemeinsame Sprache zu etablieren und üben das soziale Miteinander, indem sie einen liebevollen Blick auch auf andere ermöglichen. Da wir keine interaktionellen Gruppen durchführen, bieten diese Gruppen Ansatzpunkte zu verstehen, wo der andere steht und damit Anknüpfungspunkte für Begegnungen und Hilfestellungen.

Erfahrungen, Probleme und Ausblick

Die nachfolgend geschilderten Erfahrungen wurden auf einer psychosomatischen Akutstation an einem Allgemeinkrankenhaus am Rande Berlins gewonnen. Die Station hat 15 Betten, wobei an der psychoedukativen Gruppe auch Patienten der somatischen Stationen und Gäste sowie Familienangehörige teilnehmen können. Die Psychoedukative Gruppe wird auf diesem Weg zu einem niederschwelligen Kontaktangebot, die Arbeitsweise der Station kennen zu lernen.

Die Patienten werden z.T. direkt auf die Psychosomatische Station eingewiesen, z.T. von den somatischen Stationen übernommen. Manche sehen sich erstmals mit einem psychosomatischen Störungsverständnis konfrontiert, andere haben schon mehrere ambulante oder stationäre Behandlungen hinter sich. Die systematische Psychoedukation ermöglicht dieser (auch altersmäßig: 18 bis über 70 Jahre) sehr heterogenen Klientel relativ schnell auf einen vergleichbaren Kenntnisstand zu kommen, was die Durchführung der übenden Gruppen erleichtert. Die Patienten werden teilweise in emotional sehr instabilem

Zustand aufgenommen und haben eine erhebliche Problemlast (77 % haben z.B. im BDI eine mäßige oder schwere Depression, nur 9,4 % keine Depression). Die häufigsten Störungsbilder sind Angststörungen und Depressionen mit körperbezogenen Symptomen sowie Somatisierungsstörungen, daneben auch posttraumatische Belastungsstörungen und Essstörungen.

Die Erfahrungen mit diesem Ansatz sind gut. Die Patienten nehmen die *Psychoedukation* teilweise begeistert auf. Kommentare wie: „Warum hat mir das früher niemand erklärt?" oder „Wenn ich das gewusst hätte, hätte ich viele Therapiestunden sparen können!" sind eher die Regel als die Ausnahme. Diese Erfahrung deckt sich mit den Ergebnissen der Episodenstudien von Fiedler (2002), in denen Patienteninformation und Patientenberatung die höchste Wertigkeit zugesprochen werden.

Die Psychoedukation fördert das Störungsverständnis, erleichtert und beschleunigt die motivationale Klärung und damit den Einstieg in eine handlungsorientierte Therapieplanung. Dadurch sind kurze stationäre Behandlungszeiten (drei bis vier Wochen) bei starken Therapieeffekten möglich. (Bei Entlassung haben noch 25,1 % im BDI eine mäßige oder schwere Depression; 53 % keine Depression mehr). In einer Katamnese nach sechs bis neun Monaten waren diese Ergebnissse konstant. Die Psychoedukation ermöglicht einen sehr effektiven Einsatz therapeutischer Ressourcen, da sie in größeren Gruppen (bis ca. 30 Menschen) durchgeführt wird und die Wissensvermittlung in der Einzeltherapie weitgehend entfallen kann.

Auch die gemeinsamen *Tagesrückblicke* in der Gruppe erweisen sich als äußerst effektives Therapieelement. In unserer Abteilung wird diese Gruppe von geschulten Pflegekräften durchgeführt. Die Tagesrückblicksgruppe ist ein Kristallisationspunkt für die *Arbeitshaltung* der Patienten. Sie ermöglicht den Mitarbeitern eine zeitnahe Wahrnehmung, wo der Patient steht, inwieweit er Erlerntes eigenverantwortlich umsetzen kann und wo weitere gezielte therapeutische Interventionen (z.B. in den Einzelgesprächen) notwendig sind. Die abendlichen Wahrnehmungen können am nächsten Morgen den Bezugstherapeuten mitgeteilt werden, sodass unmittelbar Interventionen erfolgen können.

Außerdem sind die Gruppen ein *Stimmungsbarometer* für die Station. Auch hier ist es möglich, negativen Gruppenprozessen am nächsten Morgen in der Psychoedukativen Gruppe auf einer allgemeinen Ebene zu begegnen und entsprechende Veränderungsanreize zu setzen.

Schwieriger gestaltet sich die Umsetzung der inneren *Übungen* aus Abschnitt 5, zweiter Unterpunkt (Denkübungen). Hier sind unseren therapeutischen Interventionsmöglichkeiten Grenzen gesetzt: zum einen, weil die Übungen nur in Eigeninitiative durch die Patienten durchgeführt werden können und die innere Bereitschaft, mit der sie gemacht werden, einen erheblichen Einfluss auf das Ergebnis hat. Zum zweiten, weil aus ethischen Gründen niemand gezwungen werden kann, derartige Übungen durchzuführen, da dies in den Freiheitsbereich jedes Einzelnen fällt. Zum Einstieg wird die Denkübung jede Woche einmal in der Psychoedukativen Gruppe vorgestellt und gemeinsam durchgeführt; dennoch übernimmt nur ein kleiner Teil der Patienten die Übungen in die tägliche Praxis. Hier besteht sicher noch ein Entwicklungspotenzial, im Tagesrückblick oder den Einzelgesprächen sanft, aber beharrlich auf die Sinnhaftigkeit solcher Übungen hinzuweisen. Auch wenn sich in den letzten Jahren in der Therapielandschaft eine Tendenz erkennen lässt, auf partnerschaftlicher Grundlage direktiver zu arbeiten, stoßen wir hier an Grenzen bestehender Therapiekonventionen und die Patienten fühlen sich schnell „wie in der Schule" oder in ihren persönlichen Freiheiten eingeschränkt (bzw. sie benutzen dieses Argument, um die volle Verantwortungsübernahme für ihren Beitrag zur Problemlösung zu vermeiden).

Dies bringt uns zu einem weiteren Problem:

Der gemeinsame Tagesrückblick in der Gruppe wird von vielen Patienten als Kontrolle wahrgenommen und nicht als Chance zur Selbstreflexion. Entsprechend rapportieren sie ihren äußeren Tagesablauf, auch wenn sie von den Mitarbeitern explizit dazu aufgefordert werden, zunächst auf das Fazit zu schauen und dann auf die Bereiche, in denen sie „Regiekompetenz" im Sinne von aktiver Selbstregulation ausgeübt haben. Es ist manchmal erschütternd, wie wenig Bewusstsein erwachsene Menschen über die Notwendigkeit und Chancen einer bewussten Lebensgestaltung haben und wie sehr sie sich als „Sklave" scheinbar vorgegebener Prozesse erleben. Hier zeigt sich die Macht des „immer lernenden Gehirns". Auch unter diesem Aspekt ist für viele Patienten die Teilnahme an einer solchen Gruppe eine eindrucksvolle korrigierende emotionale Erfahrung.

Ein weiteres Problem der Tagesrückblicksgruppe ist, dass das Setting negative emotionale Schemata aus Beschämungssituationen in der Schule und anderen Ausbildungs- bzw. sozialen Situationen aktualisieren kann. Nicht selten bestehen latente soziale Ängste, vor Gruppen zu sprechen, die in dieser Situation manifest werden. Weniger redegewandte Patienten vergleichen sich mit rhetorisch geschickten und würden die Situation gerne vermeiden. Andere haben tatsächlich Schwierigkeiten mit der Rechtschreibung und befürchten eine Bloßstellung. Die Aktualisierung dieser Problembereiche ermöglicht aber andererseits auch eine unmittelbare handlungsorientierte Bearbeitung. Falls diese nicht in der konkreten Rückblicksituation geschehen kann, ermöglicht die oben beschriebene Weitergabe an die Bezugstherapeuten in der darauffolgenden Morgenbesprechung eine zeitnahe Bearbeitung in den Einzelgesprächen.

Ein letztes „Problem" besteht darin, dass die Tagesrückblicksgruppen von z.T. noch jungen Pflegemitarbeitern angeleitet werden. Obwohl sich die Aktivität der Mitarbeiter überwiegend in gezielten Fragen erschöpft, wie z.B.: *„Was haben Sie getan, damit dieser Tag ein guter Tag wurde?"* oder *„An welcher Stelle haben Sie bewusst eingegriffen, um die Situation wenigstens etwas zu verbessern?"*, geraten besonders ältere und/oder männliche Patienten nicht selten in Rollenkonflikte. Sie fühlen sich schnell „vorgeführt" oder geprüft von jemandem, der „der Sohn oder die Tochter" sein könnte. Auch hier versuchen wir die Situation entsprechend dem Prinzip „jede Problemaktualisierung bietet die Chance zu einer Schemamodifikation" so aufzugreifen, dass wir versuchen, sie auf eine sachlich-reflektive Ebene zu bringen, die aktualisierten negativen Vorerfahrungen zu benennen und zu erkennen und die Bereitschaft zu fördern, im Hier und Jetzt eine neue korrigierende Erfahrung zu machen.

Nicht selten unterstützen ältere und bereits etwas therapieerfahrenere Patienten diesen Prozess, wodurch eine positive Gruppeninteraktion gefördert wird. In einzelnen Fällen entbinden wir auch Patienten von der Pflicht an der Teilnahme zu den Tagesrückblicken. Dies gilt besonders für Patienten mit latenten psychotischen Prozessen, schweren Persönlichkeitsstörungen oder ausgeprägten Kommunikationsstörungen bzw. sprachlichen Problemen. Insgesamt ist die Resonanz der meisten Patienten auf die Tagesrückblicksgruppe nach einer gewissen Eingewöhnungszeit positiv und einige Patienten führen den Tagesrückblick ambulant eigenständig fort - manche mit dem Protokollblatt, andere in Form eines Tagebuches.

Zusammenfassung

Die Ausbildung von Achtsamkeit, nicht wertender Selbstreflexion und Distanz zum emotionalen Erleben als Grundlage selbstregulatorischen Handelns ist ein - wenn nicht *der* - zentrale Schritt in der Psychotherapie. Diese Ressource wird implizit bereits in vielen Therapiestrategien genutzt (z.B. Expositionsverfahren, kognitive Umstrukturierung, zirkuläres Fragen, „Zwei-Stühle-Technik). Es liegt daher nahe, diese Fähigkeit explizit und systematisch für den Therapieprozess zu nutzen und regelhaft als zentrales Therapieelement zu integrieren. Unsere praktischen Erfahrungen in einem stationären Behandlungskonzept sind absolut ermutigend, sowohl unter dem Aspekt der Patientenzufriedenheit, als auch der Effizienz. Der durch diese innere Bewegung ermöglichte, kortikal vermittelte, emotionale Selbstregulationsprozess bildet die Grundlage für die korrigierende emotionale Erfahrung in der therapeutischen Beziehung und die Introjektion des therapeutischen Modells (Fonagy, 2003) und damit für die langfristige Fortsetzung der in der Therapie erlernten neuen Verhaltensmuster. Die Patienten erleben sich nicht mehr als Opfer ihrer Umwelt oder ihrer Biographie, sondern bekommen ein Werkzeug in die Hand, eigenverantwortlich ihr Leben wieder als Handelnde gestalten zu können.

Literatur

Antonovsky, A. (1997). *Salutogenese – Zur Entmystifizierung der Gesundheit* (mit einer Einführung von Alexa Franke). Tübingen: dgvt-Verlag. (Original erschienen 1988: *Unraveling the mystery of health: how people manage stress and stay well.* San Francisco, CA: Jossey-Bass.)

Bandura, A. (1977). Self-efficacy: Towards a unifying theory of behavioural change. *Psychological Review, 84* (2), 191–215.

Baxter, L.R. Jr., Schwartz, J.M., Bergman, K.S., Szuba, M.P., Guze, B.H., Mazziotta, J.C., Alazraki, A., Selin, C.E., Ferng, H.K. & Munford, P. (1992). Caudate glucose metabolic rate changes with both drug and behavior therapy for obsessive-compulsive disorder. *Archives of General Psychiatry, 49* (9), 681–689.

Beck, A.T. (1999). *Kognitive Therapie der Depression.* Weinheim: Belz.

Breslin, F.C., Zack, M. & McMain, S. (2002). An information-processing analysis of mindfulness: Implications for relaps prevention in the treatment of substance abuse. *Clinical Psycholoy: Science and Practice, 9,* 275–299.

Brody, A.L., Saxena, S., Stoessel, P., Gillies, L.A., Fairbanks, L.A., Alborzian, S., Phelps, M.E., Haung, S.C., Wu, H.M., Ho, L.M., Au, S.C., Maidment, K. & Baxter, L.R. Jun. (2001). Regional brain metabolic changes in patients with major depression treated with either paroxetine or interpersonal therapy: preliminary findings. *Archives of General Psychiatry, 58* (7), 631–640.

Büsing & K. Schreiber-Willnow (Hrsg.), *Störungsspezifische Konzepte und Behandlung in der Psychosomatik* (S. 25–37). Frankfurt a. M.: Verlag für Akademische Schriften.

Fiedler, P. (2002). Verhaltenstherapie: störungsspezifisch oder allgemein? In D. Mattke, G. Herte., S. Büsing & K. Schreiber-Willnow (Hrsg.), Störungsspezifische Konzepte und Behandlung in der Psychosomatik (S. 25–37). Frankfurt a.M.: VAS.

Foa, E.B. & Kozak, M.J. (1986). Emotional processing af fear: Exposure to corrective information. *Psychological Bulletin, 99,* 20–35.

Fonagy, P. (2003). *Bindungstheorie und Psychoanalyse.* Stuttgart: Klett-Cotta.

Frankl, V. (1981). *Die Sinnfrage in der Psychotherapie.* München: Piper.

Furmark, T., Tillfors, M., Marteinsdottir, I., Fischer, H., Pissiota, A., Langstrom, B. & Fredrikson, M. (2002). Common changes in cerebral blood flow in patients with social phobia treated with citalopram or cognitive-behavioral therapy. *Archives of General Psychiatry, 59* (5), 425–433.

Grawe, K. (1998). *Psychologische Therapie.* Göttingen: Hofgrefe.

Greenberger, D. & Padesky, C.A. (1995). *Mind over mood: a cognitive therapy treatment for clients.* New York: Guilford.

Heidenreich, T.J. & Michalak, J. (2003). Achtsamkeit („Mindfulness") als Therapieprinzip in Verhaltenstherapie und Verhaltensmedizin. *Verhaltenstherapie und Verhaltensmedizin, 13,* 264–274.

Kabat-Zinn, J. (1990). *Full catastrophe living.* New York: Delta.
Kabat-Zinn, J. (1994). *Wherever you go there you are. Mindfulness Mediation in Everyday Life.* New York: Hyperion.
Kanfer, F.H., Reinecker, H. & Schmelzer, D. (1996). *Selbstmanagement-Therapie.* Berlin/Heidelberg: Springer.
Kühlewind, G. (1998). *Aufmerksamkeit und Hingabe – die Wissenschaft des Ich.* Stuttgart: Freies Geistleben.
Kühlewind, G. (2000). *Der sanfte Wille.* Stuttgart: Verlag Freies Geistesleben.
LeDoux, J.E. (1998). *Das Netz der Gefühle.* München: dtv.
Linehan, M. (1996). *Dialektisch-Behaviorale Therapie der Borderline-Persönlichkeitsstörungen.* München: CIP-Medien.
Marlatt, A. (1994). Addiction, mindfulness, and acceptance. In S.C. Hayes, N.S. Jacobson, V.M. Folette & M.J. Dougher (Eds.), *Acceptance and Change: Content and Context in Psychotherapy* (pp. 175–197). Reno: Context Press.
Meichenbaum, D.H. & Goodman, J. (1971). Training impulsive children to talk to themselves: a means of developing self-control. *Journal of Abnormal Psychology, 77* (2), 115–126.
Pöppel, H. (1997). *Grenzen des Bewusstseins. Wie kommen wir zur Zeit und wie entsteht Bewusstsein?* Frankfurt a. M.: Insel Verlag.
Prochaska, J.O. & Di Clemente, C.C. (1982). Transtheoretical Theory: Towards a more integrative model of change. *Psychotherapy: Theory Research and Practice, 19.*
Roediger, E. (2005). *Wege aus der Angst. Ein Ratgeber für Betroffene und Angehörige.* Stuttgart: Freies Geistesleben und Urachhaus.
Sachse, R. (2003). *Klärungsorientierte Psychotherapie.* Göttingen: Hogrefe.
Sachsse, U. (2003). Distress-Systeme des Menschen. *Persönlichkeitsstörungen, 1,* 4–15.
Schore, A.N. (2001). The effects of early relational trauma on right brain development, Affect Regulation, and Infant Mental Health. *Infant Mental Health Journal, 22,* 201–269.
Schwartz, R.C. (1997). *Systemische Therapie mit der inneren Familie.* Stuttgart: Pfeiffer.
Segal, Z., Williams, J.M. & Teasdale, J.D. (2002). *Mindfulness-Based Kognitive Therapy for Depression. A New Approach to Preventing Relapse.* New York: Guilford. (Deutsch erschienen 2008: *Die Achtsamkeitsbasierte Kognitive Therapie der Depression – Ein neuer Ansatz zur Rückfallprävention.* Tübingen: dgvt-Verlag.)
Spitzer, M. (2001). Besser als gedacht: Lernen, Dopamin und Neuroplastizität. *Nervenheilkunde, 7,* 417–419.
Spitzer, M. (2002). Der Muster- und Regelgenerator. *Nervenheilkunde, 21* (6), 326–328.
Spitzer, M. (2003a). Der Mandelkern und die metakognitive Kernkompetenz: Gehirnforschung für die Schule. *Nervenheilkunde, 22* (1), 216–219.

Spitzer, M. (2003b). *Lernen, Gedächtnis und die Idee der Universität in M. Spitzer: Nervensachen – Perspektiven zu Geist, Gehirn und Gesellschaft.* Stuttgart: Schattauer.

Spitzer, M. (2003c). Neuronale Netzwerke und Psychotherapie. In G. Schiepek (Hrsg.), *Neurobiologie des Psychotherapie.* Stuttgart: Schattauer.

Steiner, R. (1979). *Anweisungen für eine esoterische Schulung.* Dornach: Rudolf-Steiner-Verlag.

Teasdale, J.D., Segal, Z. & Williams, J.M. (1995). How does cognitive therapy prevent depressive relapse and why should attentional control (mindfulness) training help? *Behaviour Research and Therapy, 33* (1), 25–39.

Teasdale, J.D., Moore, R.G., Hayhurst, H., Pope, M., Williams, S. & Segal, Z.V. (2002). Metacognitive awareness and prevention of relapse in depression: empirical evidence. *Journal of Consulting and Clinical Psychology, 70* (2), 275–287.

Unfried, N. (2003). Trauma und Entwicklung – Physiologische und biologische Veränderungen nach frühen kindlichen Traumata und deren Behandlungsmöglichkeit. *Zeitschrift für Psychotraumatologie und Psychologische Medizin, 1* (3), 59–71.

van der Kolk, B.A. (1998). Zur Psychologie von Kindheitstraumata. *Praxis Kinderpsychologie und Kinderpsychiatrie, 47,* 19–35.

Williams, J.M., Teasdale, J.D., Segal, Z.V. & Soulsby, J. (2000). Mindfulness-based cognitive therapy reduces overgeneral autobiographical memory in formerly depressed patients. *Journal of Abnormal Psychology, 109* (1), 150–155.

Yalom, I.D. (2001). *Theorie und Praxis der Gruppenpsychotherapie.* Stuttgart: Pfeiffer bei Klett-Cotta.

Yehuda, R. (2000). Biology of posttraumatic stress disorder. *Journal of Clinical Psychiatry, 61,* 14–21.

Yehuda, R., Bierer, L.M., Schmeidler, J., Aferiat, D.H., Breslau, I. & Dolan, S. (2000). Low cortisol and risk for PTSD in adult offspring of holocaust survivors. *American Journal of Psychiatry, 157* (8), 1252–1259.

Young, J.E. (1990). *Cognitive therapy for personality disorders: a schema-focused approach.* Sarasota, FL: Professional Ressource Press.

Young, J.E., Klosko, J.S. & Weishaar, M.E. (2005). *Schematherapie – Ein praxisorientiertes Handbuch.* Paderborn: Junfermann.

Teil 5

Empirische Fundierung und Resümee

Kapitel 21

Ergebnisse einer Metaanalyse zur Achtsamkeit als klinischer Intervention

Paul Grossman, Ludger Niemann, Stefan Schmidt & Harald Walach

Zusammenfassung: *Achtsamkeitsbasierte Stressreduktion (Mindfulness-based Stress Reduction, MBSR) ist ein strukturiertes Gruppenprogramm, das Achtsamkeitsmeditation einsetzt, um mit körperlichen und psychischen Störungen verbundenes Leiden zu lindern. Das nicht-religiöse und nicht-esoterische Prgramm basiert auf einem systematischen Ansatz, um die Bewusstheit der Erfahrungen von Moment zu Moment zu entwickeln. Es wird angenommen, dass eine größere Bewusstheit eine zutreffendere Wahrnehmung, Reduktion von negativem Affekt sowie eine Verbesserung der Vitalität und Bewältigungsfähigkeiten bewirkt. In den letzten beiden Jahrzehnten wurden eine Reihe empirischer Studien durchgeführt, die viele dieser Behauptungen zu bestätigen scheinen. Wir berichten eine umfassende Übersicht und Metaatnalyse publizierter und unpublizierter Studien zu MBSR, die gesundheitsbezogene Interventionen untersuchten. Von 64 empirischen Studien erfüllten nur 20 die Einschlusskriterien für die Metaanalyse. Die Einschlusskriterien bezogen sich auf:*

1) hinreichende Informationen zur Intervention,
2) quantitative Ergebnisdarstellung,
3) adäquate statistische Analysen,
4) Achtsamkeit als zentrale Behandlungskomponente,
5) die Intervention und Stichprobenzusammensetzung mussten dem gesundheitsbezogenen Programm angemessen sein.

Es fanden sich geeignete Studien zu einer Vielzahl von klinischen Populationen (z.B. Schmerz, Krebs, Herzerkrankungen, Depression, Angst) sowie zu belasteten, aber ge-

---

Korrespondenzadresse: BreathinSpace@t-online.de

Heidenreich, T. & Michalak, J. (2009). *Achtsamkeit und Akzeptanz in der Psychotherapie – Ein Handbuch* (3., überarbeitete und erweiterte Auflage). Tübingen: dgvt-Verlag.

sunden nicht-klinischen Gruppen. Es wurden sowohl kontrollierte als auch unkontrollierte Studien in die Analyse aufgenommen. Sowohl die kontrollierten als auch die unkontrollierten Studien belegen Effektstärken von ca. 0,5 mit homogenen Verteilungen. Dieses Ergebnis deutet darauf hin, dass trotz der relativ geringen Anzahl an Studien das MBSR-Programm Menschen mit verschiedensten Störungen helfen kann, ihre klinischen und nicht-klinischen Problemen zu bewältigen.

Einführung

Die Bewältigung der Symptome, Einschränkungen und der unsicheren Perspektive bei chronischen Krankheiten - unabhängig davon, ob diese körperlicher oder psychischer Natur sind - stellt für einen nicht unerheblichen Teil der Bevölkerung eine große Herausforderung dar. Die bio-psycho-soziale Anpassung chronisch kranker Menschen ist dennoch ein Gebiet, das die Ressourcen und Grenzen der modernen konventionellen Medizin herausfordert - nicht zuletzt weil nur wenige der in der Gesundheitsversorgung Tätigen die nötige Zeit oder die entsprechende Ausbildung zur Behandlung dieser Krankheiten haben. Programme zur Verbesserung des Wohlbefindens und des Gesundheitszustands chronisch kranker Menschen stecken häufig noch in den Kinderschuhen und richten sich auf ein enges Spektrum von Symptomen. Daher dürfte ein einziges, relativ kurzes und kostengünstiges Programm, das potenziell für eine ganze Reihe chronischer Krankheiten angewandt werden und eine positive Veränderung in der grundsätzlichen Einstellung gegenüber Gesundheit und Krankheit bewirken kann, auf großes Interesse stoßen.

In den letzen beiden Jahrzehnten wurde ein Gruppen-Interventionsprogramm namens MBSR (engl.: mindfulness-based stress reduction, dt.: Achtsamkeitsbasierte Stressreduktion; vgl. das Kapitel von Meibert, Michalak und Heidenreich, in diesem Band) als solch ein Ansatz vorgeschlagen (Kabat-Zinn, 1990). Dieses Vorgehen wurde sowohl zur Behandlung von Patienten mit einer breiten Palette verschiedener chronischer Beschwerden eingesetzt als auch in Gruppen relativ gesunder Menschen, die sich davon eine Verbesserung ihrer Fähigkeit zum Umgang mit den zwar normalen, jedoch häufig erheblichen Belastungen des Alltags erhofften. Vorläufige Studien berichteten über substanzielle Verbesserungen bei Menschen mit chronischen Schmerzen, Fibromyalgie, Krebs, Angststörungen, Depressionen sowie Belastungen in so verschiedenen Situationen wie während des Medizinstudiums und im Gefängnis (siehe z.B. Shapiro, Schwartz & Bonner, 1998; Speca, Carlson, Goodey & Angen, 2000; Teasdale et al., 2000). Viele der veröffentlichten Studien wurden jedoch kaum kritisch evaluiert und sind unter Umständen von fraglicher wissenschaftlicher Aussagekraft bzw. in ihrer Reichweite zu begrenzt, um diese Behauptungen bestätigen könnten. Ein kürzlich veröffentlichter Artikel lieferte zwar eine wertvolle Kritik bisher vorliegender Achtsamkeitsstudien, legte jedoch keine quantitative Metaanalyse vor (Bishop, 2002).

In diesem Kapitel stellen wir eine bereits andernorts veröffentlichte metaanalytische Übersicht aller zugänglichen und unveröffentlichten Studien vor, in denen gesundheitliche Verbesserungen durch MBSR untersucht wurden (Grossman, Niemann, Schmidt & Walach, 2004). Wir wollen damit eine empirische Grundlage zur Beantwortung der Frage schaffen, inwiefern MBSR zu einer systematischen Verbesserung gesundheitlicher Dimensionen bei chronisch Kranken und anderen führt, welche Verbesserungen dies ggf. sind, wie groß die spezifischen Verbesserungen sein mögen, und ob eine intensivere Evaluation der MBSR angeraten sein könnte.

Die aus diesen Behauptungen abgeleiteten gesundheitlichen Vorteile sollten folgende Faktoren beinhalten: eine Verbesserung der emotionalen Verarbeitung und Bewältigung der Auswirkungen chronischer Krankheiten und Belastungen, eine verbesserte Selbstwirksamkeit und Kontrolle, sowie ein differenzierteres Bild von Wohlbefinden, bei dem Belastungen und Beschwerden zwar eine natürliche Rolle spielen, es dem einzelnen aber immer noch erlauben, das Leben in seiner Fülle und Reichhaltigkeit zu genießen (d.h. eine Verbesserung der Lebensqualität einschließlich allgemeiner Kompetenzen, sowie affektiver und sozialer Dimensionen). Das Ergebnis der folgenden Meta-

Analyse könnte dazu beitragen, diese Behauptungen entweder zu bestätigen oder zu widerlegen.

Bei der MBSR handelt es sich um ein acht- bis zehnwöchiges Gruppenprogramm, wobei die Gruppengröße zwischen einem und 40 Teilnehmern variieren kann (vgl. das Kapitel von Meibert, Michalak und Heidenreich, in diesem Buch). Es kann sich entweder um heterogene, oder um hinsichtlich der Störung oder des Problemgebiets der Teilnehmer homogene Gruppen handeln. Eine der wöchentlichen Sitzungen dauert im Allgemeinen 2,5 Stunden, und darüber hinaus findet pro Kurs noch eine zusätzliche ganztägige Sitzung an einem Wochenende statt. In jeder Sitzung werden bestimmte Übungen und Themen behandelt, die alle im Kontext der Achtsamkeit betrachtet werden. Diese beinhalten verschiedene Formen des Übens von Achtsamkeitsmeditation, der achtsamen Aufmerksamkeit bei Yoga-Übungen, sowie Achtsamkeit in belastenden Situationen und bei sozialen Interaktionen. Achtsamkeit wird über ein weites Spektrum alltäglicher Aktivitäten hinweg vermittelt und geübt, wobei das Üben von achtsamer Aufmerksamkeit das hervorstechendste und weitreichendste Kennzeichen der MBSR ist (Davidson & Kabat-Zinn, 2004). Weil die Entwicklung von Achtsamkeit von regelmäßigem und wiederholtem Üben abhängt, verpflichten sich die Teilnehmer bei der Aufnahme in den Kurs, täglich 45-minütige Hausaufgaben zu machen, primär in Form von Meditationsübungen, achtsamem Yoga und der Anwendung von Achtsamkeit in Alltagssituationen.

Für die vorliegende Übersicht wurden 64 empirische Berichte untersucht, bei denen entweder das strukturierte MBSR-Programm oder Achtsamkeit als zentrale Komponente einer Gruppenbehandlung zur Verbesserung gesundheitsbezogener Größen eingesetzt wurde.

Methoden

Die Analysemethoden und Einschlusskriterien wurden zuvor festgelegt und in einem Protokoll dokumentiert.

Einschlusskriterien

Die Einschlusskriterien für die Studien lauteten wie folgt:

1. Studien, die vor Dezember 2002 publiziert wurden bzw. bei unveröffentlichtem Material, bei dem die relevanten Informationen vor Dezember 2001 zur Verfügung standen.
2. Es wurden sowohl veröffentlichte als auch unveröffentlichte Untersuchungen eingeschlossen. Eine Minimalanforderung war das Vorhandensein eines Abstracts in englischer Sprache.
3. In den Behandlungsprogrammen lag die Betonung auf einer achtsamkeitsbasierten Intervention, wobei Achtsamkeit wie folgt verstanden wird: (a) Aufmerksamkeit von Augenblick zu Augenblick wird in einer nicht wertenden Haltung kultiviert. (b) Formelle Meditationstechniken werden vermittelt. (c) Die Bedeutung täglichen und systematischen Übens wird betont.
4. Die Interventionen wurden im Gruppenkontext vermittelt, nicht auf individueller Basis.
5. Die Kurse basierten auf einer Dauer von 6 bis 12 Wochen mit ca. 2,5 Stunden pro Woche, Intensiv-Retreats zu Meditationszwecken wurden dabei nicht berücksichtigt.
6. Quantitative Ergebnismessungen lagen vor.
7. Die Ergebnismessungen ließen sich unter den Kategorien körperlicher oder geistiger Gesundheit subsumieren.
8. Die Ergebnismessungen ließen sich aus standardisierten und validierten Skalen herleiten.
9. Die vorliegenden Daten der jeweiligen Studie ließen eine Effektstärkenberechnung zu.
10. Bei kontrollierten Studien war es erforderlich, dass sie ein Kontrollgruppenverfahren besaßen, das entweder inaktiv war (Warteliste) oder aktiv im Sinne einer Ausrichtung auf die Kontrolle unspezifischer Effekte der Achtsamkeitsgruppe (z.B. soziale Unterstützung, Anforderungsmerkmale und Erwartungseffekte).
11. Daten wurden nach der Intervention erhoben und ausgewertet, nicht notwendigerweise im Follow-up.

Literaturrecherche

Es wurden diverse Suchstrategien eingesetzt:

1. In den folgenden Datenbanken wurde eine elektronische Suche durchgeführt: Medline, PsychInfo einschließlich Digital Dissertations, Psyndex Plus, Web of Science einschließlich Science Citation Index und der Cochrane Library. Die Datenbanken wurden auf das Vorkommen der Stichwörter Achtsamkeit (mindfulness), Vipassana, auf Einsichtsmeditation (insight meditation), Stressreduktion (stress reduction) und Körper/Geist (mind/body) an einer beliebigen Stelle im Text durchsucht.
2. Die Literaturangaben sämtlicher verfügbarer Studien sowie theoretischer Veröffentlichungen über Achtsamkeitsmeditation wurden zu Rate gezogen.
3. Wir kontaktierten alle Erstautoren der identifizierten Studien zu Effekten einer achtsamkeitsbasierten Intervention und fragten sie nach unveröffentlichtem Material, weiteren Forschungen und ob sie andere Forscher kennen würden, die über unveröffentlichte Daten oder laufende Studien verfügten.

Studienkodierung

Alle Studien, die den oben angeführten Einschlusskriterien entsprachen, wurden hinsichtlich ihres Designs (kontrollierte Studie, Beobachtungsstudie, Follow-up Daten), ihrer Gruppenzuweisung (Randomisierung, quasi-experimentell), ihrer Kontrollbedingung (Warteliste, keine Behandlung, normale Behandlung, aktive Kontrolle), ihrer Untersuchungspopulation (Patienten, Gesunde, Studierende, Gefängnisinsassen etc.), der Diagnosen der Patienten und der Ergebnismessungen kodiert.

Selektion und Extraktion der Daten

Das Ziel unserer Meta-Analyse lag in der Einschätzung der Wirksamkeit achtsamkeitsbasierter Intervention auf gesundheitsbezogene Maße. Unser Gesundheitskonzept umfasst sowohl körperliche als auch geistige Gesundheit. Alle Ergebnismaße wurden entweder unter „körperlicher Gesundheit" oder unter „geistiger Gesundheit" subsumiert bzw. von der Analyse ausgeschlossen. Wir berücksichtigten nur Daten, die mit Hilfe standardisierter und validierter Skalen mit erwiesener innerer Konsistenz erhoben wurden (z.B. Global Severity Index der Symptom-Checklist-90-R, Hospital Anxiety and Depression Scale, Beck Depression Inventory, Profile of Mood States, McGill-Melzack Pain-Rating Scale, Kurzform 36 Health Survey und Medical Symptom Checklist; eine vollständige Liste ist auf Anfrage erhältlich). Darüber hinaus wurde ein konservatives Vorgehen gewählt, um relativ mehrdeutige oder unkonventionelle Messungen auszuschließen, z.B. spirituelle Erfahrungen, Empathie, neuropsychologische Leistung, Qualität der sozialen Unterstützung und Egozentrismus.

Die Konstrukte der „psychischen Gesundheit" umfassten Skalen zum psychischen Wohlbefinden zur allgemeinen Symptombelastung, Depression, Ängste, Schlaf, psychologische Komponenten der Lebensqualität, sowie der affektiven Schmerzwahrnehmung. Die Konstrukte der „körperlichen Gesundheit" beinhalteten körperliche Symptome, Schmerzen, Körperbehinderung und körperliche Komponenten im Fragebogen zur Lebensqualität.

Wir untersuchten die unmittelbaren Veränderungen vom Beginn bis zum Ende der Intervention (Prä-Post), um Effekte des Übens von Achtsamkeit erfassen zu können – und *keine Langzeitwirkungen.* Von letzterem sahen wir auf Grund des Fehlens von Follow-up- Daten bei einigen der Studien ab, sowie wegen der großen Variationsbreite bei den Follow-up- Zeiträumen. Unsere Ergebnisse deuten daher lediglich auf das Vorhandensein oder das Ausbleiben kurzfristiger Reaktionen hin und befassen sich nicht direkt mit langfristigen Effekten.

Effektgrößenberechnung

Wir berechneten als Effektgröße Cohens d, indem wir die Differenz der Mittelwerte durch ihre gepoolte Standardabweichung teilten. Zwei Arten von Mittelwertsdifferenzen sind dabei eingeflossen: (I.) Die Differenz von Behandlungsgruppe und Kontrollgruppe (zwischen Gruppen, „between-group“) und (II.) die Differenz nach der Behandlung und vor der Behandlung (innerhalb Gruppen, „within-group“). Die Within-Group-Analysen wurden eingeschlossen, weil es sich dabei um eine relative geringe Anzahl kontrollierter Studien handelte, die den Kriterien entsprachen, sowie einige sorgfältig durchgeführte unkontrollierte Beobachtungsstudien, die ebenfalls den Kriterien entsprachen. Darüber hinaus waren wir der Ansicht, dass es erhellend sein könnte, die Effektstärken zwischen den (unkontrollierten) Beobachtungsstudien sowie den randomisierten und quasi-experimentellen kontrollierten Studien zu vergleichen.

Im Fall I wurden die Nachbehandlungswerte in die Gleichung aufgenommen, in der Annahme dass vor der Intervention zwischen den Gruppen keine Baseline-Unterschiede bestanden. Weil sich diese Annahme für unseren Datensatz jedoch nicht immer bestätigen ließ, wurden zwei Effektgrößen berechnet: eine auf der Basis der Werte vor der Behandlung (Baseline-Differenz) und eine mit den Nachbehandlungswerten. Die letztendliche Effektgröße, die in die Metaanalyse aufgenommen wurde, ergab sich durch Subtraktion der Baseline-Differenz von der Effektstärke der Nachbehandlungswerte.

Für die Berechnung der zweiten Prä-Post-Effektstärken war die Korrelation der Messungen vor und nach der Intervention erforderlich. Weil diese Korrelation sich nicht aus den Studienberichten erheben ließ, haben wird eine globale Schätzung von $r = .7$ in die Formel aufgenommen (Lipsey & Wilson, 2000). Alle Effektstärken wurden im Hinblick auf einen Bias durch kleine Stichproben durch eine von Hedges aufgestellte einfache Formel korrigiert (Lipsey & Wilson, 2000).

Datenzusammenführung

Zunächst integrierten wir alle Effektstärken einer einzelnen Studie, indem wir den Durchschnitt für zwei Effektgrößen berechneten: eine für geistige und eine für körperliche Gesundheit. Wenn die Stichprobengrößen zwischen den Skalen einer Studie variierten, wurden sie nach N gewichtet. Die so erhaltenen Effektstärken wurden über die Studien akkumuliert, indem ein gewichteter Mittelwert errechnet wurde. Dazu wurde der Durchschnitt aus jeder einzelnen Studie gewichtet, indem er ins umgekehrte Verhältnis zur geschätzten Standardabweichung gesetzt wurde (Lipsey & Wilson, 2000). Die Vertrauensintervalle (confidence intervals = CI) basierten auf dem Standardfehler der gesamten mittleren Effektgrößen, der durch die Formel

$$SE_d = \text{WURZEL}\ (1/\text{SUMME}\ w_i)$$

berechnet wurde, wobei w_i die Gewichtung der einzelnen Studie darstellte (Lipsey & Wilson, 2000). Zweiseitige p-Werte wurden berechnet, indem ein z-Wert mit $z=d/SE_d$ errechnet wurde. Die Homogenität der Behandlungseffekte zwischen Studien wurde durch den mit df=k–1 CHI^2- verteilten Q-Wert geprüft, wobei k für die Anzahl der Studien steht, die in den Test eingeflossen sind (Hedges & Olkins, 1985).

Allgemeine und Sensitivitätsanalysen

Es wurden zwei verschiedene Meta-Analysen berechnet: Die erste umfasste alle kontrollierten Studien mit Effektstärken auf der Basis des Vergleichs zwischen Experimental- und Kontrollgruppe. In der zweiten Analyse wurden Daten sowohl aus den kontrollierten Studien (wobei nur die Ergebnisse aus der achtsamkeitsbasierten Intervention verwendet wurden) und aus den Beobachtungsstudien (d.h. diejenigen, bei denen keine Kontrollgruppe vorhanden war) verwendet. Letztere Analysen bestanden in der Aggregation sämtlicher Daten, die eine Abschätzung der Prä-Post-Effektstärken für achtsamkeitsbasierte Interventionen erlaubten. Für beide Analysen wurden jeweils getrennte mittlere Effektstärken für psychische und körperliche Gesundheit berechnet. Für einige Untergruppen wurden Sensitivitätsanalysen berechnet, indem der Datensatz geteilt und für jede Untergruppe eine separate Analyse durchgeführt wurde.

Ergebnisse

Wir konnten insgesamt 64 Studien lokallisieren, wobei jedoch nur 20 Berichte mit insgesamt 1.605 Studienteilnehmern unseren Einschlusskriterien entsprachen (diese sind im Literaturverzeichnis mit einem Stern markiert, bitte beachten Sie, dass einige dieser Studien in mehr als einer Veröffentlichung enthalten sind). Eine Liste aller lokalisierten Studien befindet sich im Anhang. Bei den meisten der von uns ausgeschlossenen Studien wurde Achtsamkeit nicht in der von uns spezifizierten Art und Weise verstanden oder uns standen keine ausreichenden statistischen Details zur Effektstärkenberechnung zur Verfügung.

Studien, in denen achtsamkeitsbasierte Interventionen bei Patienten mit körperlichen Beschwerden erforscht wurden, umfassten folgende Diagnosen: Fibromyalgie, verschiedene Krebsdiagnosen, koronare Herzerkrankungen, Depressionen, chronische Schmerzen, Ängste, Übergewicht und Essstörungen sowie psychiatrische Patienten. Zwei der Berichte basierten auf Gefängnispopulationen und drei berichteten Ergebnisse nicht-klinischer Stichproben, die eine bessere Belastungsbewältigung anstrebten.

Kontrollierte Studien

Dreizehn der in die Metaanalyse eingeschlossenen Untersuchungen beinhalteten eine Kontrollgruppe. Dennoch wurden aus den folgenden Gründen weitere drei Studien von unserem Datensatz ausgeschlossen.

In einer Studie wurde die Achtsamkeits-Meditation mit einem gut etablierten psychoedukativen Programm verglichen, dessen Wirksamkeit erwiesen ist (Giommi et al., 2001). Dies erfüllte nicht unser Kriterium eines aktiven „Kontrollvorgangs“ sondern stellte eine Vergleichsstudie dar; die Ergebnisse dieser Studie wurden jedoch in den unten folgenden Abschnitt „Beobachtungsstudien“ eingegliedert. Zwei andere Untersuchungen berichteten nur Follow-up-Daten, jedoch keine Werte direkt nach der Behandlung und wurden daher ebenfalls ausgeschlossen (Herbert et al., 2001; Herbert, Kabat-Zinn, Clemow & Massion, 2001; Teasdale et al., 2000).

Tabelle 1: *Übersicht zu kontrollierten Studien, die in die Metaanalyse aufgenommen wurden*

Studie	Jahr	Pub. status	Stichprobe	Diagnose	Design	Kontrollgruppe	N	N_B	NK	PG	KG	dPG	dKG
Bruckstein	1999	d	Pat.	Chron. Schmerz	QE	Aufmerksamkeits-Placebo	22	15	7	4	2	0.53	0.75
Murphy	1995	d	Gef.	–	RCT	Jacobson-Entspannung	31	15	16	3	–	0.30	–
Perkins	1998	d	Gef.	–	RCT	WL	97	49	48	4	–	0.49	–
Rosenzweig et al.	2003	u	Stud.	–	QE	Seminar	277	125	152	2	–	0.54	–
Septhon et al.	2001	ab	Pat.	Fibromyalgie	RCT	WL	55–65	22–27	33–39	4	2	0.67	0.25
Shapiro et al.	1998	p	Stud	–	RCT	WL	73	36	37	4	–	0.62	–
Speca et al.;	2000	p	Pat.	Krebs	RCT	WL	90	53	37	2	–	0.54	–
Teifenthaler-Gilmer; and Tiefenthaler & Grossman (1 study)	2002, 2002	u ab	Pat.	Fibromyalgie	QE	Soziale Unterstützung, Entspannung und Sport	38	25	13	4	1	0.52	0.30
Williams, Larkin et al.	2001	u	Pat.	KHK	RCT	Stressbewältigungstraining	21	11	10	8	1	0.46	0.29
Williams, Kolar et al.	2001	p	Frw.	–	RCT	Austeilen edukativer Materialien	47–57	28–32	19–2	2	1	0.56	1.01
insgesamt							*771*	*388*	*385*	*37*	*7*		

Anmerkung: Pub. Status, Publikationsstatus (d, Dissertation; u, unpubliziert; ab Abstract; p, publiziert), Stichprobe (Pat., Patienten; Gef., Gefangene; Stud., Studenten; Frw., Freiwillige), Design (RKT, randomisierte kontrollierte Studie; QE, quasi-experimentelles Design), Kontrollgruppe (WL, Warteliste), N, Anzahl der Versuchspersonen in dieser Studie, Nb, Anzahl der Versuchspersonen in der Behandlungsgruppe, Nk Anzahl der Versuchspersonen in der Kontrollgruppe, PG, Anzahl der auf psychische Gesundheit bezogenen Skalen, die in der Studie eingesetzt wurden, KG Anzahl der auf körperliche Gesundheit bezogenen Skalen, die in der Studie eingesetzt wurden; dPG Mittlere Effektstärke für alle auf psychische Gesundheit bezogenen Skalen; dKG; Mittlere Effektstärke für alle auf körperliche Gesundheit bezogenen Skalen. Alle Angaben beziehen sich ausschließlich auf Versuchspersonen, die die jeweilige Studie abgeschlossen haben. Unterschiedliche Angaben bezüglich N, Nb und Nk beziehen sich auf verschiedene Skalen.

Bei den verbleibenden zehn Studien handelt es sich um sieben randomisierte kontrollierte Studien und drei Studien mit einem quasi-experimentellen Design. In fünf Studien wurden Patienten untersucht, und es wurden eine Reihe verschiedener Kontrollbedingungen realisiert (siehe Tabelle 1).

In Tabelle 2 sind die Ergebnisse (mittlere Effektstärken, 95 %-CI, p-Wert) für die auf die psychische Gesundheit bezogenen Variablen bei allen kontrollierten Studien dargestellt. Die Daten beziehen sich auf insgesamt 771 Individuen, von denen 388 in der Achtsamkeitsbedingung waren. In der Tabelle werden zudem die Ergebnisse von Subgruppenanalysen dargestellt: hierfür wurde der Datensatz anhand der Faktoren Population (Patienten vs. Nicht-Patienten) und Gruppenzugehörigkeit (Randomisierung vs. quasi-experimentelles Design) aufgeteilt. Lediglich fünf der kontrollierten Studien erfassten auf die körperliche Gesundheit bezogene Variablen.

Der Datensatz erwies sich im Hinblick auf die auf die *psychische Gesundheit* bezogenen Variablen als homogen ($X^2 = 0.89$; df = 9; p = .999). Es wurde eine signifikante Effektgröße mittlerer Ausprägung (Cohen, 1988) von d = 0.54 (95 %-CI 0.39–0.68; p < .0001, zweiseitig) gefunden. Die Sensitivitätsanalysen der Subgruppen wiesen keine signifikanten Unterschiede für die Variablen Population oder Gruppenzugehörigkeit auf.

Nur in fünf der kontrollierten Studien wurden Daten berichtet, die unter die *körperliche Gesundheit* subsumiert werden konnten. Die Ergebnisse für insgesamt 203 Individuen, von denen 122 in achtsamkeitsbasierter Behandlung waren, wurden berücksichtigt. Dieser reduzierte Datensatz erwies sich ebenfalls als homogen ($x^2 = 4.97$; df = 4; p = .29). Die summarischen Ergebnisse sind ebenfalls in Tabelle 2 aufgeführt. Die mittlere Effektstärke von d = 0.53 (95 %-CI 0.23–0.81); p = .0004) ähnelt derjenigen der auf die psychische Gesundheit bezogenen Variablen.

Tabelle 2: *Mittlere Effektstärke, d, 95 % Konfidenzintervall (CI's) und p-Wert (2-seitig) berechnet für den Unterschied zwischen Achtsamkeitsmeditation und Kontrollgruppe hinsichtlich* ***psychischer und körperlicher Gesundheit*** *für alle kontrollierten Studien*

Psychische Gesundheit	K	N	d	95 %-CI	p
Alle Studien	10	771	0.54	0.39–0.68	<.0001
Patienten	5	236	0.56	0.29–0.83	<.0001
Nicht-Patienten	5	535	0.53	0.36–0.70	<.0001
Randomisiert	7	434	0.54	0.35–0.74	<.0001
Quasi-experimentell	3	337	0.54	0.32–0.76	<.0001
Körperliche Gesundheit					<.0001
Alle Studien (4 Patienten- und 3 randomisierte Studien)	5	203	0.53	0.23–0.81	<.0004

Anmerkung: Kennzahlen für einzelne Subgruppen (Patienten, Nicht-Patienten, randomisierte und quasi-experimentelle Designs) werden lediglich für die Variablen zur psychischen Gesundheit berichtet. Die deutlich eingeschränkte Anzahl von Studien, die Variablen zur körperlichen Gesundheit berichtet, verbietet die Berechnung separater Konfidenzintervalle.

Unkontrollierte Beobachtungsstudien

Tabelle 3 zeigt die Ergebnisse für den Prä-Post-Vergleich sowohl für die auf körperliche als auch auf psychische Gesundheit bezogenen Variablen.

Die Daten aus 18 Studien und von insgesamt 894 Individuen, die mit achtsamkeitsbasierten Interventionen behandelt wurden, wurden in diesen Datensatz aufgenommen. Lediglich in 9 Studien mit 566 Individuen wurden auf die körperliche Gesundheit bezogene Daten erhoben. Die mittleren Effektstärke, d = 0.50 (95 %-CI 0.43-0.56; p < .0001) für psychische Gesundheit und d = 0.42 (95 %-CI 0.34-0.50; $p < .0001$) für körperliche Gesundheit ähneln den Ergebnissen der kontrollierten Studien. Beide Effektstärken sind auch signifikant, aber nur der Satz mit körperlichen Gesundheitsparametern erwies sich als homogen (x2 = 11.45; df = 8; p = .18), der andere Satz bestand den Homogenitätstest nicht (geistige Gesundheit $CHI^2 = 51.92$; df = 17; $p < .0001$).

Tabelle 3: *Effekte achtsamkeitsbasierter Behandlungen auf der Basis von Prä-Post-Vergleichen für geistige und körperliche Gesundheit (k, Anzahl der Studien; N, Anzahl der Versuchspersonen; d, Mittlere Effektstärke; CI, Konfidenzintervall; p-Wert (zweiseitig)*

Variable	k	N	D	95 %-CI	p
Psychische Gesundheit	18	894	0.50	0.43–0.56	p < .0001
Körperliche Gesundheit	9	566	0.42	0.34–0.50	p < .0001

Mittels einer Sensitivitätsanalyse untersuchten wir daher, ob die jeweilige Population einen Einfluss ausübte. Die Ergebnisse belegten, dass jede Subgruppe (Patienten und andere) eine signifikante Heterogenität aufwies (Patienten $CHI^2 = 33.29$; df = 12; p = < .001; nicht-Patienten $CHI^2 = 15.84$; df = 4; p = .003). Daher sollte diese mittlere Effektgröße mit Vorsicht interpretiert werden.

Empirische Schlussfolgerungen

Unsere Ergebnisse unterstützen die Annahme, dass der Nutzen der MBSR als Intervention für ein breites Spektrum chronischer Störungen und Probleme gegeben ist. Tatsächlich weisen die konsistenten und relativ ausgeprägten Effektstärken über verschiedene Stichprobentypen hinweg darauf hin, dass achtsamkeitsbasierte Interventionen sowohl allgemeine Merkmale des Umgangs mit Störungen und Behinderungen im Alltagsleben verbessern, als auch unter den außergewöhnlicheren Bedingungen schwerer Störungen oder Belastungen. In einer weiteren kürzlich veröffentlichten Untersuchung wurden unterschiedliche Einschlusskriterien verwendet und eine andere Strategie verfolgt, aber dennoch wird durch diese zusätzlich die Wirksamkeit von achtsamkeitsbasierten Interventionen untermauert (Baer, 2003). In beiden Untersuchungen waren über ein breites Spektrum standardisierter Messungen der geistigen Gesundheit hinweg konsistente Verbesserungen zu verzeichnen, einschließlich psychologischer Dimensionen wie Lebensqualität, Depressionen, Ängste, Coping-Stile und weitere affektive Dimensionen von Behinderungen. Entsprechend waren auch Verbesserungen in Parametern für körperliches Wohlbefinden zu verzeichnen, wie bei körperlichen Symptomen, Schmerzen, körperlichen Einschränkungen und funktionellen Einschätzungen der Lebensqualität, auch wenn Messungen körperlich orientierter Maßnahmen in den Studien im Ganzen weniger häufig erhoben worden waren.

Auch die Ergebnisse anderer sorgfältig durchgeführter Studien, die nicht unseren Kriterien des zeitlichen Rahmens, der abhängigen Variablen sowie der Kontrollbedingungen entsprachen, weisen dennoch auf die Wirksamkeit achtsamkeitsbasierter Ansätze hin (Giommi et al., 2001; Teasdale et al., 2000). In einer kürzlich durchgeführten randomisierten Studie an remittierten depressiven Patienten konnte z.B. die Rückfallwahrscheinlichkeit innerhalb eines Jahres halbiert werden, wenn die übliche Behandlung durch ein Achtsamkeits-Programm ergänzt wurde (Teasdale et al., 2000). Eine weitere Studie zu Effekten einer achtsamkeitsbasierten Behandlung bei Patienten mit Angst- und Stimmungsstörungen zeigte Verbesserungen hinsichtlich psychischer Gesundheit mit einer Effektgröße von 0.7 (Giommi et al., 2001).

In dieser Meta-Analyse finden sich demnach aufgrund der Übereinstimmungen der Effektstärken zwischen den verschieden Studientypen (z.B. kontrollierte Studien vs. Beobachtungsstudien) sowie innerhalb der Analyse der kontrollierten Studien (aktive Kontrolle vs. Warteliste) Hinweise darauf, dass die achtsamkeitbasierten Interventionen spezifisch wirken. Besonders relevant für die Begründung allgemeiner oder unspezifischer Behandlungseffekte sind in dieser Hinsicht die sechs kontrollierten Studien (siehe Tabelle 1), bei denen verschiedene Formen aktiver Kontrollinterventionen zum Einsatz kamen. Diese Studien weisen eine mittlere Effektstärke von fast 0.49 auf, was nahezu (und nicht signifikant unterschiedlich) der mittleren Effektstärke in den Studien mit den vier Warteliste-Gruppen entspricht (d = .58), bei denen per definitionem die meisten nicht spezifischen Effekte der Intervention nicht kontrolliert wurden. Dennoch sollten solche Schlussfolgerungen auf Grund der begrenzten Gesamtzahl der Studien – vor allem randomisierter Studien –, der unterschiedlichen Diagnosen in den Stichproben und des Einschlusses nicht veröffentlichter Untersuchungen äußerst sorgfältig abgewogen werden.

Darüber hinaus sollen noch einige andere Vorbehalte bezüglich der berichteten Achtsamkeits-Studien und unserer Analyse erwähnt werden: Auf Grund der begrenzten Anzahl von Untersuchungen mit vergleichbaren Follow-up Daten oder überhaupt mit Follow-up Daten, wurde die Meta-Analyse auf die mehr oder minder unmittelbaren Effekte nach der Intervention beschränkt. Obwohl es diverse Untersuchungen gibt, die auch auf langfristigere Verbesserungen durch achtsamkeitsbasierte Interventionen hindeuten (Carlson, Ursuliak, Goodey, Angen & Speca, 2001; Kabat-Zinn, Lipworth, Burney & Sellers, 1987; Miller, Fletcher & Kabat-Zinn, 1995; Reibel, Greeson, Brainard & Rosenzweig, 2001; Teasdale et al., 2000), sind weitere Forschungsarbeiten für die Bestätigung derartiger längerfristiger Verbesserungen erforderlich. Zweitens leiden die meisten der hier berücksichtigten Studien unter methodologischen Defiziten, die über den reinen Designtypus als randomisierte, quasi-experimentelle oder Beobachtungsstudie hinausgehen. Im Allgemeinen wurden die Dropout-Raten, andere parallel verlaufende Interventionen während des Zeitraums der achtsamkeitsbasierten Intervention, die Befolgung des Programms seitens der Therapeuten, die Evaluation der Ausbildung und Kompetenz der Therapeuten, die Beschreibung der Interventionen, hinreichende statistische Daten für die Berechnung von Effektstärken, oder die klinische Relevanz der Ergebnisse nicht ausreichend berücksichtigt oder dokumentiert. Zudem wurde das Konstrukt der Achtsamkeit selbst in allen Studien, obwohl es bei allen Interventionen eine zentrale Rolle spielte, weder operationalisiert noch hinsichtlich entsprechender Veränderungen evaluiert. Insofern als dabei angenommen wird, dass die primären Effekte sich auf die Aneignung eines achtsamen Bewusstseins zurückführen lassen, erscheint die Darstellung von Veränderungen in der Achtsamkeit unerlässlich, wobei es in jüngster Zeit Versuche gegeben hat, das Konzept der Achtsamkeit zu operationalisieren (Brown & Ryan, 2003; Buchheld, Grossman & Walach, 2002).

Diese Kluft zwischen einerseits methodologischen Defiziten und andererseits dem vielversprechenden Potenzial achtsamkeitsbasierter Interventionen, das sich in einer Reihe von Studien mit positiven Ergebnissen zeigen ließ (auch wenn dabei die wissenschaftliche Aussagekraft stark schwankte), lässt sich nur durch groß angelegte und fundierte Forschungsarbeiten überbrücken. Die bisher vorliegende Literatur scheint wichtige Grundhypothesen bezüglich der Auswirkung der Achtsamkeit auf das geistige und körperliche Wohlbefinden eher zu stützen. Achtsamkeitsbasierte Interventionen könnten demnach ein Potenzial aufweisen, das vielen Menschen helfen könnte, einen besseren Umgang mit chronischen Krankheiten und Belastungen zu erlernen. Dennoch müssen diese Annahmen jetzt einer gründlicheren Untersuchung unterzogen werden, bei der wohl definierte Patientenpopulationen eingesetzt werden, stringentere methodologische Vorgehensweisen zur Anwendung kommen und zusätzlich zu psychosozialem Selbstbericht und funktionalen Indikatoren für Belastungen auch objektive Krankheitsmerkmale erhoben werden.

Danksagung

Diese Studie wurde durch Forschungsgelder des Erstautors von der *YeTaDeL Foundation* (Cortaro AZ, USA) und dem *Research and Training Institute of the Hebrew Rehabilitation Center for the Aged* (Boston MA, USA) unterstützt, sowie Forschungsgeldern vom *Samueli Institute* (Corona del Mar, CA, USA) der letztgenannten beiden Autoren. Darüber hinaus möchten wir den Autoren der in diesem Kapitel zitierten Studien für ihre Unterstützung durch die Beantwortung unserer Anfragen und die Bereitstellung von unveröffentlichtem Datenmaterial danken. Schließlich möchten wir auch noch den beiden anonymen Rezensenten für ihre gewissenhaften und konstruktiven Kommentare danken.

Literatur

(mit einem* gekennzeichnete Studien wurden in die Metaanalyse einbezogen)

Roget's II: The New Thesaurus, Third Edition. New York: byHoughton Mifflin Company.

Baer, R.A. (2003). Mindfulness Training as a Clinical Intervention: A Conceptual and Empirical Review. *Clinical Psychology, 10,* 125–143.

Bishop, S.R. (2002). What do we really know about Mindfulness-Based Stress Reduction? *Psychosomatic Medicine 64,* 71–84

Brown, K.W. & Ryan, R.M. (2003). The benefits of being present: Mindfulness and its role in psychological well-being. *Journal of Personality and Social Psychology, 84,* 822–848.

*Bruckstein, D.C. (1999). *Effects of acceptance-based and cognitive behavioral interventions on chronic pain management.* Dissertation, Hofstra University, USA.

Buchheld, N., Grossman, P. & Walach, H. (2002). Measuring mindfulness in insight meditation (Vipassana) and meditation-based psychotherapy: The development of the Freiburg Mindfulness Inventory. *Journal of Meditation Research.*

Carlson, L.E., Ursuliak, Z., Goodey, E., Angen, M. & Speca, M. (2001). The effects of a mindfulness meditation-based stress reduction program on mood and symptoms of stress in cancer outpatients: 6-months follow-up. *Support Care Cancer, 9,* 112–123.

Cohen, J. (1988). *Statistical power analysis for the behavioral sciences* (2nd Ed.). New York: Academic Press.

Davidson, R.J. & Kabat-Zinn, J. (2004). Response to ‚Alterations in brain and immune function produced by mindfulness meditation: three caveats'. *Psychosomomatic Medicine, 66,* 148–152.

*Giommi, F., Barendregt, H., Oliemeulen, L., van Hoof, J., Tinge, J., Coenen, A. & van Dongen, M. (2001). *Mindfulness-based Attention Training as an effective component in treating emotional disorders: A comparison study.*

Grossman, P., Niemann, L., Schmidt, S. & Walach, H. (2004). Mindfulness-based stress reduction and health benefits: A meta-analysis. *Journal of Psychosomatic Research, 57* (1), 35–45.

Hedges, L.V. & Olkins, I. (1985). *Statistical Methods for Meta-Analysis.* Orlando: Academic Press.

Herbert, Kabat-Zinn, Clemow & Massion (2001).

*Kabat-Zinn, J. (1982). An outpatient program in behavioral medicine for chronic pain patients based on the practice of mindfulness meditation: theoretical considerations and preliminary results. *General Hospital Psychiatry, 4*(1), 33–47.

Kabat-Zinn, J. (1990). *Full Catastrophe Living: Using the Wisdom of Your Body and Mind to Face Stress, Pain and Illness.* New York: Delacorte.

*Kabat-Zinn, J., Lipworth, L., Burney, R. & Sellers, W. (1987). Four-year follow-up of a meditation-based program for the self-regulation of chronic pain: Treatment outcome and compliance. *The Clinical Journal of Pain, 2,* 159–173.

*Kabat-Zinn, J., Massion, A.O., Kristeller, J., Peterson, L.G., Fletcher, K.E., Pbert, L., Lenderking, W.R. & Santorelli, S.F. (1992). Effectiveness of a meditation-based stress reduction program in the treatment of anxiety disorders. *American Journal of Psychiatry, 149*(7), 936–943.

*Kristeller, J.L. & Hallett, C.B. (1999). An exploratory study of a meditation-based intervention for binge eating disorder. *Journal of Health Psychology, 4*(3), 357-363.

*Kutz, I., Leserman, J., Dorrington, C., Morrison, C.H., Borysenko, J.Z. & Benson, H. (1985). Meditation as an adjunct to psychotherapy: An outcome study. *Psychotherapy & Psychosomatics, 43*(4), 209–218.

Lipsey, M.W. & Wilson, D.B. (2000). *Practical meta-analysis.* Thousand Oaks, CA: Sage Publications.

*Majumdar, M., Grossman, P., Dietz-Waschkowski, B., Kersig, S. & Walach, H. (2001). Does mindfulness meditation contribute to health? Outcome evaluation of a German sample. *Journal of Alternative and Complementary Medicine, 8,* 719–730.

*Miller, J.J., Fletcher, K.E. & Kabat-Zinn, J. (1995). Three-year follow-up and clinical implications of a mindfulness meditation-based stress reduction intervention in the treatment of anxiety disorders. *General Hospital Psychiatry, 17*(3), 192–200.

*Murphy, R. (1995). *The effects of mindfulness meditation vs progressive relaxation training on stress egocentrism anger and impulsiveness among inmates* (Ph.D. dissertation). Hofstra University, USA.

*Perkins, R. (1998). *The efficacy of mindfulness-based techniques in the reduction of stress in a sample of incarcerated women.* Florida State University.

*Reibel, D.K., Greeson, J.M., Brainard, G.C. & Rosenzweig, S. (2001). Mindfulness-based stress reduction and health-related quality of life in a heterogeneous patient population. *General Hospital Psychiatry, 23*(4), 183–192.

*Sephton, S.E., Lynch, G., Weissbecker, I., Ho, I. & Salmon, P. (2001). Effects of a meditation program on symptoms of illness and neuroendocrine responses in women with fibromyalgia. *Psychosomatic Medicine, 63,* 91–92.

*Shapiro, S.L., Schwartz, G.E. & Bonner, G. (1998). Effects of mindfulness-based stress reduction on medical and premedical students. *Journal of Behavioral Medicine, 21*(6), 581–599.

*Speca, M., Carlson, L.E., Goodey, E. & Angen, M. (2000). A randomized, wait-list controlled clinical trial: the effect of a mindfulness meditation-based stress reduction program on mood and symptoms of stress in cancer outpatients. *Psychosomatic Medicine, 62*(5), 613–22.

Teasdale, J.D., Segal, Z.V., Williams, J.M.G., Ridgeway, V.A., Soulsby, J.M. & Lau, M.A. (2000). Prevention of relapse/recurrence in major depression by mindfulness-based cognitive therapy. J Consult Clin Psychol, 68(4), 615–623.

*Tiefenthaler, U. & Grossman, P. (2002). Buddhist psychology's potential contribution to psychosomatic medicine: Evidence from a mindfulness program for fibromyalgia. *Psychosomatic Medicine, 64,* 141.

*Tiefenthaler-Gilmer, U. (2002). *Mindfulness meditation as clinical intervention: A controlled study of a mindfulness-meditation program for fibromyalgia patients* [German]. Dissertation, University of Vienna.

*Williams, K.A., Kolar, M.M., Reger, B.E. & Pearson, J.C. (2001). Evaluation of a wellness-based mindfulness stress reduction intervention: a controlled trial. *American Journal of Health Promotion, 15*(6), 422–432.

*Williams, K.A., Larkin, K., Halperin, A. & Kolar, M.M. (2001). *Mindfulness-based stress reduction for coronary artery disease.*

Anhang

Alle recherchierten Studien, die sich auf Achtsameit beziehen

1. Amawattana T, Mandel J, Ekstrand M: A pilot study of AIDS education combined with Vipassana meditation among Thai university students. *International Conference on AIDS. 10:344* (abstract no. PD0555), 1994
2. Arcari PM: *Efficacy of a workplace smoking cessation program: Mindfulness meditation vs cognitive-behavioral interventions.* Dissertation, Boston College, USA, 1997
3. Astin JA: Stress reduction through mindfulness meditation: Effects on psychological symptomatology, sense of control, and spiritual experiences. *Psychotherapy & Psychosomatics, 66*, 97–106, 1997
4. Baime MJ, Baime RV: Stress management using mindfulness meditation in a primary care general internal medicine practice. *Journal of General Internal Medicine 11*:131, 1996
5. Berman BM, Singh BB: Chronic low back pain: an outcome analysis of a mind-body intervention. *Complementary Therapies in Medicine 5*:29–35, 1997
6. Brown JR: *Psychospiritual openings of meditating pain patients: A phenomenological study.* Dissertation, Pacifica Graduate Institute, USA, 1999
7. Bruckstein DC: *Effects of acceptance-based and cognitive behavioral interventions on chronic pain management.* Dissertation, Hofstra University, USA, 1999
8. Carlson LE, Ursuliak Z, Goodey E, Angen M, Speca M: The effects of a mindfulness meditation-based stress reduction program on mood and symptoms of stress in cancer outpatients: 6-months follow-up. *Support Care Cancer 9*:112–123, 2001
9. Chandiramani K, Jena R, Verma SK: Human figure drawings of prisoners and Vipassana. *Journal of Projective Psychology and Mental Health 2*:153–158, 1995
10. Deatherage G: The Clinical Use of „mindfulness“ meditation techniques in short-term psychotherapy. *Journal of Transpersonal Psychology 7*, 1975
11. DeBerry S, Davis S, Reinhard KE: A comparison of meditation-relaxation and cognitive/behavioral techniques for reducing anxiety and depression in a geriatric population. *Journal of Geriatric Psychiatry 22*:231–247, 1989
12. Deepak KK, Manchanda SK, Maheshwari MC: Meditation improves clinicoelectroencephalographic measures in drug- resistant epileptics. *Biofeedback and Self-Regulation 19*:25–40, 1994

13. Disayavanish P: *The effect of Buddhist insight meditation on stress and anxiety.* Dissertation, Illinois State University, 1995
14. Dixit SP, Agrawal A, Dubey GP: Management of essential hypertension by using biofeedback technique. *Pharmacopsychoecologia 7*:17–19, 1994
15. Dua JK, Swinden ML: Effectiveness of negative-thought-reduction, meditation, and placebo training treatment in reducing anger. *Scandinavian Journal of Psychology 33,* 1992
16. Emavardhana T, Tori CD: Changes in self-concept, ego defense mechanisms, and religiosity following seven-day Vipassana meditation retreats. *Journal for the Scientific Study of Religion 36*:194–206, 1997
17. Flinton CA: *The effects of meditation techniques on anxiety and locus of control in juvenile delinquents.* Dissertation, California Institute of Integral Studies, USA, 1998
18. Garrison J, Scott PA: A group self-care approach to stress management. *Journal of Psychiatric Nursing 17*:9–14, 1979
19. Giommi F, Barendregt H, Oliemeulen L, van Hoof J, Tinge J, Coenen A, van Dongen M: *Mindfulness-based Attention Training as an effective component in treating emotional disorders: A comparison study.* Unpublished findings, the Netherlands, 2001
20. Goldberg D, Hoffman A, Furomoto-Dawson A, Nelson-Johnson H: Mindfulness-based stress reduction and its effects on well-being. *Journal of Investigative Medicine 46*:278A., 1998
21. Goldenberg DL, Kaplan KH, Nadeau MG, Brodeur C, Smith S, Schmid CH: A controlled study of a stress reduction, cognitive-behavioral treatment program in fibromyalgia. *Journal of Musculoskeletal Pain 2*:53–66, 1994
22. Greene YN, Hiebert B: A comparison of mindfulness meditation and cognitive self-observation. *Canadian Journal of Counselling 22*:25–34, 1988
23. Hebert JR, Kabat-Zinn J, Clemow L, Massion AO: *Effects of Meditation-Based Stress Reduction in Women With Breast Cancer.* Unpublished findings, USA, 2001
24. Hebert JR, Ebbeling CB, Olendzki BC, Hurley TG, Ma Y, Saal N, Ockene JK, Clemow L: Change in women's diet and body mass following intensive intervention for early-stage breast cancer. *Journal of the American Dietetic Association 101*:421–431, 2001
25. Hellman CJ, Budd M, Borysenko JZ: A study of the effectiveness of two group behavioral medicine interventions for patients with psychosomatic complaints. *Behavioral Medicine 16*:165–173, 1990
26. Hoffman A, Goldberg D, Bockian N, Broadwell S, Palmieri MJ: Training medical residents in mindfulness-based stress reduction: a quantitative and qualitative evaluation. *Journal of Investigative Medicine 46*:267A, 1998
27. Kabat-Zinn J: An outpatient program in behavioral medicine for chronic pain patients based on the practice of mindfulness meditation: theoretical

considerations and preliminary results. *General Hospital Psychiatry* 4:33–47, 1982

28. Kabat-Zinn J, Lipworth L, Burney R: The clinical use of mindfulness meditation for the self-regulation of chronic pain. *Journal of Behavioral Medicine 8*:163–190, 1985
29. Kabat-Zinn J, Lipworth L, Burney R, Sellers W: Four-year follow-up of a meditation program for the self-regulation of chronic pain: Treatment outcome and compliance. *J Clin Pain* 2:159–173, 1987
30. Kabat-Zinn J, Massion AO, Kristeller J, Peterson LG, Fletcher KE, Pbert L, Lenderking WR, Santorelli SF: Effectiveness of a meditation-based stress reduction program in the treatment of anxiety disorders. *American Journal of Psychiatry 149*:936–43, 1992
31. Kabat-Zinn J, Wheeler E, Light T, Skillings A, Scharf MJ, Cropley TG, Hosmer D, Bernhard JD: Influence of a mindfulness meditation-based stress reduction intervention on rates of skin clearing in patients with moderate to severe psoriasis undergoing phototherapy (UVB) and photochemotherapy (PUVA). *Psychosomatic Medicine 60*:625–632, 1998
32. Kaplan KH, Goldenberg DL, Galvin-Nadeau M: The impact of a meditation-based stress reduction program on fibromyalgia. *General Hospital Psychiatry 15*:284–289, 1993
33. Kelly PJ: Evaluation of a meditation and hypnosis-based stress management program for men with HIV. *International Conference on AIDS 5*:745 (abstract no. W.D.P.17)., 1989
34. Kristeller JL, Hallett CB: An exploratory study of a meditation-based intervention for binge eating disorder. *Journal of Health Psychology* 4:357–363, 1999
35. Kutz I, Leserman J, Dorrington C, Morrison CH, Borysenko JZ, Benson H: Meditation as an adjunct to psychotherapy: An outcome study. *Psychotherapy & Psychosomatics 43*:209–218, 1985
36. Majumdar M, Grossman P, Dietz-Waschkowski B, Kersig S, Walach H: Does mindfulness meditation contribute to health? Outcome evaluation of a German sample. *Journal of Alternative and Complementary Medicine 8*:719–730, 2001
37. Mason O, Hargreaves I: A qualitative study of mindfulness-based cognitive therapy for depression. *British Journal of Medical Psychology 74*:197–212, 2001
38. Miller JJ, Fletcher KE, Kabat-Zinn J: Three-year follow-up and clinical implications of a mindfulness meditation-based stress reduction intervention in the treatment of anxiety disorders. *General Hospital Psychiatry 17*:192–200, 1995
39. Mills N, Allen J: Mindfulness of movement as a coping strategy in multiple sclerosis. A pilot study. *General Hospital Psychiatry 22*:425–31, 2000

40. Murphy R: *The effects of mindfulness meditation vs progressive relaxation training on stress egocentrism anger and impulsiveness among inmates.* Dissertation, Hofstra University, USA, 1995
41. Perkins R: *The efficacy of mindfulness-based techniques in the reduction of stress in a sample of incarcerated women.* Dissertation, Florida State University, USA, 1998
42. Punyaniyama N: *Temporal awareness and hassles appraisal: A comparison of working adults who practice Full Awareness of Breathing Meditation with those who practice Waking Dream Imagery.* Dissertation, New York University, USA, 1997
43. Randolph PD, Caldera YM, Tacone AM, Greak BL: The long-term combined effects of medical treatment and a mindfulness-based behavioral program for the multidisciplinary management of chronic pain in West Texas. *Pain Digest 9*:103–112, 1999
44. Reibel DK, Greeson JM, Brainard GC, Rosenzweig S: Mindfulness-based stress reduction and health-related quality of life in a heterogeneous patient population. *General Hospital Psychiatry 23*:183–192, 2001
45. Rosenzweig S, Reibel DK, Greeson JM, Hojat M, Brainard GC: Mindfulness-based stress reduction reduces psychological distress in medical students. *Teaching and Learning in Medicine 15*:88–92, 2003
46. Roth B, Creaser T: Mindfulness meditation-based stress reduction: experience with a bilingual inner-city program. *Nurse Practitioner 22*:150–2, 1997
47. Roth B: Mindfulness-based stress reduction in the inner city. *Advances 13*:50–58, 1997
48. Sephton SE, Salmon P, Weissbecker I, Studts J: *Effects of a meditation program on symptoms of illness in women with fibromyalgia,* Unpublished findings, USA, 2001
49. Sephton SE, Lynch G, Weissbecker I, Ho I, Salmon P: Effects of a meditation program on symptoms of illness and neuroendocrine responses in women with fibromyalgia. *Psychosomatic Medicine 63*:91–92, 2001
50. Shapiro SL, Schwartz GE, Bonner G: Effects of mindfulness-based stress reduction on medical and premedical students. *Journal of Behavioral Medicine 21*:581–599, 1998
51. Shapiro SL: *Randomized clinical trial of a mindfulness-based intervention in women with breast cancer.* Dissertation, University of Arizona, 2001
52. Sharma MP, Kumaraiah V, Mishra H, Balodhi JP: Therapeutic effects of Vipassana Meditation in tension headache. *Journal of Personality and Clinical Studies 6*:201–206, 1990
53. Shealy CN, Cady RK, Cox RH: Pain, stress and depression: Psychoneurophysiology and therapy. *Stress Medicine 11*:75–77, 1995

54. Singh BB, Berman BM, Hadhazy VA, Creamer P: A pilot study of cognitive behavioral therapy in fibromyalgia. *Alternative Therapies in Health and Medicine* 4:67–70, 1998
55. Speca M, Carlson LE, Goodey E, Angen M: A randomized, wait-list controlled clinical trial: the effect of a mindfulness meditation-based stress reduction program on mood and symptoms of stress in cancer outpatients. *Psychosomatic Medicine* 62:613–622, 2000
56. Tate DB: *Mindfulness meditation group training: Effects on medical and psychological symptoms and positive psychological characteristics.* Dissertation, Brigham Young University, USA, 1994
57. Teasdale JD, Segal ZV, Williams JMG, Ridgeway VA, Soulsby JM, Lau MA: Prevention of relapse/recurrence in major depression by mindfulness-based cognitive therapy. *J Consulting and Clinical Psychology 68*:615–23, 2000
58. Teasdale JD, Moore RG, Hayhurst H, Pope M, Williams S, Segal ZV: Metacognitive awareness and prevention of relapse in depression: empirical evidence. *Journal of Consulting and Clinical Psychology 70*:275–287, 2001
59. Tiefenthaler U, Grossman P: Buddhist psychology's potential contribution to psychosomatic medicine: Evidence from a mindfulness program for fibromyalgia. *Psychosomatic Medicine 64*:141, 2002
60. Tiefenthaler-Gilmer U: *Mindfulness meditation as clinical intervention: A controlled study of a mindfulness-meditation program for fibromyalgia patients* [German]. University of Vienna, Austria, 2002
61. Williams JMG, Teasdale JD, Segal ZV, Soulsby J: Mindfulness-based cognitive therapy reduces overgeneral autobiographical memory in formerly depressed patients. *Journal of Abnormal Psychology 109*:150–5, 2000
62. Williams KA, Larkin K, Halperin A, Kolar MM: *Mindfulness-based stress reduction for coronary artery disease.* Unpublished findings. 2001
63. Williams KA, Kolar MM, Reger BE, Pearson JC: Evaluation of a wellness-based mindfulness stress reduction intervention: a controlled trial. *American Journal of Health Promotion 15*:422–432, 2001
64. Young RP: *The experiences of cancer patients practicing mindfulness meditation.* Dissertation, Saybrook Institute, USA, 2000

Kapitel 22

Empirische Erfassung der Achtsamkeit – Die Konstruktion des Freiburger Fragebogens zur Achtsamkeit (FFA) und weitere Validierungsstudien*

Harald Walach, Nina Rose, Valentin Buttenmüller, Normann Kleinknecht, Paul Grossman & Stefan Schmidt

Wenn die Wissenschaft beweisen sollte,
dass eine wesentliche Aussage des Buddhismus falsch ist,
dann muss sich eben der Buddhismus dementsprechend ändern.
Dalai Lama

Zusammenfassung: *Eine empirische Beforschung des Achtsamkeitskonzepts erfordert auch die Erfassung des Konstruktes selbst. Ob dies prinzipiell mit dem gegebenen methodischen Inventar der Psychologie möglich ist, wird kurz diskutiert. Zwei bereits im englischen Sprachraum existierende Instrumente werden skizziert, bevor die Konstruktion und Validierung des Freiburger Fragebogens zur Achtsamkeit (FFA) beschrieben wird.*

* Danksagung: Unsere Arbeit wird vom Samueli Institute, Newport Beach, CA unterstützt. Die ursprünglichen Arbeiten von Nina Rose (geb. Buchheld) sowie die Folgestudie von Valentin Buttenmüller und Norman Kleinknecht gehen auf zwei von Harald Walach betreute Diplomarbeiten zurück, die dem Institut für Psychologie der Albert-Ludwig-Universität vorgelegt wurden. Wir bedanken uns bei allen Experten und Probanden, die uns bei unserer Arbeit unterstützt haben.
Korrespondenzadresse: harald.walach@uniklinik-freiburg.de
Heidenreich, T. & Michalak, J. (2009). *Achtsamkeit und Akzeptanz in der Psychotherapie – Ein Handbuch* (3., überarbeitete und erweiterte Auflage). Tübingen: dgvt-Verlag.

Zunächst wurde auf der Basis einer Literaturstudie und anschließender Bewertung durch ExpertInnen ein Fragebogen mit 38 Items erarbeitet. Dieser wurde an Stichproben von 115 TeilnehmerInnen an einem Vipassana-Retreat jeweils vor und nach dem Retreat ausgefüllt. Aus diesen Daten konnte die 30-Item-Langform des FFA gebildet werden, die mit einer internen Konsistenz von r = .93 und einer Vierfaktorenstruktur gute psychometrische Kennwerte aufweist.
In einer weiteren Validierungsstudie wurde diese Langform an drei Stichproben ausgegeben: 65 Personen, die an Achtsamkeitskursen teilnahmen, 86 Personen, die keine weiteren Verbindungen zu buddhistischen oder Meditationskonzepten hatten, sowie an eine klinische Stichprobe von 117 Personen. Die Stichprobe der Normalbevölkerung wies für einige Items eine geringe Trennschärfe auf. Offensichtlich werden diese nur von Menschen, die mit dem Achtsamkeitskonzept vertraut sind, semantisch verstanden. Lässt man diese schwierigen Items weg, ergibt sich eine semantisch und psychometrisch robuste Kurzform mit 14 Items (a = .87). In einer Faktorenanalyse zeigte sich hier anstatt der Vierfaktorenstruktur ein Generalfaktor. Die Korrelation mit anderen Skalen ergab eine überzeugende Validierung. Das Instrument korreliert positiv mit privater Selbstaufmerksamkeit (r = .29) und Selbstkenntnis (r = .55), jedoch negativ mit Dissoziation (r = –.29) und psychischer Belastung (r = –40).

Theoretische und selbstkritische Vorbemerkung

Vor allem in den USA ist ein reges Interesse an buddhistischen Konzepten und ihrer Brauchbarkeit für Psychologie und klinische Praxis auszumachen (Docket, Dudley-Grant & Bankart, 2003). Ein Grund dafür ist sicherlich, dass ein Achtsamkeitstraining, das von Jon Kabat-Zinn aus der traditionellen Achtsamkeitsmeditation des Theravada-Buddhismus entwickelt wurde, im Rahmen verhaltensmedizinischer Programme weit und erfolgreich eingesetzt wird (Kabat-Zinn, 1982; Kabat-Zinn, Lipworth & Barney, 1985; Kabat-Zinn, Lipworth & Barney, 1987). Es beginnt, auch in Deutschland populär zu werden (Kabat-Zinn, 1996; 1998). Eine erste deutsche Evaluationsstudie hat ergeben, dass dieses Verfahren auch bei uns mit Vorteil eingesetzt werden kann (Majumdar, Grossman, Dietz-Waschkowski, Kersig & Walach, 2002; Majumdar & Walach, 2001) und eine Meta-Analyse zeigt, dass dieses Verfahren sowohl im psychischen als auch im körperlichen Funktionsbereich signifikante Effektstärken von $d = .5$ aufweist[1], also auch durchaus klinisch von Relevanz ist (Grossman, Schmidt, Niemann & Walach, 2004; siehe auch den Beitrag von Grosssmann et al., S. 703ff. in diesem Band).

Ein weiterer Grund für das Interesse an solchen aus dem Buddhismus stammenden Konzepten für Psychologen ist sicherlich, dass es eine Reihe von Berührungspunkten zwischen moderner psychologischer Theoriebildung, vor allem im Bereich der kognitiven Psychologie, und dem Achtsamkeitskonzept gibt (Bankart, Dockett & Dudley-Grant, 2003), aber auch zwischen gestalttherapeutischen und aus dem Zen stammenden Ansätzen (Frambach, 1993). Teasdale etwa hat schon vor einiger Zeit gesehen, dass das Achtsamkeitskonzept gut in die kognitiv-verhaltenstheoretisch-orientierte Therapie der Depression eingegliedert werden kann (Teasdale, Segal & Williams, 1995) und mittlerweile ein manualisiertes Depressionstherapieprogramm vorgelegt, das solche Konzepte integriert (Segal, Williams & Teasdale, 2002/2008), nachdem sich auch empirisch gezeigt hat, dass dies Erfolg versprechend ist (Teasdale et al., 2000). Historisch gesehen gibt es eine längere Tradition der Berührung und Fühlungnahme zwischen klinisch Tätigen und buddhistischer Meditationspraxis (Bankart, 2003), die erklären hilft, warum nun offenbar eine kritische Masse von Aufmerksamkeit auch im akademischen Kontext erreicht ist.

Ein zentrales Konzept in allen diesen Bestrebungen ist das der Achtsamkeit. Es stammt ursprünglich aus der Theravada-Tradition des Buddhismus, also aus der älteren Tradition, ist aber kennzeichnend für alle Formen der buddhistischen Meditation. Ja, man kann sogar davon ausgehen, dass auch andere Formen der Meditation und Kontemplation mehr oder weniger explizit zu einer Kultivation von Achtsamkeit führen (vgl. den Beitrag von Rose & Walach, in diesem Band). Achtsamkeit, oder auch rechte Aufmerksamkeit, meint dabei das aufmerksame, vorurteilsfreie Wahrnehmen aller mentalen Inhalte, wie etwa Gedanken, Gefühle, Affekte und Körperempfindungen. Wahrnehmen al-

1 Das Effektstärkemaß ist Cohens *d*.

lein macht aber noch nicht Achtsamkeit aus. Vielmehr gehört ein freundlich-wohlwollendes Annehmen und die Fähigkeit, ohne Urteile und Kategorisierung bei unseren mentalen Inhalten zu sein, in ihrem Fluss und in ihrem Stocken, mit zu diesem Konzept dazu. Wir haben normalerweise die Tendenz, all unsere Wahrnehmungen - soweit wir uns ihrer bewusst sind - sofort zu kategorisieren und in meist einander ausschließende Kategorien zu ordnen, etwa „gut - schlecht", „brauchbar - unbrauchbar", „erwünscht - unerwünscht", „mit mir und meinen Zielen kompatibel - mit mir und meinen Zielen inkompatibel". Dies geschieht meist so schnell und automatisch, dass wir es oft gar nicht merken. Achtsamkeit meint, dass wir zum einen diese unsere Kategorisierungstendenz wahrnehmen und sie, im Idealfall, zum Halten bringen. Indem wir Inhalte, so wie sie sind, in unserem Geist präsent halten und dem Hang zum Kategorisieren widerstehen, haben wir die Möglichkeit, jede Erfahrung als neu zu erleben. Dies meint das Zen-Wort vom „Anfängergeist" (Suzuki, 2000). Es ließe sich an dieser Stelle eine Brücke schlagen zu Gebsers Idee eines integralen Bewusstseins (Gebser, 1949; 1953) und zu Atmanspachers Auslegung (1993) dieses Gedankens als akategorialer Wahrnehmung. Wir müssen uns an dieser Stelle mit dieser kargen Andeutung begnügen: Im Grunde ist die Praxis der Achtsamkeit der Versuch, den unserem Geist inhärenten Drang zur Kategorisierung zu bremsen und zu suspendieren, um bei den Erfahrungen selber verweilen zu können und sie als solche wahrzunehmen. Ob damit das alte europäische Dilemma der Epistemologie zu lösen ist, wie eine Erkenntnis von Dingen, wie sie für sich sind, möglich ist, wäre eine interessante Frage. Auf jeden Fall hat das Programm der Achtsamkeit sehr viel Ähnlichkeit mit dem abendländischen einer reinen Phänomenologie, das von Husserl am Ausgang der Moderne versucht wurde.

Damit ist auch schon eine Warnung an alle ausgesprochen, die meinen, man könne Achtsamkeit einfach instrumentalisieren und in ein szientistisch-operationales Weltbild einbauen, wie es weltanschaulich gesehen Taufpate beinahe der gesamten akademischen Psychologie war. Dieses ist ja einer mehr oder weniger deutlich positivistischen Philosophie verdankt, die durch die kritisch-rationalistische Sicht weniger in der Sache selbst, als in der Methodik korrigiert wurde. Das Weltbild, das vielen psychologischen Modellen zugrunde gelegt wird, geht davon aus, dass es so etwas wie eine objektive Realität außerhalb unseres Wahrnehmungsapparates gibt. Unsere Wahrnehmung gibt uns ein Abbild dieser Realität. Umgekehrt können wir dann verändernd auf diese Welt einwirken. Die Psychologie hat sich damit oftmals die Epistemologie zu Eigen gemacht, die innerhalb der Naturwissenschaft nützlich und erfolgreich war. Wir übersehen allerdings dabei oft, dass - anders, als in diesen Wissenschaften - die Psychologie ihren Gegenstandsbereich meistens erst entstehen lässt oder an dessen Definition durch ihre Forschungshandlungen maßgeblich beteiligt ist. Konstrukte wie „Neurotizismus" oder eben „Achtsamkeit" etwa werden nicht in der Außenwelt vorgefunden wie Silikate oder Massenbewegungen, sondern sie werden durch Abstraktionen aus der Fülle der Phänomene isoliert, zunächst begrifflich, dann operational definiert und schließlich mehr oder weniger brauchbar erfasst und gemessen. Dabei übersieht der anwendende Forscher häufig die konstruktiv-relativen Aspekte seines Tuns. Wir können an dieser Stelle nicht vertieft auf diese Diskussion eingehen und begnügen uns mit dieser Erinnerung. Eine straffere Argumentation würde den Raum sprengen und kann andernorts nachgelesen werden (Slunecko, 1996; Slunecko & Mayer, 1999).

Wir haben uns dennoch dazu entschieden - trotz aller Problematik -, uns an die Erfassung des Konstruktes Achtsamkeit zu machen. Dafür sprechen mehrere Gründe:

1. Wenn ein naiv-empiristisches Selbstmissverständnis der Psychologie jemals aufgebrochen werden kann, dann nur über die verstärkte Berücksichtigung der Innenperspektive des je eigenen persönlichen Erlebens, die seit den Anfängen der modernen empirischen Psychologie immer stärker zugunsten einer objektivierenden Sichtweise ausgeblendet wurde. Die kognitive Psychologie und neuerdings die Berücksichtigung der Achtsamkeit ist ein Ort, an dem gerade diese Innenperspektive zur verobjektivierenden Vorgehensweise der empirischen Psychologie befruchtend hinzutritt, wie dies Varela bereits vor einiger Zeit gefordert hatte (1991).

2. Der empirischen Tradition der Psychologie folgend ist selten die theoretische Argumentation zielführend. Wer überzeugen will, muss empirische Daten beibringen. Wenn man zeigen will, dass Achtsamkeit ein relevantes Konstrukt ist, muss man dies empirisch tun und den Spielregeln folgen, die die Mehrheit akzeptiert hat.
3. Pragmatische Kompromisse haben selten geschadet, aber ein Verzicht auf sie zugunsten ideologisch-weltanschaulicher Gründe sehr wohl. In diesem Sinne ist unser Vorgehen als ein solcher pragmatischer Kompromiss zu verstehen: Wir verwenden eine empirisch-verobjektivierende Methode, um die Relevanz eines Konstruktes zu untersuchen, das eigentlich reine Innenperspektive ist und im Grunde die Allgemeingültigkeit einer verobjektivierenden Form von Empirie in Frage stellt. Achtsamkeit ist nämlich eigentlich selbst eine Form von Empirie: eine Empirie, die auf sich selbst und den eigenen Geist gerichtet ist. Insofern ergänzt sie die verobjektivierende Form der Empirie.
4. Wenn die Achtsamkeitspraxis, klinisch und global, Platz greifen soll, dann wird es auch notwendig sein, Indikatoren bereitzustellen, ob ein Mensch – verglichen mit sich selbst zu einem früheren Zeitpunkt oder verglichen mit anderen – achtsam ist, ob eine Intervention Achtsamkeit verändert etc. Hierzu ist es nötig, Achtsamkeit zu erfassen.

Wir haben uns entschlossen, dies mit einem Fragebogen zu tun, weil er ökonomisch ist. Dennoch sind Fragebögen bekanntermaßen mit Nachteilen behaftet:

Selbstbeurteilungsfragebögen sind sehr subjektive Verfahren. Durch die persönliche Interpretation der vorgegebenen Aussage geben sie Aufschluss über die Selbstbilder und -konzepte der betreffenden Personen. Aufgrund der Selbstdarstellung des Probanden besteht außerdem die Gefahr von Verfälschungstendenzen. Soziale Erwünschtheit, Simulations- und Dissimulationstendenzen und verschiedene „response sets" wie Akquieszenz, Nein-Sage-Tendenz, Tendenz zur Mitte und Halo-Effekt können die zuverlässige Interpretation der Ergebnisse einschränken. Andererseits ist Achtsamkeit nur schwer von außen beobachtbar. Eine Gefahr sehen wir hauptsächlich dann, wenn der Fragebogen blindlings als billiges Diagnoseinstrument verwendet wird. Wir haben es zunächst vor allem als Forschungsinstrument konzipiert und zur Diagnose wird es erst taugen, wenn das Konstrukt Achtsamkeit, seine Verzweigungen und Bedingtheiten sorgfältig untersucht sind und genügend Vergleichsdaten vorliegen.

Erfassung der Achtsamkeit - Vorhandene Verfahren

Mit all diesen theoretischen und praktischen Warnhinweisen gewappnet, können wir uns nun an das eigentliche Thema dieses Kapitels machen: an die Frage, wie man Achtsamkeit erfassen und messen kann. Wir werden dazu im Wesentlichen unsere eigenen Untersuchungen zur Konstruktion eines entsprechenden Fragebogens, des Freiburger Fragebogens zur Achtsamkeit (FFA), sowie neuere Daten zu seiner Validierung vorstellen. Wir haben uns zu dieser Neukonstruktion entschlossen, nachdem uns vorliegende Möglichkeiten nicht überzeugt haben. Parallel zu unseren eigenen Bemühungen verliefen Konstruktionen anderer Arbeitsgruppen in den USA und Kanada, von denen wir keine Kenntnis hatten - ein deutliches Zeichen dafür, dass ein Thema „reif" ist.

Wir hatten ursprünglich einen Fragebogen vorliegen, der uns von Teasdale zur Verfügung gestellt wurde und den dieser für seine eigenen Zwecke im Rahmen seiner Depressionstherapie verwendete (Teasdale, Segal & Williams, 1997). Trotz sorgfältiger Übersetzung - Übersetzung ins Deutsche von einem fließend Englisch sprechenden deutschen Muttersprachler und Rückübersetzung ins Englische von einer englisch-muttersprachlichen Person mit fließenden Deutschkenntnissen und anschließender Bereinigung - waren die Brauchbarkeit und die psychometrischen Eigenschaften dieses Instrumentes in unserer ersten Untersuchung (Majumdar, 2000; Majumdar & Walach, 2001) unzureichend. Dieser Fragebogen wurde zwar ursprünglich konstruiert, um Achtsamkeit zu erfassen; im Nachhinein stellte sich jedoch heraus, dass eher die Fähigkeit des „cognitive decentering" erfasst wird (John

Teasdale, persönliche Mitteilung vom 24.4.1999), das zwar inhaltlich mit Achtsamkeit verwandt, aber nicht identisch ist.

Wir entschlossen uns also zu einer Neukonstruktion. Diese ist mittlerweile ausführlich beschrieben (Buchheld, 2000; Buchheld & Walach, 2001; Buchheld & Walach, 2002) und auch eine englische Version des Fragebogens liegt vor (Buchheld, Grossman & Walach, 2001) und wurde mittlerweile mit zufriedenstellenden Ergebnissen psychometrisch getestet (Salstrom, O'Mahen & Michels, 2004); wir können uns also kurz fassen. Inzwischen haben wir weitergehende Studien durchgeführt (Buttenmüller & Kleinknecht, 2001), die wir hier berichten und auf die aufbauend wir eine sorgfältigere Analyse vorlegen können.

Bevor wir dies tun, seien noch zwei weitere Verfahren erwähnt:

1. Brown und Ryan stellten kürzlich ihre Mindfulness and Attention Awarenes Scale (MAAS) vor und eine ganze Reihe sorgfältiger Validierungsstudien (Brown & Ryan, 2003). Das von diesen Autoren vorgelegte Achtsamkeitskonzept unterscheidet sich in einigen zentralen Punkten von der klassischen buddhistischen Sichtweise, denn hier kommt ausschließlich der Aspekt der Aufmerksamkeit für den aktuellen Moment zum Tragen, nicht aber der Aspekt des freundlich-wohlwollenden Annehmens. Die Vermeidung kognitiver Bewertungen und Kategorisierungen wird ebenfalls kaum thematisiert, lediglich „... an open and undivided observation of what is occurring both internally and externally ..." (Brown & Ryan, 2003). Somit entsteht ein Konzept der Achtsamkeit, das hauptsächlich auf (Selbst-)Aufmerksamkeit basiert und dem eine Unachtsamkeit oder Gedankenverlorenheit (engl.: „mindlessness") gegenübergestellt wird. Diese Konzeption wird von den Autoren zu anderen Konzepten der (Gesundheits-)psychologie in Beziehung gesetzt (z.B. Selbstregulation, private und öffentliche Selbstaufmerksamkeit). So entsteht ein Zusammenhang zwischen einer (selbst-)aufmerksamen kognitiven Grundhaltung, die Vermeidungen von schlechten Gewohnheiten und gesundheitsschädlichem Verhalten zur Folge hat und die über eine erhöhte Selbstregulationsfähigkeit zu mehr Wohlbefinden und besserer Gesundheit führt.

In diesem Sinne wurde aus ursprünglich 184 Items mittels psychometrischer Methoden eine 15-Item-Skala gebildet. Die Skala enthält ausschließlich negative (in Richtung „mindlessness") formulierte Aussagen, wie z.B. „I rush through activities without being really attentive to them", die auf einer fünfstufigen Likert-Skala eingeschätzt werden sollen. Die Skala hat einen Generalfaktor, der 95 % der Varianz erklärt und sich auch in weiteren konfirmatorischen Faktorenanalysen bestätigt hat. Der Summenscore dieser Skala erwies sich in der Tat als deutlich korreliert mit verschiedenen Maßen des gesundheitlichen Wohlbefindens bzw. der psychischen Beeinträchtigung. So zeigten Personen, die sich in dieser Skala als sehr (selbst-)aufmerksam/achtsam einschätzten, geringere Scores bezüglich Depressivität (BDI, Beck & Steer, 1987 und CES-D, Radloff, 1977) und Ängstlichkeit (STAI, Spielberger, 1983; POMS Anxiety, McNair, Lorr & Droppelman, 1971) und erwiesen sich als weniger neurotisch (NEO PI Neurotiscism, NEO FFI Neuroticism, Costa & McCrae, 1992).

Die Skala versucht also, ein vom ursprünglichen buddhistischen Konzept eher unabhängiges Konstrukt „Achtsamkeit und (Selbst-) Aufmerksamkeit" zu erfassen. Zwar ist die Konstruktion der Skala und die Begründung durchaus in die aktuelle Diskussion um „Mindfulness-Based Stress Reduction" eingebunden. Unverkennbar ist dennoch die Tendenz, das Konstrukt rein psychologisch ohne Rückgriff auf die buddhistisch-psychologische oder philosophische Tradition zu begründen. Diese Sparsamkeit ist Vor- und Nachteil zugleich. Dadurch wird die Skala theorie- und kontextunabhängig praktisch überall anwendbar. Sie verliert aber auch einige wichtige Elemente der Achtsamkeit: die nicht-urteilende Wahrnehmung, das Sich-selbst-gegenüber-freundlich-Sein, die liebevolle Aufmerksamkeit in kleinen Dingen. Da wir aus unserer Skala ebenfalls eine kontextunabhängige Kurzform destillieren, könnte es ökonomischer sein, diese zu verwenden. Eine deutsche Übersetzung aus der MAAS wurde ebenfalls erstellt und wird gerade getestet (Heidenreich & Michalak, 2003). Im Unterschied zur MAAS von Brown und Ryan erfasst unser Freiburger Fragebogen zur Achtsamkeit (FFA) auch weitere – in der Literatur beschriebene – Merkmale von Achtsamkeit: Urteilslosigkeit, Akzeptanz, Nicht-Identifikation, Neutralität, abnehmende Reaktivität, Ganzheitlichkeit, Nicht-Oberflächlichkeit, einsichtsvolles Verstehen, Prozesshaftigkeit, „Anfängergeist" (Suzuki, 2000) und Absichtslosigkeit.

2. Bishop und Kollegen entwickelten eine Toronto Mindfulness Scale (Bishop et al., 2003, 2004). Eine Skala von ursprünglich 42 Items wurde bei 270 Meditierenden getestet und auf Dimensionalität geprüft. Die 24 Items, die diesen ersten Test überstanden, wurden auf Trennschärfe an Meditierenden untersucht, die viel, wenig oder keine Meditationserfahrung hatten. Alle Items ohne signifikante Trennschärfe wurden verworfen. Übrig blieben zehn Items, die eine eindimensionale Skala mit einer Reliabilität von alpha = .76 bilden. Diese Skala bezieht sich jedoch ausschließlich auf die direkte Evaluation einer gerade durchgeführten Achtsamkeitsmedition. Ihr Ziel ist es zu bestimmen, wie gut es gelang die verschiedenen Aspekte der Achtsamkeit in der Meditation umzusetzen. Dies lässt sich auch klar an der Itemformulierung erkennen: Alle Items beginnen mit Aussagen wie „I noticed ...", „I felt as ..." oder „I was aware of ...".
3. Eine weitere Skala wurde von Bodner und Langer (Bodner & Langer, 2001), gemäß dem Achtsamkeitskonzept von Ellen J. Langer (Langer, 1989) entwickelt. Diese Skala liegt uns leider nicht vor und ist unseres Wissens nach auch nicht publiziert. Es mag dennoch sinnvoll sein darauf hinzuweisen, dass die Achtsamkeits-Konzeption von Langer sich deutlich von den bisher skizzierten unterscheidet. Gemäß Langer (Langer, 1989) zeichnet sich Achtsamkeit v.a. durch die drei folgenden Eigenschaften bzw. Tätigkeiten aus: (1.) „Creating new categories": die geistige Beweglichkeit, über bisherige Denkschemata hinwegzusehen und Informationen neu zu bewerten und zu ordnen; dies erfordert insbesondere eine Aufmerksamkeit für die Situation und deren Kontext. (2.) „Welcoming new information": hier geht es v.a. darum neue Informationen als solche wahrzunehmen und zu beachten und nicht als störend aus-

zublocken. (3.) „More than one view“: Hiermit ist die Fähigkeit zum Perspektivenwechsel gemeint, insbesondere die kognitive Beweglichkeit, Sachverhalte aus verschiedenen Blickwinkeln zu betrachten, bevor man sie bewertet. Diese Konzeption von Langer hat nur noch wenige Gemeinsamkeiten mit den bisher dargestellten. Insbesondere der häufige Rekurs auf verschiedene kognitive Aktivitäten, wie bewerten, ordnen, neu beurteilen, aktives Aufsuchen von neuen Informationen etc. schafft einen unüberbrückbaren Gegensatz zu einer achtsamen Grundhaltung, deren Ziel es ist, die höherinferenten Rückschlüsse und Interpretationen von Sinnesinformationen zunächst möglichst zu vermeiden. Langers Konzeption hat hier offensichtlich mehr Gemeinsamkeiten mit dem Systemischen Denken als mit der bisher erwähnten östlichen Achtsamkeitskonzeption.

Der Freiburger Fragebogen zur Achtsamkeit (FFA)

Wir entschlossen uns also, ein neues Instrument zu konstruieren. Zur Erfassung des Merkmals wurde eine Häufigkeitsskala gewählt. Die einzelnen Items wurden als Statements formuliert, die inhaltlich verschiedene Äußerungsformen von Achtsamkeit darstellen. Der oder die Befragte kann dann selbst die Auftretenshäufigkeit jeder Aussage bezogen auf einen bestimmten vorangegangenen Zeitraum auf einer vierstufigen Skala mit den beiden Polen „fast nie“ und „fast immer“ einschätzen.

Da der Fragebogen die aktuelle Ausprägung von Achtsamkeit messen soll, sind alle Items im Präsens formuliert. Die Skala soll sowohl ausgeprägte als auch geringe Formen von Achtsamkeit einschließen, sodass sie eine ausreichende inhaltliche Validität und Sensitivität besitzt.

Studie 1: Fragebogenkonstruktion

Vorgehen und Methodik

Anhand einer systematischen Literaturstudie über Vipassana-Meditation und Achtsamkeit - unter zu Hilfenahme verschiedener Bücherlisten mit empfohlener Vipassana-Literatur - wurde ein Itempool mit 73 Beispielitems formuliert; einzelne Items wurden aus dem von Teasdale, Segal und Williams (1997) entwickelten unveröffentlichten „Experiences Questionnaire" (deutsche Übersetzung Majumdar & Schmid: „Fragebogen zur Erfassung von Erfahrung und Erleben") übernommen.

Acht Experten und Expertinnen aus dem deutschen Sprachraum, d.h. Personen, die selber Vipasssana-Meditation lehren und/oder über umfassende und langjährige Erfahrung mit Meditation verfügen, stuften die Eignung der einzelnen Items zur Erfassung von Achtsamkeit ein. Items, die als ungeeignet oder von mehr als drei Experten als weniger geeignet eingeordnet wurden, wurden aus dem Itempool entfernt. Weiterhin wurden einzelne Items inhaltlich umformuliert.

Die Vorform des Fragebogens beinhaltete 38 Items für die Hauptuntersuchung.

Zur Bestimmung der psychometrischen Qualität der Fragebogenitems und der Skala sowie zur Erfassung der Dimensionalität des Merkmals Achtsamkeit wurde eine Prä-Post-Messung gewählt.

Die Vorform des Fragebogens wurde zu zwei Messzeitpunkten an vier verschiedene Stichproben von Vipassana-Kursteilnehmerinnen und -teilnehmern vergeben. Jeweils am Anfang (t1) und am Ende (t2) der Kurse wurden die Personen gebeten, den FFA auszufüllen. Der Zeitabstand zwischen den beiden Erhebungszeitpunkten richtete sich nach der jeweiligen Kursdauer (range: 7–11 Tage).

Der Tagesablauf während der Kurse bestand aus 45-minütigen Sitz- und Gehmeditationen im Wechsel, welche nur durch die Mahlzeiten und eine einstündige „Arbeitsmeditation" unterbrochen wurden. Die Gesamtdauer der Meditationspraxis betrug täglich mehr als acht Stunden. Während dieser Zeit ging es fast ausschließlich um die Entwicklung von Achtsamkeit. Selbst während der „Pausen" wurde z.B. achtsames Essen geübt. Abends hielten die Lehrenden einen circa einstündigen „Dharma"-Vortrag zu verschieden Aspekten der Praxis, wie Praxis im Alltag, Sammlung und Konzentration, Achtsamkeit, Vergänglichkeit, Liebe und Mitgefühl. Die Kurse fanden im vollständigen Schweigen statt, mit Ausnahme von Gruppen- und Einzelgesprächen mit den Lehrenden (jeweils circa alle zwei Tage).

Beim FFA handelt es sich um ein quantitatives Verfahren zur Selbstbeurteilung. Das Instrument entspricht formal einer „Eigenschaftsskala" und enthält in der Endform 30 Items. Sieben Items wurden in ihrer Negativ-Form, d.h. entgegen der Schlüsselrichtung („fast nie"-Antwort entspricht einer hohen Ausprägung von Achtsamkeit) formuliert. Die Anordnung der Reihenfolge der Items erfolgte nach dem Zufallsprinzip.

Die Punktwerte der einzelnen Items werden zu einem Gesamtwert summiert, der als Indikator für die Ausprägung von Achtsamkeit dient.

Die Analysestichprobe bestand aus insgesamt 115 Probandinnen und Probanden; jeweils 100 Fragebögen zu t1 und 93 Fragebögen zu t2 waren auswertbar. Davon haben 79 Personen den Fragebogen für beide Erhebungszeitpunkte ausgefüllt.

Itemselektion und Itemrevision

Es wurden die Items in die Endform aufgenommen, die

- einen Trennschärfekoeffizienten von mindestens .40 und
- einen Schwierigkeitsindex von höchstens .80 für den Erhebungszeitpunkt t1 und höchstens .90 für t2 aufweisen (die Festlegung einer unteren Grenze erübrigt sich, da der minimale Wert bei einer Schwierigkeit von .55 und somit im mittleren Bereich liegt).

Die Kriterien für den Trennschärfekoeffizienten liegen hiermit aus inhaltlichen Gründen über den allgemeinen Mindestanforderungen von .30. Wir gingen davon aus, dass Achtsamkeit eher ein unidimensionales Konstrukt mit verschiedenen Facetten ist und optierten deswegen für stärkere Homogenität des Instrumentes.

Im Allgemeinen ist ein Schwierigkeitsindex zwischen .20 und .80 erwünscht (Bortz & Döring, 1995). Da jedoch davon ausgegangen wurde, dass sich der Achtsamkeitsscore nach Kursende erhöht, wurde die obere Grenze des Schwierigkeitsindexes zu t2 auf .90 gesetzt. Acht der ursprünglich 38 Items wurden aufgrund ungenügender statistischer Kennwerte ausgeschlossen. Die restlichen 30 Items wurden in die Endform des Fragebogens aufgenommen.

Bei der Überprüfung der Antwortverteilung fiel außerdem die geringe Spannbreite von zwei Items auf. Keine Person hatte zu t1 und t2 mit „fast nie" auf sie geantwortet. Da sie jedoch aufgrund ihres Aussagegehalts und ihrer inhaltlichen Validität wertvoll für den Fragebogen sind, können diese Mängel möglicherweise durch eine Umformulierung ausgeglichen werden: So wurde Item Nr. 3: *„Ich versuche in Kontakt zu sein mit dem was gerade ist, hier und jetzt"* umformuliert zu *„Ich bin in Kontakt mit meinen Erfahrungen, hier und jetzt"*. Und aus Item Nr. 15: *„Ich erkenne einige Motive und Bedürfnisse, die meinen Handlungen zugrunde liegen"* wurde *„Ich achte auf die Motive meiner Handlungen"*.

Die Endform des Fragebogens (30 Items) ist unter Berücksichtigung der Revision der oben vorgeschlagenen Verbesserungen vorgenommen worden.

Reliabilitätsanalyse der Endform

Die Reliabilitätsanalyse ergab folgende Kennwerte:

	t1	t2
Interne Konsistenzschätzung (Cronbachs Alpha):	.93	.94
Test-Homogenität (mittlere Item-Inter-Korrelation):	.32	.33
Durchschnittliche Itemschwierigkeit:	.64	.74

Cronbachs Alpha beträgt .93 bzw. .94, die Test-Homogenität .32 und .33, die durchschnittliche Itemschwierigkeit liegt bei .64 und .74.

Die fünf Items mit der größten Trennschärfe der Endform für t1 und t2 sind auch nach der Itemselektion gleich geblieben und haben sich lediglich in ihrer Rangfolge etwas geändert.

Die fünf Items mit der größten Trennschärfe (in Klammern) der Endform zu t1:

Item 32 (.69): Ich erkenne, dass ich nicht mit meinen Gedanken identisch bin.
Item 23 (.68): Ich nehme meine Gefühle wahr, ohne auf sie reagieren zu müssen.
Item 27 (.64): Ich nehme unangenehme Erfahrungen an.
Item 3 (.65): Ich versuche in Kontakt zu sein mit dem, was gerade ist, hier und jetzt.
Item 10 (.65): Ich beobachte meine Gefühle, ohne mich in ihnen zu verlieren.

Die fünf Items mit der größten Trennschärfe der Endform zu t2:

Item 23 (.77): Ich nehme meine Gefühle wahr, ohne auf sie reagieren zu müssen.
Item 31 (.70): Ich bin mir selbst gegenüber freundlich, wenn Dinge schief laufen.
Item 17 (.68): Ich beobachte meine Gedanken, ohne mich mit ihnen zu identifizieren.
Item 27 (.65): Ich nehme unangenehme Erfahrungen an.
Item 29 (.62): Ich beobachte das Kommen und Gehen von Erfahrungen.

Die statistischen Kennwerte der Skala zu den beiden Zeitpunkten sind zufriedenstellend (Tabelle 1), die Werte sind relativ normal verteilt.

Tabelle 1: *Statistische Kennwerte der Endform (30 Items) des FFA für die beiden Erhebungszeitpunkte*

Gesamtwert	Zeitpunkt t1 (n = 100)	Zeitpunkt t2 (n = 92)
Mittelwert	77,12	89,4
Standardabweichung	12,45	11,33
Theoretischer Range	30–120	30–120
Tatsächlicher Range	50–115	50–117
Schiefe	0,31	-0,29
Exzess (Kurtosis)	0,33	1,42

Wir prüften das Instrument auf Dimensionalität mit Hilfe einer Hauptkomponentenanalyse mit anschließender orthogonaler Varimax-Rotation. Die Faktorenanalyse wurde für beide Messzeitpunkte getrennt berechnet. Eine Vier-Faktoren-Lösung erschien inhaltlich und statistisch (visuelle Analyse anhand Scree-Plot) am günstigsten. Die extrahierten vier Faktoren können folgendermaßen interpretiert werden: *Gegenwärtige, nicht-identifizierte Aufmerksamkeit, Akzeptierende, nicht-urteilende Haltung, ganzheitliches Annehmen und prozesshaftes, einsichtsvolles Verstehen.* Sie erklären 53.9 % der Gesamtvarianz. Eine Inspektion der unrotierten Faktorenmatrix zeigte allerdings, dass alle Items größer als .44 (t1) bzw. .57 (t2) auf Faktor 1 landen. Zudem haben 25 (t1) bzw. 27 (t2) Items ihre höchste Ladung auf diesem Faktor, der allein 35.2 % bzw. 35.8 % der Gesamtvarianz erklärt. Dies spricht dafür, dass das Konstrukt im Wesentlichen eindimensional ist. Dennoch lässt sich mit Hilfe der Faktorenanalyse eine inhaltliche Struktur zeigen, die einige wesentlichen Merkmale der Achtsamkeit zusammenfasst (Tabelle 2).

Faktorenanalyse der Endform

Tabelle 2: *Beschreibung und Kennwerte der rotierten Vier-Faktoren-Lösung zu t1*

Faktor	Bezeichnung	Aufgekl. Varianz	Interne Konsistenz	Items	Markeritem
1	Gegenwärtige, nicht-identifizierte Aufmerksamkeit	35.2	.90	12	Wenn ich merke, dass ich abwesend war, kehre ich sanft zur Erfahrung des Augenblicks zurück.
2	Akzeptierende, nicht-urteilende Haltung	7.3	.82	7	Ich akzeptiere mich so wie ich bin.
3	Ganzheitliches Annehmen	6.4	.81	7	Ich spüre auch in unangenehme Empfindungen hinein.
4	Prozesshaftes, einsichtsvolles Verstehen	5.0	.76	4	Ich betrachte Dinge aus mehreren Perspektiven.
Gesamt		**53.9**		**30**	

Anmerkung: N = 100; Rotation: Varimax; Markeritem = Item mit der höchsten Ladung auf dem Faktor.

Faktor I beschreibt somit das zentrale Merkmal von Achtsamkeit: *eine gegenwärtige, nicht-identifizierte Aufmerksamkeit* bzw. eine direkte und unmittelbare Teilhabe an der Erfahrung des Momentes. Die Items beschreiben das direkte In-Kontakt-Sein mit der Erfahrung – und zwar so, dass man sich nicht in seinen Gedanken und Gefühlen verliert oder sich mit ihnen identifiziert. Damit ist also auch eine spezielle, achtsame Art und Weise des In-Kontakt-Seins mit seiner eigenen Erfahrung angesprochen. Die auf den Körper gerichtete Achtsamkeit hilft, sich in der gegenwärtigen Erfahrung zu verankern und unterstützt die Nicht-Identifikation mit Gefühlen. Zwei Aussagen beschreiben die Folgen dieser gegenwärtigen, nicht-identifizierten Aufmerksamkeit: innehalten zu können und nicht ständig reagieren zu müssen. Der erste Faktor erklärt 35.2 % der Gesamtvarianz. Die interne Konsistenz (Cronbach-Alpha) liegt bei .90.

In den Aussagen des *zweiten Faktors* kommt eine *akzeptierende, nicht-urteilende Haltung* zum Ausdruck. Sie ist bedingungslos, d.h. sie besteht auch angesichts der eigenen Schwierigkeiten und Fehler oder wenn Dinge schief laufen. Die Items beschreiben einerseits Selbstwertschätzung und -akzeptanz, andererseits Geduld und Offenheit in Bezug auf die eigene Erfahrung und die Mitmenschen. Diese akzeptierende und nicht-urteilende innere Haltung ermöglicht es, den eigenen Beitrag zum persönlichen Leiden mit liebevoller Gelassenheit und Humor betrachten zu können. Mit diesem zweiten Faktor werden 7.3 % der Varianz erklärt. Er zeigt eine interne Konsistenz von .82.

Die Items des *dritten Faktors* beschreiben ein *ganzheitliches Annehmen* von Erfahrungen. Dies zeigt sich einerseits durch das Hineinspüren in und Sich-Nicht-Wehren gegen schmerzhafte und unangenehme Gefühle und Empfindungen, andererseits auch durch das In-Kontakt-Bleiben mit diesen Erfahrungen. Dadurch kann wieder innere Ruhe und Gelassenheit entstehen. Weitere Aussagen weisen auf die erforderliche Erkenntnis hin, denn häufig schafft die Motivation, Schmerz zu vermeiden – durch das Anhaften an angenehmen und die Aversion gegenüber unangenehmen Erfahrungen – zusätzliches Leiden. Faktor III klärt 6.4 % der Varianz auf und die interne Konsistenz liegt bei .81.

Faktor IV zielt auf ein durch Achtsamkeit begründetes *prozesshaftes, einsichtsvolles Verstehen* ab. Die direkte Erkenntnis des ständigen Wandels von Gedanken, Gefühlen und Empfindungen kann die persönliche Erfahrung relativieren und dadurch die eigene Perspektive erweitern. Durch die unmittelbare Wahrnehmung der Vergänglichkeit aller Erfahrungen nimmt auch der Drang, auf jeden Reiz reagieren zu müssen, ab. Dieser Faktor erklärt 5.0 % der Varianz. Seine interne Konsistenz beträgt .76.

Auch zum Erhebungszeitpunkt t2 erscheint eine vierfaktorielle Struktur günstig. Allerdings zeigt sich, dass die Faktorenstruktur - obwohl inhaltlich sehr ähnlich - nicht identisch mit derjenigen zum ersten Messzeitpunkt ist. Denkbar wäre, dass sich durch die intensive Achtsamkeitsmeditation, die zwischenzeitlich für die Teilnehmer stattgefunden hat, das Konstrukt selber bzw. die Einstellung der Teilnehmer zu ihm verändert hat. Andererseits ist das Verhältnis von Personen zu Items mit etwa 3:1 für eine stabile Schätzung der Faktorenstruktur noch nicht optimal, sodass die Instabilität auch reine Zufallsschwankung sein könnte.

Erste Validitätshinweise

Neben der sorgfältigen Konstruktion, die eine inhaltliche Validität gewährleistet, ergaben sich in dieser ersten Studie auch Hinweise auf die Validität des Instrumentes: Der Fragebogen bildet eine erwartete Erhöhung der Achtsamkeit in Folge eines Meditationsretreats ab und trennt Personen mit wenig Meditationspraxis zum Zeitpunkt vor dem Intensivkurs von solchen, die mehrmals täglich üben.

Veränderungssensitivität

Wie aus Tabelle 1 ersichtlich, konnte das Instrument eine Verbesserung der Achtsamkeit von im Durchschnitt 77.12 zum ersten Zeitpunkt auf 89.40 Punkte zum zweiten Zeitpunkt abbilden. Dieser Effekt ist mit $z = -6.99$ ($p < 0.001$) hoch signifikant (Wilcoxon Test).

TRENNFÄHIGKEIT

Personen, die zum Zeitpunkt t1 bereits mehrmals täglich üben (Mittelwert = 87.88), und solche, die keine Praxis haben (Mittelwert = 77.5), unterscheiden sich mit einer Standardabweichung signifikant voneinander. Die Werte der anderen Personen sind erwartungsgemäß auf einem Kontinuum dazwischen angeordnet.

Vorläufiges Fazit und weiterer Forschungsbedarf

Der FFA stellt also ein Instrument dar, das Achtsamkeit reliabel und offenbar auch einigermaßen valide erfassen kann. Mit 30 Items ist es ein ökonomisches und doch breit angelegtes Instrument, das verschiedene Facetten der Achtsamkeit abbilden kann. Es zeigt auch bei der selegierten Stichprobe von Teilnehmern an Intensivkursen für Achtsamkeitsmeditation immer noch eine erstaunliche Streubreite und schöpft seinen vollen Range nicht aus. Die psychometrischen Eigenschaften sind gut und die Reliabilität des Gesamtinstrumentes mit alpha = .93 sehr gut. Die Faktorenanalysen sind wegen der vergleichsweise geringen Probandenzahl noch als vorläufig anzusehen und es ist davon auszugehen, dass die faktorielle Dimensionalität eher unserem Gliederungswunsch entgegenkommt als die Wirklichkeit abbildet. Achtsamkeit ist schließlich schon definitionsgemäß ein ganzheitliches Konstrukt.

Es ist unser analytisches Bestreben, es in einzelne Komponenten und Dimensionen zu zergliedern, um es leichter fassbar und verstehbar zu machen. Die Ergebnisse unserer Analyse zeigen beides: Achtsamkeit ist gegliedert in einzelne Elemente, die durch die Faktorenanalyse abgebildet werden können. Aber insgesamt müssen wir Achtsamkeit doch als ein einziges, unteilbares Konstrukt sehen, so wie unser Instrument einen Gesamtfaktor erfasst.

Was wir allerdings nicht wissen ist, ob Achtsamkeit ein allgemeingültiges Konstrukt oder sehr stark kontext- und theorieabhängig ist. Es wäre ja immerhin denkbar, dass der Fragebogen nur von solchen Personen sinnvoll ausgefüllt werden kann, die eine entsprechende theoretische Schulung erhalten haben, also mit den entsprechenden Begriffen im Sinne der Achtsamkeitsdoktrin umzugehen gelernt haben. Andere Personen könnten ja möglicherweise semantisch ganz andere Sachverhalte mit den Begriffen verbinden, die von Personen aus dem Kontext der Achtsamkeitsmeditation als Beispiel für Achtsamkeit verstanden werden.

Menschen ohne den Hintergrund der Achtsamkeitsmeditation könnten vielleicht einige Items als kompletten Unsinn werten. Damit wären die Informationen des Fragebogens in einem anderen als dem expliziten Achtsamkeitskontext unbrauchbar. Außerdem haben wir keinerlei Vorstellungen davon, wie das Konstrukt mit vergleichbaren oder verwandten psychologischen Konstrukten zusammenhängt und ob es eine Relevanz für therapeutische Prozesse außerhalb der Achtsamkeitstradition im engeren Sinne hat.

Wir haben aus diesem Grunde eine zweite Studie unternommen, die diese Fragen mindestens teilweise klären sollte (Buttenmüller & Kleinknecht, 2001).

Studie 2: Validierung und Replikation

Das Ziel dieser Untersuchung war ein mehrfaches:

1. die ursprünglich mit dem FFA erzielten Ergebnisse zu reproduzieren,
2. das Konstrukt Achtsamkeit mit bekannten psychologischen Konstrukten wie Selbstaufmerksamkeit und Dissoziation, sowie psychologischer Symptombelastung in Zusammenhang zu bringen und
3. das Instrument auch an verschiedenen Populationen zu erproben, die von Achtsamkeit im engen Wortsinn keine konzeptuellen Vorstellungen haben.

Messinstrumente

In dieser Erhebung wurden folgende Instrumente eingesetzt:

- FFA: Freiburger Fragebogen zur Achtsamkeit (Buchheld, 2000); siehe oben.
- SAM: Fragebogen zur Erfassung dispositionaler Selbstaufmerksamkeit (Filipp & Freudenberg, 1989). Dieser Fragebogen erfasst Selbstaufmerksamkeit als Persönlichkeitsmerkmal, gegliedert in private und öffentliche Selbstaufmerksamkeit. *Private Selbstaufmerksamkeit* bezieht sich dabei auf Metakognitionen bezüglich seiner eigenen Person: Beobachtung der eigenen Gefühle und Gedanken, Erkennen der eigenen Beweggründe und Motive, Kenntnis der eigenen Person. Im Unterschied zur Achtsamkeit beziehen sich Aspekte der Selbstaufmerksamkeit ausschließlich auf Kognitionen und Metakognitionen, während Achtsamkeit weiter gefasst ist. *Öffentliche Selbstaufmerksamkeit* bezieht sich auf die Wahrnehmung der eigenen Person in Bezug auf andere: Bewusstheit darüber, wie man sich präsentiert und erscheint, wie andere über einen selbst denken etc.
- FDS: Fragebogen zu Dissoziativen Symptomen (Freiberger, Spitzer & Stieglitz, 1999). Dissoziation ist ein altbekanntes klinisches Merkmal, das viel Ähnlichkeit mit einem Negativpol von Achtsamkeit aufweist. Damit meint man die Abtrennung kognitiver Prozesse vom Erleben und die Isolation einzelner Erlebnisinhalte, Amnesie und automatisches Handeln ohne Bewusstheit. Die eingesetzte, weit verbreitete Skala erfasst Dissoziation in vier Dimensionen und einem Gesamtwert. Die Dimensionen sind *Amnesie, Absorption, Derealisation* und *Konversion.*
- SCL-90: Symptomchecklist als Maß psychischer Belastung (Franke, 1995). Die SCL-90 ist ein bewährtes, wohlbekanntes und viel verwendetes Screening-Maß für psychische Belastung in vielen Dimensionen. Die Ergebnisse können in neun verschiedenen Subskalen dargestellt werden oder in einem Gesamtmaß der Belastung.

Stichproben

Retreat-Teilnehmer

In Anlehnung an Buchheld (2000) wurden 85 Personen gewonnen, die an Achtsamkeitskursen teilnahmen und vor und nach dem Kurs die Fragebögen ausfüllten. Nach dem Kurs waren noch 65 Personen bereit, die Fragebögen auszufüllen. Die Stichprobe der Retreat-Teilnehmer wurde dann anschließend mit dem ursprünglichen Datensatz verbunden.

Normalbevölkerung

86 Personen, die keine weiteren Verbindungen zu buddhistischen oder Meditationskonzepten hatten, wurden für die Untersuchung gewonnen. Dabei wurde darauf geachtet, dass nicht nur Studenten, sondern eine größere Bandbreite von Personen die Fragebögen ausfüllte. Diese Stichprobe wurde durch Aushänge und persönliche Anfrage aus dem Bekanntenkreis rekrutiert. Mit einem mittleren Alter von 34,4 Jahren (Range 19–54), dabei 47 Frauen und Abitur als mittlerem Abschluss ist diese Stichprobe sicher nicht repräsentativ. Da aber nur acht dieser Personen Meditationserfahrung hatten, ist sie mindestens für die Frage tauglich, ob und inwiefern die Items dieses Instrumentes außerhalb des Meditationskontextes verständlich sind.

Klinische Stichprobe

Eine klinische Stichprobe von insgesamt 117 Personen nahm an der Untersuchung teil. Darunter waren 28 Personen mit Borderline-Störung aus einem entsprechenden Behandlungsprogramm der psychiatrischen Universitätsklinik Freiburg. Die anderen Personen waren in psychotherapeutischer Rehabilitation, in einem psychiatrischen Landeskrankenhaus stationär untergebracht oder in ambulanter psychotherapeutischer Behandlung. Aufgrund logistischer Probleme war es nicht möglich, von diesen Probanden diagnostische Daten zu erhalten, da die Fragebögen von ihren Therapeuten auf freiwilliger Basis an Patienten weitergereicht und von diesen an uns anonym zurückgesandt wurden. Eine Markierung der Fragebögen mit Diagnosekategorien wurde von der überwiegenden Mehrheit der teilnehmenden Therapeuten abgelehnt.

Aus ökonomischen und inhaltlichen Gründen wurden nicht alle Fragebögen an alle Probanden ausgeteilt. Der FFA wurde von allen Personen ausgefüllt. FDS und SAM wurde an alle Probandengruppen außer denjenigen in ambulanter Psychotherapie ausgegeben. Bei letzteren äußerten die Psychotherapeuten Sorge, dass sonst eine Überforderung auftreten könnte. Hingegen wurde bei den Psychotherapiepatienten die SCL-90 eingesetzt, nicht aber bei den anderen Probandengruppen.

Itemanalysen

Die Itemanalyse über alle auswertbaren Datensätze zeigt eine gute Normalverteilung. Einzelheiten sind in Tabelle 3 aufgeführt. Die Kennwerte fallen gegenüber der ersten Untersuchung leicht ab. Dies hängt, wie eine Inspektion der Itemstatistiken zeigt, vor allem damit zusammen, dass sechs Items unzureichende Trennschärfen unter $r < 0{,}30$ aufweisen.

Es handelt sich dabei um folgende Items[2] (Trennschärfe):

2. *Ich erkenne, dass ich nicht mit meinen Gedanken identisch bin (–0.06)*
7. *Ich bleibe mit unangenehmen, schmerzhaften Empfindungen und Gefühlen in Kontakt (0.04)*

[2] Die Itemnummerierung ist bei der Endversion im Vergleich zur Testversion verändert worden; daher stimmt die hier verwendete Nummerierung nicht mit denen in den früheren Publikationen bzw. im Bericht über Studie 1 überein. Alle Angaben zu Itemnummern beziehen sich auf die 30-Itemversion, die am Ende des Textes als Anhang abgedruckt ist.

9. *Ich lasse mich von meinen Gedanken und Gefühlen leicht wegtragen (0.24)*
13. *Ich verliere mich im Inhalt meiner Gedanken. (0.28)*
16. *Ich sehe, wie ich mir selbst Leiden schaffe (0.1)*
27. *Ich wehre mich innerlich gegen unangenehme Gefühle* (0.13).

Tabelle 3: *Item-Statistik der Validierungsuntersuchung*

	Gesamtskala (30 Items)	Reduzierte Skala (24 Items)	Kurzform (14 Items)	Kurzform (14 Items)	Kurzform (14 Items)
Stichprobe	Gesamt	Gesamt	Normal	Gesamt	Klinisch
N (nur erste Messung, Datensätze ohne fehlende Werte)	225	232	74	246	103
Mittelwert	75,06	60,02	37,24	34,52	31,17
Standardabweichung	11,38	10,59	5,63	6,77	7,18
Schiefe	-0,24	-0,23	0,08	-0,13	0,36
Exzess	-0,33	-0,31	-0,40	-0,32	-0,32
Range (theoretisch)	46–103 (30–120)	35–85 (24–96)	25–51 (14–56)	18–52 (14–56)	18–52 (14–56)
Cronbachs Alpha	0,87	0,89	0,79	0,86	0,86
Mittlere Iteminterkorrelation	0,18	0,26	0,21	0,30	0,31

Diese Items sind im Sinne der Achtsamkeitserfassung als sehr schwer zu erachten. Das bedeutet, dass nur sehr wenige Menschen sie ohne explizite Kenntnis der Achtsamkeitsmeditation in einer konsistenten Weise und analog zu anderen Indikatoren von Achtsamkeit beantworten. Sie erfordern teilweise theoretische Kenntnis des Konstruktes und werden selbst von solchen Personen, die auf dem Achtsamkeitsweg bereits vorangekommen sind, häufig negativ beantwortet.

Eine Analyse der Skala an der Gesamtstichprobe ohne diese Items ergibt wiederum passable Werte (Tabelle 3). Eine weitere Analyse zeigt, dass die Normalbevölkerung, die keine Meditationserfahrung hat, offenbar viele Aussagen nicht oder semantisch anders versteht, als dies im Achtsamkeitskontext wünschenswert wäre. Analysiert man diese Stichprobe separat und entfernt all jene Items, die unzureichende Trennschärfe aufweisen, so erhält man eine Kernskala, die aus 14 Items besteht. Diese weist selbst an dieser kleinen Teilstichprobe der Normalbevölkerung akzeptable Kennwerte auf (Tabelle 3). Wendet man nun in einem vierten Analyseschritt diese Kurzform wiederum auf die Gesamtstichprobe an (Tabelle 3, vorletzte Spalte), so erhält man eine Skala mit akzeptablen psychometrischen Kennwerten. Diese Kurzform mit 14 Items ist psychometrisch und semantisch offenbar robust. Sie zeigt auch in der Teilstichprobe der klinischen Population und der Teilpopulation der Meditierenden aus beiden Untersuchungen (Daten nicht gezeigt) ähnliche Werte und ist einigermaßen homogen und reliabel. Auch wenn man den Gesamtdatensatz von 341 Fällen aus beiden Untersuchungen zugrunde legt, werden die Werte der Kurzform, die an 246 Fällen aus Untersuchung 2 ermittelt wurden, ziemlich genau reproduziert.

Diese verkürzte, robuste Version enthält folgende Items:

1. Ich bin offen für die Erfahrung des Augenblicks.
3. Ich spüre in meinen Körper hinein, sei es beim Essen, Kochen, Putzen, Reden.
4. Wenn ich merke, dass ich abwesend war, kehre ich sanft zur Erfahrung des Augenblicks zurück.
5. Ich kann mich selbst wertschätzen.
8. Ich achte auf die Motive meiner Handlungen.
17. Ich sehe meine Fehler und Schwierigkeiten, ohne mich zu verurteilen.
21. Ich bin in Kontakt mit meinen Erfahrungen, hier und jetzt.
22. Ich nehme unangenehme Erfahrungen an.
24. Ich bin mir selbst gegenüber freundlich, wenn Dinge schief laufen.
25. Ich beobachte meine Gefühle, ohne mich in ihnen zu verlieren.

26. In schwierigen Situationen kann ich innehalten.
28. Ich erlebe Momente innerer Ruhe und Gelassenheit, selbst wenn äußerlich Schmerzen und Unruhe da sind.
29. Ich bin ungeduldig mit mir und meinen Mitmenschen.
30. Ich kann darüber lächeln, wenn ich sehe, wie ich mir manchmal das Leben schwer mache.

Diese Items können somit als der Kern des Achtsamkeitskonstruktes angesehen werden, der von Laienpersonen ohne explizite theoretische Kenntnis der Achtsamkeitsmeditation verstanden wird, sowie von Menschen in psychotherapeutischer Behandlung und von Meditierenden gleichermaßen. Die Kurzform korreliert mit der Langform mit r = .95 und hat mit Alpha = .86 verglichen mit der Langform immer noch eine akzeptable Reliabilität.

Dimensionalität

Eine Faktorenanalyse wurde zunächst über die Gesamtversion aller 30 Items nur bei der Teilpopulation der 156 Retreat-Teilnehmer[3] aus beiden Studien zum ersten Messzeitpunkt gerechnet. Es ergibt sich, ähnlich wie bei der ersten Untersuchung, eine kumulierte Varianzaufklärung von 51,2 % und eine vierfaktorielle Lösung. Nach Varimax-Rotation ergibt sich folgende Zuordnung von Items zu Faktoren (Tabelle 4).

Die ursprüngliche Faktorenstruktur lässt sich nur approximativ wiedererkennen. Man sieht sofort, dass vor allem diejenigen Items, die in der robusten Kurzversion auftauchen und die deshalb kennzeichnend für einen kontextunabhängigen Achtsamkeitsbegriff sind, oftmals nicht rein zuordenbar sind. Dies spricht wiederum für einen Generalfaktor und zeigt, dass die dimensionale Auffächerung des Kon-

[3] Unterschiedliche Fallzahlen ergeben sich daraus, dass für diese Analyse nur Fälle mit kompletten Datensätzen verwendet wurden.

struktes nur orientierend sein kann. Man kann die ursprünglich gefundene Faktorenstruktur und Benennung beibehalten, allerdings wechseln einige Items den Faktor.

Tabelle 4: *Faktoranalyse aller 30 Items an der Stichprobe aller 156 Retreat-Teilnehmer*

Item	Faktor-zuordnung	Ladung	Abweichungen gegenüber erster Analyse
1. *Ich bin offen für die Erfahrung des Augenblicks*	F2	.50	
2. Nicht mit Gedanken identisch	F1	.50	
3. *Ich spüre in meinen Körper hinein*	F3 F1	.52 .27	F1
4. *Wenn ich merke dass ich abwesend war kehre ich sanft zur Erfahrung des Augenblicks zurück*	F1 F3	.52 .41	
5. ***Ich kann mich selber wertschätzen***	**F2**	**.76**	
6. Gefühle im Körper	F3	.67	F1
7. In Kontakt mit schmerzhaften Gefühlen	F3	.68	
8. *Ich achte auf die Motive meiner Handlungen*	F3 F4	.44 .44	F3
9. Wegtragen lassen	F1	.67	
10. Nicht auf alles reagieren	F1 F4	.51 .43	F4
11. Beobachte Gedanken	F1	.67	
12. Gedanken wie sie kommen und gehen	F1	.62	
13. Verliere mich im Inhalt	F1	.63	
14. Flüchtigkeit bewusst	F1	.62	F4
15. Mehrere Perspektiven	F4	.55	
16. Mir selbst Leiden schaffe	**F4**	.72	F3

Item	Faktor-zuordnung	Ladung	Abweichungen gegenüber erster Analyse
17. *Ich sehe meine Fehler und Schwierigkeiten, ohne mich zu verurteilen*	F2	.63	
18. Gefühle wahrnehmen	**F1**	**.72**	
19. Akzeptiere mich	**F2**	**.80**	
20. Spüre in unangenehme Empfindungen hinein	F3	.67	
21. *Ich bin in Kontakt mit meinen Erfahrungen hier und jetzt*	F3 F1 F2	.57 .35 .34	F1
22. *Ich nehme unangenehme Erfahrungen an*	F3 F4	.47 .30	F3
23. Kommen und Gehen	F1	.61	F4
24. Ich bin mir selbst gegenüber freundlich, wenn Dinge schief laufen	**F2**	**.75**	
25. *Ich beobachte meine Gefühle, ohne mich in ihnen zu verlieren*	F1	.64	
26. *In schwierigen Situationen kann ich innehalten*	F2 F1	.43 .32	F1
27. Wehre mich gegen Gefühle	F3 F2 F1	.40 .37 .30	F3
28. *Ich erlebe Momente innerer Ruhe und Gelassenheit, selbst wenn äußerlich Schmerzen und Unruhe da sind*	F2 F1 F3	.40 .34 .25	F3
29. *Ich bin ungeduldig mit mir und meinen Mitmenschen*	F1	.59	F2
30. *Ich kann darüber lächeln, wenn ich sehe, wie ich mir das Leben schwer mache*	F4 F2	.56 .43	F2

Anmerkung: **Fett:** Markeritems mit Ladung über .70; *kursiv:* Items der Kurzversion.

Dieser Eindruck wird verstärkt, wenn man anschließend an eine Varimax-Rotation eine hierarchisch-schiefwinklige Rotation durchführt. Dabei wird ein gemeinsamer Varianzanteil und ein für jeden Faktor spezifischer Anteil isoliert. Zum einen erkennt man, dass alle Faktoren zwischen r = 0.48 und r = 0.59 relativ hoch miteinander korrelieren. Zum anderen wird sichtbar, dass der gemeinsame Varianzanteil sehr hoch ist. Die Ladungen auf dem gemeinsamen Sekundärfaktor liegen alle zwischen 0.34 und 0.6, zum überwiegenden Teil um 0.5 herum, während die Ladungen auf den speziellen Primärfaktoren nur in wenigen Fällen über 0.5 liegen, meistens darunter. Dies scheint uns ein deutlicher Hinweis darauf zu sein, dass die Dimensionalität des Konstruktes nicht überstrapaziert werden sollte. Achtsamkeit ist ein ganzheitlicher Zustand, der zwar begrifflich und in der Analyse gegliedert werden kann, aber phänomenologisch und im Erleben der Personen offenbar nicht in unabhängige Elemente zerfällt. Dies wird durch die dimensionale Analyse bestätigt.

Analysiert man die Kernversion, dann zeigt sich das gleiche Bild: Die vierfaktorielle Lösung lässt sich nur mit Mühe aufrechterhalten. Sie schöpft zwar 58 % der Varianz ab, der Eigenwert der letzten beiden Faktoren liegt aber nur unwesentlich über 1 und der erste Faktor allein sammelt 35 % Varianz ein. Gerade in dieser Kurzversion finden sich viele Items mit deutlichen Doppelladungen oder gar mit nicht sinnvoll aufteilbaren Ladungen.

Die Dimensionalitätsanalyse zeigt also, dass wir es mit einem Generalfaktor zu tun haben, der zwar phänomenologisch in die Komponenten nicht-identifizierende Aufmerksamkeit, nicht urteilende Haltung, Annehmen und Verstehen gegliedert ist. Diese Gliederung ist aber oberflächlich und nicht als Ensemble selbstständiger Teile zu werten.

Konstruktvalidierung

Die Ergebnisse der Konstruktvalidierungen sind in Tabelle 5 zusammengefasst.

DES: Aus dem FDS kann man auch einen mit der amerikanischen Originalarbeit vergleichbaren Summenwert bilden, ohne die im FDS neu hinzugekommenen Items. Dieser wird als DES bezeichnet und ist im Grunde nur eine etwas verkürzte Summe des FDS, aber zu Vergleichszwecken mit anderen Studien aus dem englischen Sprachraum nützlich. Wir berichten beide Werte. Die DES-Werte sind also jene, die dem Originalinstrument äquivalent sind; der FDS Summenwert enthält noch Information aus neuen Items.

Die private Selbstaufmerksamkeit korreliert mit r = 0.30 bzw. r = 0.29 signifikant mit dem Gesamtwert des FFA bzw. mit der Kurzform, desgleichen eine Unterskala, Selbstkenntnis, wohingegen öffentliche Selbstaufmerksamkeit negativ korreliert. Alle Dissoziationsteilskalen bis auf die Amnesie-Skala korrelieren signifikant negativ im moderaten Bereich, ebenso die Gesamtskalen. Auch der GSI-Gesamtbelastungsindex aus der SCL-90 ist negativ und signifikant mit dem FFA korreliert. Die Teilskalen sind ebenfalls negativ und signifikant mit dem FFA korreliert (nicht gezeigt). Außerdem haben Personen mit längerer Meditationserfahrung einen signifikant höheren FFA-Wert.

Tabelle 5: *Korrelationen des FFA mit anderen Instrumenten, Gesamtstichprobe*

	FFA 30 Items	FFA Kurzversion
Selbstaufmerksamkeit		
SAM Private Selbstaufmerksamkeit	**0,33**	**0,29**
SAM Selbstkenntnis	**0,57**	**0,55**
SAM öffentliche Selbstaufmerksamkeit	-0,16	-0,18
Dissoziation		
DES Amnesie	-0,05	-0,08
DES Absorption	**-0,31**	**-0,31**
DES Derealisation	**-0,31**	**-0,33**
DES Konversion	**-0,26**	**-0,26**
DES* Gesamt	**-0,28**	**-0,29**
FDS	**-0,30**	**-0,31**
Psychische Belastung		
GSI (SCL-90)	**-0,33**	**-0,40**
Andere Indikatoren		
Meditationserfahrung in Jahren	**0,31**	**0,28**

Anmerkungen: Hervorgehoben: signifikante Korrelationen mit $p < 0.05$; * Aus dem FDS kann man auch einen mit der amerikanischen Originalarbeit vergleichbaren Summenwert bilden, ohne die im FDS neu hinzugekommenen Items. Dieser wird als DES bezeichnet und ist im Grunde nur eine etwas verkürzte Summe des FDS, aber zu Vergleichszwecken mit anderen Studien aus dem englischen Sprachraum nützlich. Wir berichten beide Werte. Die DES-Werte sind jene, die dem Originalinstrument äquivalent sind; der FDS Summenwert enthält noch Information aus neuen Items.

Wir ersehen daraus, dass private Selbstaufmerksamkeit – vor allem der Aspekt der Selbstkenntnis – ein signifikanter Anteil der Achtsamkeit ist, diese aber bei Weitem nicht ausschöpft. Umgekehrt ist Achtsamkeit mit niedriger Dissoziation gekoppelt. Je stärker jemand dissoziativ verarbeitet, desto weniger achtsam ist er. Interessanterweise gilt aber auch hier, dass Achtsamkeit offenbar über das Dissoziationskonzept hinausgeht, weil die gemeinsame Varianz maximal 10 % ausmacht. Es ist im Übrigen interessant zu sehen, dass sich die Werte für den Gesamt-FFA und die Kurzversion praktisch nicht unterscheiden - ein weiterer Hinweis für die Brauchbarkeit der Kurzskala. Dass Achtsamkeit negativ mit dem Indikator für psychische Belastung korreliert ist zeigt, dass Achtsamkeit ein therapeutisch relevantes Konstrukt sein könnte.

Veränderungssensitivität

Die FFA-Summenwerte verändern sich für alle Retreat-Teilnehmer von 36,4 für die Kurzform bzw. 78,3 für die Langform vor dem Retreat signifikant auf 42,2 bzw. 89,4 nach dem Kurs.

Trennschärfe

Personen, die häufig meditieren und solche die weniger häufig meditieren unterscheiden sich signifikant voneinander (p = 0,013; Kruskall Wallis), ebenso wie Personen der Normalstichprobe bzw. Retreat-Teilnehmer von der klinischen Stichprobe (p = 0,001, Kruskall Wallis). Letztere hat mit 31 bzw. 69 einen deutlich niedrigeren FFA-Wert als Retreat-Teilnehmer mit 36,5 bzw. 79 oder die Normalbevölkerung mit 37 bzw. 79.

Diskussion

Die Validierungsuntersuchung zeigt, dass der *Freiburger Fragebogen zur Achtsamkeit* (FFA) ein brauchbares, reliables und valides Instrument ist. Es wurde in der Normalbevölkerung genauso wie bei Retreat-Teilnehmern und bei einer klinischen Stichprobe getestet. Es hat sich dabei gezeigt, dass manche Items offenbar semantisch problematisch sind und sowohl von Personen mit psychischen Problemen als auch von Menschen ohne Meditationshintergrund nicht oder komplett anders verstanden werden, als von solchen Menschen, die den Fragebogen im Rahmen einer Achtsamkeitsmeditationsübung ausfüllen. Es war deshalb naheliegend, eine Kernskala zu isolieren, die das Konstrukt der Achtsamkeit robust und unabhängig vom theoretischen Kontext der Achtsamkeitsmeditation im engeren Sinne abbilden kann. Die 14 Items dieser Kurzform sind jene, die auch bei der Stichprobe der Retreat-Teilnehmer das Konstrukt in seiner Breite erfassen. Die Items entstammen allen Faktoren bzw. sind solche, bei denen eine faktorielle Zuordnung von vornherein schwierig bzw. instabil bei unterschiedlichen Teilstichproben war.

Die schiefwinklige Rotation der Faktorenanalyse hat ohnedies ergeben, dass eine orthogonale Faktorenstruktur und eine klare Auftrennung des Konstruktes nicht sinnvoll ist, sondern eher ein Gesamtfaktor anzunehmen ist, der viel Varianz sammelt und der phänomenologisch in verschiedenen Facetten beschrieben werden kann. Insofern erscheint die Kurzversion als ein robuster Kompromiss. Diese Kurzskala kann nun in allen Kontexten angewandt werden, während wir die Langform vor allem für spezielle Forschungskontexte im Bereich der Achtsamkeitsforschung empfehlen.

Dass die Skala Achtsamkeit einigermaßen valide abbildet, belegen die Validitätsindikatoren, die wir gesammelt haben: Der FFA zeigt eine signifikante Zunahme der Achtsamkeit nach einem intensiven Retreat. Der Fragebogen trennt solche Personen mit häufiger Meditationspraxis deutlich von denen mit geringerer; er steht in Zusammenhang mit der Meditationserfahrung. Die moderat positiven Korrelationen mit der privaten Selbstaufmerksamkeit und die faktische Nullkorrelation mit der öffentlichen Selbstaufmerksamkeit bestätigen das Bild: Selbstaufmerksamkeit ist ein Teilaspekt von Achtsamkeit, Achtsamkeit geht aber weit über Selbstaufmerksamkeit hinaus. Die öffentliche Selbstaufmerksamkeit mit ihrer Ich-zentrierten Befasstheit, mit dem eigenen Erscheinungsbild und der eigenen Wahrnehmung würde durch Achtsamkeit eher aufgelöst als verstärkt. Die moderat negativen Korrelationen mit Indikatoren der Dissoziation passen ins Bild, ist doch Dissoziation ein Gegenpol zu Achtsamkeit. Gleichzeitig sind die Korrelationen in einem Bereich, in dem in der Regel nicht viel mehr als 10 % Varianz gemeinsam ist.

Es bleibt also ein nicht unerheblicher Teil dessen, was das Achtsamkeitskonstrukt umfasst, von diesen am nächsten stehenden und bekannten psychologischen Konstrukten nicht erfasst. Mit anderen Worten: Achtsamkeit ist offenbar ein neues Konstrukt, das nicht einfach nur den Gegenpol zu Dissoziation darstellt oder das gleiche ist wie Selbstaufmerksamkeit. Durch das urteilslose Verweilen bei der inneren Erfahrung und die Haltung des freundlichen Annehmens der eigenen Erfahrung wird etwas abgebildet, was wesentlich näher an der eigentlichen Erfahrung und weiter von kognitiven Konstrukten entfernt ist. Es bliebe zu klären, inwiefern andere psychologische Konstrukte verwandt sind, etwa das Flow-Erleben, die Absorptionsfähigkeit - soweit sie nicht schon von Dissoziation erfasst ist - oder Aspekte der Hypnotisierbarkeit und der Suggestibilität. Dies bleibt weiteren Untersuchungen überlassen.

Die Tatsache, dass erhöhte Achtsamkeit in der klinischen Stichprobe signifikant und moderat negativ mit dem globalen Belastungsindex der SCL-90 und auch mit allen Teilskalen korreliert, stimmt zuversichtlich. Es passt ins Bild, das wir aus klinischen Studien haben, und das zeigt, dass Achtsamkeitspraxis zu einer Symptomreduktion und zu einer Steigerung des Wohlbefindens führt. Klinisch Tätige wissen bereits seit geraumer Zeit, dass das spezielle Therapiekonzept, das Marsha Linehan für Borderline-Patienten entwickelt hat (Bohus et al., 2000; Linehan, 1994), einige Berührungspunkte zum Achtsamkeitskonzept aufweist.

Die von uns vorgeschlagene Kurzskala mit 14 Items korreliert mit allen Indikatoren beinahe identisch zur Langform. Dies dürfen wir als Beleg dafür ansehen, dass die beiden Skalen inhaltlich ähnlich valide sind. Die Tatsache, dass die Kurzform mit der Langform mit r = .95 praktisch ideal korreliert, unterstreicht diesen Sachverhalt.

Probanden der ersten Untersuchung haben immer wieder einzelne Items zwischen den vier Antwortmöglichkeiten angekreuzt und so zu fehlenden Werten beigetragen. Dies könnte man als Hinweis darauf interpretieren, dass das vierstufige Antwortformat zu wenig differenzierend ist. Für Menschen mit einem ausgeprägten Konzept für Achtsamkeit mag das auch leicht verständlich sein. Wir werden deshalb in Zukunft untersuchen, inwiefern eine fünf- oder wohl besser sechsstufige Skalierung angemessener ist. Denkbar wäre, noch zwei Antwortformate zwischen die Endpole zu schalten und damit das Konstrukt in jede Richtung dreistufig auszufalten. Bevor diese Frage aber nicht ausreichend untersucht ist, erscheint uns das vorliegende Format besser geeignet, zumal vor allem bei Personen ohne entsprechenden theoretischen Hintergrund wohl eher eine Überforderung in der Differenzierung zu erwarten ist.

Wir sind also der Meinung, dass man Achtsamkeit - alle Einschränkungen im Bewusstsein haltend - mit unserem Fragebogen zur Erfassung der Achtsamkeit valide, ökonomisch und reliabel erfassen kann. Die Kurzform eignet sich zur Anwendung in allgemeinen und vielleicht vor allem in psychotherapeutischen Kontexten. Hier wäre interessant zu erfahren, inwiefern Therapiefortschritte möglicherweise über eine Vermehrung der Achtsamkeit vermittelt werden bzw. davon begleitet sind. Sie ist außerdem auch dann angebracht, wenn Untersuchungsteilnehmer keinerlei Konzept von Achtsamkeit im eigentlichen Sinne des Wortes mitbringen. Wir würden nach wie vor die Langversion favorisieren, wenn es um Achtsamkeitsforschung im engeren Sinne geht, also um die Untersuchung der Entwicklung und der Manifestation von Achtsamkeit, vielleicht in eigens dafür vorgesehenen Trainings wie etwa jenem von Kabat-Zinn oder im Zusammenhang von Meditationskursen. Wir hoffen, dass wir dazu angeregt haben, dem Achtsamkeitskonzept auch außerhalb der eigentlichen Achtsamkeitsmeditationspraxis ein bisschen zur Beachtung zu verhelfen und würden uns über Zusammenarbeit vor allem mit klinisch Tätigen freuen.

Literatur

Atmanspacher, H. (1993). *Die Vernunft der Metis. Theorie und Praxis einer integralen Wirklichkeit.* Stuttgart: Metzler.

Bankart, C.P. (2003). Five manifestations of the Buddha in the west: A brief history. In K.H. Docket, G.R. Dudley-Grant & C.P. Bankart (Eds.), *Psychology and Buddhism: From individual to global community* (pp. 45–69). New York/Boston/Dordrecht: Kluwer Academic/Plenum.

Bankart, C.P., Dockett, K.H. & Dudley-Grant, G.R. (2003). On the path of the Buddha: A psychologist's guide to the history of Buddhism. In K.H. Docket, G.R. Dudley-Grant & C.P. Bankart, *Psychology and Buddhism: From individual to global community* (pp. 13–44). New York/Boston/Dordrecht: Kluwer Academic/Plenum.

Beck, A.T. & Steer, R.A. (1987). *Beck Depression Inventory – Manual.* San Antonio: The Psychological Association.

Bishop, S.R., Lau, M., Segal, Z.V., Anderson, N., Abbey, S., Devins, G., Shapiro, S., Carslon, L. & Carmody, J. (2003). Development and validation of the Toronto mindfulness scale (Abstract). *Society for Psychotherapy Research, 147.* 34th Annual Meeting, June 25 to 29, Weimar, Germany.

Bishop, S.R., Lau, M., Shapiro, S., Carlson, L., Anderson, N.D., Carmody, J., Segal, Z.V., Abbey, S., Speca, M., Velting, D. & Derins, G. (2004). Mindfulness: A proposed optional definition. *Clinical Psychology: Science and Practice, 11,* 230–241.

Bodner, T.E. & Langer, E.J. (2001). *Individual differences in mindfulness: the mindfulness/mindlessness scale.* Poster presented at the 13th Annual American Psychological Society Convention. Toronto, Ontario, Canada.

Bohus, M., Haaf, B., Stiglmayr, C., Pohl, U., Böhme, R. & Linehan, M.M. (2000). Evaluation of inpatient dialectical-behavioral therapy for borderline personality disorder – a prospective study. *Behaviour Research and Therapy, 38,* 875–887.

Bortz, J. & Döring, N. (1995). *Forschungsmethoden und Evaluation.* Berlin: Springer.

Brown, K.W. & Ryan, R.M. (2003). The benefit of being present: mindfulness and its role in psychological well-being. *Journal of Personality and Social Psychology, 84,* 822–848.

Buchheld, N. & Walach, H. (2001). Achtsamkeitsmeditation in Vipassana-Meditation und Psychotherapie. Forschungsstand und aktuelle Perspektiven. In W. Belschner, J. Galuska, H. Walach & E. Zundel *Perspektiven Transpersonaler Forschung.* Jahresband 1 des DKTP (S. 65–86). Oldenburg: BIS.

Buchheld, N. & Walach, H. (2002). Achtsamkeit in Vipassana-Meditation und Psychotherapie. Die Entwicklung des „Freiburger Fragebogens zur Achtsamkeit". *Zeitschrift für Klinische Psychologie, Psychiatrie und Psychotherapie, 50,* 153–172.

Buchheld, N. (2000). *Achtsamkeit in Vipassana-Meditation und Psychotherapie. Die Entwicklung des „Freiburger Fragebogens zur Achtsamkeit" (FFA).* Frankfurt/Main: Peter Lang.

Buchheld, N., Grossman, P. & Walach, H. (2001). Measuring mindfulness in insight meditation (vipassana) and meditation-based psychotherapy: The development of the Freiburg Mindfulness Inventory (FMI). *Journal for Meditation and Meditation Research, 1,* 11–34.

Buttenmüller, V. & Kleinknecht, N. (2001). *Validierung des Freiburger Fragebogens zur Achtsamkeit (FFA).* Psychologisches Institut der Albert-Ludwigs-Universität Freiburg (unveröffentlichte Diplomarbeit).

Costa, P.T. Jr. & McCrae, R.R. (1992). *Revised NEO Personality Inventory (NEO PI-R) and NEO Five-Factor Inventory (NEO-FFI): Professional manual.* Odessa, FL: Psychological Assessment Resources.

Dockett, K.H., Dudley-Grant, G.R. & Bankart, C.P. (Eds.) (2003). *Psychology and buddhism: From individual to global community.* New York/Boston: Kluwer Academic/Plenum.

Filipp, S.-H. & Freudenberg, E. (1989). *Der Fragebogen zur Erfassung dispositionaler Selbstaufmerksamkeit (SAM-Fragebogen).* Göttingen: Hogrefe.

Frambach, L. (1993). *Identität und Befreiung in Gestalttherapie, Zen und christlicher Spiritualität.* Petersberg: Via Nova.

Franke, G. (1995). *Die Symptom-Checklist von Derogatis (SCL-90-R).* Weinheim: Beltz.

Freyberger, H.J., Spitzer, C. & Stieglitz, R.D. (1999). *Fragebogen zu Dissoziativen Symptomen (FDS).* Bern: Huber.

Gebser, J. (1949). *Ursprung und Gegenwart. (1. Bd.: Die Fundamente der aperspektivischen Welt – Beitrag zu einer Geschichte der Bewusstwerdung).* Stuttgart: Deutsche Verlagsanstalt.

Gebser, J. (1953). *Ursprung und Gegenwart. Zweiter Band: Die Manifestationen der aperspektivischen Welt – Versuch einer Konkretion des Geistigen.* Stuttgart: Deutsche Verlagsanstalt.

Grossman, P., Schmidt, S., Niemann, L. & Walach, H. (2004). Mindfulness based stress reduction and health: A meta-analysis. *Journal of Psychosomatic Research, 57* (1), 35–43.

Heidenreich, T. & Michalak, J. (2003). *Die deutsche Übersetzung der MAAS* (Unveröffentlichtes Manuskript). Wolfgang-Goethe-Universität Frankfurt.

Kabat-Zinn, J. (1982). An outpatient program in behavioural medicine for chronic pain patients based on the practice of mindfulness meditation: Theoretical considerations and preliminary results. *General Hospital Psychiatry, 4,* 33–47.

Kabat-Zinn, J. (1996). *Gesund durch Meditation. Das große Buch der Selbstheilung.* München: Barth.

Kabat-Zinn, J. (1998). *Im Alltag Ruhe finden: Das umfassende praktische Meditationsprogramm für alle Lebenslagen.* Freiburg: Herder.

Kabat-Zinn, J., Lipworth, L. & Barney, R. (1985). The clinical use of mindfulness meditation for the self-regulation of chronic pain. *Journal of Behavioral Medicine, 8,* 163–190.

Kabat-Zinn, J., Lipworth, L. & Barney, R. (1987). Four-year follow-up of a meditation-based program for the self-regulation of chronic pain: Treatment outcomes and compliance. *Clinical Journal of Pain, 2,* 159–173.

Langer, E.J. (1989). *Mindfulness.* Reading, MA: Addison-Wesley.

Linehan, M.M. (1994). Dialektische Verhaltenstherapie bei Borderline-Persönlichkeitsstörungen. In M. Zielke & J. Sturm (Hrsg.), *Handbuch stationärer Verhaltenstherapie* (S. 796–804). Weinheim: Psychologie Verlags Union.

Majumdar, M. (2000). *Achtsamkeitsmeditation und Gesundheit. Eine Beobachtungsstudie.* Essen: KVC.

Majumdar, M. & Walach, H. (2001). Achtsamkeitsmeditation und Gesundheit. Eine Outcome-Evaluation. In W. Belschner, J. Galuska, H. Walach & E. Zundel (Hrsg.), *Perspektiven Transpersonaler Forschung, Jahresband 1 des DKTP* (S. 87–88). Oldenburg: BIS.

Majumdar, M., Grossman, P., Dietz-Waschkowski, B., Kersig, S. & Walach, H. (2002). Does mindfulness meditation contribute to health? Outcome evaluation of a German sample. *Journal of Alternative and Complementary Medicine, 8,* 719–730.

McNair, D.M., Lorr, M. & Droppelman, L.F. (1971). *Profile of mood states.* San Diego, CA: Educational and Industrial Testing Service.

Radloff, L.S. (1977). The CES-D scale: A self-report depression scale for research in the general population. *Applied Psychological Measurement, 1,* 385–401.

Salstrom, S., O'Mahen, H. & Michels, K. (2004). *Measuring mindfulness: Factor structure of the Freiburg Mindfulness Inventory.* Poster Association for the Advancement of Behavior Therapy.

Segal, Z.V., Williams, J.M.G. & Teasdale, J.D. (2002). *Mindfulness-based cognitive therapy for depression: A new approach to preventive relapse.* New York: Guilford. (Deutsch erschienen 2008: *Die Achtsamkeitsbasierte Kognitive Therapie der Depression – Ein neuer Ansatz zur Rückfallprävention.* Tübingen: dgvt-Verlag.)

Slunecko, T. (1996). *Wissenschaftstheorie und Psychotherapie. Ein konstruktiv-realistischer Dialog.* Wien: WUV-Wiener Universitätsverlag.

Slunecko, T. & Mayer, H. (1999). Das Hindernis und die Schwelle. In T. Slunecko, O. Vitouch, C. Korunka, H. Bauer & B. Flatschacher, *Psychologie des Bewusstseins–Bewusstsein der Psychologie. Giselher Guttmann zum 65. Geburtstag* (S. 219–232). Wien: WUV - Wiener Universitätsverlag.

Spielberger, C.D. (1983). *Manual for the State-Trait Anxiety Inventory: STAI* (Form Y). Palo Alto, CA: Consulting Psychologists Press.

Suzuki, S. (2000). *Zen-Geist, Anfänger-Geist.* Berlin: Theseus.

Teasdale, J.D., Segal, Z.V. & Williams, J.M.G. (1995). How does cognitive therapy prevent depressive relapse and why should attentional control (mindfulness) training help? *Behavior Research and Therapy, 33,* 25–39.

Teasdale, J.D., Segal, Z.V. & Williams, J.M.G. (1997). *Experiences Questionnaire.* (Unpublished manuscript).

Teasdale, J.D., Segal, Z.V., Williams, J.M.G., Ridgeway, V.A., Soulsby, J.M. & Lau, M.A. (2000). Prevention of relapse/recurrence in major depression by mindfulness-based cognitive therapy. *Journal of Consulting and Clinical Psychology, 68,* 615–623.

Varela, F.J. (1991). *The embodied mind. Cognitive science and human experience.* Massachusetts: MIT.

Anhang

Freiburger Fragebogen zur Achtsamkeit (FFA) – 30-Item-Version

Nina Rose & Harald Walach

Freiburger Fragebogen zur Achtsamkeit (FFA)

Dieser Fragebogen soll Ihre Achtsamkeit erfassen. Bitte beziehen Sie dabei die Aussagen auf die letzten ___ Tage. Kreuzen Sie bitte bei jeder Frage die Antwort an, die am besten auf Sie zutrifft.

Wir möchten Sie bitten, so ehrlich und spontan wie möglich zu antworten. Es gibt keine „richtigen" oder „falschen" und keine „guten" oder „schlechten" Antworten.

Ihre persönlichen Erfahrungen sind uns wichtig.

Vielen Dank für Ihr Bemühen!

		fast nie	eher selten	relativ oft	fast immer
1	Ich bin offen für die Erfahrung des Augenblicks.	❑	❑	❑	❑
2	Ich erkenne,dass ich nicht mit meinen Gedanken identisch bin.	❑	❑	❑	❑
3	Ich spüre in meinen Körper hinein, sei es beim Essen, Kochen, Putzen, Reden.	❑	❑	❑	❑
4.	Wenn ich merke, dass ich abwesend war, kehre ich sanft zur Erfahrung des Augenblicks zurück.	❑	❑	❑	❑
5.	Ich kann mich selbst wertschätzen.	❑	❑	❑	❑
6.	Ich nehme wahr, wie sich meine Gefühle im Körper ausdrücken.	❑	❑	❑	❑
7.	Ich bleibe mit unangenehmen, schmerzhaften Empfindungen und Gefühlen in Kontakt.	❑	❑	❑	❑
8.	Ich achte auf die Motive meiner Handlungen.	❑	❑	❑	❑
9.	Ich lasse mich von meinen Gedanken und Gefühlen leicht wegtragen.	❑	❑	❑	❑
10.	Ich merke, dass ich nicht auf alles reagieren muß, was mir gerade in den Sinn kommt.	❑	❑	❑	❑
11.	Ich beobachte meine Gedanken, ohne mich mit ihnen zu identifizieren.	❑	❑	❑	❑
12.	Ich beobachte meine Gedanken, wie sie kommen und gehen.	❑	❑	❑	❑
13.	Ich verliere mich im Inhalt meiner Gedanken.	❑	❑	❑	❑
14.	Ich bin mir der Flüchtigkeit und Vergänglichkeit meiner Erfahrungen bewusst.	❑	❑	❑	❑
15.	Ich betrachte Dinge aus mehreren Perspektiven.	❑	❑	❑	❑
16.	Ich sehe, wie ich mir selbst Leiden schaffe.	❑	❑	❑	❑

	fast nie	eher selten	relativ oft	fast immer
17. Ich sehe meine Fehler und Schwierigkeiten, ohne mich zu verurteilen.	❑	❑	❑	❑
18. Ich nehme meine Gefühle wahr, ohne auf sie reagieren zu müssen.	❑	❑	❑	❑
19. Ich akzeptiere mich so wie ich bin.	❑	❑	❑	❑
20. Ich spüre auch in unangenehme Empfindungen hinein.	❑	❑	❑	❑
21. Ich bin in Kontakt mit meinen Erfahrungen, hier und jetzt.	❑	❑	❑	❑
22. Ich nehme unangenehme Erfahrungen an.	❑	❑	❑	❑
23. Ich beobachte das Kommen und Gehen von Erfahrungen.	❑	❑	❑	❑
24. Ich bin mir selbst gegenüber freundlich, wenn Dinge schief laufen.	❑	❑	❑	❑
25. Ich beobachte meine Gefühle, ohne mich in ihnen zu verlieren.	❑	❑	❑	❑
26. In schwierigen Situationen kann ich innehalten.	❑	❑	❑	❑
27. Ich wehre mich innerlich gegen unangenehme Gefühle.	❑	❑	❑	❑
28. Ich erlebe Momente innerer Ruhe und Gelassenheit, selbst wenn äußerlich Schmerzen und Unruhe da sind.	❑	❑	❑	❑
29. Ich bin ungeduldig mit mir und meinen Mitmenschen.	❑	❑	❑	❑
30. Ich kann darüber lächeln, wenn ich sehe, wie ich mir manchmal das Leben schwer mache.	❑	❑	❑	❑

Bitte überprüfen Sie noch einmal, ob Sie auch keine Zeile ausgelassen haben.

Vielen Dank für Ihre Mitarbeit!

Freiburger Fragebogen zur Achtsamkeit (FFA) – Kurzversion (14 Items)

Freiburger Fragebogen zur Achtsamkeit (FFA) - Kurzversion

Dieser Fragebogen soll Ihre Achtsamkeit erfassen. Bitte beziehen Sie dabei die Aussagen auf die letzten ___ Tage. Kreuzen Sie bitte bei jeder Frage die Antwort an, die am besten auf Sie zutrifft.

Wir möchten Sie bitten, so ehrlich und spontan wie möglich zu antworten. Es gibt keine „richtigen" oder „falschen" und keine „guten" oder „schlechten" Antworten.

Ihre persönlichen Erfahrungen sind uns wichtig.

Vielen Dank für Ihr Bemühen!

	fast nie	eher selten	relativ oft	fast immer
1. Ich bin offen für die Erfahrung des Augenblicks.	❑	❑	❑	❑
2. Ich spüre in meinen Körper hinein, sei es beim Essen, Kochen, Putzen, Reden.	❑	❑	❑	❑
3. Wenn ich merke, dass ich abwesend war, kehre ich sanft zur Erfahrung des Augenblicks zurück.	❑	❑	❑	❑
4. Ich kann mich selbst wertschätzen.	❑	❑	❑	❑
5. Ich achte auf die Motive meiner Handlungen.	❑	❑	❑	❑
6. Ich sehe meine Fehler und Schwierigkeiten, ohne mich zu verurteilen.	❑	❑	❑	❑
7. Ich bin in Kontakt mit meinen Erfahrungen, hier und jetzt.	❑	❑	❑	❑

	fast nie	eher selten	relativ oft	fast immer
8. Ich nehme unangenehme Erfahrungen an.	❑	❑	❑	❑
9. Ich bin mir selbst gegenüber freundlich, wenn Dinge schief laufen.	❑	❑	❑	❑
10. Ich beobachte meine Gefühle, ohne mich in ihnen zu verlieren.	❑	❑	❑	❑
11. In schwierigen Situationen kann ich innehalten.	❑	❑	❑	❑
12. Ich erlebe Momente innerer Ruhe und Gelassenheit, selbst wenn äußerlich Schmerzen und Unruhe da sind.	❑	❑	❑	❑
13. Ich bin ungeduldig mit mir und meinen Mitmenschen.	❑	❑	❑	❑
14. Ich kann darüber lächeln, wenn ich sehe, wie ich mir manchmal das Leben schwer mache.	❑	❑	❑	❑

Bitte überprüfen Sie noch einmal, ob Sie auch keine Zeile ausgelassen haben.

Vielen Dank für Ihre Mitarbeit!

Kapitel 23

Achtsamkeit und Akzeptanz in der Psychotherapie: Resümee

Johannes Michalak & Thomas Heidenreich

Zusammenfassung: *Im folgenden, abschließenden Kapitel möchten wir uns einigen unserer Meinung nach grundlegenden Aspekten zuwenden, die sich uns bei der Lektüre der Kapitel dieses Buches besonders aufgedrängt haben. Zum einen werden wir das Verhältnis zwischen wissenschaftlicher Forschung und spirituellem Wissen diskutieren, zum anderen die Frage, inwieweit achtsamkeits- und akzeptanzbasierte Interventionen eher Psychotherapietechniken oder spirituelle Wege sind. Die Auswahl der Aspekte kann dabei nicht dem Anspruch auf Vollständigkeit gerecht werden,*[1] *sondern folgt eher dem, was uns persönlich nach dem Lesen des Buches als besonders wichtig erschien.*

Liebe Leserin, lieber Leser!

Nehmen Sie sich bitte einige Augenblicke Zeit, um achtsam Ihre eigenen Reaktionen nach Lektüre der einzelnen Kapitel dieses Buches wahrzunehmen. Sind Sie verärgert ... oder ernüchtert ... oder begeistert ...? Gemäß dem Thema des vorliegenden Buches - Achtsamkeit und Akzeptanz - sollten Sie Ihre Reaktion, wie auch immer sie ausgefallen sein mag, wertschätzen - denn „berechtigt" sind sicherlich viele Reaktionen.

---

[1] Für eine Diskussion weiterer Aspekte siehe z.B. Dimidjian & Linehan (2003), Heidenreich & Michalak (2003).

Korrespondenzadresse: Johannes.Michalak@rub.de

Heidenreich, T. & Michalak, J. (2009). *Achtsamkeit und Akzeptanz in der Psychotherapie - Ein Handbuch* (3., überarbeitete und erweiterte Auflage). Tübingen: dgvt-Verlag.

Erfahrungsbasiertes Wissen und Wissenschaft

Zum einen ist die möglicherweise aufgetretene Verärgerung bei Personen, die sich dem empirisch orientierten Vorgehen verpflichtet fühlen, sicherlich nachvollziehbar. Wie in den meisten Kapiteln dieses Buches deutlich geworden sein dürfte, räumen die Autoren der empirischen Fundierung von achtsamkeits- und akzeptanzbasierten Ansätzen zwar einen hohen Stellenwert ein, die auf empirischer Methodik beruhenden Befunde stellen aber in den meisten der vorgestellten Ansätze nicht die einzige Quelle von Wissen dar. Eine andere Art des Wissens kommt hinzu - beziehungsweise stellt das Fundament dar: das Wissen, das ich auf der Grundlage meiner eigenen und individuellen Erfahrung im Umgang mit dem Üben von Achtsamkeit und Akzeptanz erworben habe. Dieses Wissen weist eine besondere Qualität auf: es ist intuitiv, nicht konzeptuell (auch wenn Konzepte und Vorstellungen, z.B. aus dem spirituellen Bereich, die Entwicklung dieser Art von Wissen fördern können) und hat sein Fundament in der körperbezogenen Erfahrung des gegenwärtigen Augenblicks. Es ist damit auch nicht statisch, sondern dynamisch. Es setzt die Bereitschaft voraus, immer wieder von neuem - als Anfänger - zu beginnen.

Doch welchen Stellenwert hat dieses Wissen? Diese Frage stellt unserer Auffassung nach einen zentralen Aspekt dar, der über die Art und Weise entscheidet, wie achtsamkeits- und akzeptanzbasierte Prinzipien im Rahmen der klinischen Anwendung - vor allem in Zeiten einer effizienzorientierten Gesundheitsversorgung - integriert werden können. Unterschiedliche Beantwortungen dieser Frage sind möglich. Die erste Antwort geht vom Primat der wissenschaftlichen Perspektive aus: Nur Erkenntnisse, die auf der Grundlage der wissenschaftlichen bzw. der empirischen Methodik gewonnen sind, sind letztlich ernstzunehmen. Die Erfahrung des Einzelnen kann zwar nützlich sein, sie ist in ihrer Subjektivität allerdings äußerst fehlerbehaftet. Ihr Wert kann darin bestehen, dass sie, neben anderen Elementen (z.B. Alltagswissen, bestehenden wissenschaftlichen Erkenntnissen), von Forschern im Rahmen der Entwicklung von Theorien und Hypothesen genutzt wird, oder dass sie direkter Forschungsgegenstand ist (etwa wenn Erfahrungen von Meditierenden in wissenschaftlichen Studien untersucht werden), ihr kommt aber keine darüber hinausgehende eigenständige Bedeutung zu. Auch Therapeuten sollten nur sehr bedingt auf diese Art des subjektiven Wissens zurückgreifen und bei ihren Entscheidungen vor allem auf objektivierbare Daten zurückgreifen.

Unserer Meinung nach – und damit schließen wir uns der Haltung an, die Jon Kabat-Zinn und Paul Grossman in ihren Kapiteln vertreten – ist diese Position allerdings nicht geeignet, zu einer Integration zu führen, in der die lebendige Essenz von Achtsamkeit bewahrt wird und in die klinische Arbeit einfließen kann. Sie führt letzten Endes zu einer Abwertung dessen, worum es bei der Übung von Achtsamkeit zentral geht: der Wertschätzung des – letztlich „geheimnisvollen" – Kontakts mit dem Hier-und-Jetzt. Mit „geheimnisvoll" soll dabei keineswegs eine mystische Verstiegenheit bezeichnet werden, sondern „einfach" die unmittelbare Erkenntnis, dass die Erfahrung des gegenwärtigen Augenblicks eine weitaus größere Fülle und Tiefe hat, als jemals durch unsere Konzepte und Theorien gespiegelt werden kann.

Trotzdem verweist unserer Meinung nach der mögliche Ärger des sich empirischer Methodik Verpflichteten auf einen wertvollen Kern – auf die Gefahr, sein therapeutisches Handeln nur subjektiven Urteilen zu überlassen und damit als Therapeut oder als Wissenschaftler möglicherweise die Rolle eines „Gurus" einzunehmen, mit all den Gefahren, die damit verbunden sein können (siehe Jaeggi & Möller, 2004). Als zentrale Gefahren sehen wir dabei das Aufoktroyieren von spirituellen Weltbildern, ideologisches Abblocken anderer Vorstellungen von Wissen und gelungenem Leben, Vernachlässigung der Frage, ob ein Weg, der für einen selbst gut und richtig erscheint, auch für andere gut und richtig ist. Besonders kritisch erscheint uns auch die Vernachlässigung der Frage, ob therapeutische Maßnahmen, die einem plausibel und in der Praxis als wirksam erscheinen, unter der Einnahme einer wissenschaftlichen und damit intersubjektivierbaren Perspektive auch „wirklich" wirksam sind, beziehungsweise ebenso wirksam sind wie andere Maßnahmen und Therapieangebote.

Die zweite mögliche Antwort auf die Frage nach dem Verhältnis von Wissenschaft und Erfahrung geht vom absoluten Primat des „spirituellen Wissens" aus. Gemäß dieser Perspektive ist die empirisch-wissenschaftliche Beschäftigung mit Meditation und Achtsamkeit prinzipiell dem Gegenstand nicht angemessen. Das vorliegende Buch könnte durch seinen empirischen Bezug dementsprechend Leser verärgern, die wissenschaftlicher Forschung – oder wissenschaftlicher Forschung im Bereich Meditation – skeptisch und reserviert gegenüberstehen. Gemäß dieser Position erscheint die gewählte Herangehensweise möglicherweise reduktionistisch und verkürzend, sie zerstört die lebendige Essenz eines spirituellen Weges durch ihren Fokus auf Effizienz und Objektivität. Unserer Meinung nach ist auch diese Sichtweise des Absolutsetzens der spirituellen Erfahrung verkürzend. Vor allem die Frage, ob überhaupt und wenn ja, in welcher Form sich in einer spirituellen Tradition entwickelte Prinzipien, Haltungen und Übungen zur Behandlung von psychischen Störungen und psychologischen Schwierigkeiten in einer stark säkularisierten Gesellschaft und im heutigen Gesundheitssystem zum Wohl von Patienten und deren Umfeld praktizieren lassen, scheint uns nicht nur durch Rückgriff auf persönliche Erfahrungen des Einzelnen entscheidend zu sein. Auch wer am eigenen Leib erfahren hat, wie heilsam eine auf Achtsamkeit basierende Lebensführung ist, sollte seine Begeisterung zwar wertschätzen und als Motiv wirksam werden lassen, er sollte sich aber nicht dazu verleiten lassen, in einem automatisierten Schluss diesen Weg als den für alle Menschen und für alle Arten von Schwierigkeiten richtigen Weg zu propagieren. Nach unserer Meinung spielt an dieser Stelle die wissenschaftliche Forschung eine wichtige Rolle, indem sie Kriterien an Behandlungen anlegt (z.B. Heilung bzw. Besserung von Störungen mit Krankheitswert, Verbesserung der Lebensqualität), die auf breitem gesellschaftlichen Konsens beruhen und die heutzutage im Rahmen empirischer Untersuchungen methodisch gut zu erfassen und zu überprüfen sind. Reduktion von psychischen Symptomen, Reduzierung von Rückfallraten und Verbesserung der Lebensqualität sind dabei für die Betroffenen, aber auch für die Gesamtgesellschaft insgesamt wichtige – zum Teil lebenswichtige – Aspekte und es erscheint deswegen nur verantwortungsvoll, Auswirkungen von therapeutischen Maßnahmen auf diese Aspekte mit den methodisch besten Studien zu untersuchen.

Aber auch die Verärgerung von Personen, die empirischer Forschung im Bereich Achtsamkeit skeptisch gegenüberstehen, hat sicherlich einen wertvollen Kern – sie verweist darauf, dass die auf Intersubjektivierung und Effizienzkriterien beruhende (Psychotherapie-)Forschung immer nur eine umgrenzte Perspektive auf den Menschen liefert. Der Wert des Menschen und auch der Wert der Achtsamkeit sollte nicht auf Messbares und Intersubjektivierbares reduziert werden. Wie wichtig auch messbare Symptomreduktion, Rückfallprophylaxe und Steigerung der Lebensqualität für die Betroffenen und die Gesellschaft sein mögen – sie erfassen aus einer spirituellen Sichtweise immer nur „Oberflächenaspekte" des Menschen. Aus einer spirituellen Perspektive sind auch Personen, die keine Symptomreduktion oder Verbesserung der Lebensqualität erleben oder die Rückfälle erleiden, letztendlich keine „Behandlungsmisserfolge", und wie der Samen der Achtsamkeit auch bei solchen Personen wirkt, erscheint wiederum in dem Sinne „geheimnisvoll", der jenseits von Konzepten wie Gesund/ Krank, Erfolg/Misserfolg liegt.

Darüber hinaus lassen sich aus unserer Sicht aus der buddhistischen Perspektive wertvolle Mahnungen bezüglich des Umgangs mit Konzepten und Theorien ableiten. So nützlich und elaboriert wissenschaftliche Theorien beispielsweise zur empirischen Erfassung von Achtsamkeit (siehe Bishop et al., 2004; Walach, Rose, Buttenmüller, Kleinknecht & Schmidt, in diesem Band) oder zu Wirkmechanismen und Auswirkungen achtsamkeitsbasierter Prinzipien auch sein mögen, letztendlich sind sie immer „nur" gedankliche Konstrukte und das, was Patienten zu ihren gedanklichen Konstrukten vermittelt wird – dass sie eben Gedanken und damit mentale Phänomene und nicht die Wirklichkeit sind –, gilt sicherlich auch für wissenschaftliche Theorien. Solche Mahnungen können möglicherweise helfen, einem reifizierenden und fixierenden Umgang mit Theorien vorzubeugen, der die Gefahr in sich trägt, einen lebendigen Umgang mit dem, was sich im Hier-und-Jetzt zeigt, zu erschweren.

Wie Kabat-Zinn in seinem Kapitel schreibt, besteht also die Herausforderung darin, eine Integration von Achtsamkeitsprinzipien und Psychotherapie zu vollziehen, die die Integrität und die Stärken beider Seiten wahrt. Entscheidend hierfür dürfte die Sichtweise sein, dass beide Seiten verschiedene, aber *komplementäre* Epistemologien einbringen, die sich gegenseitig ergänzen können, die aber auch ihre eigenen Grenzen und Beschränktheiten erkennen sollten. In diesem Sinne erscheint uns ein auf gegenseitigem Respekt begründetes dialogisches Vorgehen von entscheidender Bedeutung, wie es beispielsweise auf der Grundlage neuerer erkenntnistheoretischer Positionen (siehe z.B. Gergen, 2002) vorgeschlagen wird.

Achtsamkeit: Technik oder spiritueller Weg?

Ein weiterer, eher grundlegender und mit dem oben Diskutierten eng verbundener Aspekt, der beim Leser Verärgerung oder Skepsis ausgelöst haben könnte, ist die Frage, inwieweit die vorgestellten Behandlungsprogramme eher technisch verstanden werden sollten oder inwiefern die Behandlungen über rein technische Aspekte hinausgehen und zu „tieferen“ Veränderungen anregen als klassische Psychotherapieangebote. Kurz ausgedrückt: haben wir es bei achtsamkeits- und akzeptanzbasierten Interventionen mit Psychotherapietechniken oder mit spirituellen Wegen zu tun? Ein Teil der Leser mag hier befürchten, dass Patienten, die eigentlich Hilfe bei der Bewältigung von psychischen Schwierigkeiten oder Störungen suchen, mit Hilfe achtsamkeitsbasierter Therapien über den Hintereingang „spirituell missioniert“ werden; andere Leser mögen befürchten, dass Meditation und das Prinzip Achtsamkeit einer auf Effizienz und Zielerreichung fixierten Gesundheitstechnologie geopfert werden.

Unserer Meinung nach hängt bei der Beantwortung dieser Frage viel davon ab, was unter dem schillernden Begriff „Spiritualität“ verstanden wird. Eine rein technizistische Anwendung achtsamkeitsbasierter Interventionen dürfte in der Tat den Kern des Gemeinten zerstören. Werden Übungen beispielsweise ohne eigenen Erfahrungshintergrund des Therapeuten vermittelt, dürfte eine mechanische, wenig flexible und stark konzeptgebundene Anwendung resultieren. Die Verwendung von Achtsamkeit und Akzeptanz als psychotherapeutische „Strategie" birgt darüber hinaus die Gefahr, sie als einen „Trick" zu instrumentalisieren, mit dem bestimmte kurzfristige Ziele, wie beispielsweise Linderung der Depression, erreicht werden sollen. Achtsamkeitsbasierte Therapien gehen auch über die Vermittlung von Coping- und Bewältigungsstrategien in umgrenzten Situationen oder Veränderungen bezüglich umschriebener dysfunktionaler psychischer Prozesse hinaus. Sie versuchen vielmehr, eine neue, umfassende und ganzheitliche Veränderung in der Art des Sich-in-Beziehung-Setzens mit sich und seinen Erfahrungen zu vermitteln – und zwar nicht nur in umschriebenen Situationen, sondern als ein *generelles Lebensprinzip*.

Eine gelungene Verinnerlichung des Achtsamkeitsprinzips dürfte in dem Sinn spirituell sein, als dass sie zu einer ganzheitlichen Veränderung des Lebens-*Gefühls* einer Person führt – zur Entdeckung des Wertes des *gegenwärtigen Augenblicks* in seiner Tiefe und Weite sowie des Wertes des *Erlebens* dieser Gegenwart. „Klassische" spirituelle Themen wie Vertrauen oder Geduld werden dabei auf der Ebene der konkreten Erfahrungen bei der Übung aktuell. So verlangt es zumindest ein rudimentäres Vertrauen in die letztendliche „Gutheit des Seins", sich der „Weisheit des Atems und des Körpers" zu überlassen oder seine Ziele und Konzepte loszulassen – ein Vertrauen, das auch bei Fortgeschrittenen immer nur vorläufig und rudimentär sein kann und somit in ständiger Veränderung begriffen ist. In diesem auf konkreter Erfahrung beruhenden Sinne erscheinen auch achtsamkeitsbasierte Therapien im klinischen Kontext als spirituelle Wege.[2] Und auf diese

2 Uns erscheint in diesem Zusammenhang bemerkenswert, dass die heutzutage dominierende Trennung von Medizin bzw. Gesundheitsfürsorge und spirituellen Aspekten medizinhistorisch betrachtet keineswegs selbstver-

auf konkreter Erfahrung beruhenden Weise erscheint es uns auch möglich, allgemeine Lebensfragen, ethische Prinzipien oder religiöse Fragen im Rahmen der Behandlung aufzugreifen, wenn Patienten daran Interesse zeigen (dabei ist davon auszugehen, dass viele Patienten an solchen Fragen interessiert sind; siehe z.B. Murken, 1997). Letztlich erscheint uns aber die Frage weitgehend offen, inwieweit ein expliziterer Einbezug von im engeren Sinne spirituellen Themen (z.B. Achtsamkeit als Weg zur Erfahrung der wahren Natur der Wirklichkeit) auch unter einer klinischen Perspektive vorteilhaft sein könnte (siehe auch Dimidjian & Linehan, 2003). Die in diesem Band vorgestellten Ansätze sind alle durch eine große Zurückhaltung in diesem Punkt gekennzeichnet, allerdings weisen sie einen unterschiedlichen Grad an „Säkularisierung" auf. Während in der Achtsamkeitsbasierten Kognitiven Therapie von Segal, Williams und Teasdale (2002/2008) Achtsamkeitsübungen als psychologische Methode angesehen werden, die weitgehend herausgelöst aus ihrem spirituellen Kontext praktiziert werden können, betont beispielsweise Marlatt (2002) in seinem achtsamkeitsbasierten Rückfallprophylaxe-Programm für Alkoholabhängige die Verwurzelung der Achtsamkeitspraxis in buddhistischen Prinzipien. Unserer Meinung nach muss allerdings der Einbezug von spirituellen Themen in die Behandlung nicht mit dem Einbezug buddhistischer Lehren gleichgesetzt werden. Vielmehr erscheint uns Achtsamkeit den Boden zu bereiten und die Offenheit dafür zu vergrößern, sich der spirituellen Dimension des Menschseins bewusst zu werden, wobei dann sowohl buddhistische/östliche als auch christlich/westliche Vertiefungen möglich sind (siehe Enomiya-Lassalle, 1992; Kopp, 2002). Liegen solche Themen während einer Behandlung also „in der Luft", erscheint es aus unserer Sicht durchaus legitim, sie im Geiste des Respekts vor der Haltung des Patienten in die Behandlung einzuschließen.

---

ständlich ist und eher die Ausnahme bildet. In den meisten Gesellschaften und Epochen sind Gesundheitsfragen und spirituelle Aspekte mehr oder weniger eng miteinander verknüpft gewesen (siehe Bergdolt, 1999).

Doch gerade im klinischen Kontext darf die Vermittlung des Achtsamkeitsprinzips nicht mit einer dogmatischen Haltung und einer Missionierung hinsichtlich spiritueller Weltbilder verbunden sein. Dem Therapeuten muss klar sein, dass seine Patienten wegen ihrer psychischen Schwierigkeiten in die Behandlung kommen und bezüglich dieses Anliegens unterstützt werden wollen. Die Missionierung hinsichtlich spiritueller oder religiöser Überzeugungen des Therapeuten wäre dabei sowohl unter einer klinischen als auch unter einer spirituellen Perspektive schädlich und unethisch. Der Einwand von Jaeggi und Möller (2004), dass achtsamkeitsbasierte Therapien weniger transparent sind als klassische verhaltenstherapeutische Behandlungen, erscheint uns in diesem Zusammenhang bedenkenswert und erfordert erhöhte Wachsamkeit und Bemühungen bei der Information und Aufklärung von Patienten.

Aber auch für die Person des Therapeuten gilt sicher ähnliches wie für die Patienten: Um achtsamkeitsbasierte Therapien durchzuführen, ist sicherlich keine irgendwie geartete religiöse oder spirituelle Überzeugung oder Verbundenheit notwendig, nur die Bereitschaft, sich auf die konkrete Erfahrung der Achtsamkeitspraxis einzulassen und dieser Erfahrung treu zu bleiben.

Ein weiterer wichtiger Aspekt, der sich aus dem Spannungsfeld Wissenschaft/Meditation ergibt, ist die Frage, inwieweit Achtsamkeit an den meditativen Weg gekoppelt ist oder eine neutrale psychische Funktion darstellt, die auch unabhängig von vorhandenen Traditionen und überlieferten Methoden vermittelt werden kann (siehe beispielsweise Hayes [2004], der explizit eine solche Position vertritt). Wie bereits in den Einleitungskapiteln zu diesem Buch deutlich geworden sein sollte, ist Achtsamkeit ein allgemein menschliches Phänomen, das nicht an eine spezifische Tradition oder Technik gebunden ist. Allerdings haben bestimmte Traditionen – insbesondere die unterschiedlichen buddhistischen Wege – eine besondere Meisterschaft in der Kultivierung dieses allen Menschen innewohnenden Potentials entwickelt. Auf Grund der allgemeinmenschlichen Natur von Achtsamkeit erscheint es uns nicht zwingend, ihre Kultivierung an eine bestimmte

Tradition oder Technik zu binden. Auf der anderen Seite besteht unserer Meinung nach allerdings bei einer Loslösung, die auf den Dialog mit den Traditionen verzichtet, die große Gefahr, dass es zu Vereinseitigungen und Verkürzungen des Prinzips Achtsamkeit kommen kann. Gerade der Dialog mit den Traditionen kann vor der Gefahr schützen, die subtilen und empirisch schwer zu erfassenden Nuancen des Prinzips Achtsamkeit zu vernachlässigen – zum Beispiel ihren Bezug zu Aspekten wie Weisheit, Mitgefühl und ethischen Fragen. Darüber hinaus haben die Traditionen über Jahrtausende viel Erfahrung in der Ausbildung von Schülern, in subtilen Aspekten der Vermittlung von Meditation und in der konkreten Gestaltung von Übungsbedingungen gesammelt, die unserer Meinung nach auch von großem Wert für die Vermittlung von Achtsamkeit im klinischen Kontext sein können. In diesem Sinne würden wir wiederum für ein dialogisches Verhältnis zwischen klinischer Anwendung und spirituellen Wurzeln plädieren (siehe auch Dimidjian & Linehan, 2003).

Wie „lebensverändernd" darf und soll eine klinische Intervention sein?

Rückblickend auf die Kapitel dieses Buches scheint uns eine der wichtigsten und eindringlichsten Fragen im Zusammenhang mit Achtsamkeit und Akzeptanz in der Psychotherapie die Frage zu sein, inwieweit es wirklich sinnvoll ist, Patienten, die wegen ihrer psychischen Schwierigkeiten in Behandlung kommen, eine solche grundsätzliche Änderung des Lebensstils „zuzumuten", wie sie – zumindest als erstrebenswertes Ziel – in den meisten in diesem Buch vorgestellten Ansätzen vermittelt wird. Sollte es in einer Psychotherapie nicht ausreichen und wäre es letztlich nicht ökonomischer, umschriebene Bewältigungsstrategien zu vermitteln und umgrenzte Störungsbedingungen zu verändern? Unserer Meinung nach dürften sich an dieser Frage die Geister scheiden. Zwar kann empirische Forschung sicherlich teilweise zu einer Klärung beitragen – etwa, indem sie untersucht, ob durch achtsamkeitsbasierte Behandlungen möglicherweise breitere oder stabilere Effekte erzielt werden können, beispielsweise in Bereichen wie Lebensqualität oder Rückfallgeschehen (allerdings mahnen bisherige Ergebnisse zur differentiellen Wirksamkeitsforschung im Bereich der Psychotherapie bei dem Versuch, Unterschiede in der Wirkungsweise unterschiedlicher Therapieverfahren nachweisen zu wollen, eher zu Skepsis; siehe Lambert & Ogles, 2004; Wambold, 2001). Zumindest zu einem Teil aber dürfte die Antwort auf diese Frage davon abhängen, welchen Wert ich persönlich - als Therapeut oder als Forscher - einer auf Achtsamkeit begründeten Lebensführung beimesse. Somit dürfte wissenschaftliche Forschung an dieser Stelle zwar wichtige Informationen bereitstellen, bei der Entscheidung über Achtsamkeit und Akzeptanz in der Psychotherapie dürfte aber immer auch die Frage mit hereinspielen, was für jeden Einzelnen von uns und was für uns als Gesellschaft wertvoll und bedeutsam ist.

Literatur

Bergdolt, K. (1999). *Leib und Seele – Eine Kulturgeschichte des gesunden Lebens.* München: C.H. Beck.

Bishop, S.R., Lau, M., Shapiro, S., Carlson, L., Anderson, N.D., Carmody, J., Segal, Z.V., Abbey, S., Speca, M., Velting, D. & Devins, G. (2004). Mindfulness: a proposed operational definition. *Clinical Psychology: Science and Practice, 11*, 230–241.

Dimidjian, S. & Linehan, M. (2003). Defining an agenda for future research on the clinical application of mindfulness practice. *Clinical Psychology: Science and Practice, 10*, 166–171.

Enomiya-Lassalle, H.M. (1992). *Der Versenkungsweg – Zen-Meditation und christliche Mystik.* Stuttgart: Herder.

Gergen, K.J. (2002). *Konstruierte Wirklichkeiten – Eine Hinführung zum sozialen Konstruktionismus.* Stuttgart: Kohlhammer.

Hayes, S.C. & Shenk, C. (2004). Operationalizing mindfulness without unnecessary attachments. *Clinical Psychology: Science and Practice, 11*, 249–254.

Jaeggi, E. & Möller, H. (2004). Erleuchtete Psychotherapeuten. *Psychologie Heute*, 84–89.

Kopp, J. (2002). *Schneeflocken fallen in die Sonne: Christuserfahrung auf dem Zen-Weg.* Anweiler: Plöger.

Lambert, M.J. & Ogles, B.M. (2004). The efficacy and effectiveness of psychotherapy. In M.J. Lambert (Ed.), *Bergin and Garfield's handbook of psychotherapy and change* (5th Ed.) (pp. 139–193). New York: Wiley.

Linehan, M. (1993). *Cognitive-behavioral treatment of borderline personality disorder*. New York: Guilford.

Marlatt, G.A. (2002). Buddhist philosophy and the treatment of addictive behavior. *Cognitive and Behavioral Practice, 9*, 44–50.

Murken, S. (2003). Die Bedeutung von Religiosität und Spiritualität für die Behandlung von Patienten in der psychosomatischen Rehabilitation. In S. Murken, H. Rüddel & U. Laux (Hrsg.), *Spiritualität in der Psychosomatik – Konzepte und Konflikte zwischen Psychotherapie und Seelsorge*. Bad Kreuznach: CD-ROM-Dokumentation der Tagung am 21. & 22. September 2001.

Segal, Z.V., Williams, J.M.G. & Teasdale, J.D. (2002). *Mindfulness-based cognitive therapy for depression: a new approach to preventing relapse*. New York: Guilford. (Deutsch erschienen 2008: *Die Achtsamkeitsbasierte Kognitive Therapie der Depression – Ein neuer Ansatz zur Rückfallprävention*. Tübingen: dgvt-Verlag.)

Wampold, B.E. (2001). *The great psychotherapy debate: models, methods, and findings*. Mahwah, NJ: Lawrence Erlbaum Associates.

Anhang

Fortbildungsmöglichkeiten in achtsamkeits- und akzeptanzbasierten Verfahren und die Frage nach der eigenen Praxis des Behandlers

In den letzten Jahren sind - auch im europäischen und deutschsprachigen Raum - zunehmend Fortbildungsangebote im Bereich achtsamkeits- und akzeptanzbasierter Verfahren entstanden. Im Folgenden finden sich Informationen zu solchen Fortbildungsangeboten und auch Hinweise, wo interessierte Leser weitergehende Informationen zu den unterschiedlichen Ansätzen finden können. Vorab soll noch ein Punkt diskutiert werden, der für die Weiterentwicklung des Feldes von entscheidender Bedeutung sein dürfte - die Frage nach der Qualifikation und der eigenen Praxis von Therapeuten/Behandlern in diesem Bereich. Unter verschiedenen Vertretern achtsamkeitsbasierter Therapieansätze besteht Einigkeit darüber, dass Therapeuten, die in diesem Feld tätig werden möchten, auf der Grundlage angemessener eigener Erfahrungen mit Achtsamkeit in ihrem Leben arbeiten sollten. Damit gehen die „Anforderungen" dieser Ansätze über das hinaus, was normalerweise von Therapeuten - vor allem im Bereich kognitiv-verhaltenstherapeutischer Ansätze - verlangt wird. Achtsamkeit sollte also für den Behandler selbst ein wichtiges Lebensprinzip darstellen, das eben nicht nur im Therapieraum, sondern auch in seinem Alltag von großer Bedeutung ist.

In Bezug auf die konkrete Ausgestaltung dieser Integration in den Alltag werden allerdings unterschiedliche Haltungen vertreten. Besonders zu der Frage, inwieweit formale Achtsamkeitsübungen vom

Korrespondenzadresse: thheiden@hs-esslingen.de
Heidenreich, T. & Michalak, J. (2009). *Achtsamkeit und Akzeptanz in der Psychotherapie – Ein Handbuch* (3., überarbeitete und erweiterte Auflage). Tübingen: dgvt-Verlag.

Therapeuten selbst praktiziert werden sollten, gibt es verschiedene Positionen. Im Bereich Achtsamkeitsbasierter Stressreduktion (MBSR; Kabat-Zinn, in diesem Band) und Achtsamkeitsbasierter Kognitiver Therapie zur Rückfallprophylaxe bei Depression (MBCT; Segal et al., 2002) wird der Standpunkt vertreten, dass Therapeuten selbst täglich formale Achtsamkeitsmeditation durchführen sollten, und zwar in dem Umfang, wie auch die Patienten selbst solche Übungen praktizieren. Nur auf der Grundlage solch eigener formeller Praxis könne der Therapeut im Rahmen der Behandlung wirklich aus dem Herz der eigenen Erfahrung arbeiten und weise so genügend Stabilität auf, erfahrungsbasiert auf die konkrete Situation der Teilnehmer während der Sitzungen und auf mögliche Schwierigkeiten bei der Integration von Achtsamkeit in den Alltag zu reagieren. Ein weiterer wichtiger Aspekt ist für viele MBSR- und MBCT-Therapeuten eine Verpflichtung zur Supervision der eigenen Achtsamkeitspraxis z.B. bei ihrem Meditationslehrer.

Im Bereich der Dialektisch-Behavioralen Therapie (DBT; Linehan, 1993; siehe Lammers & Stiglmayr, in diesem Band) wird eine formale Praxis des Therapeuten demgegenüber nicht verlangt. Linehan (siehe Dimidjian & Linehan, 2003) verweist in diesem Zusammenhang auf die spirituellen Wurzeln der Achtsamkeit, wobei ihrer Meinung nach die Entscheidung für oder gegen formale Meditationsübungen im eigenen Leben eine private Entscheidung sei, die außerhalb der Grenzen dessen liege, was eine Therapierichtung vom Behandler verlangen könne. Sie betont die Wichtigkeit des Kontakts zu einem Achtsamkeitslehrer oder – wenn ein solcher Lehrer fehlen sollte – den Kontakt zu einer Gruppe von Personen, die Achtsamkeit üben. Allerdings wird auch bei der DBT betont, dass Therapeuten Achtsamkeit in ihrem täglichen Leben praktizieren sollten und dass sie Mitglieder eines Teams sein sollten, das am Anfang der Sitzungen formale Achtsamkeitsmeditation praktiziert.

In diesen Ausführungen dürfte sich die unterschiedliche Rolle widerspiegeln, die Achtsamkeit in den verschiedenen Ansätzen spielt. Während im Rahmen der DBT Achtsamkeit ein wesentlicher Bestandteil des Fertigkeitstrainings ist, auf zeitlich ausgedehnte formale Achtsamkeitsübungen aber weitgehend verzichtet wird, sind diese ein zentraler Bestandteil der MBSR und der MBCT. Da formale Übungen ein so zentraler Bestandteil von MBSR und MBCT sind, ist unserer Meinung nach deswegen die Forderung, dass Therapeuten, die solche Ansätze anwenden möchten, selbst eine ausreichende Erfahrungsbasis aufweisen und auch täglich formal praktizieren sollten, eine Voraussetzung dafür, eine Dissemination von achtsamkeitsbasierten Verfahren zu gewährleisten, die die Essenz der Ansätze wahrt. Diese Anforderung halten wir auch in Anbetracht der Tatsache für sinnvoll, dass hierdurch relativ hohe Hürden für potentielle Therapeuten entstehen und somit die Dissemination der Ansätze möglicherweise erschwert werden kann. Letztendlich erscheint uns das aber als der Preis, der auf jeden Fall für eine integere Vermittlung von achtsamkeitsbasierten Verfahren „gezahlt" werden muss - ein Preis, den zu zahlen sich unserer Meinung nach aber auf jeden Fall lohnt!

Die Anwendung von achtsamkeits- und akzeptanzbasierten Verfahren bei der Behandlung von Patienten mit psychischen Störungen von Krankheitswert erfordert zunächst ein solides Fundament psychotherapeutischer und psychopathologischer Kenntnisse, wie sie typischerweise in entsprechenden Ausbildungen zum Psychologischen Psychotherapeuten und in Facharztausbildungen (z.B. psychotherapeutische Medizin und Psychosomatik) vermittelt werden. Darüber hinaus sind noch weitere spezifische Kompetenzen erforderlich, die zum Teil in entsprechenden Workshops etc. vermittelt, andererseits in eigener Übung erworben werden (s.o.). Für Menschen, die an einer entsprechenden Fortbildung interessiert sind, stellen wir deshalb zum Abschluss dieses Buches entsprechende Möglichkeiten vor - ohne Anspruch auf Vollständigkeit zu erheben:

Achtsamkeitsbasierte Stressbewältigung (MBSR)

Kurse in MBSR werden u.a. von Jon Kabat-Zinn und Saki Santorelli am Center for Mindfulness in Medicine, Health Care, and Society (University of Massachusetts) angeboten (www.umassmed.edu/cfm/). Dort können unterschiedliche Ausbildungsgänge absolviert werden. Jon Kabat-Zinn und Saki Santorelli halten auch regelmäßig einwöchige Kurse in Europa und Deutschland (E-Mail: info@abor-verlag.de, Internet: www.arbor-verlag.de) ab. Unterschiedliche Kursangebote und eine umfangreiche Ausbildung in MBSR im deutschsprachigen Raum bietet zudem das Institut für Achtsamkeit und Stressbewältigung an (Institut für Achtsamkeit und Stressbewältigung, Dr. Linda Lehrhaupt, Tel.: 0172/2186681, E-Mail: MBSR2002@aol.com, Internet: www.institut-fuer-achtsamkeit.de). Weitere Ausbildungsmöglichkeiten finden Sie auf der Website des Berufsverbandes der MBSR/MBCT-Lehrer/Innen, MBSR-Verband, Internet: www.mbsr-verband.org.

Achtsamkeitsbasierte Kognitive Therapie (MBCT)

Einführungskurse zu MBCT werden häufig im Rahmen von Kongressen angeboten (z.B. der Association for the Advancement of Behavior Therapy [AABT; www.aabt.org] sowie dem Kongress der European Association for Behavioural and Cognitive Therapy [EABCT; www.eabct.com]). In Großbritannien bietet die Universität Bangor Trainingsmöglichkeiten in MBCT (www.bangor.ac.uk/mindfulness) und Mark Williams führt Kurse am Zentrum für kognitive Therapie in Oxford durch (www.octc.co.uk). Im deutschsprachigen Raum werden derzeit im Rahmen von Kongressen und Workshop-Tagungen Einführungsveranstaltungen zu MBCT abgehalten, z.B. auf dem Kongress für Klinische Psychologie und Psychotherapie der Deutschen Gesellschaft für Verhaltenstherapie (Informationen unter www.dgvt.de) sowie den Tagungen der Fachgruppe Klinische Psychologie der Deutschen Gesellschaft für Psychologie (www.klinische-psychologie-psychotherapie.de/tagungen.htm). Im deutschsprachigen Raum bietet das Institut für Achtsamkeit (IAS) Einführungsveranstaltungen zu MBCT sowie eine MBCT-Ausbildung an, in deren Rahmen auch Prof. Mark Williams unterrichtet. Weitere Informationen: Institut für Achtsamkeit und Stressbewältigung, www.institut-fuer-achtsamkeit.de.

Dialektische Verhaltenstherapie (DBT)

Derzeit gibt es zwei von Marsha Linehan anerkannte Fortbildungsinstitute für DBT in Deutschland:

1. Die Arbeitsgemeinschaft für wissenschaftliche Psychotherapie Freiburg i. Br. (AWP-Freiburg; Grosstalstr. 32, 79117 Freiburg, Tel.: 0761/6008207, Fax: 0761/6008208, Internet: www.borderline-online.de)
2. Die Arbeitsgemeinschaft für wissenschaftliche Psychotherapie Berlin (AWP-Berlin; Mecklenburgische Str. 90, 10713 Berlin, Tel.: 030/89745599, Fax: 030/89745735, Internet: www.awp-berlin.de).

Acceptance and Commitment Therapy (ACT)

Informationen zu ACT-Workshops finden sich auf der ACT-Website (www.acceptanceandcommitmenttherapy.com). ACT-Workshops von Steve Hayes sowie Kelly Wilson werden regelmäßig im Rahmen der Jahrestagung der Association for the Advancement of Behavior Therapy (AABT) durchgeführt (vgl. www.olemiss.edu/working/kwilson/kwilson/UniversityWebPage/ACT_Training.htm), ebenso auf der Jahrestagung der Association for Behavior Analysis, die jeweils Ende Mai bis Anfang Juni stattfindet (www.abainternational.org). Im deutschen Sprachraum bietet Rainer Sonntag je zweitägige Workshops an (E-Mail: raisonn@aol.com).

Focusing

Workshops bzw. Fortbildungen zu Focusing können an Instituten der Deutschen Focusing Gesellschaft absolviert werden (z.B. Focusing-Zentrum-Frankfurt [FZF]; Bolongarostr. 150H, 65929 Frankfurt a. M., Internet: www.focusing-zentrum-frankfurt.de). Ausgangspunkt für Focusing ist The Focusing Institute, 34 East Lane, Spring Valley, New York 10977, USA, Internet: www.focusing.org).

Literatur

Dimidjian, S. & Linehan, M. (2003). Defining an agenda for future research on the clinical application of mindfulness practice. *Clinical Psychology: Science and Practice, 10,* 166–171.

Linehan, M. (1993). *Cognitive-behavioral treatment of borderline personality disorder.* New York: Guilford.

Segal, Z.V., Williams, J.M.G. & Teasdale, J.D. (2008). *Die Achtsamkeitsbasierte Kognitive Therapie der Depression. Ein neuer Ansatz zur Rückfallprävention.* Tübingen: dgvt-Verlag. (Original erschienen 2002: *Mindfulness-based cognitive therapy for depression: a new approach to preventing relapse.* New York: Guilford.)

AutorInnenverzeichnis

Altner, Nils

Dr. phil., Bildungswissenschaftler, forscht und unterrichtet zu den Themen Achtsamkeit, Gesundheit und Persönlichkeitsentwicklung am Lehrstuhl und der Klinik für Naturheilkunde und Integrative Medizin der Kliniken Essen-Mitte, dem Institut für Bildungswissenschaften der Universität Duisburg-Essen und der Harvard Medical School.
E-Mail: n.altner@kliniken-essen-mitte.de

Beesdo, Katja

Dr., Diplom-Psychologin, Psychologische Psychotherapeutin. Aktuelle Forschungsschwerpunkte: Diagnostik, Epidemiologie, Ätiologie und Therapie von Angststörungen, insbesondere Generalisierte Angststörung. Seit 2005 koordiniert sie die Spezialambulanz Generalisierte Angststörung an der Institutsambulanz und Tagesklinik für Psychotherapie (IAP) der Technischen Universität Dresden.
Anschrift: TU Dresden, Institut für Klinische Psychologie und Psychotherapie, Chemnitzer Str. 46, 01187 Dresden,
E-Mail: beesdo@psychologie.tu-dresden.de

Bundschuh-Müller, Karin

Diplom-Psychologin, Psychologische Psychotherapeutin in Frankfurt/Main; geboren 1949; Supervisorin BDP/GwG/Universität Oldenburg/DGSv; Ausbildungen in Klientenzentrierter Psychotherapie (GwG), Hypnotherapie (M.E.G.), Verhaltenstherapie (DGVT) und Focusing (insbesondere bei Eugene Gendlin in Chicago), Leitung des Focusing Zentrums Frankfurt (ein Institut der Deutschen Focusing Gesellschaft, Stiftung e.V.), Trainerin und zertifizierungsberechtigte Koordinatorin am Focusing Institut New York, Ausbilderin in der DFG und GwG. Arbeitsschwerpunkte: Psychotherapie, Aus- und Fortbildung, Coaching, Supervision.

Anschrift: Focusing Zentrum Frankfurt, Bolongarostraße 150 H, 65929 Frankfurt a.M., *E-Mail:* bundschuh-mueller@t-online.de

Buttenmüller, Valentin

Geboren am 16.12.1968 in Würzburg; Studium der Betriebswirtschaft (internationales Marketing) an der Berufsakademie Ravensburg von 1990 bis 1993, Abschluss 1993: Diplom-Betriebswirt (BA); Studium der Psychologie an der Albert Ludwigs Universität Freiburg von 1993 bis 2002, Abschluss 2002: Diplom-Psychologe; freiberufliche Arbeit als Dozent, Berater (v.a. Organisationsentwicklung, Kommunikation, Training & Coaching); Arbeit als Trainer in der Volleyball Bundesliga (USC Rothaus Freiburg, Berlin BVC 68).

Dobos, Gustav J.

Univ. Prof. Dr. med.; Lehrstuhlinhaber für Naturheilkunde der Alfried Krupp von Bohlen und Halbach-Stiftung an der Universität Duisburg-Essen und Chefarzt der Klinik für Innere Medizin V; Naturheilkunde und Integrative Medizin am akademischen Lehrkrankenhaus der Universität Duisburg-Essen, Kliniken Essen-Mitte.
Anschrift: Klinik für Naturheilkunde und Integrative Medizin, Kliniken Essen-Mitte, Am Deimelsberg 34a, 45276 Essen, *E-Mail:* gustav.dobos@uni-essen.de

Paul Grossman

Dr., PhD; geboren 1947; studierte Psychologie an der Universität Florida; Promotion 1979 in Biologischer Psychologie; 1982 Fellow am Netherlands Institute for Advanced Studies; 1983 bis 1987 Assistent-Professor an der Freien Universität Amsterdam; 1987 bis 1993 DFG-Gastprofessor und wissenschaftlicher Mitarbeiter in der Forschungsgruppe Psychophysiologie der Universität Freiburg; 1993 bis 1997 Direktor des Kardiovaskulären Forschungslabors am Lown Cardiovascular Center, Harvard School of Public Health. 1998 bis 2001 Senior-wissenschaftlicher Mitarbeiter an der Forschungsabteilung Hebrew Rehabilitation Center for the Aged, Division of Ageing, Harvard Medical School. Jetzt Direktor des Freiburg Institute for Mindfulness Research. Forschungsschwerpunkte: Psychophysiologie, ambulantes Monitoring, noninvasive Messmethoden in der Kardiologie, chronische Erkrankungen und Achtsamkeitsmeditation.

Anschrift: Abteilung psychosomatische und innere Medizin, Universitätskrankenhaus, Petersgraben 4, 4031 Basel, Schweiz, *E-Mail:* BreathinSpace@t-online.de

Heidenreich, Thomas

Prof. Dr. phil., Diplom-Psychologe, Psychologischer Psychotherapeut, Supervisor; geboren 1966. 1988 bis 1994 Studium der Psychologie in Konstanz. 1994 bis 1997 Wissenschaftlicher Mitarbeiter am Institut für Psychologie der Universität Frankfurt. 1997 bis 2004 Wissenschaftlicher Mitarbeiter/Assistent in der Klinik für Psychiatrie und Psychotherapie der Universitätsklinik Frankfurt. 2004 bis 2006 Wissenschaftlicher Assistent in der Abteilung Klinische Psychologie am psychologischen Institut der Universität Frankfurt am Main. Seit 2006 Professur „Psychologie für Soziale Arbeit und Pflege" an der Hochschule Esslingen.

Ausbildung in Verhaltenstherapie. Arbeitsschwerpunkte: kognitiv-behaviorale Ansätze in Beratung und Therapie, insbesondere Angststörungen und Depression; achtsamkeitsbasierte Ansätze in der Verhaltenstherapie.

Anschrift: Hochschule Esslingen, Fakultät Soziale Arbeit, Gesundheit und Pflege, Flandernstraße 101, 73732 Esslingen, *E-Mail:* thheiden@hs-esslingen.de

Hoyer, Jürgen

Prof. Dr., Diplom-Psychologe, Psychologischer Psychotherapeut. Aktuelle Forschungsschwerpunkte: Generalisierte Angststörung, Soziale Phobie, psychische Störungen bei Sexualdelinquenten, Psychotherapieversorgungsforschung. Seit 2002 leitet er die Institutsambulanz und Tagesklinik für Psychotherapie (IAP) sowie den Aufbaustudiengang Psychologische Psychotherapie an der Technischen Universität Dresden.

Anschrift: TU Dresden, Institutsambulanz und Tagesklinik für Psychotherapie, Hohe Str. 53, 01187 Dresden, *E-Mail:* hoyer@psychologie.tu-dresden.de

Kabat-Zinn, Jon

Prof. Dr.; emeritierter Professor für Medizin an der University of Massachusetts, Medical School. Er war Gründungsdirektor des Center for Mindfulness in Medicine, Health Care, and Society sowie der dort ansässigen Stress Reduction Clinic. Er ist der Autor von „Full Catastrophe Living: Using the Wisdom of Your Body and Mind to Face Stress, Pain, and Illness" (Delta, 1991) und „Wherever You Go, There You Are: Mindfulness Meditation in Everyday Life" (Hyperion, 1994). Zusammen mit seiner Frau schrieb er das Buch „Everyday Blessings: The Inner Work of Mindful Parenting" (Hyperion, 1997). Er erhielt den Doktorgrad in Molekularbiologie am MIT 1971 beim Nobelpreisträger Salvador Luria. Seine Forschungsinteressen beziehen sich u.a. auf Geist-/Körper-Interaktionen, klinische Anwendungen der Achtsamkeitsmeditation für Menschen mit chronischem Schmerz und stressbezogenen Erkrankungen sowie die Erforschung der Wirkungen achtsamkeitsbasierter Stressreduktion (MBSR) auf das Gehirn und Immunparameter.

Kleinknecht, Norman

Jahrgang 1971. Studium der Psychologie, Soziologie und Rechtswissenschaften. Ausbildungen in klientenzentrierter Gesprächsführung und Focusing. Tätigkeiten in der Erziehungs- und Familienberatung, in der Jugendarbeit und als Focusing-Trainer.

Lammers, Claas-Hinrich

Privat-Dozent, Dr. med.; geboren 1962. 1983 bis 1990 Studium der Medizin in Homburg/Saar, Hamburg und den USA. 1990 Promotion im Fach Psychiatrie. Anschließend klinischer und wissenschaftlicher Mitarbeiter am Max-Planck-Institut für Psychiatrie, München, am Centre Paul Broca, l'INSERM, Paris, Frankreich, am National Institute of Health, NINDS, Bethesda, USA, an der Universität Marburg sowie an der Universität Lübeck. Von 2000 bis 2006 Oberarzt an der Universität Lübeck sowie an der Klinik und Hochschulambulanz für Psychiatrie und Psychotherapie, Campus Benjamin Franklin, Charité-Universitätsmedizin Berlin. 2003 Habilitation im Fach Psychiatrie und Psychotherapie. Zusatzausbildungen in Verhaltenstherapie, Hypnotherapie (M.E.G.), Supervisor-Verhaltenstherapie (IFT), EMDR, Traumatherapie und Emotion-Focused-Psychotherapy. Seit 2006 Ärztlicher Direktor und Chefarzt

der I. und der III. Fachabteilung der Asklepios Klinik Nord-Ochsenzoll, Klinik für Psychiatrie und Psychotherapie, in Hamburg.
Anschrift: Asklepios Klinik Nord, Langenhorner Chaussee 560, 22419 Hamburg, *E-Mail:* c.lammers@ asklepios.com

Lerch, Johannes

Diplom-Psychologe, Psychologischer Psychotherapeut; geboren am 12.04.1958; Studium der Psychologie in Trier und Freiburg; Diplom 1990; 1990 bis 1991 Wissenschaftlicher Angestellter an der Universität Freiburg, Abteilung Rehabilitationspsychologie; 1992 bis 1996 Ausbildung in Verhaltenstherapie am TAVT-Institut Tübingen; Weiterbildung in Körpertherapien und Transaktionsanalyse; 1999 Approbation zum Psychologischen Psychotherapeuten, seit 1991 Psychologe/Psychotherapeut in der Paracelsus Klinik Scheidegg, eine Fachklinik für onkologische Nachsorge und Rehabilitation. Verheiratet, vier Kinder.
Anschrift: Paracelsus Klinik Scheidegg, Onkologische Rehabilitationsklinik, 88175 Scheidegg, *E-Mail:* Johannes.Lerch@allgaeu.org

Meibert, Petra

Diplom-Psychologin und Heilpraktikerin; geboren im Mai 1959. Von 1990 bis 1998: tätig in freier Praxis als Körper-Psychotherapeutin (HPG), sowohl in Gruppen- als auch Einzelarbeit in Dortmund. Aus- und Weiterbildung in tiefenpsychologischer Körpertherapie und Regressionsanalyse. 1996 bis 2003 Studium der Psychologie an der Ruhr-Universität Bochum, Diplomarbeit über Achtsamkeitsmeditation. Seit 2003 erneut Arbeit in freier Praxis für Körperpsychotherapie, Meditation und Stressbewältigung durch Achtsamkeit. Langjährige Meditationserfahrung mit verschiedenen Lehrern; 1996 bis 1999 Teilnahme an dem Drei-Jahres-Training „Unity in Duality" bei Tarab Tulku Rinpoche.
2002 bis 2003 Weiterbildung zur MBSR-Lehrerin bei Dr. Linda Lehrhaupt, MBSR-Fortbildung bei Dr. Jon Kabat-Zinn und Saki Satorelli. Fortbildung in MBCT bei Prof. Mark Williams und Ferris Urbanowski. Stellvertretende Leiterin des Instituts für Achtsamkeit und Stressbewältigung, hauptverantwortlich für den Bereich Achtsamkeit in der psychologischen/psychotherapeutischen Arbeit sowie für die MBCT-Ausbildung und das Achtsamkeitstraining. Interessensgebiet: Achtsamkeit und Psychotherapie: psychodynamisch orien-

tierte Körperpsychotherapie und die Integration spiritueller Ansätze in den psychotherapeutischen Prozess.
Anschrift: Laurastr. 87, 45289 Essen, *E-Mail:* j.p.meibert@t-online.de

Michal, Matthias

Dr. med.; geboren 1967; Facharzt für Psychosomatische Medizin und Psychotherapie; Oberarzt an der Klinik für Psychosomatische Medizin und Psychotherapie der Johannes Gutenberg Universität Mainz. Arbeitsschwerpunkte: Stationäre Psychotherapie, Prozessforschung, Erforschung des Depersonalisations-Derealisationssyndroms, Psychokardiologie.
Anschrift: Klinik und Poliklinik für Psychosomatische Medizin und Psychotherapie, Untere Zahlbacher Str. 8, 55131 Mainz, *E-Mail:* michal@psychosomatik.klinik.uni-mainz.de

Michalak, Johannes

Geboren im Juli 1967. Oktober 1988 bis September 1994: Studium der Psychologie an der Ruhr-Universität Bochum. Seit 1995: Mitarbeiter der Arbeitseinheit für Klinische Psychologie und Psychotherapie (Ruhr-Universität Bochum); zuerst wissenschaftlicher Mitarbeiter, seit Februar 2001 wissenschaftlicher Assistent; 1999 Promotion (Thema der Dissertation: Zielkonflikte im therapeutischen Prozess), 2006 Habilitation in Psychologie; 2006 bis 2007 Lehrstuhlvertretung in der Arbeitseinheit für Klinische Psychologie und Psychotherapie der Universität Heidelberg.

Forschungsschwerpunkte: Achtsamkeitsbasierte Therapieverfahren, persönliche Ziele von Psychotherapiepatienten, Therapiemotivation und Erfassung von Therapieerfolg. 1995 bis 1998 Weiterbildung zum Psychologischen Psychotherapeuten (Schwerpunkt: Verhaltenstherapie). In diesem Zeitraum therapeutische Tätigkeit am Zentrum für Psychotherapie der Ruhr-Universität Bochum und an der Hans-Prinzhorn-Klinik (Westfälisches Fachkrankenhaus für Psychiatrie und Psychotherapie, Hemer). Approbation seit 1999. Seit 2001: Tätigkeit als Supervisor am Zentrum für Psychotherapie. Langjähriges Üben von Zen-Meditation (bei Pater Johannes Kopp, SAC) und Qi-Gong (bei Meister Li Zhi-Chang und Meister Guo Bingsen). Johannes Michalak ist verheiratet und Vater von zwei Kindern.
Anschrift: Arbeitseinheit Klinische Psychologie und Psychotherapie, Universitätsstraße 150, 44780 Bochum, *E-Mail:* micha@kli.psy.ruhr-uni-bochum.de

Michalsen, Andreas

Dr. med.; Internist, Professor für medizinische Naturheilkunde an der Charité Berlin; wissenschaftliche Tätigkeit mit Schwerpunkt Lebensstilmodifikation und klinische Prävention.

Niemann, Ludger

Geboren 1974; Studium der Anthropologie und Psychologie in Cambridge und Freiburg, psychologische Diplomarbeit über die Gesundheitseffekte von Achtsamkeitsmeditation; seit 2003 für eine Hilfsorganisation in Afghanistan tätig; aktuell beteiligt am Training von psychologischen Beraterinnen und Beratern sowie Aufbau von psychosozialen Zentren in Kabul.

Noyon, Alexander

Prof. Dr. phil., Diplom-Psychologe; geboren 1968. 1989 bis 1994 Studium der Psychologie in Saarbrücken. 1994 bis 1997 Tätigkeit in psychiatrischen und neurologischen Kliniken, 1997 bis 2007 Wissenschaftlicher Mitarbeiter bzw. Assistent am Psychologischen Institut der Universität Frankfurt, 2006 bis 2007 Leiter der Verhaltenstherapie-Ambulanz an der J.W. Goethe-Universität Frankfurt, seit 2007 Professur für Psychologie in der Sozialen Arbeit an der Hochschule Mannheim; seit 2000 begleitend eigene psychotherapeutische Praxis.

Ausbildungen in Verhaltenstherapie und Logotherapie/Existenzanalyse.
Anschrift: Psychologische Praxis, Rodensteinstraße 13, 64629 Bensheim, *E-Mail:* noyon@online.de

Reichardt, Helmut

Facharzt für Innere Medizin, Pneumologie und Allergologie, Oberarzt der Klinik für Pneumologie und Allergologie, Knappschaftskrankenhaus, Kliniken Essen-Mitte. Wohnt ländlich in Essen, verheiratet, vier Kinder. Interesse u.a. an Raucherentwöhnung, Teilnahme an MBSR-gestützten Raucherentwöhnungsprogrammen.

Richarz, Britta

Ärztin des Psychosomatischen Zentrums Waldviertel, A-Eggenburg; Integrative Psychotherapeutin i.A. u. S.; Übungsleiterin in Mindfulness-based Stress Reduction; Vipassana-Praktizierende.

Loden Sherab Dagyab Rinpoche

Gehört der Gelugpa-Tradition an, die auf den großen spirituellen Meister Tsongkhapa (1357–1419) zurückgeht. Als „Hothogthu nomonhan" gehört Rinpoche zur kleinen Gruppe der ranghöchsten Lamas, denen die Schirmherrschaft über die buddhistische Lehre in Tibet anvertraut war. Er ist der einzige Hothogthu, der im Westen lebt. Zunächst absolvierte Rinpoche an der Klosteruniversität Drepung, Tibet, das traditionelle Studium der buddhistischen Philosophie. 1959 floh er mit S.H., dem 14. Dalai Lama, nach Indien. Dort erwarb er den Grad eines Geshe Lharampa, vergleichbar dem „Dr. phil." einer deutschen Universität. Auf Einladung der Universität Bonn kam Rinpoche 1966 nach Deutschland, wo er bis heute als Tibetologe arbeitet. Er ist verheiratet und Vater von zwei Kindern. In Deutschland wurde er erst 1984 als buddhistischer Lehrer tätig; hier gibt er vor allem Unterweisungen bei der Buddhistischen Gemeinschaft Chödzong. Er lehrt auch in anderen europäischen und asiatischen Ländern. Sein besonderes Anliegen gilt der Pflege und Weitergabe der buddhistischen Überlieferung, aber auch der Integration in den westlichen Kulturkreis.
E-Mail: ehessel@gmx.de

Roediger, Eckhard

Dr. med.; geboren 1959 in Frankfurt a.M. Nach dem Abitur Studium der Medizin, Promotion und Neurologische Facharztausbildung in Frankfurt a.M., anschließend Psychiatrische Facharztausbildung in Darmstadt. Ausbildungen in tiefenpsychologischer Therapie und Verhaltenstherapie. 1993 bis 2002 Leitender Arzt der Salus Klinik für Psychosomatik und Sucht in Friedrichsdorf/Ts.; von 2002 bis 2007 Leitender Arzt der Abteilung für Psychosomatische Medizin und Psychotherapie am Gemeinschaftskrankenhaus Havelhöhe in Berlin. Seit 2007 in freier Praxis in Frankfurt a.M. sowie als Dozent und Supervisor für Verhaltenstherapie und Schematherapie tätig.
Anschrift: Grommetstraße 20, 60433 Frankfurt a.M., *E-Mail:* kontakt@eroediger.de

Rose, Nina (geb. Buchheld)

Diplom-Psychologin; Jahrgang 1973; Studium der Psychologie in Paris und in Freiburg, Diplomarbeit über die Entwicklung des Freiburger Fragebogens zur Achtsamkeit (FFA), Weiterbildung in humanistischen und körperorientierten Psychotherapieverfahren (personzentrierter Psychotherapie, Pesso-Therapie, Focusing), Fortbildung in MBCT und MBSR; langjährige Praxis der Vipassana-Meditation; seit 2002 in der stationären psychoonkologischen Versorgung in Freiburg tätig; derzeit in verhaltenstherapeutischer Ausbildung zur Psychologischen Psychotherapeutin.
E-Mail: nina.rose@gmx.de

Schmidt, Stefan

Diplom-Psychologe, Dr. phil.; geboren 1967; studierte Psychologie an den Universitäten Konstanz und Freiburg. Von 1995 bis 1997 wissenschaftlicher Mitarbeiter an der Abteilung für Rehabilitationspsychologie des Instituts für Psychologie an der Universität Freiburg. Von 1998 bis 2000 wissenschaftlicher Mitarbeiter am Institut für Grenzgebiete der Psychologie und Psychohygiene in Freiburg. Seit 2000 wissenschaftlicher Mitarbeiter an der Sektion komplementärmedizinische Evaluationsforschung am Institut für Umweltmedizin und Krankenhaushygiene des Universitätsklinikums Freiburg. Ausbildung zum Familientherapeuten und systemischen Supervisor. Seit 1997 Tätigkeit als Familientherapeut an der Ambulanz des Instituts für Psychologie der Universität Freiburg. 2002 Promotion im Fach Psychologie über ein psychophysiologisches Standardexperiment der Parapsychologie. Forschungsschwerpunkte: Angewandte Psychophysiologie, Parapsychologie, Evaluation von Naturheilverfahren und Achtsamkeitsmeditation.

Schneider, Ralf

Diplom-Psychologe, Psychologischer Psychotherapeut, Supervisor; geboren 1947. 1968 bis 1973 Studium der Psychologie in Münster, Klinische Psychologie mit Schwerpunkt Verhaltenstherapie bei D. Schulte und M. Reiss. 1974 bis 1977 Forschungsassistent an der Psychologischen Abteilung des Max-Planck-Instituts für Psychiatrie, München, Mitglied der Projektgruppe Rauschmittelabhängigkeit. 1977 bis 1992 Fachklinik Furth im Wald, Leitender Psychologe. Seit 1993 Direktor der Salus Klinik Friedrichsdorf/Ts. Vorstandsvorsitzender des Fachverbands Sucht, Bonn. Arbeitsschwerpunkte: Behandlung von Störungen durch psychotrope Substanzen und psychosomatischen Erkrankungen, Klinikmanagement.

Emma Schmied-Smith

Geboren im Juni 1971. Oktober 1991 bis März 1998: Studium der Psychologie an der Universität Bern, Schweiz. April 1998 bis Oktober 2001: Anstellung als Assistentin am Lehrstuhl für Klinische Psychologie und Psychotherapie der Universität Bern. April 1999 bis Dezember 2005: Postgraduale Weiterbildung in Psychotherapie an der Psychotherapeutischen Praxisstelle der Universität Bern. Oktober 2001: Abschluss der Dissertation im Bereich psychotherapeutische Prozessforschung (Wirkfaktorenforschung). November 2001 bis Oktober 2002: Forschungsaufenthalt mit Stipendium vom Schweizerischen Nationalfonds am Institute of Psychiatry, King's College, London, zum Thema Prozessforschung bei Angststörungen. November 2002 bis Dezember 2005: Anstellung als Assistentin und klinische Mitarbeiterin am Lehrstuhl für Klinische Psychologie und Psychotherapie der Universität Bern. Dezember 2005: Abschluss der Postgradualen Weiterbildung in Psychotherapie. Ab Januar 2006: Anstellung als wissenschaftliche Mitarbeiterin am Lehrstuhl für Klinische Psychologie und Psychotherapie der Universität Bern, Mitglied des klinischen Teams der Psychotherapeutischen Praxisstelle und Dozentin im Hauptstudium der Klinischen Psychologie und Psychotherapie. Interessensgebiete: Prozessforschung, Angststörungen, Achtsamkeit/Aufmerksamkeitslenkung, Depression, Klärungsprozesse.
Anschrift: Universität Bern, Klinische Psychologie und Psychotherapie, Gesellschaftsstr. 49, 3012 Bern, Schweiz, *E-Mail:* emma.schmied@ptp.unibe.ch

Sonntag, Rainer F.

Dr. med.; geboren 1957. Facharzt für Psychiatrie, Psychotherapie und Psychotherapeutische Medizin. Studium der Medizin an der Universität Bonn. Verhaltenstherapeutische Ausbildung unter der Leitung von Dr. Rainer Lutz in Marburg. Seit 2005 anerkannter ACT-Trainer (siehe: www.contextualpsychology.org/act_trainers). Übersetzung des ACT-Manuals von Hayes, Strosahl und Wilson (1999), das 2004 bei CIP-Medien in München erschienen ist; verschiedene Veröffentlichungen zu ACT. Seit 1989 in eigener Praxis als Psychiater und Verhaltenstherapeut niedergelassen. Seit 1993 Dozent und Supervisor

für Verhaltenstherapie (AWKV, Marburg; KLVT, Köln). Schwerpunkte und Interessen: angewandte und klinische Verhaltensanalyse, Akzeptanz- und Commitment-Therapie, verhaltenstherapeutische Familientherapie, klinische Methodologie, Verhaltenstherapie bei Psychosen, psychiatrische und verhaltenstherapeutische Versorgung in der Gemeinde, Evolutionsbiologie.
Anschrift: In der Wüste 18, 57462 Olpe, *E-Mail:* raisonn@aol.com

Stepien, Jürgen

Dr., Diplom-Psychologie, Psychologischer Psychotherapeut; geboren am 27.10.1959; 1981 bis 1986 Studium der Psychologie Freiburg; 1986 Diplom an der Universität Freiburg; Wissenschaftlicher Angestellter an der Abteilung für Medizinische Psychologie der Uni Ulm; 1992 Promotion Universität Ulm; 1999 Approbation; seit 1988 Leitender Psychologe in der Paracelsus Klinik Scheidegg, eine Fachklinik für onkologische Nachsorge und Rehabilitation; Fort- und Weiterbildungen in Verhaltenstherapie und Tiefenpsychologie.
Anschrift: Paracelsus Klinik Scheidegg, Onkologische Rehabilitationsklinik, 88175 Scheidegg, *E-Mail:* stepien@t-online.de

Stiglmayr, Christian

Dr. phil.; geboren 1964. 1987 bis 1994 Studium der Psychologie in Eichstätt und Freiburg i.Br. Anschließend wissenschaftlicher Mitarbeiter an der Universitätsklinik Freiburg, Abteilung für Psychiatrie und Psychotherapie. Ausbildung zum Psychologischen Psychotherapeuten mit Schwerpunkt Verhaltenstherapie. Zusätzlich Ausbildung in DBT Einzel- und Gruppentherapie bei M. Linehan in Seattle, USA. Promotion bei Prof. Dr. Fahrenberg zum Thema „Spannung und Dissoziation bei der Borderline-Persönlichkeitsstörung". Von 2001 bis 2003 wissenschaftlicher Mitarbeiter an der Freien Universität Berlin, Abteilung für Klinische Psychologie und Psychotherapie. Dozent und Supervisor an zahlreichen VT-Ausbildungsinstituten. Seit 2001 Niederlassung als psychologischer Psychotherapeut im Schwerpunktverfahren Verhaltenstherapie sowie Leiter eines Fortbildungsinstituts zur Dialektisch-Behavioralen Therapie nach M. Linehan (www.awp-berlin.de).

Thich Nhat Hanh

1926 in Vietnam geboren; trat mit 16 Jahren in ein buddhistisches Kloster der Rinzai-Zen-Schule ein. 1961 kam er erstmals in die USA, um vergleichende Religionswissenschaften zu studieren, ging zwei Jahre später jedoch nach Vietnam zurück, um dort eine gewaltlose Widerstandsbewegung zur Beendigung des Krieges zu leiten. Sein intensives soziales Engagement veranlasste Dr. Martin Luther King 1966 dazu, ihn für den Friedensnobelpreis vorzuschlagen. Nach diversen Vortragsreisen durch westliche Länder und seiner Mitarbeit an den Friedensverträgen durfte er 1973 nicht wieder nach Vietnam zurückkehren. Seither lebt er im Exil in Frankreich, wo er die spirituelle Gemeinschaft „Plum Village“ in der Nähe von Bordeaux gegründet hat. Er ist Autor zahlreicher Bücher und gilt als einer der bedeutendsten Vertreter des Buddhismus im Westen.
Internet: www.plumvillage.org

Walach, Harald

Dr. phil., Dipl.-Psych., Research Professor in Psychology, University of Northampton.

PD Dr. phil., Leiter der Arbeitsgruppe Evaluation von Naturheilkunde und Umweltmedizin am Universitätsklinikum Freiburg. 1984 Diplom in Psychologie; 1991 Dr. phil., Klinische Psychologie Basel; 1994 Dr. phil., Wissenschaftstheorie und Wissenschaftsgeschichte, Wien; 1998 Habilitation für das Fach Psychologie, Freiburg. Beschäftigt sich mit der Schnittstelle zwischen Bewusstsein und den Auswirkungen auf den Körper und die Gesundheit. Aktuelle Forschungsschwerpunkte: Wirkung von Spiritualität und Achtsamkeitsmeditation auf die Gesundheit, Grundlagenforschung zur Entstehung des Placebo-Effekts, Transpersonale Psychologie.
Anschrift: The University of Northampton, School of Social Sciences & Samueli Institute for Information Biology, Boughton Green Road, Northampton, NN2 7AL, United Kingdom, *E-Mail:* harald.walach@northampton.ac.uk